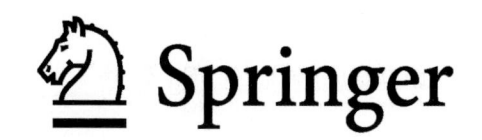

欧洲骨科和创伤
European Surgical Orthopaedics and Traumatology

欧洲骨科学与创伤学
联合会教材

The EFORT Textbook

5

主编：[英] GEORGE BENTLEY
主译：张英泽

中华医学电子音像出版社
CHINESE MEDICAL MULTIMEDIA PRESS
北　京

图书在版编目（CIP）数据

欧洲骨科和创伤. 第5卷 /（英）乔治·本特利（George Bentley）主编；张英泽译. —北京：中华医学电子音像出版社，2021.10

欧洲骨科学与创伤学联合会教材

ISBN 978-7-83005-067-2

Ⅰ.①欧… Ⅱ.①乔… ②张… Ⅲ.①骨科学－教材 ②创伤－教材 Ⅳ.①R68 ②R641

中国版本图书馆CIP数据核字（2021）第183769号

北京市版权局著作权合同登记章图字：01-2021-2338号

Translation from the English language edition:European Surgical Orthopaedics and Traumatology. The EFORT Textbook by George Bentley(ed).Copyright© EFORT 2014. Springer Berlin Heidelberg is a part of Springer Science + Business Media, All Rights Reserved by the Publisher.

欧洲骨科和创伤（第5卷）
OUZHOU GUKE HE CHUANGSHANG Ⅴ

主　　译：	张英泽
策划编辑：	裴　燕
责任编辑：	赵文羽
校　　对：	龚利霞
责任印刷：	李振坤
出版发行：	中华医学电子音像出版社
通信地址：	北京市西城区东河沿街69号中华医学会610室
邮　　编：	100052
E-mail：	cma-cmc@cma.org.cn
购书热线：	010-51322677
经　　销：	新华书店
印　　刷：	北京顶佳世纪印刷有限公司
开　　本：	787mm×1092mm　1/16
印　　张：	45.75
字　　数：	1130千字
版　　次：	2021年10月第1版　2021年10月第1次印刷
定　　价：	385.00元

版权所有　　侵权必究

购买本社图书，凡有缺、倒、脱页者，本社负责调换

欧洲骨科学与创伤学联合会教材

欧洲骨科和创伤译者名单

主　　译　张英泽

副 主 译　侯志勇　李增炎

译　　者　(按姓氏汉语拼音排序)
　　　　　　陈　伟　程方岩　冯　琛　韩园园
　　　　　　邵　艺　王　娟　邢　欣　闫晓丽
　　　　　　杨　娜　杨淑红　宇文培之　张　奇
　　　　　　张　宁

欧洲骨科学与创伤学联合会

委员会和团队

欧洲骨科学与创伤学联合会执行委员会

执行委员会

会　　　长	Manuel Cassiano Neves 博士
秘 书 长	Per Kjaersgaard-Andersen 美国科学院副教授，博士
前 任 会 长	Pierre Hoffmeyer 教授，博士
第一副会长	Stephen R.Cannon 先生
第二副会长	Enric Cáceres Palou 教授，博士
财务负责人	Maurilio Marcacci 教授，博士
普 通 委 员	Klaus-Peter Günther 教授，博士
普 通 委 员	George Macheras 博士
普 通 委 员	Philippe Neyret 教授，博士

增选委员

John Albert 先生

Michael Benson 先生

Thierry Bégué 教授，博士

前任会长George Bentley 教授，博士

前任会长Nikolaus Böhler 教授，博士

Matteo Denti 博士

Karsten Dreinhöfer 教授，博士

Pavel Dungl 教授，博士

Norbert Haas 教授，博士

Karl Knahr 教授，博士

前任会长Wolfhart Puhl 教授，博士

Nejat Hakki Sur 教授，博士

前任会长Karl-Göran Thorngren 教授，博士

第15届欧洲骨科学与创伤学联合会科学协调会，伦敦，2014年

主席

Stephen Cannon 先生

常务委员会

欧洲放射学协会
Nikolaus Böhler 教授，博士

教育委员会
Klaus-Peter Günther 教授，博士

伦理委员会
Michael Benson 先生

行政立法委员会
Wolfhart Puhl 教授，博士

财务委员会
Maurilio Marcacci 教授，博士

健康服务研究委员会
Karsten Dreinhöfer 教授，博士

门户指导委员会
Elke Viehweger 教授

出版委员会
George Bentley 教授，博士

学术委员会
Enric Cáceres Palou 教授，博士

专业协会常务委员会
Matteo Denti 博士

团队和特设委员会

奖励委员会
George Bentley 教授，博士

论坛
Thierry Bégué 教授，博士

旅行和参观奖学金
Philippe Neyret 教授，博士

肌肉骨骼创伤专案组
Norbert Haas 教授，博士

欧洲骨科学与创伤学联合会基金委员会
Karl-Göran Thorngren 教授，博士

主译前言

《欧洲骨科和创伤》教程共7卷，分为10部分，由欧洲骨科学与创伤学联合会（EFORT）科学出版物委员会主席、世界著名骨科专家George Bentley教授组织了欧洲各国骨科和相关专业的精英，历时十年编写而成。这套教程对欧洲骨科与创伤学科的发展，特别是对欧洲年轻骨科医师的培训与教育起到了巨大的推动作用。其内容涵盖骨科基础、解剖、生理、病理、伦理、人文、健康教育等多方面内容，是当前整个欧洲年轻骨科医师规范化培训最新的、权威的综合教材。

我国住院医师规范化培训刚刚起步时，华西医院裴福兴教授牵头编写的第1版《骨科学》教材，对推动我国年轻骨科医师规范化培训起到了积极作用。欧洲医师规范化培训已有几十年的历史，积累了大量的经验，《欧洲骨科和创伤》教程内容丰富、翔实可靠，其最大的优点是标准统一、易记易懂，对年轻骨科医师的临床、科研、教学等能力的培养具有重大指导价值；其最大的亮点是深入浅出、生动活泼地呈现原本枯燥的知识内容，对于低年资骨科医师及想要从事骨科工作的实习生、硕士研究生、博士研究生都有着重要的参考价值。本书对我国住院医师规范化培训而言，不仅仅是弥补和参考，更应该是骨科住院医师规范化培训的必读教材！

我们的翻译团队，也是我国住院医师规范化培训教材《骨科学》（第2版）的主编团队，都是工作在临床一线的资深临床医师，临床工作极为繁重，本书是在占用了他们大量宝贵的业余时间的情况下才得以出版，在此为他们的辛勤付出表示深深的感谢和敬意！

在翻译过程中，我们始终力求做到"信、达、雅"，但由于篇幅有限、译者的时间和精力有限，文中难免存在疏漏，恳请广大读者批评指正。谢谢大家！

张英泽

2017年10月

原著序

近年来，我们看到欧洲在不同的领域经历着重大的变化，教育领域也不例外。为了满足患者日益增长的期望，寻求最好的治疗方法成为我们日常工作的职责所在，而教育在实现这一目标中起着主要作用。

欧洲骨科和创伤：欧洲骨科学与创伤学联合会（EFORT）也意识到即使通过欧洲成熟的骨科住院医师培训项目，医师的临床水平也参差不齐。同时，在培训结束后的评估方面也有广泛的差异。

十年前，Jacques Duparc 通过出版《骨科及创伤的外科手术》，第一次提出了一个骨科专业的欧洲观点。目前在欧洲，我们见证着许多方面，特别是骨科学和创伤学方面不断地变化。在过去几年，已经看到该领域的重大进展；所以我们认为现在正是出版这套当前最新的综合教材的时候。这套书不仅为所有准备参加训练考试的学员提供了主要的参考资料，也对所有其他参与我们专业实践的学员提供了参考。这套《欧洲骨科和创伤》教材的发行为骨科教育提供了一个新的视角，将有助于缩小欧洲的整体差异。

这些欧洲观点由来自不同国家最杰出的骨科和创伤学医师提供，可使欧洲发展并形成最好的医疗实践，促进骨科学教育协调过程的发展。对骨科和创伤学培训最低要求进行标准化一直是 EFORT 的主要目标之一，本书对此具有重要的指导意义。

若没有大量幕后工作者的无私贡献，启动这套教材/百科全书是不可能的，但我必须尤其感谢的是主编 George Bentley 做的大量工作。若没有他的毅力、献身精神、想象力，以及最重要的是其专业知识和努力的工作，这本书是不可能出版的。也特别感谢我们的出版商——施普林格和他们的专业团队。

作为 EFORT 的会长，对这一重大成就我感到非常骄傲，我相信这本书对受训人员和专家们的临床实践，以及扩充他们的知识和手术眼界非常有用。

Manuel Cassiano Neves，于里斯本，2014 年
EFORT 会长（2013—2014）

原著前言

这套 EFORT 教材是继十年前 Jacques Duparc 教授主编的优秀专著《骨科及创伤的外科手术》之后,由执行委员会编写而成。

经过与两个主要出版商讨论,我们确信此版精装教材/百科全书将为外科文献方面填补一个重要的空白。

我们的目的是出版一套作为外科技术指导的课本,并且包含现在意识到的对患者整体管理的相关内容,这将对达到最好的外科实践和患者最好的临床结局关系重大。

我之所以对本书的编撰很热情,是因为作为一个受欧洲文化和习俗影响的英国人,我意识到对于不太欣赏欧洲文化的英语世界来说,这套汇集欧洲丰富、多样的临床实践、研究和文献的图书,将为他们了解欧洲提供一个激动人心的机会。

这套书的设计在某些方面是传统的,我担心所有的作者们用他们的个人风格提出其观点。因此这本书被分为10部分,章节具有通用的整体格式。每一章内都有简单的目录部分以便于检索,同时还有关键词,但各章作者对主题的专业性阐述各具特色。

因此,这套书的章节汇集了我们在骨科及创伤学处理各个方面的主要内容,以一种活泼的形式呈现,包含了许多经过验证的技术和方法。

所有的目标是创作一套将来对所有参与教育和培训的实习生,以及低年资医师有同等价值的资料(主要参考书)。因此每一章都有小结、文献、相关的基础科学、临床评价、手术指征、术前计划、手术技巧、术后处理、康复、并发症和结局。

我必须对一直都很优秀的章节编辑致以敬意,没有他们这套书就不会启动,更不用说完成编写。在这里我必须要特殊地提到 Franz Langlais,他在早期就不幸地离开了我们。他们的专业知识和热情是无价的。然而,因为需要采用一种共同的方法和主题,考虑到许多编者不是讲英文的,我想我有必要对整体文本进行编辑和复查。因此,所有错误都是我一个人的。

从始至终,执行委员会的所有同事们都给予了我无条件的支持,尤其是监督会长,Karl-Göran Thorngren、Miklos Szendroi、Pierre Hoffmeyer 和 Manuel Cassiano Neves,同时还提供了大量有用的建议。Per Kjaersgaard-Anderson 是我中流砥柱的顾问,特别是在我们最后的准备和磋商中。

实际出版这套书的过程有时是具有挑战性的。我的秘书 Rosemary Radband 不可或缺。

她和一些作者快速和专业处理数据的方式为本套书的出版提供了巨大的帮助。施普林格团队（Gabriele Schroeder、Sylvia Blago，特别是 Simone Giesler）一直是卓越的、绝对专业的专家，能够与之共事实为荣幸。最近 EFORT 的 Susan Davenport 也给予了大力的支持。

　　这项任务对我来说是莫大的荣幸和快乐。我可以欣赏到他们令人惊叹的作品。我的感谢不足以表达我的感激之情。

　　这套书的精装版可能永远不会再重印发表，但是电子版将在未来很容易地更新。现在我们有了这套权威的、欧洲独有的教材，可以用于今后的教育项目，我希望借此可以丰富我们的手术生活。

George Bentley

写于伦敦，2014 年

主译简介

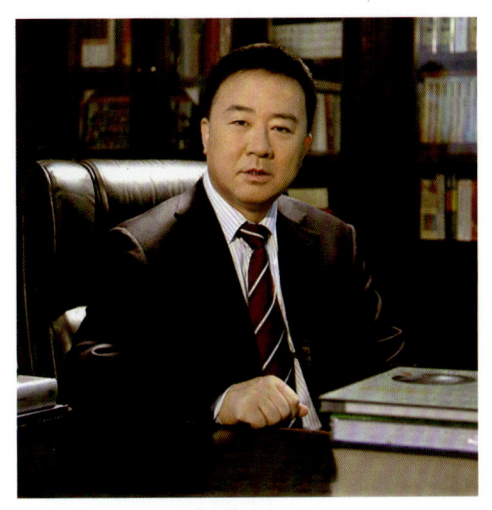

张英泽

张英泽，中国工程院院士，河北医科大学教授、博士生导师，美国 University of Colorado、陆军军医大学、华南理工大学等国内外 6 所大学的客座教授。曾任河北医科大学副校长、河北医科大学附属第三医院院长。现任河北医科大学第三医院名誉院长、河北省骨科研究所所长。兼任中国医师协会副会长、中华医学会骨科学分会主任委员、中国医师协会骨科分会副会长、中国修复重建外科专业委员会副主任委员、河北省医师协会会长；《中华老年骨科与康复电子杂志》总编辑，Journal of Bone and Joint Surgery（JBJS）中文版主编，《中华外科杂志》《中国矫形外科杂志》《中国临床医生杂志》《中国骨与关节杂志》《临床外科杂志》和 Orthopedics 副总编辑。

张英泽院士一直致力于复杂骨折闭合复位微创固定的相关研究。主持、参与省部级以上课题 30 余项。培养博士、硕士研究生 150 余名。原创提出了骨折顺势复位固定理论、骨折仿生固定理论、不均匀沉降理论等十几项创新理论，研发了系列微创复位固定技术、器械和内固定物；完成了我国首次骨折发病率的流行病学调查，创建了世界上样本量最大的骨折流行病学数据库，文章以论著形式发表在 Lancet 子刊 Lancet Global Health（IF＝17.686）。以通讯作者和第一作者发表 SCI 收录论文 160 余篇。获得授权专利 170 余项，其中发明专利 65 项、美国发明专利 1 项、日本专利 1 项，3 项在美国 FDA 注册。作为第一完成人荣获国家技术发明奖二等奖 1 项、国家科技进步奖二等奖 2 项、中华医学科技奖一等奖 2 项。2015 年荣获何梁何利基金科学与技术进步奖，2016 年入选国家高层次人才特殊支持计划领军人才（"万人计划"）。主编、主译学术专著 30 部，在德国 Thieme 出版社和美国 Springer 出版社出版英文专著 3 部。担任全国住院医师规范化培训教材《骨科学》主编，全国高等医学院校五年制本科规划教材《外科学》、长学制规划教材《外科学》和研究生规划教材《骨科学》副主编。

原著者简介

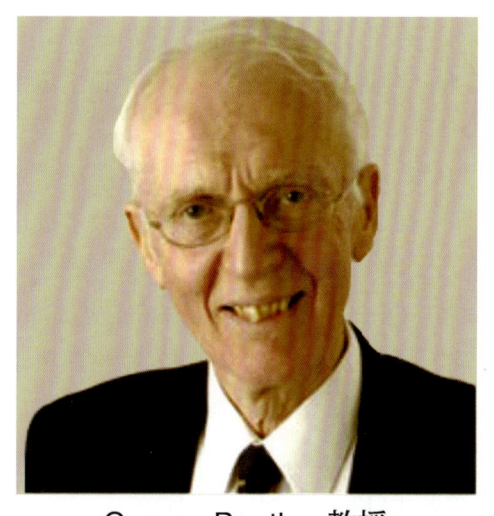

Bentley 教授是伦敦大学学院骨科学院的名誉教授和英国皇家国立骨科医院基金会的骨科医师名誉顾问。

从 1991 年他在斯坦莫尔担任骨科学和肌肉骨骼科学学会和英国伦敦大学学院（UCL）的骨科主任和教授，以及英国皇家国立骨科医院的临床研究主任。

在利物浦大学和皇家利物浦儿童医院担任 6 年的骨科和事故外科教授之前，他在谢菲尔德、伯明翰、曼彻斯特、匹兹堡（USA）和牛津的大学医院进行骨科和创伤学的培训。

从 1982 年他担任伦敦大学唯一的骨科主席，于英国皇家国立骨科和米德尔塞克斯医院工作。

George Bentley 教授

他在细胞工程学方面的开创性研究，即关节和生长板的软骨细胞在正常膝关节和存在关节炎的膝关节的成功移植，于 1971 年发表在《自然》杂志上，为当今全球临床领域的人类细胞工程奠定了基础。

临床上，他创建了髋关节和膝关节置换的主要术式和英国的第一个软骨细胞移植单位。他完成了 10 个关于脊柱侧凸、髋关节和膝关节置换及软骨细胞移植的随机对照临床试验。

他是一位著名的外科学教育家，曾在牛津大学被授予"黄金听诊器"奖（即"最佳临床教师"称号）。在伦敦皇家国立骨科医院，他建立了英国最大的研究生培训项目，训练了英国 25% 的骨科和创伤学医师。期间他当选英格兰皇家外科学院委员会的研究员和副校长，担任培训委员会的主席，负责监督英格兰和威尔士的所有外科手术培训。同时于 1996—1999 年，他还担任英国 F.R.C.S. 皇家外科医师协会会员（创伤学和骨科学）资格证书校际考试委员会的主席。

他在皇家国立骨科医院和相关医院创立了一个为期 3 年以上的骨科教育项目，包括骨科和创伤学的各个方面，并在伦敦大学创立了一个理科硕士学位课程。

在谢菲尔德、伯明翰、曼彻斯特、牛津、利物浦和伦敦大学医学院进行本科教学及考试一直是他的人生追求。

骨科学和肌肉骨骼科学学会聘请了100余位科研和临床工作人员,并由研究委员会和慈善机构资助。Bentley教授和他的同事们已经出版了超过500篇同行评议的科学论文,并在世界各地的大学和专业中心进行了超过500次的讲座。

他写了3本主要的教材,贡献了许多骨科学和创伤学的章节。

1985年他当选英国骨科研究学会会长,1990年当选英国骨科协会的副会长和会长。1995年他当选EFORT科学委员会的主席,负责发展巴塞罗那大会和后续大会的科学项目,以及整个欧洲的指导课程。

2002年至2005年他担任EFORT的副会长和会长。

目前,作为EFORT科学出版物委员会主席,他为实习生[尤其是那些想参加欧洲骨科学及创伤学(EBOT)考试的实习生]开发了教育项目和一项课程。此外,过去5年他主编了EFORT教学课程用书。

作为众多科学期刊的成员和审稿人(JBJS,BJJ,BJr,《骨科研究杂志》《英国医学杂志》《柳叶刀》《风湿病学杂志》《生物材料》《膝关节》等),自2001年起他一直担任《关节成形术》杂志的欧洲主编。

1999年他被选为Société Francaise de Chirurgie Orthopédique et Traumatologique (SOFCOT)和英国爱丁堡皇家外科学院的"荣誉会员"。他是第一位荣获著名的"伦敦医学科学学院奖学金"的骨科医师,并在2009年,成为第一位荣获"英国皇家医学会荣誉奖学金"的骨科医师。

他与Ann结婚,并育有一个女儿Sarah,以及两个儿子(Paul和Stephen)。

原著各部分作者

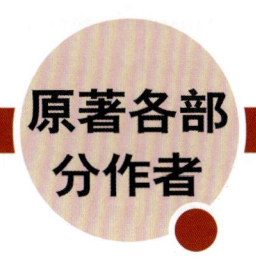

• General Orthopaedics and Traumatology

George Bentley University College London, London, UK
Royal National Orthopaedic Hospital, Stanmore, Middlesex, UK
Karl-Göran Thorngren Department of Orthopaedics, Lund University Hospital, Lund, Sweden

• Spine

George Bentley University College London, London, UK
Royal National Orthopaedic Hospital, Stanmore, Middlesex, UK
Björn Strömqvist Department of Orthopedics, Skåne University Hospital, Malmö, Sweden

• Shoulder

Pierre Hoffmeyer University Hospitals of Geneva, Geneva, Switzerland
George Bentley University College London, London, UK
Royal National Orthopaedic Hospital, Stanmore, Middlesex, UK

• Arm, Elbow and Forearm

Konrad Mader Section Trauma Surgery, Hand and Upper Extremity Reconstructive Surgery, Department of Orthopaedic Surgery, Førde Sentralsjukehus, Førde, Norway
George Bentley University College London, London, UK
Royal National Orthopaedic Hospital, Stanmore, Middlesex, UK

• Hand and Wrist

Frank Burke The Pulvertaft Hand Centre, Derbyshire Royal Hospital, Derby, UK

George Bentley University College London, London, UK
Royal National Orthopaedic Hospital, Stanmore, Middlesex, UK

● **Pelvis and Hip**

Klaus-Peter Günther Department of Orthopaedic Surgery, University Hospital Carl Gustav Carus Dresden, Medical Faculty of the Technical University Dresden, Dresden, Germany
George Bentley University College London, London, UK
Royal National Orthopaedic Hospital, Stanmore, Middlesex, UK

● **Thigh, Knee and Shin**

Nikolaus Böhler Orthopädische Abteilung, Allgemeines Krankhaus Linz, Linz, Austria
George Bentley University College London, London, UK
Royal National Orthopaedic Hospital, Stanmore, Middlesex, UK

● **Ankle and Foot**

Dishan Singh Royal National Orthopaedic Hospital, Stanmore, Middlesex, UK
George Bentley University College London, London, UK
Royal National Orthopaedic Hospital, Stanmore, Middlesex, UK

● **Musculo-Skeletal Tumours**

Stephen Cannon Clementine Churchill Hospital, Harrow, Middlesex, UK
Sarcoma Unit, Royal National Orthopaedic Hospital, Stanmore, Middlesex, UK
George Bentley Royal National Orthopaedic Hospital, Stanmore, Middlesex, UK

● **Paediatric Orthopaedics and Traumatology**

Aresh Hashemi-Nejad Royal National Orthopaedic Hospital, Stanmore, Middlesex, UK
George Bentley University College London, London, UK
Royal National Orthopaedic Hospital, Stanmore, Middlesex, UK
Manuel Cassiano Neves Orthopaedic Department, Hospital Cuf Descobertas, Parque das Nações, Lisboa, Portugal

目 录

第 7 部分　下肢：股、膝、胫

第 1 章　股骨的手术入路 2
Jean-Marc Féron，Bertrand Cherrier，François Signoret

第 2 章　股骨干骨折的髓内钉固定 15
Peter V. Giannoudis，Petros Z. Stavrou，Costas Papakostidis

第 3 章　股骨远端骨折 36
Cameron Downs，Arne Berner，Michael Schütz

第 4 章　膝关节镜的手术原则和技术 52
Philippe Beaufils，N. Pujol-Cervini

第 5 章　膝关节镜手术的并发症 63
Robin Allum

第 6 章　膝关节手术入路 79
Michael T. Hirschmann，Faik K. Afifi，Niklaus F. Friederich

第 7 章　股四头肌肌腱断裂 88
Robert A. Magnussen，Guillaume Demey，Pooler Archbold，Philippe Neyret

第 8 章　髌骨骨折 98
Florent Weppe，Guillaume Demey，Camdon Fary，Philippe Neyret

第 9 章　髌骨不稳定 120
Simon Donell

第 10 章　儿童和青少年髌骨不稳定 133
Jörn Kircher，Rüdiger Krauspe

第 11 章　胫骨近端骨折的治疗 155
Christos Garnavos

第 12 章　胫骨干骨折 181
Rozalia Dimitriou，Peter V. Giannoudis

第 13 章 半月板损伤现状——治疗证据 204
Nicolas Pujol, Philippe Beaufils, Philippe Boisrenoult

第 14 章 膝关节同种异体半月板移植 221
René Verdonk, Peter Verdonk, Marie Van Laer, Karl Fredrik Almqvist

第 15 章 应用软骨细胞移植修复骨软骨缺损 229
George Bentley, Panagiotis D. Gikas

第 16 章 软骨镶嵌成形术治疗关节软骨缺损 237
László Hangody, Ágnes Berta

第 17 章 用于膝关节骨质丢失的结构性异体骨移植：膝关节置换术方法 249
Raul A. Kuchinad, Shawn Garbedian, Benedict A. Rogers, David Backstein, Oleg Safir, Allan E. Gross

第 18 章 膝关节重建中的同种异体单髁骨关节移植 260
Giuseppe Bianchi, Eric L. Staals, Davide Donati, Mario Mercuri

第 19 章 急性膝关节韧带损伤和膝关节脱位 270
John F. Keating

第 20 章 利用腘绳肌肌腱移植重建前交叉韧带 292
Andy M. Williams, Danyal H. Nawabi, Claus Löcherbach

第 21 章 自体骨-髌腱-骨移植物重建前交叉韧带 309
Elcil Kaya Bicer, Elvire Servien, Sebastien Lustig, Philippe Neyret

第 22 章 髌腱断裂 335
Robert A. Magnussen, Guillaume Demey, Pooler Archbold, Philippe Neyret

第 23 章 后交叉韧带和 PLC 损伤 347
George Dowd, Fares Sami Haddad

第 24 章 膝关节后外侧韧带修复 381
Pablo E. Gelber, Joan C. Monllau, João Espregueira-Mendes

第 25 章 膝关节内侧副韧带和后内侧角损伤 401
Sujith Konan, Fares Sami Haddad

第 26 章 前交叉韧带修复失败 420
Hélder Pereira, Nuno Sevivas, Pedro Varanda, Alberto Monteiro, Joan C. Monllau, João Espregueira-Mendes

第 27 章 股骨髁上截骨术用于膝关节骨关节炎 436
Matthias Jacobi, Roland P. Jakob

第 28 章 胫骨高位截骨术治疗膝关节骨关节炎 448
Daniel Fritschy

第 29 章 单髁膝关节置换术 459
Nikolaus Böhler

第 30 章　髌股关节置换术 ·············· 468
John Newman

第 31 章　保留后交叉韧带的全膝关节置换 ·············· 484
Danyal H. Nawabi，Ali Abbasian，Timothy W. R. Briggs

第 32 章　牺牲后交叉韧带的全膝关节置换术 ·············· 506
Matthew T. Brown，Jagmeet S. Bhamra，J. Palmer，A. Olivier，Panagiotis D. Gikas，Timothy W. R. Briggs

第 33 章　移动平台型膝关节假体 ·············· 517
Urs K. Munzinger，Jens G. Boldt

第 34 章　计算机辅助与微创全膝关节置换术 ·············· 532
Peter Ritschl

第 35 章　全膝关节置换术后假体周围骨折 ·············· 551
Gershon Volpin，Chanan Tauber，Roger Sevi，Haim Shtarker

第 36 章　全膝关节置换翻修术 ·············· 568
Karl Knahr，Delio Pramhas

第 37 章　全膝关节假体感染的一期治疗 ·············· 586
Thorsten Gehrke

第 38 章　成年人膝关节僵直 ·············· 601
Tomas K. Drobny

第 39 章　膝关节融合术 ·············· 623
Bernd Preininger，Georg Matziolis，Carsten Perka

第 40 章　全膝关节置换术后的步态分析和评估 ·············· 636
Fabio Catani，M. G. Benedetti，Sandro Giannini

第 41 章　运动员膝关节相关疾病的治疗 ·············· 651
Maurilio Marcacci，S. Zaffagnini，G. M. Marcheggiani Muccioli，T. Bonanzinga，Giuseppe Filardo，D. Bruni，A. Benzi，A. Grassi

第 42 章　膝关节评分系统 ·············· 671
Elizaveta Kon，Giulio Altadonna，Giuseppe Filardo，Berardo Di Matteo，Maurilio Marcacci

第 43 章　脑瘫患者的膝关节 ·············· 690
Walter Michael Strobl，Franz Grill

第 7 部分

下肢：股、膝、胫

第 1 章　股骨的手术入路

第 1 节　概述 …………………………… 3
第 2 节　后外侧入路 …………………… 4
第 3 节　解剖 …………………………… 4
第 4 节　患者体位 ……………………… 4
第 5 节　标记和切口 …………………… 4
第 6 节　暴露股骨 ……………………… 5
第 7 节　闭合切口 ……………………… 6
第 8 节　近端延伸（干骺-骨干区）…… 6
第 9 节　远端延伸（干骺-骨骺区）…… 7
第 10 节　前侧入路 …………………… 8

第 11 节　内侧入路 …………………… 9
第 12 节　后侧入路 …………………… 11
第 13 节　微创入路 …………………… 12
　　一、股骨顺行髓内钉转子入路 … 12
　　二、股骨逆行髓内钉髁间窝入路
　　　　………………………………… 12
　　三、微创钢板内固定入路 ……… 13
第 14 节　股骨活检入路 ……………… 13
参考文献 ………………………………… 13

第 1 章
股骨的手术入路

Jean-Marc Féron，Bertrand Cherrier，François Signoret

摘要 后外侧入路是暴露整个股骨最常用的入路方式，此入路沿外侧肌间隔进入，不影响股四头肌。相比之下，其他入路或多或少都会穿过股四头肌，可能导致术后肌肉粘连和功能障碍。对于非复杂性创伤损伤、肿瘤切除或重建手术等适应证，如果需要从内侧到达股骨或对股骨的血管进行初步控制，可通过后内侧入路使股骨内侧面从内收肌结节暴露至小转子。后侧入路主要用于暴露坐骨神经及因皮肤问题不能采用其他入路的患者。

随着经皮微创骨折固定技术的应用，真正的外侧入路再次受到青睐。

关键词 解剖・活检入路・股骨・转子髁间窝后侧微创入路・后外侧、前侧、内侧、后侧手术入路

第 1 节 概 述

股骨仅在大腿两端位于表层，其骨干部分则全部被厚厚的肌肉所包裹[1]。部分入路方式可以解决大腿脓肿引流的问题，但这些入路大多没有考虑可能造成的功能丧失。随着骨折固定术的快速发展，医生在选择入路方式时会更多地考虑到其对肌肉和神经的影响[2-6]（图 7-1-1）。

后外侧入路是目前应用最多的入路方

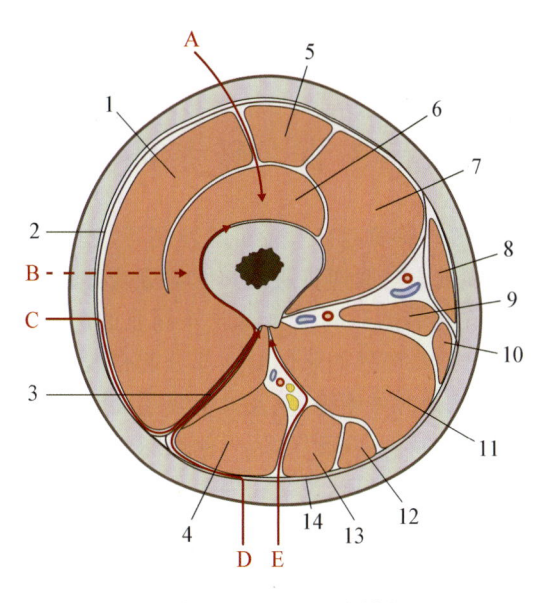

图 7-1-1 大腿中远 1/3 交界处的横断面
A. 前外侧入路；B. 经肌肉外侧入路；C. 后外侧入路；D. Evrard 后侧入路；E. Bosworth 后侧入路；1. 股外侧肌；2. 阔筋膜；3. 外侧肌间隔；4. 股二头肌；5. 股直肌；6. 股中间肌；7. 股内侧肌；8. 缝匠肌；9. 大收肌；10. 股薄肌；11. 大收肌；12. 半腱肌；13. 半膜肌；14. 大腿后侧筋膜

J.-M. Féron (✉)
Orthopaedic and Trauma Surgery Department, Saint Antoine Hospital, Pierre et Marie Curie University, Paris, France
e-mail: jean-marc.feron@sat.aphp.fr

B. Cherrier · F. Signoret
Saint Antoine Hospital, Pierre et Marie Curie University, Paris, France

G. Bentley (ed.), *European Surgical Orthopaedics and Traumatology*,
DOI 10.1007/978-3-642-34746-7_83, © EFORT 2014

式,其他只限于某些特殊适应证的入路方式,本章将仅进行简要描述。

第2节 后外侧入路

该入路方式兼具后侧入路的优点[7],Merle D'Aubigne 在法国对该入路方式进行了推广[8]。在骨不连的治疗、截骨术及股骨延长术中,该入路是骨折开放穿针或钢板内固定最常用的技术。此外,该入路方式还可用于对某些部位的坏死病灶或肿瘤进行处理。

该入路的优点包括:①可暴露股骨的全长;②从外侧肌间隔将股外侧肌部分向前方牵开,从而保留股四头肌的完整性;③保护位于肌间隔后侧的坐骨神经。

因此,该入路可用于几乎所有的股骨手术。

第3节 解 剖

股外侧肌起自股骨粗线外侧唇,包绕股骨,在前方与股四头肌的其他部分合并在一起,在相邻的肌间隔也有股外侧肌的起点。在粗隆部,股外侧肌的腱性部分起自股骨粗线分叉部的外侧嵴,以及大粗隆前面和外侧部远端的脊。在此区,股外侧肌与强有力的臀大肌肌腱分离,包绕在周围的腱膜具有典型的"珍珠样"纹理。在股骨远端1/3处,此肌肉更靠前方,其纤维在前方斜行加入股四头肌肌腱,并且更易与隔膜分离。此肌的血供来自于6～8条在股骨粗线水平穿行于外侧肌间隔的穿动脉。这些穿动脉形成纵行血管弓,并与股深动脉的侧支吻合成三级动脉网[1,4]。

股外侧肌由股神经的分支支配,此神经由前方进入肌肉,因此,后外侧入路没有损伤神经的危险。

第4节 患者体位

在进行后外侧入路手术时,患者通常在普通手术台或牵引手术台上取卧位。在患侧臀下放置衬垫,并在对侧髂嵴进行支撑,这样可抬高骨盆并使下肢能够内旋。采用此种体位更易接触到大腿的后外侧。实际上,股外侧肌大部分位于大腿后部,因此,一些外科医生在采用后外侧入路时习惯将患者置于侧卧位,甚至是俯卧位,这样更容易将此肌肉牵开,对于超重患者尤为如此。

第5节 标记和切口

切口由股骨大粗隆的后缘延伸至外上髁,并略向前弯(顺着股骨的形状),其长度依据需要暴露的程度而定(图7-1-2)。

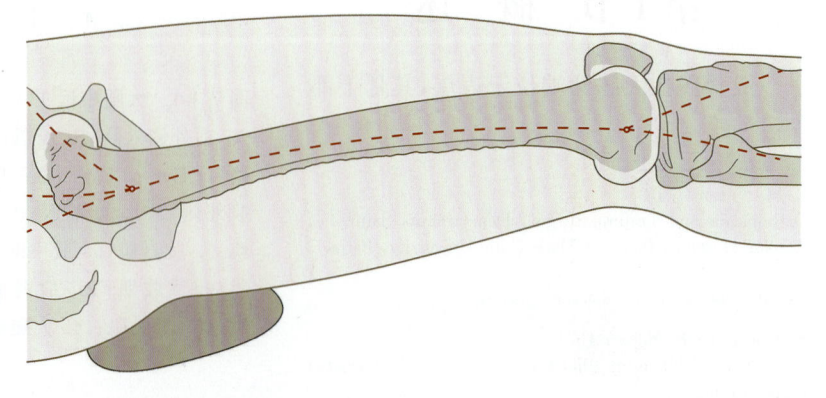

图7-1-2 皮肤切口及适当的切口延长

第 6 节　暴露股骨

切开皮肤和皮下脂肪组织,然后切开阔筋膜最厚的部分,这样易于达到外侧肌间隔。在创伤后不久即进行手术时,必须避开底层水肿的肌肉。通常正确的做法是用剪刀在筋膜上剪开一个小洞,然后,将这两部分筋膜与肌肉分离,并用 1~2 个自动拉钩牵开(图 7-1-3)。

识别肌间隔(通常在其远端更易识别),并轻柔地将股外侧肌与隔膜分离。应注意不要将这一入路与穿过股四头肌的真正外侧入路相混淆,虽然外侧入路已使用多年,但由于它具有创伤性且可导致缺血,现在多已废弃。切开包裹肌肉近端的筋膜可暴露肌肉纤维,然后,将其钝性或锐性分离至股骨粗线并牵开。在远端,使用同样的方法将肌肉纤维牵开(图 7-1-4)。移动自动拉钩,将其中的一个"爪"放置在筋膜上,另一个"爪"放置在肌肉下,这样更容易进行显露。可以用 Kocher 钳牵开筋膜以便于对肌肉进行操作。筋膜被骨折块损伤后很易出现操作过于偏后的情况,需要注意避免。

将肌肉牵开至股骨粗线,可暴露穿血管(图 7-1-5)。在距离筋膜数毫米处结扎这些血管,可减少血管回缩的风险,并避免由此而引起的止血困难。如果出现这种情况,可使用纱布压迫并切开筋膜以控制出血。

对肌肉进行骨膜下剥离,暴露股骨外侧面,使用自动拉钩牵开通常可获得足够的暴露,不要做进一步骨膜剥离。有时需要使用 Hohmann 拉钩来增大术野(图 7-1-6)。Hohmann 拉钩直且尖锐,在帮助分开肌肉的同时可保护肌肉在骨干上的附着,因此,有助于保护肌肉的血供。根据股骨暴露的长度确定结扎穿血管的数量。

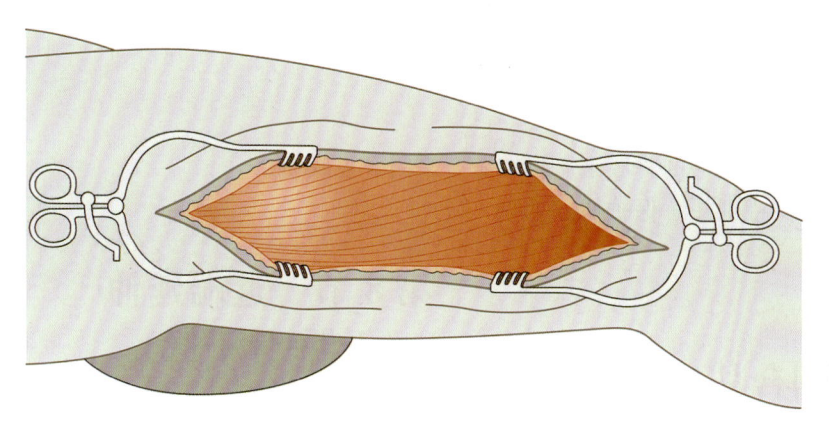

图 7-1-3　切开阔筋膜暴露股外侧肌

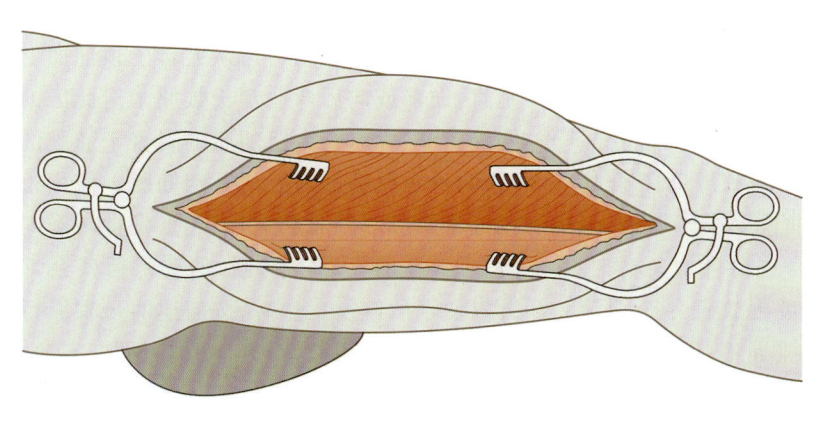

图 7-1-4　将股外侧肌从其股骨粗线的附着处分开

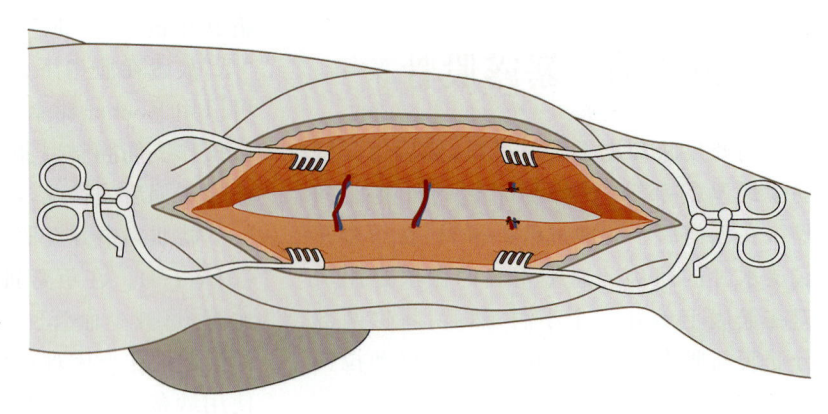

图 7-1-5 牵开股外侧肌暴露穿血管

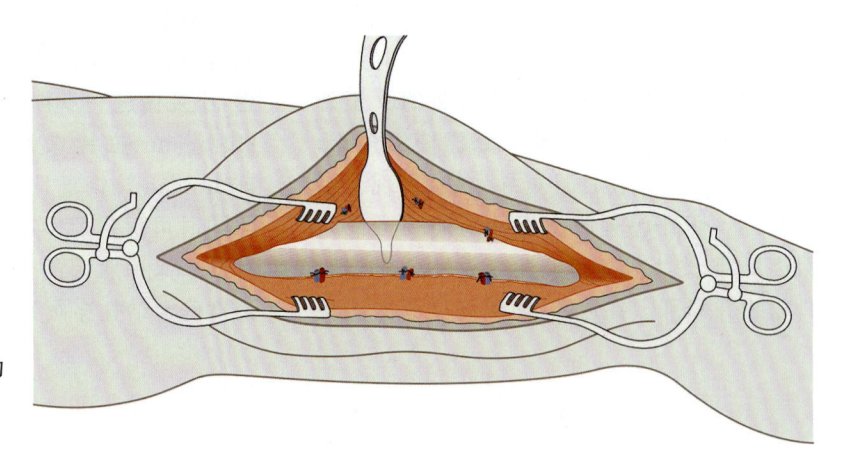

图 7-1-6 暴露股骨干的外侧面

在实际操作中,只需掀起足够的骨膜来满足必要的手术操作,并要特别注意保护肌肉在股骨粗线的附着处。

第 7 节　闭合切口

将股外侧肌上部 1/3 缝合到肌间隔,在阔筋膜深部放置一个或多个引流管,然后,将阔筋膜牢固缝合以避免发生肌疝。对于新鲜外伤的患者,手术切口的闭合可能比较困难,这时可通过临时缝合来帮助闭合切口。有医生建议可在屈曲位缝合阔筋膜,但这在解剖学上似乎不符合逻辑且意义不大。在修整好的皮下组织下可再放置一个引流管,这对于超重患者通常非常有用。根据手术方式和组织情况的不同,可选用间断或连续缝合来闭合皮肤切口。

第 8 节　近端延伸（干骺-骨干区）

向近端延伸可暴露转子区和转子下区,这实际上是髋关节手术入路的一部分。根据暴露需要,皮肤切口可从大转子顶部向上垂直、向前或向后弯曲延长数厘米。此区的阔筋膜非常厚,臀大肌的肌腱附着于筋膜的后部,可在肌腱的前方切开阔筋膜。使用拉钩可暴露股外侧肌起点,该起点发自转子间嵴,垂直于骨干将其切断,但要保留残余部分以便术后修复。然后,按前述的步骤纵行并向后方延长切口（倒"L"切口）（图 7-1-7）。结扎第一穿动脉,将肌肉从其起点处分离并牵向前方，将 Hohmann 拉钩放置在股骨前方以牵开肌肉。这样可暴露股骨转子下区的整个外侧面。进一步向前牵开股外侧肌可暴露干骺端的前面，并可将 Hohmann 拉钩在内侧放置于股骨小转子区（图 7-1-8）。闭合切口时需要采用间断缝合来修复肌肉在转子区的起始部，然后按前述步骤逐层闭合切口。

第 9 节　远端延伸（干骺-骨骺区）

切口向远端延伸可暴露股骨和膝关节的下端，这在处理髁间和髁上骨折时很有用[9,10]。远端切口朝向胫骨结节的外侧。劈开髂胫束，但不要伤及其在胫骨的止点。股外侧肌纤维斜行向前与股四头肌腱相连，这有助于暴露肌间隔的前面，而肌间隔附着于股骨干骺端的正前方，暴露时有必要结扎膝上外侧血管。

如果只需单纯暴露股骨干骺端，应注意不能切开膝关节，可辨认股四头肌的下面并将其向前掀起（图 7-1-9）。如需暴露股骨远端骨骺，必须切开膝关节。可在髌骨外侧纵行切开关节囊，伸膝装置向内侧牵开，暴露股骨滑车和外侧髁。如果切口偏向前，髂胫束后部可能会妨碍外侧髁的良好暴露，这时，屈膝可增加暴露面积而不需要剥离髂胫束的止点。如果必须剥离髂胫束的止点，应

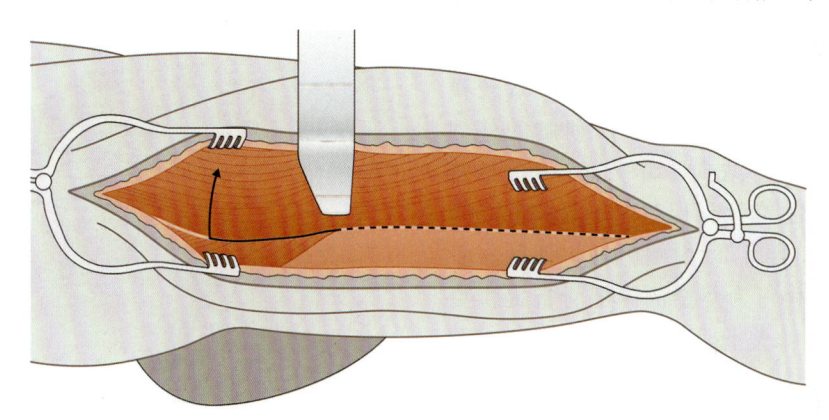

图 7-1-7　将股外侧肌的近端做"L"形切开向近端扩大暴露区域

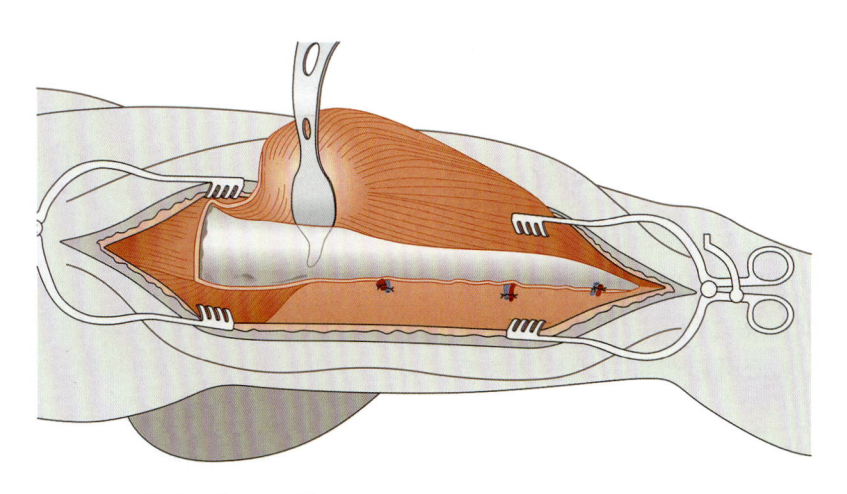

图 7-1-8　暴露股骨近端干骺端前侧

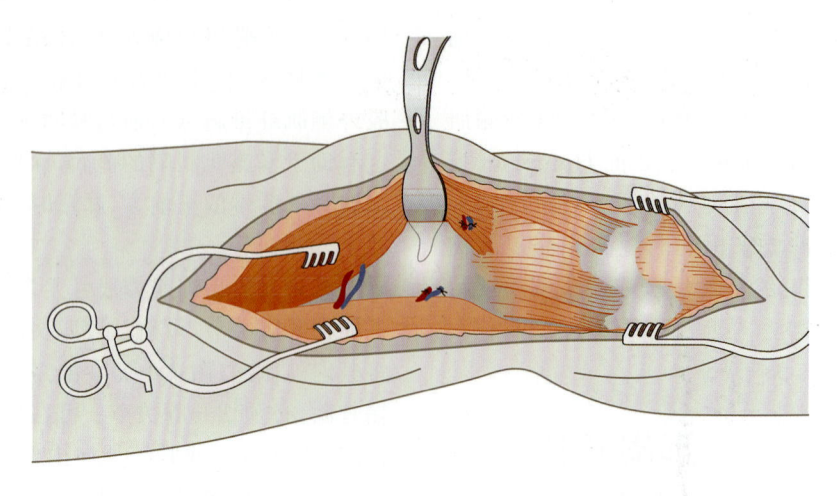

图 7-1-9　远端延伸：牵开股四头肌下的间隙，切勿伤及髂胫束的止点

注意保持其与腓肠肌筋膜的连续性。如果需要暴露两侧股骨髁，可行胫骨结节部分截骨术，然后，将伸膝装置牵开。皮肤切口应沿胫骨嵴向远端延伸至胫骨结节[10]，较横向延伸更好[9]。分离股四头肌肌腱的外侧缘，并将其与胫骨结节骨块一同牵开。如需扩大暴露范围，建议行保留内侧骨膜的胫骨结节截骨术，然后，以内侧为轴将伸膝装置翻转[11]。这样可为复杂的髁部骨折提供更好的暴露，但修复骨骺区不需要屈膝位（图7-1-10）。

使用1～2枚螺钉或钢丝将截骨处进行复位固定，然后，缝合关节囊并在其内放置负压吸引装置。逐层闭合切口，引流管放置与否均可。

第10节　前侧入路

这一入路在几年前很常见，但现在已经很少应用。此入路需要劈开伸膝装置，常会导致股四头肌结构之间及股四头肌与股骨之间的粘连，从而引起严重的术后膝关节僵直。

不应使用经过股直肌的前方正中入路，因为这会引起严重的出血，进而导致伸膝装置的所有"滑动机制"形成广泛而严重的

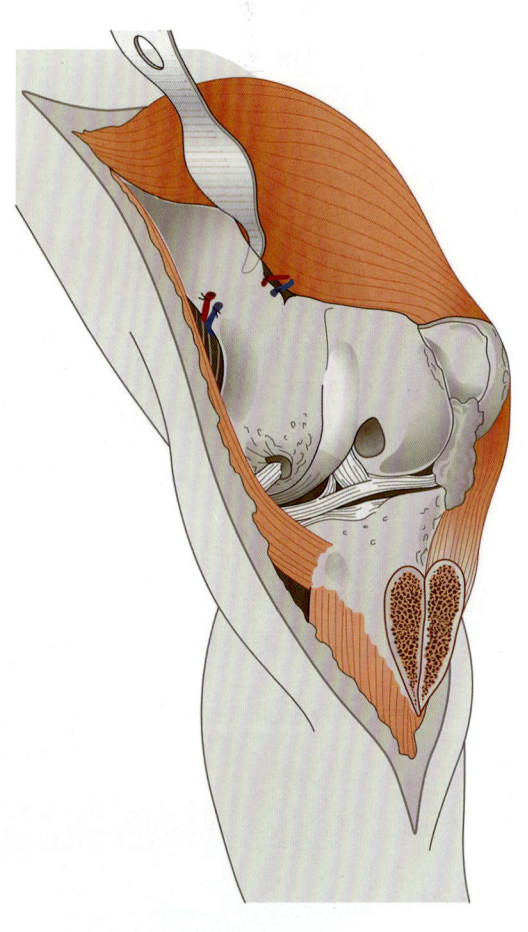

图 7-1-10　掀起伸膝装置向远端扩大暴露范围，注意保留胫骨结节内侧的骨膜蒂

粘连。

另外 2 个入路也是前侧的纵向入路,分别经过股直肌与股内侧肌或股外侧肌之间。这 2 种入路可称为前内侧或前外侧入路(图 7-1-11),均需分离股中间肌。

与后外侧入路相比,前外侧入路不具有任何优势,所以笔者从不使用这一切口。但是,前内侧入路有一些适应证,例如,感染导致的股骨骨不连伴严重的膝关节僵直,或存在后外侧入路禁忌证,或已采用后方入路植骨的情况[12]。

第 11 节 内侧入路

这种入路可以很好地暴露股骨内侧面,并可避免在前内侧入路中所描述的肌肉组织粘连[13]。它与后外侧入路是对称的,可在股内侧肌的后缘到达股骨。它可以有效暴露股骨干远端 1/3,但由于存在损伤股神经分支和股深血管的危险,故很少用于暴露股骨近端(图 7-1-12)。

患者取仰卧位,根据术中医生的站位,在同侧或对侧臀下放置衬垫。根据手术的类型,将患侧下肢置于外展外旋位(可用于结扎股动脉)或伸直位。在距离股骨内侧髁远端两指处切开皮肤,并向近端的大腿根部延伸大约 15 cm。此切口可波及股内侧肌和缝匠肌的前部。切开皮肤和皮下组织之后,轻轻分离包裹股内侧肌的筋膜,将该肌向后牵开,这样可暴露内侧肌间隔。易于分离肌肉和隔膜。小心地放入自动拉钩,注意血管并识别大收肌。结扎主要吻合动脉的一些分支,这将暴露内侧的隐神经,并可自内侧肌间隔上向近端进一步分离股内侧肌,这样可暴露股骨的内侧面,并且应避免切开股四头肌下间隙(浆液囊)。在内侧髁的上缘可见膝关节上内动脉。如果需要向近端延长切口,必须分辨缝匠肌的前缘并将其向后方牵开,这样就可切开覆盖在收肌管上的筋膜。继续由股骨粗线上向近端分开股内侧肌,注意避开发自股神经进入股内侧肌的神经分支。通过股内侧肌与内收短肌和耻骨肌之间的间隙,将股内侧肌进行骨膜下剥离至小转子水平,向近端延伸切口(图 7-1-13)。

通过相同的间隙,并将股内侧肌向前牵开,使切口向远端延伸,可暴露膝关节。然后,行关节切开手术,其手术方式与全膝关节置换术中使用的经典的股肌下入路相同[14,15]。

如果将股骨血管保护好并将覆盖其上的筋膜切开,可将切口向后侧延伸。切口闭合相对容易,只需将股骨的内侧筋膜进行缝合。

使用此入路的适应证包括:①暴露内侧髁的骨折或合并血管损伤的骨折;②在肿瘤切除或进行骨髓炎的内侧引流时暴露股骨内侧;③在处理某些股骨远端 1/3 愈合不良时,用于保护主要血管。

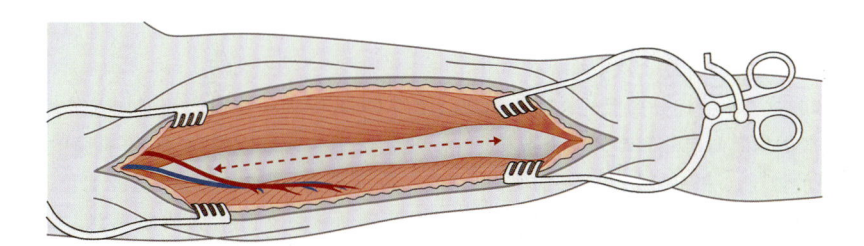

图 7-1-11 前外侧入路。切口从髂前上棘直到髌骨的外侧角(有待于获得 Lippincott-Raven 出版社的许可)

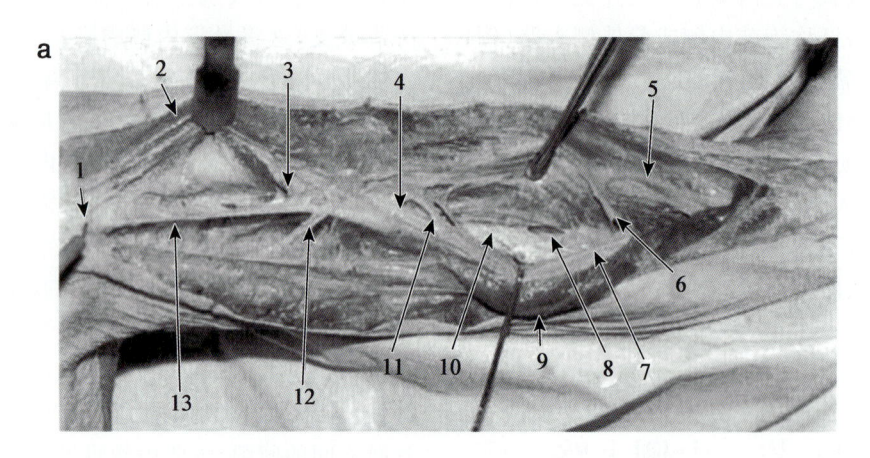

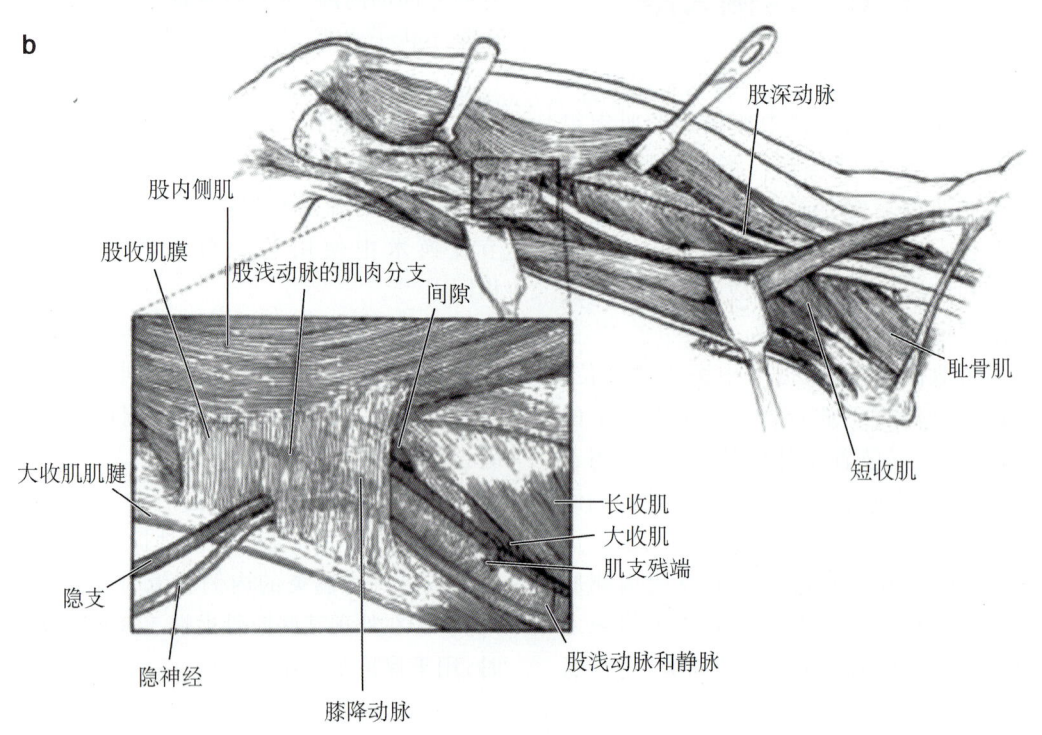

图 7-1-12 内侧入路

a. 完成第一步和第二步钝性分离后的大腿内侧观。使用 Cobb 剥离子将股内侧肌向前外侧牵开。1. 收肌结节；2. 将股内侧肌向前外侧牵开暴露股骨干；3. 股收肌膜的远端边缘；4. 股收肌膜的近端边缘；5. 支配股内侧肌的神经；6 和 11. 股浅动脉的肌肉分支；7. 隐神经；8. 股深血管；9. 缝匠肌位于股浅血管和隐神经的后内侧；10. 长收肌的腱膜止点；12. 隐神经及膝降动脉隐支；13. 大收肌肌腱。b. 完成第一步和第二步钝性分离后的入路图解。插图显示了股收肌膜的细节[引自 Checroun A, et al. J Orthop Trauma, 1996, 10(7): 481-486. 经 Lippincott-Raven 出版社许可使用]

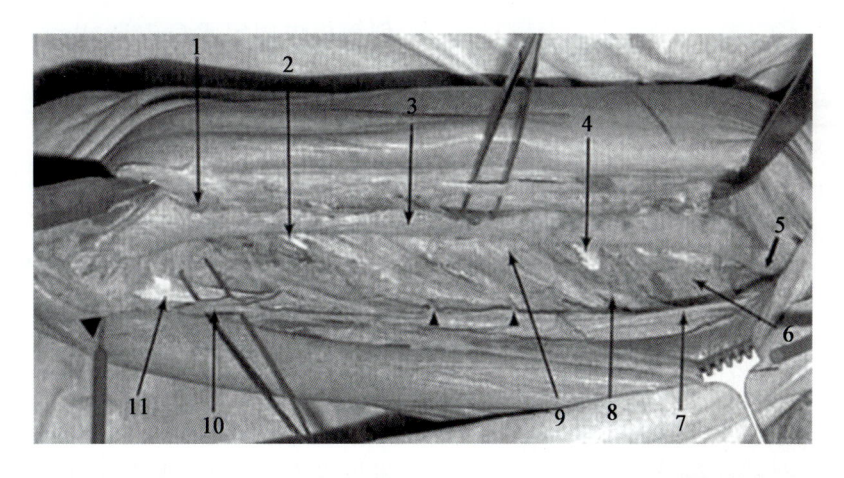

图 7-1-13　大腿前内侧观,从小转子到内收肌结节暴露整个股骨干内侧面,注意股骨干与股浅血管之间的距离
1. 股内侧肌(可见其前外侧);2. 收肌肌腱裂孔的外缘;3. 小转子;4. 短收肌(腱膜的止点);5. 收肌结节(加粗箭头);6. 耻骨肌;7. 隐神经(注意其在近端位于股浅血管的外侧,在远端则更靠内侧);8. 股深血管;9. 长收肌的腱膜止点;10. 隐神经及膝降动脉隐支;11. 大收肌肌腱,小箭头指的是股浅动脉肌支残端。支配股内侧肌神经位于镊子上方。缝匠肌由拉钩向后内侧牵开[引自 Checroun A,et al. J Orthop Trauma,1996,10(7):481-486. 经 Lippincott-Raven 出版社许可使用]

第 12 节　后侧入路

股骨后侧腘绳肌及坐骨神经阻碍了股骨后侧的暴露。股二头肌的两头呈拉长的"X"形跨过股骨。坐骨神经的近端位于股骨的内侧,远端则转为后侧,并在大腿的近端形成分支(图 7-1-14)。

患者取俯卧位,对其整个下肢进行消毒和铺单,便于术中移动。Bosworth[16]于 1944 年描述的后侧入路可暴露股骨干中段的 3/5。做后正中纵形切口,将股二头肌长头牵向内侧,可暴露股骨干中段 3/5 的近端。将坐骨神经也牵向内侧。将股二头肌长头和坐骨神经一起牵向外侧以暴露远端。如要同时暴露股骨干中段 3/5 的远近端,需将股二头肌长头向远端劈开,然后与坐骨神经一起牵向内侧。这样可暴露支配股二头肌短头的神经。避免损伤股二头肌短头发自外侧肌间隔的起点,然后,将发自股骨粗线的肌肉分开。虽然在 Bosworth 切口的近端不必暴露坐骨神经,但使用这一入路的唯一适应证是需要同时暴露股骨干和坐骨神经。然而,有一种更为实用的入路可暴露股骨而不干扰坐骨神经和支配股二头肌短头的神经。Evrard[12]强调了此入路对于处理感染所致股骨骨不连的应用价值,它与 Bosworth 入路有 3 点不同:①沿外侧上部做一弧形切口,因此,不需要识别坐骨神经。②此入路在股二头肌长头和短头的外侧进行暴露,这 2 个肌肉都被牵向内侧,因此,可保护坐骨神经。然后,从外侧肌间隔的后面分开短头,而不必将其与长头分离(但存在损伤支配股二头肌短头神经的风险)。③外侧肌间隔未被损伤,可用作股骨干和感染区(以前的后外侧入路)之间的屏障。如有需要,掀起内收肌群的起点,可更清楚地暴露股骨内侧面。Evrard 认为该入路是"真正的后外侧入路",因其经过后侧间室的外侧缘。

股骨干远端(腘面)的暴露可采用绕膝关节屈肌皱褶的后内侧切口,或从股二头肌外侧开始斜行穿过腘窝的"S"形切口。然后,由坐骨神经分支之间进入[5]或将其分支

创钢板内固定术（minimally-invasive plate osteosynthesis,MIPO）。

一、股骨顺行髓内钉转子入路

患者通常仰卧于牵引手术台上。从大转子的尖端沿着股骨的弧度向髂嵴切开长 3～5cm 的切口。然后,切开深筋膜,将臀肌顺其纤维方向分离并用自动拉钩拉开,可触及转子尖端的整个表面。如将该表面三等分,则进针点应位于前 1/3 和中 1/3 之间。笔者更倾向于使用该进针点进入股骨髓腔,而非梨状窝的进针点,其原因如下：①损伤颈升动脉的概率更小；②此进针点不会削弱股骨颈,并且使得超重患者的手术更容易操作[18,19]。使用影像增强器有助于定位切口和控制进针点的位置。

二、股骨逆行髓内钉髁间窝入路

自 Selingson[20] 开展了逆行髓内钉治疗股骨髁上骨折以来,人们已经公认,对于某些适应证,可通过膝关节逆行插入股骨髓内钉[17]。

患者在普通或牵引手术台上取仰卧位,膝关节屈曲 30°～40°。在髌骨顶点向远端做长 2～3 cm 的纵形切口,由中间劈开髌韧带以到达膝关节。

在影像增强器的指导下定位进针点。此点位于髁间窝上 1 cm 处,并且正好位于股骨的长轴上。

在正位像上,导针应正好位于髁间窝的中间,在侧位像上,其应位于股骨髁间窝顶线的前端（切勿靠后,以避免在钻孔时损伤交叉韧带）。沿导针放入防护套,并按步骤安全地置入髓内钉。在闭合切口之前,应仔细冲洗膝关节,以去除钻孔和铰孔产生的碎屑。

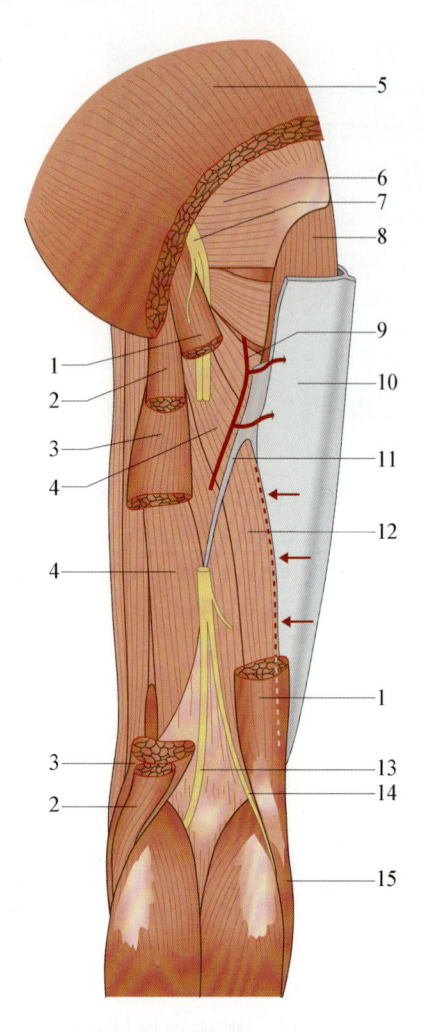

图 7-1-14 改良的后侧入路
1.股二头肌长头；2.半腱肌；3.半膜肌；4.大收肌；5.臀大肌；6.股方肌；7.坐骨神经；8.股外侧肌；9.第一穿动脉；10.肌间隔；11.股骨粗线；12.股二头肌短头；13.腘内侧神经；14.腘外侧神经；15.股二头肌肌腱

都牵向外侧[3,6]。

对于后侧入路,保护大腿后侧的神经至关重要,该神经经过大腿远端 1/3 的筋膜浅层,走行于半腱肌和股二头肌之间的沟内。

第 13 节 微创入路

该入路主要用于髓内钉的插入[17]或微

三、微创钢板内固定入路

近年来,随着锁定螺钉接骨板技术的进步和特定的经皮辅助系统的发展,微创钢板内固定术已经得到普及,在股骨远端骨折中的应用尤为广泛[21]。这一技术保护了骨折部位的血供,可实现骨折的生物固定[22]。患者体位与标准的侧方入路中的体位相同。在骨折部位的近端或远端做一小切口。切开浅筋膜,直接在股外侧肌纤维之间进行钝性分离暴露股骨。在股骨的前面和后面放置 Hohmann 拉钩。然后,在肌肉和骨膜之间滑入钢板。在最终固定前,利用影像增强器对骨折复位和钢板位置进行调整。做第 2 个切口来固定远离骨折部位的骨折块。根据骨折类型和手术固定计划,采用相同的微创入路暴露股骨近端 1/3 和远端 1/3[23,24]。

第14节 股骨活检入路

与上述利用潜在或实际间隙的入路方式不同,股骨肿瘤的活检应尽可能采用最直接的入路方式[25],这样可避免对健康间室组织造成潜在或直接的污染。当放射学检查结果提示为原发恶性肿瘤时,设计切口应考虑到需要手术切除的区域及可能的重建方法[26]。此入路应穿过肌肉,局限于一个间室内,并尽可能采用最直接的路径。应该选择肿瘤累及的肌肉(股外侧肌或股内侧肌),并且不要使用 Hohmann 拉钩。

对于股骨远端肿瘤的活检,最好采用内侧入路,除非大部分肿瘤位于外侧。可采用后内侧入路暴露。

对于中段和近段股骨,建议使用后外侧入路。为了减少肿瘤对周围组织的污染,穿刺活检更为可取。

参考文献

[1] Platzer W, Kahle W. Color atlas and textbook of human anatomy. Locomotor system. 4th ed. New York: Thieme-Stratton Corp, 2004: 192-256.

[2] Banks S, Laufman M. An atlas of surgical exposures of the extremities. 2nd ed. Philadelphia: WB Saunders, 1987: 264-282.

[3] Bauer R, Kerschbaumer F, Poisel S. Operative approaches in orthopedic surgery and traumatology. New York: Thieme, 1987: 119-137.

[4] Hoppenfeld S, De Boer P, Buckley R. Surgical exposures in orthopaedics: the anatomic approach. Philadelphia: Lippincott Williams & Wilkins, 2009.

[5] Von Torklus D, Nicola T. Atlas of orthopaedic exposures. 2nd ed. Baltimore: Urban et Schwarzenberg, 1986: 170-178.

[6] Masquelet A, McCullough C, Tubiana R. An atlas of surgical exposures of the lower extremity. London: Martin Dunitz, 1993.

[7] Marcy GH. The posterolateral approach to the femur. J Bone Joint Surg Am, 1947, 29(3): 676-678.

[8] Merle D'Aubigne R, Ramadier JO, Timal R. Postero-external approach in surgery of the femur: anatomical study and operative technic. Rev Chir Orthop Reparatrice Appar Mot, 1952, 38(2): 119-136.

[9] Olerud S. Operative treatment of supracondylar-condylar fractures of the femur. Technique and results in fifteen cases. J Bone Joint Surg Am, 1972, 54(5): 1015-1032.

[10] Schatzker J, Lambert DC. Supracondylar fractures of the femur. Clin Orthop Relat Res, 1979, 138: 77-83.

[11] Mize RD, Bucholz RW, Grogan DP. Surgical treatment of displaced, comminuted fractures of the distal end of the femur. J Bone Joint Surg Am, 1982, 64(6): 871-879.

[12] Evrard J. Bone graft by anterior or posterior

[13] Checroun AJ, Mekhail AO, Ebraheim NA, et al. Extensile medial approach to the femur. J Orthop Trauma, 1996, 10(7):481-486.

[14] Engh GA, Holt BT, Parks NL. A midvastus muscle-splitting approach for total knee arthroplasty. J Arthroplasty, 1997, 12(3):322-331.

[15] Hofmann AA, Plaster RL, Murdock LE. Subvastus (southern) approach for primary total knee arthroplasty. Clin Orthop Relat Res, 1991, 269:70-77.

[16] Bosworth D. Posterior approach to the femur. J Bone Joint Surg Am, 1944, 26:687.

[17] Ricci WM, Gallagher B, Haidukewych GJ. Intramedullary nailing of femoral shaft fractures: current concepts. J Am Acad Orthop Surg, 2009, 17(5):296-305.

[18] Ricci WM, Schwappach J, Tucker M, et al. Trochanteric versus piriformis entry portal for the treatment of femoral shaft fractures. J Orthop Trauma, 2006, 20(10):663-667.

[19] Ostrum RF, Marcantonio A, Marburger R. A critical analysis of the eccentric starting point for trochanteric intramedullary femoral nailing. J Orthop Trauma, 2005, 19(10):681-686.

[20] Henry SL, Trager S, Green S, et al. Management of supracondylar fractures of the femur with the GSH intramedullary nail: preliminary report. Contemp Orthop, 1991, 22(6):631-640.

[21] Kolb W, Guhlmann H, Windisch C, et al. Fixation of distal femoral fractures with the less invasive stabilization system: a minimally invasive treatment with locked fixed-angle screws. J Trauma, 2008, 65(6):1425-1434.

[22] Farouk O, Krettek C, Miclau T, et al. Minimally invasive plate osteosynthesis: does percutaneous plating disrupt femoral blood supply less than the traditional technique? J Orthop Trauma, 1999, 13(6):401-406.

[23] Ricci WM, Loftus T, Cox C, et al. Locked plates combined with minimally invasive insertion technique for the treatment of periprosthetic supracondylar femur fractures above a total knee arthroplasty. J Orthop Trauma, 2006b, 20(3):190-196.

[24] Peyser A, Weil YA, Brocke L, et al, Mosheiff R, Mattan Y, et al. A prospective, randomised study comparing the percutaneous compression plate and the compression hip screw for the treatment of intertrochanteric fractures of the hip. J Bone Joint Surg Br, 2007, 89(9):1210-1217.

[25] Simon MA. Biopsy of musculoskeletal tumors. J Bone Joint Surg Am, 1982, 64(8):1253-1257.

[26] Athanasian E. Biopsy of musculoskeletal tumors. In: Menedez L, editor. OKU, musculoskeletal tumors. Rosemont: American Academy of Orthopaedic Surgeons, 2002:29-34.

第 2 章 股骨干骨折的髓内钉固定

第 1 节 概述 …………………… 16
第 2 节 损伤机制 ………………… 17
第 3 节 分型 …………………… 17
第 4 节 临床特征 ………………… 18
第 5 节 检查 …………………… 18
第 6 节 处理 …………………… 19
　一、一般处理 ………………… 19
　二、手术治疗 ………………… 19
第 7 节 术后管理和康复 ………… 21
第 8 节 并发症 ………………… 21
第 9 节 特殊情况 ……………… 22
　一、双侧股骨骨折 …………… 22
　二、逆行股骨髓内钉固定 ……… 23
　三、股骨颈合并股骨干骨折 …… 23
　四、病理性股骨骨折 ………… 23
　五、骨折手术台与可透过 X 线的平板手术台的比较 ………… 23
　六、顺行髓内钉固定与逆行髓内钉固定的比较 …………… 24
　七、扩髓和不扩髓的髓内钉固定的比较 …………………… 25
　八、伴发胸部损伤患者的股骨干骨折髓内钉固定 …………… 25
　九、颅脑损伤 ………………… 26
　十、同侧髋关节和股骨干联合骨折 ………………………… 27
　十一、动力化的作用 …………… 28
　十二、功能结局 ………………… 29
参考文献 …………………… 29

第 2 章
股骨干骨折的髓内钉固定

Peter V. Giannoudis，Petros Z. Stavrou，Costas Papakostidis

摘要 股骨干骨折在普通人群中呈双峰分布，多发于 2 个年龄段，年轻患者通常由高能量损伤引起，老年患者则多由低能量损伤所致。必须按照高级创伤生命支持（advanced trauma life support，ATLS）的原则对所有患者进行早期处理。这类骨折通常都需要手术治疗，固定方法包括外固定、髓内钉固定或钢板固定。通过扩髓技术插入交锁髓内钉是治疗股骨干骨折的金标准。外固定一般用于修复前有严重软组织损伤，需要多次清创、病情不稳定的患者，以及动脉血管损伤的患者。骨股干骨折通常不选用钢板固定，但在股骨干近端和远端邻近关节的骨折可以选用。多发伤患者常见的全身并发症包括成人呼吸窘迫综合征（adult respiratory distress syndrome，ARDS）和多器官功能障碍综合征（multiple organ dysfunction syndrome，MODS）。全身并发症的病理生理机制很复杂，包括脂肪栓塞、免疫激活、凝血紊乱及血管内皮损伤。据报道，双侧股骨干骨折和病理性骨折的患者全身并发症发生率会增高。尽管目前公认大部分股骨干骨折合并胸部损伤的患者可行早期髓内钉固定，但小部分患者不能耐受早期的骨折固定手术，此类患者更适于用"损伤控制"的原则进行救治，即先使用外固定架进行临时固定，然后转为髓内钉固定。即使不发生诸如骨不连、畸形愈合、二次手术和感染等术后并发症，股骨骨折中出现的骨与软组织的联合损伤也可能影响患者的功能预后。即使在成功治疗股骨干骨折的情况下，某些肌群（髋外展肌群、伸膝肌群）的肌力减弱和残余疼痛（膝关节、大腿或髋部）也可能损害患肢的功能。

关键词 顺行和逆行穿钉・分型・临床特征・并发症・并发颅脑损伤・动力化・股骨颈骨折・股骨・髓内钉固定・机制・预后・病理骨折・存在胸部外伤・扩髓和不扩髓・康复・逆行穿钉・骨干骨折・特殊问题：骨折手术台和可透过放射线的手术台・特殊体位：双侧骨折・手术管理・手术技术

第 1 节　概　述

股骨是人体中最强壮的骨骼之一，需要

极大的外力才能造成其骨折。股骨干骨折并不多见，即使在接诊量较大的医院，每年所接收的病例也不足30例。该类骨折通常由高能量损伤引起，因而常危及生命。

股骨干骨折在普通人群中呈双峰分布，多发于2个年龄段：①年轻群体多以男性为主，股骨干骨折通常由高能量损伤引起；②老年患者多以患骨质疏松的女性为主，股骨干骨折通常由低能量损伤引起[1]。

对于所有年龄段的患者，治疗的目的都是尽早手术（最好在24 h内），尽量减少创伤，对骨折部位进行稳定固定。这样可使患者尽早活动，提高骨折愈合率，减少并发症，加快功能恢复。髓内钉（intramedullary nail，IMN）固定满足上述所有治疗需求。

第2节 损伤机制

股骨骨折主要由高能量损伤引起。在老年患者中，低能量损伤后可能会出现病理性骨折。在儿童患者中，非意外伤害则较多见。直接损伤可导致横形或斜形骨折。扭伤会产生间接暴力，导致螺旋形骨折。高能量损伤还可引起粉碎性骨折。

第3节 分型

根据骨折的形态和移位对骨折进行分型。Winquist和Hanson描述了不同股骨干骨折分型的骨折粉碎程度[2]，这有利于确定术后结构的稳定性。AO分型是股骨干骨折的标准形态学分型方法（图7-2-1）[3]，具体分型如下。

1. A型骨折是简单的两段骨折，可细分为3个亚型：①A1——螺旋形；②A2——斜形；③A3——横形。

2. B型骨折为多块骨折，但复位后可恢复骨折块之间的骨性接触，可细分为多个亚型：①B1——螺旋楔形；②B2——斜形楔

股骨干

简单骨折	32-A1 螺旋形	32-A2 斜形（>30°）	32-A3 横形（<30°）
楔形骨折	32-B1 螺旋楔形	32-B2 斜形楔形	32-B3 粉碎楔形
复杂骨折	32-C1 复杂螺旋形	32-C2 复杂节段性	32-C3 复杂不规则性

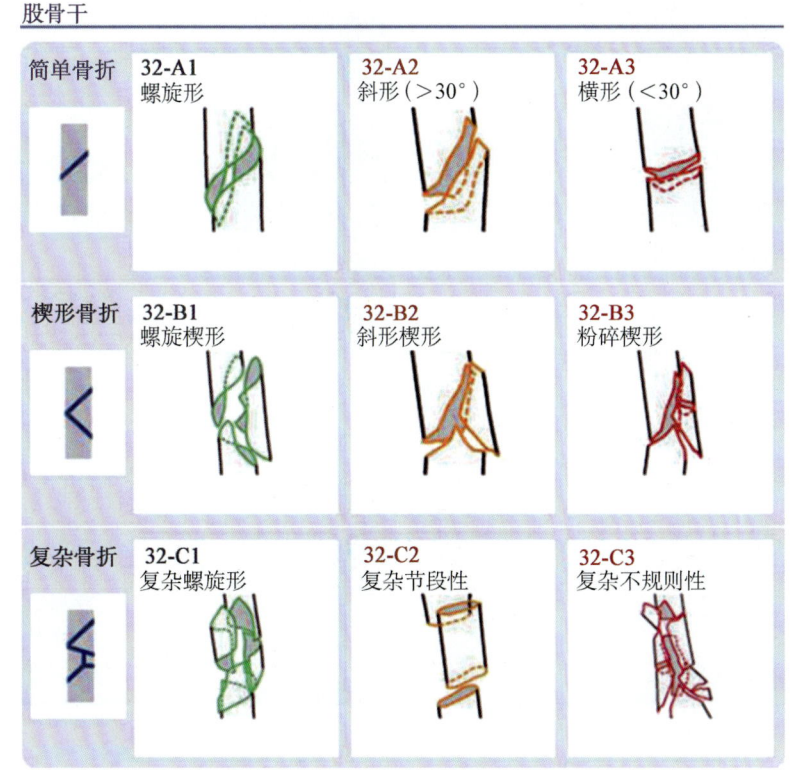

图7-2-1 股骨干骨折的AO分型

形；③B3——粉碎楔形。

3. C型是粉碎性骨折，复位后主要的骨折块之间无骨性接触，可细分为多个亚型：①C1——复杂螺旋形；②C2——复杂节段性；③C3——复杂不规则性。

A1型骨折易于固定且预后最好，C3型骨折则正好相反。

第4节 临床特征

患者的临床特征表现为腿部疼痛、肿胀、畸形和短缩。由于髂腰肌对小粗隆的牵拉，发生在股骨近端1/3的骨折通常表现为屈曲和外旋畸形。臀大肌对大粗隆的牵拉可导致骨折近端外展。内收肌群可产生强大的纵向和内翻力量，从而引起远端骨折内收和大腿短缩。股骨干远端骨折时，腓肠肌的牵拉通常会导致远端骨折的反屈。

可能还存在其他某些危及生命的临床症状。神经、血管损伤的发生率较高，尤其是股深血管和坐骨神经。膝关节韧带损伤和骨盆环损伤通常并发。必须触诊并记录下肢远端的脉搏及腿部神经功能情况。要注意检查是否存在筋膜间室综合征，对于可疑病例应检查间室内压，如果舒张压和间室内压之间的差值 < 30 mmHg，表明可能伴有筋膜间室综合征。

第5节 检 查

至少应进行前后位和侧位2个平面的X线检查（图7-2-2），以明确骨折类型和制定治疗策略。作为补充，还应进行股骨其他部位、膝关节及髋关节的X线检查。如果怀疑有血管损伤，则应进行动脉造影检查。

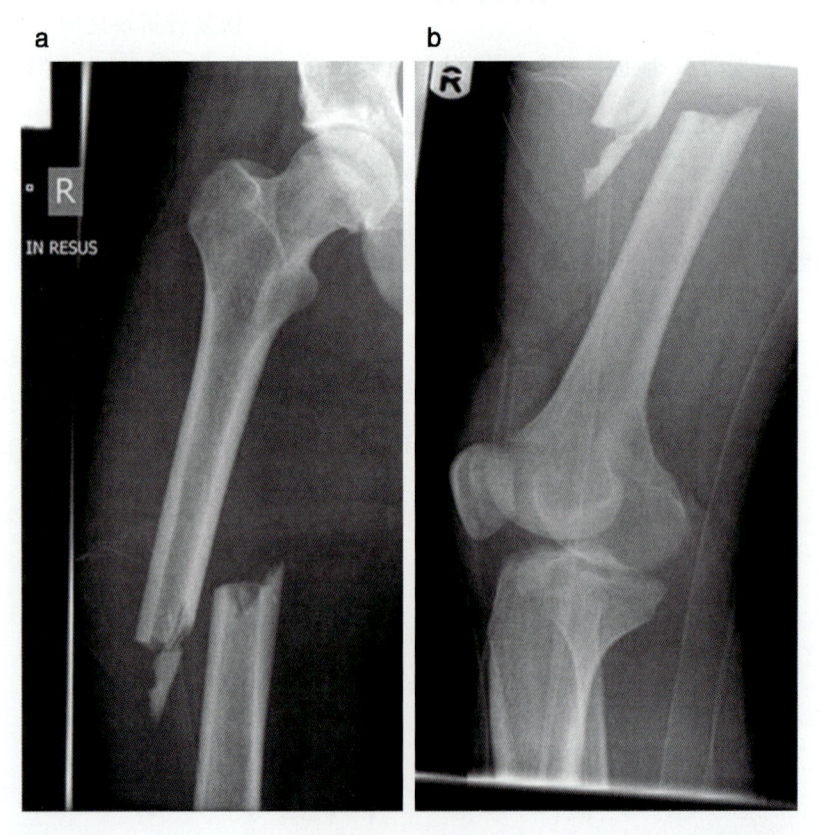

图 7-2-2 右侧股骨干中段骨折的正位(a)和侧位X线片(b)

第 6 节 处 理

一、一般处理

对任何严重创伤患者的治疗均应遵循高级创伤生命支持原则。对于多发伤患者,在对直接危及生命的损伤进行损伤限制手术后,应先固定股骨骨折。虽然对于单独 1 处的骨折不用急于固定,但也应在损伤后 24 h 内尽早处理。在第一次世界大战期间,Thomas 夹板的应用明显提高了患者的存活率,使人们开始注意到对主要骨折的固定对于患者常规护理的重要性。已经证明,骨折的早期固定可减少呼吸功能不全和多器官功能障碍综合征的发病率,并可降低多发伤患者的住院时间和整体费用[4]。最初,对于大多数患者,在制订早期手术计划之前,可使用牵引夹板固定以缓解早期疼痛和控制大腿出血。对于多发伤及适合进行损伤控制手术的患者,采取初步外固定的适应证包括[5]:①收缩压＜100 mmHg;②需要使用儿茶酚胺;③无尿;④有颅内压增高的迹象;⑤体温过低;⑥血小板减少;⑦严重胸部外伤;⑧乳酸水平＞2.5 mmol/L。

股骨骨折的发病率较高,因此,骨折治疗的目的是通过固定恢复肢体长度、旋转和对线,促进患者尽早康复和骨折的稳固愈合。

二、手术治疗

这类骨折需要进行手术治疗,可选用的方法包括外固定架固定、髓内钉固定及钢板固定。外固定用于在修复前有严重软组织损伤,需要多次清创、病情不稳定的患者,以及动脉血管损伤的患者(图 7-2-3)。行外固定术 2 周后可改为髓内钉固定,术后的感染

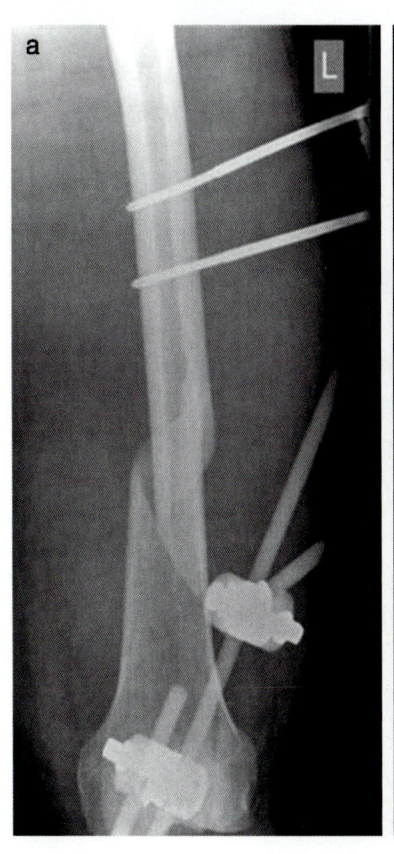

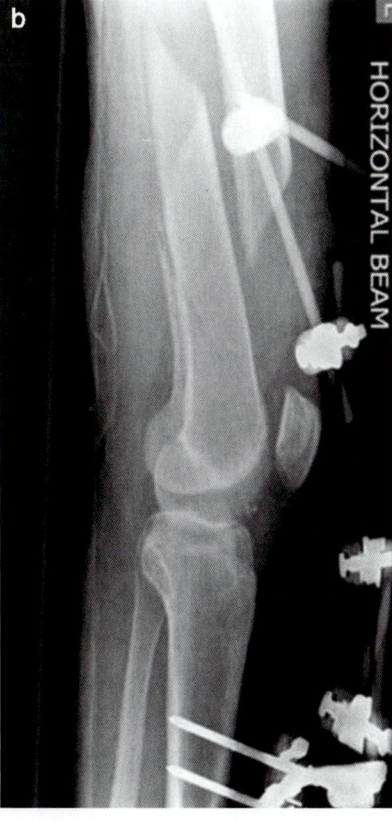

图 7-2-3 某多发伤患者左侧股骨干骨折的正位(a)和侧位(b)X 线片,由于其生理状态不稳定故进行了初步的外固定(损伤控制骨科)

率不会增加[6]。骨干骨折通常不建议使用钢板固定,但对于更靠近端或远端并累及关节的骨折类型,可考虑采用此方法。然而,对于近端损伤或联合损伤的复杂病例,可使用"重建"钉,它能将近端的锁定装置延伸至股骨头,从而使固定钉的作用长度几乎扩展至股骨的全长。钢板固定的其他适应证包括髓腔狭窄或硬化,以及生长板未闭的年轻患者出现的复杂骨干骨折。

通过扩髓技术插入交锁髓内钉是股骨骨折治疗的金标准。虽然对于单独损伤的患者可采用区域阻滞麻醉(腰麻或硬膜外麻醉),但通常首选全身麻醉。通常使用可透放射线骨折手术台,并应注意避免术后的旋转畸形。还可以选择在 OSI 手术台上徒手插入髓内钉(图 7-2-4)。在影像增强器上,应从 2 个投照位上均可看到大转子的尖部(图 7-2-5)。可使用导丝来确定髓内钉的最佳长度。通过测量导丝的髓外长度和已知的导丝全长可计算出所需的钉长。新鲜骨折一般通过手法复位即可。

闭合骨折复位技术有助于保护骨折部位的生物学环境,减少感染的风险。陈旧性骨折固定可能需要额外的辅助工具协助复位,例如,将斯氏针进行临时单皮质固定用作"操作杆"来帮助复位骨折块,或使用夹

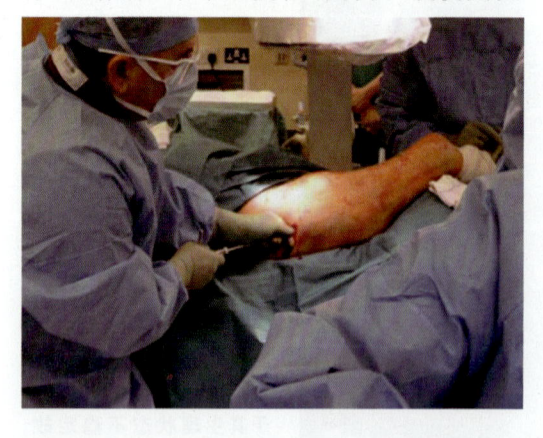

图 7-2-4　在 OSI 手术台上徒手操作股骨髓内钉(准备进钉点)

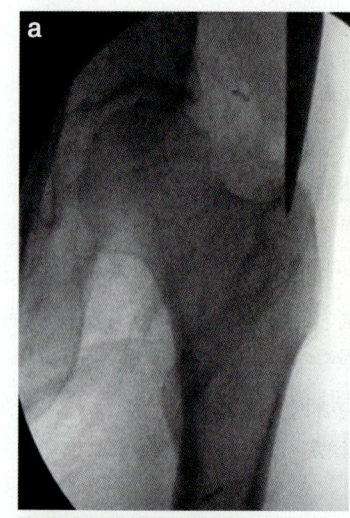

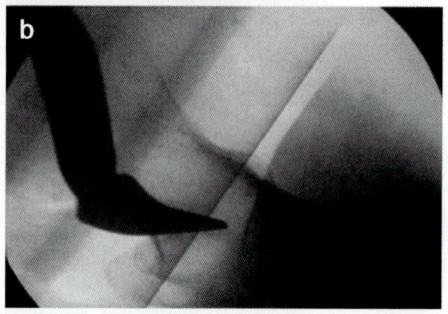

图 7-2-5　术中透视可很好地显示大粗隆尖端的正位(a)和侧位(b)影像,从而识别进钉点的准确位置

具、股骨牵开器。对于不能进行闭合复位的延迟就诊患者或转子下骨折患者,可采用切开复位(图 7-2-6)。需要注意的是,进钉点的位置应根据髓内钉的设计不同而变化。未扩髓股骨髓内钉的进钉点位于梨状窝基底部略偏前外侧处,而扩髓的股骨髓内钉的进钉点位于大转子前面的中间略偏外侧处。如果髓内钉设计的曲度更大,其进钉点必须更偏后。必须使进钉点与髓腔恰好成一条直线。偏外侧的进钉点会导致内翻畸形和近端骨折块内侧部分的医源性骨折。进钉点的内侧位置不当可引起股骨颈的应力增加(导致骨折)和股骨头缺血坏死。导丝技术、小转子的形状、皮质骨台阶征有助于在术中控制对线、旋转及股骨长度[7]。

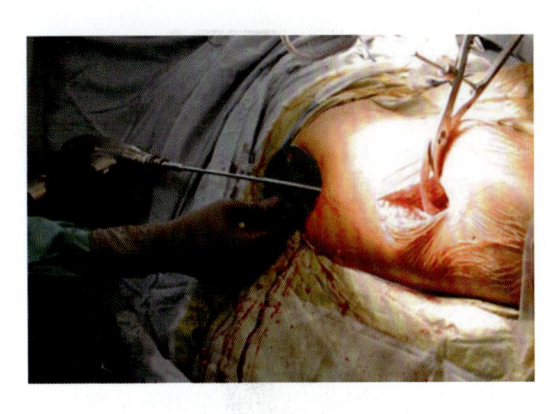

图 7-2-6 对股骨粗隆下骨折进行开放复位后,使用骨夹具临时固定

髓内钉的直径至少应比后期使用的锉刀头尺寸小 1.5 mm。因为髓内钉的插入可能导致骨折间隙的分离,故建议在近端锁定之前先锁定远端,这样可使髓内钉"回抽(backstroke)",从而复位主要的骨折块并达到计划好的长度。应对髓内钉的远近端进行牢固锁定。

第 7 节 术后管理和康复

术后早期应对患者进行严密监测,以确保没有呼吸衰竭、筋膜间室综合征、深静脉栓塞等临床征象。可让患者在早期进行髋关节、大腿及膝关节活动。根据其他损伤的情况,指导患者扶拐负重锻炼。髓内钉是一个负载分担装置,在康复早期其可承受体重,这样骨折会随着骨外膜骨痂的生长而逐渐愈合。

开放性骨折通常源于道路交通事故。必须对皮肤缺损、伤口污染、肌肉缺血及神经、血管损伤情况进行详细评估。按照 Gustillo 分型法(见"胫骨干骨折"章节),根据损伤的范围、严重程度及污染情况对其进行分型[8]。主要治疗方法类似于闭合性骨折。另外,必须尽早进行彻底清创,强制性给予破伤风免疫接种和静脉注射抗生素。

最后,应根据软组织损伤的范围和严重程度,以及受伤到手术的时间长度来选择骨折固定方法。

第 8 节 并发症

多发伤患者的常见并发症包括 ARDS 和 MODS[9,10]。骨折本身的主要并发症包括骨不连(图 7-2-7)、感染、畸形愈合及异位骨化。骨不连的风险约为 5%[10,11],换用扩髓的髓内钉固定后,75%~90% 的患者可获得愈合[12]。如果骨折碎片较多,需进行植骨。骨折畸形愈合通常是由于髓内钉固定

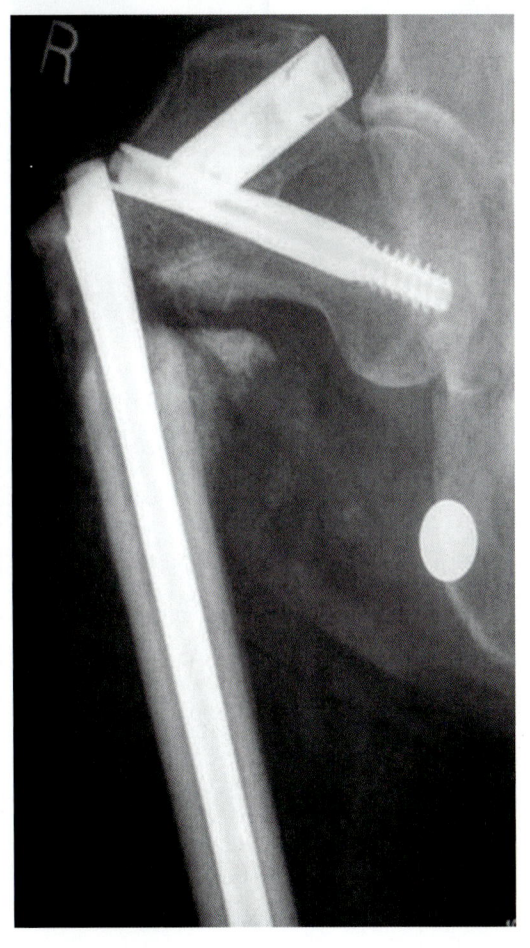

图 7-2-7 前后位 X 线片显示股骨转子下的骨不连合并髓内钉原位折断

技术不佳或髓内钉未充分锁定所致。如果及时发现上述并发症,可通过纠正或更换锁钉进行治疗。骨折畸形愈合最常见于远端1/3骨折。小于15%的旋转畸形愈合是可以接受的。对于早期髓内钉固定后感染所致的骨不连,最好静脉注射生物特异性抗生素并改用扩髓的髓内钉固定[13]。骨折不稳定是感染持续存在的主要原因。如果因感染而去除内固定物,必须采用外固定来维持骨折的稳定性。内固定物应在骨折愈合后取出。

第9节　特殊情况

一、双侧股骨骨折

双侧下肢长骨骨折较少见,常与高能量损伤有关(图7-2-8)。据报道,双侧股骨骨折的总发生率为4.6%[14],这类损伤的预后比单侧股骨骨折差[15,16],这是因为早期的全身治疗和扩髓的髓内钉固定骨折所诱发的

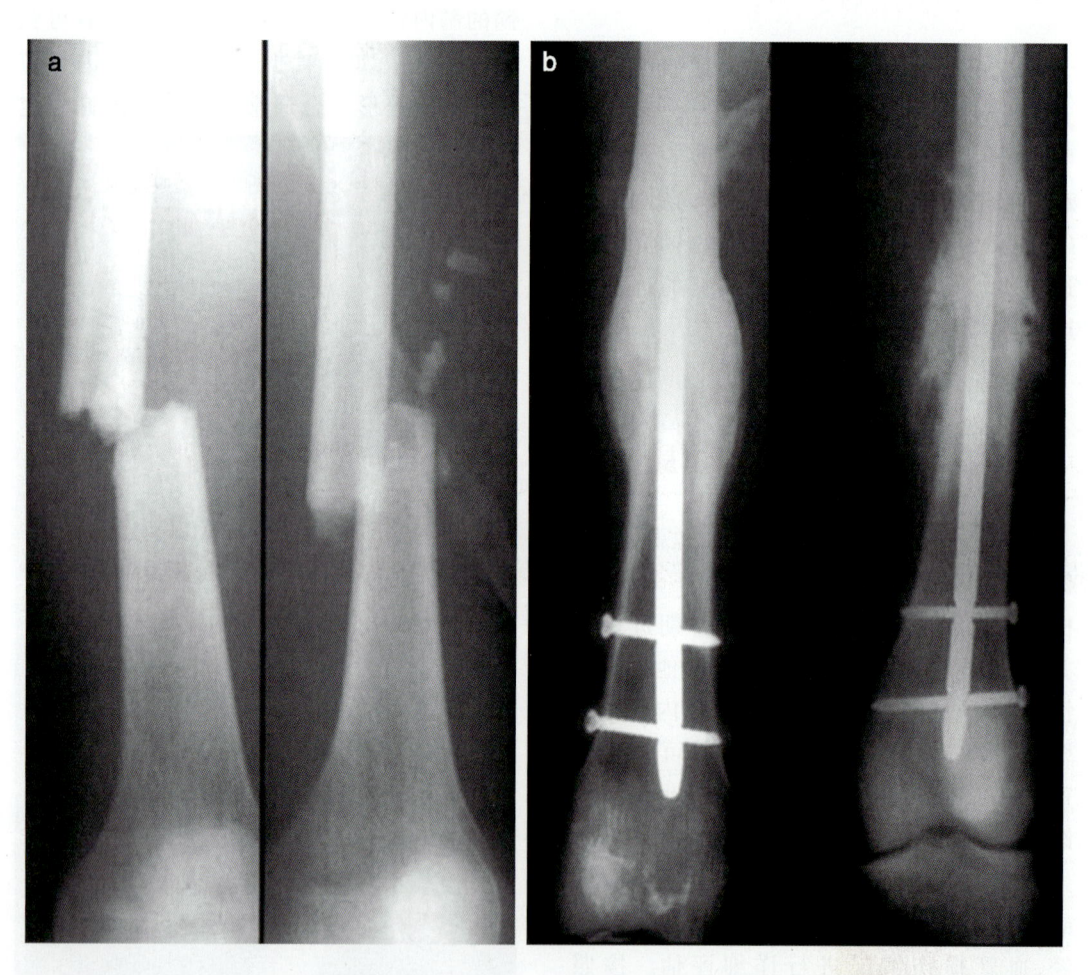

图7-2-8　a. 26岁男性患者遭遇摩托车事故后发生双侧股骨干骨折的正位X线片;b. 两侧骨折均进行了扩髓的髓内钉固定,伤后16周获得骨折愈合

手术应激反应("二次打击")可导致全身并发症和死亡率的增加[17]。因此,病理性双侧股骨骨折的固定与死亡率的增加具有明显的相关性[18]。

与全身并发症发生相关的病理生理机制包括脂肪栓塞(由于双侧扩髓的累加效应导致脂肪入血体积增加)、免疫激活、凝血功能紊乱及血管内皮损伤[19]。考虑到上述因素,部分外科医生选择只使用髓内钉固定一侧股骨骨折,而采用另一种方法固定对侧的骨折。有时可临时进行外固定,待后期患者的生理状态正常后再转用髓内钉固定。

二、逆行股骨髓内钉固定

对于股骨干远端 1/3 骨折和中段骨折,还可考虑采用逆行髓内钉固定的方法,即从膝关节的进钉点逆行插入髓内钉进行固定(图 7-2-9)。逆行固定技术不适用于股骨近端骨折。对于特别超重的患者、股骨近端髓腔异常者、有近端固定物者或诸如股骨颈骨折等其他损伤,则适于进行逆行髓内钉固定。

三、股骨颈合并股骨干骨折

股骨干骨折合并囊内股骨颈骨折是一种罕见的损伤。手术方法的选择取决于股骨颈骨折的移位程度和复位难度。固定方法包括使用顺行中心髓内钉(它可与股骨颈螺钉一起使用,螺钉经徒手或使用夹具置于髓内钉的周围)、使用带有近端导向锁钉的顺行髓内钉、单独使用髋螺钉或滑动髋螺钉处理近端损伤,对于远端损伤则使用钢板或逆行髓内钉固定。无论选用哪种方法,手术医生都必须遵循骨折固定术的基本原则:在注意保护股骨头活力的同时在两处骨折部位获得良好复位。

四、病理性股骨骨折

绝大多数病理性骨折继发于转移性肿瘤,如乳腺癌、前列腺癌、肾癌、甲状腺癌及骨髓瘤。股骨近端是最常见的病理损伤区域,其治疗可选择带有近端锁钉的扩髓顺行髓内钉。人们已经认识到这类骨折可能导致与骨髓栓塞相关的并发症发生。髓腔内压的增高对其发生起关键作用,因此,在扩髓和置钉过程中应注意控制速度和压力。尽管最近随着扩髓-灌洗-吸引装置(reamer-irrigator-aspirator,RIA)的发展,排气已经过时[20,21],但人们仍认为应该在股骨髓腔的远端开排气孔(在股骨干远端的皮质外侧钻直径 4.5 mm 的孔)。建议术后早期转入肿瘤科对整个股骨进行必要的放射治疗,特别是对于与恶性肿瘤有关的、已经发生或即将发生的病理性骨折。对于原发性骨肿瘤病变,应与骨肿瘤专家进行商讨后再制订正式的治疗方案。

对于股骨干骨折髓内钉固定的临床问题见后文叙述。

五、骨折手术台与可透过 X 线的平板手术台的比较

髓内钉固定常规使用骨折手术台,具有如下优点。

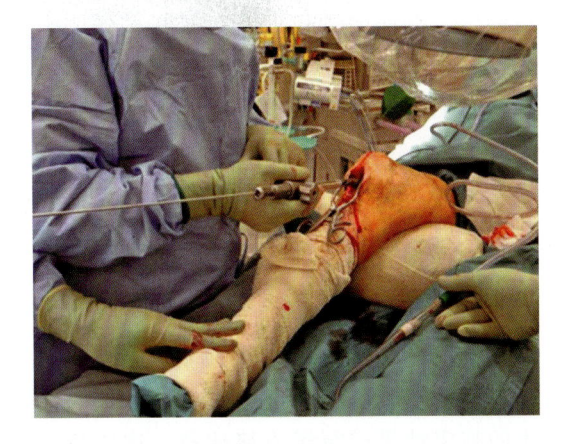

图 7-2-9 通过膝关节逆行插入股骨髓内钉

1. 手术过程中可持续地纵向牵引以实现并维持骨折复位。

2. 易于对患肢进行手术暴露、操作和照相。

3. 对于粉碎骨折,尤其是在治疗被延迟并预计会因肌肉萎缩而出现骨折肢体短缩时,有助于恢复肢体适当的长度。

使用骨折手术台有如下缺点。

1. 对于超重患者,难以到达近端的开口点。

2. 对于多发伤患者,难以对身体的其他部位进行操作(对侧肢体或同侧的小腿和足)。

3. 对于骨盆不稳定或脊柱损伤的患者,难以摆放手术的体位。

4. 使用骨折手术台会增加某些相关并发症的风险,例如,对侧肢体的筋膜间室综合征、阴部神经损伤,以及会阴部皮肤受压坏死和脱落[22-24]。

最近的一项系统文献回顾研究比较了使用上述不同手术台在骨折复位质量、手术时间、并发症和功能结果方面的差别[25]。此研究对 1 项随机对照试验(证据质量等级Ⅰ级)[26]和 2 项回顾性比较研究(证据质量等级Ⅲ级)的结果进行了总结[27,28]。在随机对照研究中[26],复位质量的评估以 CT 扫描测量为基础,并以对侧的正常股骨作参考。笔者发现,使用骨折手术台组的患者发生向内旋转移位(超过 10°)的风险明显大于使用手法牵引组的患者($P = 0.007, RR = 0.07, 95\% CI\ 0.62 \sim 0.94$)。需要治疗的例数(number needed to treat, NNT)为 4.6,即每 5 例在可透视手术台上进行手法牵引的患者中,可防止 1 例出现向内过度旋转移位(超过 10°)。这项研究没有发现上述 2 组间在下肢不等长方面存在明显差别。就手术时间而言,上述荟萃分析表明[25],在可透视手术台上通过手法牵引进行髓内钉固定的手术时间明显短于使用标准的牵引手术台。在失血量方面,虽然随机对照研究显示使用骨折手术台组的平均失血量明显多于使用可透视手术台组[26],但此项研究所测得的失血量的平均差别(159 ml)显然不具有临床意义。2 组患者的最终功能结果相同[26]。总之,现有证据表明:①与使用标准的骨折手术台相比,在可透视手术台上通过手法牵引对股骨干骨折进行髓内钉固定可明显减少发生向内旋转移位的风险,并能缩短手术时间;②在可透视手术台上进行髓内钉固定似乎可减少失血量,但这一结果的临床相关性仍存有疑问;③这 2 种技术的功能结果相同。

六、顺行髓内钉固定与逆行髓内钉固定的比较

股骨干骨折的标准髓内钉固定技术是通过大转子尖端或梨状窝顺行置入髓内钉,但这会伤及外展肌群,可能导致外展无力或跛行。另外,在以下情况下,可选用逆行髓内钉固定(通过位于关节内的股骨髁间的进钉点插入)。

1. 浮膝损伤(股骨和胫骨骨折可经同一皮肤切口进行处理)。

2. 同侧髋臼或骨盆骨折(顺行髓内钉固定的切口不适用于髋臼或骨盆骨折的固定)。

3. 同侧股骨颈骨折(股骨干逆行髓内钉固定不会妨碍同侧股骨颈骨折的空心钉固定)。

4. 超重(难以暴露顺行髓内钉的进钉点)。

5. 妊娠(逆行髓内钉固定可减少对胎儿的放射线照射)。

最近的一项系统文献回顾研究[25]结合了 2 项具有方法局限性的随机对照研究(证据质量等级Ⅱ级)[29,30]和 1 项病例对照研究(证据质量等级Ⅲ级)的资料[31],对这些技术的临床结果进行了直接比较。这些技术的愈合率($RR = 0.99, 95\% CI\ 0.37 \sim 2.69$,

$P=0.99$)和不良愈合率($RR=0.85$,95% $CI\ 0.20\sim3.68$,$P=0.83$)均无显著差异。然而,顺行髓内钉固定在控制下肢旋转对线方面较逆行髓内钉固定具有明显优势,但它们之间的差异无统计学意义($RR=0.57$,95% $CI\ 0.20\sim1.59$,$P=0.28$)。关于入钉部位长期疼痛的问题,与逆行穿钉技术相比,顺行髓内钉固定会使髋部长期疼痛的风险增加4倍($RR=4.02$,95% $CI\ 1.27\sim12.70$,$P=0.02$)。一项系统的文献回顾表明,采用逆行髓内钉固定股骨干骨折发生膝关节疼痛的概率是24.5%[32],这明显高于采用逆行髓内钉固定股骨远端骨折发生膝关节疼痛的概率(16.5%)($P=0.014$,$OR=1.65$,95% $CI\ 1.11\sim2.45$)。

超重被认为是逆行髓内钉固定的一项相对适应证。有研究显示[33],与正常体重患者相比,超重患者采用顺行置钉技术会明显增加手术和放射线暴露的时间($P<0.003$)。反之,采用逆行髓内钉固定时,两者之间没有明显差异。这项研究[33]还证实,对于超重患者,采用顺行置钉技术的耗时更长,其平均手术时间会比逆行置钉技术多40%($P<0.02$)。至于放射线暴露的时间,超重患者采用顺行置钉技术的平均X线透视检查时间会比逆行置钉技术长3倍($P<0.002$)。

现有证据表明,在超重患者的手术和放射线暴露的时间方面,逆行置钉技术比顺行置钉技术具有明显优势。而关于骨折愈合,现有文献资料并未显示这2种技术的优劣。

七、扩髓和不扩髓的髓内钉固定的比较

扩髓的股骨髓内钉固定的临床效果良好,其骨折愈合率高,并且很少发生内固定失败。然而,扩髓的过程可能会引起骨髓栓塞,破坏皮质骨的血供,并且在理论上会增加感染的风险,尤其对于开放性骨折患者而言,上述风险更高[34-39]。另外,使用较小直径的不扩髓髓内钉会增加在骨折愈合率和内固定失败的概率[40,41]。最近一项对7个随机对照研究[42-48]进行的荟萃分析[25]评估了上述每种技术的临床效果。在骨折愈合、内固定失败和肺部并发症方面对这些技术进行了直接比较。就骨折愈合而言,扩髓似乎可明显减少延迟愈合的风险($RR=0.19$,95% $CI\ 0.05\sim0.71$,$P=0.01$)。然而,与不扩髓相比,扩髓并未明显减少骨不连的风险($RR=0.38$,95% $CI\ 0.10\sim1.40$,$P=0.14$)。至于内固定失败的发生率,尽管扩髓技术较少发生内固定失败,但这2种技术之间没有明显差别($RR=0.62$,95% $CI\ 0.18\sim2.13$,$P=0.45$)。关于肺部并发症,尽管扩髓技术似乎比不扩髓技术有更高的肺部并发症的发生率,但这种差异不具有统计学意义($RR=1.68$,95% $CI\ 0.69\sim4.12$,$P=0.25$)。当前证据表明,扩髓置钉技术在减少延迟愈合风险方面较不扩髓技术具有明显优势。在其他有关骨折愈合的并发症(骨不连、内固定失败)方面,已证实这2种技术无明显差别。另外,尚未证实扩髓置钉技术会明显增加肺部并发症的风险。

八、伴发胸部损伤患者的股骨干骨折髓内钉固定

多项研究表明,迅速固定股骨干骨折(尤其是多发伤患者)可减少严重肺部并发症的风险,促进患者早期活动并缩短其住院时间[49-51]。由于这些研究是回顾性的且缺少对照研究,因此,骨科和创伤科的医生对其结果的有效性存疑。1989年,Bone等报道了一项前瞻性随机研究结果,对多发伤患者的股骨干骨折早期固定(24 h以内)和延迟固定(48 h以后)的效果进行了比较[4]。这项开创性研究表明,早期固定组的肺部并发症(ARDS、肺功能障碍、脂肪栓塞、肺栓塞及肺炎)明显减少,而延迟固定组的机械

辅助通气天数、ICU治疗时间及住院时间均明显增加。这项研究对后期股骨干骨折的治疗原则具有深远影响，并为"早期全面处理"理念的提出奠定了基础。其他许多文献报道也支持了上述结果[52-55]，但也有一些临床和实验研究反驳了Bone的研究结果，认为早期股骨干骨折的髓内钉固定可导致严重的肺功能障碍，尤其对于伴有原发性肺损伤的患者来说，更是如此[56-63]。因此，Pape等不建议对伴有原发性胸部损伤患者进行股骨干骨折的早期髓内钉固定[56]。最近一项荟萃分析针对有钝性胸部损伤患者的股骨干骨折髓内钉固定的时机进行了研究[25]。总结了7项研究（1项随机对照研究，证据质量等级Ⅰ级[32]；6项病例对照研究，证据质量等级Ⅲ级[54,56,64-67]）的结果，并对以下研究结果的效应值进行了汇总估计。

1. 死亡率 尽管股骨干骨折早期固定（<24 h）的死亡率似乎比延迟固定（>24 h）高，但差别无统计学意义（$RR=1.66$，$95\%CI\ 0.69\sim4.00$，$P=0.26$）。

2. ARDS 由于存在显著的统计学异质性，目前尚不能得出明确结论。其中3项研究支持早期固定（24 h以内）可减少ARDS的风险[4,54,67]，另1项研究则支持延迟固定（>24 h）[56]。

3. 主要的肺部并发症（ARDS、肺部感染、脂肪栓塞及肺栓塞） 目前尚无具有统计学差异的结论。其中，3项研究支持早期固定可减少主要肺部并发症的风险[4,54,64]，另2项研究则支持延迟固定[56,65]。

另一项回顾性对比研究对有胸部损伤患者的股骨干骨折扩髓问题进行了分析[68]。作者对4组患者进行了比较，Ⅰ组为有胸部损伤（AIS≥2）而无长骨骨折的患者；Ⅱ组为有胸部损伤并进行股骨骨折扩髓固定的患者；Ⅲ组为有胸部损伤但股骨骨折进行不扩髓固定（外固定、钢板或Rush杆固定）的患者；Ⅳ组为进行股骨骨折扩髓髓内钉固定而无胸部损伤（AIS<2）的患者。所有患者的股骨骨折均在伤后24 h内进行固定。在调整年龄、48 h内的输血量和损伤严重性等因素后，利用OR值（95%CI）对各组的ARDS发生率、肺炎发生率及死亡率进行比较。有胸部损伤但股骨骨折进行不扩髓固定患者（Ⅲ组）的ARDS发生率约比有胸部损伤并进行股骨骨折扩髓固定的患者（Ⅱ组）高6倍（$OR=6.4,95\%CI\ 1.5\sim26.5,P<0.05$）。各组间的肺炎发生率或院内死亡率（通过适当的OR值进行衡量）均无统计学差异（$P>0.05$）。即使是将Ⅱ组的患者与只有严重胸部损伤（AIS≥3）的患者（Ⅰ组）进行对比，其肺部并发症的发生率也无显著差异。因此，作者认为，早期股骨扩髓固定并不会增加胸部损伤患者肺部并发症的发病率。

从上述结果可以明显看出，现有文献尚缺乏有力的证据来确定并发肺部损伤的多发伤患者股骨干骨折髓内钉固定的最佳时机。现在公认的观点是，尽管大部分并发胸部损伤的股骨干骨折患者会从早期髓内钉固定中获益，但仍有一部分患者不能承受早期骨折固定手术的风险。这些"临界"或"高危"患者包括因肺部损伤而致血流动力学不稳定、体温过低、凝血功能异常及氧合功能不良的患者。对这些"临界"患者需要进行早期骨折固定，但应采用较髓内钉固定更微创的方法[69]。"损伤控制"的原则更适用于这类患者，即可对骨折进行临时的外固定，以后再改为髓内钉固定[70]。如果"临界"患者能被充分复苏和固定，则应对其股骨骨折进行早期髓内钉固定，而不是遵循"损伤控制"的原则进行延迟固定，因为后者会潜在地增加加强治疗病房（intensive therapy unit，ITU）治疗时间、机械通气时间、住院时间及治疗成本[71-73]。

九、颅脑损伤

股骨干骨折早期（24 h内）正式固定的

优点在文献中已有报道。早期髓内钉固定可减少骨折部位的炎症反应和疼痛,有利于对患者进行适当的护理,可促进其早日活动,并且可降低肺部并发症的风险,例如,脂肪栓塞综合征(fat embolisation syndrome,FES)、肺炎、肺栓塞(pulmonary embolism,PE)及ARDS。但是,早期骨折固定的优点在特定患者群体中受到质疑,尤其是对于有严重颅脑损伤的患者[74-76]。对于这类特殊患者,迅速的骨折固定可能会在已有的严重颅内损伤基础上加速继发的脑损伤而损害神经系统最终的临床结局。

维持充分的脑灌注,为脑组织提供足够的营养和氧气,对于损伤患者的预后至关重要。被称作"脑血流自动调节"的内在机制表示脑血管系统具有维持脑血流相对稳定的能力,可使脑灌注压(cerebral perfusion pressure,CPP)保持在60~150 mmHg的范围内[77]。根据方程式CPP = MAP－ICP,CPP的大小取决于平均动脉压(MAP)和颅内压(ICP)的值。因此,对于休克(AP<90 mmHg)、并发广泛颅脑损伤及颅内压增高的创伤患者,其CPP处于失代偿的最低点(60 mmHg),可导致脑血流量急剧下降,而脑灌注不足和缺氧被认为是继发性脑损伤的主要原因。在早期骨折固定过程中,由于严重的术中失血、缺氧和抢救不充分,上述继发性脑损伤的因素在早期手术骨折固定过程中会进一步加重[78,79]。

最近一项荟萃分析[25]对并发颅脑损伤患者的股骨骨折髓内钉固定的最佳手术时间进行了研究。该研究纳入了仅报道并发颅脑损伤患者的股骨干骨折髓内钉固定的文献。有4项符合条件的病例对照研究(证据质量等级Ⅲ级)(共有598例患者)被纳入[64-66,80],对其死亡率、肺部并发症和中枢神经系统并发症进行了分析。与延迟骨折固定(>24 h)相比,早期固定(24 h内)有增加死亡率($RR = 1.60$,95% CI 0.51~5.01)、减少肺部并发症($RR = 0.59$,95% CI 0.21~1.62)和增加中枢神经系统并发症($RR = 1.40$,95% CI 0.21~9.49)的趋势。但因为这些差异无统计学意义,所以尚不能根据这些数据得出明确的结论。上述研究在本质上均为回顾性研究,其纳入和排除标准各不相同,可能存在混杂因素,因此,无法对合并颅脑损伤的股骨干骨折患者的最佳治疗给出明确的指导意见。

对于合并颅脑损伤患者的股骨干骨折的推荐治疗意见是避免长时间手术,因为这会增加术中的出血量,导致低血压、缺氧和凝血障碍。这些情况会损害脑灌注并导致继发性脑损伤,其危害远远大于早期骨折固定的好处,尤其是在严重颅脑损伤后的最初12~24 h出现脑血流量明显降低的期间[81]。应该根据每个患者的临床状况和抢救需要制订个性化的治疗方案。严密监测颅内压、组织氧合指数和动脉血压意义重大,可提供有关患者颅内和全身状况的宝贵信息。虽然,文献中尚无证据表明,对于合并颅脑损伤患者,股骨干骨折的早期正式固定(使用髓内钉)是有害的,但在颅内压和脑灌注压异常时,建议先进行临时的外固定,以后再改为髓内钉固定[70]。

十、同侧髋关节和股骨干联合骨折

据报道,在所有治疗的股骨干骨折中,同侧髋关节和股骨干联合骨折所占的比例为0.8%~8.6%[82]。这种联合伤通常表现为高能量创伤,并常合并其他相关创伤。19%~31%的病例在初次诊断时漏诊股骨颈骨折[83]。为了及时诊断股骨颈骨折,部分作者建议对高危患者,如合并有髋臼、骨盆、股骨远端或髌骨骨折的患者,进行股骨颈CT扫描检查[84-86]。在面临这种复杂骨折时,当务之急是对股骨颈骨折进行紧急解剖复位和固定。治疗股骨干骨折所选用的内固定物不能妨碍股骨颈骨折的固定。对于这种联合骨折，有以下多种治疗方案可供选择。

1. 股骨干骨折采用顺行髓内钉固定，并使用空心松质骨螺钉固定股骨颈骨折[82,83]。

2. 使用头髓内钉[87,88]。

3. 各种钢板组合（包括：①使用髋螺钉和长的侧方钢板同时治疗股骨颈和干的骨折；②使用髋螺钉和短的侧方钢板治疗股骨颈骨折，并用另外钢板和螺钉固定股骨干骨折；③使用钢板固定股骨干骨折，并用螺钉固定股骨颈骨折）[83,89,90]。

4. 股骨干骨折采用逆行髓内钉固定，并用螺钉固定股骨颈骨折[91-93]。

采用上述方法治疗这种联合损伤对股骨干和股骨颈骨折的成功率各不相同。股骨干骨折的愈合率为90%~98%，而所报道的股骨颈骨折并发症的发生率高达25%[94]。很显然，股骨颈骨折的治疗结局最终会影响联合损伤的整体治疗结局。一项系统文献回顾研究旨在分析采用各种方法治疗这种联合损伤的总体疗效和并发症的发生率[5]。该研究纳入了一项病例对照研究（证据质量等级Ⅲ级）[95]和一项针对病例分析的荟萃分析研究（证据质量等级Ⅳ级）[96]。这项病例对照研究[95]对比了2种固定方法（加压钢板联合髋螺钉治疗15例患者，重建髓内钉固定治疗12例患者），结果表明，2种治疗方法之间在骨不连、骨延迟愈合、股骨颈骨折复位失败、股骨头无菌坏死及功能结果方面均无显著差异。虽然与联合使用加压钢板和髋螺钉相比，使用单独一种内固定物会有更高的再手术率（重建髓内钉固定的再手术率为4/12，加压钢板和髋螺钉联合使用的再手术率为0/15），但差别尚未达到统计学的显著性水平（$P=0.06$）。来自于这项针对病例分析的荟萃研究的证据显示，常规交锁髓内钉和髋螺钉联合应用，以及使用重建髓内钉固定股骨干骨折可能会比钢板固定有更好的骨折愈合率。另外，与使用单一的内固定物（重建髓内钉）相比，对股骨颈和股骨干进行分别固定（髓内钉和髋螺钉或股骨干钢板和髋螺钉）的再手术率会更低。

文献的系统回顾[25]未能为这种联合损伤的最佳治疗提供明确的指导意见。无论选用哪种方法，治疗的目的都是解剖复位股骨颈骨折并对所有骨折进行牢固固定，使患者能够早期活动。重建髓内钉可能是一种有益的选择，因为它是一种微创的顺行固定技术，可将软组织的损伤降到最低，减少术中失血，并可通过单独一种内固定物同时固定所有骨折[87]。为了避免股骨颈骨折在置钉时发生移位，建议使用克氏针穿入股骨颈的前部来对股骨颈骨折进行临时固定。然而，对于存在股骨颈骨折移位的患者，重建髓内钉并不是最好的选择，因为通过它很难复位股骨颈骨折，而且在置钉时也不易维持骨折的复位[75]。如果选用钢板固定股骨干骨折，同时选用动力髋内固定物或空心松质骨螺钉来固定股骨颈骨折，则要优先固定股骨颈骨折。这种治疗方法易于操作，但需要做2个大切口，对软组织损伤较大，易导致股骨干骨折发生与骨折愈合相关的并发症。最后，使用空心松质骨螺钉固定股骨颈骨折，并通过顺行或逆行扩髓髓内钉固定股骨干骨折似乎可减少这种联合损伤各部分与骨折愈合相关的并发症发生率[94]。

十一、动力化的作用

使用髓内钉固定股骨干骨折的标准技术需要通过髓内钉远端和近端的孔穿入锁定螺钉，以保证将股骨骨折的远近端都与髓内钉固定在一起。这种类型的髓内钉固定被称为"静态"固定，可防止骨折端的轴向塌陷和旋转对线不良，尤其是在不稳定性骨折的情况下。然而，因为静态髓内钉固定在本质上会防止骨折端遭受过大的轴向负荷，因此，需要考虑它是否会对早期骨折愈合和骨痂重建产生不利影响。为了预防这种不利情况的发生，部分作者提倡按计划适时去除髓内钉一端的锁钉，这种过程被称为动力化固定[97-99]。然而，过度动力化固定会导致严重的并发症，如复位失败和肢体短缩[100-102]。最近一项回顾性研究分析了动力化固定的疗效，以期发现适合进行动力化处理而不增加并发症风险的骨折类型[103]。作者从力学稳定性和生物学活性方面描述了 4 种骨损伤类型：①稳定-增生；②稳定-萎缩；③不稳定-肥大；④不稳定-萎缩。不稳定-萎缩型的骨病变发生骨折愈合相关并发症（轴向短缩、旋转对线不良）的风险较高。作者的结论如下。

1. 对于增生性骨折病变（稳定的或不稳定的），虽然动力化固定可加速骨痂的成熟与重塑，但通常不必进行动力化处理。

2. 对于不稳定-萎缩型的骨病变，禁忌进行动力化处理，因为这会显著增加骨折愈合相关并发症（轴向短缩、旋转对线不良）的风险。

3. 对于不稳定-萎缩型的骨病变，动力化处理会促进骨折愈合过程，而不会增加发生并发症的风险。

十二、功能结局

对于股骨干骨折患者，由于在事故发生时软组织吸收了大量能量，因此，除了骨的病变外，通常并发严重的软组织损伤。另外，顺行髓内钉插入所造成的医源性肌肉（外展肌群）损伤可能会进一步加重软组织的损伤。即使在没有诸如骨不连、畸形愈合、再手术或感染等术后并发症的情况下，这些软组织损伤也易导致功能恢复障碍。据报道，超过 10% 的患者在顺行髓内钉固定后会出现持续的髋部疼痛[31]，而外展肌群的损伤被认为是一种潜在的诱发因素[104,105]。尽管人们对膝关节疼痛知之甚少，它却是一个更为严重的功能问题。据报道，超过 36% 的股骨干骨折患者存在膝关节疼痛，但其严重性和临床重要性仍不清楚[31]。有多种原因可能导致膝关节疼痛，包括内固定物突出、股四头肌功能障碍、骨内压增高及关节内损伤[106-112]。骨软骨病变被认为是膝关节损伤后长期疼痛和功能残疾的原因[113,114]。这些病变表现为软骨和软骨下骨的骨折，它们在普通 X 线片上难以发现，通过 MRI 扫描则易于被识别。据笔者所知，膝关节骨软骨损伤与股骨干骨折后长期功能障碍之间的潜在关系尚未被研究。最近的一项系统文献回顾旨在研究顺行髓内钉固定股骨干骨折的长期功能结局[25]。在该研究中，文献检索内容仅限于使用髓内钉固定的单纯股骨干骨折，并且愈合良好而无严重并发症，以避免来自其他并发症的混杂因素对最终功能结局的影响。根据 1 项证据质量等级Ⅲ级的研究[115]和 5 项证据质量等级Ⅳ级的研究[104,116-119]而得出的数据是不充分的，并且其证据质量也较低。该研究[5]表明，即使股骨干骨折获得成功治疗，但患肢的功能障碍仍会导致某些肌群（髋外展肌、膝关节伸肌）力量的持续减弱和残余疼痛（膝部、大腿或髋部）。大样本的前瞻性队列研究能为可能的原因和结果提供有力的证据。

参考文献

[1] Salminen ST, Pihlajamaki HK, Avikainen VJ, et al. Population based epidemiologic and morphologic study of femoral shaft fractures. Clin Orthop Relat Res, 2000, 372: 241-249.

[2] Winquist RA, Hansen Jr ST, Clawson DK. Closed intramedullary nailing of femoral fractures. A report of five hundred and twenty cases. J Bone Joint Surg, 1984, 66A: 529-539.

[3] Muller ME, Nazarian S, Koch P, et al. The comprehensive classification of fractures of long bones. Berlin: Springer, 1990.

[4] Bone LB, Johnson KD, Weigelt J, et al. Early versus delayed stabilization of fractures: a

prospective randomized study. J Bone Joint Surg Am,1989,71:336-340.

[5] Giannoudis PV. Surgical priorities in damage control in polytrauma. J Bone Joint Surg Br, 2003,85:478-484.

[6] Harwood PJ,Giannoudis PV,Probst C,et al. The risk of local infective complications after damage control procedures for femoral shaft fracture. J Orthop Trauma, 2006, 20(3): 181-189.

[7] Giannoudis PV, Pape HC. Practical procedures in orthopaedic trauma surgery. Cambridge: Cambridge-University Press, 2006: 177-187.

[8] Gustilo RB,Merkow RL,Templeman D. The management of open fractures. J Bone Joint Surg Am,1990,72(2):299-304.

[9] Giannoudis PV, Pape HC, Cohen A, et al. Systemic effects of femoral nailing: from Küntscher to the immune reactivity era. Clin Orthop Relat Res,2002,404:378-386.

[10] Giannoudis PV, Smith RM, Bellamy MC, et al. Stimulation of the inflammatory system by reamed and unreamed nailing of femoral fractures: an analysis of the second hit. J Bone Joint Surg Br,1999,81:356-361.

[11] Tzioupis C, Giannoudis PV. Prevalence of long-bone non-unions. Injury, 2007, 38 Suppl 2:S3-9.

[12] Mouzopoulos G,Kanakaris NK,Kontakis G, et al. Management of bone infections in adults: the surgeon's and microbiologist's perspectives. Injury, 2011, 42 Suppl 5: S18-23.

[13] Kanakaris NK,Lasanianos N,Calori GM,et al. Application of bone morphogenetic proteins to femoral non-unions: a 4-year multicentre experience. Injury, 2009, 40 Suppl 3: S54-61.

[14] Marcus RE,Hansen Jr ST. Bilateral fractures of the tibia: a severe injury associated with multiple trauma. J Trauma, 1987, 27: 415-419.

[15] Wu CC,Shih CH. Simultaneous bilateral femoral shaft fractures. J Trauma, 1992, 32: 289-293.

[16] Stavlas P, Giannoudis PV. Bilateral femoral fractures: does intramedullary nailing increase systemic complications and mortality rates? Injury,2009,40(11):1125-1128.

[17] Lasanianos NG,Kanakaris NK,Dimitriou R, et al. Second hit phenomenon: existing evidence of clinical implications. Injury,2011,42 (7):617-629.

[18] Kontakis GM,Tossounidis T,Weiss K,et al. Fat embolism: special situations bilateral femoral fractures and pathologic femoral fractures. Injury,2006,37 Suppl 4:S19-24.

[19] Harwood PJ,Giannoudis PV,van Griensven M, et al. Alterations in the systemic inflammatory response after early total care and damage control procedures for femoral shaft fracture in severely injured patients. J Trauma,2005,58:446-452.

[20] Kanakaris NK, Morell D, Gudipati S, et al. Reaming irrigator aspirator system: early experience of its multipurpose use. Injury, 2011,42 Suppl 4:S28-34.

[21] Giannoudis PV, Tan HB, Perry S, et al. The systemic inflammatory response following femoral canal reaming using the reamer-irrigator-aspirator (RIA) device. Injury,2010,41 Suppl 2:S57-61.

[22] Brumback RJ,Ellison TS,Molligan H,et al. Pudendal nerve palsy complicating intramedullary nailing of the femur. J Bone Joint Surg Am,1992,74:1450-1455.

[23] Callanan I, Choudhry V, Smith H. Perineal sloughing as a result of pressure necrosis from the traction post during prolonged bilateral femoral nailing. Injury,1994,25:472.

[24] Anglen J, Banovetz J. Compartment syndrome in the well leg resulting from fracture-table positioning. Clin Orthop,1994,301:239-242.

[25] Papakostidis C, Giannoudis PV. Femoral shaft fractures. In: Bandhari M, editor. Evidence-based orthopedics. 1st ed. Chichester: Blackwell,2011;504-21.

[26] Stephen DJG, Kreder HJ, Schemitsch EH, et al. Femoral intramedullary nailing: comparison of fracture-table and manual traction. A prospective, randomized study. J Bone Joint Surg Am, 2002, 84:1514-1521.

[27] Sirkin MS, Berhens F, McCracken K, et al. Femoral nailing without a fracture table. Clin Orthop Relat Res, 1996, 332:119-125.

[28] Wollinski PR, McCarty EC, Shyr Y, et al. Length of operative procedures: reamed femoral intramedullary nailing performed with and without a fracture table. J Orthop Trauma, 1998, 12(7):485-495.

[29] Tornetta PⅢ, Tiburzi D. Antegrade or retrograde reamed femoral nailing. A prospective randomized trial. J Bone Joint Surg Br, 2000, 82:652-654.

[30] Ostrum RF, Agarwal A, Lakatos R, et al. Prospective comparison of retrograde and antegrade femoral intramedullary nailing. J Orthop Trauma, 2000, 14(7):496-501.

[31] Ricci WM, Bellabarba C, Evanoff B, et al. Retrograde versus antegrade nailing of femoral shaft fractures. J Orthop Trauma, 2001, 15(3):161-169.

[32] Papadokostakis G, Papakostidis C, Dimitriou R, et al. The role and efficacy of retrograde nailing for the treatment of diaphyseal and distal femoral fractures: a systematic review of the literature. Injury, 2005, 36(7): 813-822.

[33] Tucker MC, Schwappach JR, Leighton RK, et al. Results of femoral intramedullary nailing in patients who are obese versus those who are not obese: a prospective multicenter comparison study. J Orthop Trauma, 2007, 21: 523-529.

[34] Martin R, Leighton RK, Petrie D, et al. Effect of proximal and distal venting during intramedullary nailing. Clin Orthop, 1996, 332: 80-89.

[35] Wenda K, Runkel M, Degreif J, et al. Pathogenesis and clinical relevance of bone marrow embolism in medullary nailing-demonstrated by intraoperative echocardiography. Injury, 1993, 24 Suppl 3:73-81.

[36] Pape HC, Bartels M, Pohlemann T, et al. Coagulatory response after femoral instrumentation after severe trauma in sheep. J Trauma, 1998, 45:720-728.

[37] Trueta J, Cavadias AX. Vascular changes caused by the Kuntscher type of nailing. An experimental study in the rabbit. J Bone Joint Surg Br, 1955, 37:492-505.

[38] Schemitsch EH, Kowalski MJ, Swiontkowski MF, et al. Comparison of the effect of reamed and unreamed locked intramedullary nailing on blood flow in the callus and strength of union following fracture of the sheep tibia. J Orthop Res, 1995, 13:382-389.

[39] Williams MM, Askins V, Hinkes EW, et al. Primary reamed intramedullary nailing of open femoral shaft fractures. Clin Orthop, 1995, 318:182-190.

[40] Chapman MW. The effect of reamed and nonreamed intramedullary nailing on fracture healing. Clin Orthop, 1998, 355 (Suppl): S230-238.

[41] Giannoudis PV, Furlong AJ, MacDonald DA, et al. Reamed against unreamed nailing of the femoral diaphysis: a retrospective study of healing time. Injury, 1998, 28:15-18.

[42] Anwar IA, Battistella FD, Neiman R, et al. Femur fractures and lung complications: a prospective randomized study of reaming. Clin Orthop Relat Res, 2004, 422:71-76.

[43] Canadian Orthopaedic Trauma Society. Nonunion following intramedullary nailing of the femur with and without reaming. Results of a multicenter randomized clinical trial. J Bone Joint Surg Am, 2003, 85:2093-2096.

[44] Canadian Orthopaedic Trauma Society. Reamed versus undreamed intramedullary nailing of the femur: comparison of the rate of ARDS in multiple injured patients. J Trauma, 2006, 20:384-387.

[45] Clatworthy MG, Clark DI, Gray DH, et al. Reamed versus undreamed femoral nails. J

Bone Joint Surg Br,1998,80:485-489.

[46] Selvakumar K,Saw KY,Fathima M. Comparison study between reamed and undreamed nailing of closed femoral fractures. Med J Malaysia,2001,56(Suppl D):24-28.

[47] Shepherd LE,Shean CJ,Gelalis ID,et al. Prospective randomized study of reamed versus unreamed femoral intramedullary nailing: an assessment of procedures. J Orthop Trauma,2001,15:28-33.

[48] Tornetta III P,Tiburzi D. Reamed versus nonreamed antegrade femoral nailing. J Orthop Trauma,2000,14(1):15-19.

[49] Goris RJ,Gimbrere JS,van Niekerk JL,et al. Early osteosynthesis and prophylactic mechanical ventilation in the multi trauma patient. J Trauma,1982,22:895-903.

[50] Johnson KD,Cadambi A,Seibert GB. Incidence of adult respiratory distress syndrome in patients with multiple musculoskeletal injuries:effect of early operative stabilization of fractures. J Trauma,1985,25:375-384.

[51] Riska EB,von Bonsdorff H,Hakkinen S,et al. Prevention of fat embolism by early internal fixation of fractures in patients with multiple injuries. Injury,1976,8:110-116.

[52] Bone L,Babikian G,Stegemann P. Femoral canal reaming in the polytrauma patient with chest injury. Clin Orthop Relat Res,1995,318:91.

[53] Bosse M,MacKenzie E,Riemer B,et al. Comparison of ARDS, pneumonia and mortality rates in MIP with pulmonary injury and femur fractures acutely treated with either reamed IM nails or plates. Abstract presented at the meeting of the Orthopedic Trauma Association,1995;Tampa.

[54] Charash W,Fabian T,Croce M. Delayed surgical fixation of femur fractures is a risk factor for pulmonary failure independent of thoracic trauma. J Trauma,1994,37:667.

[55] van Os JP,Roumen RM,Schoots FJ,et al. Is early osteosynthesis safe in multiple trauma patients with severe thoracic trauma and pulmonary contusion? J Trauma,1994,36:495.

[56] Pape HC,Auf'm'Kolk M,Paffrath T,et al. Primary intramedullary femur fixation in multiple trauma patients with associated lung contusion:a cause of post-traumatic ARDS? J Trauma,1993,34:540.

[57] Pelias M,Townsend M,Flancbaum L. Long bone fractures predispose to pulmonary dysfunction in blunt chest trauma despite early operative fixation. Surgery,1992,111:576.

[58] Talucci R,Manning J,Lampard S,et al. Early intramedullary nailing of femoral shaft fractures:a cause of fat embolism syndrome. Am J Surg,1983,146:107.

[59] Pell AC,Christie J,Keating JF,et al. The detection of fat embolism by transesophageal echocardiography during reamed intramedullary nailing:a study of 24 patients with femoral and tibial fractures. J Bone Joint Surg Br,1993,75:921.

[60] Christie J,Robinson CM,Pell AC,et al. Transcardiac echocardiography during invasive intramedullary procedures. J Bone Joint Surg Br,1995,77:450.

[61] Wenda K,Runkel M,Degreif J,et al. Pathogenesis and clinical relevance of bone marrow embolism in medullary nailing:demonstrated by intra-operative echocardiography. Injury,1993,24(suppl):S73.

[62] Wozasek G,Thurnher M,Redl H,et al. Pulmonary reaction during intramedullary fracture management in traumatic shock:an experimental study. J Trauma,1994,37:249.

[63] Wolinsky P,Sciadini M,Parker R,et al. Effects of pulmonary physiology of reamed femoral intramedullary nailing in an open-chest sheep model. J Orthop Trauma,1996,10:75.

[64] Brundage SI,McGhan R,Jurkovich G,et al. Timing of femur fracture fixation:effect on outcome in patients with thoracic and head injuries. J Trauma,2002,52(2):299-307.

[65] Reynolds MA,Richardson DJ,Spain DA,et al. Is the timing of fracture fixation important

[65] for the patient with multiple trauma? Ann Surg,1995,222:470-481.

[66] Fakhry SM,Rutledge R,Dahners LE,et al. Incidence,management,and outcome of femoral shaft fracture: a statewide population-based analysis of 2805 adult patients in a rural state. J Trauma,1994,37(2):255-261.

[67] Boulanger BR,Stephen D,Brenneman F. Thoracic trauma and early intramedullary nailing of femur fractures: are we doing harm? J Trauma,1997,43(1):24-28.

[68] Carlson DW,Rodman Jr GH,Kaehr D,et al. Femur fractures in chest-injured patients: is reaming contraindicated? J Orthop Trauma, 1998,12(3):164-168.

[69] Bone LB,Giannoudis P. Femoral shaft fracture fixation and chest injury after polytrauma. J Bone Joint Surg Am, 2011, 93(3): 311-317.

[70] Scalea TM,Boswell SA,Scott JD,et al. External fixation as a bridge to intramedullary nailing for patients with multiple injuries and with femur fractures: damage control orthopedics. J Trauma,2000,48:613-623.

[71] O'Brien PJ. Fracture fixation in patients having multiple injuries. Can J Surg, 2003, 46: 124-128.

[72] Giannoudis PV,Giannoudi M,Stavlas P. Damage control orthopaedics: lessons learned. Injury,2009,40 Suppl 4:S47-52.

[73] O'Toole RV,O'Brien M,Scalea TM,et al. Resuscitation before stabilization of femoral fractures limits acute respiratory distress syndrome in patients with multiple traumatic injuries despite low use of damage control orthopedics. J Trauma,2009,67:1013-1021.

[74] Wald SL,Shackford SR,Fenwick J. The effect of secondary insults on mortality and long-term disability after severe head injury in a rural region without a trauma system. J Trauma,1993,34:377-388.

[75] Jaicks RR,Cohn SM,Moller BA. Early fixation may be deleterious after head injury. J Trauma,1997,42:1-5.

[76] Velmahos GC,Arroyo H,Ramicone E,et al. Timing of fracture fixation in blunt trauma patients with severe head injuries. Am J Surg,1998,176:324-327.

[77] Paulson OB,Strandgaard S,Edvinsson L. Cerebral autoregulation. Cerebrovasc Brain Metab Rev,1990,2(2):161-192.

[78] Pietropaoli JA,Rodgers FB,Shackford SM,et al. The deleterious effect of intraoperative hypotension on outcome in patients with severe head injuries. J Trauma,1992,33:403-407.

[79] Siegel JH,Gens DR,Manatov T,et al. Effect of associated injuries and blood volume replacement on death, rehabilitation needs, and disability in blunt traumatic brain injury. Crit Care Med,1991,19:1252-1265.

[80] Starr AJ,Hunt JL,Chason DP,et al. Treatment of femur fracture with associated head injury. J Orthop Trauma,1998,12(1):38-45.

[81] Marion DW,Darby J,Yonas H. Acute regional cerebral bloodnflow changes caused by severe head injuries. J Neurosurg,1991,74:404-407.

[82] Alho A. Concurrent ipsilateral fractures of the hip and shaft of the femur. A systematic review of 722 cases. Ann Chir Gynaecol, 1997,86(4):326-336.

[83] Wolinsky PR,Johnson KD. Ipsilateral femoral neck and shaft fractures. Clin Orthop Relat Res,1995,318:81-90.

[84] Wu CC,Shih CH,Chen WJ,et al. Treatment of femoral neck nonunions with a sliding compression screw: comparison with and without subtrochanteric valgus osteotomy. J Trauma,1999,46:312-317.

[85] Yang KH,Han DY,Park HW,et al. Fracture of the ipsilateral neck of the femur in shaft nailing: the role of CT diagnosis. J Bone Joint Surg Br,1998,80:673-678.

[86] Zettas JP,Zettas P. Ipsilateral fractures of the femoral neck and shaft. Clin Orthop, 1981, 160:63-73.

[87] Jain P,Maini L,Mishra P,et al. Cephalomedullary interlocked nail for ipsilateral hip and

femoral shaft fractures. Injury, 2004, 35: 1031-1038.

[88] Shetty MS, Kumar MA, Ireshanavar SS, et al. Ipsilateral hip and femoral shaft fractures treated with intramedullary nails. Int Orthop, 2007,31:77-81.

[89] Hung SH, Hsu CY, Hsu SF, et al. Surgical treatment for ipsilateral fractures of the hip and femoral shaft. Injury,2004,35:165-169.

[90] Tornetta Ⅲ P. Femoral neck/shaft fracture. Case controversy. J Orthop Trauma,2003,17(2):135-137.

[91] Oh CW, Oh JK, Park BC, et al. Retrograde nailing with subsequent screw fixation for ipsilateral femoral shaft and neck fractures. Arch Orthop Trauma Surg, 2006, 126 (7): 448-453.

[92] Swiontkowski MF, Hansen ST, Kellam J. Ipsilateral fractures of the femoral neck and shaft: a treatment protocol. J Bone Joint Surg Am,1984,66:260-268.

[93] Wiss DA, Sima W, Brien WW. Ipsilateral fractures of the femoral neck and shaft. J Orthop Trauma,1992,6(2):159-166.

[94] Watson T, Moed BR. Ipsilateral femoral neck and shaft fractures. Complications and their treatment. Clin Orthop Relat Res,2002,399:78-86.

[95] Singh R, Rohilla R, Magu NK, et al. Ipsilateral femoral neck and shaft fractures: a retrospective analysis of two treatment methods. J Orthop Traumatol,2008,9:141-147.

[96] Alho A. Concurrent ipsilateral fractures of the hip and femoral shaft: a meta-analysis of 659 cases. Acta Orthop Scand, 1996, 67 (1): 19-28.

[97] Thoresen BO, Alho A, Ekeland A, et al. Interlocking intramedullary nailing in femoral shaft fractures. A report of forty-eight cases. J Bone Joint Surg Am, 1985, 67-A: 1313-1320.

[98] Kellam JF. Early results of the Sunnybrook experience with locked intramedullary nailing. Orthopedics,1985,8:1387-1388.

[99] Browner BD. The Grosse-Kempf locking nail. Contemp Orthop,1984,8:17-25.

[100] Brumback RJ, Reilly JP, Poka A, et al. Intramedullary nailing of femoral shaft fractures. Part Ⅰ: decision-making errors with interlocking fixation. J Bone Joint Surg Am, 1988,70-A:1441-1452.

[101] Brumback RJ, Uwagie-Ero S, Lakatos RP, et al. Intramedullary nailing of femoral shaft fractures. Part Ⅱ: fracture-healing with static interlocking fixation. J Bone Joint Surg Am,1988,70-A:1453-1462.

[102] Winquist RA, Hansen ST, Clawson DK. Closed intramedullary nailing of femoral fractures. A report of five hundred and twenty cases. J Bone Joint Surg Am, 1984, 66-A:529-539.

[103] Papakostidis C, Psyllakis I, Vardakas D, et al. Femoral-shaft fractures and non-unions treated with intramedullary nails: the role of dynamisation. Injury,2011,42:1353-1361.

[104] Bain GI, Zacest AC, Paterson DC, et al. Abduction strength following intramedullary nailing of the femur. J Orthop Trauma, 1997,11(2):93-97.

[105] Dora C, Leunig M, Beck M, et al. Entry point soft tissue damage in antegrade femoral nailing: a cadaver study. J Orthop Trauma, 2001,15:488-493.

[106] Taylor MT, Banerjee B, Alpar EK. Injuries associated with a fractured shaft of the femur. Injury,1994,25:185-187.

[107] Nagel DA, Burton DS, Manning J. The dashboard knee injury. Clin Orthop Relat Res, 1977,126:203-208.

[108] Walker DM, Kennedy JC. Occult knee ligament injuries associated with femoral shaft fractures. Am J Sports Med, 1980, 8: 172-175.

[109] Arnoldi CC, Lemperg K, Linderholm H. Intraosseous hypertension and pain in the knee. J Bone Joint Surg Br, 1975, 57: 360-363.

[110] Busam ML, Esther RJ, Obremskey WT.

Hardware removal: indications and expectations. J Am Acad Orthop Surg, 2006, 14: 113-120.

[111] Hedin H, Larsson S. Muscle strength in children treated for displaced femoral fractures by external fixation. Acta Orthop Scand, 2003, 74: 305-311.

[112] Hennrikus WL, Kasser JR, Rand F, et al. The function of the quadriceps muscle after a fracture of the femur in patients who are less than seventeen years old. J Bone Joint Surg Am, 1993, 75: 508-513.

[113] Wright RW, Phaneuf MA, Limbird TJ, et al. Clinical outcome of isolated subcortical trabecular fractures (bone bruise) detected on magnetic resonance imaging in knees. Am J Sports Med, 2000, 28: 663-667.

[114] Faber KJ, Dill JR, Amendola A, et al. Occult osteochondral lesions after anterior cruciate ligament rupture. Six-year magnetic resonance imaging follow-up study. Am J Sports Med, 1999, 27: 489-494.

[115] Archdeacon M, Ford KR, Wyrick J, et al. A prospective functional outcome and motion analysis evaluation of the hip abductors after femur fracture and antegrade nailing. J Orthop Trauma, 2008, 22(1): 3-9.

[116] Helmy N, Jando VT, Lu T, et al. Muscle function and functional outcome following standard antegrade reamed intramedullary nailing of isolated femoral shaft fractures. J Orthop Trauma, 2008, 22: 10-15.

[117] Kapp W, Lindsey RW, Noble PC, et al. Long-term residual musculoskeletal deficits after femoral shaft fractures treated with intramedullary nailing. J Trauma, 2000, 49: 446-449.

[118] Bednar DA, Ali P. Intramedullary nailing of femoral shaft fractures: reoperation and return to work. Can J Surg, 1993, 36(5): 464-466.

[119] Sanders DW, MacLeod M, Charyk-Stewart T, et al. Functional outcome and persistent disability after isolated fracture of the femur. Can J Surg, 2008, 51(5): 366-370.

第 3 章　股骨远端骨折

第 1 节　概述 …………………… 37	第 10 节　髁部带刃钢板 …………… 43
第 2 节　病因 …………………… 38	第 11 节　动力髁螺钉 ……………… 43
第 3 节　解剖 …………………… 38	第 12 节　锁定钢板(内固定架) …… 43
第 4 节　诊断 …………………… 39	髓内钉 …………………… 44
第 5 节　分型 …………………… 40	第 13 节　顺行固定技术 …………… 44
第 6 节　手术适应证 …………… 40	第 14 节　逆行固定技术 …………… 44
第 7 节　术前准备和计划 ……… 40	第 15 节　外固定 …………………… 47
第 8 节　手术技术 ……………… 41	第 16 节　术后护理和康复 ………… 48
患者体位 ……………… 41	第 17 节　并发症 …………………… 49
第 9 节　手术入路 ……………… 41	第 18 节　总结 ……………………… 49
一、螺钉固定 ………………… 42	参考文献 …………………………… 49
二、钢板固定 ………………… 42	

第 3 章
股骨远端骨折

Cameron Downs, Arne Berner, Michael Schütz

摘要 年轻患者的股骨远端骨折通常由高能量撞击引起，常导致粉碎和开放性骨折，而对于有骨量减少或骨质疏松的老年患者，低能量损伤足以引起股骨远端骨折。长期以来，股骨远端骨折的治疗伴随较高的并发症发生率。尽管在过去10年中，内固定物和手术技术均有所改善，但钢板内固定和髓内钉固定仍有相当高的感染率，以及骨不连和对线不良的发生率。利用"生物"固定技术及微创手术入路以保护软组织的覆盖可减少并发症的发生率。锁定钢板固定和逆行髓内钉固定的理念于20世纪90年代被提出。但是，这2种技术均需要严格的术前计划和先进的手术经验以减少翻修手术的风险。

关键词 病因·解剖·分型·诊断·远端骨折·股骨·影像·康复·手术技术

第 1 节 概 述

股骨远端骨折的发生率为每100 000人中有12例患者，主要影响年轻人（20～35岁）和患骨质疏松的老年人。股骨远端骨折在所有骨折中的占比很小，为6%～7%[1]。

以往手术治疗的目的是获得较高的初期稳定性，并对包括移行区在内的干骺端断端进行解剖学重建。为了达到这一目的，通常会进行手术视野的广泛暴露和骨膜的过度剥离，并使用多枚拉力螺钉来获得较高的初期稳定性。后来人们认识到，过度暴露手术视野会造成骨折区的血供减少，从而导致骨折延迟愈合或不愈合的后果。因此，20世纪80年代，在治疗股骨远端骨折时几乎必须进行一期植骨[2]。

在20世纪90年代中期，采用微创手术使患肢获得解剖对线和长度的观念逐渐得到认可，而先进内植物的出现和术中照相技术的改进使其成为可能。随着人们对于医源性软组织损伤和骨折片血供重要性的重新认识，出现了新的用于治疗股骨远端骨折的"微创钢板固定（minimally-invasive plate osteosynthesis，MIPO）"技术，如用于关节外骨折的微创经皮钢板固定术（minimally-invasive percutaneous plate osteosynthesis，MIPPO），以及用于关节内骨折的经关节入路的经皮钢板固定术（trans articular approach and percutaneous plate osteosynthesis，TARPO）[3,4]。这些技术避免了直接暴露干骺端骨折部位，使用传统钢板作为髓外内固定夹板或进行逆行髓内钉固定，并且不需要使用加压或拉力螺钉。试验表明,这种更接近于"生物学"的方法可减少医源性骨血供破坏[5],从而增加骨的活力,使骨折块更早发生骨痂桥连[6-10]。

由于手术技术向微创操作的转变,桥接干骺区骨痂的次生骨痂被认为具有力学优势,而这在几十年前被认为是一种缺陷[11]。

第2节 病 因

青年男性患者股骨远端骨折多为多发伤,常为汽车或摩托车高速行驶时发生交通事故所致,是外力直接作用于屈曲膝关节的结果。在此年龄段,超过50%的股骨远端骨折是由这类交通事故所引起[12,13]。上述患者中有30%是多发伤,合并躯干和颅脑损伤。根据文献报道和笔者观察,10%~15%的股骨远端骨折患者伴有髌骨骨折,20%~30%的病例出现膝关节韧带不稳定而需要治疗,20%~25%的病例出现同侧肢体的进一步骨性病变(表7-3-1)。

表7-3-1 股骨远端骨折及其合并伤

损伤	发生率(%)
多发伤	44
闭合性软组织损伤	20
开放性骨折	24~40
神经和血管损伤	3
韧带损伤	10~19
半月板损伤	4
软骨损伤(剥脱骨折)	7
髌骨骨折	4~19
合并同侧肢体损伤	17~27
对侧肢体损伤	10~13

"浮动膝"作为一种特殊类型的损伤,是指股骨远端骨折和胫骨近端骨折的联合损伤,约占股骨远端骨折的5%[12,13]。相关伴发血管和神经损伤虽然罕见,但在这些病例中必须首先排除。在交通事故中常见的病因学机制是所谓的"仪表盘损伤",即髌骨在膝关节受到撞击时像楔子一样被推入股骨髁间,这也是股骨远端关节内骨折合并髌骨骨折的原因。如果在膝关节完全伸直时沿下肢的纵轴发生创伤,那么胫骨平台会与股骨髁发生撞击,从而导致股骨髁上骨折,并伴有髁部向股骨干的压缩。这种损伤机制既可见于高处坠落事故,也可见于交通事故。

该损伤的第二个峰值年龄出现于65岁以上的女性患者。85岁以上人群的股骨远端骨折发病率已增至每100 000人中有170例患者[14]。这类人群发生损伤的主要原因是低能量创伤。该人群常有骨质疏松,为骨折的发生创造了有利条件。

第3节 解 剖

股骨髁连同胫骨平台和髌骨共同构成了一个功能单位(图7-3-1),被关节囊内韧带所包裹。关节囊内韧带位于股骨髁的内侧和外侧,对于膝关节的功能至关重要。在股骨髁间窝内,前交叉韧带附着于外侧髁的后内面,而后交叉韧带附着于内侧髁的前外面。腓肠肌的内外侧头分别起自股骨远端后面,它们可在过伸位使远端骨折片发生撕脱。大收肌附着于内侧髁,腘肌的一部分附着于外侧髁。在前后方向,股骨外侧髁肩部呈梯形,在进行金属内固定时必须注意到这一点。股骨髁额状面与股骨干夹角约为7°。需要特别指出的是,该平面的轴向偏移及关节内骨折遗留的关节台阶会导致创伤性骨关节炎。关节的活动度主要依赖于关节损伤及创伤后粘连的情况,这些都可限制关节的活动。进行早期膝关节功能锻炼是决定性的预防措施之一。

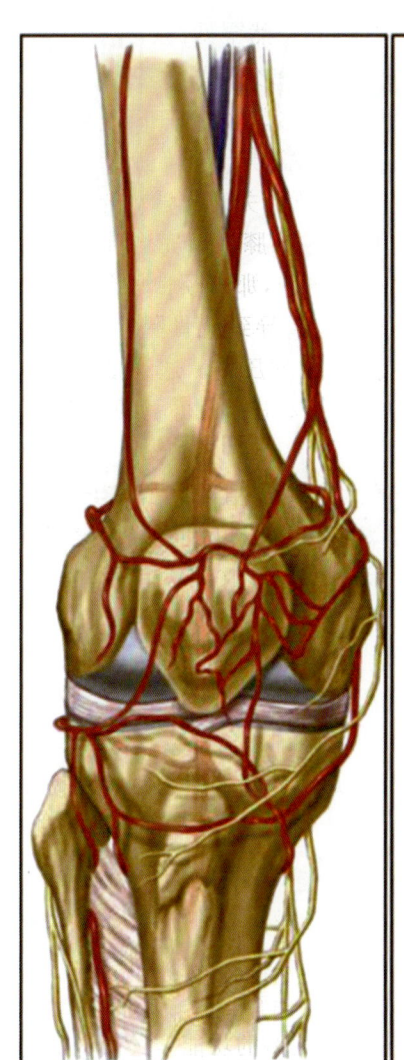

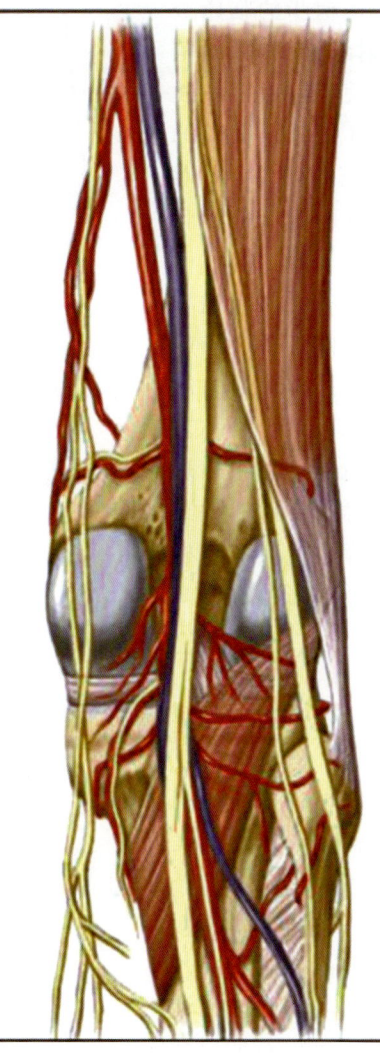

图 7-3-1 股骨远端的解剖突出显示了腘窝处的血管、胫动脉和静脉、坐骨神经（前面观和后面观）

[引自 M. Schütz，M. J. Kääb（2012）Distale Femurfrakturen. Tscherne Unfallchirurgie, p. 359, Springer-Verlag Berlin Heidelberg. 经 Springer-Verlag 授权使用]

第 4 节　诊　断

对于可能存在多发伤的严重创伤患者，首要的任务是诊断躯干和内脏的损伤，并对危及生命的损伤进行紧急处理。大多数急性股骨远端骨折易于做出临床诊断。须对患者的血管和感觉运动状况进行评估。如果血流状况不清楚，应立即进行多普勒超声检查。如果没有进行周围神经检查，须在体检表中特别注明。查体时要注意轴向移位和软组织损伤的情况，这一点很重要。为了避免引发患者不必要的疼痛，以及减少引起骨折移位和血管神经损伤的风险，在初步诊断时可省略对膝关节内损伤的检查。在手术和后续的临床治疗中，必须对关节囊韧带的稳定性做出判断。

并发软组织损伤的严重程度对于决定手术入路和治疗方法非常重要。因此，应该由经验丰富的外科医生对其进行评估。在存在开放性骨折和软组织损伤的情况下，应按照开放性骨折的治疗原则进行处理。高能量损伤所致的骨折并发神经血管损伤风险较高，在初步评估时应强调对整个肢体进行测量的重要性。另外，还应考虑到发生筋膜间室综合征的可能性。在初步的临床查体之后,应进行基本的放射学诊断,包括整个股骨的常规 X 线检查及股骨远端的 X 线检查。对于关节内骨折或怀疑累及关节的骨折,还需要进行膝关节的正侧位检查。对于骨折患者,拍摄骨盆 X 线片对于排除骨盆损伤非常重要。

根据患者的骨折类型(尤其是关节内粉碎性骨折)和整体情况,可考虑进行二维或三维 CT 重建,以此来指导手术计划的制定。对于累及关节的骨折,则必须进行 CT 扫描。MRI 检查的适应证包括在发生病理性骨折或关节内剪切骨折时用于诊断关节内的病变。如果怀疑有血管病变或超声检查结果异常,则需要进行血管造影检查。

第 5 节 分 型

股骨远端骨折有许多不同的分型方法,然而,在过去十年间,AO 分型在临床、教学和科研中的应用更为广泛(图 7-3-2)。AO 分型的优点在于它可与其他分型方法进行比较,同时可以更精确地绘制骨折类型图,并据此指导治疗方法的选择和推测预后[15,16]。它在全面评估骨折部位和类型的基础上,通过 5 位字母数字代码来表示。这种分型法将骨折分为关节外骨折(A 型)、部分或单髁关节内骨折(B 型)及关节内骨折(C 型)。从 A 型到 C 型,又分别可再分为 1~3 三个亚型,随着骨折严重程度的逐渐增加,其治疗的预后会更差。

第 6 节 手术适应证

目前,由于临床疗效较好,股骨远端骨折大多采用手术治疗。非手术治疗股骨远端骨折是一个绝对的例外,只适用于无移位骨折患者、有严重骨质疏松、全身麻醉风险

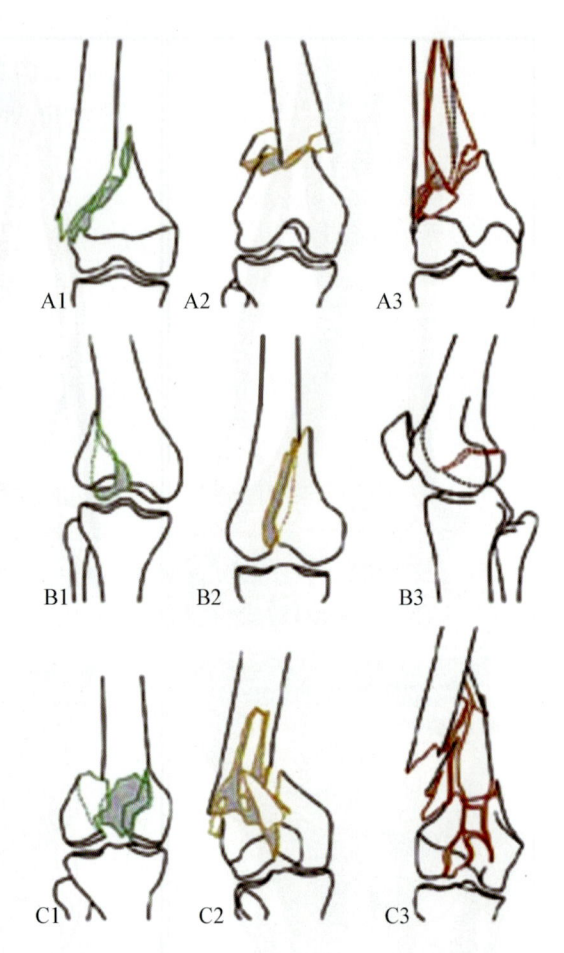

图 7-3-2 股骨远端骨折的 AO 分型(引自 AO 骨折治疗手册)

极高的患者,或某些无移位的儿童骨折患者。不过,无论采用哪种手术方法和内固定物,其治疗的目的都是相同的,即实现关节表面的解剖学重建、纠正轴向对线及恢复患肢长度,使患者能够在无石膏固定的情况下进行早期功能锻炼。

应用 AO 治疗原则的多项研究表明,患者术后结果均有明显改善。早在 20 世纪 60 年代,约有 75% 的患者获得了优良的治疗结果[17]。

第 7 节 术前准备和计划

股骨远端骨折的手术治疗应该由对骨

折有充分了解并对不同治疗方法有丰富经验的外科医生来实施。患者的临床状况应该保持稳定,如不稳定,可利用外固定架对患肢进行良好的临时固定。在选择合适的手术方法时,医生会受到多种因素的影响,例如,骨折类型、合并伤、骨质、患者的整体情况、术者个人和手术团队的经验,以及后勤需求。在术前准备和计划期间,对于设计骨折复位、选择内固定物的种类和型号,以及全面了解骨折特征而言,绘图是一项非常重要的工作。在这一阶段,医生还需预见可能出现的问题,并考虑好可采用的处理方法。另外,术前必须确保所选择的内固定物(包括替代方法所需的内固定物)已准备好。

股骨远端关节外骨折可采用髓内或髓外的内固定物治疗。在这2种方法中,最好采用微创技术对骨折进行复位和间接固定。在髓外固定中,可使用带角度的内固定物[髁部钢板、动力髁螺钉(dynamic condylar screw,DCS)或预弯的锁定钢板];而在髓内固定中,可使用顺行或逆行髓内钉系统。

部分关节内骨折通常使用螺钉固定。然而,如果骨的质量较差,可能需要使用支持钢板固定。对于完全关节内骨折,可使用髓内或髓外固定。采用何种技术的关键取决于它能否将内固定物牢固地固定于远端的骨折块上。当关节内骨折高度粉碎或有多个小的骨折块时,则应选用钢板固定(表7-3-2)。

表 7-3-2 股骨远端骨折终极治疗的内固定物选择

AO[a]	螺钉	钢板	内固定支架	髓内钉
A1-A3		髁部带刃钢板、DCS	锁定钢板	逆行股骨髓内钉、顺行股骨髓内钉
B1、B2	3.5mm 的小螺钉、6.5 mm 的松质骨螺钉,部分螺纹的螺钉	髁部带刃钢板[b]	锁定钢板[b]	
B3	3.5 mm 的小螺钉、部分螺纹的螺钉			
C1、C2 C3		髁部钢板、DCS	锁定钢板 锁定钢板	逆行股骨髓内钉

a. 股骨远端的 AO 分型;b. 有严重骨质疏松时要附加螺钉固定,锁定钢板系统,DCS 动力加压系统

第8节 手术技术

患者体位

应在术前检查对侧肢体的长度和旋转轮廓以确定患肢的矫正长度和旋转轮廓。患者应仰卧于可透视手术台上,以便在术中对患肢进行下至小腿上至髋关节的完整透视检查。手术中患肢应可自由移动。消毒和铺单时应将患肢上至髋关节的部分完全暴露,尤其是当需要使用较长的钢板进行固定时。患者的膝关节应位于手术台转折处的稍远侧,以使膝关节能在术中屈曲。应避免使膝关节完全伸直,因为这样会使远端的骨折块在腓肠肌的牵拉下发生反张,而增加骨折复位难度。

第9节 手术入路

手术方法和入路取决于骨折类型(关节外骨折与关节内骨折)及关节内骨折是否需要进行开放复位。对于关节外骨折和单纯

累及关节的骨折（AO 分型中的 C1 型），在进行钢板固定时可采用股骨远端外侧入路（图 7-3-3a～b）。由 Gerdy 结节开始向近端延伸，沿着股骨干的轴线做一长约 8 cm 的外侧切口，暴露股外侧肌的下缘。锐性分离皮下组织之后，顺着髂胫束纤维的方向将其劈开。对于关节外骨折，不需要切开关节囊，但对股骨髁的前面进行暴露或触诊有助

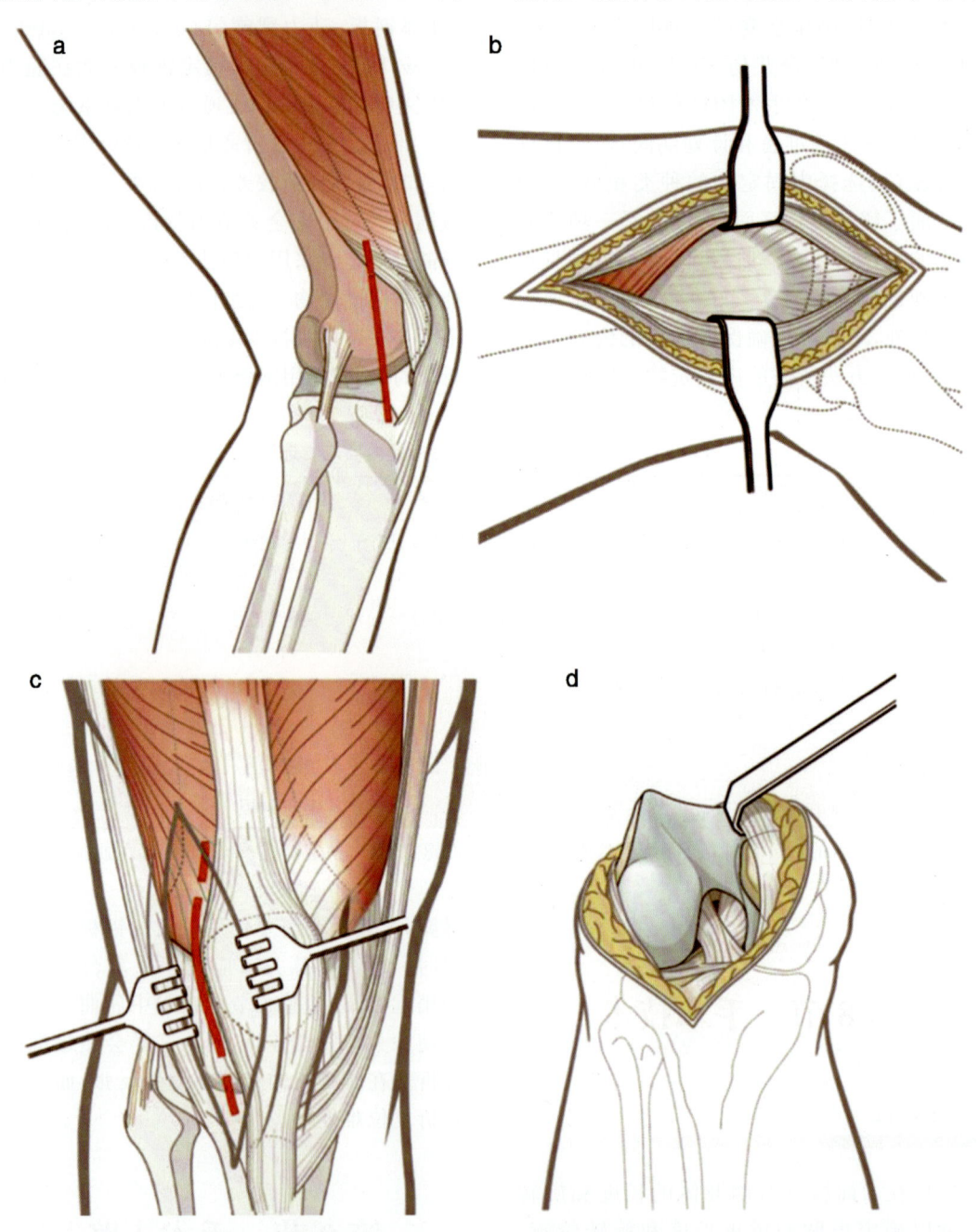

图 7-3-3　置入钢板的手术入路取决于关节骨折是否需要进行切开复位。在未累及关节的骨折和累及关节的简单骨折，可使用股骨远端外侧入路(a,b)；对于错位的关节内骨折或关节多平面受累的骨折，建议使用髌旁入路(c,d)；将髌骨向内侧脱位可保证关节的最佳暴露(d)。通过上述 2 种入路，均可进行经皮钢板固定(引自 AO 骨折治疗手册)

于钢板安放位置的确定。这种入路只适用于关节外或无移位的关节内骨折。对于所有移位的股骨远端关节内骨折,应采用外侧髌旁入路来保证关节的最佳暴露,以便于对骨折进行恰当的复位(图 7-3-3c~d)。在髌骨的外侧做长 10~15 cm 的皮肤切口,劈开髂胫韧带,然后,沿此方向切开关节囊。将髌骨向内侧脱位可确保关节的最佳暴露。

一、螺钉固定

单独螺钉固定是单髁骨折(B 型)的首选治疗方法。螺钉固定的缺点之一是对于骨质疏松骨结构的强度可能不够。在这种情况下,必须用钢板进行额外的内固定。

二、钢板固定

通常可通过外侧入路暴露关节外的骨折,并对其进行间接复位。对于个别较大的骨折块,可选用克氏针进行复位。对于多骨折块 A3 型骨折,可能需要临时使用外固定架或牵引器来纠正轴向对线并控制旋转。固定时最好选用带角度的内固定物,如髁部带刃钢板、DCS 或锁定钢板。股骨远端骨折已基本不再使用不带角度的固定钢板。

一项纳入 624 例股骨远端骨折患者的荟萃分析表明,其感染率为 6.4%,延迟愈合率为 3.4%~5.3%,不愈合和内固定失败的发生率为 5.9%[19-21]。

第 10 节　髁部带刃钢板

髁部带刃钢板(带 95°角的带刃钢板)是一种带角度的内固定物,其适用于髁上骨折,并可用作单髁骨折和简单关节内骨折的附加固定。髁部钢板可提供高度的初始稳定性,因此,是一种常用且合适的内固定物。

由于内固定物的刃部和杆部是刚性连接,其插入后的位置不能改变,因此,保证刃部能在股骨髁的合适水平插入非常重要。另外,髁部钢板不可能进行微创固定,因此,需要根据钢板的长度来进行暴露。在将刃部穿入预先重建的关节骨块时应该十分小心。此外,髁部钢板的其他适应证是对有很短的远端碎块的骨折进行复位。最近的文献报道,使用髁部钢板的并发症包括感染(11.2%)、骨折的延迟愈合(10.4%)、假关节的发生(7.1%)及内固定失败(3.2%)[22,23]。

第 11 节　动力髁螺钉

DCS 也是一种带角度的内固定物,其适应证与髁部钢板相似。与髁部钢板相比,DCS 的优点包括:①内固定物更易于放置和调整;②与刃部的锤击凿入不同,DCS 采用了更精细的钻入技术和螺钉,因此,可减少髁部重建后发生移位的风险;③采用两件式植入物设计,可使用微创的手术方法。

其相对于髁部钢板的不足之处是骨量损失较多,并且在骨折矢状面上的旋转稳定性较差[24]。使用 DCS 进行内固定的平均并发症发生率:感染率为 3.2%,骨不连发生率为 5.7%,内固定失败率为 2.5%[16,21]。

第 12 节　锁定钢板（内固定架）

锁定钢板是一种带角度的内固定系统,与传统的带角度的髓外内固定系统(髁部钢板或 DCS)有根本不同。除了使用单一拉力螺钉进行固定的骨折,锁定钢板适用于所有类型的股骨远端骨折。锁定钢板的优点是具有永久的角稳定性,能防止继发的复位丢失,保护皮质骨的血供,可采用微创技术进行手术。螺钉头和钢板孔之间精密的螺纹连接可保证此固定系统的角稳定性[18,25,26]。

在传统的钢板固定中，钢板-骨接触点的稳定性是通过钢板下的摩擦产生。其摩擦力的大小取决于钢板压力的摩擦系数，钢板压力则是由轴向作用的螺钉力所产生。因此，在轴向延伸的传统钢板固定中，会产生作用于骨的横向负荷和螺钉的纵向应力。但是，使用锁定钢板固定时纵向的力可通过角螺钉转化为作用于骨上的剪切力，而不再需要摩擦力，因此，可保护皮质骨的大部分血供[27]。

现在专门针对股骨远端开发的锁定钢板将角稳定与经皮放置钢板或螺钉的理念有效地结合起来。微创内固定系统(less invasive stabilization system，LISS)是第一个可用的系统，它由一个按照股骨远端解剖结构进行预先成型的基本支架和一个专用于左侧或右侧 16 孔钢板组成。利用自适应的瞄准装置可微创置入 LISS。定位器和套管一起可用作经皮插入自攻自钻型锁定螺钉的定位装置(图 7-3-4 和图 7-3-5)。

在术前计划中要确定所用内固定物的长度，按照生物力学的原则，内固定物应尽量长一些。干骺端螺钉和骨干处皮质骨螺钉的长度可通过直接测量来确定。对于皮质骨坚固的年轻患者，可使用单侧皮质骨螺钉。相反，对于疑似和有明显骨质疏松的患者，建议使用双侧皮质骨螺钉固定。

根据对 268 例骨折患者的荟萃分析，使用锁定钢板的平均感染率为 3.3%，骨折延迟愈合和不愈合的发生率为 2.4%，内固定的失败率为 5.9%[25,28,29]。需要指出的是，多数内固定失败与近端螺钉的拔出有关，这是由于在早期的经皮钢板固定中通过微创方法将内固定物放置在偏离股骨干中心的位置。

髓内钉

根据远端骨折块的大小，可使用顺行或逆行股骨髓内钉来治疗股骨远端骨折。与髓外固定相比，髓内钉的优点之一是在主要的负载轴线上利用了支撑梁的生物力学概念。其另一个优点是对髂胫束的刺激更少。在固定性能方面，与髁部带刃钢板相比，逆行髓内钉具有更高的轴向刚度和相当的抗弯刚度[30]。与髓外带角度的内固定物相比，髓内钉的生物力学缺点是其旋转稳定性较低。然而，考虑到股骨远端骨折进行髓内固定的良好临床经验，其较低的旋转稳定性似乎足以在术后中和扭转力[31]。

大多数交锁髓内钉在设计上可通过远端的 2 个锁定螺钉或特定的锁定装置(如逆行髓内钉上的螺旋叶片)来获得旋转稳定性。然而，对于短的远端骨折块的固定仍具有相当大的挑战性。

第 13 节　顺行固定技术

顺行髓内钉固定股骨远端骨折的适应证很少。如果使用标准的内固定物，则其适应证仅限于骨折线位于生长板近侧至少 4 cm 的关节外骨折[32]。部分作者将顺行髓内钉的适应证扩展到股骨远端的关节内骨折[33,34]。对关节内骨折进行解剖重建对合关节面，并用拉力螺钉进行固定，然后，通过标准的顺行固定技术插入髓内钉。已知的顺行髓内钉固定的一般问题包括跛行、插入点的异位骨化及远端骨折块的对线问题。一项研究对 57 例采用顺行髓内钉固定的股骨远端骨折患者进行了分析，结果表明其感染率为 0，骨折的延迟愈合率为 3.5%，不愈合率为 0，内固定的失败率为 3.5%[33,34]。

第 14 节　逆行固定技术

目前，股骨远端骨折髓内钉固定的标准方法是采用逆行股骨髓内钉[35](图 7-3-6)。现在有多种不同材料和设计(尤其是锁定机制方面)的逆行髓内钉可供使用。

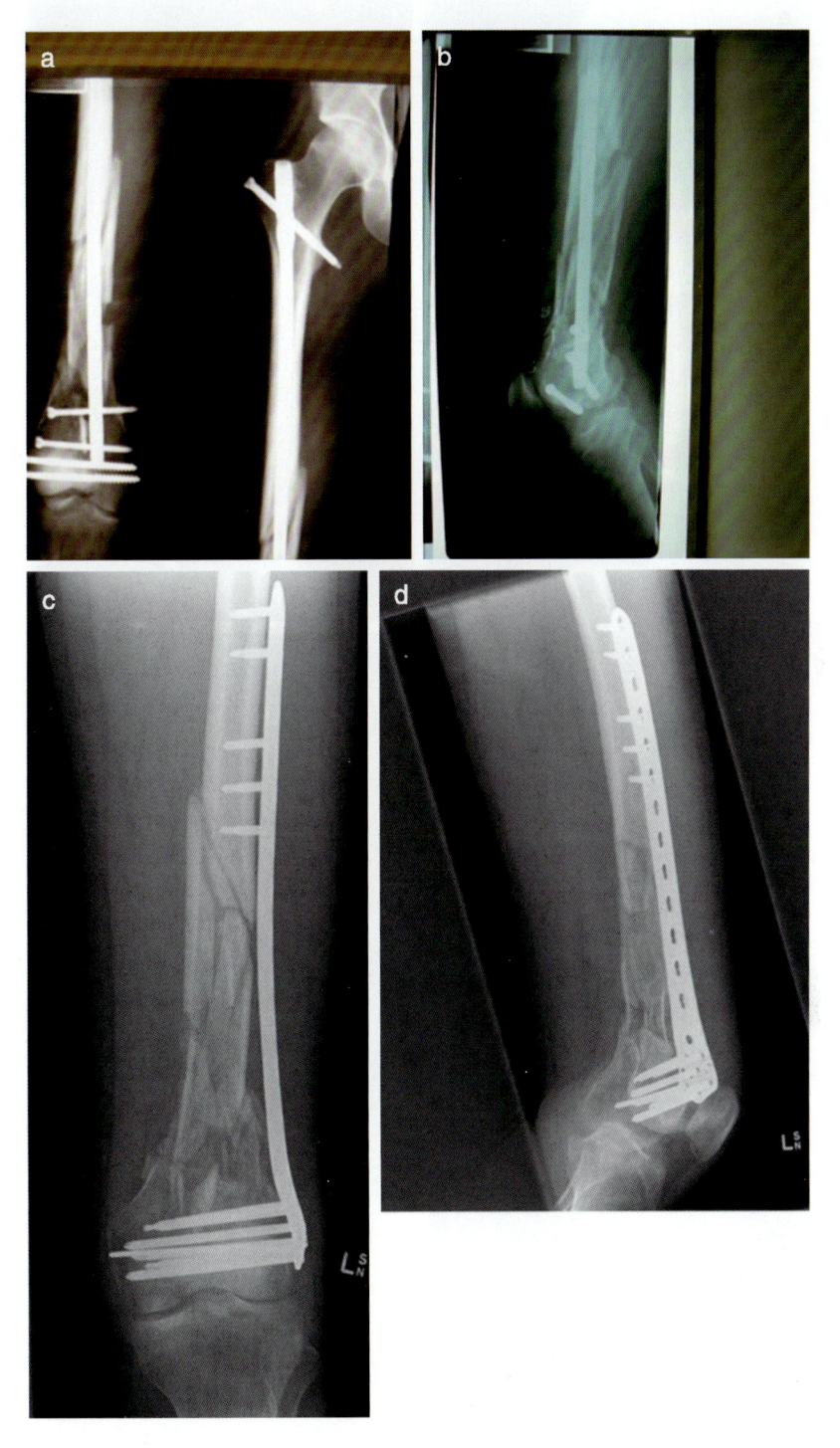

图 7-3-4 32 岁的男性股骨远端闭合性粉碎骨折（AO 分型：33-C2 型）患者,使用拉力螺钉和顺行髓内钉进行了初步治疗。回到澳大利亚后,因远端螺钉发生松动而进行翻修手术(a,b)。翻修手术采用了锁定钢板固定技术(c,d)

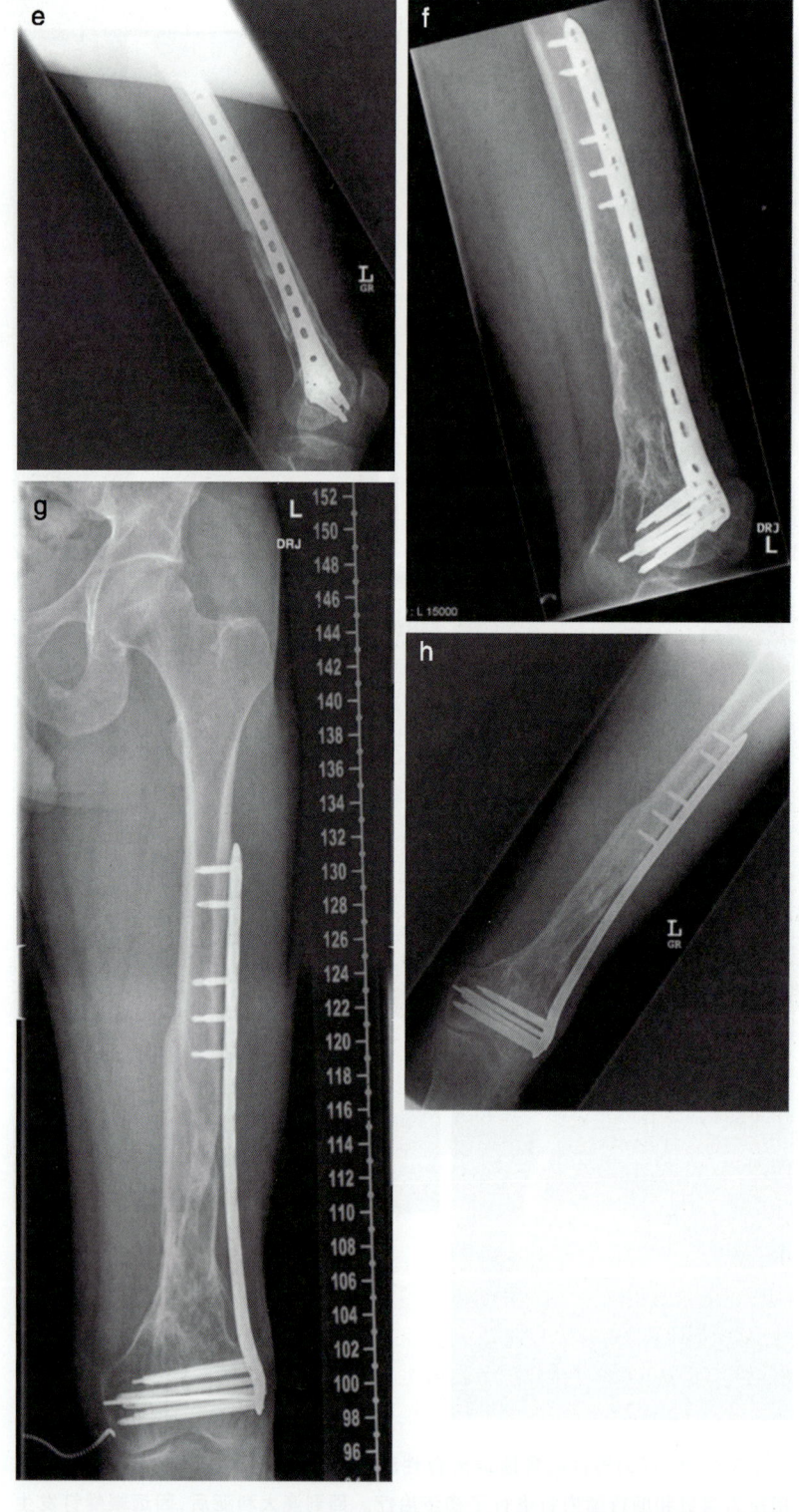

图 7-3-4(续)　经皮插入钢板有利于骨折的间接复位，但需要注意的是，远端的锁定螺钉应保持平行，并且钢板要与股骨干充分贴合。1 年(e,f)和 5 年(g,h)后的随访 X 线片显示骨折愈合良好

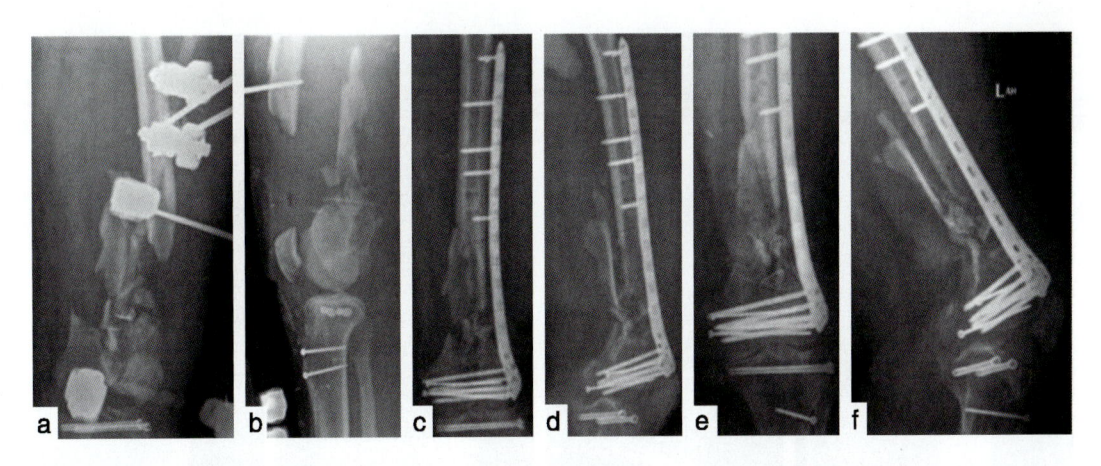

图 7-3-5 34 岁男性多发伤患者,交通事故所致股骨远端开放性骨折(AO 分型:33-C3 型)和胫骨近端骨折(浮动膝损伤)。在将患者转送上级医院做进一步治疗之前,在收治医院利用外固定架进行初步处理(a,b)。正式治疗使用了 3.5 mm 的拉力螺钉和锁定板系统(c,d)。由于存在原发性骨丢失,需要在术后 6 个月做进一步的骨移植治疗。1 年的随访显示骨折逐渐愈合,未见内固定物错位(e,f)

逆行髓内钉固定可采用微创技术,并且可直接观察到关节表面。其适应证是股骨远端关节外骨折和简单关节内骨折(C1 或 C2 型),可进行双重的远端锁定。此种锁定方式存在一个问题,在骨质疏松的骨上,远端锁定螺钉的把持力可导致螺钉松动。约有 8% 的病例可出现松动[31,36]。通过引入螺旋叶片和有固定角的远端夹具来改变螺钉的几何设计可增加远端锁定螺钉的把持力[37]。股骨逆行髓内钉固定的其他问题可能有异位骨化、锁定栓断裂、粘连所致的膝关节活动受限,以及远端锁定螺钉突出[31,37,38]。

对 344 例采用逆行髓内钉固定的股骨远端骨折患者进行分析,结果表明感染率为 0.3%,骨折延迟愈合率为 4.7%,不愈合率为 2%,内固定失败率为 8.4%[39-43]。8.3% 的病例可出现旋转畸形,而 3.2% 的病例会出现额状面的畸形。内固定失败通常是由于远端螺钉的松动或螺钉断裂所致。

第 15 节 外 固 定

利用外固定架对股骨远端骨折进行确定性治疗是一种例外情况。对于大多数病例,外固定架被用于初步治疗不适于进行复杂确定性治疗手术的严重创伤患者。其他可使用外固定架的情况包括复杂骨折或有软组织严重损伤的病例。对于合并血管损伤而需要进行手术治疗的骨折患者,迅速安装外固定架有助于紧急进行血管修复且不会干扰血管的再生。外固定的优点包括相对较低的手术创伤、手术时间短、安装简单,甚至可在常规手术室外进行单独安装。在股骨远端骨折,外固定可用于膝关节的桥接,但基本不会作为最终的固定手段。外固定架的另一个缺点是可能会发生针道感染,这会延迟二期正式骨折固定术的实施。用于股骨远端的外固定主要被用作一种关节桥接装置(跨关节外固定)。对于单独股骨的固定,可使用 2 枚针或螺钉固定于远端骨折块。使用斯氏钉固定远端骨折块的危险是骨折块固定的位置不佳,以及会造成将来手术区的针道感染。在跨关节外固定时,斯氏钉应与骨折保持一定的安全距离。跨关节固定对于软组织恢复和血管重建均具有保护作用。在某些情况下(简单关节内骨折),把关节的骨折块固定在一起后,有限扩

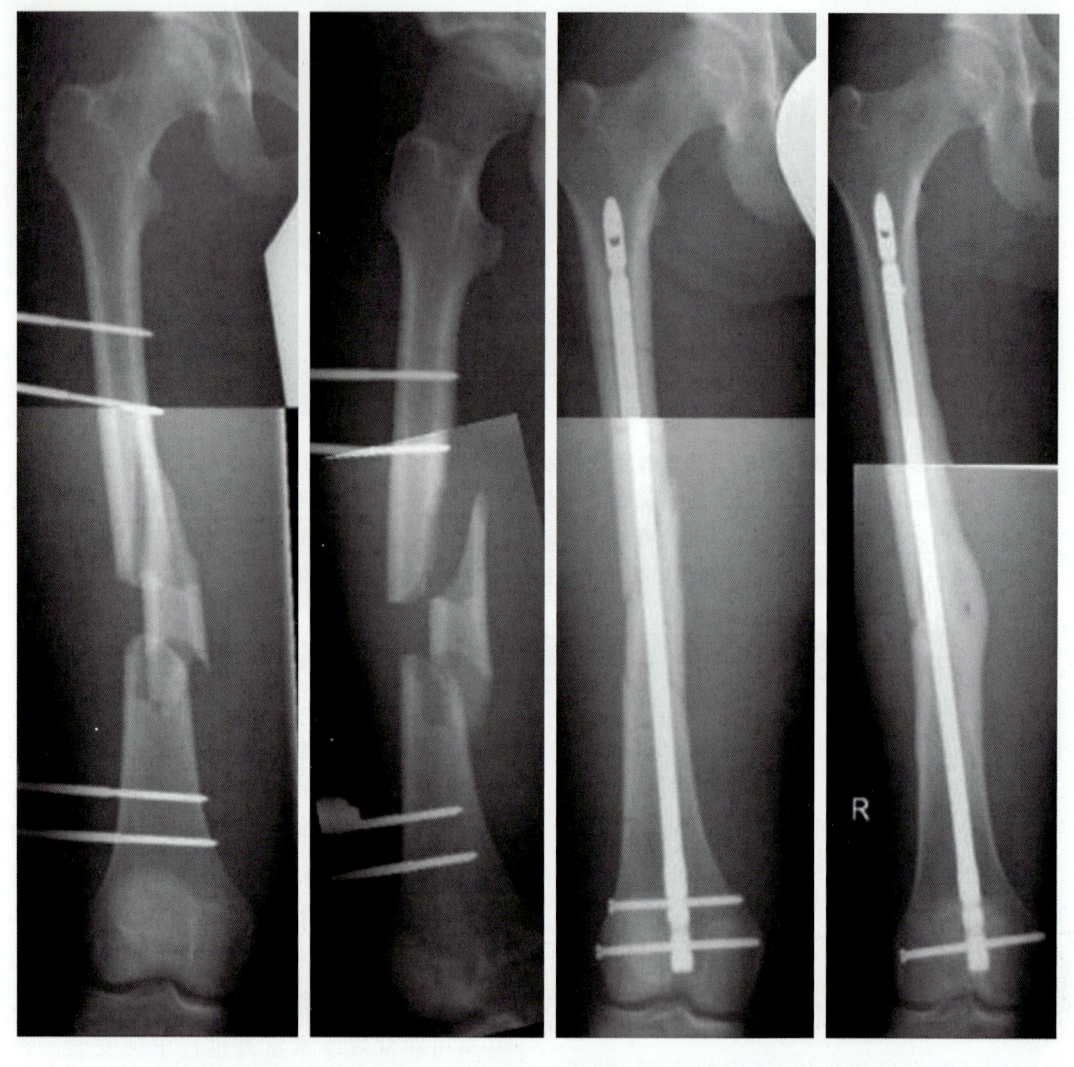

图 7-3-6　18 岁的男性股骨远端骨折患者，在使用外固定架进行初步治疗后，由于髋部有大面积皮肤擦伤，选用了股骨远端髓内钉固定。术后 6 和 18 个月的右腿 X 线片显示骨折逐渐愈合

展的手术有助于保证骨折块的对线。修复后的关节面可在二期正式的骨折固定术中进行固定。

第 16 节　术后护理和康复

　　骨折患者的后续护理应根据其个人的骨折情况、手术方法、所用内固定物、合并伤及治疗情况来进行调整。应定期检查伤口情况，并在术后 12 天拆线，等待进一步恢复。每次手术之后，都应行 X 线检查，写入病历及用作法律备案资料。手术医生应记录患者的最大活动度、负重情况及是否使用辅助支撑器具（如矫形器）。需特别注意的是，应预防静脉血栓，并给予充分镇痛治疗以利于患者术后康复。术后患肢应使用夹板固定于髋关节略屈曲的位置。手术 1 天后应立即开始进行物理治疗和（或）持续被动活动，以减少粘连风险，促进软骨愈合，并有助于减轻肿胀[44]。应经常进行持续被动活动，直到患者能够自由活动。根据骨折类型，患者应进行6~12周的部分负重练习。关节外骨折患者需要部分负重6~8周,而复杂的关节内骨折患者可能需要长达12周的部分负重。根据骨折愈合的放射学迹象,可逐步增加负重。如有必要,最早可在术后18个月时取出内固定。总之,应根据患者的具体情况进行术后治疗,并向患者解释清楚。

第17节 并 发 症

术中可能发生的并发症包括血管和(或)神经损伤的风险。手术医生应该特别注意靠近膝关节后方走行的血管束,尤其是在进行前后向钻孔时。对于复杂类型的骨折,如果内固定物安放不正确,特别容易发生远端骨折块的错位。内固定物的定位及术中对股骨轴线和长度的控制比使用微创方法更为重要,因为微创技术会减少对骨折部位的暴露。

除了一般的术后并发症外,股骨远端骨折后还可能出现复位的丢失和膝关节活动度减小。根据所用的手术方法和内固定物不同,股骨远端骨折术后的感染率约为3.9%[31,36,41],骨折延迟愈合的发生率为5%,骨不连的发生率为2.2%,内固定物的失败率则可达6.4%。关节炎是一种常见的晚期并发症,可由关节外骨折的轴向错位或关节内骨折的软骨破坏所致。因此,错位的发现和早期处理至关重要。另外,股骨远端骨折后膝关节不稳定的发生率可高达39%,膝关节活动度受限的发生率为10%~40%[23,45]。除了加强物理治疗以获得良好的关节活动度外,在某些情况下可考虑于全身麻醉下进行术中活动。

第18节 总 结

对于年轻患者,高能量损伤常会导致股骨远端的粉碎性和开放性骨折,而对于骨质疏松的老年患者,低能量损伤足以导致股骨远端骨折。目前,股骨远端骨折治疗的2个主要固定原则是逆行髓内钉固定和锁定钢板固定。这2种手术固定系统都遵循了骨折的生物学固定原理。手术治疗的关键是重建关节面和股骨的生物力学轴线。股骨远端骨折的手术治疗仍然充满挑战,需要进行精确的术前计划。如果骨折累及关节,则在选择合适的手术方法或入路之前必须进行CT扫描。通过综合考虑良好的手术计划和正确的治疗,切开复位和内固定术会获得良好的长期效果。随着时间的推移,膝关节的功能会有所改善,但在1年后其活动度不会再增加。对于大多数患者,继发性骨关节炎的存在并不意味着功能结果较差[46]。

参考文献

[1] Regazzoni P, et al. Initial experiences with the dynamic condylar screw in distal femoral fractures. Helv Chir Acta, 1986, 53: 61-64.

[2] Mize RD. Surgical management of complex fractures of the distal femur. Clin Orthop Relat Res, 1989, 240: 77-86.

[3] Krettek C, et al. Minimally invasive percutaneous plate osteosynthesis(MIPPO) using the DCS in proximal and distal femoral fractures. Injury, 1997, 28 Suppl 1: A20-30.

[4] Farouk O, et al. Minimally invasive plate osteosynthesis and vascularity: preliminary results of a cadaver injection study. Injury, 1997, 28 Suppl 1: A7-12.

[5] Krettek C, et al. Transarticular joint reconstruction and indirect plate osteosynthesis for complex distal supracondylar femoral fractures. Injury, 1997, 28 Suppl 1: A31-41.

[6] Baumgaertel F, Gotzen L. The "biological" plate osteosynthesis in multi-fragment fractures of the para-articular femur. A prospective study. Unfallchirurg, 1994, 97: 78-84.

[7] Baumgaertel F, Perren SM, Rahn B. Animal

[8] Farouk O, et al. Minimally invasive plate osteosynthesis: does percutaneous plating disrupt femoral blood supply less than the traditional technique? J Orthop Trauma,1999,13: 401-406.

[9] Kregor PJ, et al. Treatment of distal femur fractures using the less invasive stabilization system: surgical experience and early clinical results in 103 fractures. J Orthop Trauma, 2004,18:509-520.

[10] Schutz M, et al. Minimally invasive fracture stabilization of distal femoral fractures with the LISS: a prospective multicenter study. Results of a clinical study with special emphasis on difficult cases. Injury,2001,32 Suppl 3:SC48-54.

[11] Schutz M, et al. New osteosynthesis techniques for the treatment of distal femoral fractures. Zentralbl Chir,2005,130:307-313.

[12] Funovics PT, Vecsei V, Wozasek GE. Mid-to long-term clinical findings in nailing of distal femoral fractures. J Surg Orthop Adv, 2003, 12:218-224.

[13] Jawadi AH, Letts M. Injuries associated with fracture of the femur secondary to motor vehicle accidents in children. Am J Orthop (Belle Mead NJ),2003,32:459-462.

[14] Bengner U, et al. Incidence of femoral and tibial shaft fractures. Epidemiology 1950-1983 in Malmo, Sweden. Acta Orthop Scand, 1990,61:251-254.

[15] Siliski JM, Mahring M, Hofer HP. Supracondylar-intercondylar fractures of the femur. Treatment by internal fixation. J Bone Joint Surg Am,1989,71:95-104.

[16] Sanders R, Regazzoni P, Ruedi TP. Treatment of supracondylar-intracondylar fractures of the femur using the dynamic condylar screw. J Orthop Trauma,1989,3:214-222.

[17] Neer 2nd CS, Grantham SA, Shelton ML. Supracondylar fracture of the adult femur. A study of one hundred and ten cases. J Bone Joint Surg Am,1967,49:591-613.

[18] Krettek C, et al. Distal femoral fractures. Swiss Surg,1998,6:263-278.

[19] Bolhofner BR, Carmen B, Clifford P. The results of open reduction and internal fixation of distal femur fractures using a biologic (indirect) reduction technique. J Orthop Trauma,1996,10:372-377.

[20] Heinz T, Vecsei V. Results of surgical treatment of fractures of the distal thigh with joint involvement. Aktuelle Traumatol, 1993, 23: 111-115.

[21] Ketterl R, et al. 5-year results of dia-/supracondylar femoral fractures, man-aged with the dynamic condylar screw. Zentralbl Chir, 1997,122:1033-1039.

[22] Yang RS, Liu HC, Liu TK. Supracondylar fractures of the femur. J Trauma, 1990, 30: 315-9.

[23] Merchan EC, Maestu PR, Blanco RP. Blade-plating of closed displaced supracondylar fractures of the distal femur with the AO system. J Trauma,1992,32:174-178.

[24] Harder Y, et al. The mechanics of internal fixation of fractures of the distal femur: a comparison of the condylar screw (DCS) with the condylar plate (CP). Injury,1999,30 Suppl 1:A31-39.

[25] Khalafi A, et al. The effect of plate rotation on the stiffness of femoral LISS: a mechanical study. J Orthop Trauma,2006,20:542-546.

[26] Zlowodzki M, et al. Biomechanical evaluation of the less invasive stabilization system, angled blade plate, and retrograde intramedullary nail for the internal fixation of distal femur fractures. J Orthop Trauma, 2004, 18: 494-502.

[27] Ricci WM, et al. Locked plates combined with minimally invasive insertion technique for the treatment of periprosthetic supracondylar femur fractures above a total knee arthroplasty. J Orthop Trauma,2006,20:190-196.

[28] Hierholzer C, et al. Outcome analysis of ret-

rograde nailing and less invasive stabilization system in distal femoral fractures: a retrospective analysis. Indian J Orthop,2011,45: 243-250.

[29] Kolb W,et al. Fixation of distal femoral fractures with the less invasive stabilization system: a minimally invasive treatment with locked fixed-angle screws. J Trauma, 2008, 65:1425-1434.

[30] Ito K,Grass R,Zwipp H. Internal fixation of supracondylar femoral fractures: comparative biome-chanical performance of the 95-degree blade plate and two retrograde nails. J Orthop Trauma,1998,12:259-266.

[31] Grass R,Biewener A,Rammelt S,Zwipp H. Retro-grade locking nail osteosynthesis of distal femoral fractures with the distal femoral nail (DFN). Unfallchirurg,2002,105:298-314.

[32] Kolmert L,Wulff K. Epidemiology and treatment of distal femoral fractures in adults. Acta Orthop Scand,1982,53:957-962.

[33] Dominguez I,et al. Antegrade nailing for fractures of the distal femur. Clin Orthop Relat Res,1998,350:74-79.

[34] Leung KS, et al. Interlocking intramedullary nailing for supracondylar and intercondylar fractures of the distal part of the femur. J Bone Joint Surg Am,1991,73:332-340.

[35] Seifert J, et al. Retrograde fixation of distal femoral fractures: results using a new nail system. J Orthop Trauma,2003,17:488-495.

[36] Watanabe Y, et al. Second-generation intramedullary supracondylar nail for distal femoral fractures. Int Orthop,2002,26:85-88.

[37] Ingman AM. Retrograde intramedullary nailing of supracondylar femoral fractures: design and development of a new implant. Injury, 2002,33:707-712.

[38] Lucas SE,Seligson D,Henry SL. Intramedullary supracondylar nailing of femoral fractures. A preliminary report of the GSH supracondylar nail. Clin Orthop Relat Res, 1993,296:200-206.

[39] Handolin L, et al. Retrograde intramedullary nailing in distal femoral fractures-results in a series of 46 consecutive operations. Injury, 2004,35:517-522.

[40] Dunlop DG,Brenkel IJ. The supracondylar intramedullary nail in elderly patients with distal femoral fractures. Injury, 1999, 30: 475-484.

[41] Danziger MB, et al. Treatment of intercondylar and supracondylar distal femur fractures using the GSH supracondylar nail. Am J Orthop (Belle Mead NJ),1995,24:684-690.

[42] Gynning JB, Hansen D. Treatment of distal femoral fractures with intramedullary supracondylar nails in elderly patients. Injury, 1999,30:43-46.

[43] Markmiller M, Konrad G, Sudkamp N. Femur-LISS and distal femoral nail for fixation of distal femoral fractures: are there differences in outcome and complications? Clin Orthop Relat Res,2004,426:252-257.

[44] O'Driscoll SW, Keeley FW, Salter RB. The chondrogenic potential of free autogenous periosteal grafts for biological resurfacing of major full-thickness defects in joint surfaces under the influence of continuous passive motion. An experimental investigation in the rabbit. J Bone Joint Surg Am, 1986, 68: 1017-1035.

[45] Schandelmaier P, et al. Distal femoral fractures and LISS stabilization. Injury,2001,32 Suppl 3:SC55-63.

[46] Rademakers MV, et al. Intra-articular fractures of the distal femur: a long-term follow-up study of surgically treated patients. J Orthop Trauma,2004,18:213-219.

第 4 章　膝关节镜的手术原则和技术

第 1 节　概述 ………………………… 53
第 2 节　材料 ………………………… 53
　一、关节内镜 ……………………… 53
　二、手术器械 ……………………… 53
　三、冲洗套管 ……………………… 54
第 3 节　麻醉和体位 ………………… 54
　一、麻醉 …………………………… 54
　二、体位 …………………………… 54
第 4 节　手术技术 …………………… 55
　一、一般原则 ……………………… 55

二、前方入口 ……………………… 55
三、其他的前方入口 ……………… 58
四、后方入口 ……………………… 59
第 5 节　术中并发症 ………………… 59
　一、器械折断 ……………………… 59
　二、血管损伤 ……………………… 59
　三、神经损伤 ……………………… 60
　四、其他并发症 …………………… 61
第 6 节　术后护理 …………………… 61
参考文献 ……………………………… 62

第4章
膝关节镜的手术原则和技术

Philippe Beaufils，N. Pujol-Cervini

摘要 利用关节镜检查进行诊断或治疗的基础是对关节内结构进行良好的观察和触诊，以做出准确诊断，制定治疗策略，并且在不损伤周围组织的前提下实施治疗。实施有效关节镜手术的主要因素包括全面了解手术入路（不仅限于最常用的入路，还包括所有其他可能的入路）、根据所治疗的疾病来选择手术入路、使用合适的设备，以及严格遵守外科手术原则。

关键词 关节镜·并发症·膝·入路·原理·技术

第1节 概 述

利用关节镜检查进行诊断或治疗的基础是对关节内结构进行良好的观察和触诊，以做出准确的诊断，制定治疗策略，并且在不损伤周围组织的前提下实施治疗。行关节镜手术的术者不仅要熟悉标准的入路，还要了解特殊的入路，因为它们可能是某些疾病和手术技术的最佳选择。关节镜手术必须遵守的3项基本要求是：①严格遵守外科手术原则；②使用专门为关节镜手术而设计的器械；③通过标准化检查将手术结果详细地记录在标准化手术报告中，其中应包括视频录像和照片（纸质版或电子版），以使其他医生也能够获取相关信息。

第2节 材 料

除了录像系统以外，膝关节镜手术还需要以下设备。

一、关节内镜

在大部分情况下，常用直径为4.5 mm的25°～30°广角关节内镜。在某些情况下（探查后侧间室或外侧半月板的前部），70°的广角关节内镜可能很有用，但在实际操作中很少使用。

二、手术器械

（一）手动器械

用于关节镜手术的手动器械应该既强劲又精细。

关节镜手术不需要许多器械。基本的器械（图7-4-1）应包括：①探针，它是一种常规应用的器械；②强劲的抓物钳，其咬口最好带有细齿；③直的或有角度的3.5 mm的剪刀；④3.5 mm或5 mm的咬钳；⑤90°的篮钳。

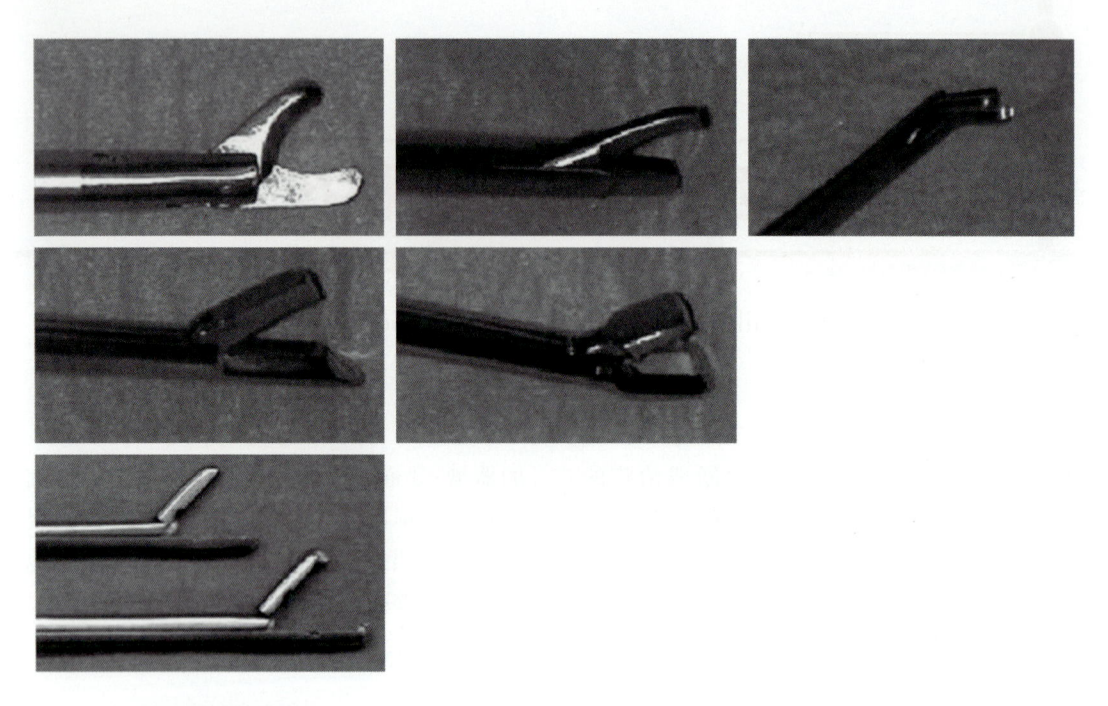

图 7-4-1 基本器械包括探针、剪刀、咬钳和抓物钳

(二)电动器械

在膝关节,电动器械(刨削器)仅用于一些特定的手术过程(如滑膜切除或韧带修复)。半月板切除术通常不需要使用电动器械,除非是针对外侧半月板(尤其是其前部)的手术。

(三)钬激光器

由于钬激光器的直径较小(1.5 mm),并且能够实现组织切割、汽化和凝固,因此,建议将其作为一种通用的关节镜器械。然而,经验表明,尽管使用钬激光器的手术是可行的,但它可能会对软骨(软骨溶解)和骨(骨坏死)造成严重长期损害[4,16],因而不再使用。

(四)双极电凝

这种最近推出的器械可保证在生理盐水环境中进行安全的电凝,但它在膝关节的适应证很少(支持带的松解、凝固、再紧张,软骨清理术)。

三、冲洗套管

可利用重力进行冲洗,可维持膝关节内的恒定压力的压力泵只适用于复杂的手术操作,如韧带修复或滑膜切除术。

第3节 麻醉和体位

一、麻醉

关节镜手术主要使用全身麻醉(全麻)和蛛网膜下腔阻滞麻醉(腰麻)。在极少的情况下会使用局部麻醉,可在切口部位注射含有1‰肾上腺素的利多卡因(20 ml),并使用含有 200 mg/L 布比卡因的溶液对关节进行加压灌洗。

二、体位

笔者赞同 Jackson 的观点[1,10],患者仰卧于不带腿部支持器的普通手术台上(图 7-4-2)。术者坐在需要治疗的膝关节一侧。这种体位的好处之一就是可使髋关节和膝

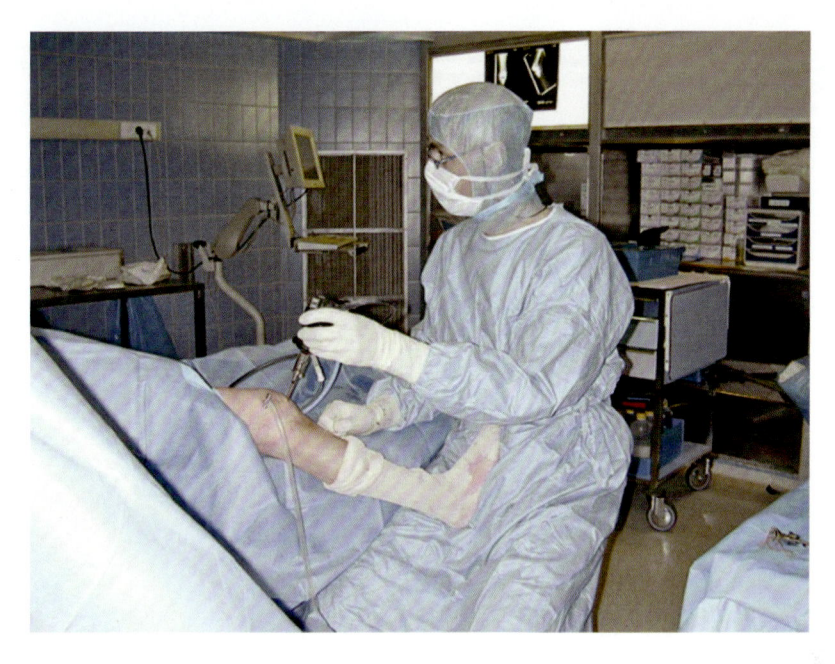

图 7-4-2　不使用下肢支持器时患者的体位

关节自由移动。另一种广泛使用的体位是在大腿近侧放置一个腿部支持器[7]，将手术台的末端向下折叠，术者可沿下肢的轴线站立。这种体位可开大膝关节的内侧间室。

第 4 节　手术技术

一、一般原则

膝关节镜手术需要遵循以下 3 个原则。

1. 由于需要常规使用探针，所以必须做一个器械入口。探针可用于推移、牵拉、触诊和测量关节内的结构。

2. 关节镜和器械之间应保持三角测量的原则。2 个入口间的距离越大，就越容易实现三角测量的操作。利用关节镜观察插入针头的位置有助于确定器械入口的最佳位置。

3. 如有需要，可交换关节镜和器械的位置，并可使用额外的入口。

二、前方入口

(一)前外侧入口

这是标准的关节镜入口[6,12]（图 7-4-3）。入口的正确定位对于高质量的关节探查至关重要。切口邻近髌韧带的外侧，距离外侧半月板 2 mm。将拇指尖放于 Gerdy 结节上方的凹陷处，以此来定位切口的位置，在指甲的上方做切口。

关节镜检查应该按照系统顺序进行(图 7-4-4)，详细说明如下。

1. 将关节镜由伸展和膨胀的膝关节中慢慢退出，依次检查髌骨上凹陷和髌股间隙。转动关节镜可更好地观察所有结构，包括有滑膜内衬覆盖的髌骨上凹陷、髌上和内侧皱襞、髌骨和滑车的软骨表面、内侧沟和外侧沟的近端部分。

2. 然后，将膝关节屈曲 30°并保持外翻，平行于关节面放置关节镜，以检查内侧间室。转动关节镜可依次观察下列结构：内侧沟的远端部分、内侧半月板的前内侧部及

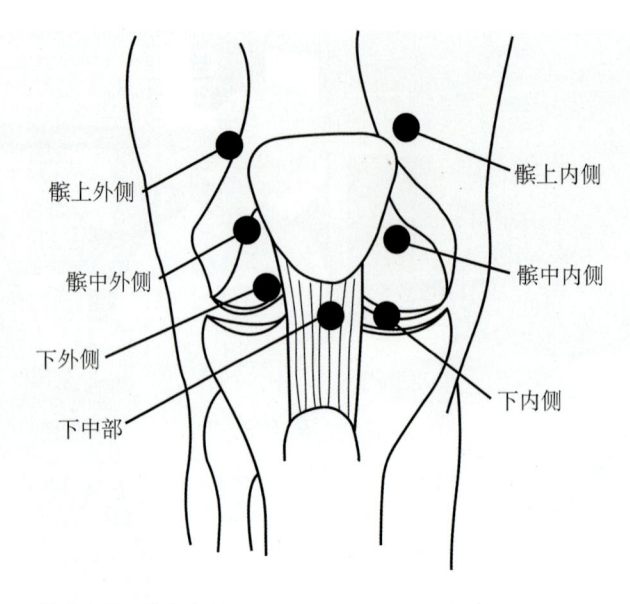

图 7-4-3　前方入口

内侧半月板的后部。沿这些视野几乎无法完全看见后角,因此,用探针进行探查对于发现病变非常重要。然后,用探针探查内侧胫股软骨。如果关节的内侧间室较紧,用针头按压内侧副韧带的深部纤维可将内侧间室开大 2~3 mm,并且不会产生损伤。由此而产生的额外空间可为手术操作创造良好的条件,且不会损伤软骨(图 7-4-5)。

3. 在膝关节屈曲 90°时可检查髁间区。通常可清楚地看到前交叉韧带,而后交叉韧带会被覆盖在其股骨附着点上的脂肪垫遮掩。下方皱襞较大也可能会遮盖交叉韧带。

4. 膝关节在 Cabot 位屈曲 90°,并且将足放于手术台上,这样可开大外侧间室以便对其进行检查。依次检查下列结构:外侧半月板的前、中、后部,外侧胫股软骨,腘肌肌腱的半月板上部、下部,以及外侧沟的远端。

5. 虽然通过前方入口可以到达后侧间室,但不需要对其进行常规检查。当临床或影像学结果显示后部有异常或需要对后部结构进行治疗干预时,应对后侧间室进行检查。

通过前外侧入口通常可到达后内侧间室,将关节镜的头端放在股骨内侧髁的轴向和交叉韧带之间,然后,逐渐将关节镜向后方、下方和内侧推进,在膝关节屈曲 90°时可接触到半月板后角。转动关节镜可对这个间室进行检查。虽然视野很窄,但用 70°的关节镜替换 30°的关节镜可扩大视野。这种方法的优点是能够看见后内侧关节囊,并且能在可视的条件下为针刺实验提供指导,从而确定后内侧入口的最佳位置。

后外侧间室较易检查。膝关节在 Cabot 位屈曲 90°,将关节镜在股骨外侧髁的轴向和前交叉韧带之间推进。然后,如同检查内侧间室一样,依次对下列结构进行检查:后侧关节囊,外侧半月板的后壁,以及外侧髁的后部。经过此入口通常无法看到腘肌肌腱。

前外侧入口是标准的观察入口,常规用于膝关节镜手术。此入口可提供最大的视野,并且其盲点最小[11]。然而,它不能充分显示外侧半月板的前部 1/3、内侧沟、髌股动力结构,以及后侧间室(除非使用 70°的关节镜)。

(二)前内侧入口

前内侧入口除了可用作观察入口之外,

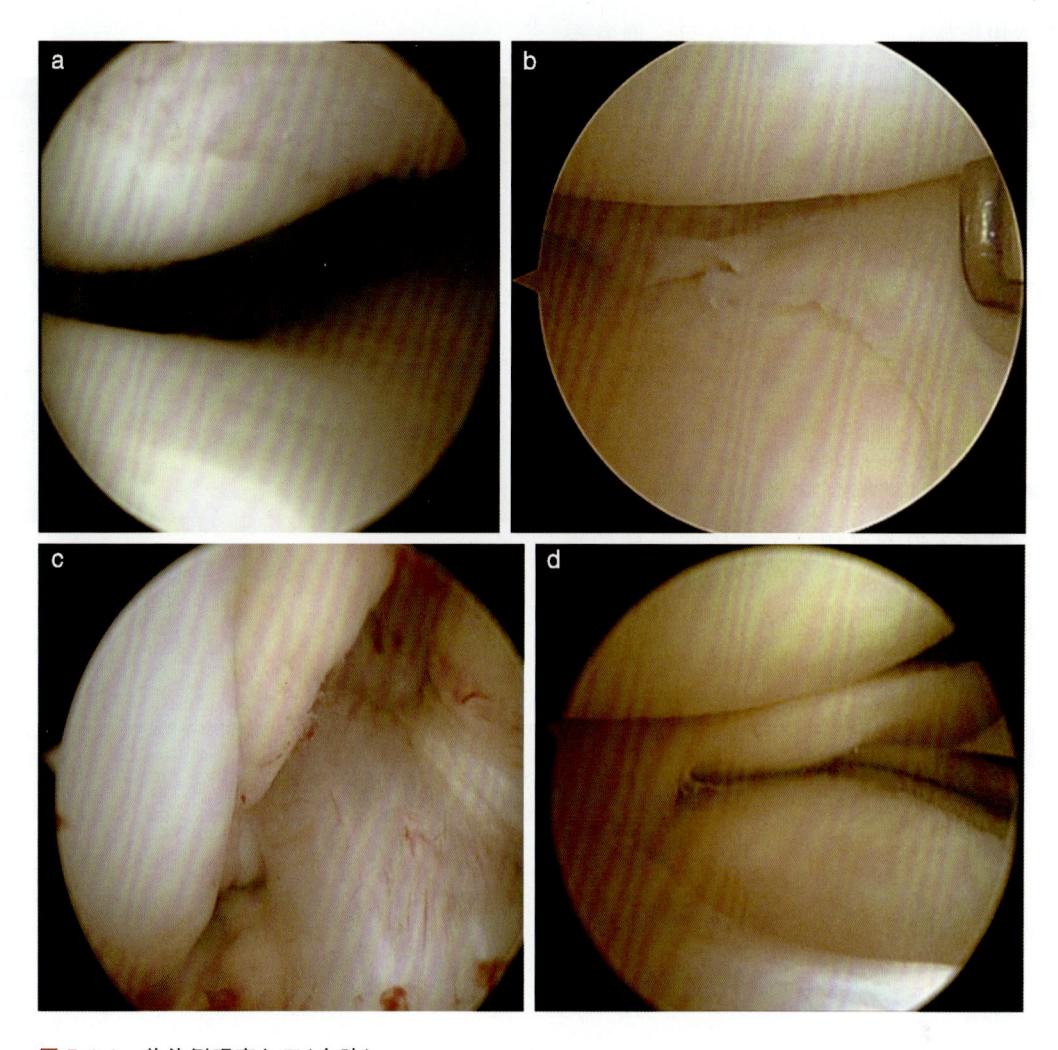

图 7-4-4 前外侧观察入口（右膝）

a. 髌股间室；b. 内侧胫股间室；c. 髁间窝，不能看到后交叉韧带；d. 外侧间室

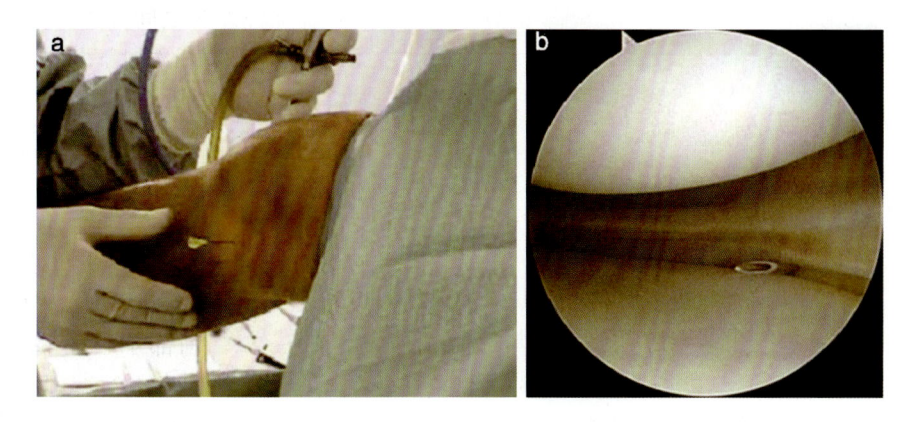

图 7-4-5 在内侧半月板下用针头按压内侧副韧带的深部纤维

a. 外观；b. 镜下观

还常用作探针或其他器械的入口。通常根据需要治疗的疾病来确定此入口的最佳位置(图 7-4-3)。可在内侧半月板稍上方做切口,但要注意避免接触髌韧带,以保证器械能够自由活动。

由前内侧入口放入关节镜可增加经前外侧入口所获得的内侧沟、后内侧间室的信息,尤其能对外侧半月板的前 1/3 进行更好地观察(图 7-4-6)。

三、其他的前方入口

这些入口都可用于关节镜或器械的操作。它们的应用没有统一的规则,主要是根据所治疗疾病的性质来确定(表 7-4-1)。

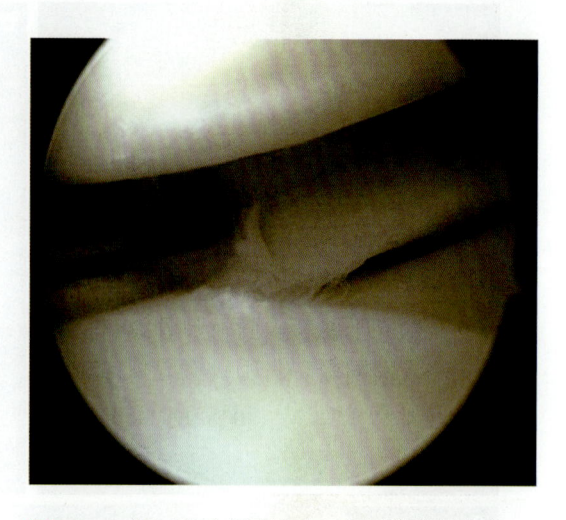

图 7-4-6 通过前内侧观察入口看到的外侧间室

表 7-4-1 根据病变确定观察入口

观察入口	前外侧	前内侧	中间	上方	后方
内侧半月板	+++	+	+	0	+
外侧半月板	++	++	0	0	+
内侧半月板修复	+++	+++	0	0	0
外侧半月板修复	+++	+++	0	0	0
游离碎片	+++	++	0	+	++
髌股间室	++	0	0	+++	0
滑膜切除	+++	+++	0	+++	+++
前交叉韧带修复	+++	0	+	0	0
后交叉韧带修复	+++	+++	++	0	+++

(一)中间入口

Gillquist[9]首先描述了中间入口。将关节镜由胫骨平台上方 10 mm 处插入,穿过髌韧带(图 7-4-3)。这种很少使用的入口主要有 2 个适应证:①进行难度大的半月板切除时作为放入第二个器械的入口;②切除髌韧带中间 1/3 后在关节镜下进行后侧韧带修复。

(二)髌上外侧和内侧入口

此种入口位于髌骨上方 1 cm 处的髌骨内外缘的延长线上。对于关节镜观察而言,上外侧入口主要用于检查髌骨(髌股动力结构)、滑车和脂肪系带。它能为外侧沟近端的观察提供良好视野(图 7-4-7)。作为器械入口,髌上外侧和内侧入口主要用于前方的滑膜切除和处理位于膝关节前方的病变。

(三)髌中外侧入口

D. Patel[13]常规使用髌中外侧入口进行镜下观察。这一入口位于髌骨前外侧的高处(图 7-4-3)。与标准前外侧入口相比,

曲 90°；②需要将膝关节扩张；③必须先经前外侧入口将关节镜插入相应的间室，然后，在目视引导下做后方入口。由后内侧插入针头或手术刀以确定入口的位置。然后，经此入口插入关节镜。后内侧入口的位置与后外侧入口相对称，可按照与之相同的原则进行操作（图 7-4-9）。

后方入口可用于关节镜或器械的操作，并可与前方入口交替使用。与前方入口相比，后方入口更好地显示后侧结构。因此，能全面观察股骨髁的后面，以及半月板后部、髁软骨和后交叉韧带的根部。

Louisia、Charrois 和 Beaufils 描述了利用前后往复技术建立后内侧和后外侧的联合入口[4]。这个入口可用于穿破位于后交叉韧带上方的隔膜，从而创建单独的后方孔洞（图 7-4-10）。这对于后侧滑膜的广泛切除很有价值，但应由关节镜手术经验非常丰富的医生来实施。

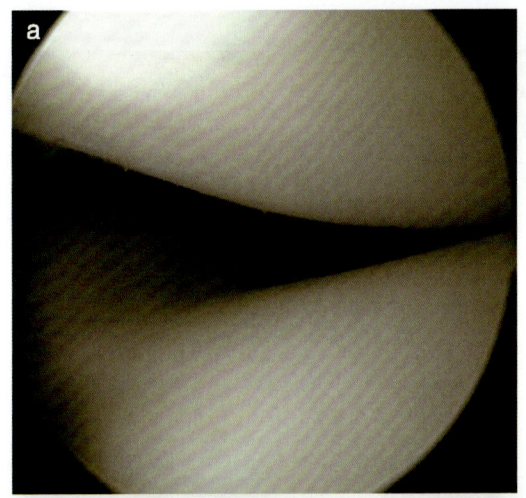

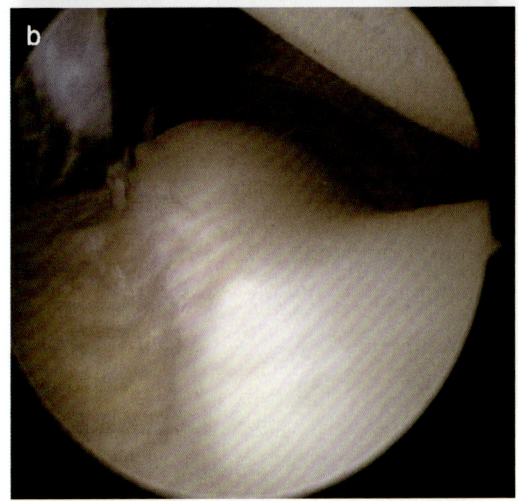

图 7-4-7　a. 通过髌上外侧入口检查髌股间室；b. 通过这个入口可看清滑车的顶部

它可为观察 2 个半月板前部提供更好的视野，但后侧结构的可见性降低。

四、后方入口

后方入口的操作比较困难，需特别注意不要损伤位于膝关节后方的主要血管和神经，不仅包括腘神经血管束，而且还有外侧的腓神经和内侧的隐神经。后内侧入口位于股骨髁的后角，后者在屈膝时很容易被触及，位于股胫关节间隙近端 1 cm 处（图 7-4-8）。需注意以下 3 点要求：①膝关节必须屈

第 5 节　术中并发症

总的来说，关节镜的并发症很少[5]。

一、器械折断

尽管器械的设计已有所改善，但仍会发生折断，其发生率小于 0.1%[15]。为了早期诊断和避免以后的医疗事故诉讼，在每次术后都应仔细检查器械。

二、血管损伤

血管损伤极其少见（0.003%）[8,14]。腘血管损伤会造成灾难性的后果。

通过一些简单的预防措施有助于防止血管损伤的发生，例如，应该在目视引导下使用器械，在后侧间室不要使用有侵袭性的电动器械，在手术结束时应检查引流液体是

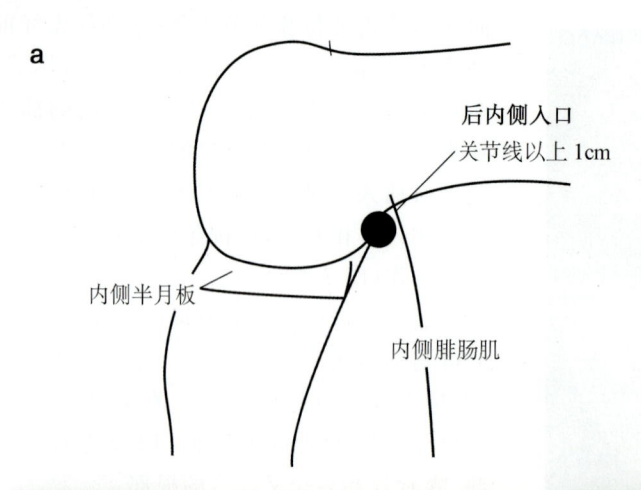

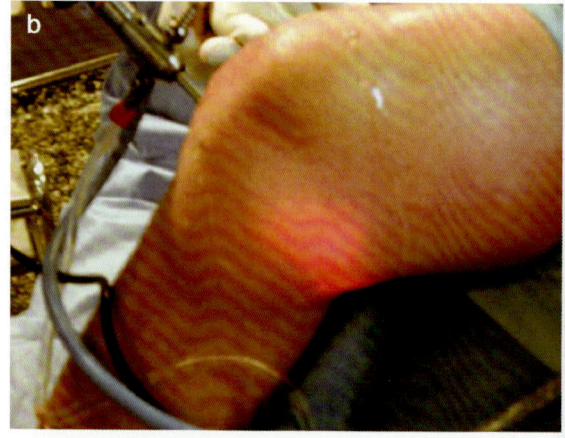

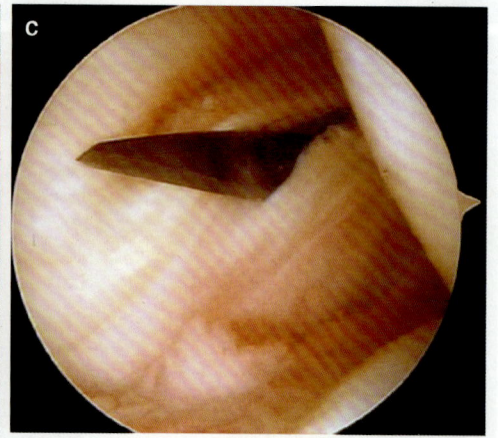

图 7-4-8 后内侧入口
a. 图解；b. 对入点进行透照（由前外侧入口插入关节镜）；c. 通过前方入口在目视引导下进行后侧切开

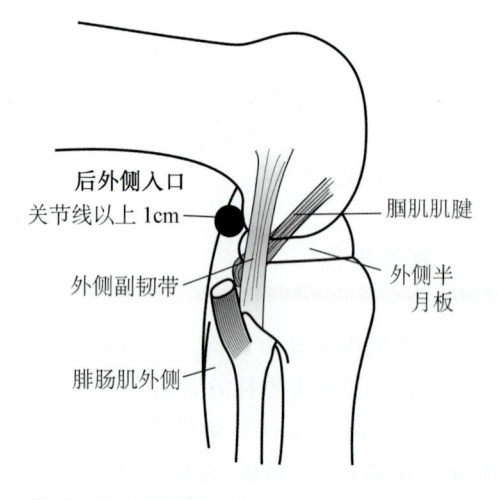

图 7-4-9 后外侧入口

否清亮，松开止血带后应在手术室内检查肢体的血供情况。

三、神经损伤

神经损伤的发生率为 0.4%～0.6%[8,14]。最常见的神经损伤形式是内侧隐神经髌下支的神经瘤，它尤其多见于内侧半月板切除术或内侧半月板修复术（out-in 法）。胫神经或腓神经的损伤极其少见，但如果损伤，其后果会很严重。

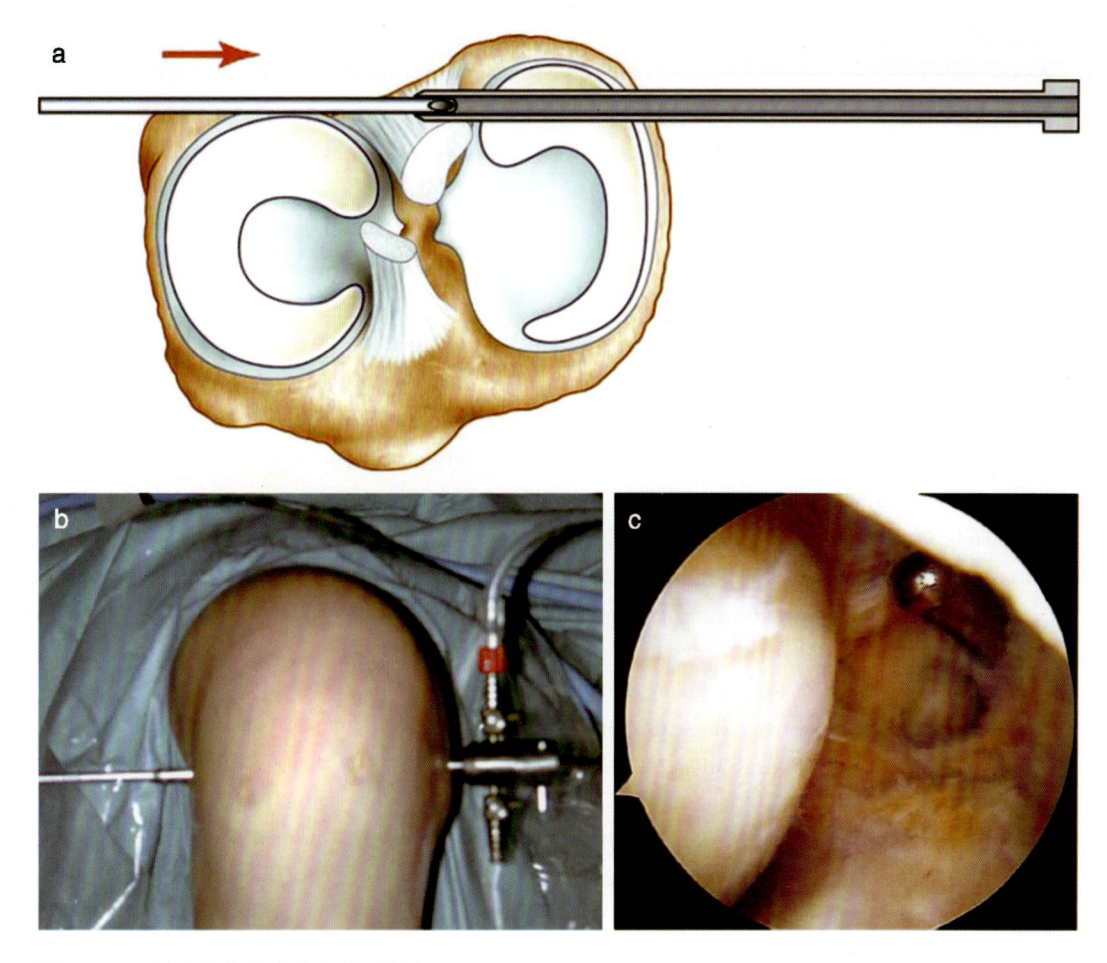

图 7-4-10 前后往复技术建立的后侧入口
a. 原理；b. 外观；c. 镜下观

四、其他并发症

许多并发症发生在关节镜术后，包括：①因使用外翻或内翻应力而引起的韧带损伤；②在进行外侧半月板切除术时可能部分或完全切断前交叉韧带；③如果关节间隙较紧密，可能会导致关节软骨的广泛破坏[3]；④创建入口时损伤半月板；⑤使用电凝时引起周围组织烧伤。

预防这些并发症的方法包括：①使用合适的器械；②正确定位入口位置；③制定明确的治疗策略；④轻柔操作。

第6节 术后护理

使用可吸收缝线或黏合胶布来闭合切口。在诊断性关节镜检查或简单的关节镜治疗（如半月板切除）术后不必放置引流。术后的镇痛治疗可使用吗啡-布比卡因混合剂进行关节内注射。

虽然膝关节镜手术是一种微创方法，但也需要对患者进行术前、术中和术后的必要约束，这些均应向患者解释清楚。

参考文献

[1] Beaufils P. Apport et Limites de l'Arthroscopie opératoire du genou. In: Conférences d'Enseignement de la Sofcot, Duparc ed, Paris: Exp Scient Fr, 1993, 45: 91-108.

[2] Béguin J, Locker B. Arthroscopie du genou sous Anesthésie Locale. J Med Lyon, 1981, 1932: 7-9.

[3] Charrois O, Ayral X, Beaufils P. Chondrolyse rapide après méniscectomie externe arthroscopique. A propos de 4 cas. Rev Chir Orthop, 1998, 84: 87-92.

[4] Charrois O, Louisia S, Beaufils P. Posterior back and forth approach in arthroscopic surgery on the posterior compartments. Arthroscopy, 2003, 19: 321-332.

[5] Coudane H. Buisson Ph Complications de l'Arthroscopie in Perspectives en Arthroscopie, vol. 2. Heidelberg/Paris: Springer, 2003: 119-138.

[6] Dandy DJ. Basic technique. In: Mc Ginty JI, editor. The standard approach in operative arthroscopy. New York: RavenPress, 1991: 183-196.

[7] Dejour D, Prudhon JL, Panisset JC. L'arthroscopie du Genou, Installation, Voie d'Abord, conduite de l'exploration in Arthroscopie H Dorfmann, A Frank, 2ème ed. Paris: Elsevier, 2006: 75-78.

[8] De Lee JC. Complications of arthroscopy and arthroscopic surgery: results of a national survey. Arthroscopy, 1985, 1: 204-220.

[9] Gillqist Y. Basic technique. In Mac Ginty JI, editors. The central approach in operative arthroscopy. New York: Raven Press, 1991: 197-201.

[10] Jackson RW. Arthroscopic surgery. J Bone Joint Surg, 1983, 65(A): 416-420.

[11] Mariani PP, Gillquist J. The blind spots in arthroscopic approaches. Int Orthop, 1981, 5: 257-564.

[12] O'Connor RL. Arthroscopy. Philadelphia: JB Lippincott, 1977.

[13] Patel D. Proximal approaches to arthroscopic surgery of the knee. Am J Sports Med, 1981, 9: 296-303.

[14] Small NC. Complications in arthroscopic surgery performed by experienced arthroscopists. Arthroscopy, 1988, 4: 215-221.

[15] Sprague NF III. Complications in arthroscopic surgery. New York: Raven Press, 1989.

[16] Tabib W, Blin JL, Hardy P, et al. Méniscectomies arthroscopique au laser Ho Yag. Résultats à moyen terme. Rev Chir Orthop, 1999, 85: 713-721.

第5章 膝关节镜手术的并发症

- **第1节 概述** …………………………… 64
- **第2节 术中并发症** ……………………… 65
  - 一、下肢固定架相关并发症 …… 65
  - 二、止血带相关并发症 ………… 66
  - 三、骨筋膜室综合征 …………… 66
  - 四、关节内损伤 ………………… 66
  - 五、器械损坏 …………………… 67
  - 六、神经损伤 …………………… 67
  - 七、血管损伤 …………………… 68
  - 八、误诊 ………………………… 69
- **第3节 术后并发症** ……………………… 69
  - 一、疼痛 ………………………… 69
  - 二、关节血肿 …………………… 69
  - 三、血栓栓塞 …………………… 69
  - 四、感染 ………………………… 70
  - 五、渗出与滑膜炎 ……………… 71
  - 六、滑膜瘘 ……………………… 71
  - 七、复杂区域疼痛综合征1 …… 72
  - 八、髌下挛缩综合征 …………… 74
  - 九、骨坏死 ……………………… 75
- **参考文献** ………………………………… 75

第 5 章
膝关节镜手术的并发症

Robin Allum

摘要 膝关节镜检查是一种低风险的手术，但仍可能出现并发症。由于膝关节镜手术的手术量较大，故其实际并发症的发生数量也很多。手术越复杂，出现并发症的风险也就越高。

本章整理了所有相关文献，同时报道了一些个别并发症。

术中并发症包括下肢固定架相关并发症、止血带相关并发症、骨筋膜室综合征、关节内损伤、器械损坏、神经损伤、血管损伤及误诊。

术后并发症包括疼痛、关节血肿、血栓栓塞、感染、渗出与滑膜炎、滑膜瘘、复杂区域疼痛综合征 1、其他原因引起的术后疼痛、髌下挛缩综合征和骨坏死。

关键词 关节镜 · 并发症 · 膝关节 · 术中并发症 · 术后并发症

第 1 节 概 述

虽然膝关节镜属于一种微创手术，较其他内脏器官的腔镜手术来说风险更小，但绝非没有并发症。这种手术在国际范围内广泛开展，虽然出现异常的患者比例相对较小，但总数庞大。并发症更易见于一些复杂手术中，例如，半月板修复、滑膜切除术以及关节内韧带重建术(包括前交叉韧带和后交叉韧带)。

De Lee[1]报道了北美关节镜协会(Arthroscopy Association of North America，AANA)进行的一项国家调查。这是一项对 118 590 例膝关节镜手术进行的回顾性研究，其中 930 例(0.8%)出现了并发症，鉴于该回顾性研究需要依据术者的回忆，因此，可能低估了实际出现并发症的总人数。1986 年，Small[2] 对 395 566 例膝关节镜手术进行了更进一步的回顾性研究，并发症的总体发生率为 0.56%，这个比例在复杂性手术中更高，半月板修复术中发生率为 2.4%，前交叉韧带重建术中发生率为 1.8%。该作者于 1988 年进一步开展了包括 10 262 例在内的前瞻性研究，总体并发症发生率达到 1.68%。该研究中最常见的并发症为关节积血，其发生率为 60.1%，感染的发生率为 12.1%，血栓栓塞的发生率为 6.9%，麻醉并发症的发生率为 6.4%，器械损坏的发生率为 2.9%，交感神经反射性营养不良的发生率为 2.3%，韧带损伤的发生率为 1.2%，骨折或神经损伤的发生率各为 0.6%。Sherman 等[4]回顾性研究了 1986 年 4 位外科医生进行的 2640 例关节镜手术，共有 216 例出现了并发症(占 8.2%)，

R. Allum
Heatherwood and Wexham Park Hospitals NHS Trust, Berkshire, UK
e-mail: robinallum@hotmail.com

其中 126 例属于主要并发症，97 例属于次要并发症。主要并发症包括感染、关节血肿、粘连、渗出、血管神经损伤、交感神经反射性营养不良和器械损坏；次要并发症包括伤口难愈合和瘀斑。笔者还认识到一些治疗前的因素，工业损伤的患者神经系统并发症和交感神经反射性营养不良发生率较高；正如预期那样，诊断性关节镜并发症的发生率最低；内侧半月板部分切除术的并发症总体发生率较高，其中关节血肿最多见；器械损坏最常发生在外侧半月板部分切除术中；伤口愈合问题最常发生于关节磨损成形术后；粘连最常见的原因为外侧松解术的实施。令人惊讶的是，并发症发生率与施术者的经验无关。患者的性别和止血带使用与否对并发症的发生率也无影响。

然而，对于那些使用止血带达 60 min 以上的患者，充气式止血带的长度越长，并发症的风险越高。50 岁以上的患者也更容易出现并发症。

并发症可合理划分为术中并发症和术后并发症，具体如下。

第 2 节　术中并发症

一、下肢固定架相关并发症

下肢固定架常用于帮助暴露手术区，特别是内侧半月板的后角。与其他任何手术麻醉后的患者一样，用力不当就可能给患者造成损伤，同时，在开放内侧间隙时也可能因为外翻应力过大导致内侧副韧带撕裂。但由于内翻应力导致的外侧副韧带损伤比较少见。Small[2] 于 1986 年报道了 160 例膝关节韧带损伤，其中 143 例使用了下肢固定架。北美关节镜协会的调查显示，在所有的关节镜手术中，韧带损伤占 0.04%[1]。通常采用通过早期限制下肢的伸展恢复其功能的保守疗法。特别是在检查中老年患者的内侧半月板的后角时，由于其软组织柔韧性较差，施加外翻应力时应更为小心（图 7-5-1）。

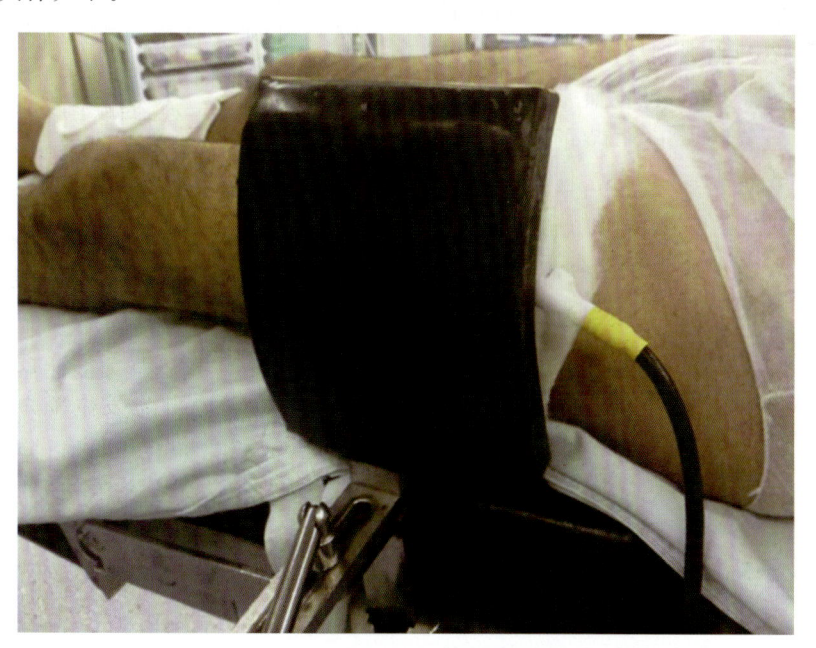

图 7-5-1　使用腿部支架施以外翻应力打开膝关节内侧间室时应格外小心

二、止血带相关并发症

止血带长时间充气可能会引起暂时性麻痹,因此,定期检测止血带施压的精准度至关重要,并且止血带在使用最多 2 h 后就应该放气。

在 Sherman 的理论中,并发症发病率与年龄和止血带使用时间直接相关。对于所有的并发症,将止血带使用时间小于 40 min 且年龄小于 50 岁的患者划分为低风险组,预计并发症发病率为 6.7%;将止血带使用时间小于 40 min 且年龄大于 50 岁的患者,或止血带使用时间为 40～59 min 且年龄小于 50 岁的患者划分为平均风险组,其发病率预计为 10.1%;将止血带使用时间为 40～49 min 且年龄大于 50 岁的患者划分为中等风险组,其发病率预计为 16.4%;不论年龄大小,止血带使用时间达到或超过 60 min 的患者都被划分为高风险组,其发病率预计为 28.6%。对于主要并发症,将止血带使用时间不到 40 min 且年龄小于 30 岁的患者划分为低风险组,其发病率预计为 3.2%。将止血带使用时间不到 40 min 且年龄大于 30 岁的患者或止血带使用时间为 40～59 min 且年龄小于 30 岁的患者划分为平均风险组,其发病率预计为 5.2%;将止血带使用时间为 40～59 min 且年龄大于 30 岁的患者划分为中等风险组,其发病率预计为 8.1%;不论年龄大小,止血带使用时间大于 60 min 的患者都被划分为高风险组,其发病率预计为 14.3%。

三、骨筋膜室综合征

对于在关节镜术中或术后发生的骨筋膜室综合征已经有独立的报道[5,6]。关节囊内的异常会导致这种情况的发生,灌注压增加及排液障碍都会增加其发生的风险。Noyes 和 Spievack[7]通过尸体研究证明,积液会由髌上囊的裂孔溢出后进入大腿,也可由半膜肌滑囊的裂孔溢出后进入小腿。Peek 和 Haynes[5]在动物模型实验中证实,小腿骨筋膜室压力将在升高 15 min 后恢复正常,但在筋膜损坏时,其压力会持续升高达 8 h,并且会导致肌肉坏死。在 Peek、Haynes[5],以及 Fruensgard 和 Holm[6] 的报道的病例中对患者实施了筋膜切开减压术。

在麻醉下对急性损伤进行初步检查至关重要。如果有侧韧带明显断裂,进行关节镜手术可能弊大于利。如果仍决定进行手术,那么灌液时需要非常小心,并且大腿和小腿需定期检查以确保没有渗液产生。

四、关节内损伤

可想而知,任何创伤性操作都会损伤关节内的结构。更重要的是,不要用锋利的套管针将关节镜插入膝盖。应开放足够大小的入口,以便于使用钝性穿刺器(图 7-5-2)。在进行膝关节前内侧和前外侧切口时,半月板前角很容易受到损伤,因此,正确的做法是将刀向上切割远离半月板,而不是向下切割。关节镜手术的基本原则就是除第一个入口外,都应该从关节内部观察刀片(图 7-5-3)。关节软骨的损伤并不少见,医生经验的增加可以使这种损伤减少。入口定位准确当然至关重要,这样才能让器械顺利进入关节。只有在能清晰地看到手术器械时才可以进行操作,而且应该在直视下切除组织,万万不可盲切。使用电动器械时更要非常小心,特别是作用于软组织时,因为电刀会从膝关节中吸出大量的液体,所以关节内灌注液必须充足以保证术野清晰。

将半月板的切除范围限制在其不稳定的区域十分重要,毕竟,半月板对膝盖有缓冲作用,过多切除半月板组织会增加关节软

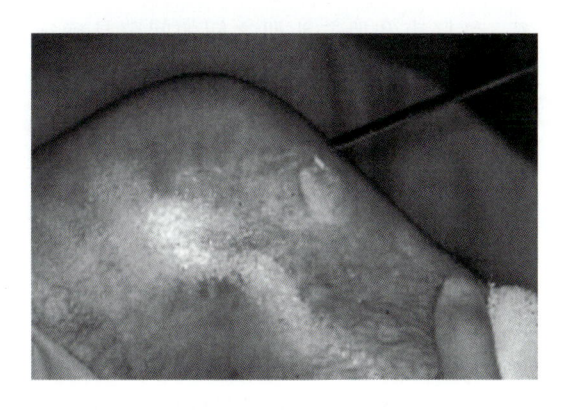

图 7-5-2　用钝性穿刺器进入关节腔,插入关节镜头

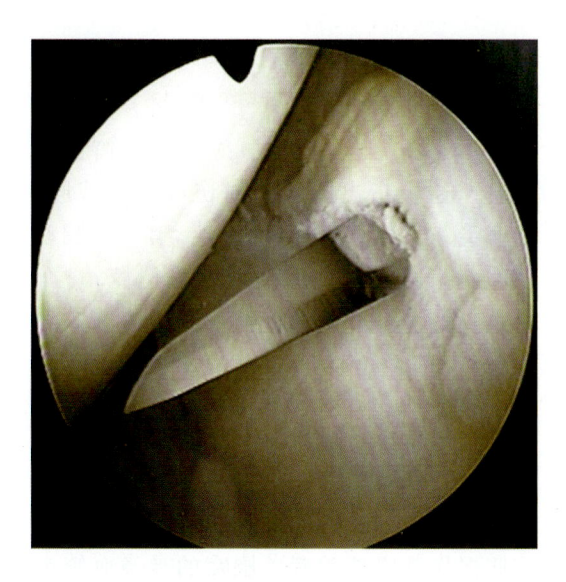

图 7-5-3　关节内可观察到刀片

骨的机械应力,从而增加创伤后骨关节炎的风险。外科医生应该尽量保留半月板组织的边缘,使环向应力缓冲作用至少可以在一定程度上得以保存。

在半月板切除术中,切除髁间组织时,容易损伤十字韧带,同样也必须在直视下切除组织。

五、器械损坏

这个问题和早期的关节镜手术相比出现频率更低,因为器械的设计已得到改进,变得更加结实耐用,但这种问题仍会发生。当问题发生时,如果破损的碎片是可见的,则需要关闭灌注和流出道来停止膝关节内的灌流。使用钳夹器械如垂体骨钳小心轻柔地进入关节取出碎片。如果碎片不可见,那么冲洗可能会将其冲入视野。有时需要借助图像增强器来定位碎片。如果碎片太小或难以取出,最好将碎片保留下来,因为移除它可能弊大于利。可以应用磁化仪器来帮助解决上述复杂情况。

六、神经损伤

Rodeo 等[8]报道了关节镜手术导致神经损伤的 4 种机制:①直接创伤;②由于液体外渗继发骨筋膜室综合征压力增加;③止血带的损伤;④交感神经反射性营养不良症导致的功能障碍。

神经损伤很少见。在 Small 最初的记录中[2],375 069 例膝关节镜手术中有 229 例神经损伤,发生率为 0.06%。隐神经最易受累(42%),腓神经受损的概率为 5%,股神经受损的概率为 3%,坐骨神经受损的概率为 3%,余下 47% 的病例没有明确具体的受累神经。Small 的进一步研究[3]显示,8791 例膝关节镜手术中只有 1 例发生神经损害(0.01%),这是一个内侧半月板修复术中出现的隐神经损伤。在 DeLee 的研究[1]中,118 590 例关节镜手术中有 63 例出现神经性的并发症,发生率为 0.05%,25 例腓神经损伤,23 例隐神经损伤,7 例股神经损伤,4 例胫神经损伤及 4 例坐骨神经损伤。膝关节内侧的隐神经内后部分非常脆弱,它很容易在内后侧手术入口或内侧半月板修复中受到损害。神经位于缝匠肌深处,屈膝对其有一定的保护作用,后内侧入口或内侧半月板修复的安全区域位于内侧副韧带的后缘与鹅足腱前缘之间。如果仍有疑虑,可直接暴露神经或通过透视来显示神经。在半月板修复术中,只要针从鹅足腱的前方穿出，神经就不会受损伤。隐神经的多变的解剖位置使得它在半月板修复术中不可避免地会受到损伤。Austin和Sherman在回顾半月板修复术的并发症时认为，在该过程中隐神经的损伤是不可避免且可以接受的[9]。

浅层神经的损伤并不少见。隐神经髌下支走行多变，有时前侧入口的损伤不可避免，应在关节镜手术后记录隐神经髌下支的损伤[4,10]。前一项研究指出，使用标准入路后隐神经髌下支损伤的发生率是22.2%。虽然一直提倡"安全区"，但神经走行过程中广泛的变异性使其不可能达到完全回避[11,12]。Mochida和Kikuchi[13]认为若要避免隐神经髌下支的损伤，关节镜入路应该靠近髌骨和髌腱。

在外侧腓神经很容易受伤，而且损伤对结构的影响很大。同样，在半月板修复时最容易出现损伤。有1例腓总神经损伤的报道发生在外侧半月板切除术中[14]，其余报道的损伤都是在半月板缝合时出现的[14]。膝关节近端以上水平的神经位于股二头肌内侧，股二头肌和腓肠肌外侧头之间（图7-5-4）。在关节水平处，神经穿过股二头肌后方，环绕腓骨颈。屈膝时神经伸向后方从而减少了损伤。安全区域位于髂胫束后缘与股二头肌之间，最好在腓肠肌外侧头以下。为了协助找到正确的手术入口或半月板修复切口的位置，可以通过内部的透视或通过关节镜将探针插入关节的后外侧来确定位置。髂胫束和股二头肌之间的间隙是确定的。为确认这个位置，可以将探针从前内侧入口穿入关节，从内部覆盖后外侧关节囊。通过钝性解剖可以辨认腓肠肌外侧头并游离出腓肠肌的外侧缘。在半月板由内向外的缝合术中，针必须在直视下穿出关节，只要针在股二头肌以前且在腓肠肌外侧头的外侧，腓神经就不会受到损害。经对侧入路可以使针相对前偏和侧偏，这样可以进一步保护神经。神经瘤的形成很麻烦，并且一个小的创伤也可导致交感神经反射性营养不良。

七、血管损伤

Jackson[15]曾经在1983年的一篇最新观念综述中指出胫动脉损伤可导致截肢。在北美关节镜协会的综述中[1]，有6例胫动脉的贯穿伤，其中有4例需要截肢治疗。Small在1986年的报道中[2]有12例血管损伤，但他随后的报道[3]中没有提及血管损伤。Beck等在1986年[16]报道了1例关节镜手术后导致的腘动脉假性动脉瘤，Jefferies等[17]于1987年报道了2例半月板外侧切除术中使用电动工具导致的腘动脉损伤，这些损伤都需要治疗。腘窝的神经血管束紧挨膝关节后侧关节囊，且容易受到损伤。因此，在膝关节后方操作时，任何手术器械的尖端都必须清晰可见，使用电动手术器械需要特别小心，且手术视野始终要充分冲洗以保持清洁。当怀疑手术部位出血过多或末梢循环受损导致血管损伤时，当务之急就是在动脉血管造影下评估血管状况并采取适当的手术，稍加延误可能就会导致截肢。同样，任何一段动脉缺血都可能需要考虑筋膜切开术的必要性。如同神经损伤一样，血管损伤更易发于半月板修复术中，并且在上一段中关于预防措施的概述也同样适用于腘动脉的保护，特别是在外侧半月板修复术中。外上侧膝动脉在外侧松解术中易受损伤。使用电

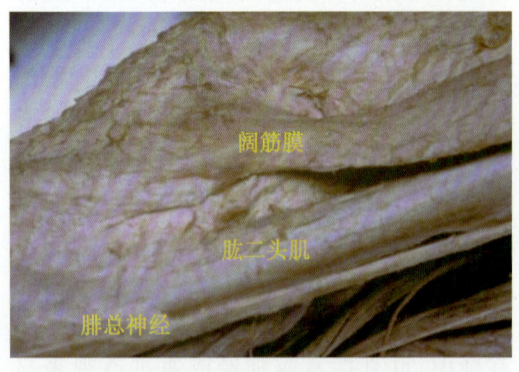

图7-5-4 位于肱二头肌内侧的外腓神经

凝可以使出血的风险降到最低。最好的做法是在外侧松解切口处释放 Marcaine 和肾上腺素且使用 24 h 引流管引流。滑膜切除术的过程中同样有可能损伤血管。后内侧手术入路时或内侧半月板修复时有可能会损伤隐静脉，这时需要采取与上一节神经损伤概述中提到的预防隐神经损伤相同的措施。

八、误诊

关节镜是一种侵入性手术，它不能代替非侵入性的诊断方法。对患者通过标准的临床方法进行评估至关重要，包括病史、检查及适当的调查。通常仅凭病史就能提供诊断依据，例如，前交叉韧带典型的损伤机制，旋转力引起的非接触性损伤会由于关节不稳定导致骤痛、关节肿胀。当然，进行详细的系统检查是必不可少的，通常需要拍摄 X 线片。磁共振成像（MRI）是一种非常有效的非侵入性的诊断方法，所以现在已很少仅仅为了诊断而使用关节镜。关节镜主要用于在术前明确诊断后实施适当的关节手术。Joyce 和 Mankin[18] 报道了 12 例由不充分的术前评估引起的重大误诊，6 例患者在 X 射线下显示有明显的肿瘤病灶。

在手术过程中，缺乏经验的外科医生可能由于技术不佳出现术野不清。因此，在早期阶段的学习中给予足够的监督很重要，以便其能够实施关键的手术技术。这些技术包括入口定位、膝盖定位、三角测量和充足的灌液冲洗。全球有许多关节镜手术教学课程，分为基础、中级和高级水平。

第 3 节　术后并发症

一、疼痛

对于任何手术，术后疼痛的控制都很重要。诊断性或简单的关节镜手术很少出现难以控制的疼痛，但在许多更复杂的关节镜手术后，如半月板修复术、滑膜切除术和关节内韧带重建术，这就是一个很重要的问题。针对术后疼痛的处理方式有很多，包括：①硬膜外或关节内间歇性定量注入阿片类及其他强效镇痛药[19]；②局部麻醉也可通过关节内途径给药[20]；③口服、注射或经直肠使用非甾体类抗炎药；④物理疗法如冷冻治疗也有不同程度的效果[21-27]。然而，这些方法都不理想，都有缺点。如同患者舒适度这一重要因素一样，患者在恢复室内从麻醉中恢复时所经历的疼痛程度也很大程度上决定了手术的进程，特别是在术后的早期阶段。轻微的疼痛有利于患者早期的康复，尤其利于恢复活动，但严重的疼痛就会阻碍患者的康复和活动。

二、关节血肿

这种并发症的发生率约为 1%[28]。更常见的是由于外上侧膝动脉损伤引起的外侧血肿，据报道，这在关节镜手术中的发生率为 5%～42%[29]。如果手术导致了关节血肿，引发剧痛和紧张感，应在关节镜下冲洗膝关节（图 7-5-5），进行局部麻醉，关节内应用肾上腺素并用压力绷带止血，同时考虑 24 h 引流。

三、血栓栓塞

鉴于膝关节镜手术过程相对较短、术后活动相对较早，因此，术后血栓栓塞疾病的风险明显较低。北美关节镜协会的研究显示，膝关节镜手术术后发生血栓栓塞的可能性为 0.1%[1]，而 Small 在 1986 年[2] 和 1998 年[3] 的研究显示其发病率分别是 0.17% 和 0.13%。北美关节镜协会的研究显示 23% 的深静脉血栓患者发展为肺栓塞，

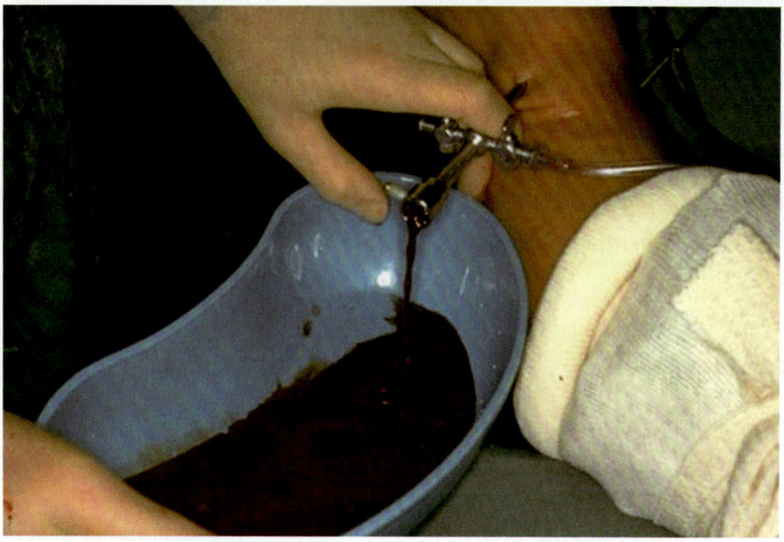

图 7-5-5　灌洗关节积血

并有4例患者死亡[1]。由于这一数据是由临床症状所得出,所以它很有可能被低估。所有报道过的膝关节镜手术术后并发的深静脉血栓栓塞的发生率为0～7.3%,肺栓塞的发生率为0～0.32%[30]。一项研究发现,使用静脉造影技术[31]深静脉血栓的发生率为4.2%。有许多因素会使血栓栓塞发生的危险增加,年龄就是因素之一,通常40岁以上的患者术后更容易形成血栓。耗时长的手术和止血带捆扎时间过长也都是血栓栓塞发生的危险因素,但还没有确切的证据表明止血带本身是增加血栓栓塞的危险因素。普遍认为,当既往有血栓形成或栓塞的病史,那么血栓栓塞发生的风险会显著增加。Kakkar等[32]报道过一组有肺栓塞病史的患者,发生深静脉血栓的概率是100%。目前还没有血栓预防的相关共识,但手术及止血带捆扎的时间应尽可能缩短,并且手术后应该尽早活动。对于上述提到的高危人群,尤其是既往有血栓栓塞病史的患者,应该考虑一些预防血栓栓塞的措施。一些证据表明,局部麻醉能够降低髋关节和膝关节置换术患者血栓形成的风险,但在关节镜手术中,这一观点尚没有得到确切的论证。如果术后制动时间延长,那么需要重新考虑血栓栓塞的预防。目前,对于肢体远端的血栓形成(即膝关节以下)的最佳治疗方案还没有达成共识,也没有确切的证据表明化学方法比机械方法治疗血栓栓塞更有效。

四、感染

幸运的是,关节镜术后感染很罕见。膝关节是人体最大的滑膜腔,因此,化脓性关节炎是一个非常严重的并发症。DeLee[1]报道了膝关节镜术后感染的发生率为0.08%,Sherman等[4]报道的是0.1%,D'Angelo和Ogilvie-Harris[33]报道的是0.23%,Armstrong等[34]报道的是0.42%。诊断常常不是很明确。化脓性关节炎的典型症状是急性疼痛、关节肿胀、皮温升高、皮肤红斑,并伴有发热、不适、白细胞增多、红细胞沉降率增快,C反应蛋白升高等全身症状。在这种情况下,金黄色葡萄球菌是最常见的病原微生物。然而,有时症状的表现可能更隐蔽,表现为亚急性疼痛、肿胀、低热、白细胞轻微升高或不升高,这种类型的表现可能与凝固酶阴性的葡萄球菌有关,此时革兰染色可能为阴性,需要通过细菌培养来明确诊断。对于长时间手术、手术步骤很多、有手术史、行软骨成形术及软组织清创术的患者,感染更加常见[34]。一些学者也报道了在关节镜手术时关节内使用皮质激素后会导致化脓性关节炎发病率增加。可以肯定的是,感染对局部及全身免疫系统都有损害[34,35]。除了一些复杂手术,如前交叉韧带再造术等,关节镜手术并不常规预防性应用抗生素。然而,D'Angelo 和 Ogilvie-Harris 从费用的角度上考虑,认为预防性应用抗生素也许值得提倡。D'Angelo 和 Ogilvie-Harris 的患者住院平均 20 天,这么长的住院时间也许没有必要。关于关节镜术后化脓性关节炎的治疗,文献中尚未达到公示。普遍认为,静脉注射抗生素最初是依据关节液革兰染色或关节液培养的敏感性来判定的。推荐的疗程从数天到 6 周不等,直到患者病情有了明显的好转且全身症状消失时再停止静脉应用抗生素治疗似乎更加合理。所有关节内的脓液及感染的关节滑液都应该清除。可在局部麻醉下实施简单的吸引术,但这项操作可能会带来痛苦,并且很难将所有的液体连同纤维蛋白和与传染有关的杂物一并清除,只有在关节镜下用数升液体进行大量冲洗,才能充分清除所有被感染的物质。随后放置引流管 24～36 h。可建立一个灌洗-引流系统,但很难管理,并且尚无明确的证据表明这一系统比单纯灌洗更有优势。关节镜灌洗可能要在 48～72 h 后再进行一次。最初关节需要休息,但一旦感染得到控制,就需要制定以恢复活动为重点的渐进式康复计划。在康复早期持续被动运动很有用。

Armstrong 等[34]给出了大多数人都同意的建议:

- 关节镜手术时不应关节内局部注射皮质激素。
- 如果患者在关节镜术后出现持续的疼痛和肿胀,则需要进行关节液培养,并且在无红疹、发热、白细胞增多或明显感染时不能除外感染。
- 凝固酶阴性的葡萄球菌可能会引起术后化脓性关节炎,因此,细菌培养阳性可能提示感染而不是污染。
- 对于已确诊的化脓性关节炎,正确的治疗方法是关节镜灌洗。
- 如果疾病得到及时的诊断和治疗,静脉注射抗生素 2 周就已足够。

五、渗出与滑膜炎

关节镜手术后渗出很常见,但很少会出现问题。据报道关节镜术后渗出的发生率为 0～15%[36]。尤其是对于退行性膝关节病来说,关节镜手术后渗出的情况可能会持续存在。由于关节镜术后的滑膜炎,膝盖将持续疼痛、敏感性增加、肿胀,这时情况会变得复杂难治。通常遵循"RICE"的原则进行非手术治疗,即休息(rest)、冷敷(ice)、加压(compression)和抬高患肢(elevation),同时联合应用非甾体类抗炎药和物理疗法。

如果症状持续,则需要做进一步的检查,如全血细胞计数、红细胞沉降率、C 反应蛋白来排除感染,以及 X 线片、同位素骨扫描来探查炎症反应的范围。有时需要进行 MRI 扫描来排除持续的机械性异常。如果关节对于非手术治疗不敏感,则可能需要考虑做进一步关节镜下灌洗治疗,但这不能保证一定能够解决术后滑膜炎的症状。

六、滑膜瘘

在 DeLee 的研究中,有 30 例患者出现滑膜瘘,70%的患者石膏固定有效,剩下的 30%没有给出治疗细节。Proffer 等[37]回顾性研究了过去 3 年的 976 例关节镜手术,其中有 6 例并发了滑膜瘘,这些患者全部为男性,平均年龄35.8岁。瘘管在术后3~10天形成,平均6天。其中5例患者至少1个腔室出现了明显的退行性改变,有3例患者的瘘口位于膝关节的后内侧,2例患者的瘘口位于内上侧部,1例患者的瘘口位于后外侧。所有细菌培养均为无菌。治疗采取长期制动联合预防性口服头孢菌素类抗生素。瘘口在7~14天后闭合,平均9天。患者不需要手术,并且也不会复发。退行性关节疾病联合后侧瘘口的患者复发风险更高一些,但从数据上并没有统计学差异。学者们认为,有必要应用商购的膝关节固定装置做简单的伸展位制动,直到瘘口关闭。鉴于细菌培养的结果为阴性,目前认为没有必要预防性应用抗生素。

七、复杂区域疼痛综合征1

国际疼痛研究协会[38]已将交感神经反射性营养不良重新命名为复杂区域疼痛综合征1(complex regional pain syndrome 1,CRPS 1),改变命名的目的是为了引入描述性诊断,而不是形成错误的观念,把这一综合征认为是本能反射,通过交感神经系统的调节持续呈现出营养不良的状态。新的定义体现了临床表现的复杂性和多样性,并且疾病的特点呈现出具有恒定特征疼痛的区域性分布。膝关节的复杂区域疼痛综合征1表现出多种多样的症状,特别是以不成比例的疼痛、功能丧失和某些很难立刻做出判断的表现为特征。其中一些特征是随机的、怪异的,且不局限于皮节的区域,以至于人们会误认为患者患有精神障碍,然而,大多数特性是恒定不变的,需要做进一步的询问和调查。复杂区域疼痛综合征1可发生于任何类型的膝盖创伤后,包括关节镜手术。在进行诊断时,当患者在关节镜手术后出现膝关节疼痛,显然最基本的处理方式是进行适当的检查,以排除机械性或炎性疾病。只有这些被排除后才能去寻找支持诊断复杂

区域疼痛综合征1的特征。医生需要询问一些复杂区域疼痛综合征1的易感因素,如雷诺病和偏头痛。女性患复杂区域疼痛综合征1的风险似乎比男性更大。这在所有报道的研究中都是一致的结果。这种综合征可以发生在任何年龄,同样也发生在儿童和老年人中,年龄峰值在30~40岁。髌股关节似乎是特别脆弱的状态,多数研究的文献报道,与髌股关节损伤、疾病或手术相关时该并发症的发病率相对较高。皮肤神经的损伤也可能引起过度的自主反应,而隐神经及其分支似乎会变得特别脆弱[39,40]。Katz和Hungerford[39]报道了36例复杂区域疼痛综合征1患者,其中69%是女性,年龄13~70岁,平均年龄39.6岁。其中64%的患者曾有过髌股关节损伤或手术的经历,41%的患者有手术史,47%的患者有前侧膝盖受伤史。诊断前平均进行过手术1.2次,其中17%有神经损伤的证据。诊断延误的时间从3周到11年,平均29个月。有1例患者接受了1次关节镜手术,3次操作,又进行了1次关节镜手术,经历了关节切开术、髌骨重新对齐、后交叉韧带重建术和全膝关节置换术及其后的一系列操作,但症状均没有得到缓解。在Ogilvie-Harris和Roscoe[40]的报道中对19例患者进行了回顾性调查,13例女性和6例男性,年龄范围在15~49岁,平均年龄为40岁。其中有16例为外伤,3例为手术后,包括2例半月板切除术和1例Maquet手术。Poehling等[41]发现,在35例患有复杂区域疼痛综合征1的患者中,100%有隐神经髌下支因外伤或手术而受损的证据。这组人年龄范围在19~80岁,平均年龄为42岁,其中73%是女性。Cooper等[42]回顾了14例患有复杂区域疼痛综合征1患者行硬膜外麻醉的结果,这组患者更加年轻,年龄范围在21~39岁,平均年龄为29岁,其中8例女性,6例男性。14例中有11例患者做过髌骨手术。Fulkerson和Hungerford[43]也强调了

由于髌骨位于皮下的浅层而造成的髌股关节的脆弱性。根据他们的经验，作用于髌骨的直接暴力是最常见的创伤类型，例如，撞击仪表板的创伤或跌倒时膝盖前方着地。间接暴力，如扭转伤或髌骨脱位等，不太可能导致复杂区域疼痛综合征1。

在O'Brien报道的一组来自特种外科医院的大规模研究中，有60例患者，年龄分布相似，范围在15~70岁，平均年龄为37.5岁。60例患者中的41例是女性，40例患者有膝关节手术史，剩余20例患者中的13例有髌股关节疼痛。

因此，典型的复杂区域疼痛综合征1患者似乎是一位年龄30多岁或40岁出头，有血管痉挛或雷诺现象病史的女性，并且遭受由某种直接暴力引起的髌股关节损伤，或者接受过髌股关节手术且可能损伤了浅表皮神经。

这种综合征具有可变性和不可预测性。严重程度的变化可从轻微的暂时性症状到严重的长期致残性问题。疼痛当然是主要的症状，通常与创伤后或手术后的疼痛不成比例。夜间痛可能会令人烦扰不已。在解剖学上，这种疼痛并不特定地遵循某一个周围感觉神经的分布[45]。膝关节将呈弥漫性压痛和感觉过敏，并且可能会形成一个扳机点，一旦触发会引起剧烈疼痛。该综合征的另一个临床特征与血管舒缩的不稳定性有关。最初的反应是血管扩张，皮肤呈粉红色、温暖且干燥。出汗的改变在术语上称之为汗腺调节改变，可能会有水肿。由于持续疼痛导致肿胀和活动受限，很快就会出现关节僵硬。随后临床影像发生改变，经过易变期后，血管开始收缩。膝部出现发绀、发冷，皮肤光滑或萎缩。毛发生长，有时同侧指甲的生长也会受到影响。再往后，膝盖因皮肤变薄和皮下脂肪丢失而变得萎缩。此外还可能出现色素沉着的改变，导致黑色素重新分布，出现深色或浅色的斑块。大多数学者将复杂区域疼痛综合征1的血管舒缩的变化描述为以下3个阶段。

- 阶段1：早期血管舒缩性反应，膝部发热、发红、干燥，出现肿胀和血管扩张。通常发生在沉淀阶段的3个月内。
- 阶段2：营养不良期，主要表现为血管收缩、持续水肿、皮肤发冷变薄和愈发严重的关节僵硬，此期出现发病后的3~12个月
- 阶段3：萎缩期，此阶段皮肤、肌肉和软组织萎缩加重，并伴有纤维化和挛缩。也会发生弥漫性骨骼改变，这些后期的变化很可能是不可逆的，并可能导致永久性残疾。这个阶段发生的时间不固定，但通常在至少12个月之后。

诊断在很大程度上取决于对病情的认识，任何关节镜手术后出现持续性疼痛且与正常的术后疼痛不成比例的情况都应当考虑是这种疾病。通常在症状出现2~8周后出现放射性改变，改变的本质是矿物质的丢失。骨质疏松症通常呈带状零散分布，主要累及软骨下骨、骨骺和干骺端，松质骨和皮质骨都会受累。这种变化不同于一般的失用性萎缩呈现的毛玻璃影。关节腔隙正常，没有如侵蚀等炎性关节病的表现，也可见到软组织肿胀。与临床症状一样，放射学改变的严重程度临床差异也很大，有一小部分患者的X线片可能正常。临床康复后骨质疏松症会得到解决，但某些影像学改变可能不可逆转。骨扫描是一项有效的检查，虽然没有特异性，但其敏感性很强。在疾病的早期阶段，锝-99扫描显示锝-99吸收增加（图7-5-6）。骨扫描在X线变化出现以前就表现出异常。受疾病影响的整个区域都出现锝-99的吸收增加，血池期和延时影像均显示活动性增强。这种变化可以普遍引起受累肢体其他关节的活动增加，可能累及整条患肢，对侧肢体也可能受累。但这一点在儿童中情况例外，骨扫描可能不会发生改变。随

后骨扫描恢复正常。据 Ogilvie-Harris 和 Roscoe[40] 的报道，早期阶段所有骨扫描都呈阳性，而在晚期阶段，8 次扫描中有 6 次阳性。在 O'Brien 等[44] 报道的大型研究中，全部 19 例患者骨骼扫描都显示出一定程度的吸收不对称，有 2 例治疗效果良好的患者进行了重复，扫描显示活动减少。因此，骨扫描是诊断复杂区域疼痛综合征 1 的可靠指标，对于成人，尤其是在早期阶段，骨扫描正常，此时若诊断为复杂区域疼痛综合征 1 很难令人信服。其他检查，如 MRI 和 CT 等，没能提供任何有用的信息。

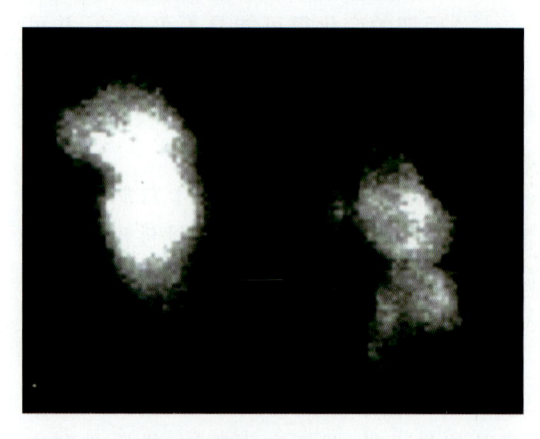

图 7-5-6 复杂区域疼痛综合征 I 患者的骨扫描显示锝-99 吸收显著增加

引起关节镜术后疼痛的其他原因

顽固性疼痛的其他原因有感染、炎性关节病，以及包括深静脉血栓在内的循环障碍。伴有复杂区域疼痛综合征 1 的患者将会恢复正常，全身症状消失，并且适当的血液学检查，包括全血细胞计数、红细胞沉降率、C 反应蛋白、类风湿因子、尿酸和血清生化也将会正常。影像学体征局限在骨骼上，关节间隙是正常的，或者至少与先前的 X 线片相比没有改变。如果临床上怀疑有深静脉血栓栓塞，建议行静脉造影。

治疗的主要目的是去除痛苦，把它看作康复的征兆[46]。

治疗的主要方法是使用包括非甾体抗炎药、神经递质阻滞药的镇痛药、理疗和局部阻滞。据说经皮神经刺激也有效。在这种情况下的治疗是很困难的，并且需要长期的治疗和康复计划。临床上疼痛的治疗非常昂贵，尤其是在交感神经阻滞方面。进展可能会缓慢得令人痛苦，对于患者、外科医生和理疗师来说，都需要极大的耐心。恢复期是用年衡量的，而不是以月或周计算。

八、髌下挛缩综合征

Paulos 等[47,48] 报道了一组患者，由于严重的手术后或创伤后膝关节异常，出现了明显的运动能力丧失伴髌骨活动性降低。最多见于前交叉韧带重建术后，但不是很复杂的关节镜手术后也可发生。在最初的研究中[47]有 28 例患者。有 26 例髌下挛缩综合征发生于术后，2 例继发于膝关节前侧的轻微损伤。有 19 例前交叉韧带重建，2 例后交叉韧带重建，2 例关节镜下半月板切除术，1 例侧方韧带的松解术，1 例诊断性关节镜检查，以及 1 例近远端髌骨对齐。所有患者表现出明显的伸展不足，呈 7°～35° 的固定屈曲角度。

膝关节屈曲的范围为 60°～139°。常见的症状为僵硬、疼痛、活动后关节肿胀、捻发音、虚弱和退行性变。体征包括减痛步态或屈膝步态，股四头肌萎缩，髌股间捻发音伴有"横梁"征。由于肌腱周围硬化导致其形成一个横梁附着于髌腱远端，髌骨的活动性明显丧失。髌韧带缩短伴髌骨明显下移者占 16％。大多数病例 X 线片显示髌股关节呈失用性骨质疏松。髌骨下移通常与关节间隙狭窄和骨赘的形成有关。

髌下挛缩综合征的治疗非常困难，Paulos[48] 描述了该综合征的 3 个阶段。

1. 前驱期（Ⅰ期），表现为弥漫性水肿、活动范围内疼痛及髌骨移动性受限。在这个阶段，患者还未能达到预期的术后活动范围。

2. 第Ⅱ期，或称为活跃期，随之而来的

是活动受限，股四头肌萎缩和髌股关节捻发音。在这个阶段，强力的物理治疗或操作只会使问题更加严重。

3. 第Ⅲ期，有髌骨下移及髌股关节炎的临床和影像学证据。临床诊断的关键是髌骨的移动性降低。髌骨的被动倾斜角呈零度或负值，或上下移动都小于 2 cm 即可证实该诊断。如果诊断得到证实，接下来的关键就是要确定问题主要发生在髌骨上、髌骨下还是髌骨周围。关节镜下的清创和手术操作通常对髌上囊的卡压和粘连是有效的。如果病症发生在髌骨下或髌骨周围，那么所有激烈康复运动都应该停止。患者需要使用非甾体抗炎药并采用一些缓和的运动项目。如果这些措施都没有解决问题，则需要进行开放性手术。手术包括关节内和关节外粘连的松解、髌韧带松解术及外侧韧带松解术。如果髌骨下移达到或超过 8 mm，那么可能需要实施胫骨结节截骨术，将结节向近端和前方移动。术后治疗包括持续被动运动及活动范围递进，必要时使用伸展位夹板固定。有时可能需要做进一步的关节镜手术。Paulos 等[48]报道，遵循这种治疗方案，大多数患者都达到了预期的活动范围，但会有明显的残留症状、髌股功能障碍，以及与活动相关的疼痛和肿胀。

虽然这是一种罕见的并发症，主要继发于一些复杂的手术，如前交叉韧带重建术，但这种并发症往往后果很严重，与复杂区域疼痛综合征 1 类似。需要注意的是，对于丧失运动能力的膝关节来说，关节镜手术的进展往往难以令人满意。

九、骨坏死

这种情况并不寻常，十分罕见。已有记载关节镜术后发生了骨坏死，特别是半月板切除术伴或不伴软骨成形术[50-55]，以及激光或射频辅助手术。关节镜手术和骨坏死之间的关系尚不明确。在老年患者中更为常见。往往发生在内侧半月板切除术后的股骨内侧髁处[49-56]，因此，这可能是动力学原因所导致。有证据表明，最主要的发生因素是软骨下骨折[55]。激光或射频可能导致直接热损伤或光声冲击[56]。光声冲击是在激光组织消融过程中由于气体迅速膨胀造成的损伤。治疗要依据病理和症状的严重程度，必要时可能要进行胫骨截骨术、单间室膝关节置换，甚至全膝关节置换术[52,55,56]。

参考文献

[1] DeLee JC. Complications of arthroscopy and arthroscopic surgery: results of a national survey. Arthroscopy, 1985, 1: 214-220.

[2] Small NC. Complications in arthroscopy: the knee and other joints, Committee on Complications of the Arthroscopy Association of North America. Arthroscopy, 1986, 2: 253-258.

[3] Small NC. Complications in arthroscopic surgery performed by experienced arthroscopists. Arthroscopy, 1988, 4: 215-221.

[4] Sherman OH, Fox JM, Snyder SJ, et al. Arthroscopy-"No-problem surgery". An analysis of complications in two thousand six hundred and forty cases. J Bone Joint Surg Am, 1986, 68-A: 256-265.

[5] Peek RD, Haynes DW. Compartment syndrome as a complication of arthroscopy: a case report and a study of interstitial pressures. Am J Sports Med, 1984, 12: 464-468.

[6] Fruensgaard S, Holm A. Compartment syndrome complicating arthroscopic surgery: brief report. J Bone Joint Surg Br, 1988, 70-B: 146-147.

[7] Noyes FR, Speivack ES. Extra-articular fluid dissection in tissues during arthroscopy: a report of clinical cases and a study of intra-articular and thigh pressures in cadavers. Am J Sports Med, 1982, 10: 346-351.

[8] Rodeo SA, Forster RA, Weiland AJ. Current

[9] Austin KS, Sherman OH. Complications of arthroscopic meniscal repair. Am J Sports Med,1993,21:864-869.

[10] Carson RW. Arthroscopic meniscectomy. Orthop Clin North Am,1979,10:619-627.

[11] Ebraheim NA, Mekhail AO. The infrapatellar branch of the saphenous nerve:an anatomical study. J Orthop Trauma,1997,11:195-199.

[12] Pagnani MJ, Warner JJP, O'Brien SJ, et al. Anatomic considerations in harvesting the semitendinosus and gracilis tendons and a technique of harvest. Am J Sports Med,1993,21:565-571.

[13] Mochida H, Kikuchi S. Injury to the infrapatellar branch of the saphenous nerve in arthroscopic knee surgery. Clin Orthop,1995,320:88-94.

[14] Rodeo SA, Sobel M, Weiland AJ. Deep peroneal nerve injury as a result of arthroscopic meniscectomy. A case report and review of the literature. J Bone Joint Surg Am,1993,75-A:1221-1224.

[15] Jackson RW. Current concepts review. Arthroscopic surgery. J Bone Joint Surg Am,1983,65-A:416-419.

[16] Beck DE, Robison JG, Hallett Jr JW. Popliteal artery pseudoaneurysm following arthroscopy. J Trauma,1986,26:87-89.

[17] Jefferies JT, Gainor BJ, Allen WC, et al. Injury to the popliteal artery as a complication of arthroscopic surgery:a report of two cases. J Bone Joint Surg Am,1987,69-A:783-785.

[18] Joyce MJ, Mankin HJ. Caveat arthroscopos: extra-articular lesions of bone simulating intra-articular pathology of the knee. J Bone Joint Surg Am,1983,65-A:289-292.

[19] Joshi GP, McCarroll SM, Cooney CM, et al. Intra-articular morphine for pain relief after knee arthroscopy. J Bone Joint Surg Br,1992,74-B:749-751.

[20] Chirwa SS, MacLeod BA, Day B. Intra-articular bupivacaine (Marcaine) after arthroscopic meniscectomy. Arthroscopy,1989,5:33-35.

[21] Cohn BT, Draeger DP, Jackson DW. The effects of cold therapy in the postoperative management of pain in patients undergoing anterior cruciate ligament reconstruction. Am J Sports Med,1989,17:344-349.

[22] Schroder D, Passler HH. Combination of cold and compression after knee surgery. Knee Surg Sports Traumatol Arthrosc,1994,2:158-165.

[23] Barber FA, McGuire DA, Click S. Continuous-flow cold therapy for outpatient anterior cruciate ligament reconstruction. Arthroscopy,1998,14:130-135.

[24] Paessler HH, Shelbourne KD. Biological, biomechanical and clinical approaches to the followup treatment of ligament surgery in the knee. Sports Exerc Inj,1995,1:83-95.

[25] Daniel MD, Stone ML, Arendt RN. The effect of cold therapy on pain, swelling and range of motion after anterior cruciate ligament reconstructive surgery. Arthroscopy,1994,10:530-533.

[26] Edwards DJ, Rimmer M, Keene GCR. The use of cold therapy in the postoperative management of patients undergoing arthroscopic anterior cruciate ligament reconstruction. Am J Sports Med,1996,24:193-195.

[27] Konrath GA, Lock T, Goitz HT, et al. The use of cold therapy after anterior cruciate ligament reconstruction. Am J Sports Med,1996,24:629-633.

[28] Dandy DJ, O'Carroll PF. Arthroscopic surgery of the knee. BMJ,1982,285:1256-1258.

[29] McGinty JB. Complications of arthroscopy and arthroscopic surgery. In:McGinty JB, editor. Operative arthroscopy. Philedelphia: Lipincott-Raven,1996:71-81.

[30] Poulsen KA, Borris LC, Lassen MR. Thromboembolic complications after arthroscopy of the knee. Arthroscopy,1993,9:570-573.

[31] Stringer MD, Steadman CA, Hedges AR, et al. Deep vein thrombosis after elective knee

[32] Kakkar VV, Howe CT, Nicolaides AN, et al. Deep vein thrombosis of the leg: is there a "high risk" group? Am J Surg, 1970, 120: 527-530.

[33] D'Angelo GL, Ogilvie-Harris DJ. Septic arthritis following arthroscopy, with cost/benefit analysis of antibiotic prophylaxis. Arthroscopy, 1988, 4: 10-14.

[34] Armstrong RW, Bolding F, Joseph R. Septic arthritis following arthroscopy. Clinical syndromes and analysis of risk factors. Arthroscopy, 1992, 8: 213-223.

[35] Gosal HS, Jackson AM, Bickerstaff DR. Intra-articular steroids after arthroscopy for osteoarthritis of the knee. J Bone Joint Surg Br, 1999, 81-B: 952-954.

[36] Dandy DJ. Complications and technical problems. In: Dandy DJ, editor. Arthroscopic management of the knee. 2nd ed. Edinburgh: Churchill Livingstone, 1987: 64-71.

[37] Proffer DS, Drez Jr D, Daus GP. Synovial fistula of the knee: a complication of arthroscopy. Arthroscopy, 1991, 7: 98-100.

[38] Merskey H, Bogduk N, editors. Classification of chronic pain: descriptions of chronic pain syndromes and definition of pain terms. Seattle: IASP Press, 1994.

[39] Katz MM, Hungerford DS. Reflex sympathetic dystrophy affecting the knee. J Bone Joint Surg Br, 1987, 69: 797-803.

[40] Ogilvie-Harris DJ, Roscoe M. Reflex sympathetic dystrophy of the knee. J Bone Joint Surg Br, 1987, 69: 804-806.

[41] Poehling CG, Pollock F, Koman LA, Pollock FE. Reflex sympathetic dystrophy of the knee after sensory nerve injury. Arthroscopy, 1988, 4: 31-35.

[42] Cooper DE, DeLee JC, Ramamurthy S. Reflex sympathetic dystrophy of the knee. Treatment using epidural anaesthesia. J Bone Joint Surg Am, 1989, 71: 365-379.

[43] Fulkerson JP, Hungerford DS, editors. Disorders of the patellofemoral joint. 2nd ed. Baltimore: Wilkins and Wilkins, 1990: 247-264.

[44] O'Brien SJ, Ngeow J, Gibney MA, et al. Reflex sympathetic dystrophy of the knee. Causes, diagnosis and treatment. Am J Sports Med, 1995, 23: 655-659.

[45] Lindenfield TN, Bach BR, Wotjys EM. Reflex sympathetic dystrophy and pain dysfunction in the lower extremity. An instructional course lecture. The American Academy of Orthopaedic Surgeons. J Bone Joint Surg Am, 1996, 78: 1936-1944.

[46] Stanton-Hicks M, Baron R, Boas R, et al. Complex regional pain syndromes: guidelines for therapy. Clin J Pain, 1998, 14: 155-166.

[47] Paulos LE, Rosenberg TD, Drawbert J, et al. Infrapatellar contracture syndrome. An unrecognized cause of knee stifffness with patellar entrapment and patella infera. Am J Sports Med, 1987, 15: 331-341.

[48] Paulos LE, Wnorowski DC, Greenwald AE. Infrapatellar contracture syndrome. Diagnosis, treatment, and long-term followup. Am J Sports Med, 1994, 22: 440-449.

[49] Pape D, Sell R, Anagnostakos K, et al. Postarthroscopic osteonecrosis of the knee. Arthroscopy, 2007, 23: 428-438.

[50] Santori N, Condello V, Adriani E, et al. Osteonecrosis after arthroscopic medial meniscectomy. Arthroscopy, 1995, 11: 220-224.

[51] Musculo DL, Costa-Paz M, Makino A, et al. Osteonecrosis of the knee following meniscectomy in patients over 50-years old. Arthroscopy, 1996, 12: 273-279.

[52] Johnson TC, Evans JA, Gilley JA, et al. Osteonecrosis of the knee after arthroscopic surgery for meniscal tears and chondral lesions. Arthroscopy, 2000, 16: 254-261.

[53] Faletti C, Robba T, de Petro P. Postmeniscectomy osteonecrosis. Arthroscopy, 2002, 18: 91-94.

[54] DeFalco RA, Ricci AR, Balduini FC. Osteocrosis of the knee after arthroscopic meniscectomy and chondroplasty: a case report and

literature review. Am J Sports Med, 2003, 31:1013-1016.

[55] MacDessi SJ, Brophy RH, Bullough PG, et al. Subchondral fracture following arthroscopic knee surgery: a series of eight cases. J Bone Joint Surg (Am), 2008, 90: 69-75, 1007-1012.

[56] Bonutti PM, Seyler TM, Delanois RE, et al. Osteonecrosis of the knee after laser or radio-frequency-assisted arthroscopy: treatment with minimally invasive knee arthroplasty. J Bone Joint Surg Am, 2006, 88:69-75.

第 6 章　膝关节手术入路

第 1 节　概述 ………………………… 80
第 2 节　髌旁内侧入路 ……………… 81
　一、优点 …………………………… 81
　二、缺点 …………………………… 81
　三、方法 …………………………… 81
第 3 节　正中入路 …………………… 81
　一、优点 …………………………… 81
　二、缺点 …………………………… 81
　三、方法 …………………………… 82
第 4 节　Y 形入路 …………………… 82
　一、优点 …………………………… 82
　二、缺点 …………………………… 82
　三、方法 …………………………… 82
第 5 节　外侧入路 …………………… 82
　一、优点 …………………………… 82
　二、缺点 …………………………… 82
　三、方法 …………………………… 82
第 6 节　后内侧入路 ………………… 83
　一、优点 …………………………… 83
　二、缺点 …………………………… 84
　三、方法 …………………………… 84
第 7 节　后侧入路 …………………… 84
　一、优点 …………………………… 84
　二、缺点 …………………………… 84
　三、方法 …………………………… 85
第 8 节　微创入路 …………………… 85
参考文献 ……………………………… 86

第 6 章
膝关节手术入路

Michael T. Hirschmann, Faik K. Afifi, Niklaus F. Friederich

摘要 对膝关节的解剖学和生物力学进行透彻了解是手术成功的关键因素。应牢记以下 7 项基本原则。
- 切口之前仔细思考。
- 按照患者软组织的解剖层次。
- 不要在皮下层分离,应深入至筋膜下层。
- 切口在充分利用的情况下尽可能小。
- 微创入路并不一定意味着小皮肤切口,膝关节切口应该为术者提供膝关节充分暴露,并使其安全准确地完成手术。
- 考虑进一步手术——你可能不是最后一个在此膝关节操作的术者。
- 小心保护隐神经髌下支与膝关节血供。

本章介绍了最常用并行之有效的膝关节手术入路及其适应证、优缺点,以及不同入路的明显风险和陷阱。部分引用的参考文献对每种入路进行了更详细的描述。

关键词 膝关节外侧入路·内侧入路·正中入路·微创·后侧·后正中·手术入路原则

M. T. Hirschmann (✉) · F. K. Afifi · N. F. Friederich
Department of Orthopaedic Surgery and Traumatology,
Kantonsspital Baselland, Bruderholz, Switzerland
e-mail: Michael.hirschmann@unibas.ch;
niklaus-f.friederich@unibas.ch

第 1 节 概 述

早期的膝关节手术,术者努力寻找对于膝关节、股骨远端、胫骨近端及膝关节周围结构而言的最佳手术入路。最佳手术入路不仅要求容易暴露所需解剖结构,而且要保留其生物学功能。对膝关节解剖学进行充分理解对于获得安全可靠的膝关节入路至关重要[1]。

目前普遍认为没有唯一的最佳入路,术者应该意识到有多种不同的入路可供选择,考虑每种临床情况的适应证并做出正确的选择。

因为膝关节对于本体感觉的破坏非常敏感,所以,皮肤的切口位置是需要考虑的重要问题之一。不论皮肤切口如何,任何需要切开关节囊的关节手术,均可以采用外侧入路、内侧入路、膝前正中入路(Insall 入路)、股内侧肌下入路(Southern 入路)等方式[2-5]。

过去几十年,许多作者关注膝关节微创入路,然而,微创入路是否优于经典入路尚存在争议。

笔者在此描述了几种最常用的、已经在文献中被证明有效的膝关节手术入路。

第 2 节　髌旁内侧入路

此经典入路是膝关节手术最常用的入路方式[6,7]。全膝关节置换术经常使用此入路。

一、优点

此入路可以很好地暴露膝关节的内侧结构，切口向近端和远端延长方便，因此，可以轻易到达内侧和外侧隔间。

二、缺点

此入路的最大缺点是常会损伤隐神经髌下分支，此神经走行于缝匠肌的后方，入缝匠肌肌腱和股薄肌肌腱间的筋膜，至膝前内侧区皮下。髌下支支配膝关节内侧的皮肤，该神经的损伤可能导致术后神经瘤。即使全膝关节置换术的对线良好，该损伤也可在主观或客观上损害膝关节的功能。

综合考虑到该入路可能会在某些方面限制膝关节的暴露，特别是旁侧，因此，有时可能需要辅以其他切口和关节切开术，如开放性韧带重建手术。膝外翻超过 20°，不推荐髌旁内侧入路，因为强制性外侧支持带松解术很难从内侧进行。在膝关节活动度较小的情况下，应该非常谨慎，避免髌韧带从胫骨止点上撕脱，因为将髌韧带重新固定于胫骨止点十分困难而导致灾难性后果。仔细关闭关节囊切口，以保证髌骨对线良好。

三、方法

膝前正中做一纵行直切口，起自股四头肌肌腱的内侧缘，由近向远延伸 7～10 cm 至髌骨下极。切口通常是直的或稍向髌骨内侧缘弯曲，再回归于中线，笔者建议切口止于胫骨结节或稍远端。沿皮肤切口线分离皮下组织，彻底止血。在股内侧肌及股四头肌肌腱之间做深切口，进入关节腔。髌骨内侧应保留一小块软组织（囊膜、支持带）以利于缝合。之后髌骨可向旁边牵开，翻转或不翻转均可，根据手术需要牵开或切除脂肪垫。

如果需要更多的暴露，可以通过骨膜下剥离髌腱内侧部分，保持其末端与骨膜的连续性。可沿股内侧肌外侧缘与股四头肌肌腱之间行近端切口延伸。

部分作者提出所谓的"股肌下"入路[8,9]，可保留关节内侧髌旁血管的主要部分（关节内下行动脉分支）。该入路的支持者还指出，此切口对隐神经髌下分支的损伤较小[10,11]。

第 3 节　正中入路

此入路结合了髌旁内侧入路的特点，沿髌骨和胫骨结节的中线做皮肤切口。因为小皮肤切口可降低隐神经髌下分支损伤的风险，所以该入路在全膝关节置换术中的使用越来越多[12,13]。

一、优点

通常，此入路的优点与髌旁内侧入路相同，都可向近端、远端延伸，术者可行内侧或外侧关节切开术。该入路皮肤切口相当小，这是其在全膝关节置换术中如此受欢迎的原因之一。

二、缺点

此入路的主要缺点是增加了伤口不愈合的风险[14-16]，切口位于骨的底层结构的"脊"上，受到来自内侧和外侧的张力，这可能影响伤口的正常愈合，尤其是对于肥胖患者。此入路不能完全避免隐神经髌下分支损伤。髌骨的血供也可能受到损害。

三、方法

自髌骨上缘 4~5 cm 起，做一纵行直切口，延伸至胫骨结节。在仔细分离内侧和有限外侧皮下组织之后，可按照上述髌旁内侧入路手术方法的描述进行手术操作。对于超重患者，在对紧张的膝关节髌腱进行松解时，要格外仔细小心。

第 4 节　Y 形入路

不幸的是，在临床实践中仍可看到患者在接受这种方法治疗，特别是在开放骨折复位内固定中。此入路十分危险，由于伤口不愈合率高，应该被摒弃。相比之下，标准的外侧入路直切口可为胫骨近端骨折提供良好的暴露，并发症的风险要低得多。

一、优点

该入路为膝关节前部提供了充分的暴露[17]，尤其是对于胫骨近端粉碎性骨折。通过胫骨结节截骨术和伸肌、屈肌装置的收缩，可以获得良好的膝关节前方间室暴露。

二、缺点

该入路极易发生伤口不愈合问题，包括皮肤坏死、过度瘢痕和感染。考虑到这些潜在的并发症，该入路在暴露和（或）软组织处理方面并不优于其他入路。

三、方法

由于髌旁外侧入路（包括胫骨结节截骨术）可以提供相同的暴露，笔者不鼓励使用此入路，故不再赘述此入路方法。

第 5 节　外侧入路

虽然该入路在 20 世纪 50 年代末就已被介绍，但至今尚未普遍使用[13,18]。它对膝关节前方的暴露有限，最初的应用仅限于识别游离体、解决外侧半月板问题和关节内骨折。然而，近年来该入路的使用增加。其与胫骨结节截骨术（见下文）结合使用，有助于全膝关节置换术的完成。可以避免损伤髌周血管[6,14,18-23]，像"翻书"一样获得良好的膝关节内视野。在翻修手术中可以提供广泛的暴露，包括在不破坏髌腱的前提下进行外侧松解（图 7-6-1）。

一、优点

该入路保留了大部分髌骨周围的血管，不破坏隐神经髌下支。结合胫骨结节截骨术，在不破坏髌腱的前提下可获得膝关节的广泛暴露。对外侧和内侧的暴露都很充分，向近端或远端延伸都简单可行。在膝关节多韧带重建操作中，该切口可到达多个间室。通过该入路也可实现外侧副韧带的松解，这有助于在全膝关节置换术对紧张的外翻膝关节进行固定。

二、缺点

该入路的主要缺点之一是皮肤切口较长，尤其是较正中入路而言。为了避免皮瓣的任何并发症，皮下、筋膜都要小心切开。可能需要行胫骨结节截骨术，而导致某些并发症，如胫骨结节碎片移位。

三、方法

在髌骨旁侧和外侧 2 cm 处做一切口，

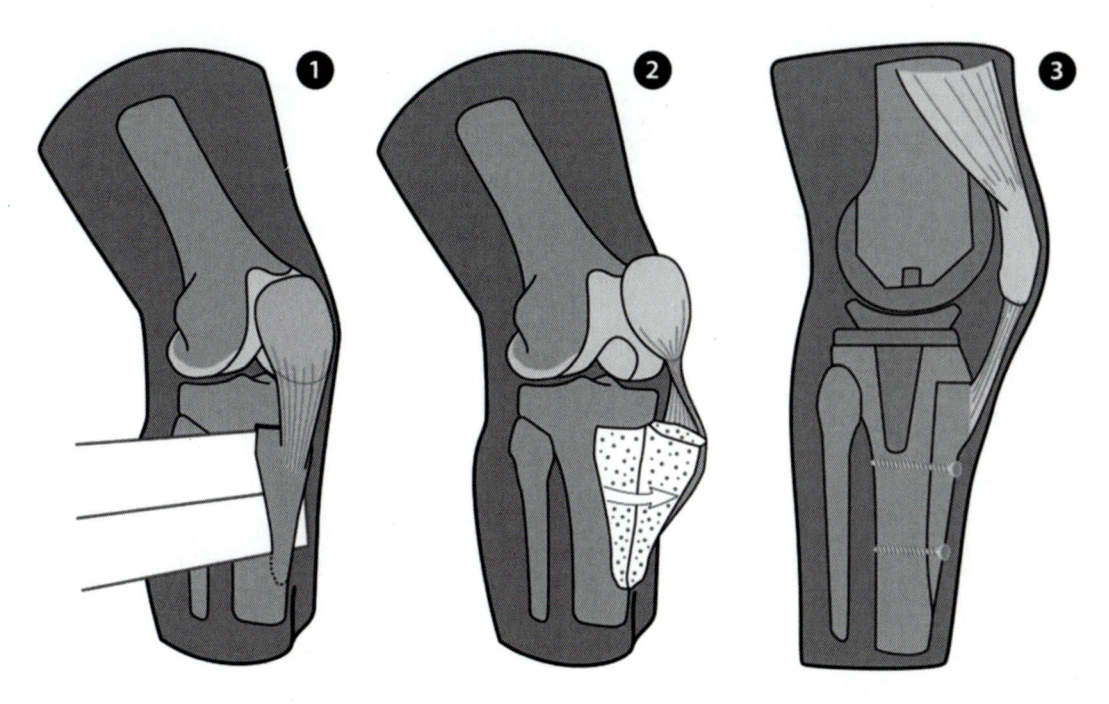

图 7-6-1 采用髌旁外侧入路的胫骨结节截骨术步骤

此切口应该保持竖直而并不可呈弧形（正如在众多教科书中所述）。弧形切口容易诱发局部伤口愈合问题[11]。皮肤切开后，必须辨认深筋膜。沿着髂胫束的纤维平行向下分开，到 Gerdy 结节，在此也可采用股外侧肌下入路至膝关节。如有必要，此入路可延伸至髋部。然而，在这种情况下，必须小心识别和结扎动静脉[15]。

外侧入路通常可以方便、安全地暴露腘肌，在髂胫束切开之后暴露外侧副韧带。通过切开在髂胫束和股二头肌之间的组织，可以暴露外侧半月板、腘肌、外侧腓肠肌及股二头肌肌腱在腓骨头的附着点。这些结构的损伤在急性膝关节损伤中经常出现。事实上，采用外侧入路时顺便进行胫骨结节截骨术以利于更充分的暴露，这是一种符合解剖逻辑的操作。行胫骨结节截骨技术能够在避免损伤伸膝装置的同时，避免截骨复位固定后可能出现的胫骨结节向近端移位（图 7-6-1）。由此像"翻书"一样充分暴露膝关节[24]。胫骨结节截骨术可能被认为风险较高[25,26]。然而，此手术过程可以保留且并不损伤髌腱。全膝关节置换术后，逐层缝合切口，最好在膝关节屈曲 90°时进行此项操作以获得正常的髌骨运动轨迹。因此，外侧入路还可松解外侧副韧带，该入路尤其适用于复杂的、僵直的膝外翻固定。

第 6 节　后内侧入路

该入路可很好地暴露内侧半月板后角，有助于在关节镜辅助下由内向外修复半月板，且便于取针。该入路还可修复后方关节囊和内侧副韧带后方（内侧副韧带后斜韧带），对（创伤后）膝关节纤维化所致的关节囊僵硬进行松解[27]（图 7-6-2）。

一、优点

该入路可方便地暴露后关节囊和内侧副韧带后方。

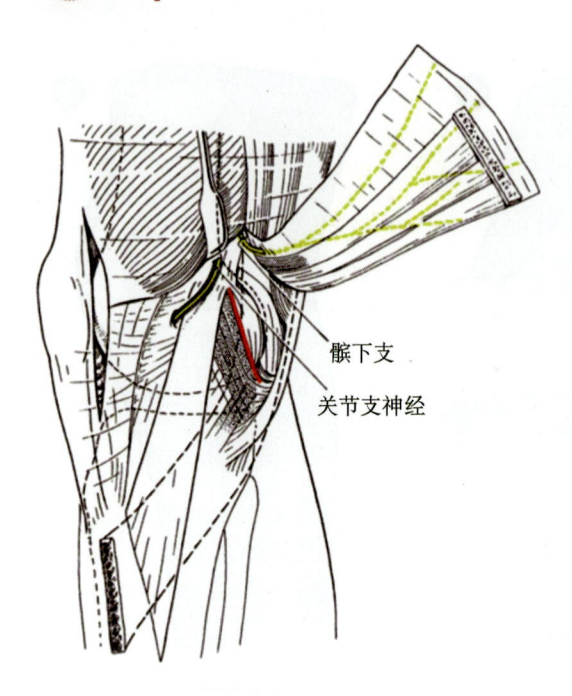

图 7-6-2 后内侧入路（改编自 Werner Müller，1982[14]）

二、缺点

后交叉韧带和膝关节后方大多数结构的暴露因关节囊较厚而受到影响。过度切开可能损伤血管、导致软组织损伤和伤口不愈合等。

三、方法

患者取仰卧位，尽可能外旋髋关节。可使用沙袋或腿部支架。屈曲膝关节至30°~45°，做一弧形切口，自收肌结节至胫骨后侧缘，以缝匠肌作为参考。在确定缝匠肌前缘之后，进一步屈曲膝关节，以保护隐神经。下面的内侧副韧带就此暴露。通过收缩在膝关节屈曲时松弛的腿部肌肉，确定内侧半月板的后侧、股骨内侧髁和后侧结构。向上抬起半月板以检查内侧胫骨平台。

第 7 节　后侧入路

正如 Hughston[12]、Henderson 和 Trickey 等[28]所描述的那样，这是一个经典的暴露膝关节后方结构的开放性入路。由于关节镜手术的成功，已不常使用此入路。由于邻近神经血管，术者对该入路的使用存疑。然而，该入路现在仍常用于腘窝囊肿的开放切除，以及后交叉韧带的开放缝合或重建手术。为了避免像 Hughston、Henderson 和 Trickey 所述"经典"入路中对相关软组织的广泛剥离，有必要对该入路进行改良。该入路经 Burk 改良后可实现更少地切开软组织和更充分地暴露后关节囊。Nicandri 等[29]描述了采用改良后的后侧入路来固定后交叉韧带的撕脱骨折，暴露情况与经典入路相似，需对腘窝血管神经进行仔细辨认（图 7-6-3）。

一、优点

尤其是使用经 Burks 等[30]简化的入路时，更容易暴露后交叉韧带的胫骨附着点。这促进了将自体或同种异体移植物骨块直接固定在表面（所谓的"on-lay"技术）进行后交叉韧带重建，该技术在生物力学测试方面优于关节镜下辅助技术。此外，使用该入路便于腘窝囊肿的切除。

二、缺点

Trickey 所描述的"传统"手术入路可能会损伤血管（腘动脉）和膝关节腘窝处的神经结构（腓肠内侧皮神经、胫神经、腓总神经），尤其是在由缺少经验的外科医生操作时。

患者必须采用俯卧位，在这一体位下，并非所有患者能够接受局部麻醉。如果患者

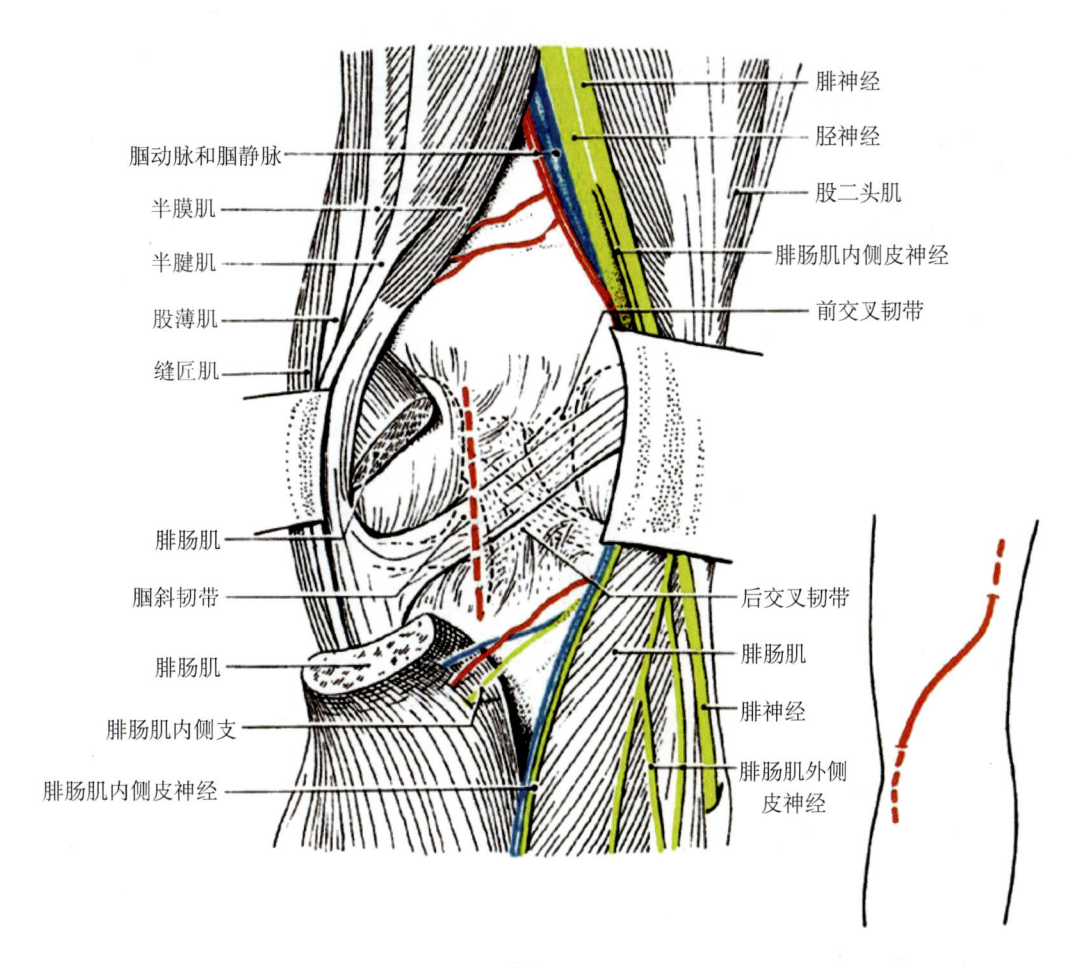

图 7-6-3 后侧入路（改编自 Werner Müller,1982[14]）

接受全身麻醉,术者应确保患者体位适宜,避免对神经和关节造成任何进一步的损伤。

三、方法

患者俯卧于手术台上,做一轻度弧形切口,自小腿近端内侧开始,向近端切口,沿着半膜肌,横向穿过腘窝,延伸至平行于腓肠肌外侧头肌肉。

在 Burks 等[30]提出的改良方法中,切口偏内侧,以使其走行于半膜肌与腓肠肌内侧头之间。在 Hughston、Henderson、Trickey 经典入路中,须确定腓肠肌两头之间的腓肠神经。切开腘筋膜后,须辨认并且分离胫神经、腓总神经和其分支,将其拉向外侧。为

了获得更为充分的暴露,可以切开腓肠肌内侧头,或者如前所述使膝关节轻微屈曲。Burks 改良入路完全不需要识别神经血管的结构。当将腓肠肌内侧头牵向外侧时,这些结构可得到肌腹的保护。

第 8 节　微创入路

全膝关节置换术微创入路受到患者、术者及医疗保健人员的青睐。微创不仅意味着不引人注意的、更为美观的小切口,微创入路的目的更在于最小限度地破坏神经和血供,最小限度地切开肌肉、肌腱和韧带,最少地切除骨质,减少出血量和减轻患者术后

疼痛（图7-6-4）。

本文介绍了多种不同的入路，包括微创髌旁内侧入路、微创股四头肌保留入路、微创股内侧肌入路、微创股内侧肌下入路和外侧入路。所有的入路目的是减少术后疼痛、早期活动、缩短患者恢复周期。

然而，许多作者提出，此入路的风险更高，学习曲线较长。在有限的暴露下，由于需要较大的牵拉，皮肤、关节囊组织、骨表面可能会受到更高的应力。

上述几种手术入路的主要区别在于关节近端的切开程度不同，微创髌旁内侧入路和外侧入路比标准入路更接近关节。微创股四头肌保留入路、微创股内侧肌入路、微创股内侧肌下入路均终止于髌骨近端。

到目前为止，微创入路尚无长期随访结果。此外，该方法并不适用于所有患者和医生，适应证还有待确认。

参考文献

[1] Bousquet G. Anatomie et physiologie chirurgicale du genou. In：Cahiers d'enseignement de la SOFCOT n 1：Les fractures du genou. Paris：Expansion Scientifique Francaise, 1975：9-23.

[2] Abbott LC, Carpenter WF. Surgical approaches to the knee joint. J Bone Joint Surg Am, 1974, 27：227-310.

[3] Grant JC, Basmajian JV. Grant's method of anatomy. Baltimore：Williams and Wilkins, 1965.

[4] Hofmann AA, Plaster RL, Murdock LE. Subvastus (Southern) approach for primary total knee arthroplasty. Clin Orthop Relat Res, 1991, 269：70-77.

[5] Honnart F. Voie d'abord en chirurgie orthopédique et traumatologique. Paris：Masson, 1978.

[6] Kaplan EB. Some aspects of functional anatomy of the human knee joint. Clin Orthop, 1962, 23：18-29.

[7] Lange M. Orthopädische-chirurgische Operationslehre. München：Bergmann, 1951.

[8] Engh GA, Holt BT, Parks NL. A midvastus muscle-splitting approach for total knee arthroplasty. J Arthroplasty, 1997, 12（3）：322-331.

[9] Faure BT, et al. Comparison for the subvastus and paramedian surgical approach in bilateral knee arthroplasty. J Arthroplasty, 1993, 70：511-516.

[10] Alm A, Stromberg B. Vascular anatomy of the patellar and cruciate ligaments. A microangiographic and histologic investigation in the dog. Acta Chir Scand Suppl, 1974, 445：25-35.

[11] De Peretti F, et al. Problèmes artériels et nerveux posés par les incisions cutanées antérieures au niveaude l'aarticulation du ge-

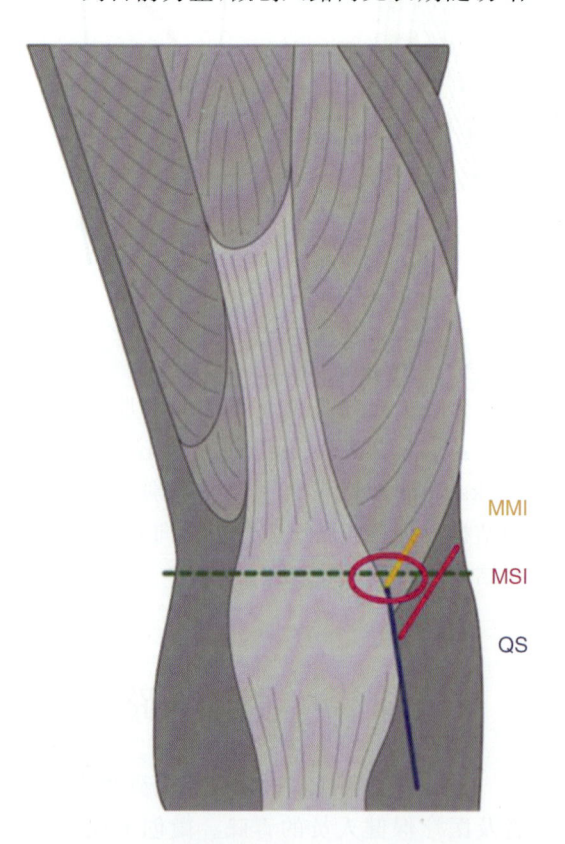

图 7-6-4 微创入路[微创髌旁内侧入路、股四头肌保留入路(QS)、微创股四头肌成形术入路(MMI)和微创股内侧肌下入路(MSI)]

[12] Hughston JC. A surgical approach to the medial and posterior ligaments of the knee. Clin Orthop Relat Res,1973,91:29-33.

[13] Insall J. A midline approach to the knee. J Bone Joint Surg Am,1971,53(8):1584-1586.

[14] Müller W. Das Knie. Form, Funktion und ligamentäre Wiederherstellungschirurgie. Berlin:Springer-Verlag,1982.

[15] Stilwell Jr DL. Regional variations in the innervation of deep fasciae and aponeuroses. Anat Rec,1957,127(4):635-653.

[16] Trillat A,Dejour H,Bousquet G. Chirurgie du genou, in 3es journées lyonnaises. Villeurbanne:SIMEP,1977.

[17] Fernandez DL. Anterior approach to the knee with osteotomy of the tibial tubercle for bicondylar tibial fractures. J Bone Joint Surg Am,1988,70(2):208-219.

[18] Kaplan EB. Surgical approach to the lateral (peroneal) side of the knee joint. Surg Gynecol Obstet,1957,104(3):346-356.

[19] Kaplan EB. The iliotibial tract: clinical and morphological significance. J Bone Joint Surg Am,1958,40-A(4):817-832.

[20] McIntosh DL,Darby TA. Lateral substitution reconstruction. J Bone Joint Surg Am,1976,58(142):635-653.

[21] Mertl P,et al. L'abord latéral du genou avec relèvement de la tubérosité tibiale pour la chirurgie prothétique. Rev Chir Orthop,1992,78:264-268.

[22] Scapinelli R. Blood supply of the human patella. Its relation to ischaemic necrosis after fracture. J Bone Joint Surg Br,1967,49(3):563-570.

[23] Von Lanz T,Wachsmuth W. Praktische anatomie. Vol Band 1, Teil 4. Berlin:Springer,1972.

[24] Arnold MP, et al. Lateral approach to the knee combined with an osteotomy of the tibial tuberosity. Its use for total knee replacement. Orthop Traumatol,1999,7:212-220.

[25] Whiteside LA,Ohl MD. Tibial tubercle osteotomy for exposure of the difficult total knee arthroplasty. Clin Orthop Relat Res, 1990, 260:6-9.

[26] Wolff AM,et al. Osteotomy of the tibial tubercle during total knee replacement. A report of twenty-six cases. J Bone Joint Surg Am,1989,71(6):848-852.

[27] Vince KG, Dorr LD. Surgical techniques of total knee arthroplasty:principles and controversy. Tech Orthop,1987,17:69-80.

[28] Trickey EL. Rupture of the posterior cruciate ligament of the knee. J Bone Joint Surg Br, 1968,50(2):334-341.

[29] Nicandri GT, et al. Treatment of posterior cruciate ligament tibial avulsion fractures through a modified open posterior approach: operative technique and 12-to 48-month outcomes. J Orthop Trauma, 2008, 22 (5): 317-324.

[30] Burks RT,Schaffer JJ. A simplified approach to the tibial attachment of the posterior cruciate ligament. Clin Orthop Relat Res, 1990, 254:216-219.

第 7 章 股四头肌肌腱断裂

第 1 节 概述 ·················· 89
第 2 节 病因和分类 ············ 89
第 3 节 解剖和病理 ············ 90
第 4 节 诊断 ·················· 90
第 5 节 手术适应证 ············ 91
第 6 节 术前准备和计划 ········ 91
第 7 节 手术技术 ·············· 91

一、急性完全性断裂 ············ 91
二、慢性完全性断裂 ············ 93
第 8 节 术后护理和康复 ········ 95
第 9 节 并发症 ················ 96
第 10 节 总结 ················· 96
参考文献 ······················ 96

第 7 章
股四头肌肌腱断裂

Robert A. Magnussen, Guillaume Demey, Pooler Archbold, Philippe Neyret

摘要 股四头肌肌腱断裂是一种研究的损伤,但经常被误诊或延迟诊断。经常发生于 40 岁以上的男性,双侧股四头肌肌腱断裂通常发生于某些患有系统性疾病的患者中。虽然依据体格检查和 X 线片通常足以做出诊断,但超声和核磁检查也有参考意义。虽然股四头肌肌腱的局部断裂通常可通过非手术治疗而成功处理,但完全性断裂的患者需要立即手术治疗。急性股四头肌肌腱断裂需要一期修复治疗,但慢性股四头肌肌腱断裂和组织质量差的患者可能需要钢丝或生物组织加固,以提供足够的力量直到愈合。

关键词 病因·解剖·分类·并发症·诊断·手术技术·病理·术前计划·股四头肌·康复·断裂·手术适应证·肌腱

第 1 节 概 述

股四头肌肌腱断裂是一种相对很少发生但很严重的损伤,是引起伸肌装置断裂的第二大常见原因(仅次于髌骨骨折)。在包括髌骨肌腱炎(Jumper's knee)和局部股四头肌肌腱断裂在内的一系列肌腱断裂损伤中,完全性股四头肌肌腱断裂的损伤最为严重。

第 2 节 病因和分类

大多数股四头肌肌腱完全性断裂发生于 40 岁以上的成年人,通常为跌倒所致[5]。最近的一项流行病学研究指出,每年股四头肌肌腱断裂的发生率为 1.34/100 000 人[3]。该研究指出,90% 的损伤发生于男性,平均年龄为 50 岁。对年轻军人群体的研究表明,与白人相比,黑人发生股四头肌肌腱损伤的风险显著增加[21]。

股四头肌肌腱断裂经常被漏诊,尤其是在双侧均有损伤的情况下。双侧损伤通常与小创伤和某些潜在的系统性疾病有关。

这些潜在的系统性疾病包括糖尿病、肾衰、痛风、甲亢、肥胖[10]，或者应用某些药物治疗，如氟喹诺酮类药物[16]。股四头肌肌腱断裂一般是低能量损伤，伴随的关节内结构损伤相对很少[9]。

第3节 解剖和病理

60%的股四头肌肌腱断裂发生在肌腱中部，40%发生在肌腱髌骨附着处。血管研究表明，在距髌骨附着点近端1～2 cm处，肌腱的血供较差，易频发股四头肌肌腱断裂[22]。肌腱病变也可能导致断裂，肌腱的退行性病变常见于老年患者中[18]。然而，组织学研究表明，股四头肌肌腱断裂也可见于没有退行性改变迹象的年轻患者[18]。

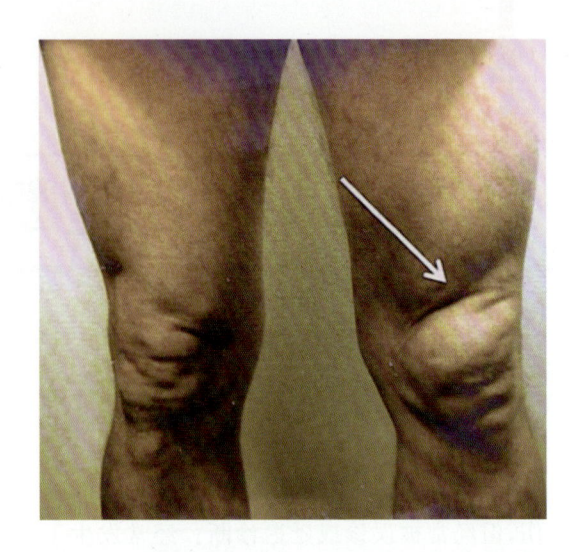

图 7-7-1 慢性左侧股四头肌肌腱断裂患者的临床照片。与对侧相比，下垂的髌骨上方(箭)可见缺损

第4节 诊 断

医生必须对股四头肌肌腱损伤保持高度怀疑，因为它们很容易被漏诊。患者通常表现为疼痛和无法进行膝关节的完全屈伸活动。体格检查可显示在髌骨近端的伸肌装置上有一个明显的缝隙，低位髌骨更明显（图 7-7-1）。即使膝关节可以进行一些伸膝活动，也不能排除股四头肌肌腱完全断裂的可能，因为通过内侧或外侧的副韧带也可以传递一些力量。

有用的影像学检查包括侧位 X 线片以排除髌骨骨折和髌骨下垂（图 7-7-2）。许多研究指出超声在诊断股四头肌肌腱断裂中很实用，这项检查可以在诊所操作[1,4,6]。MRI 可以确认诊断并显示相关的病理（图 7-7-3）[24]。应尽一切努力在急性期对这些损伤做出诊断，因为延迟修复会更加困难。

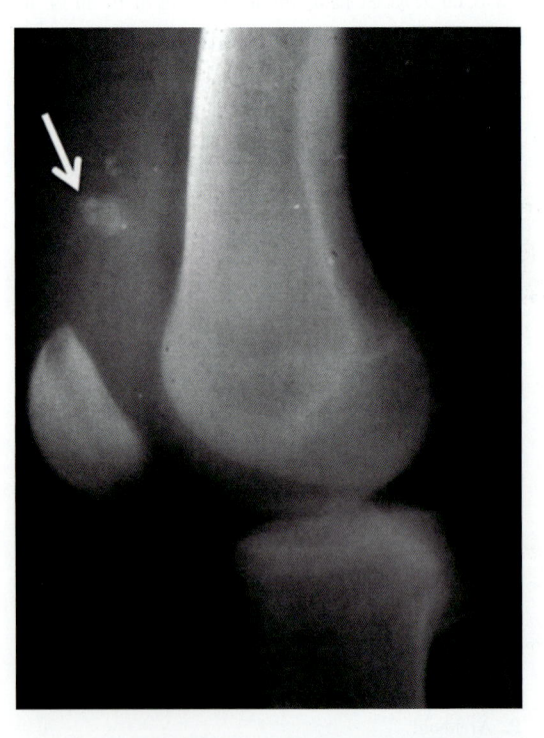

图 7-7-2 急性股四头肌肌腱髌骨断裂患者的侧位 X 线片。可观察到髌骨下垂，髌骨上方可见撕脱的骨头碎片在(箭)

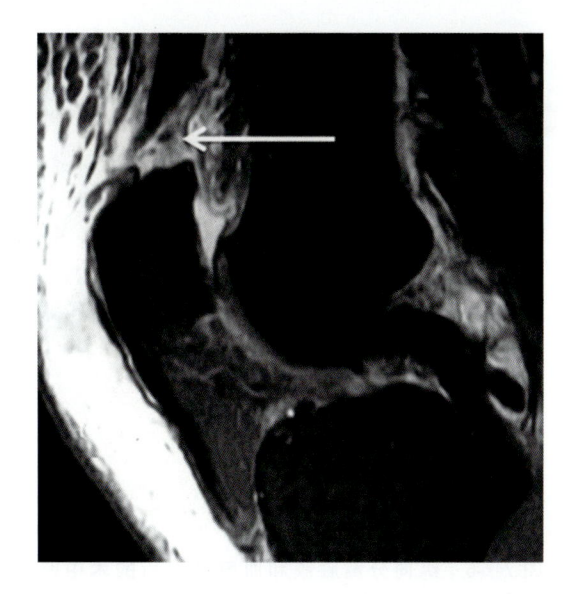

图 7-7-3 矢状切面 MRI 显示急性髌骨股四头肌肌腱撕脱（箭）

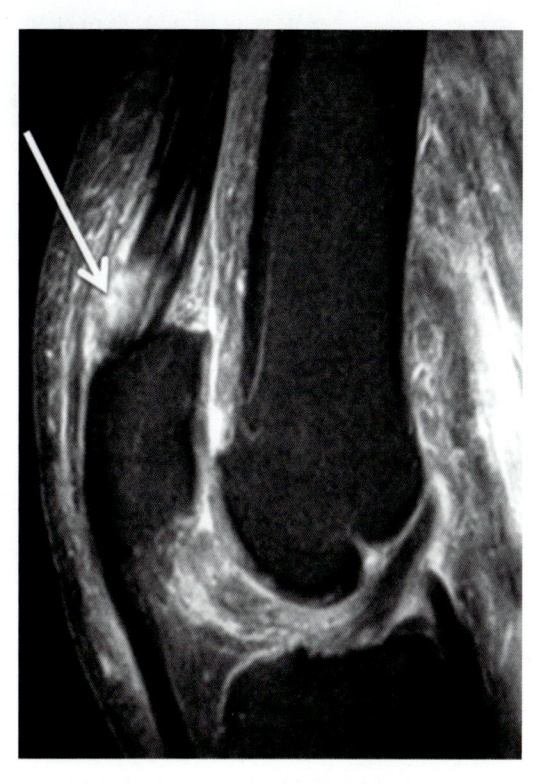

图 7-7-4 矢状切面 MRI 显示股四头肌肌腱炎（箭），跳跃膝

第 5 节 手术适应证

虽然损伤常见于近端髌腱，但也会发生局部股四头肌肌腱断裂（图 7-7-4）。这些损伤通过包括适当运动调整在内的非手术治疗可获得良好效果，极少需要手术治疗[5]。不能通过非手术治疗或因为职业不能进行运动调整的患者可能需要手术治疗[17]。对于局部股四头肌肌腱断裂的患者采用切开断端吻合效果良好[12]。

对于股四头肌肌腱完全断裂的患者，一般需要手术治疗才能恢复完整的功能。应尽早行手术修复，因为多天的手术延迟会导致股四头肌肌腱挛缩和瘢痕形成。这些瘢痕会使手术修复更加困难，导致术后膝关节僵硬的发生率增加，并在屈膝时使修复部位承受更大的压力。

第 6 节 术前准备和计划

术前计划是股四头肌肌腱修复术后获得良好结果的重要保证。股四头肌肌腱断裂时，首先医生必须认识到慢性损伤的患者通常需要更大的手术和加强修复。体检时髌骨的活动度降低和 X 线片上显示的低位髌骨经常需要加强修复。应在术前就此问题与患者进行讨论，因为术中可能会需要收集可供移植的组织。

断裂的位置也是应考虑的因素之一，因为韧带中间断裂和韧带撕脱的治疗策略不同（见下文）。术前超声和 MRI 可帮助在术前确定断裂的位置。

第 7 节 手术技术

一、急性完全性断裂

急性股四头肌肌腱断裂一般采用一期

手术修复治疗。笔者选择用止血带以使手术视野更清晰。在断裂的肌腱下面做纵向切口。如果腱膜完整,也应纵向切开,并识别断裂的肌腱末端(图7-7-5)。通常会出现大的血肿,必须予以清除。然后,从内侧和外侧游离近端及远端的肌腱残端(图7-7-6)。肌腱残端之间行锁边缝合。笔者倾向于选择结实的非可吸收线进行缝合,如丝线。在膝关节伸展时进行打结(图7-7-7)。将断裂肌腱两端进行直接对位是确保愈合的关键。

当肌腱断裂发生在股四头肌肌腱的髌骨附着点时,切口应向远端延伸以暴露髌骨近端(图7-7-8)。清理肌腱附着点处的纤维组织,如上所述游离股四头肌肌腱以使之能连接至髌骨附着点。肌腱可通过不同的方法缝合到骨头上。笔者将在此介绍通过在髌骨上钻孔将其缝合的传统方法。其他学者也介绍过用铆钉进行成功修复的例子[2,8,13]。生物力学研究证明这2种手术技术可获得相似的韧带强度[7]。

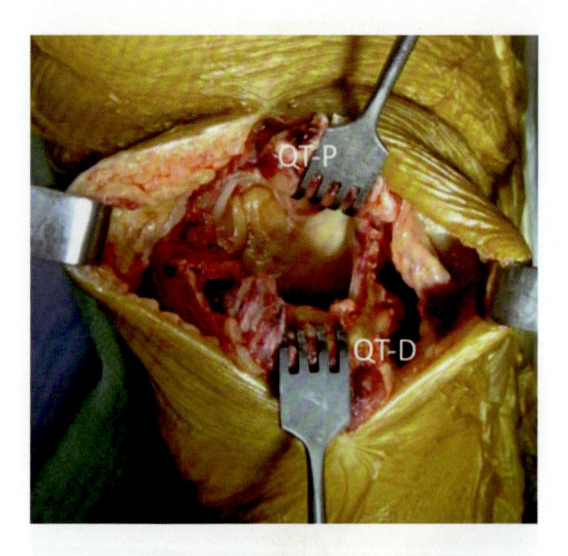

图 7-7-6 纵向分离腱膜和肌腱游离后的术中照片。近端(QT-P)和远端(QT-D)肌腱残端均可见

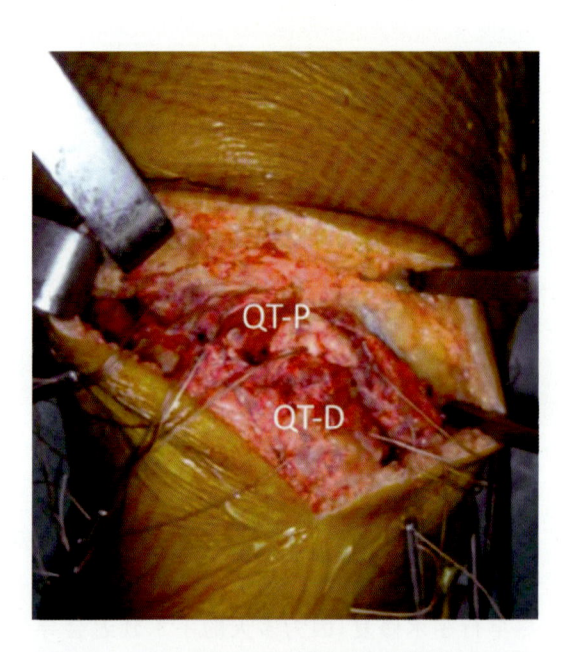

图 7-7-7 术中照片显示缝线穿过肌腱近端(QT-P)和远端(QT-D)残端部分,以缝合急性肌腱断裂

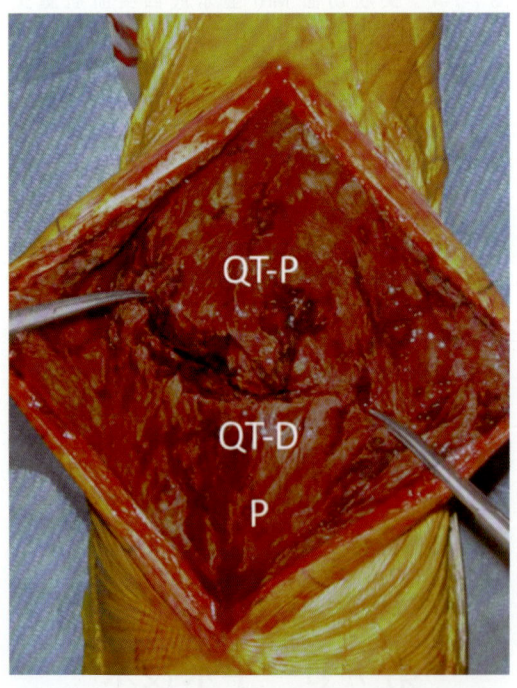

图 7-7-5 术中照片显示股四头肌肌腱中段急性断裂。近端(QT-P)和远端(QT-D)残端,以及髌骨(P)周围腱膜模糊

在髌骨上,从髌骨前表面向其近端远侧1 cm处钻4个2.5 mm的骨隧道,从髌骨的上极钻出。2号丝线穿过第1个骨隧道,出来后再穿入第2个骨隧道,再缝合到肌腱

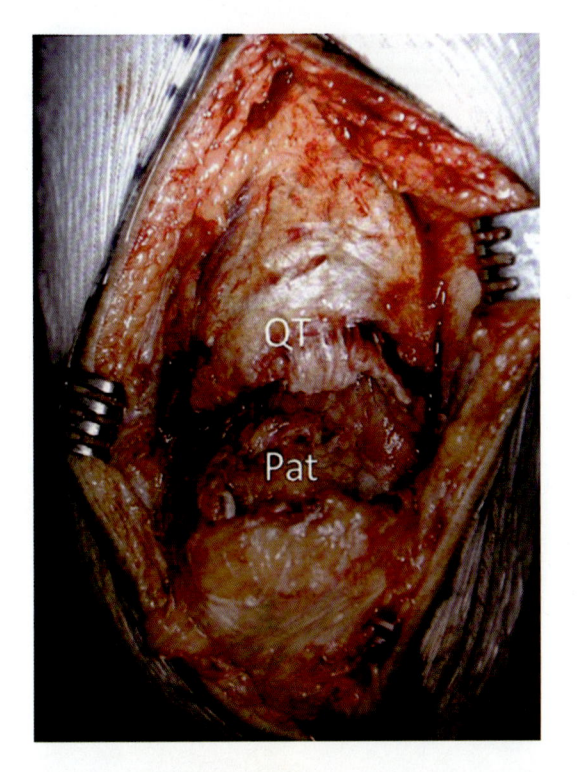

图 7-7-8　急性股四头肌肌腱(QT)在髌骨(Pat)肌腱附着点断裂的术中照片

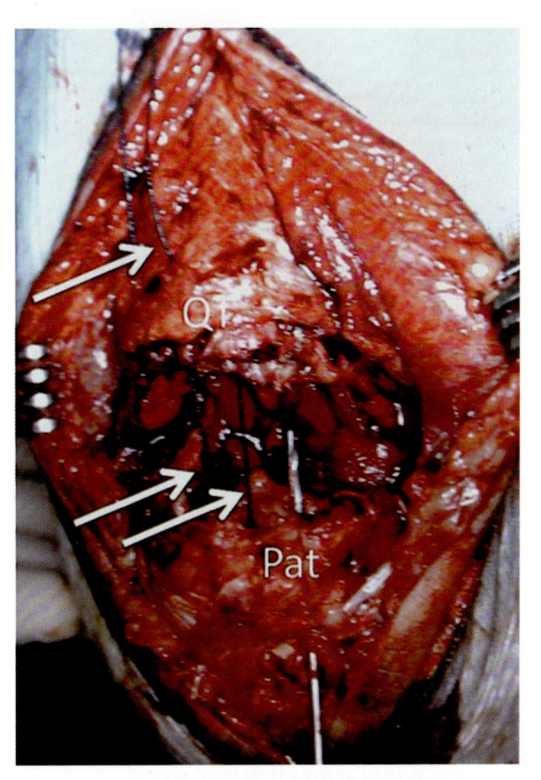

图 7-7-9　术中照片显示，在髌骨(Pat)近端钻孔，用于缝合和固定急性撕脱的股四头肌腱(QT)。已有 2 条缝合线(箭)穿过钻孔和肌腱

上(图 7-7-9)。在第 3 个和第 4 个骨隧道上重复该操作，系紧丝线确保肌腱和髌骨近端对位。

不管修复位置如何，用若干短的 0 号可吸收线沿撕裂部位加强修复损伤的韧带。任何内侧和外侧副韧带断裂均需要修复。

二、慢性完全性断裂

修复慢性股四头肌肌腱断裂因瘢痕组织的存在而变得复杂，常伴有髌腱收缩。这些因素导致修复术后压力增加，加之组织质量较差，导致需要对慢性撕裂进行加强修复。其他技术包括通过延长肌腱以减少修复术中的张力[11,14,23]。笔者介绍了以下 2 种在慢性损伤病例中有用的加强技术。

1. 在一期修复的情况下，可能因为较高的张力而导致失败，笔者倾向于选择用最初由 P. Chambat 提出的金属线加强修复。

采用中线纵向切口，自髌骨下极向上极延伸 10 cm(如果肌腱回缩，需要延伸更多)。辨认髌骨近端露出肌腱残端。清理残端，尽可能地保留自身组织。如果肌腱直接从髌骨上断裂，需清理髌骨近端残端和髌骨近极端上的软组织。

将一根 2 mm 的克氏针横向穿入股四头肌肌腱近端残端。这根线对瘢痕肌腱提供了极好的固定，而且不容易被剪断。第 2 根 2 mm 克氏针横穿髌骨，位于髌骨近端 1 cm 以下。在此，修复肌腱的缝线是否需要穿过肌腱取决于肌腱断裂的位置。图 7-7-10 显示为了修复撕脱伤，通过髌骨钻孔缝合时 2 根克氏针的位置。在 2 根克氏针的两侧放置环形金属线(笔者更倾向于这种方式，而不是放置金属架或 8 字形单根金属线)(图 7-7-11)。随膝关节伸展逐渐勒紧金

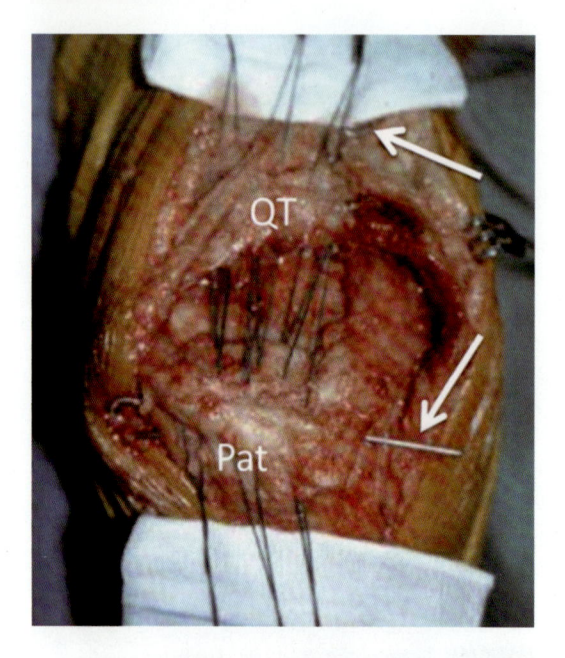

图 7-7-10 术中照片显示用钢丝加强慢性股四头肌肌腱断裂。克氏针(箭)横穿髌骨(Pat)近端和股四头肌肌腱(QT)残端。此外,2条缝合线中的第一条已通过髌骨近端的钻孔直接修复肌腱

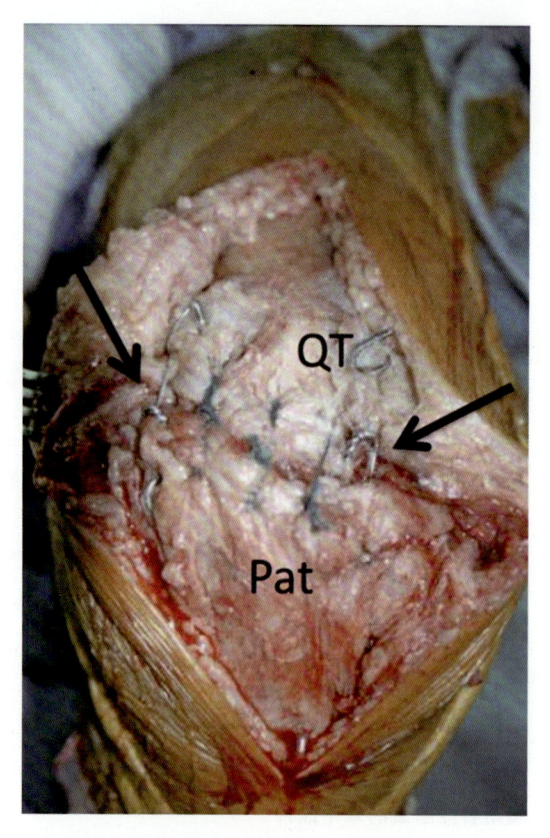

图 7-7-11 术中照片显示股四头肌肌腱(QT)远端与髌骨(Pat)对接,这是通过紧固放置在克氏针周围的线环(箭)来实现的。可见初期用于肌腱修复的2条缝合线

属丝,股四头肌肌腱近端残端被拉到肌腱远端残端或髌骨近极。在急性断裂的情况下,一期修复用 Vicryl 缝线缝合并加强修复肌腱。在膝关节屈曲 60°或 90°下检测修复肌腱的强度。逐层缝合各组织,于皮下安置引流管。术后 X 线片显示钢丝的结构(图 7-7-12)。

2. 在组织质量差的情况下,选择应用生物组织来加固肌腱。通过髌韧带或半腱肌肌腱移植来实现加固。根据修复的质量,可以进行单层或双层加固。如果应用半腱肌移植,获得半腱肌的标准方式是在鹅足处切一小口。一般移植需要 25~30 cm。如果应用髌韧带移植,切开髌韧带中央 1/3 处,并从胫骨结节沿骨膜将其游离。然后,将肌腱的中央位置向近端翻转,在骨膜下分离髌骨前下半部分。髌骨附着点上半部分保持完好。在获得足够的移植长度和保持与髌骨的充分接触之间寻求一个折中的方案。

生物组织加固与用金属材料加固时采用的切口和入路相同。切口必须足够大以保证充分暴露股四头肌肌腱近端残端和髌骨。进行半腱肌移植时,在髌骨近端 1/3 处钻一个 4.5 mm 的水平隧道。钻孔时必须小心选择合适的方向以避免医源性骨折。在髌骨近端上的钻孔为股四头肌肌腱提供连接的位置。半腱肌移植穿过髌骨的横向钻孔,金属丝穿过髌骨近端的钻孔和剩余的自身股四头肌肌腱。在膝关节伸展位将缝线固定在膝关节上。

通过将半腱肌移植物穿过余下的股四头肌肌腱,并将其缝合到自身及股四头肌肌腱进行加强修复。在膝关节伸展位再次将缝线系紧。最后,将髌韧带中间 1/3 向近端

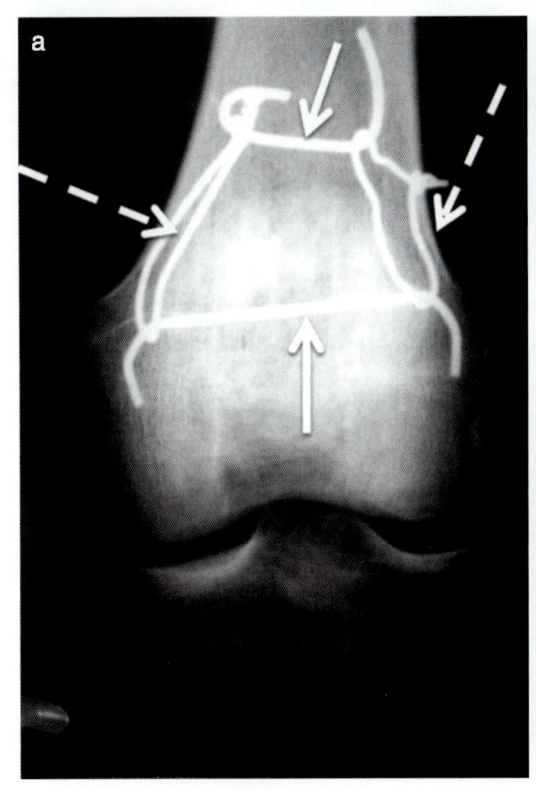

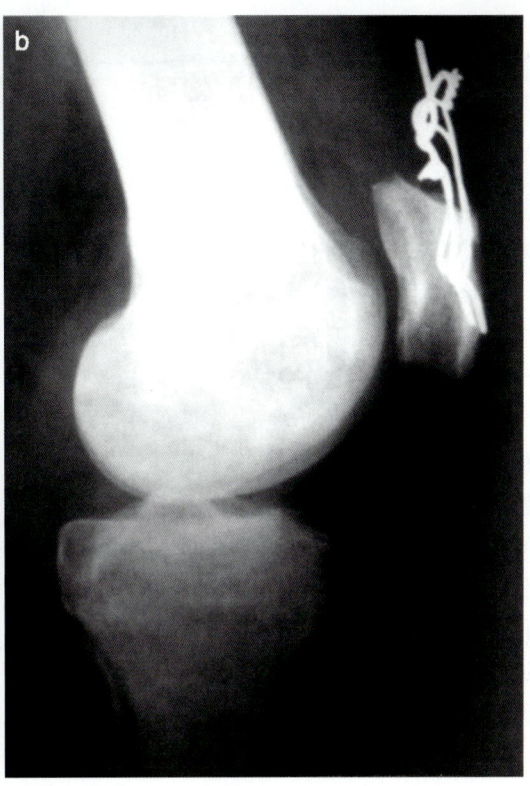

图 7-7-12 用于加强慢性股四头肌肌腱断裂的完整钢丝结构的正位(a)和侧位(b) X 线片。用导线环(虚线箭)连接 2 根克氏导线(实线箭)

翻转,并缝合到修复部位前侧。在加固或不加固修复的情况下,可以在没有解除应力的情况下确定膝关节的屈曲度或测量修复部位的间隙。标准修复手术的目标是实现 90°屈曲度。如果屈曲度较小,将会改变修复计划(见下文)。在膝关节屈曲 60°时逐层缝合各组织,皮下安置引流管。用皮肤缝合器缝合皮肤。

第 8 节 术后护理和康复

手术切口用弹力绷带包扎,1 h 后去除。笔者选择术后马上拍摄前后位及侧位 X 线片。术后给予预防性抗生素治疗 24 h,应用低分子肝素量预防深静脉血栓 15 天。术后 2 周去除缝合皮钉。股四头肌肌腱修复后进行康复训练。

部分作者提倡尽早活动[20],然而,另一些作者证实术后使用夹板固定不会对长期活动或整体康复产生不良影响[19]。术后前 45 天用可拆卸夹板来控制活动。休息时使用维持膝关节屈曲 30°的夹板,移动时使用伸展支架。早期开始物理治疗。术中膝关节活动度达 90°的患者,术后前 15 天的允许活动度为 0°～45°;第 16～30 天时的允许活动度为 0°～70°;第 31～45 天时的允许活动度为 0°～90°;大多数患者的目标是术后 45 天膝关节活动度达 90°;对于修复术中不能屈曲到 90°的患者,可以相应调整目标。对于这些患者而言,通过康复训练恢复活动度尤其重要。建议 6 个月内不允许完全屈曲。4～6 个月时下楼梯需谨慎(患者应使用坡道或逐步下楼)。

第9节 并发症

最严重的股四头肌肌腱断裂并发症大多源于诊断的延误。如果治疗不及时，急性断裂将会演变成慢性断裂，而需要进行更复杂的修复手术，并导致较慢的恢复过程和较差的临床结果。对该类疾病，保持较高的临床警惕性可减少这些风险。

医源性髌骨骨折是最常见的手术并发症。当通过髌骨放置钢丝和肌腱进行加固修复时，可能发生此并发症。在钻孔时注意细节，可减少此类风险。在钻孔缝合修复髌骨近端断裂时，也可能发生髌股关节软骨损伤。钻头应小心从关节边缘前方髌骨近端退出。有报道术后可出现持续性膝关节僵硬和股四头肌萎缩[5]。注意术后康复训练可以避免这些风险。此外，保留金属丝可能会引发并发症而应该取出，特别是在使用金属丝加固修复时。金属丝应埋入软组织，可尽量避免这些并发症。也有报道修复术后肌腱再次断裂的情况[15]。

第10节 总 结

股四头肌肌腱断裂是很严重的损伤，尽早手术是最好的治疗方式。由于瘢痕形成和肌腱短缩，慢性断裂经常需要加固修复。

参考文献

[1] Bianchi S, Zwass A, Abdelwahab IF, et al. Diagnosis of tears of the quadriceps tendon of the knee: value of sonography. AJR Am J Roentgenol, 1994, 162(5): 1137-1140.

[2] Bushnell BD, Whitener GB, Rubright JH, et al. The use of suture anchors to repair the ruptured quadriceps tendon. J Orthop Trauma, 2007, 21(6): 407-413.

[3] Clayton RA, Court-Brown CM. The epidemiology of musculoskeletal tendinous and ligamentous injuries. Injury, 2008, 39(12): 1338-1344.

[4] Heyde CE, Mahlfeld K, Stahel PF, et al. Ultrasonography as a reliable diagnostic tool in old quadriceps tendon ruptures: a prospective multicentre study. Knee Surg Sports Traumatol Arthrosc, 2005, 13(7): 564-568.

[5] Ilan DI, Tejwani N, Keschner M, et al. Quadriceps tendon rupture. J Am Acad Orthop Surg, 2003, 11(3): 192-200.

[6] LaRocco BG, Zlupko G, Sierzenski P. Ultrasound diagnosis of quadriceps tendon rupture. J Emerg Med, 2008, 35(3): 293-295.

[7] Lighthart WA, Cohen DA, Levine RG, et al. Suture anchor versus suture through tunnel fixation for quadriceps tendon rupture: a biomechanical study. Orthopedics, 2008, 31(5): 441.

[8] Maniscalco P, Bertone C, Rivera F, et al. A new method of repair for quadriceps tendon ruptures. A case report. Panminerva Med, 2000, 42(3): 223-225.

[9] McKinney B, Cherney S, Penna J. Intra-articular knee injuries in patients with knee extensor mechanism ruptures. Knee Surg Sports Traumatol Arthrosc, 2008, 16(7): 633-638.

[10] Neubauer T, Wagner M, Potschka T, et al. Bilateral, simultaneous rupture of the quadriceps tendon: a diagnostic pitfall? Report of three cases and meta-analysis of the literature. Knee Surg Sports Traumatol Arthrosc, 2007, 15(1): 43-53.

[11] Pocock CA, Trikha SP, Bell JS. Delayed reconstruction of a quadriceps tendon. Clin Orthop Relat Res, 2008, 466(1): 221-224.

[12] Raatikainen T, Karpakka J, Orava S. Repair of partial quadriceps tendon rupture. Observations in 28 cases. Acta Orthop Scand, 1994, 65(2): 154-156.

[13] Richards DP, Barber FA. Repair of quadriceps tendon ruptures using suture anchors. Ar-

throscopy,2002,18(5):556-559.
[14] Rizio L,Jarmon N. Chronic quadriceps rupture: treatment with lengthening and early mobilization without cerclage augmentation and a report of three cases. J Knee Surg, 2008,21(1):34-38.
[15] Rougraff BT,Reeck CC,Essenmacher J. Complete quadriceps tendon ruptures. Orthopedics,1996,19:509-514.
[16] Stinner DJ,Orr JD,Hsu JR. Fluoroquinolone-associated bilateral patellar tendon rupture: a case report and review of the literature. Mil Med,2010,175(6):457-459.
[17] Tiemessen IJ,Kuijer PP,Hulshof CT,et al. Risk factors for developing jumper's knee in sport and occupation: a review. BMC Res Notes,2009,2:127.
[18] Trobisch PD,Bauman M,Weise K,et al. Histologic analysis of ruptured quadriceps tendons. Knee Surg Sports Traumatol Arthrosc, 2010,18(1):85-88.
[19] Vidil A,Ouaknine M,Anract P,et al. Trauma-induced tears of the quadriceps tendon:47 cases. Rev Chir Orthop Reparatrice Appar Mot,2004,90(1):40-48.
[20] West JL,Keene JS,Kaplan LD. Early motion after quadriceps and patellar tendon repairs: outcomes with single-suture augmentation. Am J Sports Med, 2008, 36 (2): 316-323. PMID:17932403.
[21] White DW,Wenke JC,Mosely DS,et al. Incidence of major tendon ruptures and anterior cruciate ligament tears in US Army soldiers. Am J Sports Med,2007,35(8):1308-1314.
[22] Yepes H,Tang M,Morris SF,et al. Relationship between hypovascular zones and patterns of ruptures of the quadriceps tendon. J Bone Joint Surg Am,2008,90(10):2135-2141.
[23] Yilmaz C, Binnet MS, Narman S. Tendon lengthening repair and early mobilization in treatment of neglected bilateral simultaneous traumatic rupture of the quadriceps tendon. Knee Surg Sports Traumatol Arthrosc, 2001, 9(3):163-166.
[24] Yu JS,Petersilge C,Sartoris DJ,et al. MR imaging of injuries of the extensor mechanism of the knee. Radiographics, 1994, 14 (3):541-551.

第8章 髌骨骨折

第1节 概述 ………………… 99
第2节 解剖 ………………… 99
第3节 生物力学 …………… 100
第4节 治疗原则 …………… 101
　一、损伤机制 …………… 101
　二、诊断 ………………… 101
　三、影像学评价 ………… 101
　四、并发损伤 …………… 102
第5节 鉴别诊断 …………… 102
　一、其他伸膝装置损伤 … 102
　二、二分髌骨 …………… 102
　三、其他疾病鉴别诊断 … 102
第6节 分型 ………………… 102
第7节 治疗 ………………… 103
　一、非手术治疗 ………… 103
　二、手术治疗 …………… 104

第8节 并发症 ……………… 112
　一、僵硬 ………………… 112
　二、低位髌骨 …………… 113
　三、不愈合 ……………… 113
　四、畸形愈合 …………… 113
第9节 特殊病例 …………… 114
　一、儿童髌骨骨折 ……… 114
　二、压缩骨折 …………… 114
　三、全膝关节置换术后髌骨骨折
　　　　…………………… 114
　四、前交叉韧带重建后髌骨骨折
　　　　…………………… 115
　五、病理骨折 …………… 115
第10节 术后护理 ………… 115
第11节 总结 ……………… 115
参考文献 …………………… 115

第 8 章
髌骨骨折

Florent Weppe，Guillaume Demey，Camdon Fary，Philippe Neyret

摘要 髌骨因位于皮下浅表部位而很容易发生骨折，大多数骨折通过临床查体和标准的X线片就可诊断。非手术治疗仅限于简单无移位的稳定性骨折。大多数骨折可用克氏针张力带固定。对于不能用标准方法治疗的复杂粉碎性骨折，采用髌骨部分或全部切除。术后早期康复锻炼对骨折愈合至关重要；膝关节的长期功能及是否会继发骨性关节炎，取决于关节的初始复位情况和术后的康复情况。

关键词 骨折固定术·髌骨骨折·髌骨骨折后遗症

F. Weppe
Centre Albert Trillât Hôpital de le Croix-Rousse, Lyon, France

G. Demey
Centre Albert Trillât Hôpital de le Croix-Rousse, Lyon, France
Lyon Ortho Clinic-Clinique de la Sauvegarde, Lyon, France

C. Fary
Western Health, Footscray, VIC, Australia

P. Neyret (✉)
Centre Albert Trillat, Groupe Hospitalier Nord, Hospices
Civils de Lyon, Lyon-Caluire, France
e-mail: philippe.neyret@chu-lyon.fr

第 1 节 概 述

髌骨因位于膝关节皮下前方而特别容易受到创伤。髌骨骨折占所有骨折的0.5%～1.5%[1]。尽管髌骨骨折碎片的体积较小，但因大多为关节内骨折，直接影响到膝关节的生物力学和预后功能。本章重点探讨临床症状和检查，以及手术和非手术治疗原则，包括对最新方法的批判性评价、技术要点及术后护理。

第 2 节 解 剖

髌骨是伸膝装置的重要组成部分，有助于增加伸膝力量。髌骨是一种海绵状的松质骨，其前侧皮质与位于后侧的关节软骨厚度基本相同。

髌骨近端由股四头肌肌腱连接伸肌装置，远端接髌韧带。通常将股四头肌分为3个不同的平面，但这在手术中很难区分。股直肌、股中肌、股外肌和股内肌附着于髌骨上缘处，形成股四头肌肌腱[2]，其最浅层的纤维穿过髌骨前方形成髌前筋膜，即支持带，在远端与髌腱相连。

髌骨的内侧稳定性结构包括内侧髌股韧带和内侧半月板髌骨韧带。外侧支持带和外侧半月板韧带负责髌骨的内侧稳定性。股外侧肌和股内侧肌在髌骨前方分布着长肌和斜肌 2 个纤维群,也保证了髌骨的稳定性。

髌骨的血供主要来自膝关节动脉吻合网,所以,横切口可能导致骨坏死或不愈合的风险[3]。髌外血供源于由股动脉分支形成髌周动脉环(图 7-8-1);髌内血供源于髌上动脉弓垂直进入髌骨前部分支;下 1/3 血供源于髌下动脉弓的垂直分支[4,5]。

由于关注点多集中在胫骨的传入神经,而对髌骨传入神经的研究较少,因此,有关髌骨神经的文献很少。Horner 和 Dellon[6]指出,股内侧皮神经的终末分支支配膝关节前部区域的皮肤神经。膝关节的传入神经也传入髌骨。Kennedy 等[7]详细记录了膝关节的大体神经解剖,认为髌骨神经是股中间肌神经进入髌股关节的分支。Maralcan 等[8]描述有 2 条神经进入髌骨边缘,它们到达髌骨上内侧和股四头肌前外侧,走行于股内侧和股外侧(图 7-8-2)。髌骨内侧的上外侧神经占优势,支配髌骨的内侧 2/3 的区域[9]。

髌韧带自髌骨远端延伸至胫骨结节,平均长度为 43 mm[10],平均厚度为 5~7 mm,宽度约为 3 cm[11]。

第 3 节　生物力学

由于体重和股四头肌收缩的共同作用,髌骨承受的应力很大。髌骨的主要作用是保持膝关节股四头肌屈曲时所需的力臂。由于股四头肌的收缩和胫骨结节的附着,施加在髌骨上的力随膝关节屈曲(屈曲度 6%)和髌腱缩短(缩短力臂)而增加[12,13]。

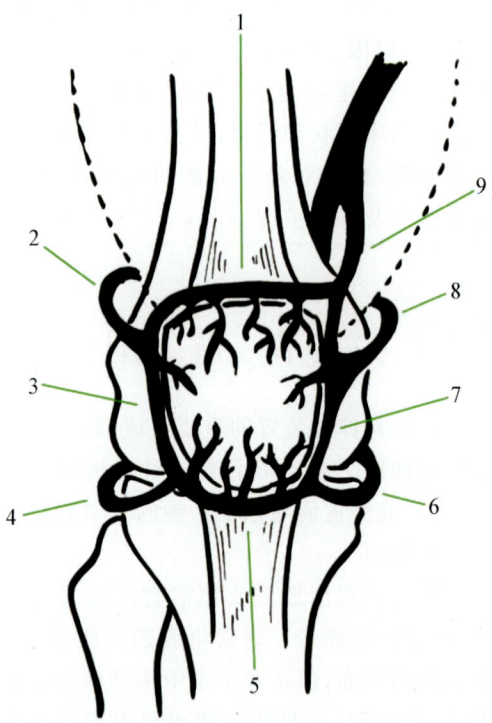

图 7-8-1　髌骨血供
1. 髌上动脉弓;2. 膝上外侧动脉;3. 髌旁外侧动脉弓;4. 膝下外侧动脉;5. 髌下动脉弓;6. 膝下内侧动脉;7. 髌旁内侧动脉弓;8. 膝上内侧动脉;9. 膝降动脉髌上支

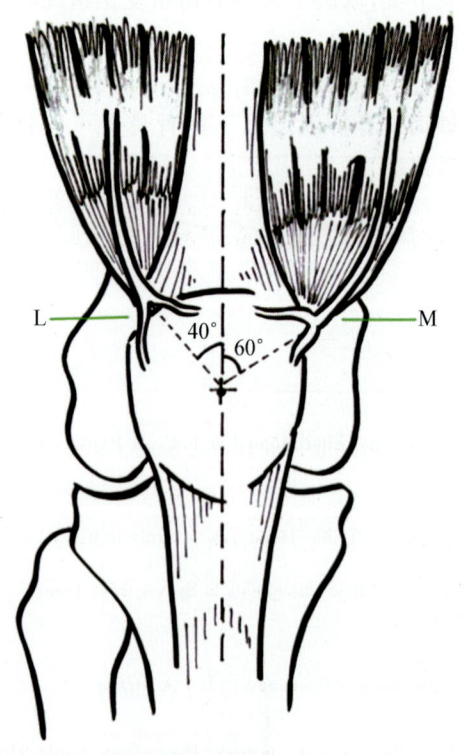

图 7-8-2　髌骨神经支配
M. 髌骨上内侧神经;L. 髌骨上外侧神经

第 4 节　治疗原则

一、损伤机制

髌骨骨折常发生于膝关节屈曲位时，前方遭到直接打击，这种类型的骨折常有移位。有时髌骨骨折是由于髌骨撞击股骨髁和滑车所致，粉碎性骨折的形成因撞击角度不同而产生不同大小和数量的骨折碎片。另一种创伤是在伸膝位时直接撞击髌骨。在这种损伤中，髌骨前部的筋膜组织往往保持完整，可进行伸膝活动，骨折通常没有移位。

少数情况下，髌骨骨折由间接创伤引起，例如，膝关节静止状态下股四头肌剧烈收缩。整个伸膝装置被撕脱，临床上导致伸膝不能。这种类型的损伤多出现于儿童髌骨下极骨折（袖套状撕脱骨折）或现役运动员中水平压力造成的骨折。在极少的情况下，类似的损伤可能继发于神经性肌张力障碍、运动员股四头肌持续痉挛或膝关节长时间屈曲的情况。

二、诊断

髌骨骨折的患者通常表现为膝关节疼痛肿胀、关节积血和伸膝障碍。疼痛局限在膝前部，在水平骨折的情况下，如果髌骨支持带撕裂，常能触及骨折碎片之间的缝隙。骨软骨病变的症状可能只是膝关节弥漫性压痛，少数情况也可伴有锁定症状[14]。

三、影像学评价

需要拍摄标准的 X 线片用于诊断骨折并明确骨折类型，尤其是在非水平骨折和保留伸膝装置的骨折中。膝关节的前后观，特别是矢状面，既能显示骨折碎片移位，又能显示髌股关节（图7-8-3）。对于急性髌骨骨

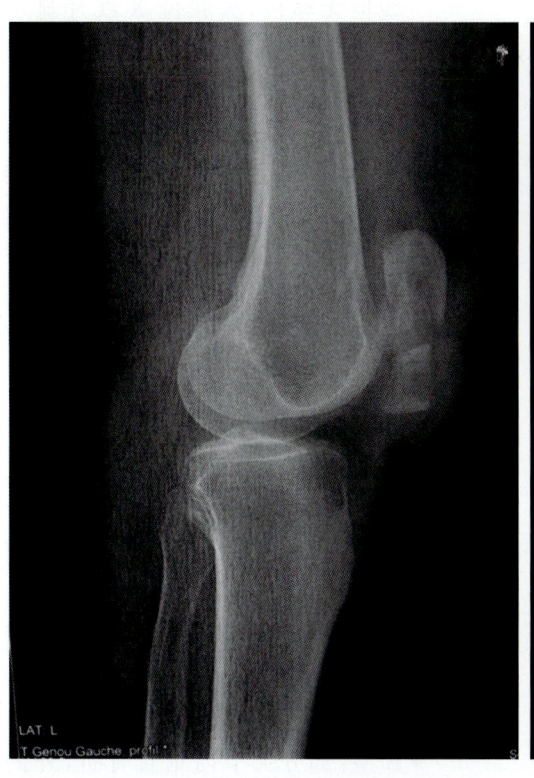

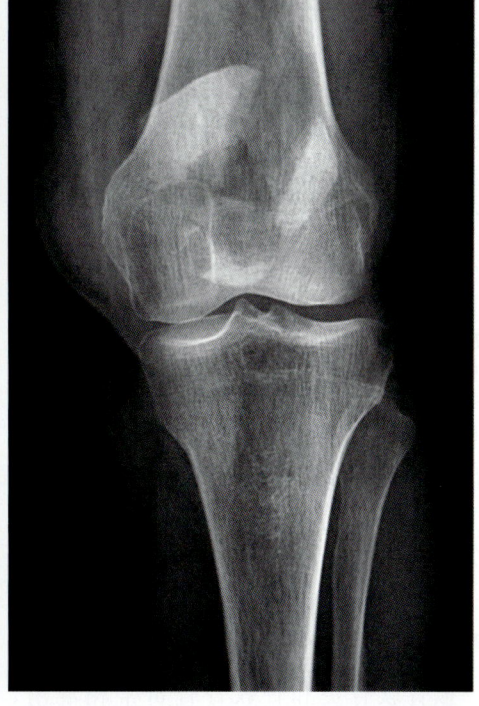

图 7-8-3　X 线片显示移位粉碎性髌骨骨折

折患者,髌骨切线位 X 线检查会引起疼痛,但对诊断外侧撕脱骨折或软骨损伤有意义。对侧髌骨摄片可以区分二分髌骨。CT 扫描或磁共振成像(MRI)在急诊诊断时没有优势,但有助于某些骨软骨骨折的诊断。

四、并发损伤

髌前皮肤损伤是常见的并发损伤[15]。股骨髁和滑车面上的软骨损伤必须通过关节切开术检查。在这些病例中,常有其他的髌骨不稳定因素伴生。5%的髌骨骨折也会伴有韧带损伤[16],例如,3%由机动车事故所致的髌骨骨折会发生后交叉韧带损伤。髌骨骨折合并同侧肢体多发性骨折的发生率为 12%[15]。

第 5 节　鉴别诊断

一、其他伸膝装置损伤

伸膝装置损伤共同的症状为膝关节伸展受限,韧带撕脱或套袖骨折在髌骨的远端或近端均可发生,还可发生胫骨结节撕脱。这些损伤的机制与股四头肌剧烈收缩有关。儿童通常需要 MRI 检查,对于其他人群,标准的 X 线片通常足以诊断。

二、二分髌骨

二分髌骨常与部分骨折相混淆。二分髌骨矢状位 X 线片显示的骨折线规则,关节面完整,无台阶,常位于外侧或上外侧,并且为双侧。当触诊疼痛时,难以鉴别诊断。

三、其他疾病鉴别诊断

髌骨软骨炎和骨软骨骨折常相混淆。髌股关节脱位有时与髌骨骨折难以鉴别。精确的 X 线片和临床查体可以提高诊断准确性。对于疑难病例,有必要行 CT 或 MRI 检查。

第 6 节　分　型

按照形态学将骨折进行分型(图 7-8-4):①无移位的横形骨折;②有移位的横形骨折;③外侧或内侧的纵形骨折;④无移位的粉碎性骨折;⑤有移位的粉碎性骨折;⑥骨软骨骨折;⑦撕脱骨折或套袖状骨折。

Duparc[17] 将这些分型简化为以下 3 类,并与损伤机制关联(图 7-8-4)。

- Ⅰ型:近端 2/3 与远端 1/3 之间的单纯性横形骨折。不论移位与否,均无压缩骨折,损伤机制是单纯的膝关节屈曲时剧烈的股四头肌收缩。
- Ⅱ型:合并远端粉碎性骨折或压缩骨折的横形骨折。近端可能有骨折线但无移位,矢状位 X 线片显示远端骨折碎片由于受压较薄,后侧可能呈现 2 条骨折线。在少数病例中,压缩骨折碎片位于近端,被归为Ⅱ型翻转骨折。损伤机制是屈膝摔倒时,髌骨远端的矢状面受压所致。前方应力使髌骨撞击股骨髁产生压缩,膝关节屈曲和股四头肌收缩使骨折碎片移位。
- Ⅲ型:全部粉碎性骨折(星状骨折)。损伤机制是髌骨直接受到前后方的猛烈撞击而造成压缩骨折,就像仪表盘损伤一样。

AO 分型[18]是一个复杂但非常详细的分型方法,具体如下。

- A 型:关节外骨折,远端撕脱骨折为 A1 型,部分独立的关节外骨折为 A2 型。
- B 型:部分关节内垂直骨折,外侧骨折为 B1 型,内侧骨折为 B2 型。

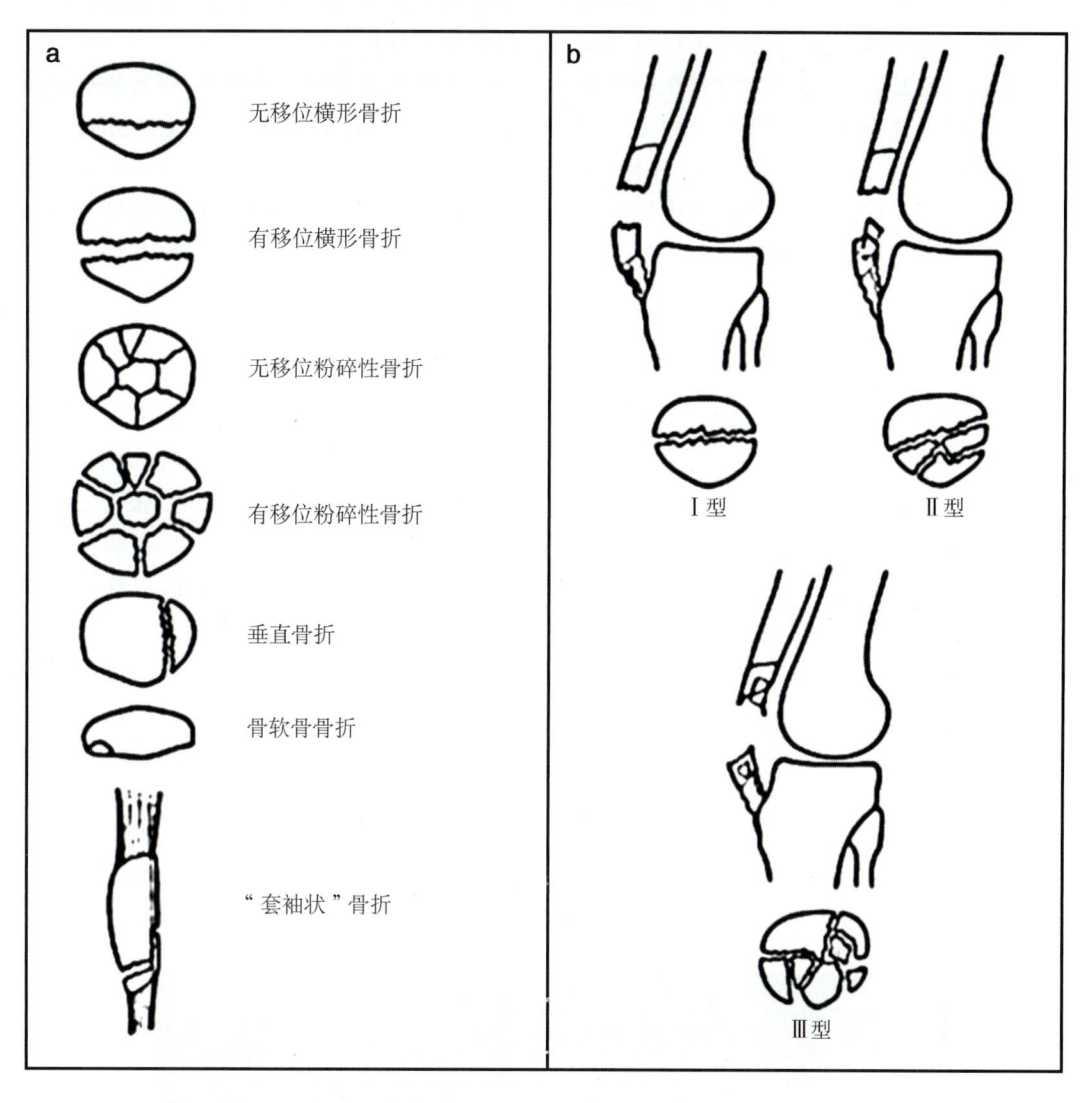

图 7-8-4　a. 骨折形态；b. Duparc 分型

- C 型：完全关节内骨折，C1 型为简单横形骨折，C2 型为多于 2 个骨折碎片的横形骨折，C3 型为复杂骨折。

第 7 节　治　疗

髌骨骨折的治疗有 2 个主要目标，即修复伸膝装置和复位髌股关节。可根据骨折类型、骨质量、患者健康状况、功能要求和皮肤状况等调整治疗方案。

一、非手术治疗

非手术治疗的适应证是伸膝装置完整且关节面移位小于 1 cm 的髌骨骨折。患者可因疼痛和相关损伤而入院[19]。关节血肿无菌抽吸尚存争议，仅在明显肿胀和疼痛时使用。软骨在血肿中可能受到损伤[19]。

功能活动应该尽早进行，前 3 周运动范围在 0°～60°之间。前 6 周膝关节屈曲不要超过 90°。屈曲夹板固定膝关节于 30°屈曲位以避免髌骨脱落。当膝关节伸展、股四头肌放松时,应在所有冠状面方向进行被动髌骨松动术。根据活动度和安全性,在膝关节伸直夹板和拐杖保护下可以负重行走。在第1、第2和第6周进行连续X线片检查,以检测是否有二次骨折移位并确认骨折愈合情况。

当屈曲60°的矢状位X线片显示骨折为稳定性骨折时,可考虑非手术治疗。稳定性骨折指骨片间隙小于1 mm的纵形骨折,或关节面移位小于1 mm的横形骨折。

二、手术治疗

(一)技术原则

患者取仰卧位,屈膝45°,充气止血带置于大腿近端(图7-8-5)。切口可以是纵切口或内外侧髌旁切口,开放性骨折用原伤口(图7-8-6)。骨折和关节面应尽量解剖复位。虽然通过骨折可以看到关节面,但关节切开术通常在内侧进行,系统地检查关节复位并取出剩余的游离体。保留髌骨血供。因关节血肿和缺乏密闭的包囊,关节镜检查不适用于这些病例,但可用于单独的软骨损伤和压缩骨折[20]。

清理关节辨别骨折形态,骨折表面要清创,骨膜要少许剥离避免嵌入骨折碎片间(图7-8-7)。去除软组织血凝块,用髌钳维持复位(图7-8-8),并缝合髌股韧带。内固定方式有多种,它们的共同目标是保持牢固的固定,允许早期活动,且不发生骨折二次移位。

(二)内固定方法

1. 克氏针张力带固定　在大多数情况下,通过2枚纵向平行的克氏针和钢丝张力带固定骨折。当没有克氏针时,张力带钢丝可对骨折碎片进行加压固定。在膝关节屈曲时,将张力带置于髌骨前方,以椭圆形或八字结固定,在骨折部位产生压应力[21]。这一原则适用于假设髌骨的关节面没有缺损的骨折。首先纵行放置2枚平行的0.062″克氏针,将髌骨3等分。然后,钢丝通过股四头肌肌腱和髌腱将位于髌骨近端和远端的克氏针末端环绕扎紧(图7-8-9),在垂直方向打八字结。亦有学者主张打更有力学优势的水平八字结(图7-8-10)[22]。

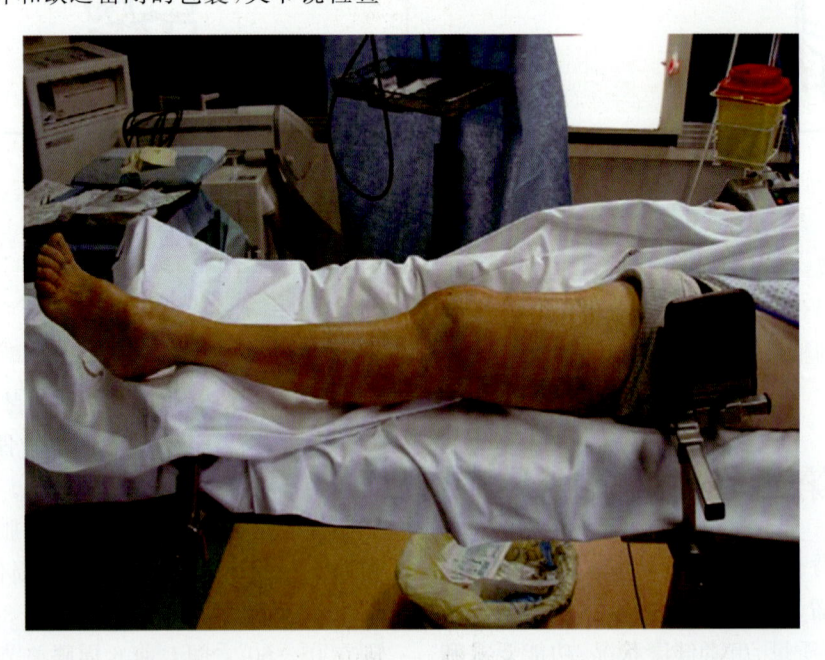

图7-8-5　患者体位

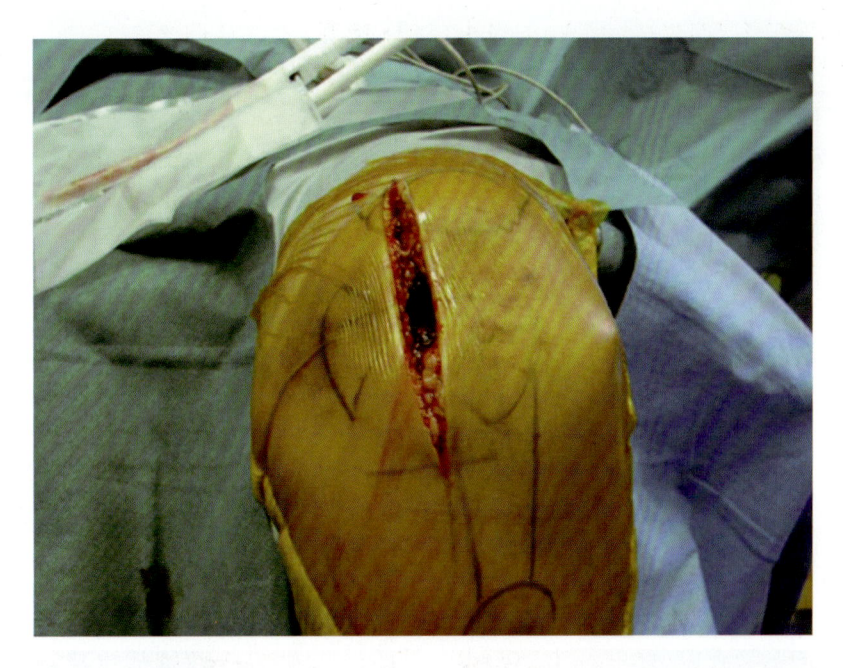

图 7-8-6　皮肤切口

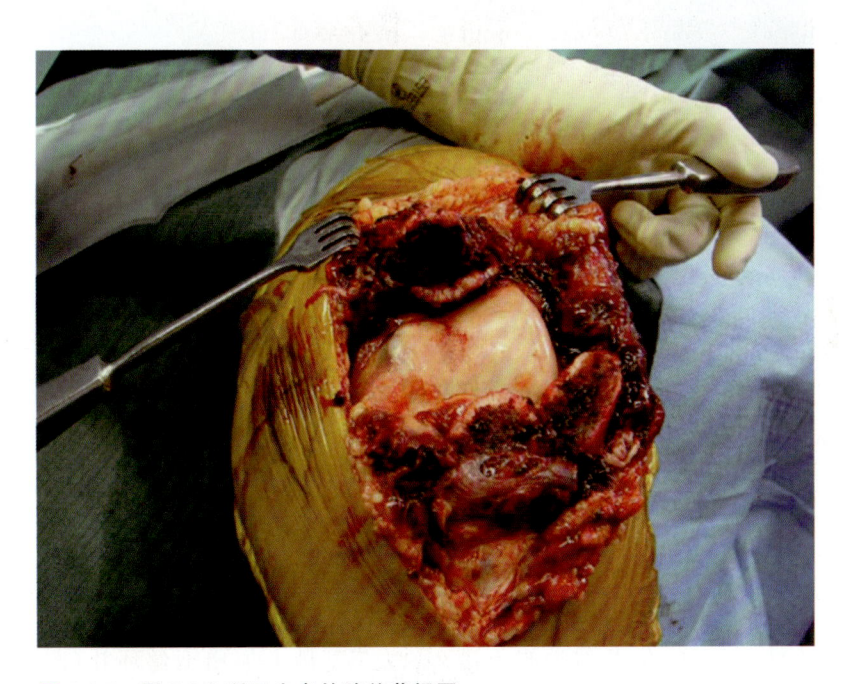

图 7-8-7　图 7-8-3 所示患者的膝关节视图

操作要点是，张力带钢丝要尽量靠近克氏针和髌骨的极点。在膝关节屈曲时，钢丝应位于髌骨的前方。该方法也可在没有克氏针的情况下完成，但对于粉碎性骨折的固定效果会明显降低。克氏针和张力带钢丝尾端缠绕在髌骨和克氏针近端的极点，末端剪断并埋在软组织内以避免刺激皮肤。最近有学者用不可吸收缝线（如 5 号 Fiber-Wire®）[23]代替钢丝打滑结来捆绑以获得更好的力学效果（图 7-8-11）[24]。还有经皮张

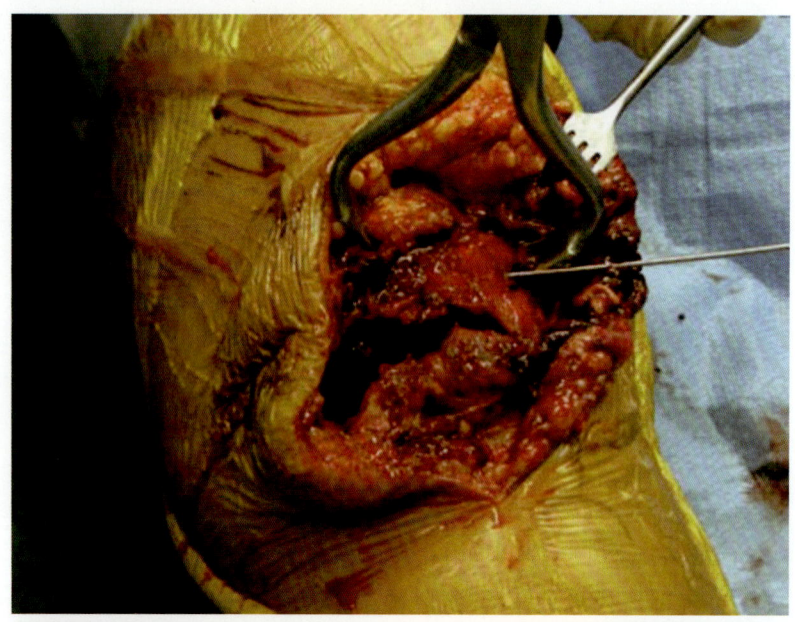

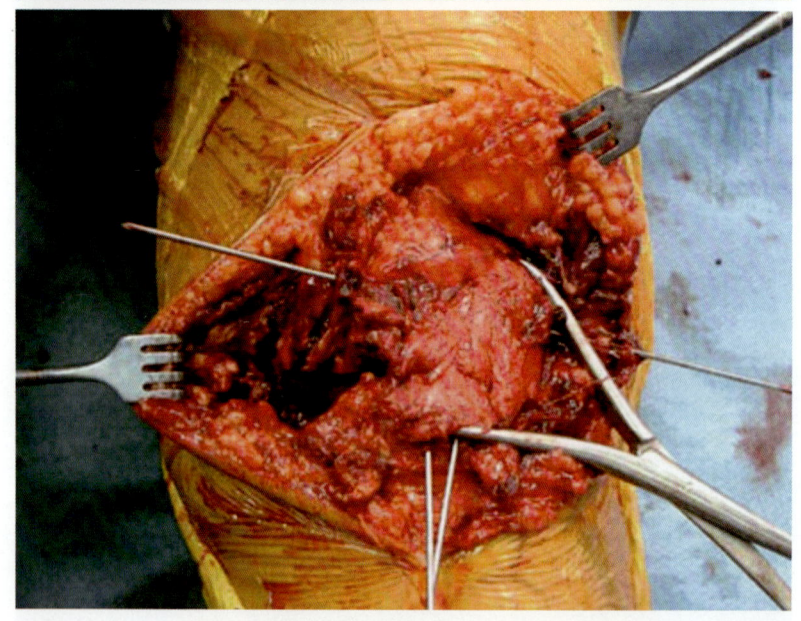

图 7-8-8 使用钳子和克氏针进行骨折复位

力带固定的方法,但需要在 X 线监视下进行以保证关节面平整[25]。

2. 钢丝环扎张力带固定法　这种方法的原理与克氏针张力带不同(图 7-8-12)。钢丝通过股四头肌和髌腱环绕髌骨,将粉碎的骨折碎片拢在一起。采用该方法对软组织的固定不如克氏针张力带牢固,但允许关节有活动。在粉碎性骨折时可在克氏针张力带基础上加用钢丝环扎(图 7-8-13 和图 7-8-14)。

3. 经皮缝合术　原理与钢丝环扎固定相同,只是用不可吸收的缝线代替钢丝。可在髌骨 4 个角上用微创的方法实施[26](图 7-8-12)。

4. 螺钉固定　加压螺钉固定术是骨科内固定的基础,同样适用于髌骨骨折[27](图

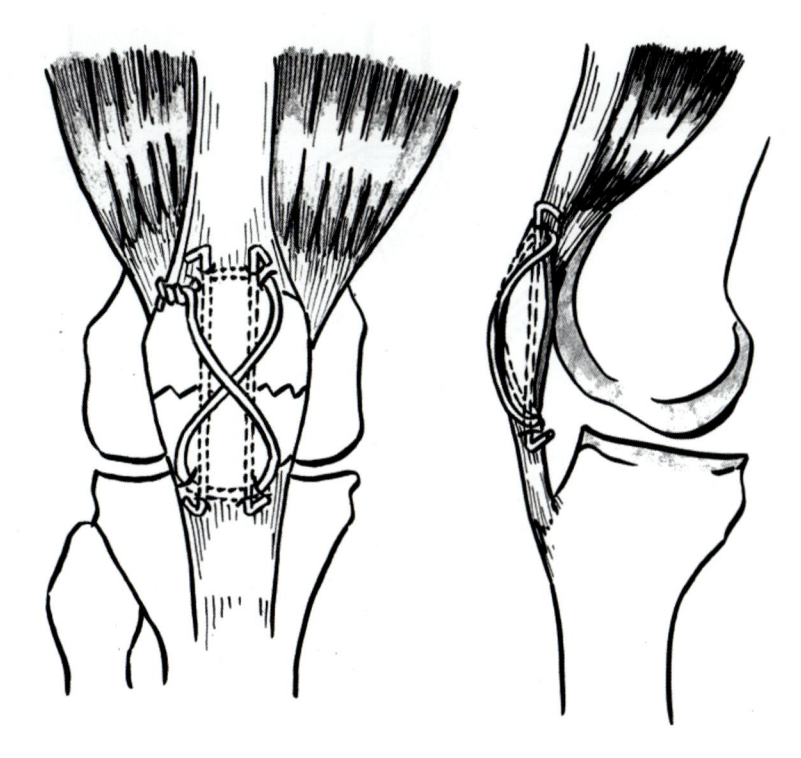

图 7-8-9 克氏针张力带钢丝的冠状面和矢状面

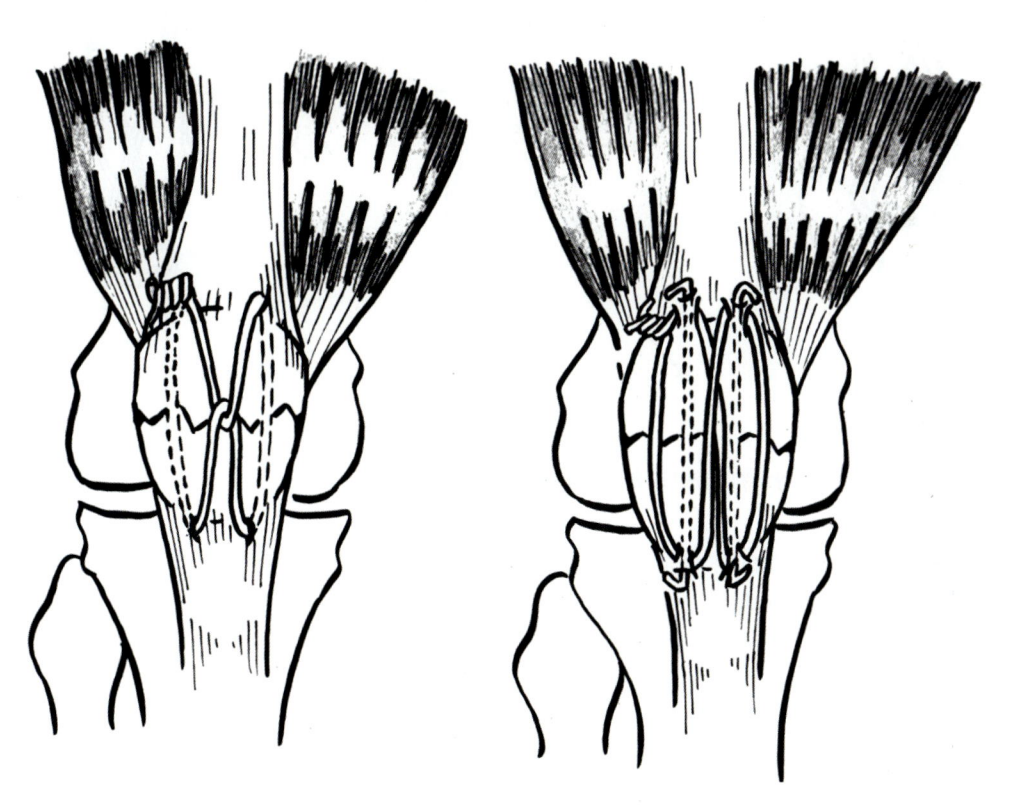

图 7-8-10 其他类型的张力带钢丝

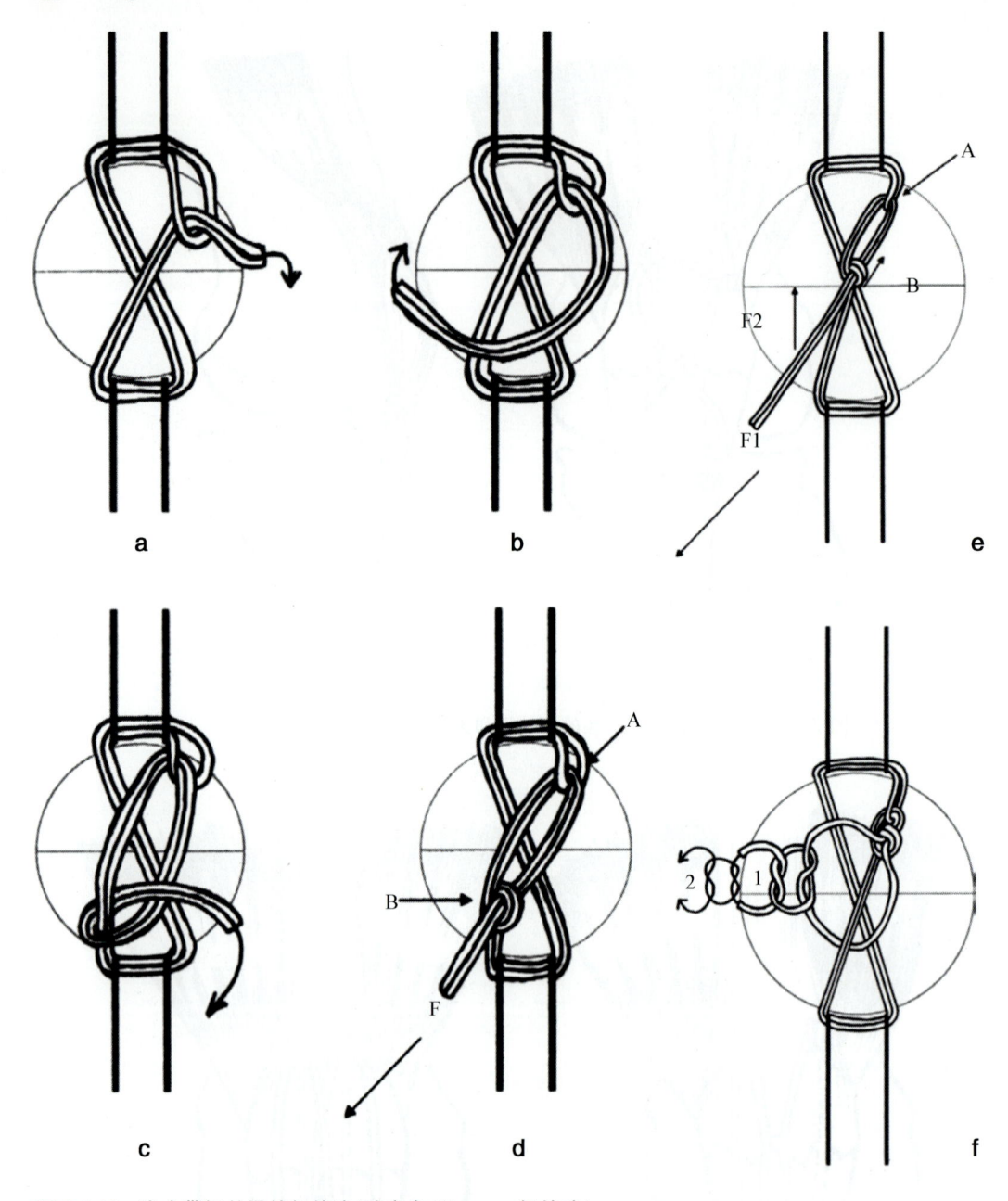

图 7-8-11 张力带钢丝滑结打结法（改良自 Wagoner 打结法）

7-8-15）。使用合适长度的螺钉固定时软组织损伤很小，通过关节镜和空心螺钉固定可以限制切口。这种固定十分牢固，不会造成复位的丢失[20,28,29]。有些学者推荐使用空心螺钉治疗横形骨折。垂直骨折首选标准的 3.5 mm AO 空心螺钉固定，也可选用纵向空心螺钉配合张力带钢丝使用。在此情况下，空心螺钉作为钢丝的通道。钢丝的主要作用是维持疏松骨质上内固定的稳定性。由螺钉完成骨折间加压。有学者报道使用带有特殊螺纹销的经皮加压装置的类似概念[30]。

5. 钢丝反式缝合　将 1 根或 2 根钢丝穿过 2 条垂直于骨折钻孔的平行纵向通道完成固定[31]。对于粉碎性骨折，可联合钢丝环扎术使用。

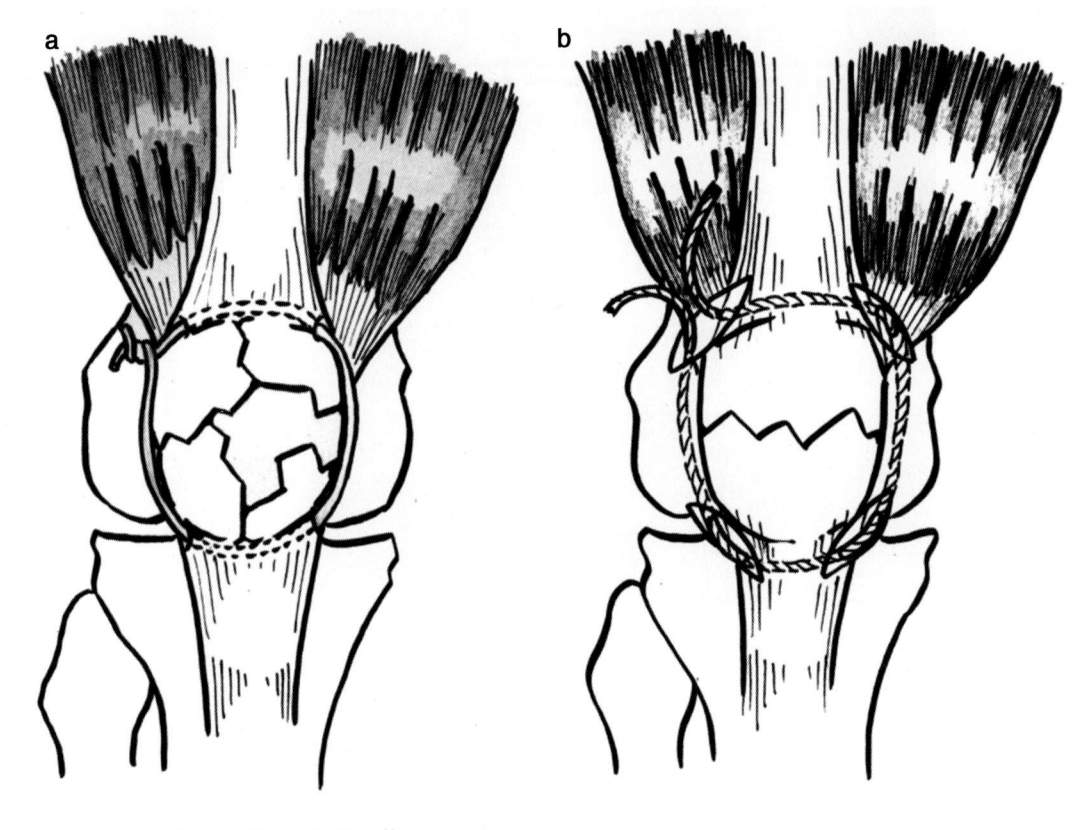

图 7-8-12　a. 标准环扎；b. 经皮环扎

6. 外固定　此固定方法可能有助于少数被忽视的有明显间隙的移位骨折[32]。然而，这些病例通过标准固定方法也可获得良好的临床效果[33,34]。横行克氏针要穿过每个骨折碎片并用动力钳扎紧。这种固定方法也可用于开放性骨折或有感染的骨折[35]。Yammis 等在关节镜下用环形外固定器治疗粉碎性髌骨骨折[36]。

7. 部分髌骨切除术　在严重粉碎性骨折和（或）软骨面丢失而不能稳定固定的情况下，可能需要行部分髌骨切除。由于支持带的连续性，无须进行肌腱或人工合成物移植。

近端髌骨切除相当于股四头肌肌腱远端断裂。同理，当切除髌骨远端时，近端髌腱应通过骨隧道缝合到骨折表面的前缘（图 7-8-16）。近端髌骨切除后需要通过所建的骨隧道修复髌韧带。通过合成带或骨片加强缝合效果。在矢状面上，钢丝不能置于骨面间以避免髌骨纵向倾斜。

对远端粉碎性骨折，有其他方法可以替代部分髌骨切除术。已有报道，利用预弯的髌骨钢板修复远端的小骨折碎片具有良好的生物力学和临床效果[37,38]。其他学者报道在矢状面使用分离式垂直钢丝可获得良好的生物力学和临床效果（图 7-8-17）[39]。

对于中部粉碎性骨折，可以切除局部粉碎的骨折碎片。用标准固定横形骨折的方法将远端和近端的骨折碎片固定起来，以保持关节面的平齐。对于髌股外侧骨关节炎，可以切除小的纵形骨折碎片，类似于外侧纵向髌骨切除术。

如果需要切除 50% 以上的髌骨，应行全髌骨切除术而不是部分髌骨切除术[40]。因为当髌骨切除部分大于 50% 时，髌骨的运动轨迹常会发生变化而发展成疼痛。

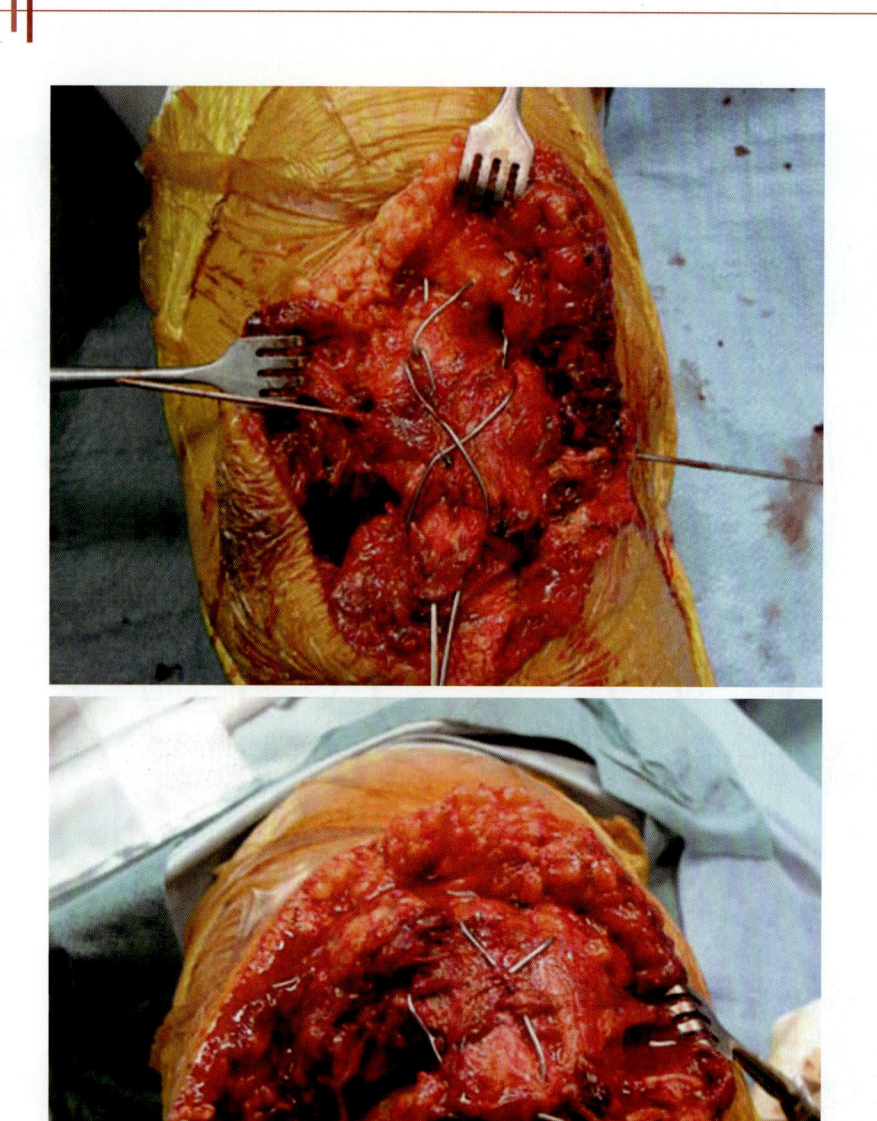

图 7-8-13　1根张力带钢丝和3根克氏针上加环形缠绕钢丝

8. 全髌骨切除术　传统的全髌骨切除术是治疗髌骨骨折常用的方法，但现在研究认为此手术为一种侵入性和非美观的手术，并有严重的并发症[41]，会导致股四头肌负重增加及髌韧带紧张，限制了活动度，特别是在上楼或单腿站立时[42-44]。对于大面积粉碎性和有移位的骨折，它仍然是最好的解决方案，特别是在有骨关节炎病史的情况下。有学者报道用全膝关节置换术治疗此类患者[45]。像常规的全膝关节置换术一样，取前内侧入路，微创有限切开后使髌骨脱位。用手术刀切除骨折碎片，保留足够的支持带，并确保伸肌装置的完整性。还可使用增加残余伸肌支持带的长度或厚度（支持带管状化）[46]，或者股四头肌肌腱 V 形成形术等方法。

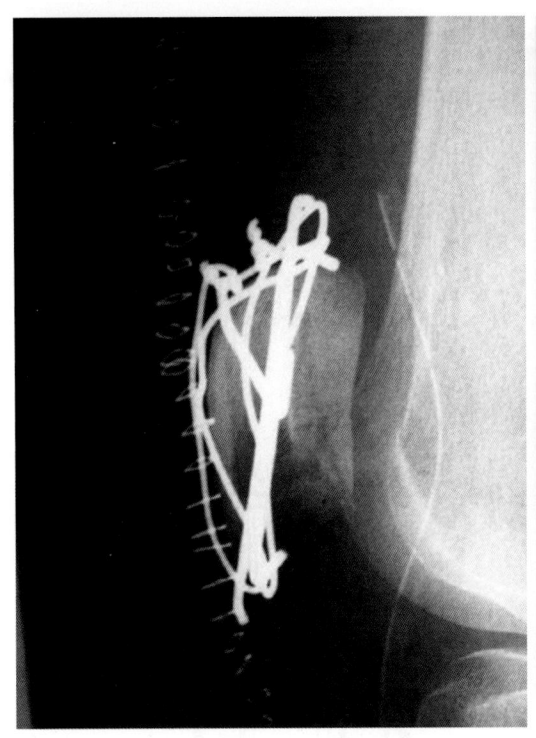

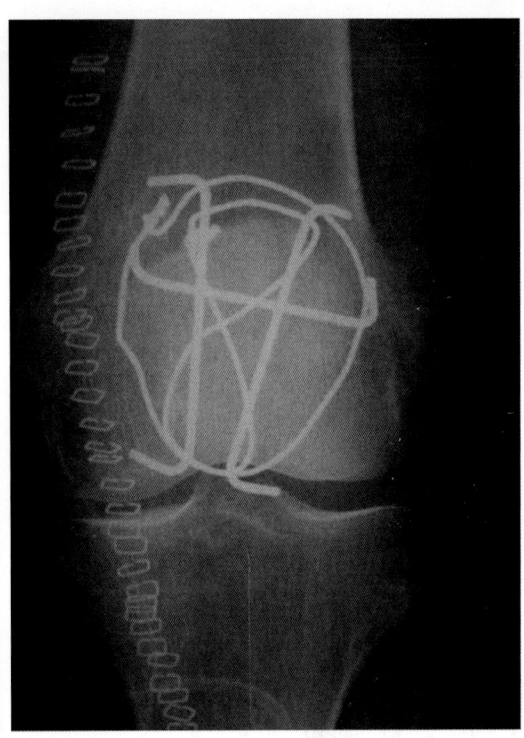

图 7-8-14 术后 X 线片

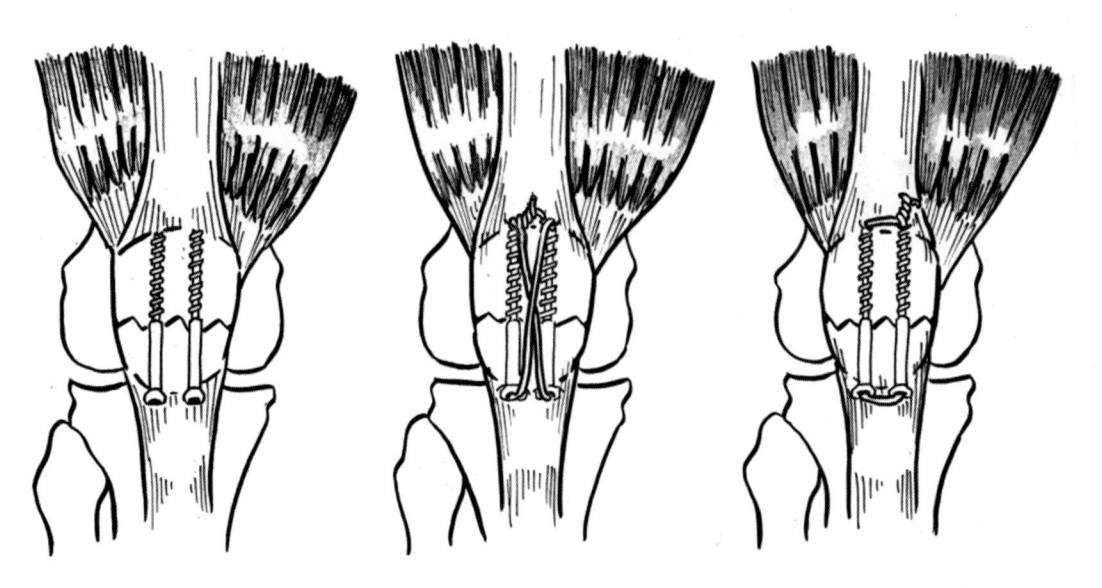

图 7-8-15 带或不带钢丝的空心螺钉

（三）手术适应证

无论是否为粉碎性骨折，切开复位内固定是所有移位的不稳定骨折最常用的治疗方法。如果有皮肤损伤或其他病理情况，手术可能被推迟。开放性骨折不是内固定的禁忌证。在急诊中，早期清洗伤口和使用广谱抗生素预防非常重要。皮肤缺损需要用局部或游离皮瓣处理，而非皮肤移植，以防

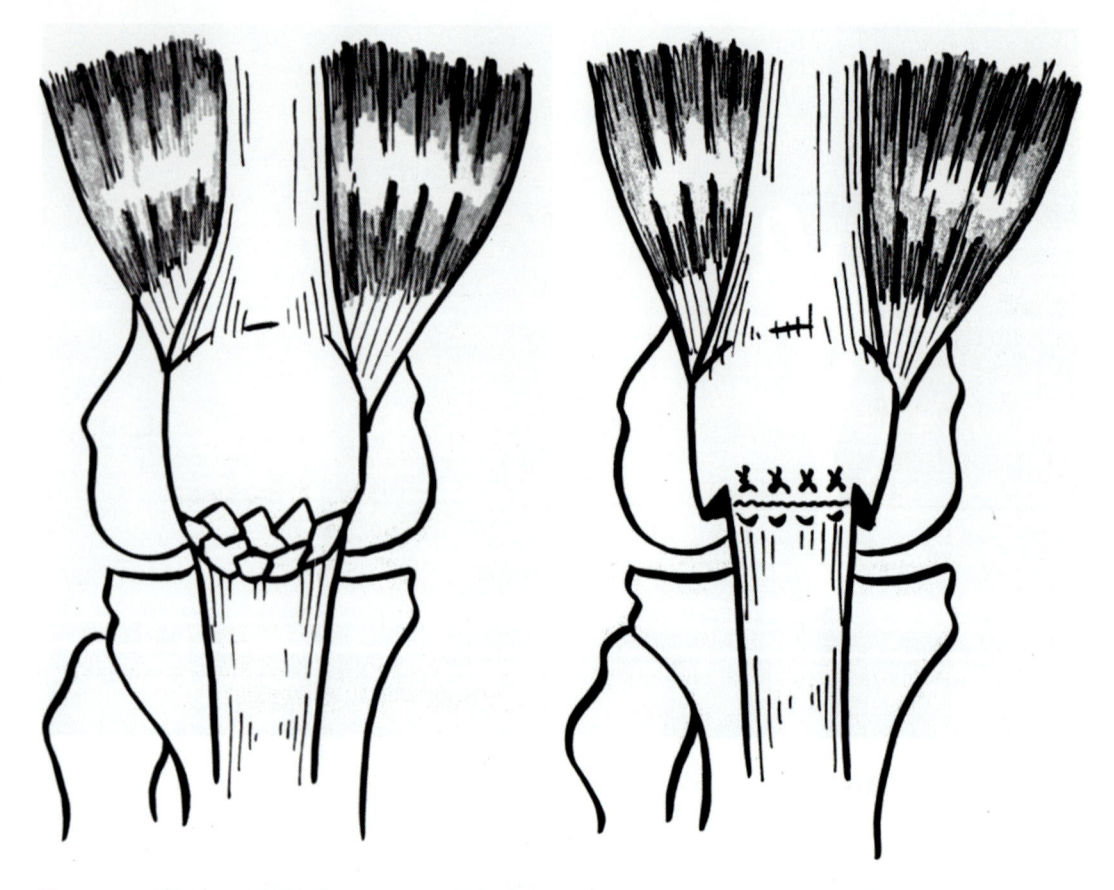

图 7-8-16　髌骨部分切除术治疗髌骨远端粉碎性骨折

止皮肤挛缩,允许自由屈膝。

联合或不联合克氏针的张力带钢丝是最常用和最有效的固定方法[47-49],螺钉只适用于骨质较好的年轻患者。

对于有粉碎性和有移位的骨折,尚无很好的手术方法。钢丝环扎可使关节在活动后发生一定程度的重塑。髌骨切除是一种侵入性手术,但可以维持一定的膝关节功能,并有利于将来的膝关节置换术[15]。

合并损伤常需要和骨折同时处理。股骨干或远端关节骨折与高能机动车事故相关。髌骨重建的同时要尽早活动,以有效地预防关节僵直。后交叉韧带损伤是髌骨骨折的常见伴发伤,韧带损伤手术治疗的延误会给髌骨骨折的治疗带来困难。后交叉韧带撕脱的固定可与髌骨固定同时进行。韧带断裂的治疗应在髌骨骨折成功治疗后进行,以免影响术后早期康复。如果骨软骨损伤继发于髌骨不稳定,可在骨软骨碎片愈合后再行处理髌骨不稳定。

第8节　并发症

一、僵硬

膝关节僵硬是髌骨骨折后常见的并发症之一,也可能继发于股骨骨折或复杂的区域性疼痛综合征引起的粘连,主要导致关节屈曲功能丧失。麻醉下活动效果不佳,反而可能导致内固定失败、股四头肌断裂或髌韧带撕裂、软骨损伤等不良预后。4个月内可在关节镜下行松解术,6个月后可行切开松解,应避免皮瓣剥离以保持良好的髌骨血供。术后允许负重,应及早进行主动、被动活动,在术后第 1 周可交替佩戴伸展和屈曲姿势的夹板。

二、低位髌骨

严重低位髌骨的症状是髌骨前部和下部疼痛,疼痛随着屈膝和上楼时加重。髌骨切线位 X 线片显示骨密度降低,髌骨指数下降(Caton-Deschamps 指数<0.6[50]),并出现"日落征"。可在休息时使用夹板保持膝关节屈曲 20°~30°来预防这种并发症的发生。

如果发生低位髌骨,可以通过髌腱延长而不是胫骨结节移位术来治疗[51]。

三、不愈合

骨不愈合是指伤后 6 个月内未愈合的骨折,在髌骨骨折中的发生率为 2.4%~12.5%[52]。主要症状是膝关节疼痛、伸膝无力和无法进行体育活动,伸直受限。X 线片显示骨折碎片间有分离和髌腱回缩。治疗需要翻修内固定,使用或不使用自体髂骨嵴植骨均可[53]。替代治疗包括对侧自体移植结合股四头肌肌腱移植、髌骨移植、髌腱移植及胫骨结节骨碎片(图 7-8-17)[54]。这样做虽然增加了对侧肢体的损伤,但良好的骨质可增强伸膝装置功能(图 7-8-18)。

四、畸形愈合

和其他骨折一样,髌骨骨折也可能畸形愈合。关节面的畸形愈合可导致慢性疼痛、绞锁等症状。髌骨骨折如移位超过 2 mm 可导致早期髌股关节炎或大髌骨[55]。部分学者建议,如果此 2 种并发症的症状明显,可采用髌骨切除或髌股关节成形术来治疗[56]。Lerat J. L. 也于 1975 年提出了髌骨成形术的概念,即切除周围所有突出的骨组织,但保留软组织。其原则是减少外周撞击,提高中央软骨的利用率,利于髌骨和股骨的接触,增加膝关节的活动度。

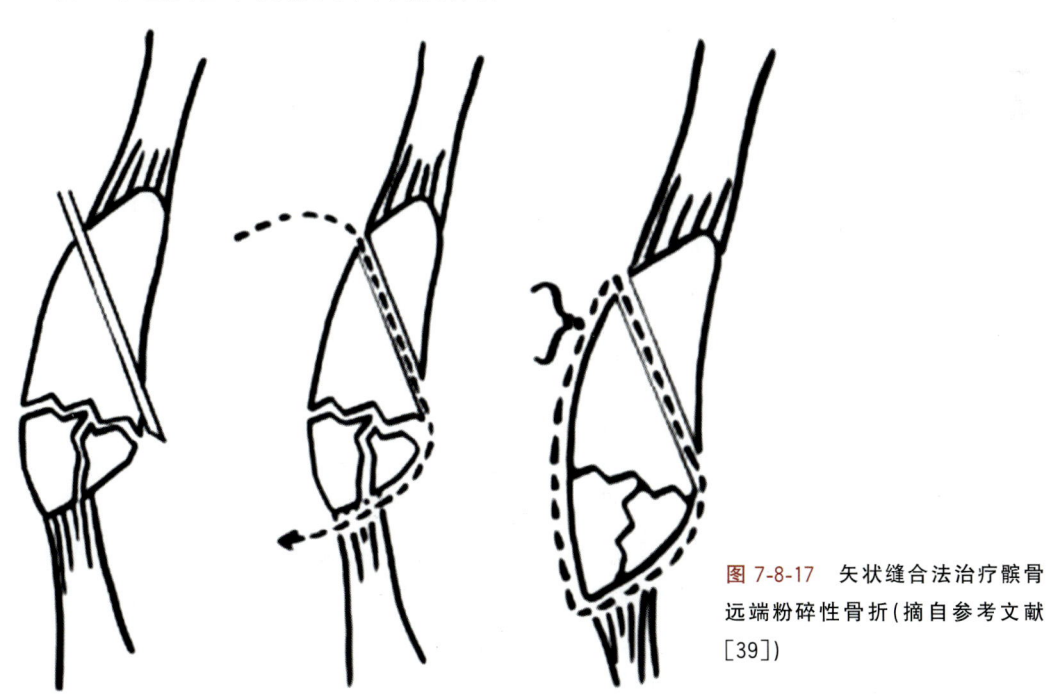

图 7-8-17 矢状缝合法治疗髌骨远端粉碎性骨折(摘自参考文献[39])

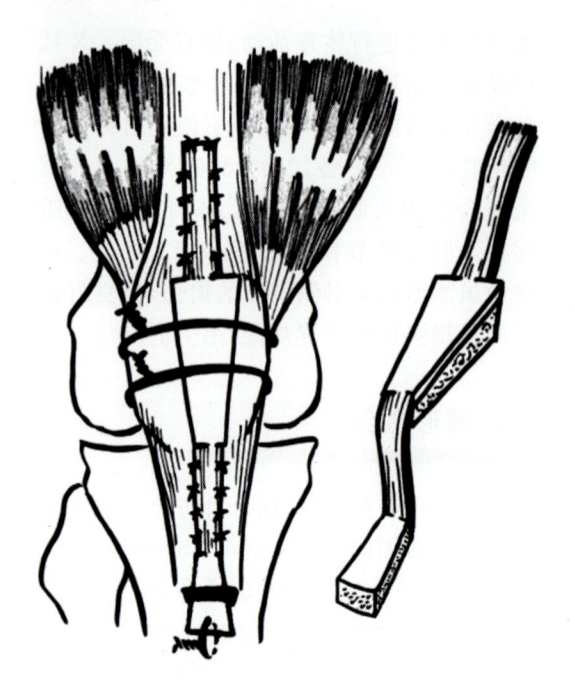

图 7-8-18　伸肌装置的同种异体移植

第9节　特殊病例

一、儿童髌骨骨折

儿童的软骨和软组织弹性大而很少发生髌骨骨折(在所有骨折中的占比小于1%)，髌骨体的骨折与成年人骨折没有区别。儿童有一种特殊的髌骨骨折类型，即骨软骨套袖撕脱骨折。对于这个年龄段的患者，大约57%的髌骨骨折会发生袖状骨折[58,59]。

袖状骨折是16岁以下人群中最常见的髌骨骨折形式[60]。发病高峰期为12.7岁(8~16岁)[59]。男孩多于女孩，比例约为3∶1[61]。袖状骨折是一种撕脱性骨折，可见骨软骨碎片从位于髌骨近端或远端的髌腱或股四头肌肌腱上撕脱。有时骨化中心也包含在骨折碎片中。当有关节血肿时，需要行X线平片检查以确诊。X线片上的适应证之一是高位髌骨，常需要特殊的投射位置。在髌骨的远端可以观察到一块骨碎片，这使得诊断变得更容易。如果碎片仅是软骨和骨膜，则没有骨片影，此时可行MRI以明确诊断，在此情况下，B超也可作为一种快捷而有效的检查手段[62]。袖状骨折的处理要点是将骨膜小心地修复在皮下的髌骨关节面上，并用轻柔的缝合线固定。解剖复位不理想将导致髌骨拉长、高位髌骨、大髌骨或其他髌骨畸形。

青少年也可能出现髌骨的骨软骨损伤，有时需要去除骨软骨碎片。这种损伤常并发髌骨不稳定和髌骨外侧脱位等后遗症。髌骨内侧边缘骨折是另一种重要的骨折类型，常合并内侧1/3处髌股韧带损伤[63]。在这些患者中，骨折可能继发于治疗髌骨不稳定时对软组织进行的重整手术[64]。

儿童Singding-Larsen-Johansson病是需要重点鉴别诊断的疾病[65]，这种病在青春期后很少导致骨折[66]。

二、压缩骨折

无移位的压缩骨折诊断困难，需要CT或MRI辅助诊断[67]。治疗方式基于在适度的功能锻炼或停止高强度活动后，对骨折移位行内固定手术治疗[68]。建议在髌股韧带采用内侧或外侧延长髌骨成形术或髌骨二部切除术进行针对病因的治疗。部分学者还建议将髂胫束松解术作为辅助手段治疗髌骨压缩骨折[69]。

三、全膝关节置换术后髌骨骨折

髌骨骨折等髌骨疾病是全膝关节置换术后较常见的并发症之一(接受全膝关节置换术的患者髌骨骨折的发生率为3%)。全膝关节置换术后髌骨骨折主要分为以下3种类型[70-73]：①1型为稳定的垂直骨折，不影响伸肌装置；②2A 型骨折中伸膝装置断裂<1 cm，2B 型骨折合并伸膝装置断裂>1cm；③3 型骨折合并膝关节松弛，伸膝装置完整。危险因素为髌骨切除过多、髌骨缺血性坏死、屈曲大于 120°、髌骨假体中心固定，以及胫骨高位截骨后行全膝关节置换术。因为骨量少、骨质差，且有感染风险，简单的内固定不能满足治疗需求。非手术治疗可获得尚可接受的功能恢复和疼痛缓解[74-76]。手术治疗时，通常需要切除骨碎片。但也有学者使用骨移植、骨水泥和克氏针等作为支架[77]或同种异体移植物[78]治疗复杂的髌骨骨折。

四、前交叉韧带重建后髌骨骨折

前交叉韧带修复后髌骨骨折的情况非常罕见，发生率<1%[79]。这种并发症通常出现于使用带髌骨块和胫骨块的髌腱作为移植物时。主要有简单纵形骨折或横形骨折合并伸膝装置损伤 2 种类型。治疗方法与治疗髌骨骨折的标准方法相同，即使用克氏针和张力带固定横形骨折，使用螺钉治疗纵形骨折[80]。然而，6 周内膝关节屈曲应<90°，并在固定时放置 20°屈曲夹板。

五、病理骨折

原发性或继发性肿瘤的病理性骨折非常罕见[81]，最常见的原发性肿瘤是骨巨细胞瘤或软骨母细胞瘤[82]。已有 6 例报道的骨折源自软骨母细胞瘤[83]，少数骨折源自非霍奇金淋巴瘤[84]或普通内科疾病[85]。治疗方法主要为部分或全部切除髌骨。

第 10 节　术后护理

手术后康复和非手术治疗一样，重点在于皮肤愈合。创伤和手术造成的软组织损伤，术后过度屈膝时可导致伤口愈合延迟或坏死。皮肤损伤可继发于皮下突出的内固定物，应尽量避免。引流 3～5 天，3～6 个月后允许进行体育活动。术后 12～18 个月后，只有在内固定物有刺激或撞击的情况下才可将其取出，避免在 6 个月前去除内固定物（如果反复骨折，取出风险很高）。

第 11 节　总　结

大多数有移位的髌骨骨折可用简单但技术要求高的张力带钢丝治疗。须仔细遵守术后护理和康复方案，以避免严重并发症。最初的治疗决定了膝关节的预后功能，不恰当的治疗可能会导致并发症的发生，从而对膝关节的功能造成巨大影响。

参考文献

[1] Bostrom A. Fracture of the patella. A study of 422 patellar fractures. Acta Orthop Scand Suppl,1972,143:1-80.

[2] Waligora AC,Johanson NA,Hirsch BE. Clinical anatomy of the quadriceps femoris and extensor apparatus of the knee. Clin Orthop Relat Res. 2009,467(12):3297-3306.

[3] Bjorkstom S,Goldie IF. A study of the arterial supply of the patella in the normal state, in chondromalacia and in osteoarthrosis. Acta Orthop Scand,1981,51:63-70.

[4] Scapinelli R. Blood supply of the human patella. Its relation to ischaemic necrosis after fracture. J Bone Joint Surg Br,1967,49(3):563-570.

[5] Scapinelli R. Studies on the vasculature of the human knee joint. Acta Anat (Basel),1968,70(3):305-331.

[6] Horner G,Dellon AL. Innervation of the human knee joint and implications for surgery. Clin Orthop Relat Res,1994,301:221-226.

[7] Kennedy JC, Alexander IJ, Hayes KC. Nerve supply of the human knee and its functional importance. Am J Sports Med,1982,10(6):329-335.

[8] Maralcan G, Kuru I, Issi S, et al. The innervation of patella: anatomical and clinical study. Surg Radiol Anat,2005,27(4):331-335.

[9] Barton RS, Ostrowski ML, Anderson TD, et al. Intraosseous innervation of the human patella: a histologic study. Am J Sports Med,2007,35(2):307-311.

[10] Lapra C, Lecoultre B, Ait Si Selmi T, et al. Le tendon rotulien dans l'instabilité rotulienne: etude IRM. In: Médical S, editor. Le genou dégénératif. Montpellier: GETROA opus XXIV,1997:227-232.

[11] Reider B, Marshall JL, Koslin B, et al. The anterior aspect of the knee joint. J Bone Joint Surg Am,1981,63(3):351-356.

[12] Maquet P. Mechanics and osteoarthritis of the patellofemoral joint. Clin Orthop Relat Res,1979,144:70-73.

[13] Teitz CC, Harrington RM. Patellar stress fracture. Am J Sports Med, 1992, 20(6):761-765.

[14] Goh SK, Koh JS, Tan MH. Knee locking secondary to osteochondral fracture of the patella: an unusual presentation. Singapore Med J,2008,49(6):505-506.

[15] Neyret P. Les fractures de la rotule. In: Française ES, editor. Conférences d'enseignement. Paris: De la SOFCOT,1995:123-135.

[16] Kosanovic M, Komadina R, Batista M. Patella fractures associated with injuries of the knee ligament. Arch Orthop Trauma Surg, 1998, 117(1-2):108-109.

[17] Ricard R, Moulay A. Les fractures de rotule. In: Française ES, editor. Cahiers d'enseignement. Paris: De la SOFCOT,1975:75-91.

[18] Muller ME. Classification and international AO-documentation of femur fractures. Unfallheilkunde,1980,83(5):251-259.

[19] Braun W, Wiedemann M, Ruter A, et al. Indications and results of nonoperative treatment of patellar fractures. Clin Orthop Relat Res,1993,289:197-201.

[20] Kanamiya T, Naito M, Cho K, et al. Unicortical transverse osteochondral fracture of the patella: a case report. Knee, 2006, 13(2):167-169.

[21] Müller ME, Perren SM, Allgöwer M, Arbeitsge-meinschaft für Osteosynthesefragen. Manual of internal fixation: techniques recommended by the AO-ASIF Group. 3rd ed. Berlin/New York: Springer,1991.

[22] John J, Wagner WW, Kuiper JH. Tension-band wiring of transverse fractures of patella. The effect of site of wire twists and orientation of stainless steel wire loop: a biomechanical investigation. Int Orthop, 2007, 31(5):703-707.

[23] Wright PB, Kosmopoulos V, Cote RE, et al. FiberWire is superior in strength to stainless steel wire for tension band fixation of transverse patellar fractures. Injury,2009,40(11):1200-1203.

[24] Hughes SC, Stott PM, Hearnden AJ, et al. A new and effective tension-band braided polyester suture technique for transverse patellar fracture fixation. Injury, 2007, 38(2):212-222.

[25] Luna-Pizarro D, Amato D, Arellano F, et al. Comparison of a technique using a new percutaneous osteosynthesis device with conventional open surgery for displaced patella fractures in a randomized controlled trial. J Orthop Trauma,2006,20(8):529-535.

[26] Ma YZ, Zhang YF, Qu KF, et al. Treatment of fractures of the patella with percutaneous suture. Clin Orthop Relat Res, 1984, 191:235-241.

[27] Benjamin J, Bried J, Dohm M, et al. Biomechanical evaluation of various forms of fixation of transverse patellar fractures. J Orthop Trauma,1987,1(3):219-222.

[28] Appel MH, Seigel H. Treatment of transverse fractures of the patella by arthroscopic percutaneous pinning. Arthroscopy, 1993, 9(1):

[29] El-Sayed AM, Ragab RK. Arthroscopic-assisted reduction and stabilization of transverse fractures of the patella. Knee, 2009, 16(1): 54-57.

[30] Dargel J, Gick S, Mader K, et al. Biomechanical comparison of tension band-and interfragmentary screw fixation with a new implant in transverse patella fractures. Injury, 2010, 41(2): 156-160.

[31] Lotke PA, Ecker ML. Transverse fractures of the patella. Clin Orthop Relat Res, 1981, 158: 180-184.

[32] Liang QY, Wu JW. Fracture of the patella treated by open reduction and external compressive skeletal fixation. J Bone Joint Surg Am, 1987, 69(1): 83-89.

[33] Uvaraj NR, Mayil Vahanan N, Sivaseelam A, et al. Surgical management of neglected fractures of the patella. Injury, 2007, 38(8): 979-983.

[34] Lachiewicz PF. Treatment of a neglected displaced transverse patella fracture. J Knee Surg, 2008, 21(1): 58-61.

[35] Kundu ZS, Sangwan SS, Marya KM, et al. An innovative compression-clamp for open contaminated fractures of patella: a short report of five cases. Knee Surg Sports Traumatol Arthrosc, 2003, 11(3): 145-148.

[36] Yanmis I, Oguz E, Atesalp AS, et al. Application of circular external fixator under arthroscopic control in comminuted patella fractures: technique and early results. J Trauma, 2006, 60(3): 659-663.

[37] Krkovic M, Bombac D, Balazic M, et al. Modified precurved patellar basket plate, reconstruction of the proper length and position of the patellar ligament-a biomechanical analysis. Knee, 2007, 14(3): 188-193.

[38] Matejcic A, Smiljanic B, Bekavac-Beslin M, et al. The basket plate in the osteosynthesis of comminuted fractures of distal pole of the patella. Injury, 2006, 37(6): 525-530.

[39] Yang KH, Byun YS. Separate vertical wiring for the fixation of comminuted fractures of the inferior pole of the patella. J Bone Joint Surg Br, 2003, 85(8): 1155-1160.

[40] Kuechle DK, Stuart MJ. Isolated rupture of the patellar tendon in athletes. Am J Sports Med, 1994, 22(5): 692-695.

[41] Kelly MA, Insall JN. Patellectomy. Orthop Clin North Am, 1986, 17(2): 289-295.

[42] Kaufer H. Mechanical function of the patella. J Bone Joint Surg Am, 1971, 53(8): 1551-1560.

[43] Kaufer H. Patellar biomechanics. Clin Orthop Relat Res, 1979, 144: 51-54.

[44] Sutton Jr FS, Thompson CH, Lipke J, et al. The effect of patellectomy on knee function. J Bone Joint Surg Am, 1976, 58(4): 537-540.

[45] Surendran S, Pengatteeri YH, Park SE, et al. Osteoarthritis knee with patellar fracture in the elderly: single-stage fixation and total knee arthroplasty. J Arthroplasty, 2007, 22(7): 1070-1073.

[46] Compere CL, Hill JA, Lewinnek GE, et al. A new method of patellectomy for patellofemoral arthritis. J Bone Joint Surg Am, 1979, 61(5): 714-718.

[47] Curtis MJ. Internal fixation for fractures of the patella. A comparison of two methods. J Bone Joint Surg Br, 1990, 72(2): 280-282.

[48] Rink PC, Scott F. The operative repair of displaced patellar fractures. Orthop Rev, 1991, 20(2): 157-165.

[49] Weber MJ, Janecki CJ, McLeod P, et al. Efficacy of various forms of fixation of transverse fractures of the patella. J Bone Joint Surg Am, 1980, 62(2): 215-220.

[50] Caton J, Deschamps G, Chambat P, et al. Patella infera. Apropos of 128 cases. Rev Chir Orthop Reparatrice Appar Mot, 1982, 68(5): 317-325.

[51] Dejour D, Levigne C, Dejour H. Postoperative low patella. Treatment by lengthening of the patellar tendon. Rev Chir Orthop Reparatrice Appar Mot, 1995, 81(4): 286-295.

[52] Gardner MJ, Toro-Arbelaez JB, Harrison M,

[52] et al. Open reduction and internal fixation of distal femoral nonunions:longterm functional outcomes following a treatment protocol. J Trauma,2008,64(2):434-438.

[53] Satku K,Kumar VP. Surgical management of nonunion of neglected fractures of the patella. Injury,1991,22(2):108-110.

[54] Dejour H,Denjean S,Neyret P. Treatment of old or recurrent ruptures of the patellar ligament by contralateral autograft. Rev Chir Orthop Reparatrice Appar Mot,1992,78(1): 58-62.

[55] Vainionpaa S,Bostman O,Patiala H,et al. Megapatella following a rupture of patellar tendon. A case report. Am J Sports Med, 1985,13(3):204-205.

[56] Argenson JN,Guillaume JM,Aubaniac JM. Is there a place for patellofemoral arthroplasty? Clin Orthop Relat Res,1995,321:162-167.

[57] Lerat JL, Moyen B. La patelloplastie périphérique ou remodelage périphérique de la rotule. In: SOFCOT eRadl, editor. Oral presentation. Paris,1992.

[58] Dai LY,Zhang WM. Fractures of the patella in children. Knee Surg Sports Traumatol Arthrosc,1999,7(4):243-245.

[59] Ray JM, Hendrix J. Incidence, mechanism of injury,and treatment of fractures of the patella in children. J Trauma, 1992, 32 (4): 464-467.

[60] Sponseller PD,Stanitski CL. Fractures and dislocations about the knee. In: Beaty JH, Kasser JR (eds) Rockwood and Wilkins' fractures in children,5th edn. Lippincott Williams & Wilkins, Philadelphia, 2001: 1019-1026.

[61] Hunt DM,Somashekar N. A review of sleeve fractures of the patella in children. Knee, 2005,12(1):3-7.

[62] Ditchfield A,Sampson MA,Taylor GR. Case reports. Ultrasound diagnosis of sleeve fracture of the patella. Clin Radiol,2000,55(9): 721-722.

[63] Toritsuka Y,Horibe S,Hiro-Oka A,et al. Medial marginal fracture of the patella following patellar dislocation. Knee, 2007, 14 (6):429-333.

[64] Muthukumar N, Angus PD. Patellar fracture following surgery for patellar instability. Knee,2004,11(2):121-123.

[65] Iwamoto J, Takeda T, Sato Y, et al. Radiographic abnormalities of the inferior pole of the patella in juvenile athletes. Keio J Med, 2009,58(1):50-53.

[66] Freedman DM, Kono M, Johnson EE. Pathologic patellar fracture at the site of an old Sinding-Larsen-Johansson lesion: a case report of a 33-year-old male. J Orthop Trauma, 2005,19(8):582-585.

[67] Crowther MA,Mandal A,Sarangi PP. Propagation of stress fracture of the patella. Br J Sports Med,2005,39(2):e6.

[68] Carneiro M,Nery CA,Mestriner LA. Bilateral stress fracture of the patellae: a case report. Knee,2006,13(2):164-166.

[69] Keeley A, Bloomfield P, Cairns P, et al. Iliotibial band release as an adjunct to the surgical management of patellar stress fracture in the athlete: a case report and review of the literature. Sports Med Arthrosc Rehabil Ther Technol,2009,1(1):15.

[70] Clayton ML,Thirupathi R. Patellar complications after total condylar arthroplasty. Clin Orthop Relat Res,1982,170:152-155.

[71] Le AX, Cameron HU, Otsuka NY, et al. Fracture of the patella following total knee arthroplasty. Orthopedics, 1999, 22 (4): 395-398.

[72] Ortiguera CJ,Berry DJ. Patellar fracture after total knee arthroplasty. J Bone Joint Surg Am,2002,84-A(4):532-540.

[73] Scott RD, Turoff N, Ewald FC. Stress fracture of the patella following duopatellar total knee arthroplasty with patellar resurfacing. Clin Orthop Relat Res,1982,170:147-151.

[74] Chalidis BE, Tsiridis E, Tragas AA, et al. Management of periprosthetic patellar fractures. A systematic review of literature. Inju-

ry,2007,38(6):714-724.
- [75] Keating EM, Haas G, Meding JB. Patella fracture after post total knee replacements. Clin Orthop Relat Res,2003,416:93-97.
- [76] Sheth NP,Pedowitz DI,Lonner JH. Periprosthetic patellar fractures. J Bone Joint Surg Am,2007,89(10):2285-2296.
- [77] Anderson AW,Polga DJ,Ryssman DB,et al. Case report: the nest technique for management of a periprosthetic patellar fracture with severe bone loss. Knee,2009,16(4):295-298.
- [78] Bozic JK. Patella fractures and total knee arthroplasty. Tech Knee Surg, 2005, 4(1): 55-61.
- [79] Christen B, Jakob RP. Fractures associated with patellar ligament grafts in cruciate ligament surgery. J Bone Joint Surg Br,1992,74(4):617-619.
- [80] Berg EE. Management of patella fractures associated with central third bone-patella tendon-bone autograft ACL reconstructions. Arthroscopy,1996,12(6):756-759.
- [81] Warner GC,Doddsa RDD,Maloneb PR. Pathological fracture of the patella as the first presentation of renal cell carcinoma. Knee, 1999,6:281-283.
- [82] Mercuri M,Casadei R. Patellar tumors. Clin Orthop Relat Res,2001,389:35-46.
- [83] Rischke B,Engels C,Pietsch E,et al. Chondroblastoma of the patella with pathological fracture. Unfallchirurg, 2000, 103 (10): 898-902.
- [84] Hughes C, Spencer R. Recurrent non-Hodgkin's lymphoma presenting as pathological fracture of the patella. Knee, 2000, 7 (4):249-251.
- [85] Moretti B,Speciale D,Garofalo R,et al. Spontaneous bilateral fracture of patella. Geriatr Gerontol Int,2008,8(1):55-58.

第9章　髌骨不稳定

第1节　概述 …………………… 121	三、滑车成形术 ………………… 128
第2节　病因和分型 ……………… 121	四、外侧微松解 ………………… 131
第3节　病理解剖学和生物力学 … 122	五、外侧松解及股四头肌止点分
解剖学 ………………………… 122	离 …………………………… 131
第4节　诊断 ……………………… 123	六、内侧紧缩 …………………… 131
影像学诊断 …………………… 123	七、胫骨结节截骨术 …………… 131
第5节　手术适应证 ……………… 124	**第8节**　术后关怀和康复 ………… 131
第6节　术前准备和计划 ………… 124	**第9节**　并发症 …………………… 132
第7节　手术技术 ………………… 125	**第10节**　总结 …………………… 132
一、患者体位 ………………… 125	参考文献 …………………………… 132
二、内侧髌股韧带重建 ……… 125	

第 9 章

髌骨不稳定

Simon Donell

摘要 髌骨不稳定的患者通常会定期向骨科医生求诊,但治疗的依据很少。目前没有专用的评分系统来评估治疗效果,而且对于很多如急性脱位、对位不良及习惯性半脱位等术语没有统一的定义。其治疗主要为非手术治疗,强调对大腿肌肉群,以及髋部和背部的肌肉群的控制。对于解剖结构异常和尽管复位但不能获得功能控制的患者应选择手术治疗。通用的手术方式有内侧髌股韧带重建,严重结构异常的患者同时需要行股骨髁成形术。但大多数外科医生坚持用传统的外侧松解、内侧缩紧和胫骨结节移位等方法。尽管新的手术方式有望减少远期退行性骨关节炎的发生,但这些手术的长期效果现在还不明确。

关键词 病因和分型·并发症·诊断·不稳定·髌骨·病理解剖学和生物力学·术前计划·复位·手术适应证·手术技术

第 1 节 概 述

髌骨不稳定是骨科医生经常遇到的问题[1,9]。手术治疗髌骨不稳定并非必须,也不是一线治疗的典型方法。大多数患者,尽管解剖结构异常而增加髌骨畸形运动及脱位的风险,但大多数患者的膝关节功能正常且没有明显的症状。事实上,在 16 岁以下的儿童中,不论是用石膏绷带非手术治疗还是手术修复髌内侧支持带,14 年的随访结果显示功能效果没有差别[6]。再脱位的发生率是相似的,这些习惯性脱位的患者愿意自行复位而不愿意手术。复发与阳性家族史有关,而与其他因素无关。因此,尽管在首次脱位时流行进行内侧髌股韧带(medial patellofemoral ligament, MPFL)修复,非手术治疗仍是治疗髌骨不稳定的一线方法。只有出现骨软骨骨折时才需要紧急手术干预。这在直接撞击髌骨内侧缘造成严重伤害及拥有正常解剖结构的患者当中更典型。因此,物理疗法及复位的目的旨在恢复肌肉功能,不仅是股四头肌及大腿后侧肌群,也包括髋部的臀肌及背部的核心肌群。诊断及识别关节过度松弛综合征而表现高弹性组织变异的患者很重要。在这些人群中进行手术治疗有失败的风险。

第 2 节 病因和分型

大多数髌骨不稳定的患者有不同程度的股骨髁发育不良,其他的解剖结构异常将

S. Donell
Norfolk and Norwich University Hospital, Norfolk, UK
e-mail: Simon.donell@nnuh.nhs.uk

在下文中论述。此外,他们还可能有阳性家族史和(或)关节过度松弛综合征。仅患有关节过度松弛综合征的患者主要表现为膝关节功能不稳定,伴有因肌肉控制不良而致的膝关节无力。这些患者髌骨活动过度,但可通过矫正肌肉控制来控制过度活动。患有关节过度松弛综合征的患者常有膝关节前侧疼痛。区分髌骨不稳定是功能性不稳定(肌肉控制不良)还是机械不稳定(病态解剖结构异常)至关重要。如果解剖结构异常而没有不稳定的症状,那么功能正常。这与前交叉韧带(anterior cruciate ligament, ACL)断裂的情况类似,虽然所有患者是机械不稳定,但"Copers"患者前交叉韧带功能稳定,故不需要手术治疗。

因为在定义上尚未达成共识,髌骨不稳定的分型存在争议。慢性和复发性脱位,急性和慢性脱位急性发作,不稳定的含义,运动轨迹不良与对位不良,复发性脱位与半脱位,这些概念经常存在混淆。急性脱位可能被定义为当患者说髌骨从关节脱位后可自行复位,但对于一些患者来说,意味着半脱位和脱位仅发生于髌骨复位时。尽管通过这种方法对髌骨不稳定进行分类是传统方法,但这种分类对于患者的治疗没有帮助。最好从功能角度考虑,并针对每个患者的症状描述。例如,某例患者在12岁参加非接触式运动时发生第一次脱位,这将减少膝关节的伸展范围。从那时起该患者每隔3个月左右就会出现一次复发性不稳定事件,并且脱位会自发复位。患者现在18岁,具有髌骨外侧脱位病史并需要正规复位治疗。最近的事件则可描述为急性脱位、复发性脱位,或者复发性半脱位急性脱位。然而,确认是功能性问题还是复发性症状是很重要的。如果都不是,那么就应该用外科手术来控制机械不稳定。然而,为了获得一个稳定的膝关节,需要患者锻炼他们的肌肉以使它们强健和协调。如果大多数患者可以做到这些,则不需要手术就能恢复。

第3节 病理解剖学和生物力学

解剖学

髌股关节由伸膝装置组成,其中包括髌骨和髁间沟(股骨沟)。髌骨在空间上作为伸膝装置的标志,伸膝装置包括股四头肌和肌腱、内侧和外侧支持带,以及髌韧带。包括含有内侧髌股韧带(medial patellofemoral ligament,MPFL)的内侧支持带(两层)和外侧支持带;深层为横韧带(deep transverse ligament,DTL)。深层横韧带起于髌骨,止于髂胫束。这是限制髌骨内侧移位的主要组织。一些学者得出结论,内侧和外侧髌胫韧带很重要且需要修复,特别是内侧的髌胫韧带。然而,作为内侧及外侧的限制结构,它们的作用有限。

最近在治疗髌骨不稳定中内侧髌股韧带已成为非常重要的结构。它的起点是收肌结节邻近内后侧股骨髁的近侧缘之间的嵴(也被描述为一个沟),扇形延伸,止于髌骨内侧缘最突出处。这是主要的内侧缘的上半部(特别是髌骨内侧缘的最内侧部)。解剖学研究基于正常的膝关节。在发育异常的膝关节,可能不存在这些标志,尽管不能精确地限定,但重建所需的位置是一致的。

髁间沟容纳髌骨,并且阻止在屈曲20°时由内侧到外侧的移位。尽管内、外髁轴线连接时呈"V"形,但外侧面形成外侧纽扣,内侧面几乎水平,与髁的轴线平行。这点在外科手术时很重要。对于滑车发育不良的患者,如果股骨滑车成形不够深,那么髌骨的稳定性需要软组织约束以保持适度的平衡。这包括髌韧带于胫骨结节的止点,以及坚强的内侧约束(即MPFL)。另一个问题是，髌骨在滑车上的滑动增加髌股关节的反作用力，这可能会加剧术后疼痛和加速髌股关节炎的发生，可通过升高胫骨结节来克服。通常结合胫骨结节内移，结局是Fulkerson胫骨结节内移抬高截骨术。

第4节 诊 断

大多数患者在十几岁时出现第一次脱位。通常发生在站立位扭足时，如当跳舞时或体育运动时。髌骨外侧脱位，在抵达急诊室之前自发复位。如果诊断正确，沿髌骨内侧缘或股骨髁内侧触摸，可依MPFL损伤部位不同而发现疼痛点[5]。这里需要排除的临界损伤是直接撞击内侧造成的正常膝关节的髌骨脱位(经常发生在足球比赛中)。此时发生骨软骨骨折的可能性很大。对侧的膝关节正常，没有典型的髌骨脱位的特征。

髌骨脱位后的传统治疗方法是石膏管形固定6周，然后开始物理治疗。如果治疗策略是为了实现功能稳定，那么这种治疗方法是不合理的。因此，膝关节应置于可拆卸的矫形器内，以便在舒适度允许的情况下尽快开始康复训练。不言而喻，避免肌肉萎缩是很重要的。通过这种治疗大多数患者将在6周内恢复正常的功能。

影像学诊断

所有影像方法都已用于髌骨不稳定的治疗[8]。许多是重要的研究工具，如动态MRI扫描，但这对于大多数患者的临床治疗不是必需的或有用的。最有用的图像是标准的横向X线。"标准"指股骨后髁部的完全重叠。根据该图像，可以确定髌骨的高度和滑车沟的形状(图7-9-1和图7-9-3)。尽管不能将切线位髌骨图像作为测量工具，但很有用。传统的滑车沟角并不能为髌骨不稳定患者的治疗提供有用的信息，因为在发育异常的膝关节中，该角度取决于膝关节屈曲度(图7-9-2)。这不是正常膝关节的情况。切线位髌骨图像显示先前脱位的典型内侧骨碎片特征。该骨碎块或小骨块可位于MPFL的止点处或离止点更远处。手术时它看上去不像一个撕脱骨折，可能表现

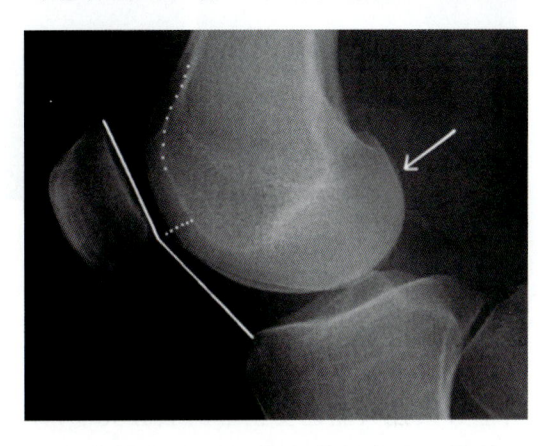

图7-9-1 侧位X线片显示患者后髁突严格重叠时(箭)，滑车沟的形状(虚线)和髌骨的高度(实线，Caton-Deschamps法)

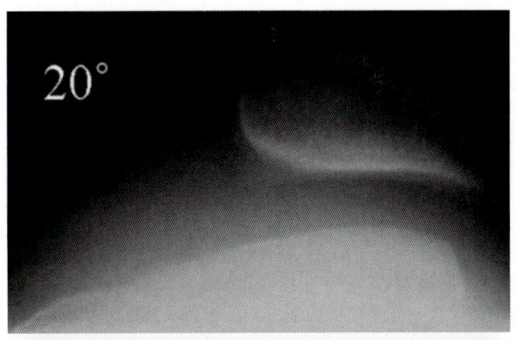

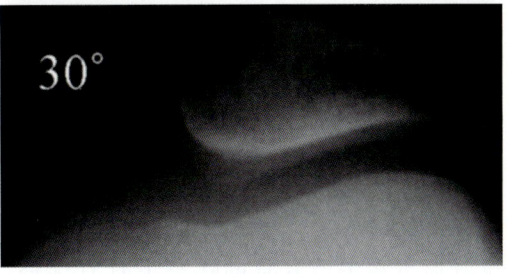

图7-9-2 切线位髌骨图像显示滑车发育不良患者的滑车沟角取决于拍照时膝关节屈曲度

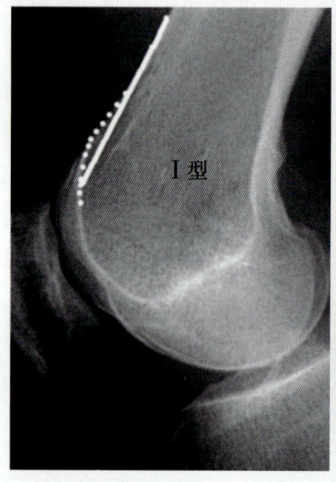

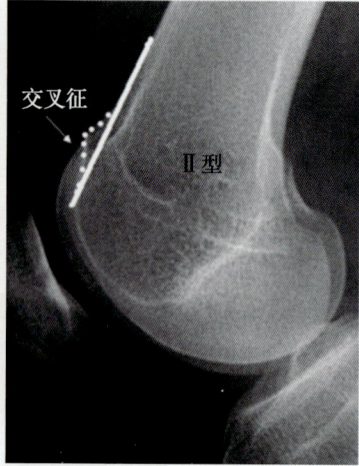

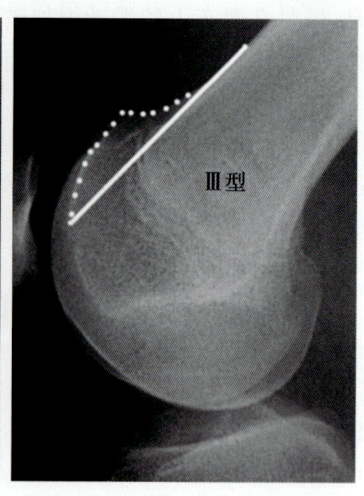

图 7-9-3　侧位 X 线片显示滑车发育不良

为一个骨化的血肿。不论如何,这是先前脱位的病理表现。在常规检查中,站立前后位 X 线片只能证实正常的股胫关节,并可能提示高位髌骨或显示永久性脱位患者的髌骨外侧位。高位髌骨可通过胫骨结节远端移位来矫正,滑车发育不良可通过加深滑车成形术来矫正。外侧髁状突发育不全较为罕见,可通过外侧提升滑车成形术(Albee 手术)来纠正。由于没有外侧骨支撑,如果确信重建 MPFL 足以抵抗整个屈曲过程中的外侧移位,也可仅通过 MPFL 重建来治疗。

CT 扫描用于测量肢体的旋转对线,髌骨的倾斜角度(patellar tilt angle,PTA)(股四头肌舒展和收缩)及胫骨结节-股骨滑车沟(tibial tubercle-trochlear groove,TTTG)的距离。测量这些指标的优势在于,如果发现指标异常,每个指标都可以通过手术来纠正。通过胫骨结节内移可以纠正 TTTG 异常,通过缩紧内侧支持带可以纠正 PTA 异常。最近,可以通过核磁共振扫描图像来测量这些指标。这在显示滑车软骨形态和关节软骨的状态上具有优势,除了可以搜集到关于内侧支持带有用的信息外,还可显示股内侧肌及其大小,以及外侧支持带的长度。

已证实超声适用于正常膝关节的筛查,却不适用于发育异常的膝关节的筛查。

第 5 节　手术适应证

直接打击髌骨造成的急性骨软骨骨折需要紧急手术治疗。除此情况外,首次脱位和需要干预的复发性脱位的最初治疗,需要先接受严格的康复治疗。

当患者在存在可纠正和明确的解剖学异常的情况下,经过充分的康复后无法恢复膝关节功能时,应进行手术。

第 6 节　术前准备和计划

患有严重髌骨不稳定的患者的手术计划中需要考虑的重要因素包括是否有膝前痛、关节过度松弛,下肢的旋转情况,臀部和核心肌群的力量,股内侧斜肌、髌骨的运动及脱位情况,骨擦音的存在,前交叉韧带是否正常,患肢下蹲的能力,髌骨高度,以及任何滑车发育不良的严重程度。

如果膝前痛是一个严重的主要症状,或患者运动严重受限,或两者皆有,那么预后可能会很差。髌骨关节面损伤时,需要谨慎考虑预后。在这种情况下滑车成形术是有益的,但需要移除受损的关节软骨。髌骨微骨折是一线治疗方法。一些术后骨擦音不可避免。手术矫正后的脱位(即机械不稳定)较少见,但患者常主诉功能性不稳定和膝关节仍不稳定很常见。重要的是要让患者知道恢复肌肉的作用只能由他们自己来完成而并非依赖他人。然而,股四头肌严重发育不良和缺少 VMO 的患者可能永远无法获得一个完全稳定的膝关节。在这种情况下,患者不超重是至关重要的。

最小的成像方案应确定髌骨的高度、是否存在滑车发育不良、滑车发育不良类型及滑车的高度。如果对滑车成形术的手术技术不熟悉,那么 TTTG 的测量至关重要。根据这个指标可以制定一个合理的治疗方案。应该指出的是,传统的手术治疗通过外侧松解、内侧紧缩和远端内移来防止髌骨脱位。问题是这可能导致膝前痛,且不可预知预后效果,并会导致髌股关节炎。在滑车发育不良的情况下,为了减少髌股关节炎的发生,可以行滑车成形术或胫骨结节前移位术。然而,需要强调的是,对于关节松弛且滑车发育严重不良的患者,不进行滑车成形术或通过胫骨结节前移位术来降低关节反作用力可能更为有利。如果内侧支持带组织较差,那么内侧紧缩术很可能会失败。

手术矫正髌骨不稳定需要考虑 2 点:①髌骨运动轨迹是否异常?如果异常,如何使其恢复正常轨迹?②如果运动轨迹正常,如何避免髌骨潜在的侧向位移?后者现已可通过重建 MPFL 来实现。正常轨迹的恢复取决于异常的严重程度。最坏的情况(综合征患者患有固定脱位)需要行股骨旋转截骨术、胫骨旋转截骨术、广泛的股四头肌外侧松解术(Judet 手术)、滑车成形术、内侧支持带紧缩和 MPFL 重建。这些手术不能由一般的骨科医生来做。

第 7 节　手术技术

为了达到手术的安全性,需要一个适用于所有患者的常规的及系统的方法。幸运的是暴露膝关节的伸肌装置很容易,几乎所有手术都可在止血带下完成。麻醉及镇痛的选择取决于个人喜好。

一、患者体位

患者仰卧于手术台上,大腿侧垫垫,足部支撑使膝关节屈曲 90°。下肢消毒、铺单后暴露大腿中段至小腿中段。

二、内侧髌股韧带重建

MPFL 重建可作为日间手术进行。已有许多使用不同的移植材料和固定系统的技术被报道。虽然髌股韧带在股骨上附着点的位置已经明确,但在严重发育不良的患者中很难定位。图像增强器(透视)可能会有所帮助。股骨处的起点位于远端内收肌的止点,在此处可触及结节。在结节和内侧髁之间有一条嵴,该嵴是 MPFL 的起点。

髌骨处的止点在髌骨上内侧缘,是否应有 1 个沟还是 2 个沟固定存在争议。对于移植物的选择也有争议,因为正常韧带薄且呈扇形,而腘绳肌腱却较硬。尚无任何一项手术技术获得明确的证据支持。

笔者的方法

在胫骨内侧平台上做一切口,取单根小腿后肌腱作为移植物(图 7-9-4)。通常取股薄肌,但也可以取半腱肌,特别是对于年龄小的患者。用 2 号可吸收线将移植物于胫骨附着端缝合成管形,针留于原位。

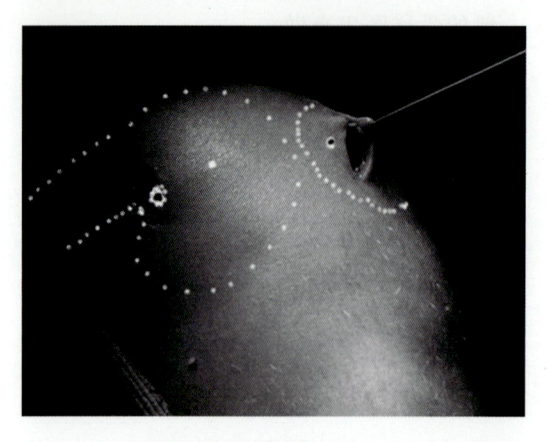

图 7-9-4 术中照片显示肌腱移植物在 MPFL 重建过程中穿过髌骨内侧缘的单个通道

于髌骨内 1/3 做纵向切口。在髌股韧带最内侧的中心处,用 4.5 mm 钻钻一长约 1 cm 的横向隧道。将钻去除,另从髌骨的前软骨板钻一隧道,连通另一隧道。然后将针形移植物通过隧道,用缝合线缝合移植物(图 7-9-5)。

在股骨内侧髁与收肌结节之间做一切口,深入至骨。前缘升起,辨别并抬高股内侧肌。允许移植物于肌肉下通过。触及股内侧肌腱,并向远端追踪找到收肌结节。在许多患者中,也可触及股骨内上髁。然后,将一导丝从收肌结节远端 1 cm 处穿过膝关节,从近前侧穿出。用一个 7 mm 的铰刀钻一深约 30 mm 的隧道。将一回纹针向髌骨方向从股内侧肌下通过,从内侧支持带穿出,避免穿过滑膜。然后,将缝合的移植物和未缝合的肌腱末端固定于回纹针上,并将 2 种移植物通过隧道。将移植物缝合在一起,做成双束,将其长约 25 mm 固定于股骨隧道。在膝关节屈曲 70°时,收紧移植物。然后将膝关节完全屈曲,移植物固定于这个体位上。然后膝关节完全伸展,检查髌骨的内、外侧滑动。滑动的检查范围应在 1 cm 内。再将膝关节屈曲 70°,用 7 mm×25 mm 的生物可吸收螺钉固定移植物(图 7-9-6 和图 7-9-7)。

术后 2h 可以完全负重及活动,并可回家,如有必要可拄拐。24h 后去除绷带。恢复情况取决于术前股四头肌组织的情况。专业的足球运动员需要 6 周才能完全恢复,6 个月后可以进行训练。

股骨内侧髁疼痛很典型,通常持续 3 个月以上。移植物从内侧肌下通过很重要,否则可能会出现持久性疼痛。在切取腘绳肌肌腱或 MPFL 起点仅距离手术操作处 2 mm 或 3 mm 时,均可能会损伤隐神经。通常需要 1 年以上的时间恢复。

永久性不稳定通常是因为肌肉控制能力差,特别是臀部及深部肌肉。移植物破裂很少见。如果失败,它将滑出股骨内侧髁隧道。超过 100 例的患者没有发生髌骨隧道骨折。

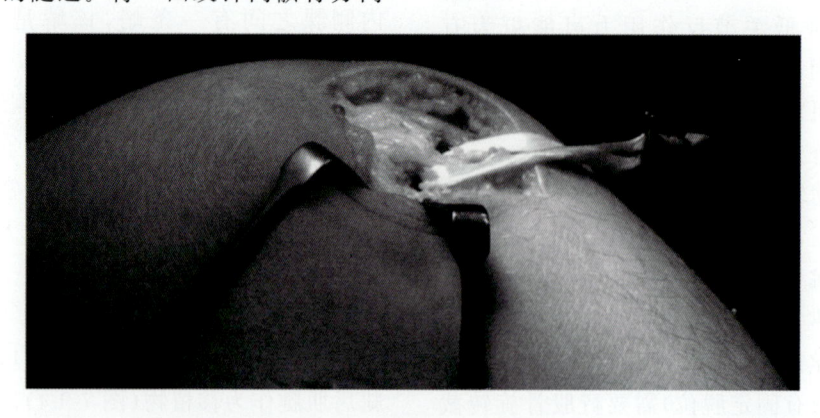

图 7-9-5 可吸收螺钉固定于股骨内侧髁 MPFL 起始处

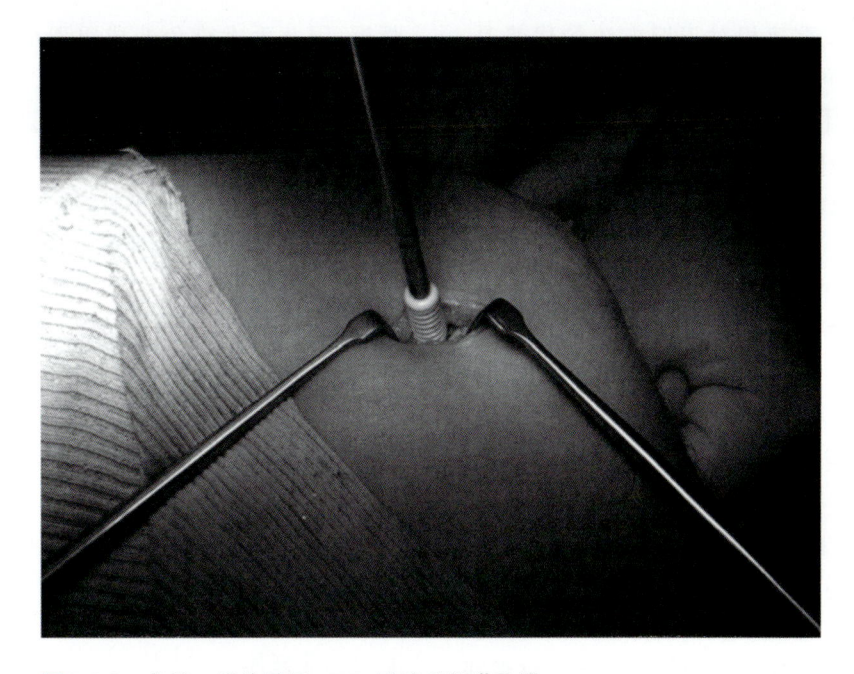

图 7-9-6 术后 X 线片显示 MPFL 重建后隧道位置

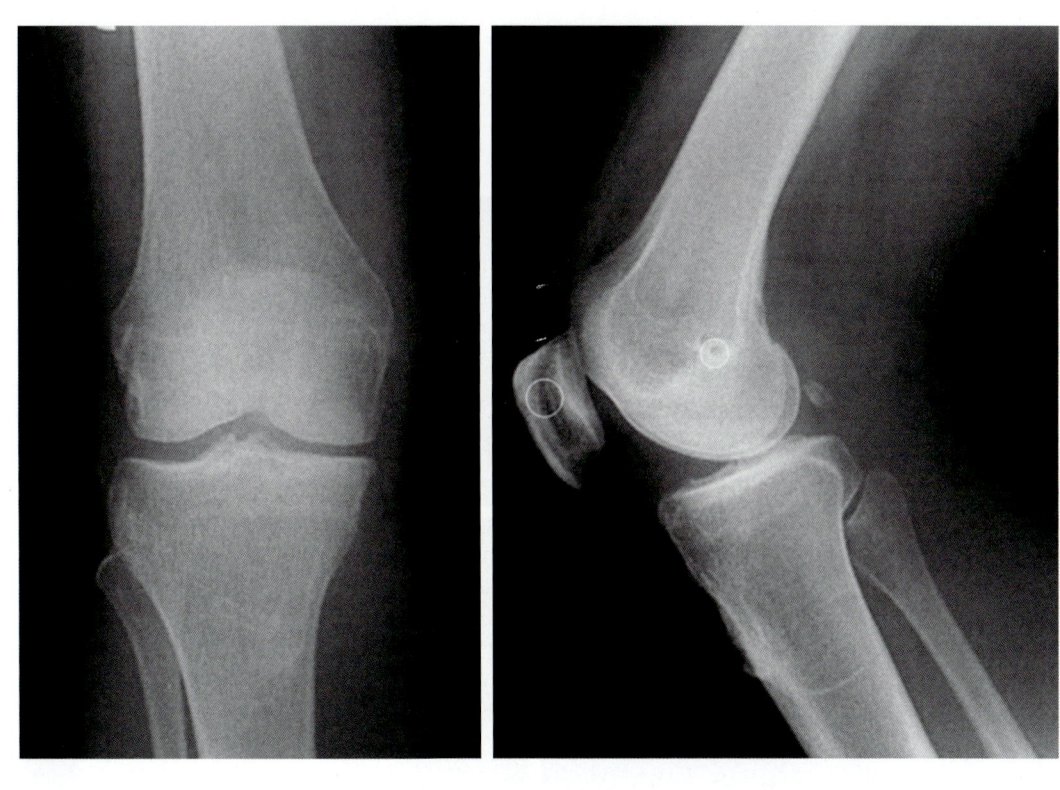

图 7-9-7 滑车成形术前后的 X 线片

MPFL 重建相对于旧方法的优势是：①微创；②可作为日间手术；③即刻及完全活动；④手术的目的是髌骨的外侧移位。无须获得完美的轨迹，特别适用于关节过度松弛症候群及滑车发育不良的患者。

三、滑车成形术

一些研究中心，特别是在欧洲，对严重发育不良的患者已开始行滑车成形术。原则是去除多余的软骨下骨，然后压低关节软骨，以形成一个沟。包括 Dejour 和 Bereiter[7]，已经学者报道了这方面的技术。虽然还没有比较研究，但 Bereiter 法需要利用正常的关节软骨，造一个薄的、有弹性的骨软骨瓣，然后用可吸收胶带压着并固定。Dejour 法做一个更厚的骨软骨瓣，因此手术难免造成重要的关节软骨损伤（图 7-9-8）[2]。

笔者的方法

内侧髌旁入路暴露膝关节。外翻髌骨并检查。如果有内侧小骨，应予以切除，髌骨周围及髁间凹内的骨赘也应切除。通常在髌骨前内侧会有大的骨赘，需要切除。用手术刀切除所有受损的髌骨关节软骨，直到正常软骨边缘。这在前部特别典型。用 2 mm 钻造成微骨折，暴露软骨下骨（图 7-9-9）。

评估滑车发育不良的程度（图 7-9-10），标记外侧最前点。然后从这点到髁间凹最高点做一连线，向关节边缘近端延伸。从髁间凹最高点到滑车内侧缘做第 2 条线，尽可能向远端延伸。

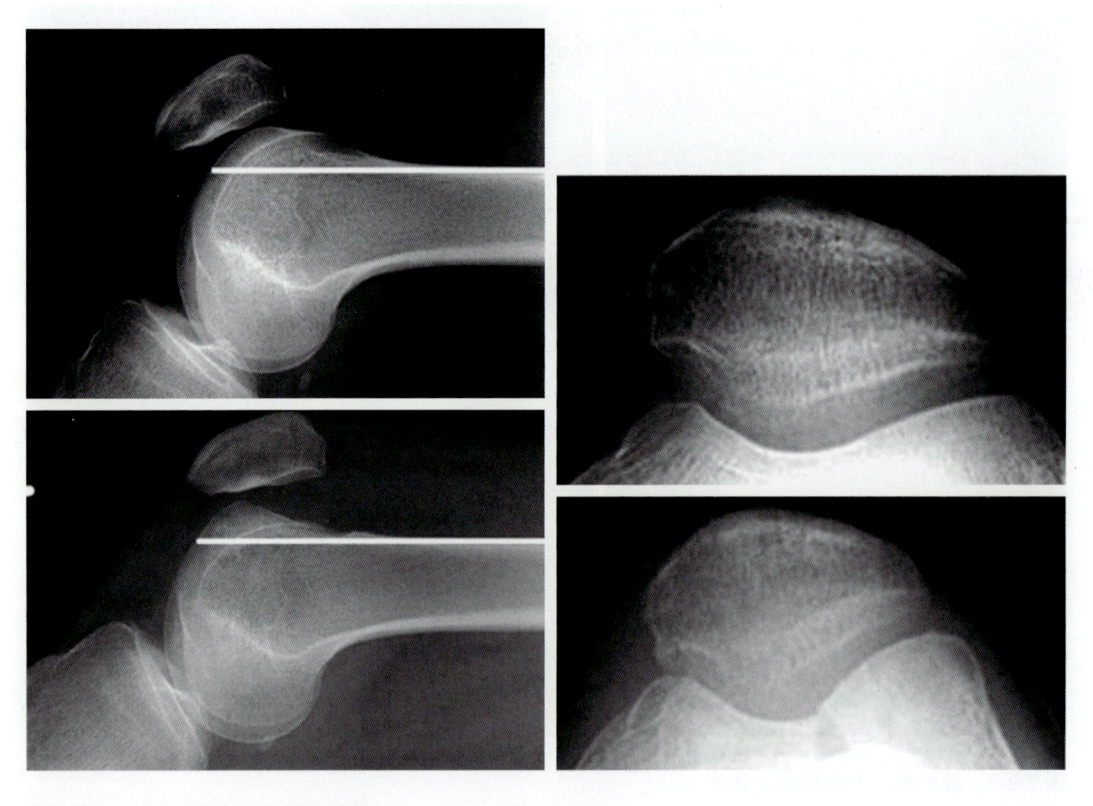

图 7-9-8 MPFL 重建术中切口位置

皮质的水平。按照关节软骨表面上标记的平行四边形，用 4.5 mm 的钻及咬骨钳去除软骨下骨松质。这将形成一个厚的骨软骨瓣，然后用骨刀将其分成 2 个三角形骨软骨瓣。截骨线形成新沟，与股骨解剖轴线相平行，该沟起于髁间凹的最高点。为了下压时不造成骨瓣的骨折，可在关节镜下使用磨钻（图 7-9-11）。

沟槽最终需要深入到软骨下骨，以使骨瓣易于折叠。用骨刀凿取骨沟，用咬骨钳保护骨软骨瓣（图 7-9-12）。然后压低骨瓣，如有需要可去除多余的骨，以形成令人满意的沟槽。皮瓣用 2 号可吸收缝线固定，穿过皮瓣上 2 mm 的钻孔，绕过股骨远端骨皮质（图 7-9-13）。最终稳定性是通过用咬骨钳撞击由远端骨皮质形成的三角形部分来实现的。分离并稳定 2 个骨软骨瓣。然后用 2-0 可吸收线将骨膜间断缝合于关节边缘。这将使髌上脂肪垫远移，并部分覆盖因骨瓣下陷而暴露的软骨下骨。然后检查新形成的骨沟，更要注意其外侧部分（图 7-9-14 和图 7-9-15）。

检查髌骨的运动轨迹。有时新的外侧

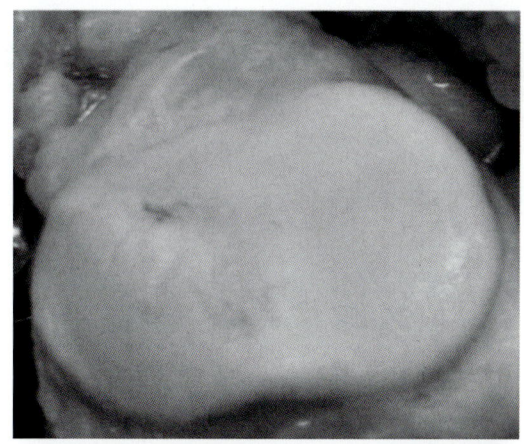

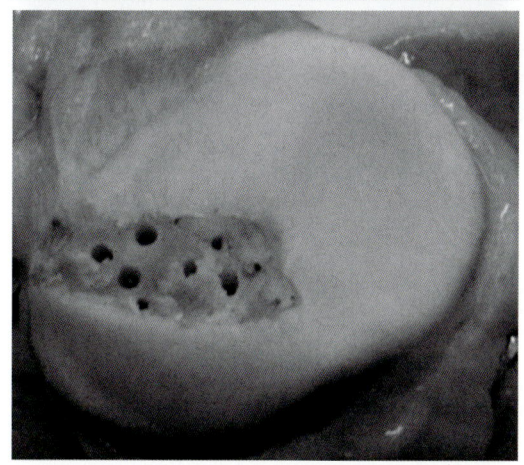

图 7-9-9　术中照片显示受损髌骨关节面的微骨折

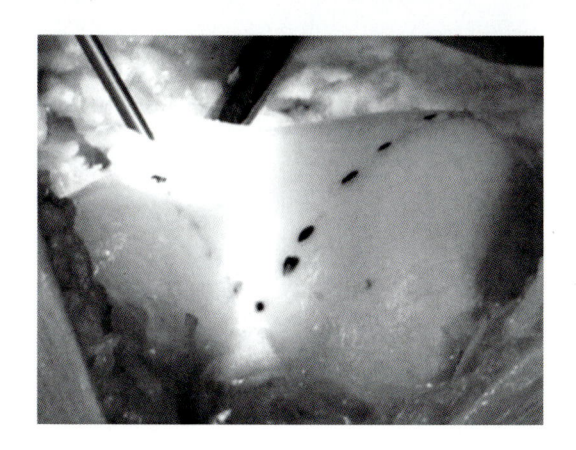

图 7-9-10　股骨远端发育不良患者的术中照片

撬起两条线之间的骨膜，然后从股骨远端的前皮质剥离，以显露滑车顶部的真实面积。将一块三角形的骨皮质移至股骨干前

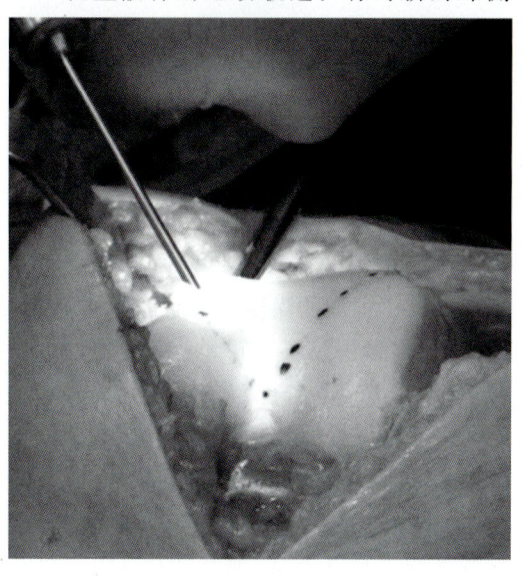

图 7-9-11　术中照片显示在关节镜下用磨钻去除多余的骨松质

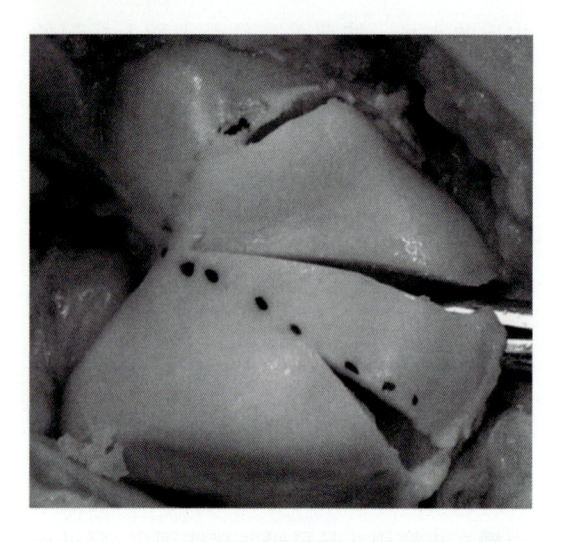

图 7-9-12　术中膝关节侧位照片显示，在用骨刀凿取并形成新的骨沟后，用咬骨钳保护 2 个骨软骨瓣

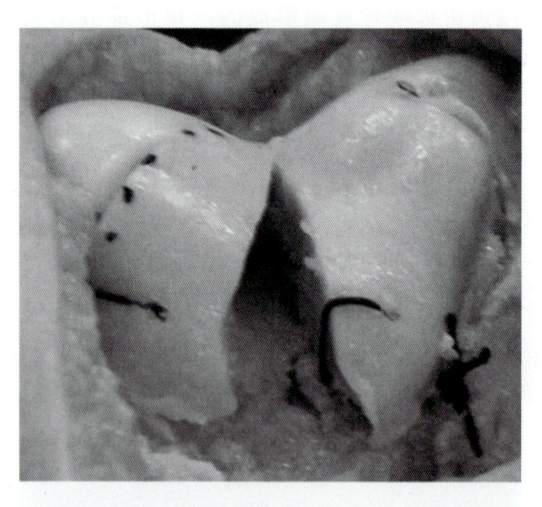

图 7-9-13　从近端拍摄的术中照片显示骨软骨瓣用可吸收缝线固定

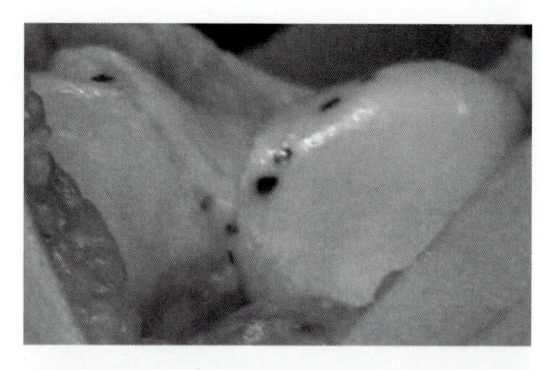

图 7-9-14　从远端拍摄的术中照片显示滑车成形术后新的骨沟形状

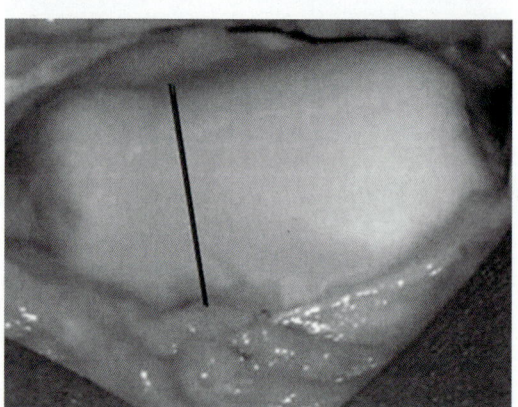

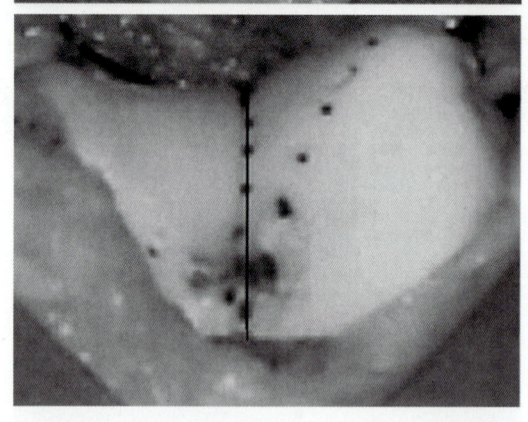

图 7-9-15　术中照片显示股骨粗隆成形术前后滑车沟线向外侧移动

运动会绞住外侧的深横韧带而需要松解（见下文"外侧微松解"一节），或者髌骨仍外侧脱位，这种情况下需行 MPFL 重建。

该手术很痛苦，并且有关节僵硬的风险。应用硬膜外神经阻滞及持续被动运动仪（continuous passive motion machine，CPM）以克服这些不良并发症，通常持续 48h。当可用口服镇痛药控制疼痛时，可以去掉硬膜外神经阻滞。然后，患者可以完全负重运动。股四头肌的功能在完全恢复之前需要拄拐。

所有患者均有隐神经髌前分支支配区的麻木。在 150 例患者中，有 1 例发生肺栓塞，有 1 例出现深静脉血栓形成，尚无常规药物可以预防血栓形成，曾多次手术并有多处瘢痕的患者有中度伤口感染的风险。

恢复正常行走大概需 3 个月的时间,这取决于术前股四头肌的情况。积极活动和重新获得功能性肌肉控制的患者,会有非常好的临床效果。行滑车成形术而没有同时行 MPFL 重建的患者可能会发生机械不稳定,特别是患有关节过度松弛症候群的患者。这种情况下,MPFL 重建通常可以解决这些问题。严重关节软骨损伤的患者可能会有骨擦音。尽管随机对照试验没有正式提出,根治性切除术和微骨折会使患者有不适感。滑车成形术是否能降低迟发性骨关节炎的发生率尚不清楚。尚无行滑车成形术后发生软骨溶解及早期骨关节炎的报道。

四、外侧微松解

在厚骨瓣滑车成形过程中所造成的外侧扩张可能会形成前缘凸起,这将缠绊外侧深横韧带。在这种情况下,需要用锐利的解剖刀将深横韧带从髌骨上的止点松解下来。然后固定于骨质上,并继续抬高髌骨前骨膜的外侧部分。因此,外侧的结构是连续的。

五、外侧松解及股四头肌止点分离

在髌骨不稳定患者的手术过程中,不推荐将外侧松解术作为常规方法。轻微滑车发育不良的患者行该操作,可能会进一步破坏髌骨的不稳定。对于关节过度松弛症候群的患者,该操作通常会加重不稳定的情况。

然而,固定性或屈曲时髌骨脱位的患者,收紧外侧支持带是不可避免的。在极端情况下,存在股骨内侧旋转的异常旋转情况,则应行股骨外侧旋转截骨术。通常伸肌装置软组织包膜的旋转可以通过广泛的外侧松解术来实现。从股胫关节水平开始,过髌韧带外侧,沿着髌骨的外侧边缘延伸到其上极。应切开所有的支持带组织及滑膜。如果髌骨仍不能移至股骨远端前部,则松解应超过股外侧肌,将股外侧肌从肌间隔上剥离下来。股四头肌通常很紧,需要用如切断股直肌的方法延长。需要如此大范围松解手术的患者很少。

六、内侧紧缩

已经不再将内侧紧缩作为主要的治疗方法。行滑车成形术时,髌骨会下降到新的沟槽内。这缓解了外侧支持带的张力(这也是一般不用行外侧松解术的原因),因为手术是通过内侧髌旁入路暴露的,所有内侧组织重叠,并且是双层内侧紧缩。滑车成形术可能会使内侧软组织严重缺失,髌骨可能无法被限制在沟槽内运动。这种情况下应实施 MPFL 重建术。

七、胫骨结节截骨术

胫骨结节下移手术存在争议。高位髌骨胫骨结节下移截骨术是合理的,因为这样可以使髌骨高度恢复正常。在美国胫骨结节移位术(tibial tubercle osteotomy,TTO)很流行,特别是 Fulkerson 截骨术,因为这避免了在对滑车发育不良患者手术时进行关节内操作。患有固定性脱位的极端患者,内移胫骨结节是必须的。尽管对于这些患者,旋转股骨截骨和胫骨结节截骨可能更适合。笔者倾向于避免 TTO,因为其将使下跪不能,切口延长,有可能导致胫骨骨折和骨筋膜室综合征,以及棘手的不愈合问题,并且它通常不能解决主要的病理问题。

第 8 节　术后关怀及康复

一旦获得了机械稳定,最初的治疗是膝关节消肿和恢复膝关节的活动范围。在恢复股四头肌控制前,需要拄拐[3,4]。随着膝关节舒适性的改善,康复的目标转为针对股四头肌及股后侧肌群进行锻炼。一旦移除拐杖,就需要进行适当的锻炼以恢复本体感觉。这些锻炼应当针对臀部及核心肌群。根据患者的舒适度及信心进一步恢复全面活动。

第9节　并发症

最初可能发生伤口感染,因为先前手术而存在多处瘢痕的患者更可能发生感染。早期活动可以减少静脉血栓栓塞的风险。最常见的问题是持续性不稳定。滑车成形术后这种不稳定起初可能为机械性,因为髌骨仍不能正常运动,这种情况通常可以通过MPFL重建术来解决。持续性不稳定的另一个普遍原因是肌肉控制能力差。这种情况的发生与术前肌肉的状况成正比。6个月后,问题通常是臀肌及核心肌群的功能不佳。肥胖和患有关节过度松弛症候群的患者肌肉控制的能力更差。最终的功能恢复取决于患者的积极性。

第10节　总　结

目前,治疗髌骨不稳定的方法正在改变。非手术治疗的目的是获得包括核心肌肉群在内的功能稳定。现在可通过髋关节旋转器来控制股骨旋转,康复失败和存在解剖异常的患者应手术治疗。可以通过内侧髌股韧带重建来控制髌骨的运动轨迹。存在严重的滑车发育不良的患者,可能需要Fulkerson胫骨结节截骨术或者滑车成形术。任何手术的效果都取决于患者恢复肌肉控制的能力。尚不清楚髌骨不稳定的现代手术治疗是否会降低迟发性髌股骨关节炎的发生率。

参考文献

[1] Donell ST. (V) Patellofemoral dysfunction-extensor mechanism malalignment. Curr Orthopaed, 2006, 20:103-111.

[2] Donell ST, Joseph G, Hing C, et al. Modified Dejour trochleoplasty for severe dysplasia: operative technique and early clinical results. The Knee, 2006, 13:266-273.

[3] Smith TO, Donell ST. The rehabilitation following medial patellofemoral ligament reconstructions. A case report. Internet J Orthopaed Surg, 2008, 8 (1).

[4] Smith T, Donell ST, Davies LD. The physiotherapy management of patients following trochleoplasty-rehabilitation protocol and case report. Internet J Orthopaed Surg, 2007, 7(2).

[5] Smith TO, Davies L, O'Driscoll M-L, et al. An evaluation of the clinical tests and outcome measures used to assess patellar instability. The Knee, 2008, 15:255-262.

[6] Palmu S, Kallio PE, Donell ST, et al. Acute patellar dislocation in children and adolescents: a randomized clinical trial. J Bone Joint Surg [Am], 2008, 90A:463-470.

[7] Donell ST. Deepening trochleoplasty for distal femoral dysplasia in patellar instability: thick osteochondral flap technique. Tech Knee Surg. 2008, 7:19-26.

[8] Toms AP, Cahir J, Swift L, et al. Imaging the femoral sulcus with ultrasound, CT and MRI: reliability and generalizability in patients with patellar instability. Skeletal Radiol, 2009, 38:329-338.

[9] Donell ST. The patellofemoral joint. In: Bulstrode CJ, Wilson-McDonald J, Fairbank J, Briggs T, Eastwood D, editors. Oxford textbook in orthopaedics & trauma, Ch 8.10. Oxford University Press; 691-702 (In proof).

第 10 章　儿童和青少年髌骨不稳定

第 1 节　概述 …………………… 134
第 2 节　病因和分类 …………… 134
第 3 节　相关应用解剖学、病理学、
　　　　 基础科学和生物力学 … 137
第 4 节　诊断 …………………… 137
第 5 节　手术适应证 …………… 138
第 6 节　术前准备和计划 ……… 139
第 7 节　手术技术 ……………… 139
第 8 节　术后护理和康复 ……… 143
第 9 节　并发症 ………………… 143
第 10 节　总结 ………………… 144
参考文献 ………………………… 147

第 10 章
儿童和青少年髌骨不稳定

Jörn Kircher，Rüdiger Krauspe

摘要 髌股关节疾病是一种骨科常见病，急性髌骨脱位多发生在 13~15 岁。外侧脱位最常见，且复发率高。通常与膝外翻、膝周稳定结构薄弱等因素有关。需要通过仔细查体和影像学检查（X 线、MRI 及 CT）来明确诊断，选择合适的治疗方案。针对复发性髌骨脱位和稳定结构严重损伤的患者应行手术治疗。对损伤结构进行解剖重建，注意不要破坏骺板，避免出现轴向畸形和生长障碍。有效治疗和早期康复是预防复发的基础，保留关节结构，避免远期发生髌股关节炎。

关键词 对线・关节镜检查・儿童・分类・脱位・骺板・过度松弛・不稳定・膝关节・机械轴・内侧髌股韧带・高髌骨・髌骨・手术技术・滑车发育不良

J. Kircher (✉)
Shoulder and Elbow Surgery, Klinik Fleetinsel Hamburg, Hamburg, Germany
Department of Orthopaedics, Medical Faculty, Heinrich-Heine-University, Düsseldorf, Germany
e-mail: j-kircher@web.de

R. Krauspe
Department of Orthopedic Surgery, University Hospital of Düsseldorf, Düsseldorf, Germany
e-mail: krauspe@med.uni-duesseldorf.de

第 1 节 概 述

髌股关节疾病对于成年人、儿童及青少年来说都是一种常见病。急性髌骨脱位的高发年龄为 13~15 岁，而在更低的年龄组，其发病率有所降低[1-10]。

Nietosvaara 等统计出赫尔辛基人口中，16 岁以下儿童每年急性髌骨脱位发病率约为 43/100 000[6]。

在大多数情况下，外伤是最常见的病因。尽管许多患者存在易感因素，如一般关节松弛或解剖变异或疾病，这些将在本节稍后部分讨论。女性患者较男性患者常见[1,6,10-12]。

髌骨不稳定必须要与先天性髌骨脱位相鉴别。这被认为是一种罕见的先天性疾病，出生时即伴有髌骨脱位，主要是由于形成股四头肌及股骨的肌节没有完成内旋转所致[13-17]。先天性髌骨脱位常合并其他遗传综合征，如唐氏综合征、Larsen 综合征、关节挛缩及全身关节松弛[14-16,18]。

第 2 节 病因和分类

急性髌骨脱位的特点是髌骨完全从股骨滑车沟内脱出，几乎均向外侧移位。大多数移位发生在由伸膝转向屈膝的过程(89%),由蹲位加速站立动作(8%)或屈曲(70°~90°)减速动作(3%)也是致伤机制[11]。

半脱位是指髌骨虽没有完全脱位,但不稳定。不稳定程度可根据 Dugdale[19] 进行分级:

- 1级:髌股关节稳定。
- 2级:髌骨向外侧移位 1/2 髌骨宽度,无脱位。
- 3级:髌骨可脱位。
- 4级:髌骨脱位,但可通过手法复位。
- 5级:髌骨脱位且不能通过手法复位。

髌骨脱位一般单独发生,但往往易复发。据 MacNab 描述,再脱位发生率为 15%,且 33% 的患者症状一直存在[20],还有复发率>50% 的报道[21-24]。

慢性外侧髌骨脱位很罕见,可以是某些被忽视的损伤所致,或是因为婴儿时期多次接受肌内注射,从而导致股外侧肌纤维化造成慢性髌骨脱位[25]。

正如描述"肩关节不稳定"一样,作者们将"习惯性髌骨脱位"赋予不同的意义[26]。笔者建议将其定义为:在无明显症状的情况下,患者能够控制的髌骨脱位。主要由于膝关节周围软组织过度松弛所致,通常情况下全身各关节周围的结缔组织均存在明显的松弛问题。全身性过松弛可与其他疾病相关,如唐氏综合征、Ehlers-Danlos 综合征、马方综合征、成骨不全症等[27]。

全关节过度活动症(general joint hypermobility,GJH)在学龄期儿童的发病率为 8%~39%[28-32]。研究表明,随着年龄增加其发病率逐渐降低,且好发于白种人和女性人群[12,33-37]。Juul-Kristensen 等认为全关节过度活动症与肌肉骨骼疼痛和损伤无关联,且患此病的儿童能够在运动能力测试中获得好成绩。这可能解释了,为什么这些儿童往往从事要求灵活度较高的体育活动,如芭蕾舞、舞蹈、体操和游泳[38-41]。相反,Juul-Kristensen 发现 8 岁学龄儿童中参加精英体育的孩子患病率较高[42,43]。可根据 Beighton 评分对全关节过度活动症进行分类,并利用 Beighton 标准将其与良性关节过度活动综合征(benign joint hypermobility syndrome,BJHS)加以区分[35,44-46]。

尽管有关 GJH 的数据有时相互矛盾,但在制定针对髌骨不稳定的治疗方案时必须将其仔细考虑[12,47-49]。

影响膝关节稳定性的因素有以下几种。

1. 静态稳定结构

(1)髌骨形状(Wiberg 分型[50])。

(2)股骨滑车沟的形状(根据 Ficat[51]、Fulkerson[52]、Hepp[53] 和 Dejour[54] 分型)。

(3)髌骨形状及尺寸(Grelsamer[55] 分型)。

(4)下肢轴线。

(5)内侧支持组织

1)内侧髌股韧带。

2)内侧髌胫韧带。

(6)外侧支持组织

1)外侧支持带。

2)髂胫束。

2. 动态稳定结构　股四头肌,尤其是股内侧肌斜行部分(vastus medialis pars obliquus,VMO)。

3. 髌骨相对膝关节的位置

(1)高位髌骨(图 7-10-1)。

(2)低位髌骨。

(3)髌骨半脱位及倾斜(髌骨偏斜程度根据 Hepp[56] 分型,髌股关节角、重叠角、滑车沟角度根据 Merchant[56,57] 和 Fukui[58] 的观点)。

4. 髌骨相对下肢的位置关系　髋骨、股骨、胫骨或足的旋转或轴向畸形[12,59-61]。

在不同的膝功能模式下,以上因素共同产生一合力矩作用于膝关节。通常情况下,上述一些因素是膝关节脱位的先决条件,或者说当易感因素越多时,较小的外力或创伤

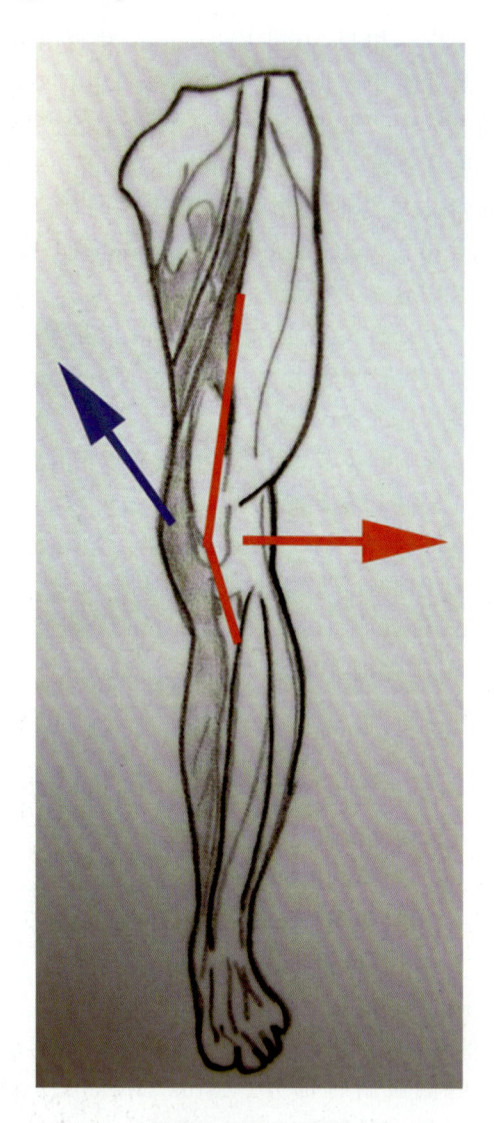

图 7-10-1 髌骨作为股四头肌的籽骨，有着自发向外移位的趋势（红箭），这一趋势被股内侧肌的动态牵拉（蓝箭）和髌股关节外侧面与滑车沟静态阻挡所中和

即可引起髌骨脱位[12,62-67]。

Dejour 等基于 X 线片和 CT 扫描，总结出 4 点与髌骨不稳定相关的危险因素[10]。

1. 滑车发育不良（交叉征阳性[54]、滑车碰撞和滑车深度减少[68]）。

2. 股四头肌发育不良（CT 扫描显示髌骨倾斜＞20%）。

3. 高位髌骨（Caton-Dechamps 指数＞1.2）。

4. 胫骨结节与滑车沟的距离增大（tibial-tuberosity-trochlea-groove-distance，TT-TG）≥20mm

（正常值针对成年人；无针对儿童和青少年的正常值报道）。

一些作者发现 15% 的髌骨不稳定患者有类似家族史，并且与 DDH 有关联[47,69-71]。

以下 2 种病理机制可将髌骨不稳定与关节的生理活动相区分：①髌骨无法与滑车沟相匹配；②髌骨无法在滑车沟保持正确的轨迹。

高位髌骨可能是髌骨无法与滑车沟正确结合的主要原因（可根据很多指数对高位髌骨分型：Salvati 指数[72]、改良 Insall-Salvati 指数[73]、Blackburne-Peel 指数[74]、Caton-Dechamps 指数[75,76]、Bernageau 指数[77]、Miura 指数[78]、髌骨滑车指数[79]）。最近公布的数据对一些能够反映髌股关节软骨重叠程度及高位滑车的指数提出了挑战，如经典 Insall-Salvati 指数和改良 Insall-Salvati 指数[80]。

用于确定髌骨高度的指数和方法已有描述，但它们没有在儿科患者中被验证，研究人数也存在局限[81-87]。

髌骨、股骨滑车及关节结构发育不良是另一个重要原因。股骨滑车是位于股骨内、外髁之间的凹槽结构，其上覆盖关节软骨。当股骨滑车发育不良时，其结构变平坦甚至向前凸出，关节软骨覆盖异常[10,54,88-91]。

根据 Wiberg 对髌骨形状进行分类[50]，绝大多数的髌骨脱位为 II 型和 III 型，并伴随高度髌股关节发育不良[68]。Barnett 等描述了一种髌骨畸形，从内侧到外侧面，从近端至远端的尺寸均较小[92]。

根据 Dejour 对滑车发育不良分型[68]：①A 型（滑车形态存在，滑车角度＞145°，交叉征阳性）；②B 型（扁平或凸起型滑车，交叉征阳性，滑车上骨刺）；③C 型（内侧面发育不良，外侧双突起轮廓，交叉征阳性）；④D 型（滑车面不对称，内侧面与外侧面垂直,交叉征阳性,滑车上骨刺,双突出轮廓)。

第3节 相关应用解剖学、病理学、基础科学和生物力学

膝关节充分伸展时髌骨松弛,随着膝关节屈曲,髌骨逐渐进入滑车。屈曲30°时,髌骨内侧缘位于滑车中心外侧,屈曲60°时,其位置更靠近滑车中心。屈曲>90°时,髌骨内侧面接触到股骨内侧髁[26]。

股四头肌的作用方向、髌骨位置和髌腱在胫骨结节的附着点构成一个三角形,外侧合力矩使髌骨外侧面和股骨外侧髁压紧,与股内侧肌斜形部分对抗。使用Q角描述外侧合力矩的作用效果,男性正常值为8°~10°,女性正常值为15°±5°[93,94]。伸膝并外旋胫骨时Q角最大。虽然这种动态概念已经使用了数年,但这种测量方式缺乏可靠性,且在日常临床工作中很难实施,对于严重髌骨脱位应用价值较低[95]。Q角测量已被胫骨结节至滑车沟的距离(TT-TG)所取代,通过伸膝位CT扫描[94,96]或MRI检查[97]即可测量。

Varadarajan等能够证明,在承重条件下,股骨滑车沟的几何形态显著影响髌骨的运动(髌骨移位和倾斜),且男性和女性正常解剖结构存在差异[98,99]。

外侧支持带加固了外侧关节囊,比内侧支持带更强、更宽。内侧髌股韧带(medial patello-femoral ligament,MPFL)、内侧髌胫韧带及内侧髌半月板韧带在内侧可提供一定的稳定性。这样的三角形结构限制髌骨向外侧及极外侧移动[100]。

内侧髌骨韧带被认为是最重要的静态稳定结构,主要限制髌骨脱位。起自髌骨上1/3,止于股骨内上髁与收肌结节之间靠近远端骺板的位置[100-105]。不能总将内侧髌股韧带看作是分界结构,对于正常膝关节,有时它是唯一一个增厚的韧带结构[106,107]。

在髌骨完全脱位后,必须考虑是否同时合并内侧髌股韧带断裂(大多数情况从股骨附着点撕脱)[62,106,108-110]。但如果韧带不完全断裂,断裂位置可能在韧带中部或髌骨附着点或同时在这2个位置[109,111,112](图7-10-2)。

Balcarek等证明,急性髌骨脱位时滑车发育不良程度、髌骨高度和TT-TG距离影响MPFL的损伤形式[109]。

第4节 诊 断

根据患者的主诉、病史、全面的体格检查及影像学检查进行临床诊断。

受伤机制、是否存在外伤、移位程度(完全脱位与半脱位)、复位情况(自行复位、患者手法复位、麻醉或无麻醉下医生手法复位)和有无反复的病史(频率、移位程度、在什么情况下发生移位)对诊断非常重要。对于年幼的儿童,很难从患者本

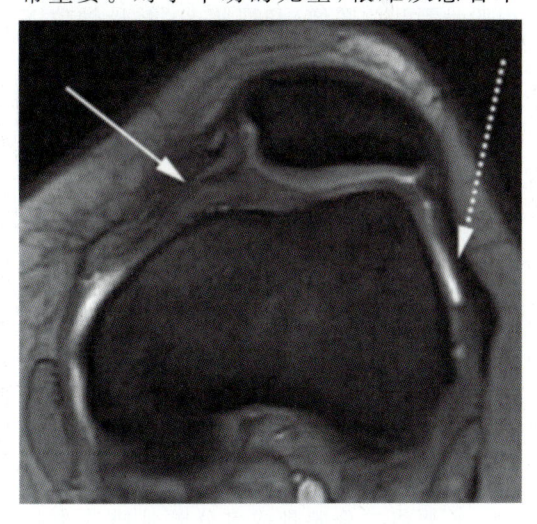

图7-10-2 MRI(T_2加权像)准确显示MPFL损伤。注意中部撕裂的韧带(白箭)和松弛的外侧支持带(白色虚箭)

人获得以上信息,此时需要依靠患者家属的回忆。自发髌骨复位多见于骨骼尚未成熟的女孩[11]。

临床检查过程中,应仔细评估专科情况,例如,异常步态(如趾朝内、髋关节内收和内旋等)[113]、肌肉萎缩或其他异常体征。通过关节运动及移动旋转中心的位置对髋关节进行评估,旋转中心移位提示股骨近端旋转畸形。通过膝关节一般活动、内外侧副韧带和十字交叉韧带的稳定性对膝关节进行评估。触诊髌骨在滑车运动中是否存在压痛、捻发音、内、外侧移位的程度等(根据Dugdale分级[19])。髌腱的附丽点通过Q角判断。检查胫骨及足有无旋转畸形的迹象。

如果存在髌骨外侧不稳定,可以要求患者做伸膝动作(从90°屈曲位开始)。此时可以看到髌骨由脱位恢复到正常位置,J征阳性(图7-10-3)。J轨道征可能是软组织和骨性成分共同作用的结果,在没有其他检查结果的情况下,不应将其作为手术适应证[114]。

基本的影像学资料应包括下肢全长X线片,屈膝20°~30°侧位X线片(目的是获得股骨髁间位图像)和屈膝30°髌骨轴位X线片[56]。从这一系列检查中可获得绝大多数必要信息:髌骨相对滑车的位置(高位髌骨或低位髌骨)、交叉征(阳性率96%)、滑车深度(>4mm,85%阳性率)、可能存在的撞击征(>3mm,85%阳性率)[10],以及髌骨形状[50,55]和确定髌股关节的角度。包括以下角度。①重叠角:>16°说明外侧半脱位,平均值-6°,标准差6°[56,57];②滑车沟角:平均值138°,标准差6°[56];③髌股角(平均值6°,标准差5°,>10°异常[115]);④髌骨倾斜角(<20°[10])。

不要将二分髌骨或多分髌骨错认为是外上侧骨折块,它们代表解剖变异,发生率为0.005%~1.66%[68]。

Teitge等描述了一种与髌骨不稳定密切相关的正侧应力X线检查,但它没有被广泛应用在临床[58,116]。

对于所有创伤性髌骨脱位的患者,笔者建议加做MRI以排除骨软骨损伤(发生率为5%~39%)[101,108,117-122]。

如果怀疑存在旋转畸形或Q角变大,应彻底检查髋关节、膝关节及踝关节的旋转功能。传统使用CT扫描,但为减少辐射危害,可用MRI检查替换[115,123]。

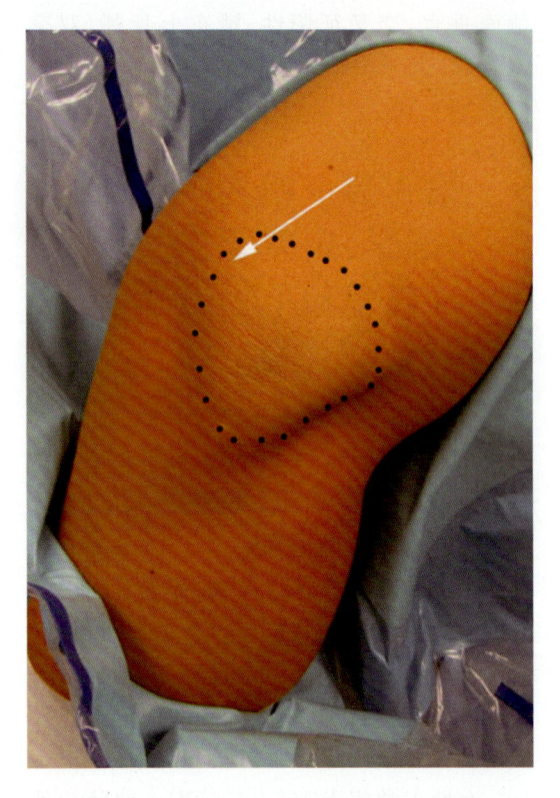

图7-10-3 左膝屈曲位,注意侧方脱位的髌骨(黑虚)已离开股骨滑车(白箭)

第5节 手术适应证

对于年幼的原发性髌骨脱位患者,各学者尚未对其治疗策略达成共识。

对于急性损伤伴大血肿或怀疑骨软骨损伤的患者,笔者建议行关节镜检查。如果发现骨软骨损伤,在保护透明关节软骨的情况下,必要时对其进行修复[124]。然而,由于缺损的尺寸较小,修复骨软骨碎块十分困难,往往需要行切除术和清创术[108,122]。

Sillanpää 报道了一项前瞻性随机对照研究,关于手术治疗和非手术治疗对年幼患者治疗效果的比较,他们发现初始行手术治疗的患者再脱位发生率显著降低[108]。在此之前,Buchner 也报道过类似发现,15 岁以下患者再脱位率(52%)远高于整个研究人群再脱位率(26%)[125]。

Cash 和 Hughston 发现 11~14 岁年龄段患者再脱位率为 60%,而 15~18 岁年龄段患者再脱位率为 33%[4]。

总之,有充分的证据表明,第一时间对急性外伤性髌骨脱位患者行非手术治疗是可行的。当然要除外某些特殊情况,如严重骨软骨损伤、韧带损伤、关节交锁脱位、严重的旋转畸形或发育不良等[114,126,127]。

复发性髌骨脱位应行手术治疗,主要原因如下:脱位或害怕再脱位的恐惧心理会严重影响儿童的身心发展。其次,必须怀疑有无关节软骨的损伤。髌骨未能重建稳定性可能导致早期骨关节炎的发生。由于缺乏治疗手段,这对于年轻患者来说是非常严重的问题。

第 6 节 术前准备和计划

首先要识别髌骨脱位以外的其他问题。这需要全面的临床检查和影像学检查。影像学检查应包括标准 X 线片及 MRI 扫描(见"诊断"一节)。将治疗安排、住院时间、术后康复过程及使用矫形器等注意事项告知患者。

最好将手术治疗安排在假期进行[128]。

第 7 节 手术技术

儿童及青少年的骨骺尚未闭合,股骨远端骺板及胫骨结节隆起是手术治疗最需要注意的解剖结构。经典的成人胫骨结节内移术[91,129-135],不建议应用于儿童及青少年[20,135]。

从理论上讲,胫骨结节内移术会阻止胫骨结节隆起生长,从而缩短髌骨下极至胫骨平台的距离,导致髌骨下移和胫骨近端畸形[136]。笔者将此技术成功地应用于 1 例 14 岁女患者,术后并未出现胫骨近端畸形。但因为以上原因,此技术不能作为常规术式。Gordon 和 Schoenecker 对骨骺未愈合的患者成功实施了髌腱移植术[137]。

Goldthwait 提出将外 1/3 髌腱内移术,以纠正病理性 Q 角或 TT-TG 距离[138,139],但目前已很少应用,且笔者不建议行此术式。髌腱的强度可能因此而削弱,瘢痕形成将导致髌骨下移,但最主要的原因是髌骨下极受力改变将造成髌骨倾斜[114]。

文献中有许多关于恢复近端力线的手术描述。因为如果 MPFL 重建后无法恢复力线,可能会损害力学平衡,因此,不建议将外侧支持带松解作为一个单独的手术[114,126,140]。

笔者建议在手术之前对患者进行关节镜检查,明确有无骨软骨损伤或其他关节内病变。手术开始前,还要在麻醉状态下再次检查髌骨活动轨迹及松弛度,因为在关节肿胀状态下很难做出评估[114]。如果难以正确显示髌骨,可以额外使用上内侧或上外侧入口。

对于髌骨轻度不稳的半脱位患者,如果经过非手术治疗后症状持续存在,可以通过关节镜内侧紧缩术解决问题[141-143]。Heiney 等描述了一组>5 年的随访记录,结果随时间的推移逐渐恶化[144]。

笔者认为 MPFL 是限制髌骨外侧脱位最主要的结构。现代外科技术的目的是恢复此韧带的功能。对于儿童和青少年,不能过分地推荐急症对其进行修复。尽管相关数据鲜有报道,且大多不针对骨骼尚未成熟的患者[125,145,146]。已有学者报道通过关节镜将撕裂的内侧髌骨韧带进行修复[147]。

报道称晚期修复损伤韧带失败率高,不应推荐使用[148,149]。

目前尚没有关于儿童股骨韧带附着点的解剖学研究[100-105,107,150]。Ladd 等通过对 300 张 MRI 扫描进行分析,发现 MCL 附着点的改变及股骨远端骺对于股骨发育影响不大[151]。这有助于医生术中寻找正确的解剖标志。

无论早期或延迟重建 MPFL,均可以在不伤及股骨远端骺板的情况下使用大收肌肌腱进行修复。通过移植的方式使远端附着点保持完整,并将肌腱呈 90°朝向髌骨。整个过程均在股内侧肌下进行。仔细调紧移植物后,使用经骨技术或屈曲 30°缝合锚定的方法将其固定在髌骨上 2/3 的位置[114]。

还可以使用游离的股薄肌肌腱或半腱肌肌腱作为移植物,通过经骨隧道或其他方式将其固定于髌骨上,而不是在股骨内收肌肌腱附着点处做一环形结构,然后绕过移植物作为 MPFL 移植物的下臂[114]。需要强调的是,大收肌肌腱的附着点接近 MPFL 的生理附着点,但有数毫米远,在内收肌肌腱强大肌力的作用下,这一距离随着临床上移植物直径的增大而变大。

笔者使用与成年人韧带重建相似的手术方法。在胫骨结节高度做一水平切口,切开缝匠肌筋膜,取出股薄肌肌腱。游离出肌腱后关闭缝匠肌筋膜。清除周围的肌肉和软组织,锁边缝合肌腱两侧 20 mm。使用髌骨旁小切口暴露髌骨上 2/3 部分。在保持关节囊完整的前提下暴露髌骨。平行膝关节钻一个 3.2 mm 的孔(根据移植物的直径调节大小),避开前侧骨皮质及关节面。钻孔的方向应略向下,从而创造一个小的扭结,使骨隧道的方向不对称。将肌腱置入孔中,使用 3.5 mm 不可吸收锚钉进行固定(图 7-10-4)。

也可调节骨隧道直径或使用较大的挤压钉或锚钉[152]。第 2 个钻孔略向上,但避免与第 1 个钻孔贯通。将第 2 个肌腱锁定后,通过牵拉试验确定肌腱已固定牢固(图 7-10-5)。

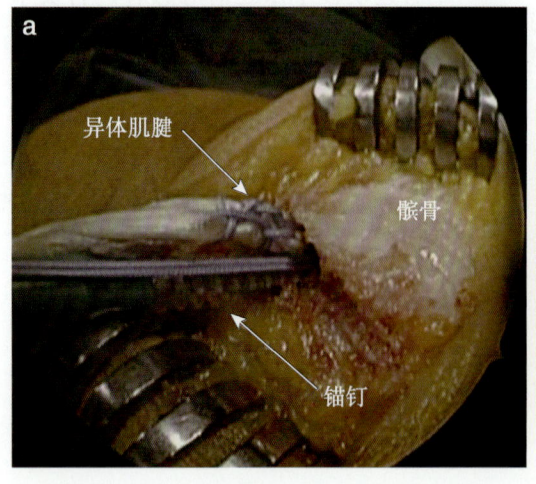

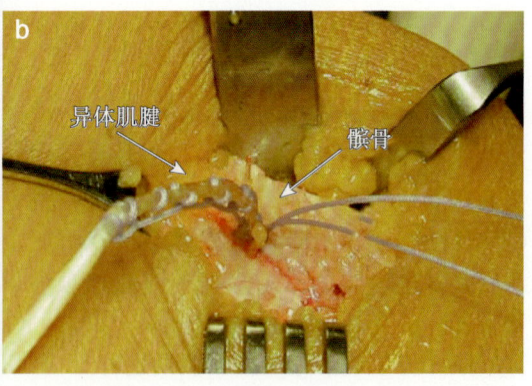

图 7-10-4　左膝(左侧是近端)的术中照片
a. 移植物的第一束置入骨隧道内,并使用可吸收缝合锚钉牢固固定;b. 将自髌骨上隧道内的移植物严密缩紧缝合,使髌骨内侧紧张

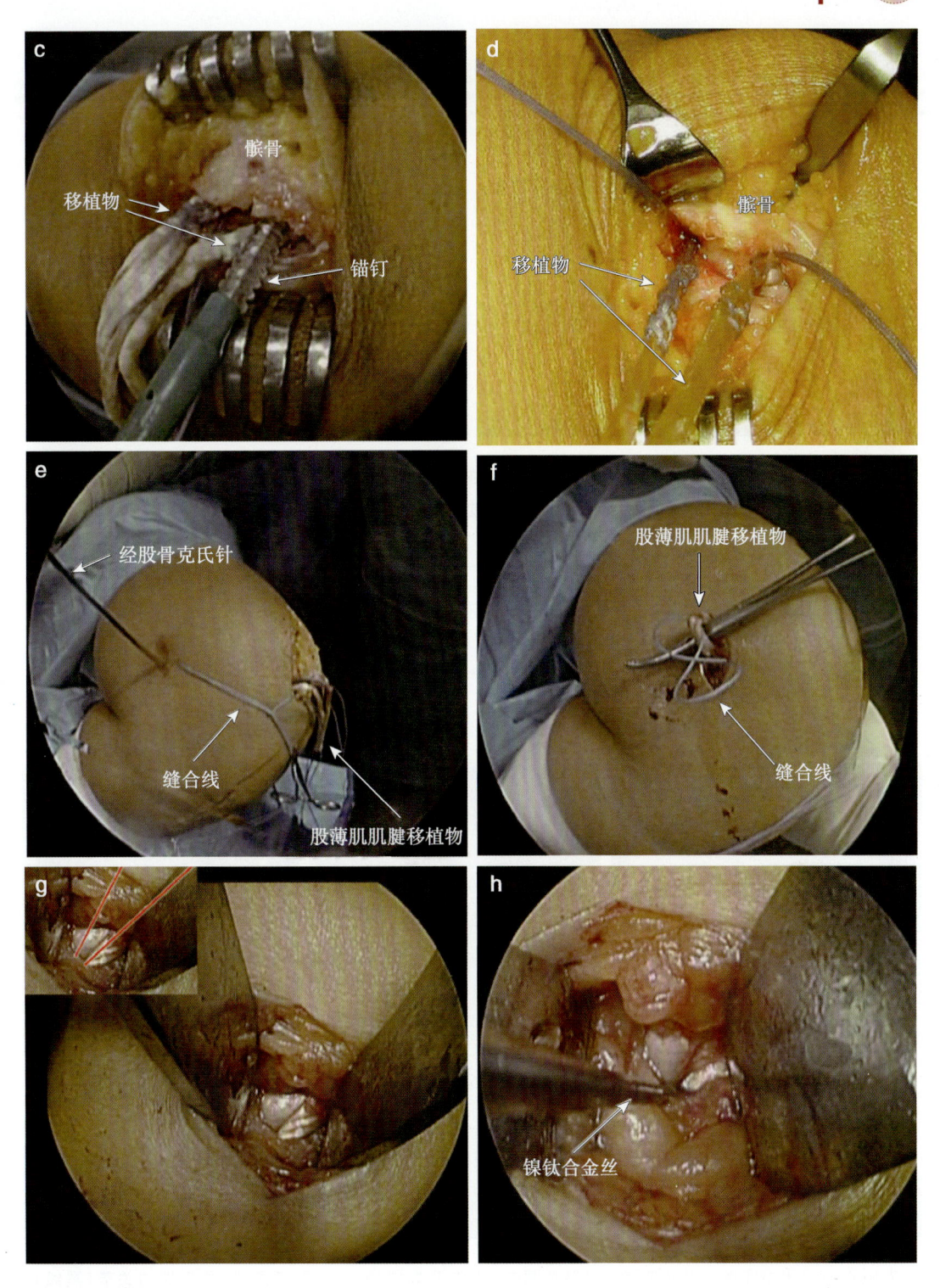

图 7-10-4（续）

c. 移植物第二束以可吸收缝合锚钉固定在髌骨内侧中上 1/3 处；d. 完成髌骨内侧肌腱移植物的固定后即可进行人工复位，并用手测试移植物的抗拔出强度；e. 在透视引导下，置入由内向外的穿股骨克氏针，建立骨隧道；f. 将肌腱移植物通过骨隧道；g. 股薄肌肌腱进入骨隧道，红线所视为移植物两束在髌骨侧的方向；h. 将一根镍钛合金丝引入骨隧道，应用界面螺钉固定肌腱

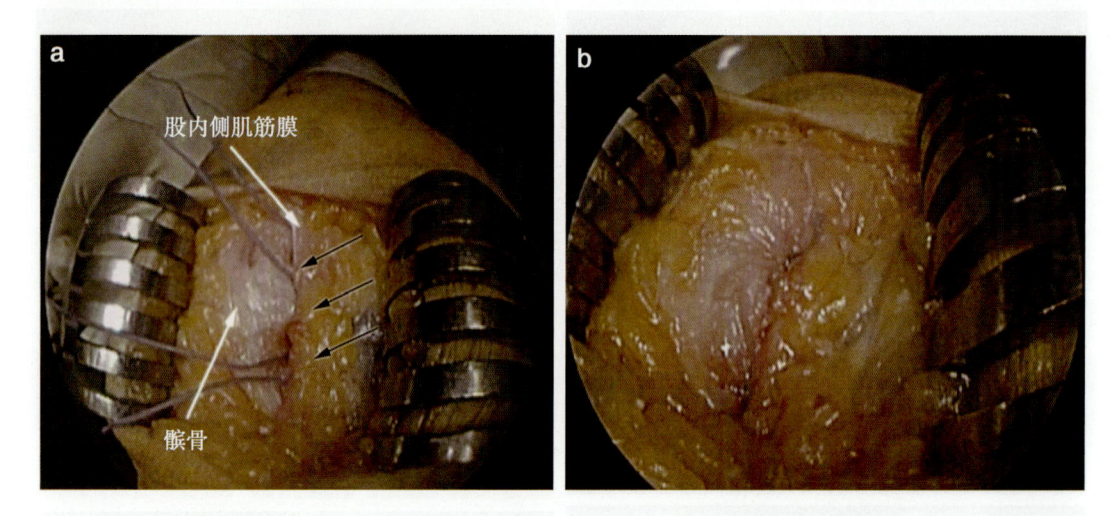

图 7-10-5　左膝术中图片。股内侧肌筋膜依然附着在髌骨的内上缘,股薄肌肌腱移植物固定在骨隧道内(a)。4 组缝合线自髌骨外 1 cm 处(黑色箭)统一穿过,进一步加强股内侧肌(b)的强度

现在,肌腱环已经通过 VMO 第二层结构并到达 MPFL 的股骨附着点。在此之前,应使用透视以确定钻孔的大体位置[150,153]。小心不要碰触髌板,钻孔方向要稍远离髌板且不能进入膝关节(图 7-10-6)。

通过小切口将肌腱拉出,使用可吸收缝合线环固定腱环中间部分。

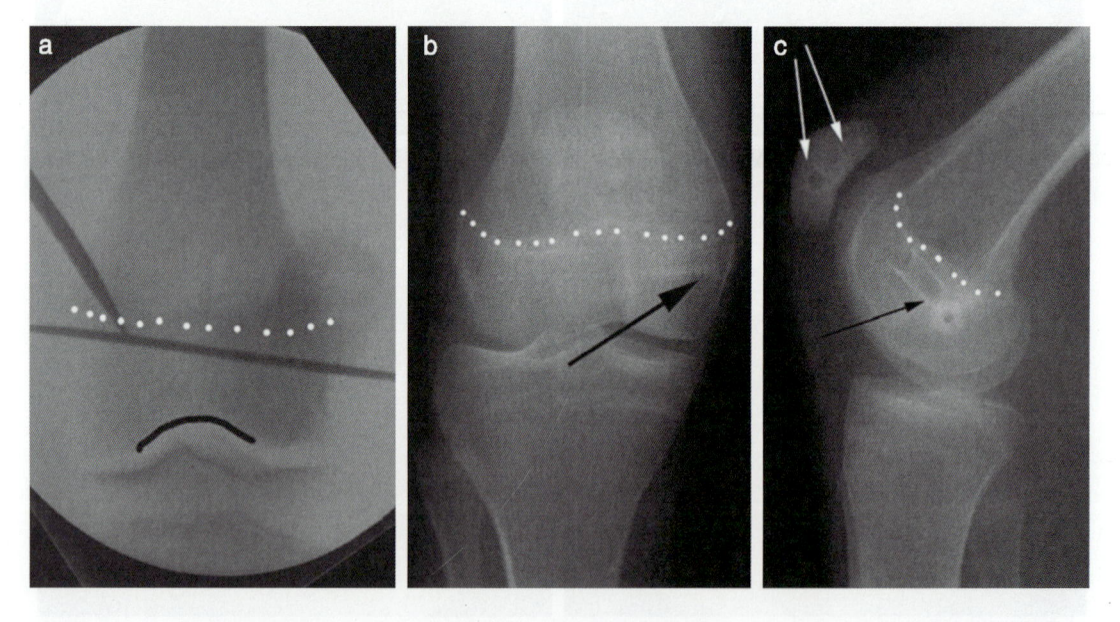

图 7-10-6　(a)术中在透视引导下置入骨隧道导针,不伤及近端的髌板(白色虚线)和远端的关节(黑线)。术后前后位(b)、侧位(c)和轴位(d)X 线片。注意位置螺钉(黑色箭)要远离股骨远端骺线(白色虚线)。骨隧道(白色箭)在髌骨上 1/3,距离关节面和骨皮质均有较远距离

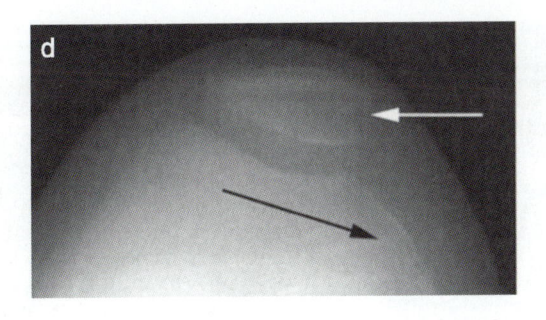

图 7-10-6(续)

反复屈曲和伸展膝关节,确保移植在关节囊的肌腱正常发挥作用,并确定其张力。膝关节充分伸展时,髌骨可生理性地向外侧移动。伴随膝关节屈曲,髌骨应顺利进入滑车沟并停留于此直至完全屈曲。如果使用了止血带,此时应将其松开并去除大腿下的衬垫,确保股四头肌及软组织可以充分发挥作用。有时需要对缝合环进行调整,例如,移植物双臂的长度可能不完全相同。此项技术的优势在于可对移植物的张力进行调整。如果移植物过度紧张,将导致术后疼痛、屈曲受限及软骨损伤,因此必须避免。目前,使用穿梭技术将移植物拉入骨隧道内,在膝关节屈曲 30°时进行张力测试。再次确认髌骨功能正常后,将切口逐层缝合。一般无须放置引流管,使用无菌绷带对患肢进行加压包扎。

上述手术过程还可以合并额外措施,如 Madigan[154] 或 Insall[155] 提出的 VMO 止点紧缩术或外侧松解术。

笔者不建议使用非解剖重建术式,如 Galeazzi 手术、半腱肌肌腱固定术、髂胫束手术或"四合一"手术。笔者认为非解剖稳定性可能会导致中、长期问题出现,如软骨二次损伤等。

儿童严重滑车发育不良的治疗仍有待解决。一些作者针对骨骼未成熟患者使用滑车塑形手术,但目前没有足够的信息得出相关结论和临床建议[156-162]。

第 8 节　术后护理和康复

术后第一晚,应使用夹板将患肢抬高 30°。无须常规行预防血栓治疗。术后第 1 天,患者可在双拐辅助下部分负重并进行活动。膝关节屈曲不超过 90°,并保持 4～6 周。应立即开始进行股四头肌等长收缩训练及闭链运动。鼓励使用 CPM 装置辅助康复训练。

术后 6 周对患者进行随访(图 7-10-7)。如果膝关节无明显髌骨不稳定的征象,可完全负重。鼓励患者自我设计一套针对股四头肌的锻炼计划,尤其注意训练 VMO 及本体感受器。进过顺利的康复训练,鼓励患者早日恢复体育活动。术后 8 周进行自行车和游泳运动,4～6 个月后可进行竞技性的体育运动[114,152,163]。

第 9 节　并发症

髌骨再脱位是术后最主要的并发症。经过 MPFL 重建术后再脱位发生率很低[2,24,145,164-166]。

严重并发症(出血、持续性神经损伤、严重感染、血栓形成等)在儿童和青少年中很罕见(表 7-10-1)。

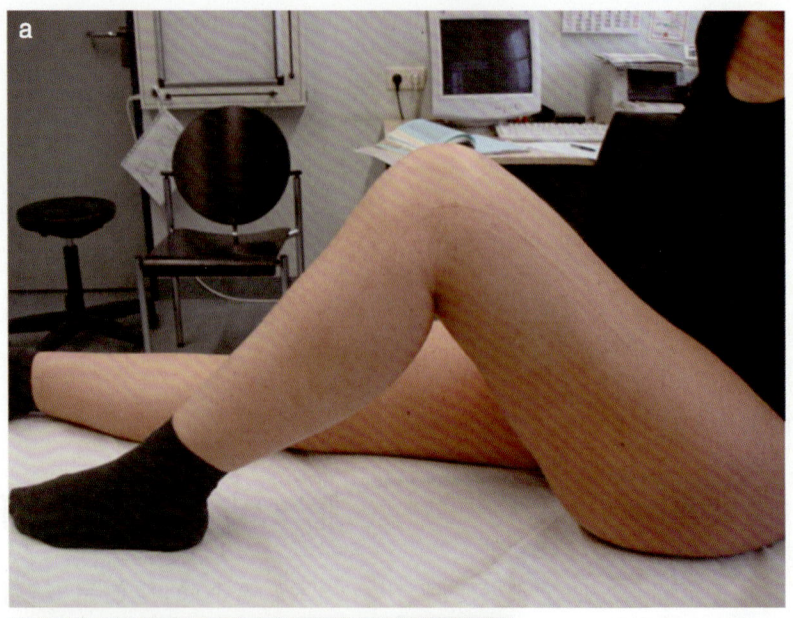

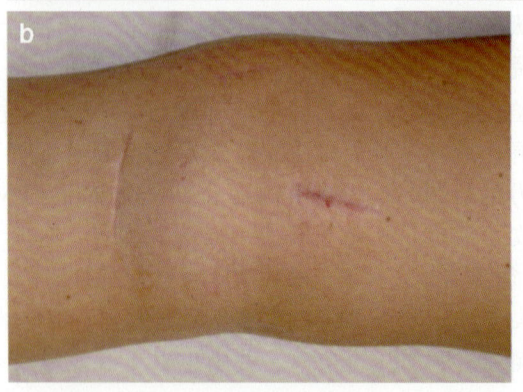

图 7-10-7　a. 左膝内侧髌股韧带重建术后 6 周可屈曲 90°，且无肿胀；b. 膝关节侧位像显示经胫骨近端小切口、髌骨上内侧缘小切口切取股薄肌肌腱，行关节镜检查并用界面螺钉固定于股骨上

第 10 节　总　结

儿童和青少年髌骨不稳定是骨科常见的疾病。其诊断基于对合并症及病因进行仔细评估。通常涉及多因素病理生理学疾病。手术治疗主要针对复发性髌骨脱位及急性髌骨脱位合并骨软骨损伤者。主要根据病理生理学特点制定手术策略。手术的目的是恢复髌骨稳定性和膝关节正常功能。膝关节内侧稳定结构非常重要，因此 MPFL 重建术是目前最有效、应用最广的手术方式。当然，还要权衡解剖重建手术所带来的利与弊，应考虑到手术过程中可能损伤远端股骨骺板，造成生长受限的风险。并发症发生率往往较低。目前，还需对新式 MPFL 重建术的远期效果进行评估。

表 7-10-1

作者	年份	患者例数	适应证	平均年龄（范围）（岁）	手术技术	随访时间	结果	并发症
Hall[167]	1979	21(26 膝关节)	3 例先天性脱位；14 例脱位；9 例复发性脱位	14.5 (4~30)	半腱肌肌腱固定术	43 个月(1~6.5 年)	7 例优秀 9 例良好 2 例一般 8 例较差	并发症 8 例(31%；包括切口感染及 1 例血肿
Fondren[168]	1986	37(47 膝关节)	复发性脱位	21.6(6.7~50.2)	改良 Roux-Goldthwait 术式(外侧支持带松解、外侧髌韧带内侧移植、内侧支持带缩短、股内侧肌前徙术)	5.8(3~16.3)	12(25%)优秀 31(66%)良好 1(2%)一般 3(6%)较差	1 例血肿 1 例暂时性隐神经麻痹 2 例瘢痕疙瘩 无切口感染 无血栓
Gordon[137]	1999	10(13 膝关节)	先天性脱位	5.1 (2~17.5)	外侧扩大松解术、VMO 前徙术、髌腱移植	至少 1 年	1 例患者持续屈曲挛缩，其余活动范围平均 145°，均稳定	1 例翻修 1 例腓总神经瘫痪 1 例浅表感染
Letts[169]	1999	22(26 膝关节)	复发性脱位	14(8~17)	半腱肌肌腱固定术	3(2~7)	23/26 膝关节 (88%)术后无症状	3 例髌股关节症状 1 例复发 1 例内侧半脱位
Bensahel[12]	2000	95(102 膝关节)	髌骨不稳定(85 例外伤)	11(1~15)	1. 外侧松解合并内侧支持带短缩术 2. 股直肌延长术 3. 内侧移位髌韧带 4. 内侧移位胫骨结节	14	1%~87% 良好 (7/8 髌骨稳定)；3.4% 91% 良好	8 例(8.6%)反复接受手术

(续表)

作者	年份	患者例数	适应证	手术技术	平均年龄（范围）(岁)	随访时间	结果	并发症
Marsh[170]	2006	24(34膝关节)	复发性脱位	改良Roux-Goldthwait术式	14.2(3~18)	6.2(2~13)	26例良好3例一般1例一般（Down综合征）	无
Benoit[64]	2007	8(12膝关节)	习惯性脱位	外侧松解，VMO前徙术，髌腱移植	10.3(7~14)	13.5年	Lysholm评分98/100，全部稳定	1例翻修；2例髌骨无症状性下移
Joo[171]	2007	5(6膝关节)	复发性脱位（2例Down综合征，1例Williams综合征）	"四合一"术式：外侧松解，管近端调整，半腱肌肌腱固定，髌腱移植	6.1(4.9~6.9)	54.4个月(31~66)	Kujala评分：95.3/100(88~98)（5例良好，1例好，无复发	2例边缘坏死
Hung[172]	2008	74(76膝关节)	复发性脱位	髂胫束管道术式	10(7~17)	5(3~9)	56优秀(73%)，17例好(22%)，3例一般(4%)，无不良病例	无

参考文献

[1] Fithian DC, Paxton EW, Stone ML, et al. Epidemiology and natural history of acute patellar dislocation. Am J Sports Med, 2004, 32(5):1114-1121.

[2] Beasley LS, Vidal AF. Traumatic patellar dislocation in children and adolescents: treatment update and literature review. Curr Opin Pediatr, 2004, 16(1):29-36.

[3] Brattstrom H, Ahlgren SA. Patellar shape and degenerative changes in the femoro-patellar joint. Acta Orthop Scand, 1959, 29: 153-154.

[4] Cash JD, Hughston JC. Treatment of acute patellar dislocation. Am J Sports Med, 1988, 16(3):244-249.

[5] Colvin AC, West RV. Patellar instability. J Bone Joint Surg, 2008, 90A(12):2751.

[6] Nietosvaara Y, Aalto K, Kallio PE. Acute patellar dislocation in children: incidence and associated osteochondral fractures. J Pediatr Orthop, 1994, 14(4):513-515.

[7] Runow A. The dislocating patella. Etiology and prognosis in relation to generalized joint laxity and anatomy of the patellar articulation. Acta Orthop Scand Suppl, 1983, 201: 1-53.

[8] Vahasarja V, Kinnunen P, Lanning P, et al. Operative realignment of patellar malalignment in children. J Pediatr Orthop, 1995, 15(3):281-285.

[9] Arendt EA, Fithian DC, Cohen E. Current concepts of lateral patella dislocation. Clin Sports Med, 2002, 21(3):499-519.

[10] Dejour H, Walch G, Nove-Josserand L, et al. Factors of patellar instability: an anatomic radiographic study. Knee Surg Sports Traumatol Arthrosc, 1994, 2(1):19-26.

[11] Nikku R, Nietosvaara Y, Aalto K, et al. The mechanism of primary patellar dislocation: trauma history of 126 patients. Acta Orthop, 2009, 80(4):432-434.

[12] Bensahel H, Souchet P, Pennecot GF, et al. The unstable patella in children. J Pediatr Orthop B, 2000, 9(4):265-270.

[13] Carpintero P, Mesa M, Carpintero A. Bilateral congenital dislocation of the patella. Acta Orthop Belg, 1996, 62(2):113-115.

[14] Eilert RE. Congenital dislocation of the patella. Clin Orthop Relat Res, 2001, 389:22-29.

[15] Green JP, Waugh W, Wood H. Congenital lateral dislocation of the patella. J Bone Joint Surg Br, 1968, 50(2):285-289.

[16] Koplewitz BZ, Babyn PS, Cole WG. Congenital dislocation of the patella. AJR Am J Roentgenol, 2005, 184(5):1640-1646.

[17] Walmsley R. The development of the patella. J Anat, 1940, 74(Pt 3):360-383.

[18] Borowski A, Grissom L, Littleton AG, et al. Diagnostic imaging of the knee in children with arthrogryposis and knee extension or hyperextension contracture. J Pediatr Orthop, 2008, 28(4):466-470.

[19] Dugdale TW, Renshaw TS. Instability of the patellofemoral joint in Down syndrome. J Bone Joint Surg Am, 1986, 68(3):405-413.

[20] Macnab I. Recurrent dislocation of the patella. J Bone Joint Surg Am, 1952, 34A(4): 957-967.

[21] Camanho GL, Viegas Ade C, et al. Conservative versus surgical treatment for repair of the medial patellofemoral ligament in acute dislocations of the patella. Arthroscopy, 2009, 25(6):620-625.

[22] Hawkins RJ, Bell RH, Anisette G. Acute patellar dislocations. The natural history. Am J Sports Med, 1986, 14(2):117-120.

[23] Cofield RH, Bryan RS. Acute dislocation of the patella: results of conservative treatment. J Trauma, 1977, 17(7):526-531.

[24] Nikku R, Nietosvaara Y, Kallio PE, et al. Operative versus closed treatment of primary dislocation of the patella. Similar 2-year results in 125 randomized patients. Acta Orthop Scand, 1997, 68(5):419-423.

[25] Merchant AC. Classification of patellofemoral disorders. Arthroscopy,1988,4(4):235-240.

[26] Dandy DJ. Chronic patellofemoral instability. J Bone Joint Surg Br,1996,78(2):328-335.

[27] Tofts LJ,Elliott EJ,Munns C,et al. The differential diagnosis of children with joint hypermobility:a review of the literature. Pediatr Rheumatol Online J,2009,7:1.

[28] Juul-Kristensen B,Kristensen JH,Frausing B,et al. Motor competence and physical activity in 8-year-old school children with generalized joint hypermobility. Pediatrics,2009,124(5):1380-1387.

[29] Forleo LH,Hilario MO,Peixoto AL,et al. Articular hypermobility in school children in Sao Paulo,Brazil. J Rheumatol,1993,20(5):916-917.

[30] Rikken-Bultman DG,Wellink L,van Dongen PW. Hypermobility in two Dutch school populations. Eur J Obstet Gynecol Reprod Biol,1997,73(2):189-192.

[31] Decoster LC,Vailas JC,Lindsay RH,et al. Prevalence and features of joint hypermobility among adolescent athletes. Arch Pediatr Adolesc Med,1997,151(10):989-992.

[32] Larsson LG,Baum J,Mudholkar GS,et al. Hypermobility:prevalence and features in a Swedish population. Br J Rheumatol,1993,32(2):116-119.

[33] Jansson A,Saartok T,Werner S,et al. General joint laxity in 1845 Swedish school children of different ages:age-and gender-specific distributions. Acta Paediatr,2004,93(9):1202-1206.

[34] Remvig L,Jensen DV,Ward RC. Epidemiology of general joint hypermobility and basis for the proposed criteria for benign joint hypermobility syndrome:review of the literature. J Rheumatol,2007,34(4):804-809.

[35] Beighton P,Solomon L,Soskolne CL. Articular mobility in an African population. Ann Rheum Dis,1973,32(5):413-418.

[36] Hakim AJ,Cherkas LF,Grahame R,et al. The genetic epidemiology of joint hypermobility:a population study of female twins. Arthritis Rheum,2004,50(8):2640-2644.

[37] Child AH. Joint hypermobility syndrome:inherited disorder of collagen synthesis. J Rheumatol,1986,13(2):239-243.

[38] Gannon LM,Bird HA. The quantification of joint laxity in dancers and gymnasts. J Sports Sci,1999,17(9):743-750.

[39] Grahame R,Jenkins JM. Joint hypermobility-asset or liability? A study of joint mobility in ballet dancers. Ann Rheum Dis,1972,31(2):109-111.

[40] Briggs J,McCormack M,Hakim AJ,et al. Injury and joint hypermobility syndrome in ballet dancers-a 5-year follow-up. Rheumatology (Oxford),2009,48(12):1613-1614.

[41] McCormack M,Briggs J,Hakim A,et al. Joint laxity and the benign joint hypermobility syndrome in student and professional ballet dancers. J Rheumatol,2004,31(1):173-118.

[42] Smith R,Damodaran AK,Swaminathan S,et al. Hypermobility and sports injuries in junior netball players. Br J Sports Med,2005,39(9):628-631.

[43] Klemp P,Stevens JE,Isaacs S. A hypermobility study in ballet dancers. J Rheumatol,1984,11(5):692-696.

[44] Grahame R,Bird HA,Child A. The revised (Brighton 1998) criteria for the diagnosis of benign joint hypermobility syndrome (BJHS). J Rheumatol,2000,27(7):1777-1779.

[45] Beighton P,De Paepe A,Steinmann B,et al. Ehlers-Danlos syndromes:revised nosology,Villefranche,1997. Ehlers-Danlos National Foundation (USA) and Ehlers-Danlos Support Group (UK). Am J Med Genet,1998,77(1):31-37.

[46] Juul-Kristensen B,Rogind H,Jensen DV,et al. Inter-examiner reproducibility of tests and criteria for generalized joint hypermobility and benign joint hypermobility syndrome. Rheumatology (Oxford), 2007, 46 (12):

1835-1841.

[47] Carter C, Sweetnam R. Familial joint laxity and recurrent dislocation of the patella. J Bone Joint Surg Br, 1958, 40B(4): 664-667.

[48] Carter C, Sweetnam R. Recurrent dislocation of the patella and of the shoulder. Their association with familial joint laxity. J Bone Joint Surg Br, 1960, 42-R: 721-727.

[49] Adib N, Davies K, Grahame R, et al. Joint hypermobility syndrome in childhood. A not so benign multisystem disorder? Rheumatology (Oxford), 2005, 44(6): 744-750.

[50] Wiberg G. Roentgenographic and anatomic studies on the femoropatellar joint. Acta Orthop Scand, 1941, 12: 319-410.

[51] Ficat RP, Philippe J, Hungerford DS. Chondromalacia patellae: a system of classification. Clin Orthop Relat Res, 1979, 144: 55-62.

[52] Strobel M. Diagnostik des Kniegelenkes. 3rd ed. New York: Springer, 1995: 286-287.

[53] Hepp WR. Determination of femoropatellar joint dysplasia (author's transl). Z Orthop Ihre Grenzgeb, 1982, 120(3): 259-267.

[54] Dejour H, Walch G, Neyret P, et al. Dysplasia of the femoral trochlea. Rev Chir Orthop Reparatrice Appar Mot, 1990, 76(1): 45-54.

[55] Grelsamer RP, Proctor CS, Bazos AN. Evaluation of patellar shape in the sagittal plane. A clinical analysis. Am J Sports Med, 1994, 22(1): 61-66.

[56] Merchant AC. Patellofemoral imaging. Clin Orthop Relat Res, 2001, 389: 15-21.

[57] Merchant AC, Mercer RL, Jacobsen RH, et al. Roentgenographic analysis of patellofemoral congruence. J Bone Joint Surg Am, 1974, 56(7): 1391-1396.

[58] Fukui N, Nakagawa T, Murakami S, et al. A modified system of stress radiography for patellofemoral instability. J Bone Joint Surg Br, 2003, 85(8): 1128-1133.

[59] Yamashita F, Sakakida K. The rotational alignment of the lower limbs in recurrent dislocation of the patella. Nippon Geka Hokan, 1988, 57(3): 215-220.

[60] Weber U. Malrotation of distal femur (author's transl). Z Orthop Ihre Grenzgeb, 1977, 115(5): 707-715.

[61] Eckhoff DG, Montgomery WK, Kilcoyne RF, et al. Femoral morphometry and anterior knee pain. Clin Orthop Relat Res, 1994, 302: 64-68.

[62] Erasmus PJ. Das mediale patello-femorale Ligament: Funktion, Verletzung und Therapie. Orthopade, 2008, 37: 858-863.

[63] Andrish J. Surgical options for patellar stabilization in the skeletally immature patient. Sports Med Arthrosc, 2007, 15(2): 82-88.

[64] Benoit B, Laflamme GY, Laflamme GH, et al. Long-term outcome of surgically-treated habitual patellar dislocation in children with coexistent patella alta. Minimum follow-up of 11 years. J Bone Joint Surg Br, 2007, 89(9): 1172-1177.

[65] Caton J, Mironneau A, Walch G, et al. Idiopathic high patella in adolescents. Apropos of 61 surgical cases. Rev Chir Orthop Reparatrice Appar Mot, 1990, 76(4): 253-260.

[66] Flandry F, Hughston JC. Complications of extensor mechanism surgery for patellar malalignment. Am J Orthop (Belle Mead NJ), 1995, 24(7): 534-543.

[67] Scuderi GR. Surgical treatment for patellar instability. Orthop Clin North Am, 1992, 23(4): 619-630.

[68] Dejour D, Saggin PR, Meyer X, et al. Standard X-ray examination: patellofemoral disorders. In: Zaffagnini S, Dejour D, Arendt EA, editors. Patellofemoral pain, instability, and arthritis, vol. 1. Berlin/Heidelberg: Springer, 2010: 51-59.

[69] Maenpaa H, Lehto MU. Surgery in acute patellar dislocation-evaluation of the effect of injury mechanism and family occurrence on the outcome of treatment. Br J Sports Med, 1995, 29(4): 239-241.

[70] Crosby EB, Insall J. Recurrent dislocation of the patella. Relation of treatment to osteoar-

thritis. J Bone Joint Surg Am,1976,58(1):9-13.

[71] Gent JJ,Fithian DC. Natural history of patellofemoral dislocations. In: Zaffagnini S,Dejour D,Arendt EA, editors. Patellofemoral pain, instability, and arthritis, vol. 1. Berlin/Heidelberg:Springer,2010:29-34.

[72] Insall J,Salvati E. Patella position in the normal knee joint. Radiology,1971,101(1):101-104.

[73] Grelsamer RP,Meadows S. The modified Insall-Salvati ratio for assessment of patellar height. Clin Orthop Relat Res,1992,282:170-176.

[74] Blackburne JS,Peel TE. A new method of measuring patellar height. J Bone Joint Surg Br,1977,59(2):241-242.

[75] Caton J. Method of measuring the height of the patella. Acta Orthop Belg,1989,55(3):385-386.

[76] Caton J,Deschamps G,Chambat P,et al. Patella infera. Apropos of 128 cases. Rev Chir Orthop Reparatrice Appar Mot,1982,68-5:317-325.

[77] Bernageau J,Goutallier D,Debeyre J,et al. Nouvelle technique d'exploration de l'articulation femoro-patellaire. Incidences axiales quadriceps contracté et décontracté. Rev Chir Orthop Reparatrice Appar Mot, 1969, 61 (Supp. 2):286-290.

[78] Miura H,Kawamura H,Nagamine R,et al. Is patellar height really lower after high tibial osteotomy? Fukuoka Igaku Zasshi, 1997, 88 (6):261-266.

[79] Biedert RM,Albrecht S. The patellotrochlear index: a new index for assessing patellar height. Knee Surg Sports Traumatol Arthrosc,2006,14(8):707-712.

[80] Ali SA,Helmer R,Terk MR. Patella alta: lack of correlation between patellotrochlear cartilage congruence and commonly used patellar height ratios. AJR Am J Roentgenol, 2009,193(5):1361-1366.

[81] Koshino T,Sugimoto K. New measurement of patellar height in the knees of children using the epiphyseal line midpoint. J Pediatr Orthop,1989,9(2):216-218.

[82] Micheli LJ,Slater JA,Woods E,et al. Patella alta and the adolescent growth spurt. Clin Orthop Relat Res,1986,213:159-162.

[83] de Carvalho A,Holst Andersen A,Topp S,et al. A method for assessing the height of the patella. Int Orthop,1985,9(3):195-197.

[84] Egund N, Lundin A, Wallengren NO. The vertical position of the patella. A new radiographic method for routine use. Acta Radiol, 1988,29(5):555-558.

[85] Leung YF,Wai YL,Leung YC. Patella alta in southern China. A new method of measurement. Int Orthop,1996,20(5):305-310.

[86] Phillips CL,Silver DA,Schranz PJ,et al. The measurement of patellar height: a review of the methods of imaging. J Bone Joint Surg Br,2010,92(8):1045-1053.

[87] Hirano A,Fukubayashi T,Ishii T,et al. Relationship between the patellar height and the disorder of the knee extensor mechanism in immature athletes. J Pediatr Orthop,2001,21 (4):541-544.

[88] Isermeyer H. Über die pathologische luxation der patella. Arch Klin Chir, 1967, 8:1-23.

[89] Senavongse W,Farahmand F,Jones J,et al. Quantitative measurement of patellofemoral joint stability:force-displacement behavior of the human patella in vitro. J Orthop Res, 2003,21(5):780-786.

[90] Shih YF,Bull AM,Amis AA. The cartilaginous and osseous geometry of the femoral trochlear groove. Knee Surg Sports Traumatol Arthrosc,2004,12(4):300-306.

[91] Trillat A,Dejour H,Couette A. Diagnosis and treatment of recurrent dislocations of the patella. Rev Chir Orthop Reparatrice Appar Mot,1964,50:813-824.

[92] Barnett AJ,Gardner RO,Lankester BJ,et al. Magnetic resonance imaging of the patella: a comparison of the morphology of the patella

[93] Brattstrom H. Patella alta in non-dislocating knee joints. Acta Orthop Scand,1970,41(5): 578-588.

[94] Zaffagnini S,Giordano G,Bruni D, et al. Pathophysiology of lateral patellar dislocation. In:Zaffagnini S,Dejour D,Arendt EA, editors. Patellofemoral pain, instability, and arthritis,vol. 1. Berlin/Heidelberg: Springer, 2010:17-27.

[95] Greene CC,Edwards TB,Wade MR,et al. Reliability of the quadriceps angle measurement. Am J Knee Surg,2001,14(2):97-103.

[96] Goutallier D,Bernageau J,Lecudonnec B. The measurement of the tibial tuberosity. Patella groove distanced technique and results (author's transl). Rev Chir Orthop Reparatrice Appar Mot,1978,64(5):423-428.

[97] Schoettle PB,Zanetti M,Seifert B,et al. The tibial tuberosity-trochlear groove distance: a comparative study between CT and MRI scanning. Knee,2006,13(1):26-31.

[98] Varadarajan KM,Gill TJ,Freiberg AA,et al. Patellar tendon orientation and patellar tracking in male and female knees. J Orthop Res, 2010,28(3):322-328.

[99] Varadarajan KM,Gill TJ,Freiberg AA,et al. Gender differences in trochlear groove orientation and rotational kinematics of human knees. J Orthop Res,2009,27(7):871-878.

[100] Arendt EA. Medial side patellofemoral anatomy:surgical implications in patellofemoral instability. In:Zaffagnini S,Dejour D,Arendt EA,editors. Patellofemoral pain,instability, and arthritis, vol. 1. Berlin/Heidelberg: Springer,2010:149-152.

[101] Baldwin JL. The anatomy of the medial patellofemoral ligament. Am J Sports Med, 2009,37(12):2355-2361.

[102] Nomura E,Horiuchi Y,Kihara M. Medial patellofemoral ligament restraint in lateral patellar translation and reconstruction. Knee,2007,7:121-127.

in normal and dysplastic knees. J Bone Joint Surg Br,2007,89(6):761-765.

[103] Craig JG,Cody DD,van Holsbeeck M. The distal femoral and proximal tibial growth plates:MR imaging,three-dimensional modeling and estimation of area and volume. Skeletal Radiol,2004,33:337-344.

[104] Conlan T,Garth Jr WP,Lemons JE. Evaluation of the medial soft-tissue restraints of the extensor mechanism of the knee. J Bone Joint Surg Am,1993,75(5):682-693.

[105] Hautamaa PV,Fithian DC,Kaufman KR,et al. Medial soft tissue restraints in lateral patellar instability and repair. Clin Orthop Relat Res,1998,349:174-182.

[106] Noyes FR, Albright JC. Reconstruction of the medial patellofemoral ligament with autologous quadriceps tendon. Arthroscopy, 2006,22(8):904. e1-e7.

[107] LaPrade RF. The anatomy of the medial part of the knee. J Bone Joint Surg,2007,89(9): 2000-2010.

[108] Sillanpää PJ. Femoral avulsion of the medial patellofemoral ligament after primary traumatic patellar dislocation predicts subsequent instability in men:a mean 7-year nonoperative follow-up study. Am J Sports Med,2009,37(8):1513-1521.

[109] Balcarek P, Ammon J, Frosch S, et al. Magnetic resonance imaging characteristics of the medial patellofemoral ligament lesion in acute lateral patellar dislocations considering trochlear dysplasia,patella alta,and tibial tuberosity-trochlear groove distance. Arthroscopy,2010,26(7):926-935.

[110] Greiwe RM. Anatomy and biomechanics of patellar instability. Oper Tech Sports Med, 2010;18(2):62-67.

[111] Nomura E. Classification of lesions of the medial patello-femoral ligament in patellar dislocation. Int Orthop, 1999, 23 (5): 260-263.

[112] Elias DA,White LM,Fithian DC. Acute lateral patellar dislocation at MR imaging:injury patterns of medial patellar soft-tissue restraints and osteochondral injuries of the in-

[113] Georgoulis AD, Moraiti CO, Xergia SA, et al. Gait analysis in patients with patellofemoral disorders. In: Zaffagnini S, Dejour D, Arendt EA, editors. Patellofemoral pain, instability, and arthritis, vol. 1. Berlin/Heidelberg: Springer, 2010: 105-110.

[114] Sillanpaa PJ. Treatment of lateral patella dislocation in the skeletally immature athlete. Oper Tech Sports Med, 2010, 18(2): 83-92.

[115] Berruto M, Marinoni E, Chirico G, et al. MRI analysis of patella instability factors. In: Zaffagnini S, Dejour D, Arendt EA, editors. Patellofemoral pain, instability, and arthritis, vol. 1. Berlin/Heidelberg: Springer, 2010: 79-89.

[116] Teitge RA, Faerber WW, Des Madryl P, et al. Stress radiographs of the patellofemoral joint. J Bone Joint Surg Am, 1996, 78(2): 193-203.

[117] von Engelhardt LV, Raddatz M, Bouillon B, et al. How reliable is MRI in diagnosing cartilaginous lesions in patients with first and recurrent lateral patellar dislocations? BMC Musculoskelet Disord, 2010, 11: 149.

[118] Stefancin JJ, Parker RD. First-time traumatic patellar dislocation: a systematic review. Clin Orthop Relat Res, 2007, 455: 93-101.

[119] Guerrero P, Li X, Patel K, et al. Medial patellofemoral ligament injury patterns and associated pathology in lateral patella dislocation: an MRI study. Sports Med Arthrosc Rehabil Ther Technol, 2009, 1(1): 17.

[120] Nomura E, Inoue M, Kurimura M. Chondral and osteochondral injuries associated with acute patellar dislocation. Arthroscopy, 2003, 19(7): 717-721.

[121] Frandsen PA, Kristensen H. Osteochondral fracture associated with dislocation of the patella: another mechanism of injury. J Trauma, 1979, 19(3): 195-197.

[122] Herring JA. Lower extremity injuries. In: Tachdjian's orthopaedics, vol. 2. Philadelphia: Saunders, 2002: 2251-2438.

[123] Schoettle PB. The tibial tuberosity-trochlear groove distance; a comparative study between CT and MRI scanning. The knee, 2006, 13(1): 26-31.

[124] Hoshino CM, Thomas BM. Late repair of an osteochondral fracture of the patella. Orthopedics, 2010, 16: 270-273.

[125] Buchner M, Baudendistel B, Sabo D, et al. Acute traumatic primary patellar dislocation: long-term results comparing conservative and surgical treatment. Clin J Sport Med, 2005, 15(2): 62-66.

[126] Bedi H. The biomechanics of medial patellofemoral ligament repair followed by lateral retinacular release. Am J Sports Med, 2010, 38(7): 1462-1467.

[127] Cho JCS. Patellar dislocation in a 16-year-old athlete with femoral trochlear dysplasia. J Manipulative Physiol Ther, 2009, 32(8): 687-694.

[128] Trentacosta NE, Vitale MA, Ahmad CS. The effects of timing of pediatric knee ligament surgery on shortterm academic performance in school-aged athletes. Am J Sports Med, 2009, 37(9): 1684-1691.

[129] Roux C. Recurrent dislocation of the patella: operative treatment. 1888. Clin Orthop Relat Res, 2006, 452: 17-20.

[130] Dougherty J, Wirth CR, Akbarnia BA. Management of patellar subluxation. A modification of Hauser's technique. Clin Orthop Relat Res, 1976, 115: 204-208.

[131] Krämer KL, Jani L. The Elmslie-Trillat procedure. Orthop Traumatol, 1992, 1(1): 34-44.

[132] Krämer KL, Jani L. Die operation nach elmslietrillat. Oper Orthop Traumatol, 1991, 3(1): 38-48.

[133] Maquet P. Advancement of the tibial tuberosity. Clin Orthop Relat Res, 1976, 115: 225-230.

[134] Tjoumakaris FP, Forsythe B, Bradley JP.

Patellofemoral instability in athletes: treatment via modified Fulkerson osteotomy and lateral release. Am J Sports Med, 2010, 38(5): 992-999.

[135] Harrison MH. The results of a realignment operation for recurrent dislocation of the patella. J Bone Joint Surg Br, 1955, 37B(4): 559-567.

[136] Heywood AWB. Recurrent dislocation of the patella: a study of its pathology and treatment in 106 Knees. J Bone Joint Surg Br, 1961, 43B(3): 508-517.

[137] Gordon JE, Schoenecker PL. Surgical treatment of congenital dislocation of the patella. J Pediatr Orthop, 1999, 19(2): 260-264.

[138] Goldthwait JE. Slipping or recurrent dislocation of the patella: with the report of eleven cases. Am J Orthoped Surg. 1903; 1: 293-308. J Bone Joint Surg Am, 2003, 85-A-12: 2489.

[139] Goldthwait JE. Slipping or recurrent dislocation of the patella with the report of eleven cases. Boston Med Surg J, 1904, 150: 169.

[140] Fithian DC, Paxton EW, Post WR, et al. Lateral retinacular release: a survey of the international patellofemoral study group. Arthroscopy, 2004, 20(5): 463-468.

[141] Yamamoto RK. Arthroscopic repair of the medial retinaculum and capsule in acute patellar dislocations. Arthroscopy, 1986, 2(2): 125-131.

[142] Small NC, Glogau AI, Berezin MA. Arthroscopically assisted proximal extensor mechanism realignment of the knee. Arthroscopy, 1993, 9(1): 63-67.

[143] Halbrecht JL. Arthroscopic patella realignment: an all-inside technique. Arthroscopy, 2001, 17(9): 940-945.

[144] Heiney JP. Soft-tissue realignment of the pediatric subluxating patella: poor long-term results. Curr Ortho Prac, 2010, 21(2): 165-170.

[145] Nikku R, Nietosvaara Y, Aalto K, et al. Operative treatment of primary patellar dislocation does not improve medium-term outcome: a 7-year follow-up report and risk analysis of 127 randomized patients. Acta Orthop, 2005, 76(5): 699-704.

[146] Sillanpaa PJ, Mattila VM, Maenpaa H, et al. Treatment with and without initial stabilizing surgery for primary traumatic patellar dislocation. A prospective randomized study. J Bone Joint Surg Am, 2009, 91(2): 263-273.

[147] Dodson CC, Shindle MK, Dines JS, et al. Arthroscopic suture anchor repair for lateral patellar instability. Knee Surg Sports Traumatol Arthrosc, 2010, 18(2): 143-146.

[148] Christiansen SE, Jakobsen BW, Lund B, et al. Isolated repair of the medial patellofemoral ligament in primary dislocation of the patella: a prospective randomized study. Arthroscopy, 2008, 24(8): 881-887.

[149] Arendt EA, Moeller A, Agel J. Clinical outcomes of medial patellofemoral ligament repair in recurrent (chronic) lateral patella dislocations. Knee Surg Sports Traumatol Arthrosc, 2011, 19-11: 1909-1914

[150] Redfern J, Kamath G, Burks R. Anatomical confirmation of the use of radiographic landmarks in medial patellofemoral ligament reconstruction. Am J Sports Med, 2010, 38(2): 293-297.

[151] Ladd PE, Laor T, Emery KH, et al. Medial collateral ligament of the knee on magnetic resonance imaging: does the site of the femoral origin change at different patient ages in children and young adults? J Pediatr Orthop, 2010, 30(3): 224-230.

[152] Schöttle P. Dislocation of the patella in children: anatomy, pathomorphology and treatment strategies (Die kindliche patellaluxation: Anatomie, pathomor-phologie und behandlungsstrategien). Arthroskopie, 2009, 22(1): 51-59.

[153] Schottle PB, Romero J, Schmeling A, et al. Technical note: anatomical reconstruction of the medial patellofemoral ligament using a

free gracilis autograft. Arch Orthop Trauma Surg,2008,128(5):479-484.

[154] Madigan R,Wissinger HA,Donaldson WF. Preliminary experience with a method of quadricepsplasty in recurrent subluxation of the patella. J Bone Joint Surg Am,1975,57(5):600-607.

[155] Insall J,Bullough PG,Burstein AH. Proximal "tube" realignment of the patella for chondromalacia patellae. Clin Orthop Relat Res,1979,144:63-69.

[156] Utting MR,Mulford JS,Eldridge JD. A prospective evaluation of trochleoplasty for the treatment of patellofemoral dislocation and instability. J Bone Joint Surg Br,2008,90(2):180-185.

[157] Donell ST,Joseph G,Hing CB,et al. Modified Dejour trochleoplasty for severe dysplasia:operative technique and early clinical results. Knee,2006,13(4):266-273.

[158] Donell ST. Deepening trochleoplasty for distal femoral dysplasia in patellar instability: thick osteochondral flap technique. Tech Knee Surg,2008,7(1):19-26.

[159] von Knoch F. Trochleaplasty for recurrent patellar dislocation in association with trochlear dysplasia: A 4-to 14-year follow-up study (British volume 2006). J Bone Joint Surg,2006,88(10):1331-1335.

[160] Dejour D,Saggin P. The sulcus deepening trochleoplasty-the Lyon's procedure. Int Orthop,2010,34(2):311-316.

[161] Verdonk R,Jansegers E,Stuyts B. Trochleoplasty in dysplastic knee trochlea. Knee Surg Sports Traumatol Arthrosc,2005,13(7):529-533.

[162] Peterson L,Karlsson J,Brittberg M. Patellar instability with recurrent dislocation due to patellofemoral dysplasia. Results after surgical treatment. Bull Hosp Jt Dis Orthop Inst,1988,48(2):130-139.

[163] Shea KG. Patellar dislocation in skeletally immature athletes. Op Tech Sports Med,2006,14(3):188-196.

[164] Deie M,Ochi M,Sumen Y,et al. Reconstruction of the medial patellofemoral ligament for the treatment of habitual or recurrent dislocation of the patella in children. J Bone Joint Surg Br,2003,85(6):887-890.

[165] Arendt EA,Lind M,van der Merwe W. Indications for MPFL reconstruction after patellar dislocation. ISAKOS News lett,2009,13:29-31.

[166] Shubin Stein BE,Ahmad CS. The management of patellar instability in the skeletally immature patient. Oper Tech Orthop,2007,17(4):250-256.

[167] Hall JE,Micheli LJ,McManama Jr GB. Semitendinosus tenodesis for recurrent subluxation or dislocation of the patella. Clin Orthop Relat Res,1979,144:31-35.

[168] Fondren FB. Recurrent dislocation of the patella treated by the modified Roux-Goldthwait procedure. A prospective study of forty-seven knees. J Bone Joint Surg Am,1985,67(7):993-1005.

[169] Letts RM,Davidson D,Beaule P. Semitendinosus tenodesis for repair of recurrent dislocation of the patella in children. J Pediatr Orthop,1999,19(6):742-747.

[170] Marsh JS. Treatment of recurrent patellar instability with a modification of the Roux-Goldthwait technique. J Pediatr Orthop,2006,26(4):461-465.

[171] Joo SY,Park KB,Kim BR,et al. The 'four-in-one' procedure for habitual dislocation of the patella in children: early results in patients with severe generalised ligamentous laxity and aplasis of the trochlear groove. J Bone Joint Surg Br, 2007, 89 (12): 1645-1649.

[172] Hung NN. Using an iliotibial tract for patellar dislocation in children. J Child Orthop,2008,2(5):343-351.

第 11 章 胫骨近端骨折的治疗

第 1 节 概述 …………………… 156
第 2 节 流行病学 ……………… 156
第 3 节 分型 …………………… 157
第 4 节 软组织损伤 …………… 157
第 5 节 胫骨近端骨折的非手术治疗 …………………………… 158
第 6 节 胫骨近端骨折的手术治疗 …………………………… 158

一、简单关节内骨折 …………… 160
二、中度关节内骨折 …………… 160
三、胫骨平台复杂骨折或双髁骨折 …………………………… 162
四、胫骨近端关节外骨折 ……… 172
第 7 节 总结 …………………… 176
参考文献 ………………………… 176

第 11 章
胫骨近端骨折的治疗

Christos Garnavos

摘要 胫骨近端骨折是一种复杂骨折,其治疗方法主要取决于骨折类型和周围软组织条件。虽然非手术治疗可以用于简单无移位的骨折(关节内无或轻度受累),但大多数胫骨近端骨折应行手术治疗,原因如下:①关节骨折要求解剖复位;②手术治疗允许膝关节早期活动及负重;③有助于恢复至受伤前的活动能力。

微创接骨板固定技术(minimally-invasive plate osteosynthesis,MIPO)与新式组合式外固定架固定是最常用于胫骨近端关节内和关节外骨折的固定方式。另外,最新改良的髓内钉技术也可有效固定胫骨近端关节外骨折。此外,加压螺栓的应用使人们可发挥髓内钉在治疗双髁骨折中的作用,这种方法可能会成为未来胫骨近端复杂关节内骨折的治疗原则。

关键词 双髁骨折・分型・并发症・非手术治疗・流行病学・外固定・骨折・关节内骨折・髓内钉・接骨板・胫骨近端・康复・软组织损伤・手术治疗・技术

第 1 节 概 述

胫骨近端的定义为自膝关节胫骨侧向远端延伸至平台宽度 1.5 倍距离的范围[53](图 7-11-1)。在这一区域所发生骨折的严重程度和预后取决于多种因素。最重要的因素如下:①关节内受累的严重程度(如关节塌陷程度和髁突骨折线累及范围与分离程度);②骨折的粉碎度和延伸度;③软组织覆盖条件;④骨质疏松程度;⑤患者的年龄和共病[84]。

当医生处理胫骨近端骨折时应综合考虑上述问题。胫骨平台骨折本身自成一类,其治疗与未延伸到膝关节的干骺端骨折完全不同。因此,下文将分别讨论这 2 种骨折,即当前胫骨近端关节外骨折的治疗方案,以及目前胫骨平台骨折的治疗方法。另外,在胫骨近端关节内和关节外骨折在治疗前,都应高度重视软组织损伤问题。

第 2 节 流行病学

胫骨近端关节内骨折约占全部骨折的 1%,占老年骨折的 8%。男性较女性高发。受伤原因为交通事故占 52%、坠落伤占 17%、体育和娱乐活动受伤占 5%[15,60]。外侧平台单独受累占 55%~70%,内侧平

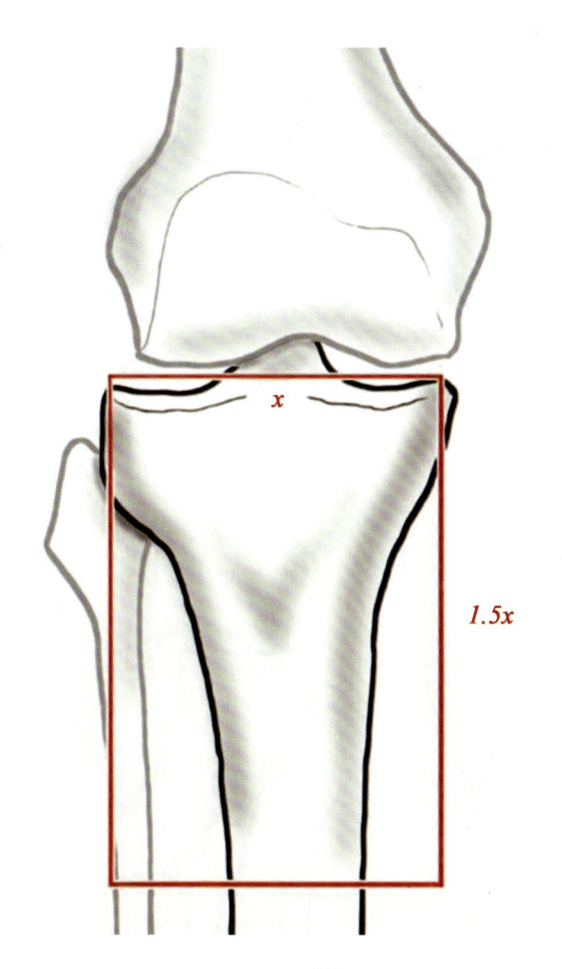

图 7-11-1　胫骨近端示意图[53]

台单独受累占10%～25%，双髁骨折占10%～30%。约90%的胫骨平台骨折有软组织损伤，1%～3%为开放性骨折[20]。胫骨近端关节外骨折占所有胫骨骨折5%～10%[50]。

第 3 节　分　型

胫骨近端关节内骨折最常用的分型方法为 Schatzker 分型[73]（图 7-11-2），AO/OTA 组织对胫骨近端关节内和关节外骨折均进行了分型[58,73]（图 7-11-3）。此外胫骨近端关节外骨折分型也可应用笔者近期介绍的 Garnavos 分型，此分型更为简洁，可用于日常临床实践，补充了更为复杂的 AO/OTA 分型[28]。

正如前文提到的，软组织损伤程度在胫骨平台骨折治疗中起着重要的作用。Gustilo-Anderson 分型和 Tscherne-Gotzen 分型是基于软组织损伤严重程度的开放性骨折和闭合骨折的分型[36,80]。

第 4 节　软组织损伤

任何一种类型的胫骨近端骨折都伴随着膝关节周围软组织不同程度的损伤（图 7-11-4）。对于开放性骨折的患者，应立即对其下肢的神经血管状态进行准确的临床评估，并早期应用抗生素，充分冲洗伤口并清创，临时复位并制动骨折端，尽早应用外科手段用健康软组织覆盖外露骨质。闭合性骨折的治疗更具挑战性，严重的软组织损伤在患者就诊之初可能不明显。因此，对于闭合性胫骨近端骨折的患者，必须对其进行认真、详细的体格检查。局部出现的严重水肿和水疱通常需要干预，首先覆盖无菌湿性敷料并定期监测筋膜室压力。随后应抬高患肢，直至软组织状况改善再行手术骨折固定。

有报道称在胫骨平台骨折的患者中，半月板和韧带损伤的概率较高，甚至在不需要行手术治疗的患者中，该比例同样很高[1,17,27,75]。

然而，是否要在损伤的急性期诊断并治疗半月板和韧带损伤，目前尚存争议。一些学者建议早期修复，另一些学者提倡早期"主动忽视"，留待后期必要时再行修复[5,58,59,64,82]。

笔者认为，对已确诊的半月板或韧带损伤做延期处理无可非议。因为治疗严重骨折时，无须为了修复非关键软组织的损伤而延长手术时间（和止血带使用时间）、增加手术创伤。大多数伴有胫骨近端骨折的韧带或半月板损伤可进行延期修复并获得良好疗效，而较轻的韧带或半月板损伤常无须后期干预即可自行恢复。

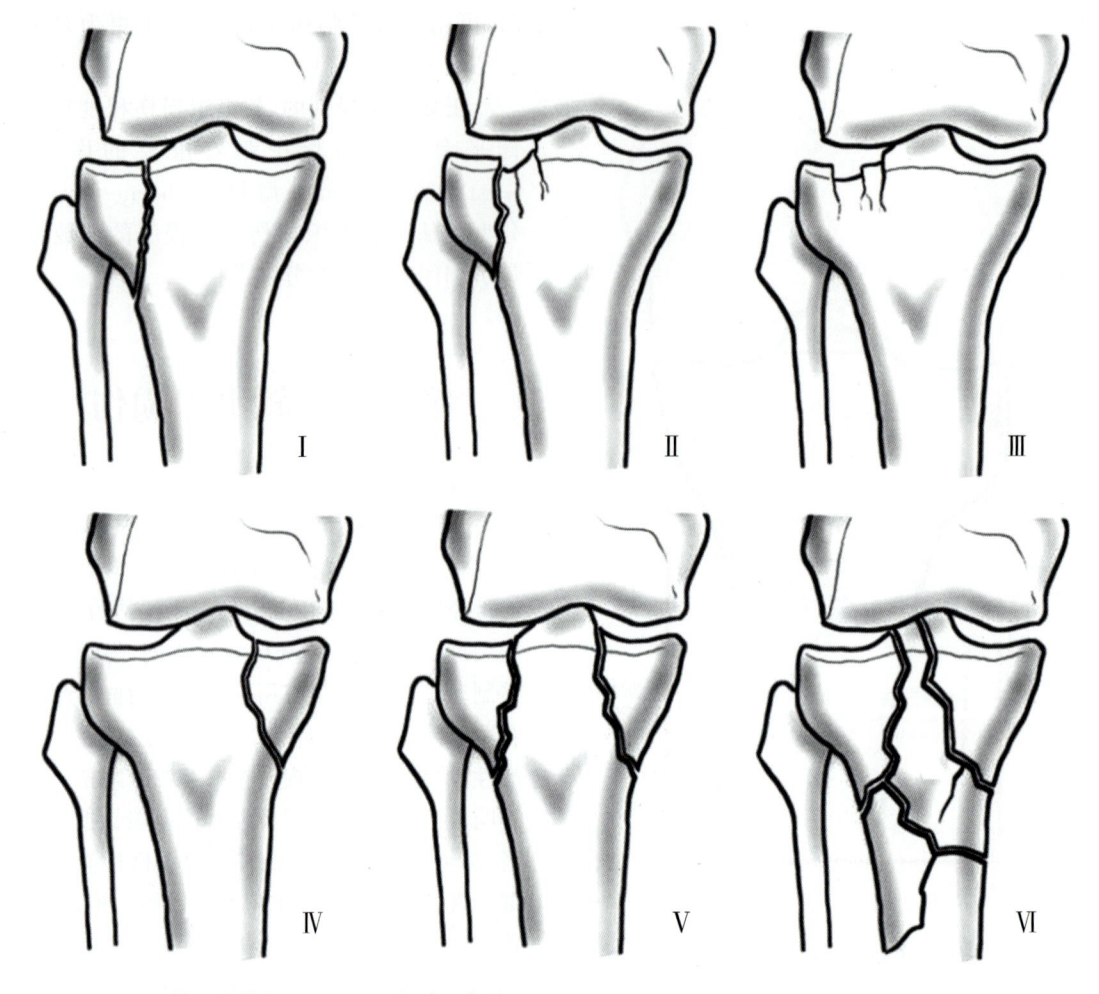

图 7-11-2　胫骨平台骨折 Schatzker 分型示意图

第 5 节　胫骨近端骨折的非手术治疗

对于无移位或轻度移位的胫骨近端骨折可行非手术治疗，使用塑形良好的长腿石膏固定患肢 3～4 周，并保持膝关节屈曲 10°，以助于患肢消肿[71]。

之后可将长腿石膏更换为铰链支具，患者可在保护下活动膝关节。开始负重的时间取决于患者骨折类型、体重和配合程度，一般来说，4～6 周后可部分负重，8～12 周后可完全负重[71]。

由于胫骨近端粉碎性骨折和（或）关节受累发生率高，且多伴有成角畸形和（或）骨折移位。此外，胫骨近端周围软组织紧密覆盖，无论闭合性或开放性骨折，其周围神经血管结构均有损伤危险。基于上述原因，大多数胫骨近端骨折不适合非手术治疗。手术治疗可重建解剖结构，使膝关节能够早期活动，并能承受肢体的重量。

第 6 节　胫骨近端骨折的手术治疗

几乎所有接骨技术均已应用于胫骨近端关节内和关节外骨折的治疗。应用经皮螺钉或单侧钢板治疗简单的关节内骨折

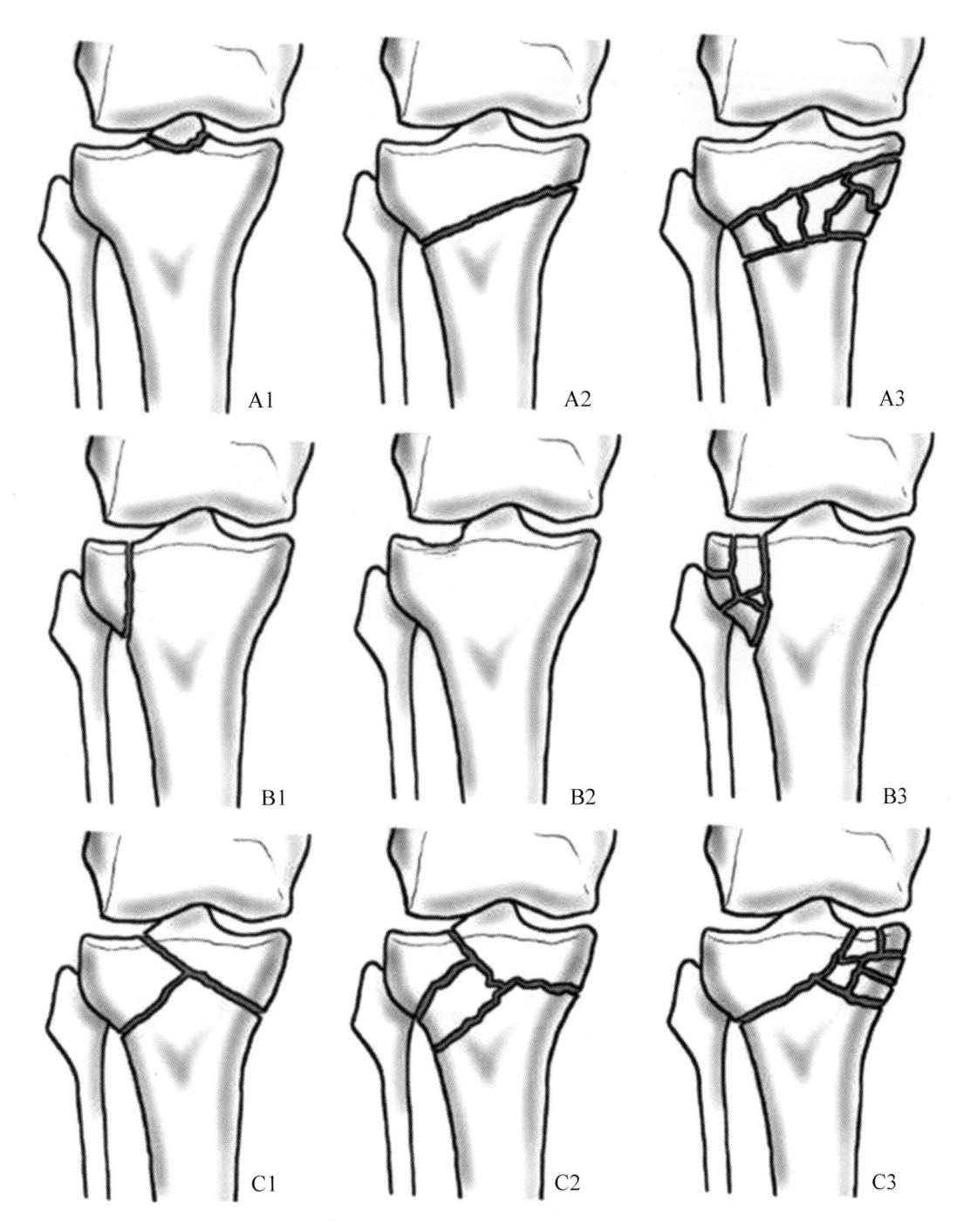

图 7-11-3 胫骨近端骨折 AO/OTA 分型示意图

（AO／OTA：41-B1、41-B2、41-B3 或 Schatzker Ⅰ、Ⅱ、Ⅲ和Ⅳ）似乎达成共识，然而对于更加复杂的双髁骨折（AO／OTA：41-C1、41-C2、41-C3 或 Schatzker Ⅴ型和Ⅵ型）或近端关节外骨折（AO／OTA：41-A2、41-A3、42-C3）的治疗还存在很多争议。无论在任何情况下，术前计划必须细致入微，作为骨科医生不仅要计划手术入路及骨折固定方法，而且如果骨折波及关节面，如何评估关节面复位方式也是术前计划的重要

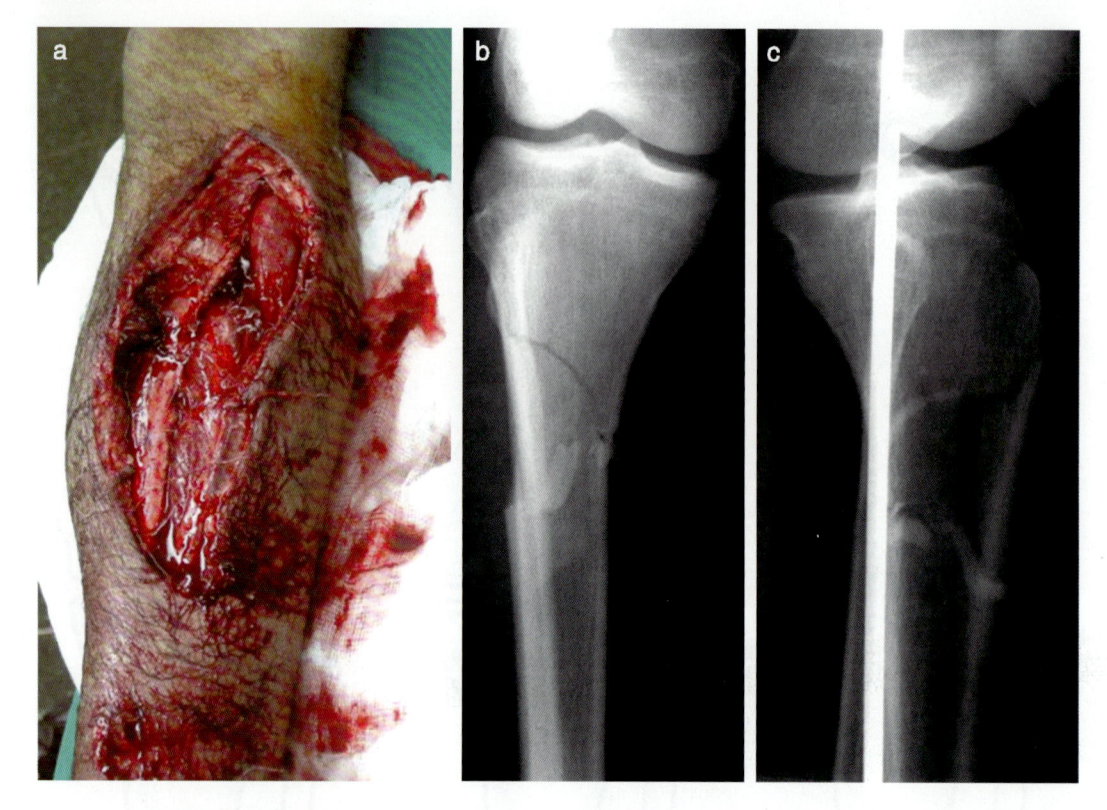

图 7-11-4　开放性胫骨近端示意图
a. 外观；b. 正位 X 线片；c. 侧位 X 线片

部分。根据外科医生的习惯、经验及可用的资源，关节复位的术前评估可以通过以下 3 种方式完成：①关节切开后直视骨折端；②X 线片或 CT 影像；③关节镜检查。

一、简单关节内骨折

对于 AO/OTA 41-B1 型或 Schatzker Ⅰ型骨折，可以使用经皮 1/2 或 1/3 螺纹螺钉加压固定劈裂骨折[19,44,46]。如果外侧平台骨折块出现移位，可以通过手法复位或复位钳实现解剖复位。近期，笔者使用 1~2 枚加压螺栓治疗了一系列该类型的骨折，治疗结果显示，加压螺栓可以为骨折端提供强大的压力和稳定性，因此，可在术后 2~3 周立即活动膝关节并开始部分负重（图 7-11-5）。术后 4~6 周所有患者完全恢复膝关节活动度，开始完全负重，并恢复正常活动。术后无一例患者出现复位丢失或术后并发症，并且无患者反映有关加压螺栓螺帽引起的局部刺激症状或其他问题。

二、中度关节内骨折

AO/OTA 41-B2、41-B3 或 Schatzker Ⅱ、Ⅲ、Ⅳ型骨折类型复杂多变，需引起更多关注。因为存在外侧关节碎裂或凹陷（AO/OTA 41-B2、41-B3；Schatzker Ⅱ、Ⅲ 型），或者内侧关节碎裂（Schatzker Ⅳ 型）。上述骨折类型通常应用支撑钢板技术[49,72]。

胫骨平台外侧劈裂塌陷骨折（SchatzkerⅡ型）可应用较小的前外侧切口，将外侧髁沿骨折线向外侧撬拨，此时塌陷的关节面可以在直视下顶起复位到合适的位置。此时，被抬高的关节面需要应用合适的填充物支撑。虽然自体骨被一致认为是最理想的移植物，

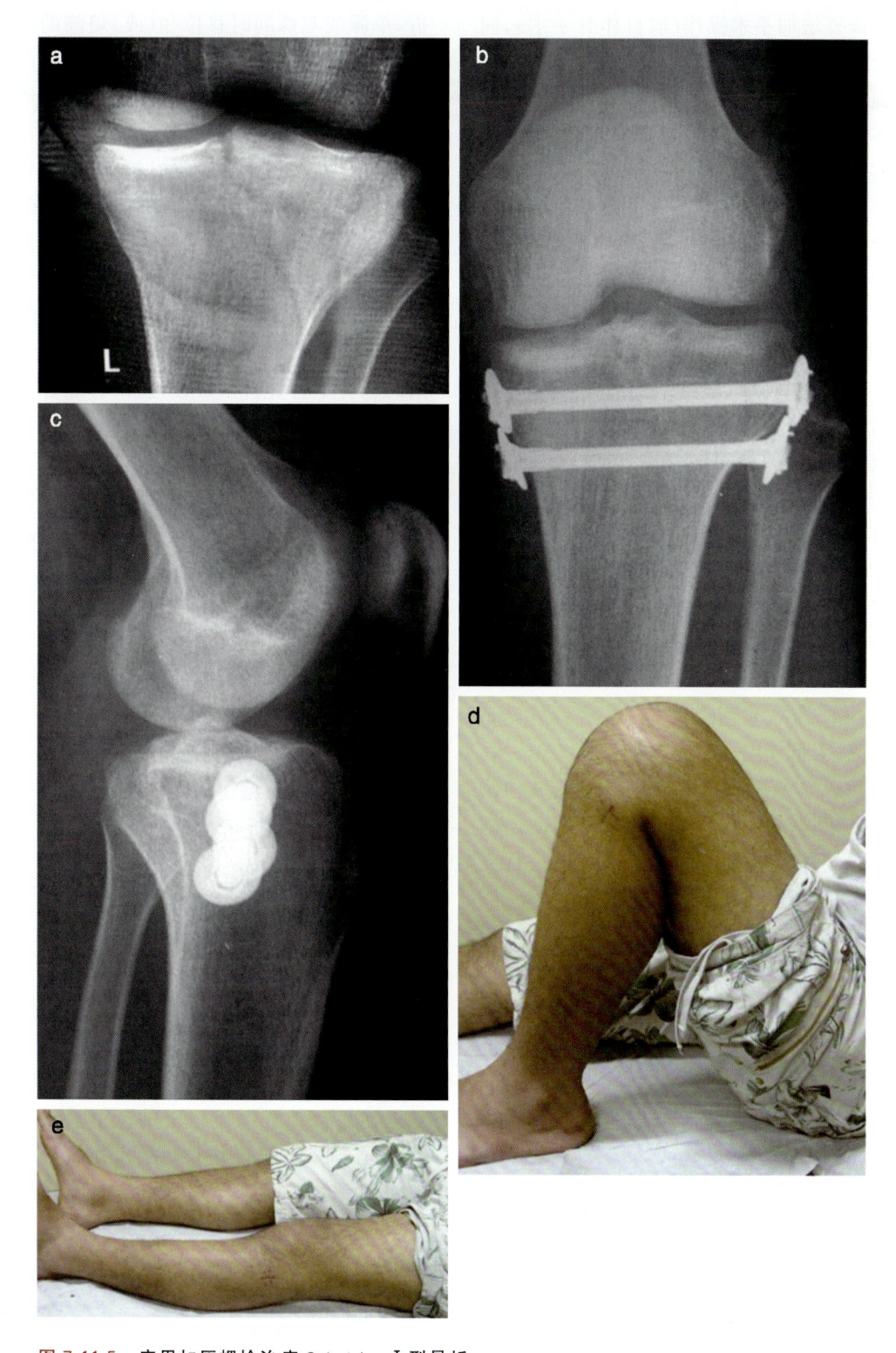

图 7-11-5 应用加压螺栓治疗 Schatzker Ⅰ 型骨折

a. 术前正位 X 线片；b，c. 术后 6 周完全负重时正侧位 X 线片；d，e. 术后 4 周膝关节活动完全恢复

但这需要增加手术操作(取自体骨手术),同时会对取骨部位产生影响。就此,外科同仁们提出了多种新型移植物以供选择,如同种异体骨移植、甲基丙烯酸甲酯和各种骨替代材料[16,25,32]。

在过去的十年里,笔者一直使用冻干同种异体松质骨作为填充物。这种移植物会在短时间内(8~12周)与干骺端周围的骨质融合,并已证实能为关节面提供有效支持(图7-11-6),且无相关并发症[51]。

在恢复关节面解剖结构并顺利完成植骨后,可进行外侧髁的复位,并应用外侧接骨板对其固定。对于该型骨折,笔者习惯使用传统非锁定型钢板配合6.5 mm松质骨螺钉(针对干骺端)及4.5 mm皮质骨螺钉(针对干骺端与骨干交界区)进行固定。最近,使用3.5 mm锁定接骨板配合筏钉固定逐渐成为一种趋势,然而,该种固定器械的价格更高。

Schatzker Ⅲ型骨折表现为胫骨外侧平台凹陷,无髁突分离,其治疗方式类似。在关节面下方2~3 cm处开窗,用所选移植物填充支撑塌陷的关节面。随后可用上述解剖支撑接骨板配合螺钉对重建区域进行支撑固定[49,72](图7-11-7)。

单纯内侧平台骨折(Schatzker Ⅳ型)中,骨折块通常是向下移位但很少嵌插。可通过后内侧入路切开复位骨折块,并应用3.5 mm接骨板固定。很遗憾,目前没有针对这一骨折类型的实质性研究。笔者只能从其他类型胫骨平台骨折的相关研究中找到稀少的病例。据报道,内侧平台骨折术后有膝关节置换(骨折块再移位)风险,其预后效果较Schatzker Ⅱ型或Ⅲ型骨折差[7,12,41]。

三、胫骨平台复杂骨折或双髁骨折

AO/OTA 分型 41-C1、41-C2、41-C3型或Schatzker Ⅴ型、Ⅵ型胫骨平台骨折几乎是临床工作中最棘手的一类胫骨平台骨折,单髁或双髁同时移位和(或)塌陷的情况很常见。常同时存在严重软组织损伤(严重的皮肤挫伤,半月板、韧带撕裂伤和神经血管损伤)。处理方法为迅速抬高患肢并行骨牵引(常为跟骨牵引)以临时制动、复位骨折端。在患者身体状况和手术条件允许的情况下,也常选择立即应用跨关节外固定器进行固定。通常伤后5~10天,待肢体消肿和皮肤条件得到改善,可进行最终明确的手术。外固定架和接骨板过去常用来治疗复杂的胫骨平台骨折。最近,髓内钉配合加压螺栓的试验也取得了令人满意的结果。

(一)接骨板固定术

尽管需要充分暴露胫骨近端,传统的切开复位内固定(open reduction and internal fixation,ORIF)仍然应用广泛。但ORIF存在着医源性软组织损伤严重的缺点,这会破坏软组织的完整性,减少骨折部位血供,不利于骨折周围的初期血肿的形成维持,同时增加了术后并发症的风险,易出现膝关节僵硬、感染和骨不连等问题。此外,早期研究表明单钢板固定可能无法提供足够的稳定性,特别在双侧平台骨折和近端骨折线距关节面很近的关节外骨折中。因此,为了提高稳定性,建议采用双接骨板或由侧板和内侧外固定器组成的内外混合固定(图7-11-8)。虽然这些技术提高了固定的强度,但没有解决术中医源性创伤及软组织损伤严重的问题[9,33,45]。

近十年来,随着锁定接骨板的引入和普及,并将其应用于MIPO技术改变了传统胫骨近端复杂骨折钢板固定的理念(图7-11-9)。据文献报道,经皮技术植入接骨板可有效降低因术中创伤过大所引起并发症的发生率,同时应用锁钉接骨板及螺钉技术似乎可增强内固定的生物力学强度,尤其对于伴有骨质疏松的患者[8,14,47,70,74,77]。

MIPO技术引进后,以下重要问题随即被提出:①骨与接骨板的间隙多大时影响固定稳定性如何?②所有螺钉均用锁定钉或锁定钉与非锁定钉结合能否满足临床需求?

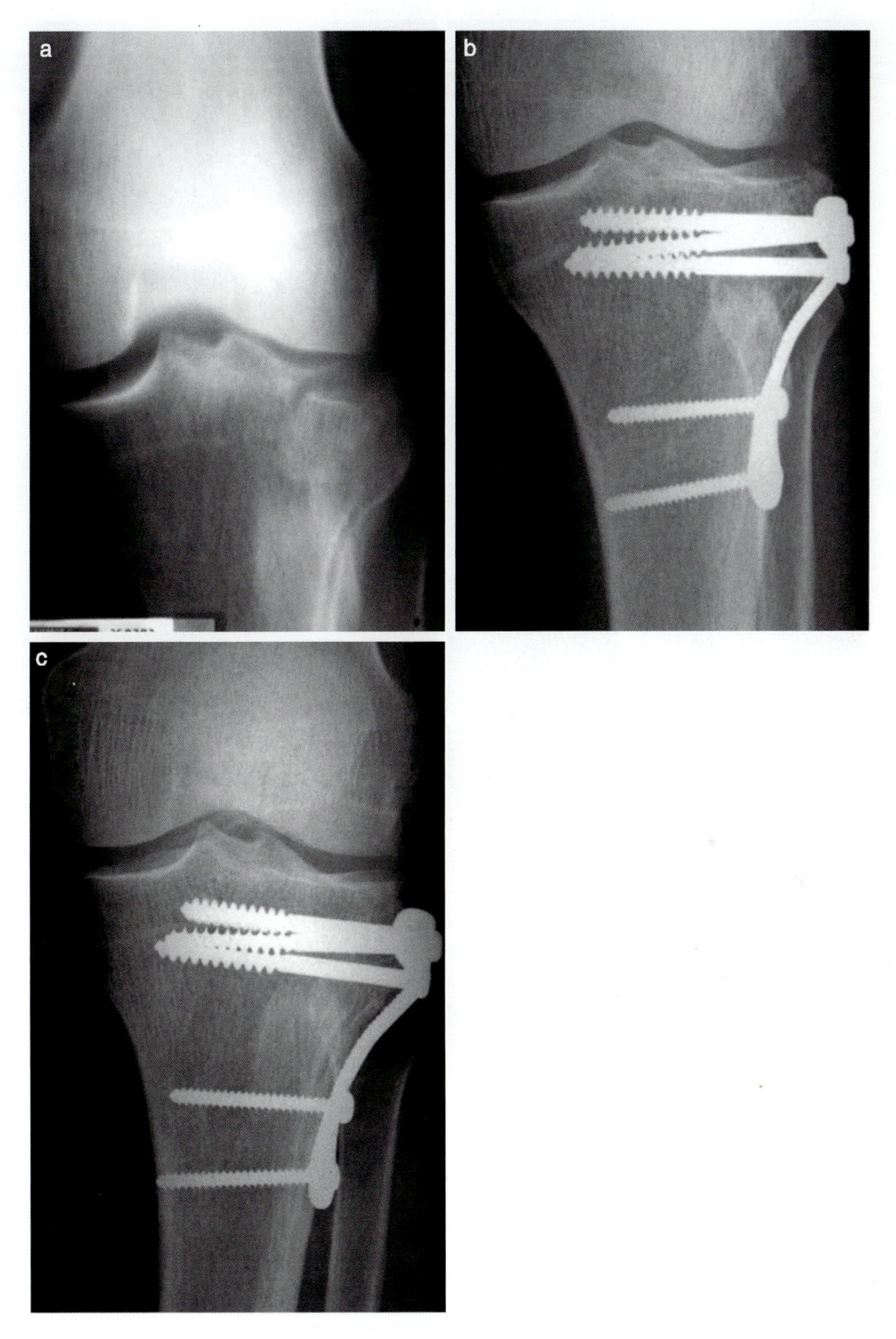

图 7-11-6　a. Schatzker Ⅱ型劈裂塌陷骨折的 X 线片；b. 术后即刻 X 线片显示切开复位内固定术配合传统钢板的效果，干骺端的空隙填充冻干异体骨；c. 6 周后异体骨完全与周围骨质混合

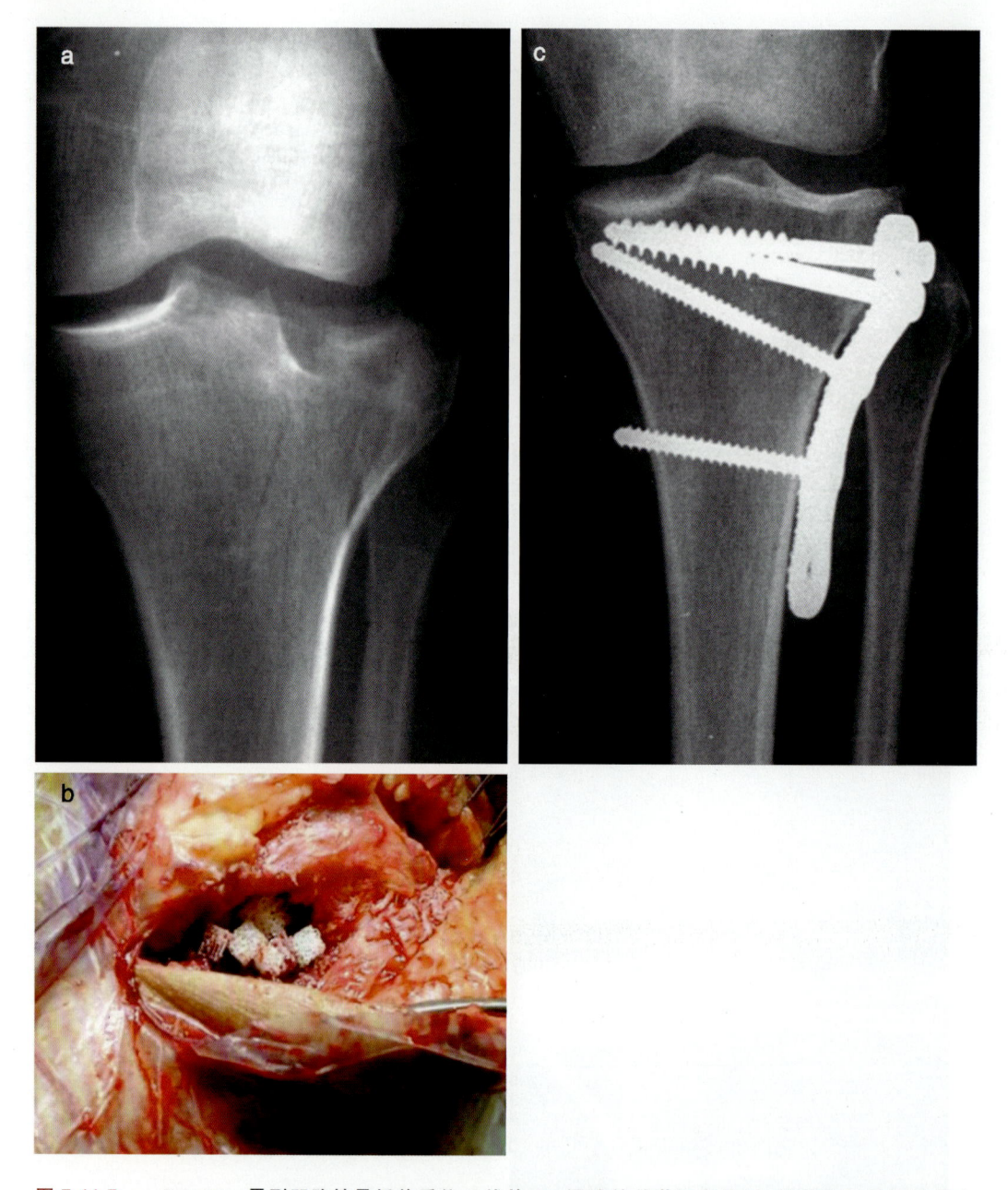

图 7-11-7　a. Schatzker Ⅲ型凹陷性骨折前后位 X 线片；b. 塌陷的关节面复位后,使用冻干异体骨填充腔隙的术中照片；c. 10 周后异体骨与周围骨质融合,骨折愈合

③双皮质还是单皮质螺钉固定？④固定双侧平台骨折是应用 1 块锁定接骨板还是 2 块非锁定接骨板？⑤使用多角度锁定接骨板能否提高疗效？

尽管锁定接骨板不一定要与骨骼完全接触,但如果接骨板与骨骼之间的距离大于 2 mm,其固定强度会明显降低[2]。

全锁定螺钉与混合锁定/非锁定锁螺钉的选择问题目前似乎已经有结论,最近一项生物力学研究证实,两者的固定强度并无显著性差异[24]。

在复杂胫骨平台骨折的治疗中,双皮质螺钉固定较单皮质螺钉固定在生物力学结构上更具优势[18],但就单独应用 1 块锁

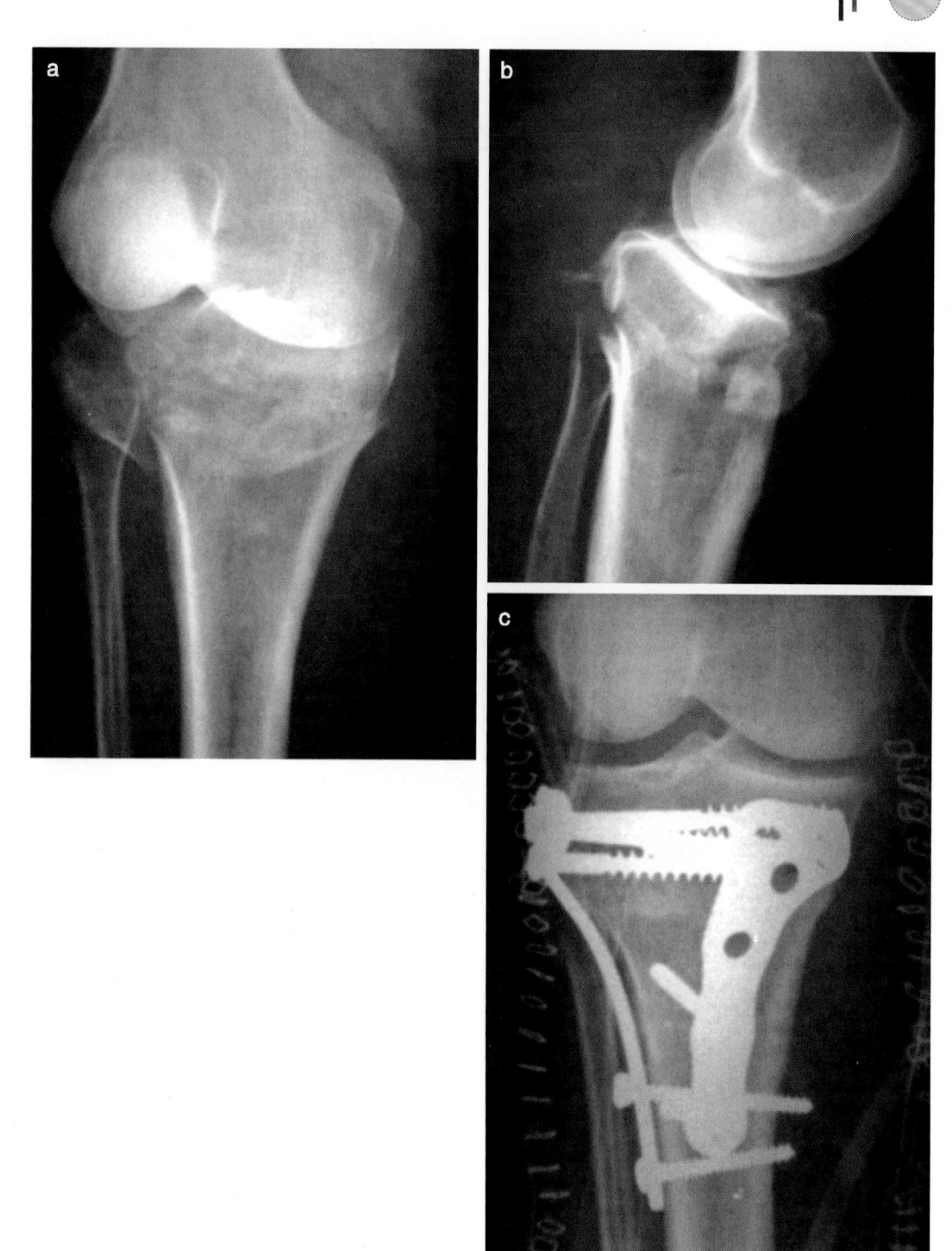

图 7-11-8　Schatzker Ⅴ型粉碎合并位移性双髁骨折
a. 正位 X 线片；b. 侧位 X 线片；c. 术后正位 X 线片显示应用传统双钢板固定后获得良好效果

接骨板还是 2 块非锁定接骨板治疗双侧平台骨折仍存在分歧。早期研究证明，在固定强度方面，两者没有显著差异[21,34,61]。近期，越来越多的研究报道称，传统双接骨板固定更具稳定性，术后成角畸形及固定物刺激发生率低[40,42,67]。

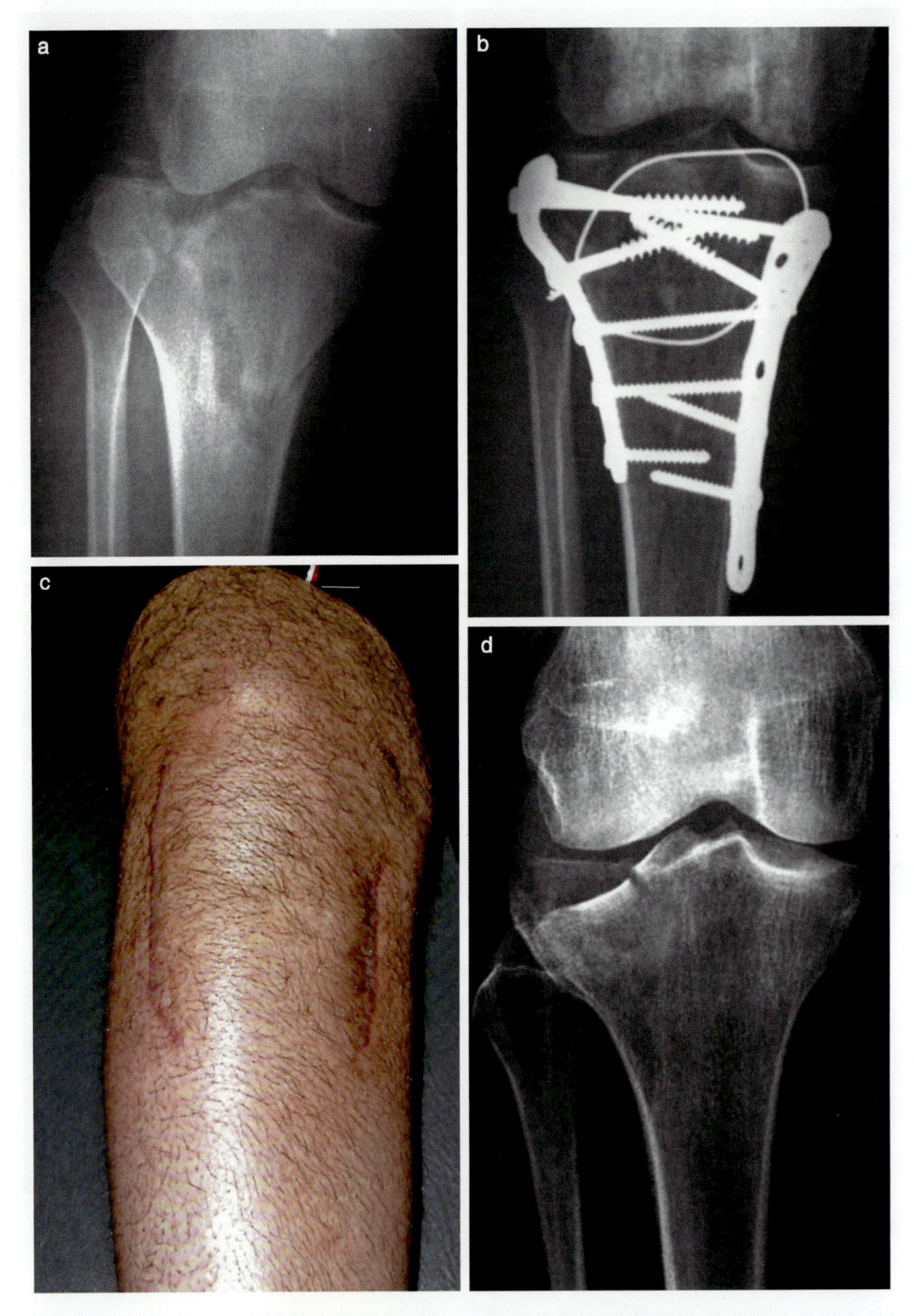

图 7-11-9　a. Schatzker Ⅵ型胫骨平台骨折术前正位 X 线片；b. 应用双钢板固定的术后正位 X 线片；c. 术后切口示意图；d. 并不严重的胫骨平台骨折，如 Schatzker Ⅱ型骨折可以应用 MIPO 技术

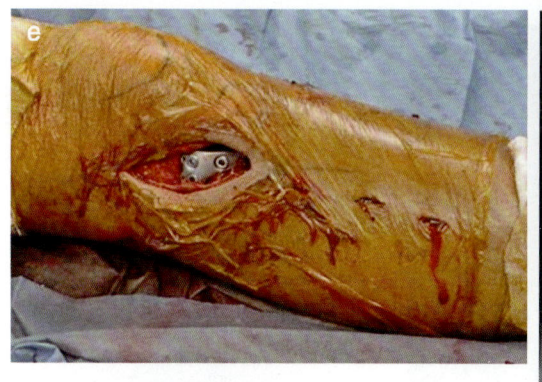

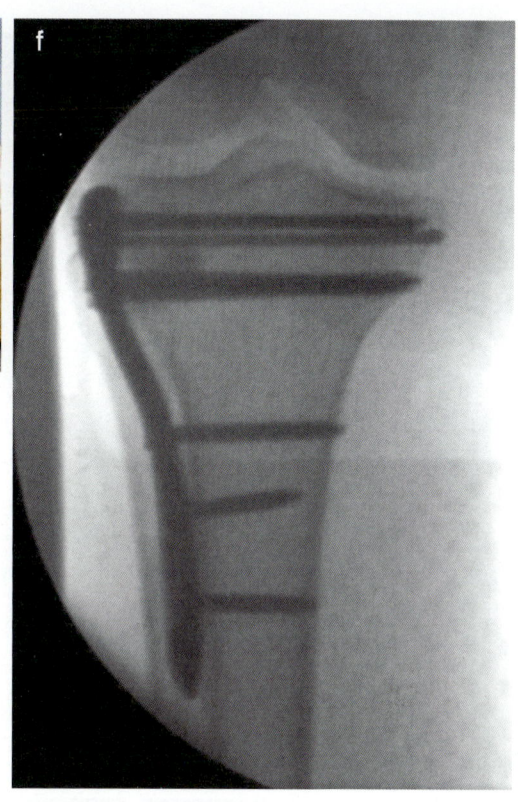

图 7-11-9(续)　e,f. MIPO 技术

有关多角度锁定接骨板应用的有限证据表明其具有良好的骨折愈合率,内翻畸形发生率低[37,62]。

随着并发症发生率的不断攀升,现在人们对最初新型锁定钢板 MIPO 技术的应用持怀疑态度。据报道,内固定断裂发生率高达 18%,骨折复位不良发生率达 23%,内固定物取出率达 30%,内固定物刺激发生率达 12%,深部感染及浅表感染发生率分别达 18% 和 10%[35,42,68,78]。尽管如此,锁定接骨板仍被认为是复杂胫骨近端骨折治疗的一个重大进步[55],这种方法在保证接骨板与平台外形一致的前提下增强了角稳定性,特别适用于伴有骨质疏松的患者。应用 MIPO 技术可以减少术中对骨膜的剥离,最大限度地保护了软组织,使其免遭破坏。然而,除了之前提到的并发症之外,医生们,还应注意到锁定钢板同样需要外侧切口植入,并且取出较困难,这可能会妨碍将来进行膝关节置换术[83]。最后,这种方法的成本效益指标还有待一步确定。

(二)胫骨平台骨折的外固定治疗

在复杂胫骨平台骨折的治疗中,外固定架不仅可作为临时膝关节固定装置(图 7-11-10),还可应用于 Ilizarov 环形或混合式外固定架作为最终的治疗方案。跨膝关节外固定架在治疗复杂关节内骨折的过程中发挥着巨大作用,但长期使用可能造成不可逆的膝关节僵直[6,22,66,81],所以不应作为最终的治疗方案。

20 世纪八九十年代以来,允许膝关节活动的环形外固定架已成功应用于双侧胫骨平台骨折的治疗[3,4,31,57,85](图 7-11-11)。

该技术的优势在于减少了复位时所造成的医源性创伤,在稳定平台骨折的同时获得良好的下肢力线。此外,与传统接骨板技

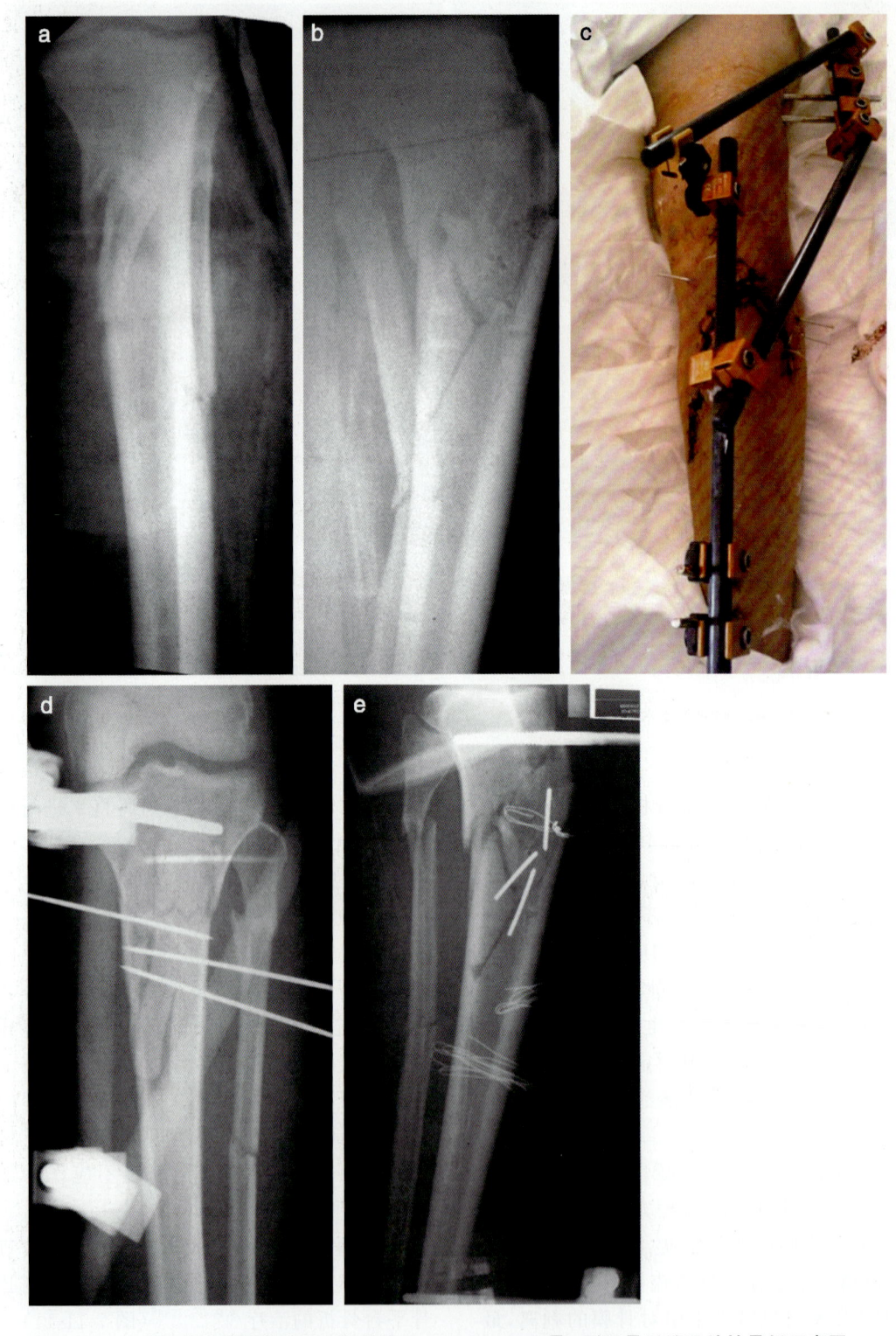

图 7-11-10 应用膝关节桥接外固定架治疗 Gustilo-Anderson Ⅲb 型胫骨近端开放性骨折示意图
a,b. 术前前后位和侧位 X 线片;c. 应用外固定架临时固定膝关节;d,e. 伤口清创并应用外固定架临时固定后正位和侧位 X 线片

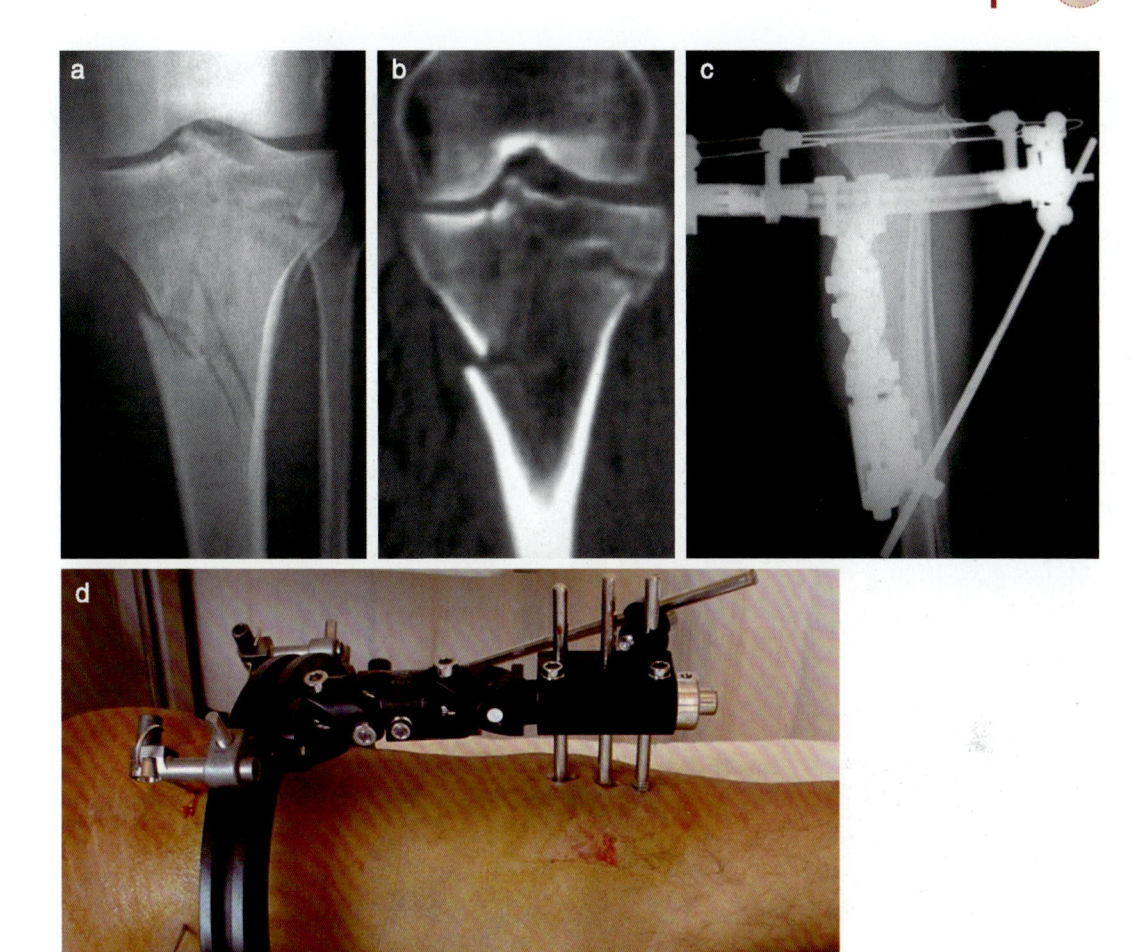

图 7-11-11 应用混合外固定架治疗 Schatzker Ⅵ型平台骨折示意图
a. 术前正位 X 线片;b. CT 图像显示骨折线延伸至关节面;c,d. 术后 3.5 个月时的正侧位 X 线片及大体像

术相比,外固定架可显著降低伤口坏死率,允许膝关节早期活动和负重,并且可以于门诊在无须麻醉状态下取出[76]。近期有报道建议通过外固定架结合有限的内固定技术可实现对关节内骨折更坚强的固定,同时更符合人体的解剖学特点[6,13,43,79](图 7-11-12)。

应用外固定技术治疗双侧平台骨折的并发症包括钉道感染、关节面复位不理想或复位失败、关节僵硬和化脓性关节炎[4,65](图 7-11-13)。

(三)双侧胫骨平台骨折是选择外固定架还是切开复位内固定?

一项多中心、前瞻性随机对照研究表明,传统的双钢板固定和外固定技术均可实现令人满意的复位。相比较而言,接受外固定治疗的患者住院时间更短,略早恢复下肢功能,但术后并发症的发生率及严重程度较高[76]。两组患者的临床结果基本相同。值得注意的是,本项研究并不涉及应用微创锁定接骨板的内容。

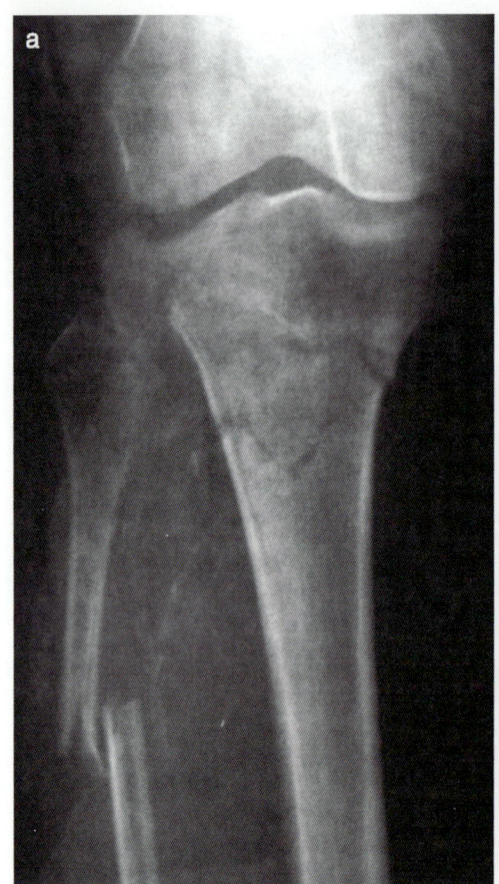

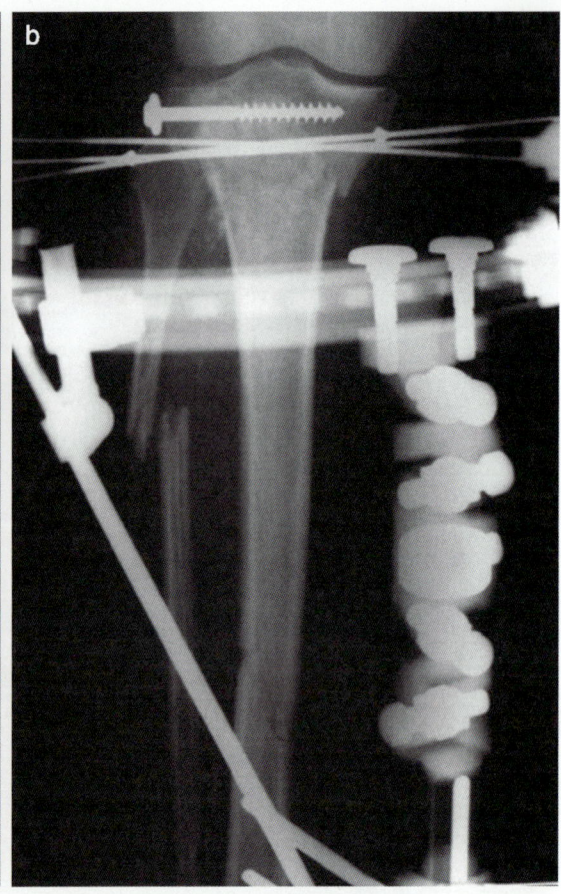

图 7-11-12　a. Schatzker Ⅵ型平台骨折术前后位 X 线片；b. 结合有限内固定的外固定技术

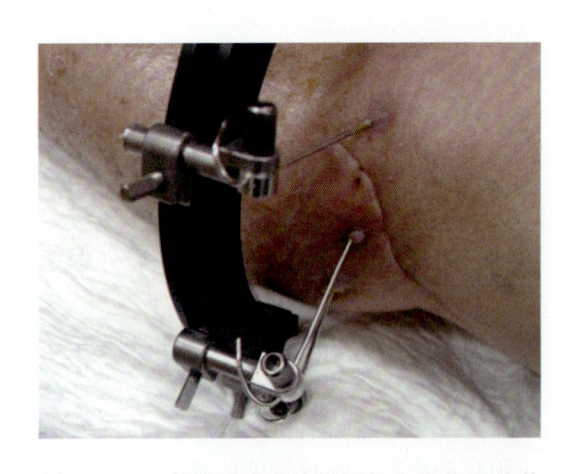

图 7-11-13　针道感染是外固定技术最常见的并发症

最近,一项系统回顾性研究试图说明应用混合外固定技术治疗双侧胫骨平台骨折可以使更多的软组织受益,但较内固定并没有发挥出更多的作用,也没有改善临床结果。也有人提出,新型锁定接骨板系统的使用率正在上升,但目前还缺乏比较研究明确其在复杂骨折中的作用[56]。

(四)髓内钉与加压螺栓治疗胫骨平台骨折

自 2005 年以来,笔者一直在使用髓内钉配合加压螺栓治疗无明显关节面压缩的胫骨双侧平台骨折[30]。该技术为微创手术,于关节面下方内侧 0.5～1.0 cm 处经皮置入双侧加压螺栓,实现对关节内骨折的复位与固定。接着对骨折的骨干远端部分进行髓内钉固定,与关节外骨折处理方法相同(图 7-11-14)。传统接骨板和 MIPO 锁定接骨板共同存在如对软组织的破坏、骨折端错

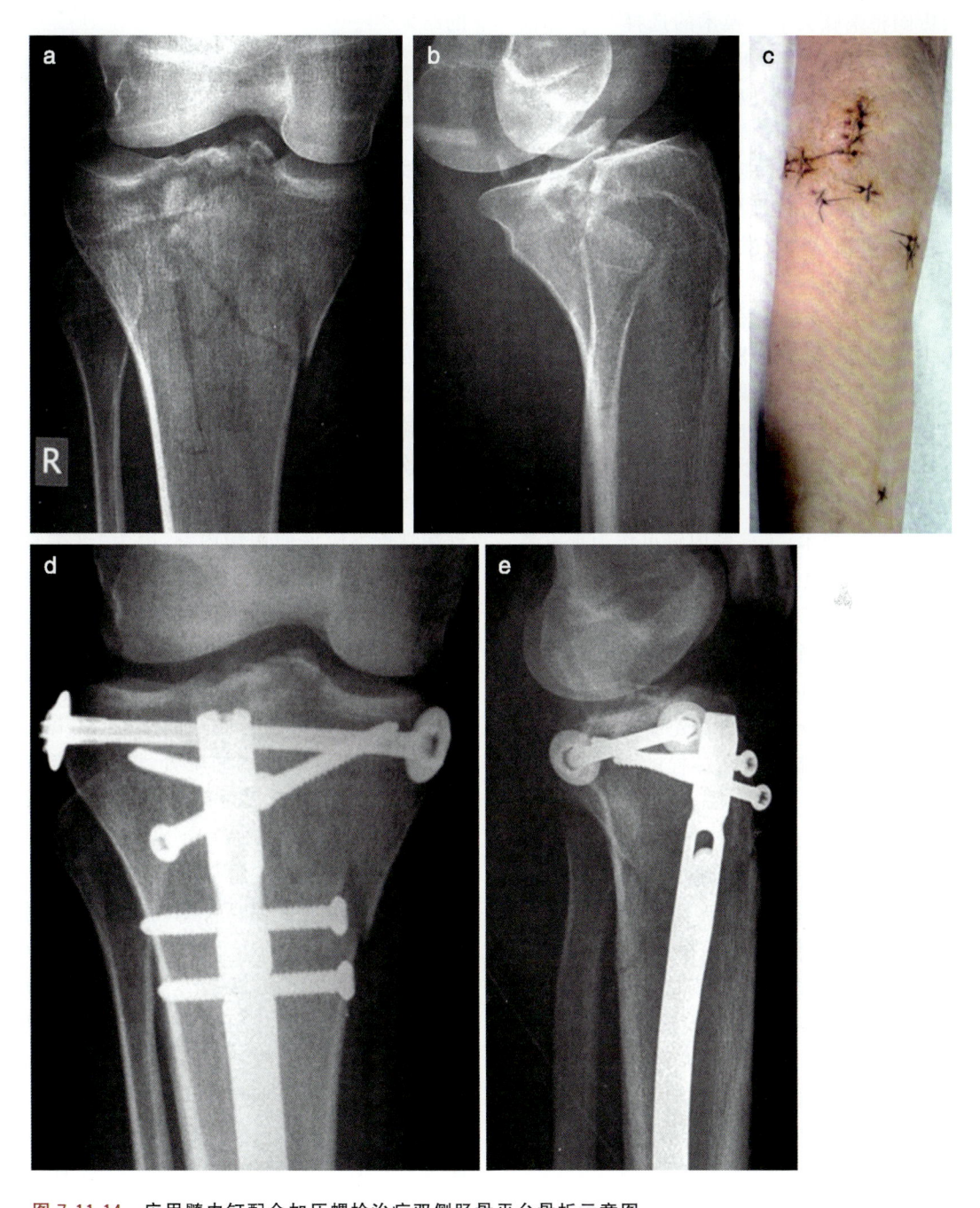

图 7-11-14 应用髓内钉配合加压螺栓治疗双侧胫骨平台骨折示意图

a, b. 术前正侧位 X 线片;c~e. 术后 2 周的 X 线片及临床大体像,注意从后内侧至前外侧方向置入的加压螺栓有效地复位并固定了后内侧骨折块

位和高感染率等缺点,在此基础上产生了髓内钉与螺栓结合的治疗方法。使用接骨板的另一个缺点是胫骨粉碎性或多段骨折出现延迟愈合时,患者无法进行活动,锁定钢板及螺钉的取出也非常困难。尤其是骨质疏松性骨折、外侧和(或)内侧切口、笨重的

金属制品及取出钢板时伴随的高感染率都会影响将来膝关节置换术的选择[83]。如前所述,外固定同样存在其自身局限性。尤其对于骨质疏松患者,应用外固定术后出现复位丧失、畸形愈合等情况并不少见。到达某个年龄段后,患者不能耐受笨重的外固定装置。如果使用,将阻碍膝关节活动和康复过程,同时钉道感染的发生也将影响将来膝关节置换术的选择。

髓内钉/加压螺栓技术拥有许多优点。术中微创操作,置入髓内钉的切口靠近中线,长度较短。加压螺栓和锁定螺钉置入只需经皮小切口即可完成,这样会减少对干骺端周围软组织的干扰,因此,手术可在伤后短时间内进行。此外,瘢痕不会影响未来进行膝关节置换术[83]。髓内钉可作为承重装置,均匀分散轴向应力,并允许早期活动和负重,这对老年患者尤为重要。与钢板相比,髓内钉术后感染率明显降低。对于开放性骨折,应用髓内钉有利于软组织的护理工作,而应用钢板或环形外固定架很难做到这点。最后,髓内钉和加压螺栓的取出也非常简便。

应用髓内钉/加压螺栓技术有以下优势:①伤后可以尽快进行微创手术(即使软组织条件欠佳);②是粉碎性或多段骨折和浮膝损伤的最佳选择;③稳定的内固定允许患者早期活动和膝关节功能锻炼;④降低致残率和术后并发症,如感染、金属制品的刺激,降低再手术率;⑤后续操作的兼容性,如膝关节置换术(通过保持膝关节完全活动,中线直切口和易于拆卸的内固定物)。

在过去的2~3年里,笔者应用髓内钉-螺栓技术治疗了复杂胫骨平台骨折青年患者,并取得了满意的效果(图7-11-15)。笔者还进行生物力学试验比较传统双钢板、外侧锁定钢板、髓内钉-螺栓技术在体外的生物力学特性,髓内钉-螺栓技术得到较满意的结果[52]。

四、胫骨近端关节外骨折

接骨板与外固定技术均已成为治疗胫骨近端关节外骨折的常用方法。然而,直到现在,应用这些技术的术后效果也很难评估。主要因为人们通常将其作为一小类骨折与胫骨近端关节内骨折、胫骨远端骨折或股骨远端骨折共同研究[8,10,14,23,37,66,70]。然而在过去的几年里,微创锁定接骨板技术正受到髓内钉技术的挑战,胫骨近端关节外骨折再次引起了大家的关注。笔者认为在Lang等完成的经典研究中[50],1/3的胫骨近端骨折不应该使用髓内钉,因为"这类骨折对髓内钉的反应不是很好"。然而,在过去的10~15年里,很多事情都发生了改变。复位不良和(或)骨折块移位等主要问题均可通过新型髓内钉和外科技术的改进解决。因此,胫骨髓内钉的近段弯曲部分(Herzog弯)可放置在更靠近端的位置,以便固定近端较小的骨折块,从而避免向前移位。改进的手术方法包括临时使用牵引器/外固定架或临时辅助/永久应用接骨板[38,54,55,63,88]。阻挡钉的使用大大提高了髓内钉固定的复位及固定效果,正成为一种流行的骨折复位和加强固定的辅助方法[38,39,48,54,55,63,69]。另一个重要问题是髓内钉在冠状面上的入口位置。虽然大多数研究者支持外侧入口[11,26,38,39,55,63],但也有报道或支持内侧入口,或认为入口应位于外侧某确切位置[86,87]。据观察,使用髓内钉治疗胫骨近端关节外骨折时的置入位置(冠状面上入口位置位于髌旁、外侧或内侧)应视情况而定,这主要取决于在正位X线片中进入关节面的骨折线的位置,髓内钉应从骨折线所在侧置入[29](图7-11-16,图7-11-17)。

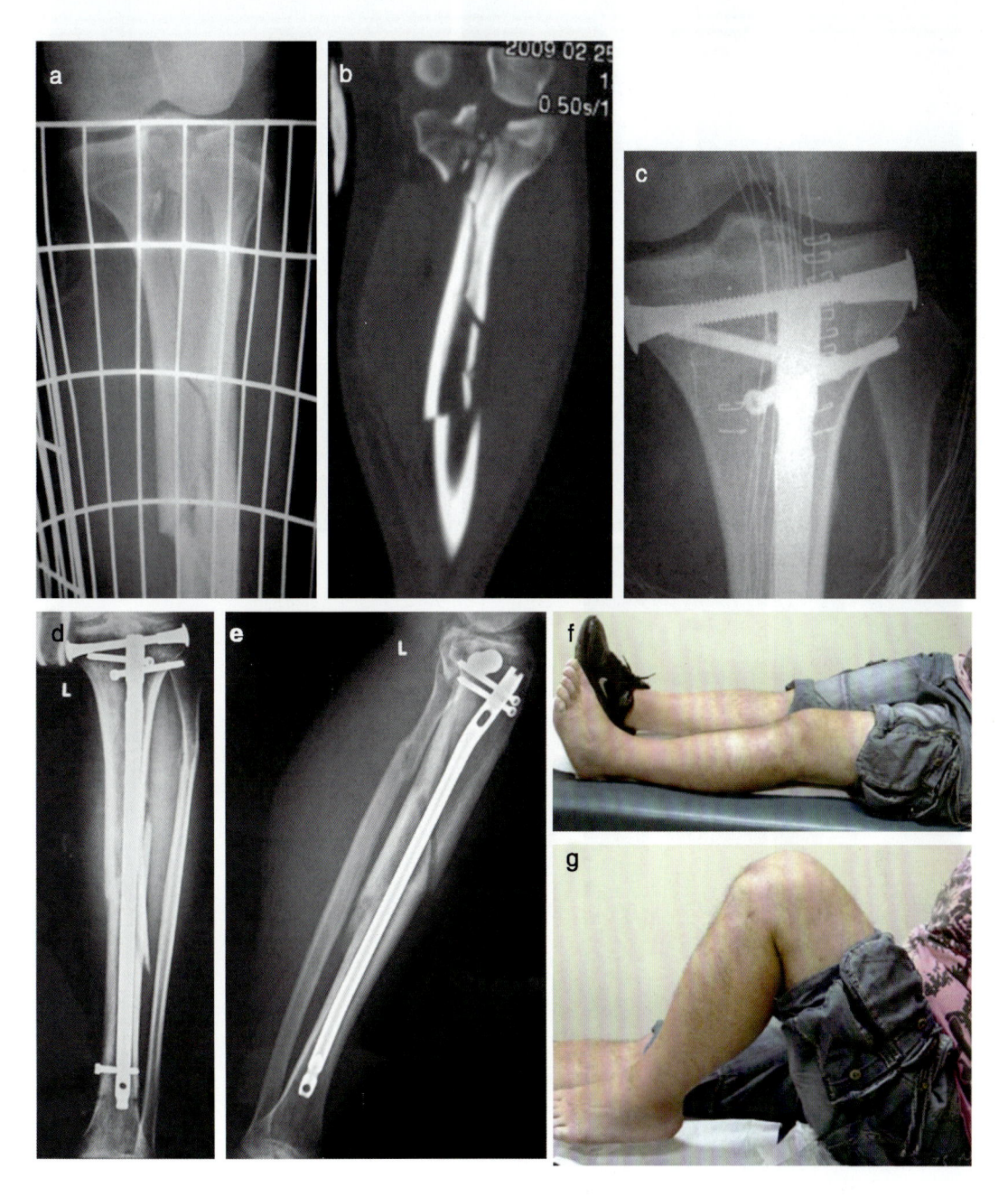

图 7-11-15 患者,男性,31 岁,Schatzker Ⅵ型平台骨折延伸至胫骨干
a,b. 术前前后位 X 线片及 CT 扫描;c. 术后即刻正位 X 线片;d~g. 术后 3 个月正侧位 X 线片及临床大体像

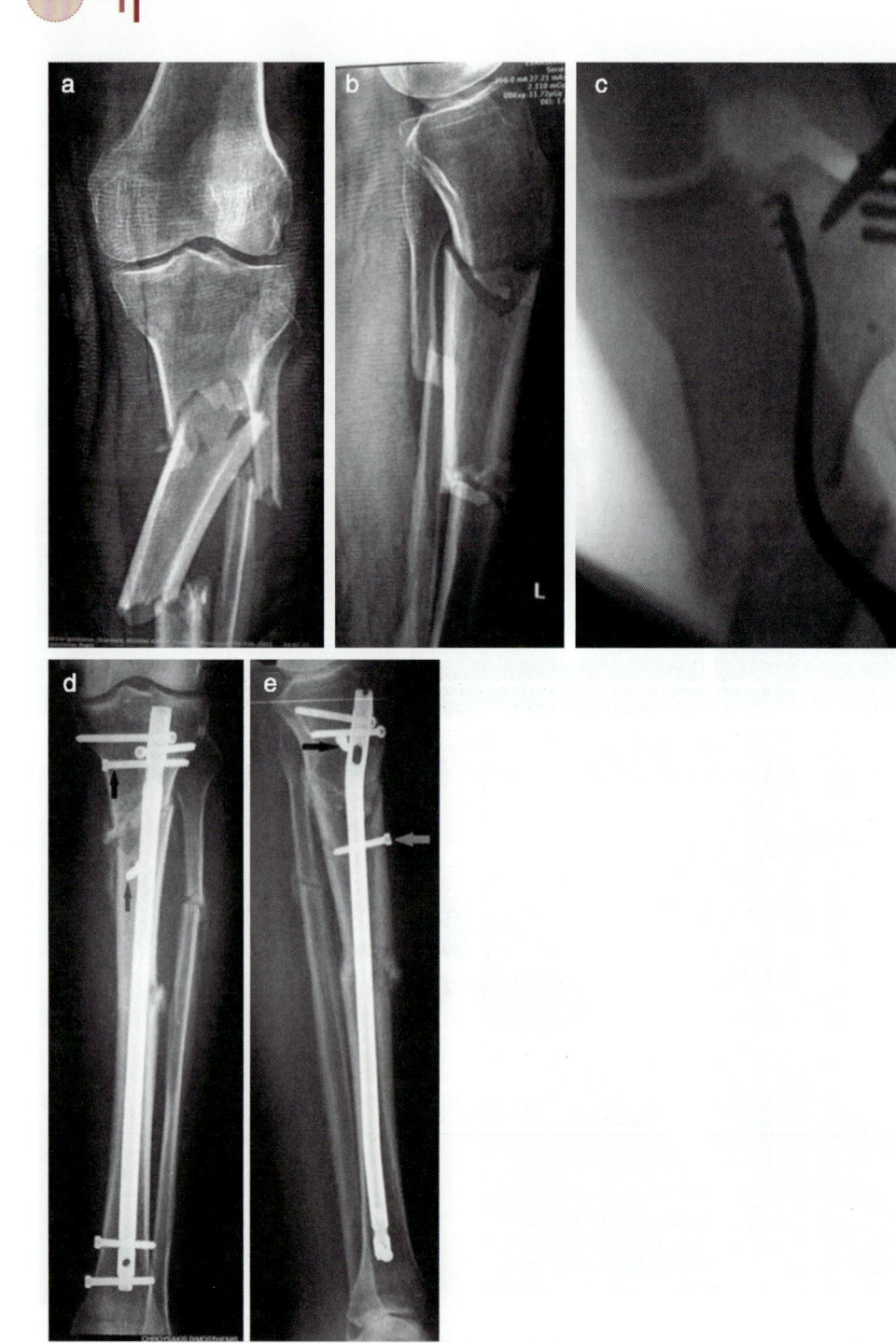

图 7-11-16　胫骨近端关节外骨折（部分多段骨折）示意图

a, b. 术前前后位、侧位 X 线片；c. 术中 X 线片显示靠近外侧置入髓内钉，因靠近膝关节的骨折线大部分来自外侧；d, e. 术后 2.5 个月的正位、侧位 X 线片显示胫骨力线良好，内外侧置入的阻挡钉（黑色箭所示）阻止了近端骨折块像前成角，同时，钉道方向也阻止其内翻/外翻，第二枚前后方向置入的阻挡钉（灰色箭所示）有助于减少中间游离骨折段

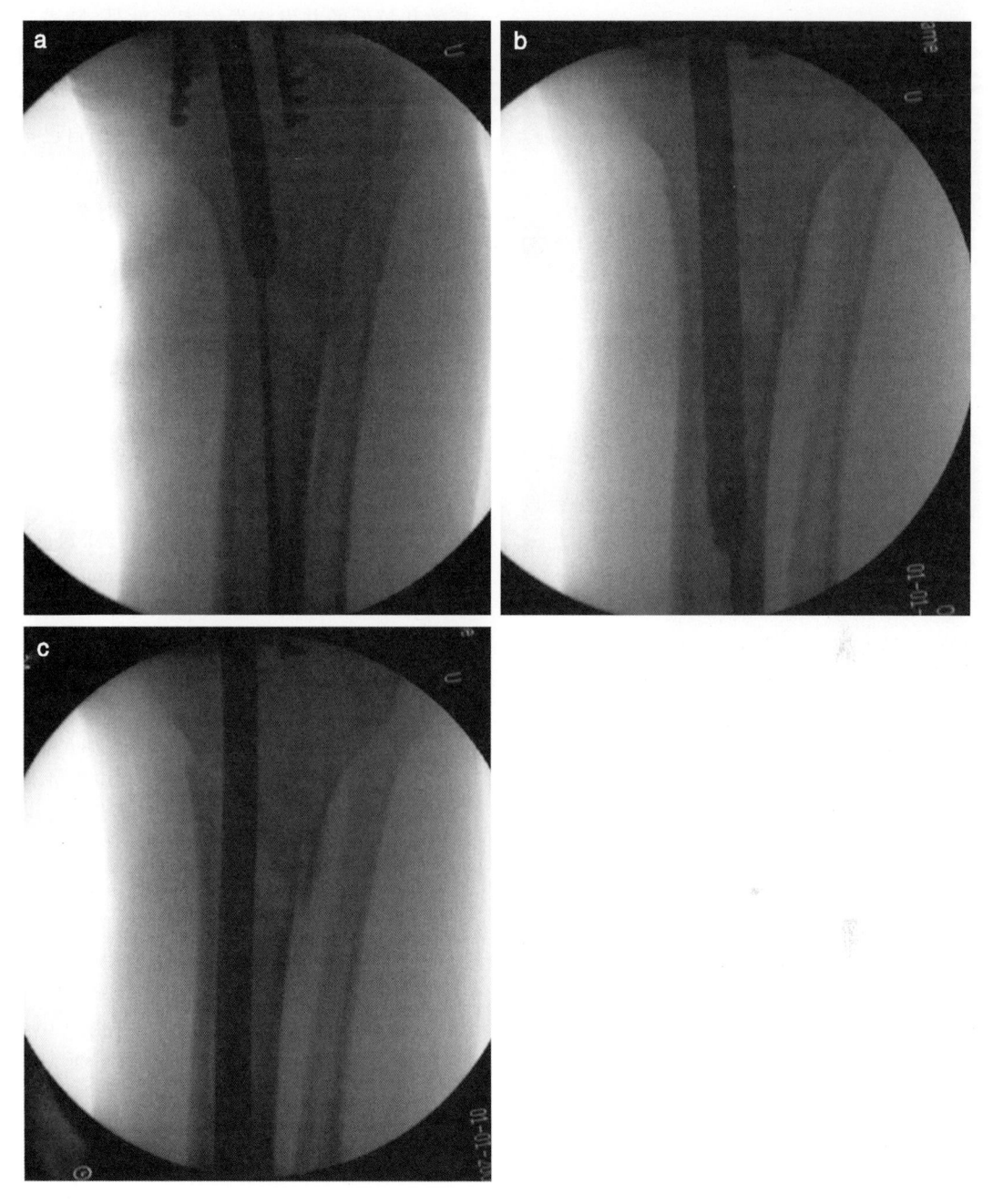

图 7-11-17 术中连续的 X 线片显示钉道方向避免了内翻畸形,靠近关节面的骨折线大部分来自内侧,因此髓内钉于内侧置入

至于患者的体位,笔者认为膝关节处于自然屈曲位时有利于将髓内钉插入近端骨折块。然而由于髌腱的活动,这种体位会增加向前成角的发生率。此外,由于锁钉把手卡在髌骨下缘致伸膝困难,故难以在术中投照前后位 X 线片。最近提出的髌骨上入路可能能解决这一问题。该入路可使膝关节在整个手术过程中处于半伸直位,能顺利完成术中前后位和侧位 X 线透视(图 7-11-18)。这种方法有利于更好地控制骨折复位和下肢力线。然而,该技术需要专用工具辅助锁钉插入和组织保护,可能还需要订制专用的髓内钉。

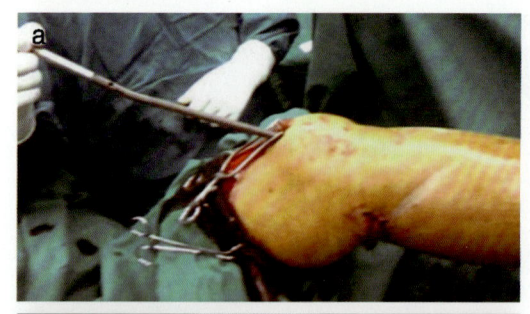

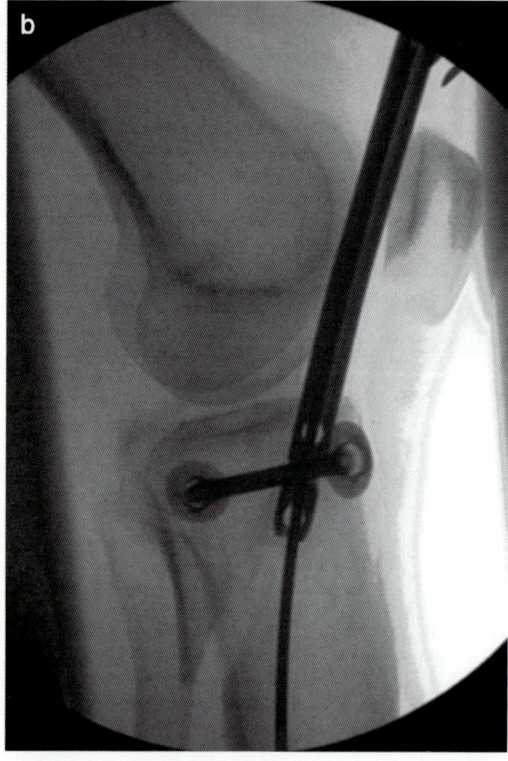

图 7-11-18 通过髌上入路置入髓内钉治疗胫骨近端骨折的临床及影像学照片

疗效和较低的并发症发生率。此外，随着新的手术技术和置入物的不断出现，手术效果的评价也成为一项持续而艰巨的任务。在通过持续的学习和培训后，术者根据自己的手术条件和能力，对每例患者进行仔细的术前规划和论证，才能获得较好的临床效果。

参考文献

[1] Abdel-Hamid MZ, Chang CH, Chan YS, et al. Arthroscopic evaluation of soft tissue injuries in tibial plateau fractures: retrospective analysis of 98 cases. Arthroscopy, 2006, 22(6): 669-675.

[2] Ahmad M, Nanda R, Bajwa AS, et al. Biomechanical testing of the locking compression plate: when does the distance between bone and implant significantly reduce construct stability? Injury, 2007, 38(3): 358-364.

[3] Ali AM, Yang L, Hashmi M, et al. Bicondylar tibial plateau fractures managed with the Sheffield hybrid fixator. Biomechanical study and operative technique. Injury, 2001, 32 Suppl 4: SD86-91.

[4] Babis GC, Evangelopoulos DS, Kontovazenitis P, et al. High energy tibial plateau fractures treated with hybrid external fixation. J Orthop Surg Res, 2011, 6: 35.

[5] Bennett WF, Browner B. Tibial plateau fractures: a study of associated soft tissue injuries. J Orthop Trauma, 1994, 8(3): 183-188.

[6] Berkson EM, Virkus WW. High-energy tibial plateau fractures. J Am Acad Orthop Surg, 2006, 14(1): 20-31.

[7] Bhattacharyya T, McCarty 3rd LP, Harris MB, et al. The posterior shearing tibial plateau fracture: treatment and results via a posterior approach. J Orthop Trauma, 2005, 19(5): 305-310.

[8] Boldin C, Fankhauser F, Hofer HP, et al. Three-year results of proximal tibia fractures treated with the LISS. Clin Orthop Relat Res, 2006, 445: 222-229.

第7节 总 结

胫骨近端骨折是一类严重的异质性损伤，涉及相关软组织和骨损伤的严重程度、治疗需求和临床疗效。这类骨折的治疗需要详细的影像学检查和细致的术前计划，以及优良的手术设施和先进的手术技术。每类胫骨近端骨折都存在一个以上的治疗方案，这表明没有一种治疗方法能保证良好的

[9] Bolhofner BR. Indirect reduction and composite fixation of extraarticular proximal tibial fractures. Clin Orthop Relat Res,1995,315:75-83.

[10] Buckley R,Mohanty K,Malish D. Lower limb malrotation following MIPO technique of distal femoral and proximal tibial fractures. Injury,2011,42(2):194-199.

[11] Buehler KC,Green J,Woll TS,et al. A technique for intramedullary nailing of proximal third tibia fractures. J Orthop Trauma,1997,11(3):218-223.

[12] Carlson DA. Posterior bicondylar tibial plateau fractures. J Orthop Trauma,2005,19(2):73-78.

[13] Catagni MA,Ottaviani G,Maggioni M. Treatment strategies for complex fractures of the tibial plateau with external circular fixation and limited internal fixation. J Trauma,2007,63(5):1043-1053.

[14] Cole PA,Zlowodzki M,Kregor PJ. Treatment of proximal tibia fractures using the less invasive stabilization system: surgical experience and early clinical results in 77 fractures. J Orthop Trauma,2004,18(8):528-535.

[15] Court-Brown CM,Caesar B. Epidemiology of adult fractures:a review. Injury,2006,37(8):691-697.

[16] De Long Jr WG,Einhorn TA,Koval K,et al. Bone grafts and bone graft substitutes in orthopaedic trauma surgery a critical analysis. J Bone Joint Surg Am,2007,89(3):649-658.

[17] Delamarter RB,Hohl M,Hopp Jr E. Ligament injuries associated with tibial plateau fractures. Clin Orthop Relat Res,1990,250:226-233.

[18] Dougherty PJ,Kim DG,Meisterling S,et al. Biomechanical comparison of bicortical versus unicortical screw placement of proximal tibia locking plates:a cadaveric model. J Orthop Trauma,2008,22(6):399-403.

[19] Duwelius PJ,Rangitsch MR,Colville MR,et al. Treatment of tibial plateau fractures by limited internal fixation. Clin Orthop Relat Res,1997,339:47-57.

[20] Egol KA,Koval KJ,Zuckerman JD,editors. Hand-book of fractures. Philadelphia:Lippincott Williams & Wilkins,2010.

[21] Egol KA,Su E,Tejwani NC,et al. Treatment of complex tibial plateau fractures using the less invasive stabilization system plate: clinical experience and a laboratory comparison with double plating. J Trauma,2004,57(2):340-346.

[22] Egol KA,Tejwani NC,Capla EL,et al. Staged management of high-energy proximal tibia fractures (OTA types 41): the results of a prospective, standardized protocol. J Orthop Trauma, 2005, 19(7): 448-455; discussion 456.

[23] Ehlinger M,Adam P,Bonnomet F. Minimally invasive locking screw plate fixation of nonarticular proximal and distal tibia fractures. Orthop Traumatol Surg Res,2010,96(7):800-809.

[24] Estes C,Rhee P,Shrader MW,et al. Biomechanical strength of the peri-Loc proximal tibial plate:a comparison of all-locked versus hybrid locked/nonlocked screw configurations. J Orthop Trauma, 2008, 22(5): 312-316.

[25] Finkemeier CG. Bone-grafting and bone-graft substi-tutes. J Bone Joint Surg Am,2002,84-A(3):454-464.

[26] Freedman EL,Johnson EE. Radiographic analysis of tibial fracture malalignment following intramedullary nailing. Clin Orthop Relat Res,1995,315:25-33.

[27] Gardner MJ,Yacoubian S,Geller D,et al. The incidence of soft tissue injury in operative tibial plateau fractures: a magnetic resonance imaging analysis of 103 patients. J Orthop Trauma,2005,19(2):79-84.

[28] Garnavos C,Kanakaris NK,Lasanianos NG,et al. New classification system for long-bone fractures supplementing the AO/OTA classification. Orthopedics,2012,35(5):e709-719.

[29] Garnavos C, Lasanianos N. Proximal tibia fractures and intramedullary nailing: the impact of nail trajectory to varus/valgus de-

formity. Injury,2011,42(12):1499-1505.

[30] Garnavos C,Lasanianos NG. The management of complex fractures of the proximal tibia with minimal intra-articular impaction in fragility patients using intramedullary nailing and compression bolts. Injury,2011,42(10):1066-7102.

[31] Gaudinez RF,Mallik AR,Szporn M. Hybrid external fixation of comminuted tibial plateau fractures. Clin Orthop Relat Res,1996,328:203-210.

[32] Gazdag AR,Lane JM,Glaser D,et al. Alternatives to autogenous bone graft:efficacy and indications. J Am Acad Orthop Surg,1995,3(1):1-8.

[33] Gerber A,Ganz R. Combined internal and external osteosynthesis a biological approach to the treatment of complex fractures of the proximal tibia. Injury, 1998, 29 Suppl 3:C22-28.

[34] Gosling T,Schandelmaier P,Marti A,et al. Less invasive stabilization of complex tibial plateau fractures: a biomechanical evaluation of a unilateral locked screw plate and double plating. J Orthop Trauma, 2004, 18 (8):546-551.

[35] Gosling T,Schandelmaier P,Muller M,et al. Single lateral locked screw plating of bicondylar tibial plateau fractures. Clin Orthop Relat Res,2005,439:207-214.

[36] Gustilo RB,Anderson JT. Prevention of infection in the treatment of one thousand and twenty-five open fractures of long bones:retrospective and prospective analyses. J Bone Joint Surg Am,1976,58(4):453-458.

[37] Haidukewych G,Sems SA,Huebner D,et al. Results of polyaxial locked-plate fixation of periarticular fractures of the knee. J Bone Joint Surg Am,2007,89(3):614-620.

[38] Hak DJ. Intramedullary nailing of proximal third tibial fractures: techniques to improve reduction. Orthopedics,2011,34(7):532-535.

[39] Hiesterman TG,Shafiq BX,Cole PA. Intramedullary nailing of extra-articular proximal tibia fractures. J Am Acad Orthop Surg,2011,19(11):690-700.

[40] Higgins TF,Klatt J,Bachus KN. Biomechanical analysis of bicondylar tibial plateau fixation:how does lateral locking plate fixation compare to dual plate fixation? J Orthop Trauma, 2007, 21(5):301-306.

[41] Honkonen SE. Degenerative arthritis after tibial plateau fractures. J Orthop Trauma,1995,9(4):273-277.

[42] Jiang R,Luo CF,Wang MC,et al. A comparative study of less invasive stabilization system (LISS) fixation and two-incision double plating for the treatment of bicondylar tibial plateau fractures. Knee, 2008, 15 (2):139-143.

[43] Katsenis D,Dendrinos G,Kouris A,et al. Combination of fine wire fixation and limited internal fixation for high-energy tibial plateau fractures: functional results at minimum 5-year follow-up. J Orthop Trauma, 2009, 23(7):493-501.

[44] Keogh P,Kelly C,Cashman WF,et al. Percutaneous screw fixation of tibial plateau fractures. Injury,1992,23(6):387-389.

[45] Koval KJ, Helfet DL. Tibial plateau fractures:evaluation and treatment. J Am Acad Orthop Surg,1995,3(2):86-94.

[46] Koval KJ,Sanders R,Borrelli J,et al. Indirect reduction and percutaneous screw fixation of displaced tibial plateau fractures. J Orthop Trauma,1992,6(3):340-346.

[47] Krettek C,Gerich T,Miclau T. A minimally invasive medial approach for proximal tibial fractures. Injury,2001,32 Suppl 1:SA4-13.

[48] Krettek C,Stephan C,Schandelmaier P,et al. The use of poller screws as blocking screws in stabilising tibial fractures treated with small diameter intramedullary nails. J Bone Joint Surg Br,1999,81(6):963-968.

[49] Lachiewicz PF,Funcik T. Factors influencing the results of open reduction and internal fixation of tibial plateau fractures. Clin Orthop Relat Res,1990,259:210-215.

[50] Lang GJ, Cohen BE, Bosse MJ, et al. Proximal third tibial shaft fractures. Should they be nailed? Clin Orthop Relat Res, 1995, (315): 64-74.

[51] Lasanianos N, Mouzopoulos G, Garnavos C. The use of freeze-dried cancelous allograft in the management of impacted tibial plateau fractures. Injury, 2008, 39(10): 1106-1112.

[52] Lasanianos NG, Garnavos C, Magnisalis E, et al. A comparative biomechanical study for complex Tibial plateau fractures. Nailing and compression bolts versus modern and traditional plating. Unpublished Work, 2012.

[53] Lindvall E, Sanders R, Dipasquale T, et al. Intramedullary nailing versus percutaneous locked plating of extra-articular proximal tibial fractures: comparison of 56 cases. J Orthop Trauma, 2009, 23(7): 485-492.

[54] Liporace FA, Stadler CM, Yoon RS. Problems, tricks, and pearls in intramedullary nailing of proximal third tibial fractures. J Orthop Trauma, 2012.

[55] Lowe JA, Tejwani N, Yoo B, et al. Surgical techniques for complex proximal tibial fractures. J Bone Joint Surg Am, 2011, 93(16): 1548-1559.

[56] Mahadeva D, Costa ML, Gaffey A. Open reduction and internal fixation versus hybrid fixation for bicondylar/ severe tibial plateau fractures: a systematic review of the literature. Arch Orthop Trauma Surg, 2008, 128(10): 1169-1175.

[57] Mallik AR, Covall DJ, Whitelaw GP. Internal versus external fixation of bicondylar tibial plateau fractures. Orthop Rev, 1992, 21(12): 1433-1436.

[58] Marsh JL, Slongo TF, Agel J, et al. Fracture and dislocation classification compendium-2007: orthopaedic trauma association classification, database and outcomes committee. J Orthop Trauma, 2007, 21(10 Suppl): S1-133.

[59] Marsh JL, Smith ST, Do TT. External fixation and limited internal fixation for complex fractures of the tibial plateau. J Bone Joint Surg Am, 1995, 77(5): 661-673.

[60] Moore TM, Patzakis MJ, Harvey JP. Tibial plateau fractures: definition, demographics, treatment rationale, and long-term results of closed traction management or operative reduction. J Orthop Trauma, 1987, 1(2): 97-119.

[61] Mueller KL, Karunakar MA, Frankenburg EP, et al. Bicondylar tibial plateau fractures: a biomechanical study. Clin Orthop Relat Res, 2003, 412: 189-195.

[62] Nikolaou VS, Tan HB, Haidukewych G, et al. Proximal tibial fractures: early experience using polyaxial locking-plate technology. Int Orthop, 2011, 35(8): 1215-1221.

[63] Nork SE, Barei DP, Schildhauer TA, et al. Intramedullary nailing of proximal quarter tibial fractures. J Orthop Trauma, 2006, 20(8): 523-528.

[64] Open reduction and internal fixation compared with circular fixator application for bicondylar tibial plateau fractures. Results of a multicenter, prospective, randomized clinical trial. J Bone Joint Surg Am, 2006, 88(12): 2613-2623.

[65] Papagelopoulos PJ, Partsinevelos AA, Themistocleous GS, et al. Complications after tibia plateau fracture surgery. Injury, 2006, 37(6): 475-484.

[66] Parekh AA, Smith WR, Silva S, et al. Treatment of distal femur and proximal tibia fractures with external fixation followed by planned conversion to internal fixation. J Trauma, 2008, 64(3): 736-739.

[67] Partenheimer A, Gosling T, Muller M, et al. Management of bicondylar fractures of the tibial plateau with unilateral fixed-angle plate fixation. Unfallchirurg, 2007, 110(8): 675-683.

[68] Phisitkul P, McKinley TO, Nepola JV, et al. Complications of locking plate fixation in complex proximal tibia injuries. J Orthop Trauma, 2007, 21(2): 83-91.

[69] Ricci WM, O'Boyle M, Borrelli J, et al. Frac-

tures of the proximal third of the tibial shaft treated with intramedullary nails and blocking screws. J Orthop Trauma, 2001, 15（4）: 264-270.

[70] Ricci WM, Rudzki JR, Borrelli Jr J. Treatment of complex proximal tibia fractures with the less invasive skeletal stabilization system. J Orthop Trauma, 2004, 18（8）: 521-527.

[71] Sarmiento A, Kinman PB, Latta LL, et al. Fracutres of the proximal tibia and tibial condyles: a clinical and laboratory comparative study. Clin Orthop Relat Res, 1979, 145: 136-145.

[72] Savoie FH, Vander Griend RA, Ward EF, et al. Tibial plateau fractures. A review of operative treatment using AO technique. Orthopedics, 1987, 10(5):745-750.

[73] Schatzker J, McBroom R, Bruce D. The tibial plateau fracture. The Toronto experience 1968-1975. Clin Orthop Relat Res, 1979, (138):94-104.

[74] Schutz M, Kaab MJ, Haas N. Stabilization of proximal tibial fractures with the LIS-system: early clinical experience in Berlin. Injury, 2003, 34 Suppl 1:A30-35.

[75] Shepherd L, Abdollahi K, Lee J, et al. The prevalence of soft tissue injuries in nonoperative tibial plateau fractures as determined by magnetic resonance imaging. J Orthop Trauma, 2002, 16(9):628-631.

[76] Society COT. Open reduction and internal fixation compared with circular fixator application for bicondylar tibial plateau fractures. Results of a multicenter, prospective, randomized clinical trial. J Bone Joint Surg Am, 2006, 88(12):2613-2623.

[77] Stannard JP, Wilson TC, Volgas DA, et al. Fracture stabilization of proximal tibial fractures with the proximal tibial LISS: early experience in Birming-ham, Alabama (USA). Injury, 2003, 34 Suppl 1:A36-42.

[78] Stannard JP, Wilson TC, Volgas DA, et al. The less invasive stabilization system in the treatment of complex fractures of the tibial plateau: short-term results. J Orthop Trauma, 2004, 18(8):552-558.

[79] Subasi M, Kapukaya A, Arslan H, et al. Outcome of open comminuted tibial plateau fractures treated using an external fixator. J Orthop Sci, 2007, 12(4):347-353.

[80] Tscherne H, Gotzen L. Fractures with soft tissue injuries. New York: Springer, 1984.

[81] Tscherne H, Lobenhoffer P. Tibial plateau fractures. Management and expected results. Clin Orthop Relat Res, 1993(292):87-100.

[82] Vangsness Jr CT, Ghaderi B, Hohl M, et al. Arthroscopy of meniscal injuries with tibial plateau fractures. J Bone Joint Surg Br, 1994, 76(3):488-490.

[83] Vince KG, Abdeen A. Wound problems in total knee arthroplasty. Clin Orthop Relat Res, 2006, 452:88-90.

[84] Watson JT. High-energy fractures of the tibial plateau. Orthop Clin North Am, 1994, 25 (4):723-752.

[85] Watson JT, Ripple S, Hoshaw SJ, et al. Hybrid external fixation for tibial plateau fractures: clinical and biomechanical correlation. Orthop Clin North Am, 2002, 33（1）: 199-209. ix.

[86] Weninger P, Tschabitscher M, Traxler H, et al. Influence of medial parapatellar nail insertion on alignment in proximal tibia fractures-special consideration of the fracture level. J Trauma, 2010, 68(4):975-979.

[87] Weninger P, Tschabitscher M, Traxler H, et al. Intramedullary nailing of proximal tibia fractures — an anatomical study comparing three lateral starting points for nail insertion. Injury, 2010, 41(2):220-225.

[88] Wysocki RW, Kapotas JS, Virkus WW. Intramedullary nailing of proximal and distal one-third tibial shaft fractures with intraoperative two-pin external fixation. J Trauma, 2009, 66 (4):1135-1139.

第 12 章　胫骨干骨折

第 1 节　概述 …………………… 182	三、钢板固定原则 ……………… 188
第 2 节　病因和分型 …………… 182	四、外固定架固定原则 ………… 188
一、病因 ……………………… 182	第 7 节　手术技术 ……………… 190
二、分型 ……………………… 183	一、髓内钉 …………………… 190
第 3 节　解剖和病理 …………… 184	二、手术操作 ………………… 190
第 4 节　诊断 …………………… 184	三、钢板内固定 ……………… 195
一、临床诊断 ………………… 184	四、操作技术 ………………… 195
二、影像学诊断 ……………… 185	五、外固定 …………………… 197
三、鉴别诊断 ………………… 185	六、操作技术 ………………… 197
第 5 节　手术适应证 …………… 185	第 8 节　术后护理和康复 ……… 198
一、髓内钉内固定适应证 …… 186	一、髓内钉 …………………… 198
二、钢板内固定适应证 ……… 187	二、钢板固定 ………………… 199
三、外固定架适应证 ………… 187	三、外固定架 ………………… 199
第 6 节　术前准备和计划 ……… 187	第 9 节　并发症 ………………… 199
一、总则 ……………………… 187	第 10 节　总结 ………………… 201
二、髓内钉固定原则 ………… 188	参考文献 ………………………… 201

第 12 章
胫骨干骨折

Rozalia Dimitriou，Peter V. Giannoudis

摘要 胫骨干骨折虽然是一种常见骨折，但其治疗仍具有一定的挑战性。其治疗方法很多，每种方法都有其适应证、优点、局限性和并发症。对于某些病例来说，非手术治疗仍是一种可行的选择。手术治疗包括髓内钉、钢板或外固定架等各种固定方法。软组织覆盖情况对手术时间、固定方式和预后有重要影响。

关键词 病因·解剖·病理·基础科学·分型·并发症·诊断·术前计划·康复·骨干骨折·手术适应证·外科技术·髓内钉·钢板固定·外固定架·胫骨

开放性骨折，其损伤程度变化很大，治疗不当则会导致永久性后遗症，如功能障碍、慢性疼痛，甚至截肢。

治疗方法包括石膏或支具等非手术治疗和手术治疗，如钢板、髓内钉和外固定等[2]。治疗方法的选择仍具争议。许多情况下可能没有唯一的"最佳"治疗方案。治疗策略取决于许多因素，如骨折特点、软组织条件、患者情况，甚至取决于医生的习惯及医院条件。由于严重的软组织损伤或其他危及生命的合并损伤，胫骨骨折的最终确定性治疗通常会推迟。在此之前，只能对其进行临时固定以便后续治疗。

第 1 节 概 述

胫骨干骨折是最常见的长骨骨干骨折。据报道，在苏格兰 12 岁以上人群中胫骨干骨折的发生率约为 2/10 000，在瑞典约为 2/1000，美国的发生率与此相近[1,2]。胫骨远端 1/3 处是最常见的骨折部位[3]。高达 78% 的病例合并有腓骨骨折，开放性骨折发生率约占所有胫骨干骨折的 25%[1]。胫骨干骨折从闭合无移位低能量骨折到高能量

第 2 节 病因和分型

一、病因

不同损伤机制均可导致胫骨干骨折，从简单的跌倒到严重复杂的损伤模式。区分低能量或高能量损伤至关重要，低能量损伤可导致间接骨折，引起典型的螺旋形骨折或斜形骨折，并通常伴有软组织损伤较轻的闭合性骨。随着人口老龄化和脆性骨折发生率的升高，骨质疏松也可导致低能量骨折[4]。相反，高能量损伤，如交通伤、高处坠落伤或挤压伤，会导致不同的骨折类型，包括粉碎性骨折、胫腓骨双骨折、横形骨折或

多段骨折,以及伴有严重的软组织损伤的开放性骨折/闭合性骨折。可通过询问病史、其他损伤及临床和影像学评估致伤机制和损伤程度。粉碎性骨折提示高能量创伤。直接暴力通常导致局部软组织损伤,常为横形骨折或伴楔形骨折块的骨折。

交通伤是胫骨骨折最常见的原因,其次是跌坠伤。体育运动相关的胫骨骨折也相对常见,尤其在青少年中[1,5]。其他机制包括枪伤和反复负重导致的应力骨折(又称为疲劳骨折),常见于运动员、舞蹈演员和军人[2]。长期应用双膦酸盐治疗骨质疏松,而导致非典型胫骨干骨折的病例也有报道[6]。低水平应力可在多种情况下导致病理性骨折,如骨质疏松、肿瘤、发育不良、感染、创伤或手术后等[2]。

二、分型

根据胫骨骨干内径,可将其分为近段、中段和远段3部分。其中,胫骨干中段内径最小。Johner和Wruhs分型系统根据骨折粉碎程度和病因将胫骨骨折分为9种[7]。在其基础上发展出目前广泛使用的AO/OTA分型系统[8]。在AO数字编码中,数字42代表胫骨[4]干[2]的位置,而A、B和C代表粉碎程度[9]。胫骨干骨折的AO/OTA分型如表7-12-1所示。

表7-12-1 胫骨干骨折AO/OTA分型、Tscherne分型、Gustilo-Anderson分型系统的综述

胫骨干骨折分型系统			
AO/OTA分型[8,9]			
42-A:胫骨/腓骨,骨干骨折,简单骨折(二部分骨折)	42-B:胫骨/腓骨,骨干骨折,楔形骨折	42-C:胫骨/腓骨,骨干骨折,复杂骨折(近端和远端骨折碎片间无直接接触)	
42-A1:螺旋形骨折	42-B1:螺旋楔形骨折	42-C1:复杂螺旋形骨折	
42-A2:斜形骨折≥30°	42-B2:折弯楔形骨折	42-C2:复杂多节段骨折	
42-A3:横形骨折<30°	42-B3:粉碎楔形骨折	42-C3:复杂不规则骨折	
闭合性骨折的Tscherne分型[10]			
0级:间接创伤造成的单纯性骨折,无软组织损伤或有轻微软组织损伤	1级:浅表皮肤挫伤或擦伤,合并简单或中、重度骨折类型	2级:直接创伤造成的深度污染擦伤,局限性肌肉或皮肤挫伤,合并横形或复杂骨折类型,甚至引发筋膜间室综合征	3级:大面积皮肤挫伤,皮肤或肌肉挤压伤,皮下脱套伤,急性筋膜室综合征,主要血管或神经断裂,合并复杂的骨折模式
开放性骨折的Gustilo-Anderson分型[11,12]			
Ⅰ型:骨折创口清洁且长度<1cm,骨尖自皮肤内穿出,伴有简单骨折(螺旋形或短斜形),无骨膜剥离	Ⅱ型:创口>1cm,周围组织有轻度或无明显挫伤,无肌肉坏死,无骨膜剥离,伴中到重度骨折不稳定	Ⅲ型:软组织广泛损伤,骨膜剥离伴或不伴严重伤口污染和血管损伤,骨折类型复杂且明显不稳定	ⅢA:骨膜剥离,但软组织覆盖充分,无须皮瓣 ⅢB:广泛的软组织丢失,骨膜剥离和骨外露,需要皮瓣,常伴严重伤口污染 ⅢC:伴需修复的动脉损伤的开放性骨折

胫骨干骨折也可分为闭合性骨折或开放性骨折。对于闭合性骨折，Tscherne分型可用于评估软组织损伤程度[10]；而对于开放性骨折，可根据骨膜剥离程度和软组织覆盖情况，采用Gustilo和Anderson分型系统[11,12]（表7-12-1）。然而，骨折分型的可靠性一直具有争议。其他分型系统还包括AO软组织分级和Hanover骨折分型[13]。

第3节 解剖和病理

成人胫骨长30～47 cm，胫骨中、下段交界处的髓内管直径最小，随个体差异最小径在8 mm（或以下）至15 mm以上。年轻患者髓腔较窄，随着年龄增长及骨质疏松改变，骨皮质逐渐变薄，髓腔直径逐渐增加。

胫骨干血供主要来自滋养动脉及骨膜。滋养动脉发自胫后动脉，由胫骨后方近端1/3处的滋养孔进入髓腔后分别向近端及远端分布。骨膜的血供主要来自胫前动脉，滋养1/4～1/3外侧骨皮质。骨折后，正常的血供发生变化。尤其在移位骨折或使用髓内钉后，滋养动脉遭到破坏，但其可在数周内再生。骨折愈合过程中，来自骨膜的血供发挥重要作用，几乎为骨折愈合提供了全部血供。

胫骨干纵向较直，横截面为尖端朝前的三角形。随胫骨干向近端和远端延伸，骨皮质逐渐变薄，髓腔扩张。胫骨近侧干骺端向前成角约15°，其向后倾斜的平面为髓内钉的置入提供了较为明显的平台。在骨松质钻孔并置入髓内钉较容易，但要注意不能穿透后侧薄薄的骨皮质。胫骨结节远端5～10 cm处，髓腔变为管状，周围骨皮质增厚，尤其在胫骨嵴位置。这对于判断双骨皮质螺钉的最佳放置位置非常重要。髓腔的轴线向近端延伸即到达外侧平台。远端胫骨变成圆管形，骨皮质逐渐变薄，骨松质逐渐增多，形成远侧干骺端。在年轻患者中，胫骨平台软骨下骨上方约5 cm处的骨松质较为致密，允许置入足够数量的螺钉。胫骨远端向内踝的远侧、内侧凹陷。在胫骨远端骨折复位中，恢复这一凹陷非常重要。

胫骨周围软组织覆盖并不均匀，胫骨干的1/3骨面无肌肉覆盖，直接位于皮下，可轻易触及。此为鹅足及胫侧副韧带止点至踝三角韧带之间胫骨骨干前内侧骨面，其剩余部分的胫骨骨干均有肌肉覆盖。

腓骨位于胫骨后外侧，并与之平行。它在上、下两端分别与胫骨形成胫腓关节。致密的骨间膜连接腓骨前内侧缘和胫骨嵴外侧缘。当该膜保持完整时，可防止胫骨发生短缩移位[14]。

最后，胫骨及腓骨周围的深筋膜在纵向形成4个筋膜室，分别是前、外侧筋膜室，以及浅间室和深间室2个后侧筋膜室。前室包括胫骨前肌、𧿹长伸肌、趾长伸肌及第三腓骨肌、胫前动脉、胫前静脉和腓深神经。可以通过远端足背动脉搏动评估胫前动脉状况。外侧室包括胫骨长肌、胫骨短肌、腓总神经及腓浅神经。后浅室包括腓肠肌、比目鱼肌、跖肌及腓肠神经。后深室包括腘肌、趾长屈肌、𧿹长屈肌、胫骨后肌、胫后动脉、胫后静脉、腓动脉、腓静脉及胫神经。了解筋膜室的解剖知识是必不可少的。

第4节 诊 断

一、临床诊断

在大多数的情况下，胫骨骨折的诊断较容易。患者无法负重或行走。典型表现包括畸形、压痛、不稳定、肿胀及可能的开放性伤口。根据损伤的严重程度和骨折的移位，轻者出现局部肿胀伴轻微畸形、皮肤擦伤及血肿，重者出现严重畸形合并广泛软组织损伤，如皮肤脱套伤、严重的肌肉挫伤和明显的骨及软组织丢失。意识清楚的患者可以定位受伤或疼痛部位,并能描述致伤机制。对于意识不清的患者,畸形、反常活动或骨擦音,均有助于临床诊断。对于无移位的、不完全的、应力骨折或病理性骨折,容易出现漏诊或误诊,通常需进行影像学检查以辅助诊断。

就诊时,医生应对患者进行系统的体格检查以发现合并损伤或隐匿性损伤。对创伤患者的评估和治疗须遵循美国外科医师学会制定的创伤生命支持(the advance trauma life support,ATLS)[15]原则。应仔细检查患侧胫骨,并用夹板适当固定。体格检查应包括视诊、触诊及骨骼动诊。视诊可发现明显的畸形,以及与健肢相比不太明显的不对称。必须仔细评估挫伤、擦伤、肿胀和开放性伤口的大小与位置。触诊有助于定位压痛部位,发现反常活动、皮下血肿及骨擦音,并可协助判断肿胀的性质,提示骨筋膜室综合征。骨骼动诊可触发疼痛并评估骨折的不稳定性。

对于开放性骨折,应对伤口进行初步评估、记录,并在可能的情况下拍照。检查伤口有无异物或严重污染,但不应在急诊室进行进一步的检查,因为这样会增加感染风险。应用敷料覆盖及夹板固定后,应在手术室仔细检视伤口,并进行清创和伤口冲洗[2]。

患侧肢体神经、血管检查至关重要,尤其对于已患有或潜在血管疾病的老年患者或高能量、开放性骨折的患者。通过胫后动脉及足背动脉搏动、皮肤颜色、温度、毛细血管充盈情况判断远端肢体灌注状态。如有任何异常,推荐应用多普勒超声辅助诊断远端脉搏。踝肱指数(ABI)也是有效指标,其值<0.9提示下肢动脉出现损伤。需检查足部的运动和感觉功能。任何问题都可提示急性神经损伤、缺血和骨筋膜室综合征,甚至创伤性肌腱撕裂[2]。

最后,应仔细检查整个肢体以排除合并损伤。踝关节隐匿性损伤易被忽视,包括下胫腓联合韧带撕裂、内踝或后踝骨折,尤其是胫骨远端螺旋形骨折及近端胫腓关节脱位[2]。

二、影像学诊断

影像学检查作为临床检查的补充,可为大多数病例提供明确诊断。胫骨正位(anteroposterior,AP)和侧位 X 线片须同时包含膝关节和踝关节。X 线片可显示骨折的具体位置、形态,移位的程度和方向,以及粉碎程度,还可提示软组织是否存在肿胀及其内部是否有异物或气体。当骨折延伸至关节内时,应加做膝关节和踝关节的 X 线片。X 线片必须与临床检查及病史相结合。若存在不稳定骨折伴患肢明显畸形,应在影像学检查前对其进行复位并夹板固定。

在少数情况下,无移位的胫骨骨折或其他如应力骨折、病理性骨折,在标准 X 线片上不易被发现,此时应加做45°斜位 X 线片或其他影像学检查。计算机断层扫描(computer tomography,CT)对关节内骨折的诊断非常有意义。锝骨扫描(^{99m}Tc)可有效定位应力骨折和病理性骨折,核磁共振成像(magnetic resonance imaging,MRI)可显示膝关节、踝关节的骨水肿、应力骨折或韧带损伤。

三、鉴别诊断

通常情况下,虽然胫骨干骨折容易诊断,但也应与单纯软组织损伤、单纯腓骨骨折和延伸至胫骨干的胫骨平台、胫骨远端骨折进行鉴别。此外,在轻微或无创的情况下,诊断更为困难,还应和应力骨折、骨髓炎、肿瘤甚至神经血管源性疼痛进行鉴别。

第 5 节　手术适应证

经过初步评估后,应做好治疗计划,以

实现骨折愈合,降低并发症风险,并在尽量减少疼痛、畸形和残疾程度的情况下恢复肢体功能。初始治疗包括在需要复位的情况下进行手法牵引并用膝上石膏临时固定。足够的衬垫可防止皮肤坏死并可容纳肿胀患肢,但不应过度填充,以免破坏固定的稳定性。作为替代,特别当手术推迟时,可用外固定架做临时固定。

胫骨干骨折的治疗包括非手术治疗和手术固定。非手术治疗的适应证及治疗原则见表 7-12-2[16]。然而,已有研究表明经石膏固定治疗的患者恢复较慢,且功能恢复不如应用髓内钉治疗的患者[17]。

表 7-12-2　胫骨干骨折的非手术治疗

适应证	低能量骨折
	距胫骨远端或近端≥5 cm
	稳定性骨折且轻微移位
	短缩移位≤1～2 cm
	骨皮质接触对位≥50%
	外旋<20°,内旋<10°
	与石膏管型内翻/外翻成角≤5°
	伸-屈角度≤10°
基本治疗原则	长腿石膏固定 4～6 周(限制内翻/外翻、屈/伸和旋转)
	非负重 4～6 周
	4～6 周换为功能支具(髌肌肌腱负重石膏)直至愈合
	损伤的 X 线片上可见短缩距离和骨皮质对位与愈合时相当
	腓骨完整是相对禁忌证

手术治疗胫骨干骨折一般适应证如下:①不符合非手术治疗标准;②开放性骨折;③软组织损伤不宜使用石膏固定;④骨折伴筋膜室综合征和血管损伤,需紧急行筋膜切开术或血管修复术;⑤合并多发伤或多发性骨折,尤其伴有同侧股骨骨折(漂浮膝,采用逆行髓内钉固定股骨和顺行髓内钉固定胫骨);⑥过度肥胖。

具体手术方法的适应证概述详见下文。

一、髓内钉内固定适应证

1. 闭合性胫骨干骨折,包括移位或不稳定骨折,以及稳定或轻度移位但需早期活动和迅速愈合的骨折患者。扩髓交锁髓内钉为首选方法,可使用大直径内置物[18,19]。

2. 对于开放性骨折且有足够软组织覆盖的患者,使用扩髓或非扩髓钉仍有争议[18]。

3. 胫骨结节水平下至踝关节水平上 4 cm 之间的骨折可使用标准锁定钉治疗[18]。非常靠近两侧关节的骨折,对手术技术要求较高,且成角畸形发生率较高。新推出的专家型髓内钉系统,在设计上更符合胫骨的解剖学结构,可降低成角畸形率,更符合解剖学设计的髓内钉可在近端和远端进行锁定,从而降低成角畸形率。

4. 闭合性胫骨骨折，腓骨完整，非手术治疗可能会引起内翻畸形。

二、钢板内固定适应证

1. 胫骨近端和远端 1/3 段的移位、不稳定骨折，累及或不累及关节，髓内钉无法在解剖上复位骨折或维持复位。

2. 需要精确解剖复位的患者，如优秀运动员。

3. 成角畸形愈合或膝关节置换术后的患者。

4. 在解剖力线和固定可行的前提下，作为髓内钉的替代方法（即使对于开放性骨折）。尤其在使用经皮和经肌肉技术（"生物型"接骨板固定）的情况下，相较于传统钢板，可减少骨膜剥离及对周围软组织的干扰。

5. 对于暴露骨骺的小儿骨折，可作为代替弹性钉的固定方法[2,18]。

三、外固定架适应证

1. 用于开放性骨折患者、软组织包膜受损的闭合性骨折患者和需遵循损伤控制原则（damage control orthopaedics，DCO）的多发创伤患者的临时固定[20]。

2. 作为内固定的辅助固定或跨关节固定的装置。

3. 手术过程中辅助复位，辅助固定器辅助髓内钉或微创钢板进行复位。

4. 骨缺损重建（压缩-牵引或骨延长、骨搬移）。

5. 作为内固定手术的终极替代疗法，尤其应用环形外固定架或混合外固定架；以及不适用髓内钉固定的骨折，包括胫骨近端或远端骨折，有管畸形或不可接受的微管畸形，或既往有骨髓炎。

6. 骨骺未闭的不稳定骨折患者[2,18]。

第6节 术前准备和计划

一、总则

详细的术前评估必不可少，特别是对于高能量损伤，软组织评估至关重要，因为手术方式或时间可能会因此改变或推迟。张力性水疱（图 7-12-1）、皮纹和皮肤光泽消失都提示严重的软组织肿胀，手术应推迟至皮肤再次出现皱褶后进行，等待手术期间应借助牵引、夹板或外固定架行临时固定。逐渐加重的疼痛或肿胀、被动牵拉痛、痉挛和感觉障碍均提示骨筋膜室综合征，需立即对 4 个筋膜室行切开减压术，并适当固定胫骨骨折。当测量室内压（在靠近骨折的前室）时，使用舒张动脉压和组织压之间的差值（ΔP），当室内压力 ≥ 4.0 kPa（30 mmHg）时建议行筋膜切开术减压[2]。当患者出现精神异常或骨筋膜室综合征时，持续筋膜室压力测定是相当有价值的。

当软组织状况较为棘手时，术前咨询整形外科医生非常重要，可能需要对患者进行联合或分阶段干预治疗。最后，在计划手术时，一定要保证所有器械到位，备用的手术方法也应考虑在内。

完整的影像学资料也是术前计划的一部分。通常拍摄正位和侧位 X 线片即可，但必须仔细评估骨折粉碎程度、骨质疏松、骨折移位、骨缺损、关节内伸展、既有畸形或病变及是否有金属制品等。在严重粉碎性骨折或骨质丢失的情况下，对侧完整的胫骨可以帮助确定患侧胫骨的长度及胫骨干骺端和关节的形状。当骨折延伸至关节面时，CT 可为术前计划提供可靠的信息。同时，MRI 有助于检测韧带损伤和潜在的病理性损伤。

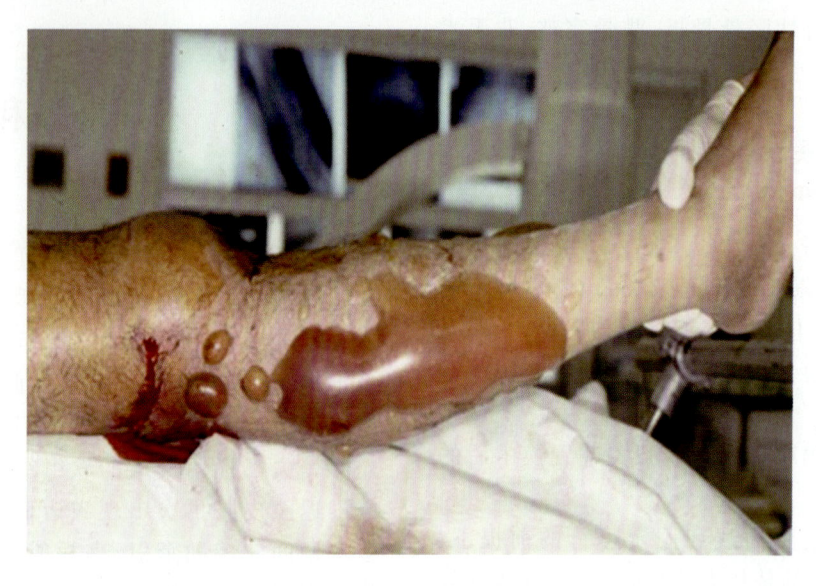

图 7-12-1　胫骨干近端骨折合并水疱及软组织肿胀

二、髓内钉固定原则

充分的影像学检查可以确定骨折形态、髓腔形状和大小,以及是否适合应用髓内钉。测量健侧胫骨结节至内踝的长度可大致估算髓内钉的长度[21]。对髓腔直径的预估不如扩髓器术中测量的准确。样钉有助于确定近端或远端锁定钉的位置。手术前规划对过矮或过高的患者至关重要,需在术中对该类患者应用合适尺寸的髓内钉。

由外固定架改为髓内钉固定的时机很关键。据报道,2周后更换髓内钉会增加感染率。早期(<2周)更换为髓内钉时钉道感染风险较低。然而,更换通常会因进钉部位的皮肤感染、广泛的软组织损伤和全身的生理状态而推迟,此时需要进行分阶段干预,卧床休息并行骨牵引或石膏固定,但伴随的是长期固定带来的各种风险[22]。

三、钢板固定原则

在钢板固定中,对软组织,尤其是切口周围软组织的评估很重要,其条件可能会改变手术入路。若软组织条件欠佳,应避免使用笨重的宽钢板固定胫骨骨折,而应考虑使用MIPO技术或计划行二期手术,以提供充分的软组织覆盖(图7-12-2)。应提前向患者交代术后注意事项,提高患者依从性。如仍存疑虑,应考虑采用其他固定方法。

使用样板有助于术前计划,以确保术中钢板放置在最佳位置。应用传统钢板治疗胫骨干骨折时,骨折的两端都至少需要6枚骨皮质螺钉固定[18]。根据骨折类型、粉碎程度及骨密度,可选择性使用桥接钢板、锁定钢板或植骨。如果选择经皮置入钢板,应使用临时牵引器维持胫骨长度及力线。

四、外固定架固定原则

当使用外固定架进行临时固定时,应确保构架简单且足够稳定,暴露伤口及软组织进行检视和治疗。如需要,应确保可进行必要的二期软组织手术,如植皮和肌皮瓣移植等。为了节省时间,特别是在紧急情况下,外科医师可以预先组装外固定架。为增强固定效果,应准备好足够数量的螺钉、连接棒/架等(图7-12-3)。

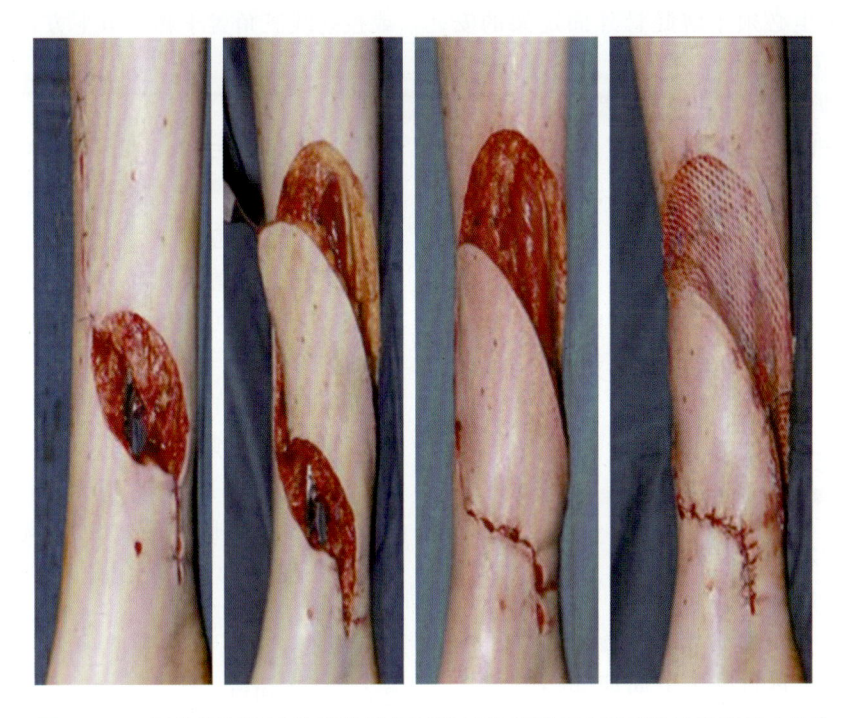

图 7-12-2　开放性胫骨干骨折接骨板固定后进行软组织移植（局部旋转皮瓣和断层皮片移植）以覆盖软组织缺损及内固定物

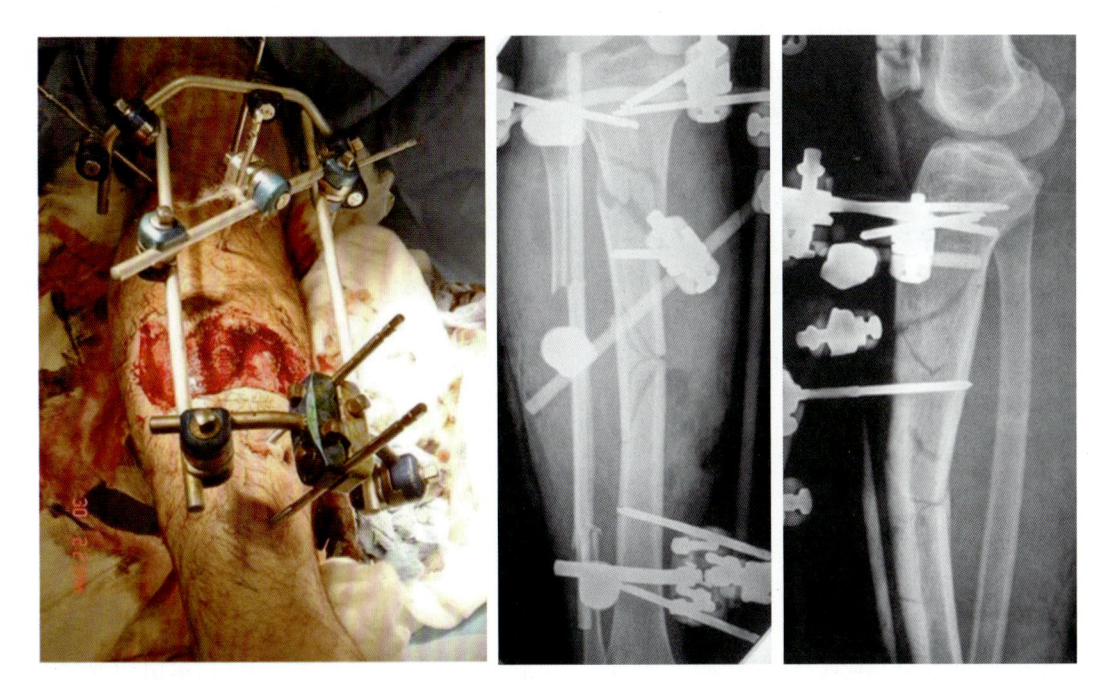

图 7-12-3　外固定架固定高能量多节段开放性胫骨干骨折，增加固定针及连接杆数量以增强固定效果

外科医生必须了解胫骨外固定架的安全区域,以免放置半钉、贯穿针或 Schanz 螺钉时损伤神经、血管或肌腱,因此必须扎实掌握解剖知识。安全区域在胫骨近端约 220°范围内,在骨干为 140°,在远端为 120°;贯穿针的安全区域更小[18]。

第 7 节 手术技术

一、髓内钉

(一)手术台及设备

以下条件必不可少。

1. 应准备好牵引床或可透视 X 线手术台。牵引床可保持膝关节屈曲 90°,可最大限度降低胫骨牵引复位中对手术辅助的需求。然而,对于开放性骨折或同侧股骨骨折的患者,需对伤口进行彻底清创及额外软组织处理,此时应用牵引床就很困难。并且,当使用跟骨钉进行牵引时,骨筋膜室综合征的发生率也随之增加。可透视 X 线手术台便于手动牵引或牵引器/外固定器的使用,多项操作可同时或按顺序进行,无须重新定位,尤其适用于多发性创伤患者。

2. 对侧放置的透视装置可显示从胫骨平台到足踝的影像。

3. 锁定钉套装,所有内置入物和器械均可使用。

4. 股骨或通用牵引器,可用于扩髓或置入髓内钉时维持复位。

5. 一般无须使用止血带,但可在扩髓前使用。

(二)麻醉与体位

1. 局部麻醉(椎管麻醉/硬膜外阻滞)或全身麻醉。

2. 在诱导麻醉时,可根据原则预防性使用广谱抗生素。

3. 患者仰卧,屈曲膝关节,将带垫支架或投射线三角置于膝关节下方,尽可能屈曲膝关节。

二、手术操作

(一)置钉位置

最安全的置钉点位于胫骨结节中心稍外侧(2 mm),可最大限度地避免损伤膝关节的内部结构[23]。其位置就在关节外的半月板板间韧带的稍前方,可通过髌周内、外侧切口或劈开髌腱入路进入(图 7-12-4b)。

1. 纵向入路。切口以胫骨长轴为中心,通常靠近髌腱内侧,少数情况靠近外侧。切口起自胫骨结节至髌骨中部,长 8~10 cm。其纵向穿越 Langer 线,有损坏膝外侧神经的风险。或者,也可仅使用近端 2 cm 的小切口。

2. 横向入路。切口位于膝关节间隙和胫骨结节连线中点,长 6~8 cm。因其平行于 Langer 线,有利于伤口愈合且可避免损伤神经。

3. 骨折位于胫骨结节下方 8 cm 或以上,可采用内侧髌旁入路[24]。

4. 分离皮下。通过髌腱内侧或过髌腱的一长 1.5~2.0 cm 的纵向切口到达骨面。

5. 在透视引导下使用导锥或导针确定进钉点。在正位 X 线上,进钉点靠近外侧胫骨嵴的内缘,在侧位 X 线上,进钉点位于关节面前上缘较平坦处。

6. 通过正位 X 线,一定注意沿着髓腔中点置入导锥或导针,侧位 X 线要靠近前侧骨皮质。起点平行于前侧骨皮质可显著降低后侧骨皮质穿透的风险。

7. 使用导锥或扩髓器扩大入口。

8. 骨折临时复位。复位的关键是恢复胫骨长度。可通过手法牵引、牵引床或牵开器完成复位。向内侧或外侧施加的力可以纠正内翻或外翻畸形。对于粉碎性骨折患者,可通过测量健侧胫骨大致估计患侧长度和力线。

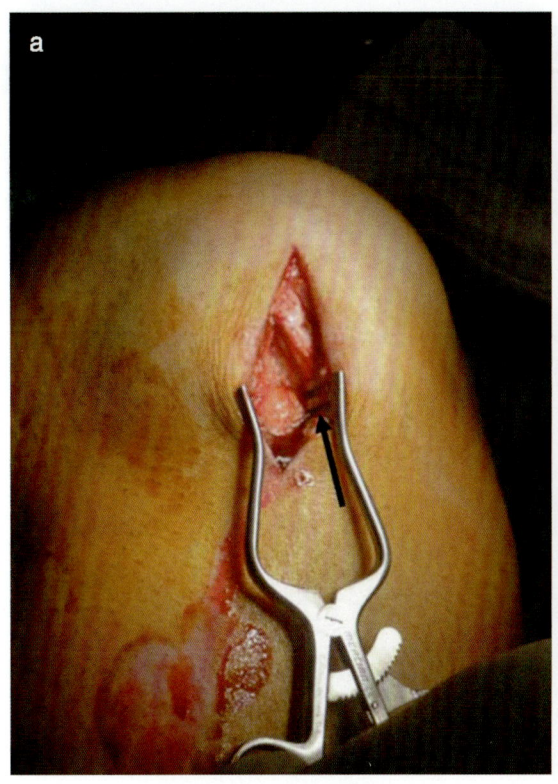

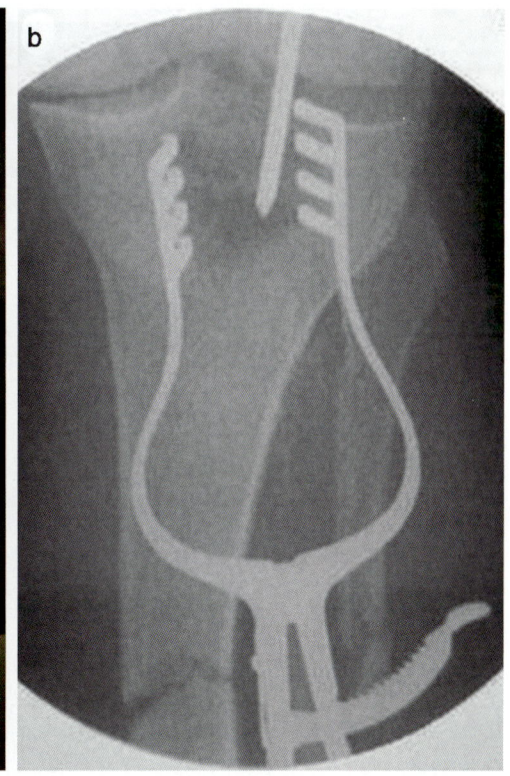

图 7-12-4　a. 髓内钉的理想进钉点位于胫骨结节外侧 2 mm（黑色箭），内侧半月板韧带前侧。图中应用经髌腱入路。b. 术中 X 线示导针经过进针点

（二）扩髓的髓内钉（reamed tibial nailing，RTN）

1. 将橄榄头导丝插入髓腔，并绕过骨折端，在正、侧位 X 线片上均位于胫骨远端中部。

2. 一边观察下肢力线，一边复位骨折端，或在透视辅助下对骨折进行复位。

3. 使用扩髓器进行扩髓，应用软组织保护装置避免破坏伸膝结构。如果使用止血带，应在扩髓前加压止血，避免潜在的热损伤。尽管有报道称，如果髓腔直径 >8 mm，扩髓过程中使用止血带相对安全[25]。扩髓时应减少骨折，以图 7-12-5 路径进钉。整个扩髓过程应持续进行，直至应用直径较大的头端（0.5～1.0 mm 递增），扩髓至出现骨皮质震动的声音为止。

4. 髓内钉的直径应比末次扩髓器直径小 1.0～1.5 mm，避免置入髓内钉时出现卡顿。通过测深器测量髓内钉长度。

5. 用普通导丝替换橄榄头导丝后，将髓内钉沿普通导丝置入。插入髓内钉时要控制旋转，否则易出现旋转畸形。利用正、侧位 X 线透视确定其最终位置，并将导丝取出，此时髓内钉末端应刚好埋入近端骨皮质内。

6. 通过对远端和近端锁定以增加骨折的稳定性。在远端，透视引导下由内向外徒手置入交锁螺钉。对于更靠远端或更不稳定的骨折，可应用斜形或多平面交锁螺钉以增加稳定性。

7. 透视引导下置入远端螺钉时，图像增强器应垂直于髓内钉并以钉孔为中心，这样在图像上可显示出正圆的钉孔。钝性分离覆盖在钉孔表面的皮肤。将钻头顶住骨

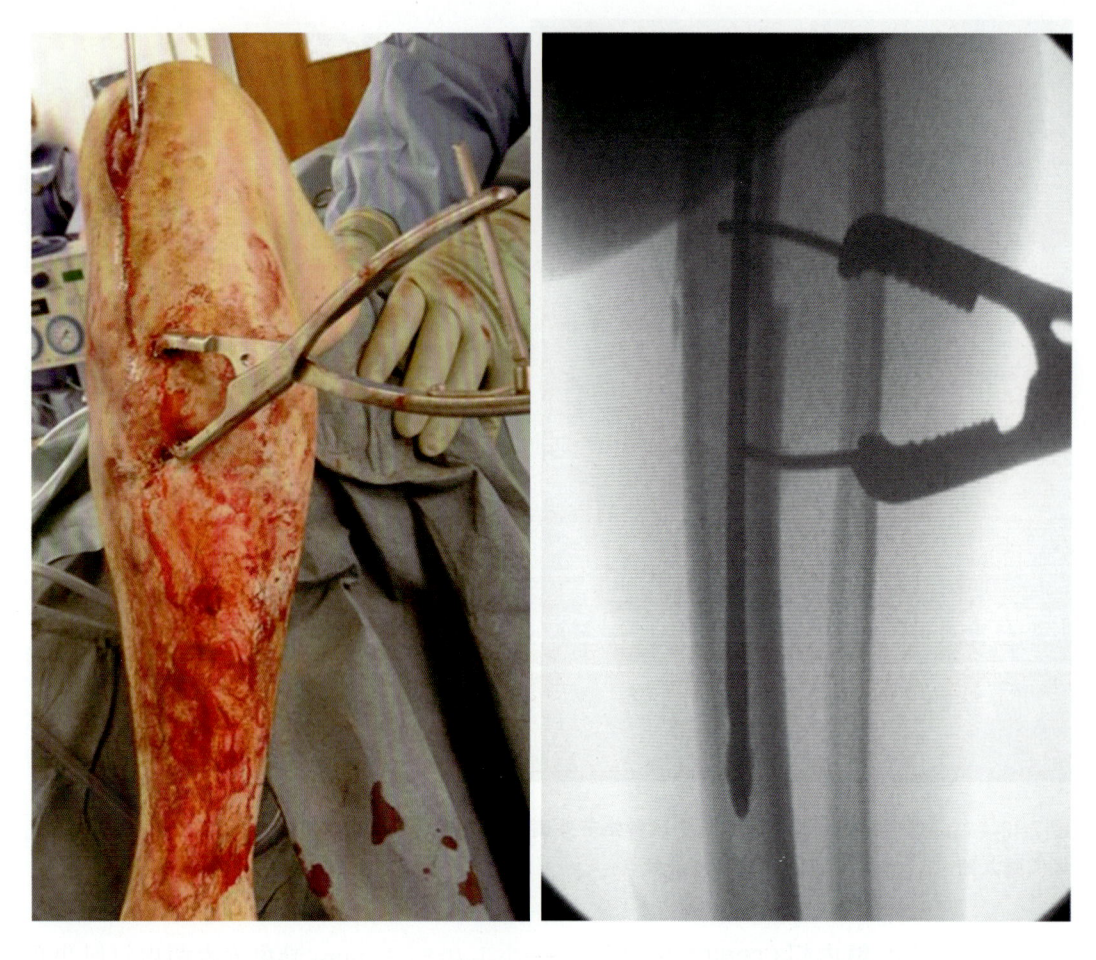

图 7-12-5　扩髓期间应用 2 枚 3.5 mm 单皮质螺钉及 Farabeuf 钳共同维持骨折复位

皮质,钻头与中心射线对齐。透视下确定其位置,依次穿过钉孔及对侧骨皮质。仔细测量螺钉长度,并插入联锁螺钉。置入螺钉后,必须透视再次确定螺钉位置。远端瞄准器可减少辐射量。

8. 使用髓内钉尾部的远端锁定导向器置入远端螺钉时,无须透视辅助。一旦外科医生熟悉此设备,手术效率将会提高。

9. 松开牵引后,可以通过轻敲髓内钉或通过特定器械套装对骨折块进行加压。

10. 在外部力线导向器引导下置入近端交锁螺钉。静力交锁或动力交锁均能提供抗旋稳定性。然而,动力交锁还可使骨折断端之间加压(可控的动力化)。可通过 1 枚置于卵圆锁定孔的远端螺钉就可获得动力化。对于不稳定的骨折类型(长斜形骨折或粉碎性骨折),都应通过 2 枚近端螺钉进行静态锁定[18]。

11. 逐层缝合切口,使用订皮钉、不可吸收缝线或皮内缝合线缝合皮肤。

(三)非扩髓的髓内钉(unreamed tibial nailing,UTN)

1. 可用 T 形锥打开髓腔。

2. 由于非扩髓髓内钉较细,不能完成骨折复位,需在插入髓内钉之前恢复力线。

3. 一般情况下,非扩髓交锁髓内钉对技术要求并不高。紧配链接螺钉可克服松动钉的缺点,其临床疗效良好且置入失败的

(四)髓内钉治疗开放性骨折

1. 首先对创口进行彻底冲洗和清创，之后重新对患肢悬吊消毒。

2. 简单骨折复位较为容易，直视下即可进行。

3. 扩髓髓内钉及非扩髓髓内钉均可用于治疗开放性骨折，但在文献中针对两者的选择仍具争议。一项大样本、前瞻性、随机对照试验表明，开放性骨折中两者的疗效并无差异[27]。

4. 在开放性骨折的治疗中，髓内钉较半针外固定架能更有效地维持下肢力线，其深部感染发生率也无明显升高。

5. 清创时，需取出完全分离的骨折碎片，并加以足够的软组织覆盖，计划好是否需要早期植骨。

6. 放置髓内钉后创口闭合时间同样具有争议。标准处理包括二次清创后48~72 h延迟闭合，但早期闭合创口同样可行，并予抗生素链珠或真空辅助闭合创口[2]。

7. 在软组织充分覆盖的前提下，开放性骨折髓内钉术后使用重组人骨形成蛋白 2 (recombinant human bone morphogenetic protein-2，rhBMP-2)可减少二次手术概率，加速骨折和伤口愈合，降低术后感染率[28]。

(五)髓内钉治疗胫骨近端骨折

高达11%的胫骨干骨折为胫骨近端骨折。近端骨折通常由高能量损伤所致，应用髓内钉固定具有一定难度。正确选择进钉点至关重要。如果进钉点稍偏内，髓内钉就会将内侧骨皮质推向后外侧，导致外翻和屈曲畸形（胫骨近端向内、向前成角）。依靠外侧的进钉点可纠正初始外翻畸形[29]。

可使用临时单皮质钢板或尖头复位钳避免阻挡螺钉对位不良。阻挡螺钉通常放置在髓内钉的外侧或后侧（成角畸形的凹面侧），作为导轨指引髓内钉插入[30]（图7-12-6）。同样，在置入髓内钉之前，股骨撑开器（图7-12-7）和单侧外固定架也可维持骨折复位[18]。一旦近端畸形得到纠正便可照常进行手术，在整个扩髓及插钉过程中，都应持续维持复位。近端交锁螺钉应同时由横向和斜向置入以增强髓内钉的稳定性。

目前正在研究由髌上入路置入髓内钉治疗胫骨近端骨折。已证实这种方法可局限影像学上的正确起始点，特别是在膝关节高度屈曲时，此法可提供更有利的置钉角度[31]。

(六)髓内钉治疗胫骨远端骨折

应用髓内钉治疗胫骨远端骨折同样具有难度。必须将髓内钉置至软骨下骨远端水平。新型髓内钉远端有很多锁钉孔，用于不同类型骨折的固定。尽管置入物在设计上已有很大改善，但初始复位仍极为重要，而置入钉本身又不能辅助复位。多种复位技术均可用于获得良好的力线及抗旋转稳定性，例如，牵开器、斯氏针(Steinman pin)、尖头复位钳（图7-12-8）或胫骨远端单皮质钢板。当使用克氏针复位骨折块时，注意进针方向应与胫骨远端关节面平行，且针尾朝向前方，这样可以更好地判断髓内钉是否与踝关节面垂直。合并腓骨骨折时，置入髓内钉后使用钢板固定腓骨可以提高稳定性，促进骨折愈合[32]。只有当解剖复位能恢复腓骨长度和旋转时才可采用腓骨钢板固定。胫骨远端骨折波及远端关节面时，应解剖复位关节面并经皮置入螺钉固定。

(七)髓内钉治疗胫骨骨折总结

1. 与石膏和钢板固定相比，使用髓内钉固定可缩短制动时间，允许患者早期负重。

2. 与UTN相比，RTN可显著降低骨折不愈合和内置物失败的发生率。

3. 使用RTN治疗闭合性骨折可能具有优势，但不同入路对开放性骨折的治疗无明显差异。在开放性骨折治疗中采用扩髓髓内钉是安全的，相较扩髓状态，软组织损伤的严重程度更能提示预后。

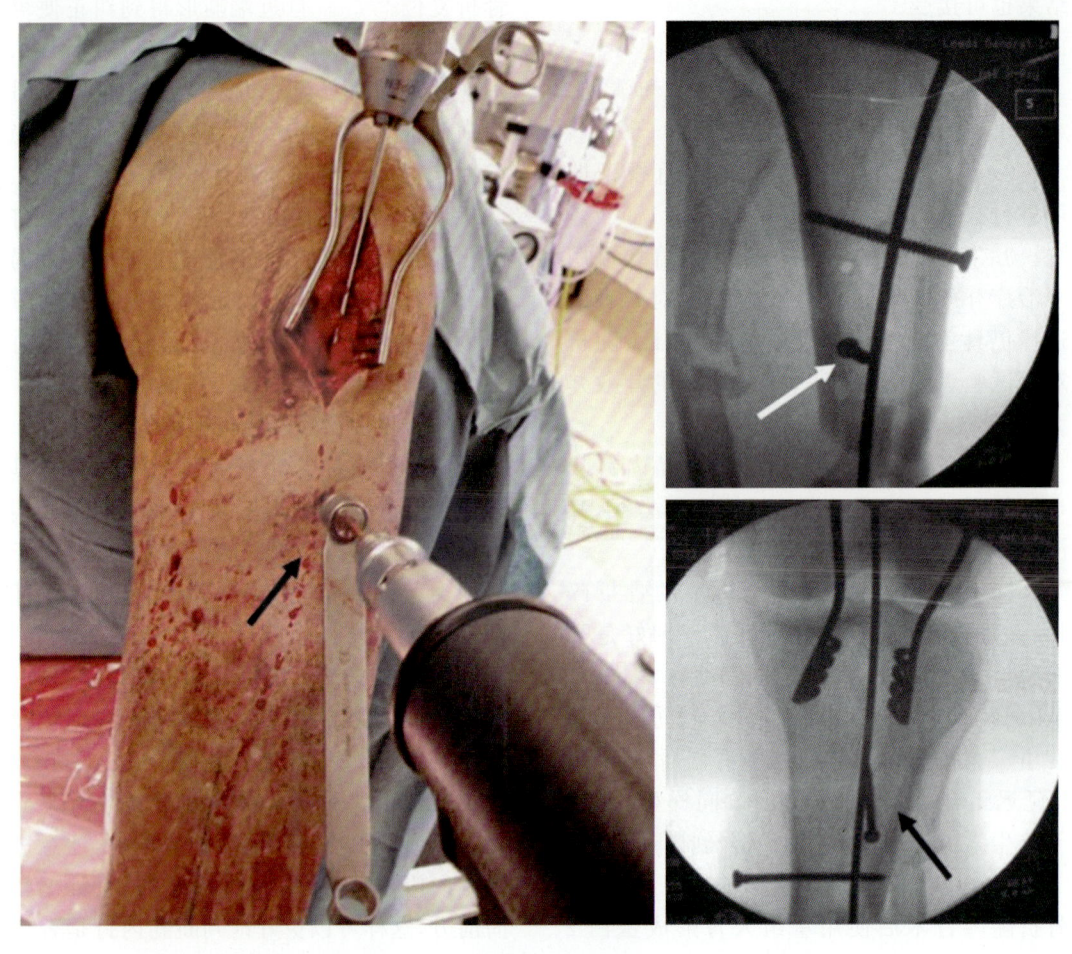

图 7-12-6　髓内钉治疗胫骨近端骨折时应用 2 枚阻尼钉（Poller 钉）防止力线不正。一枚螺钉放置于胫骨轴线外侧（黑色箭），一枚螺钉放置在后侧（白色箭）以引导导针进入髓腔

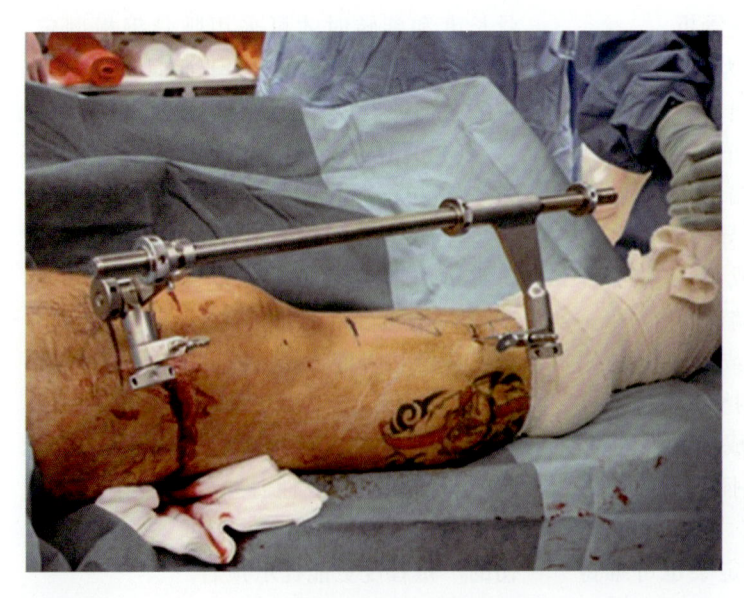

图 7-12-7　置入髓内钉前可使用股骨撑开器来维持胫骨长度和旋转对齐

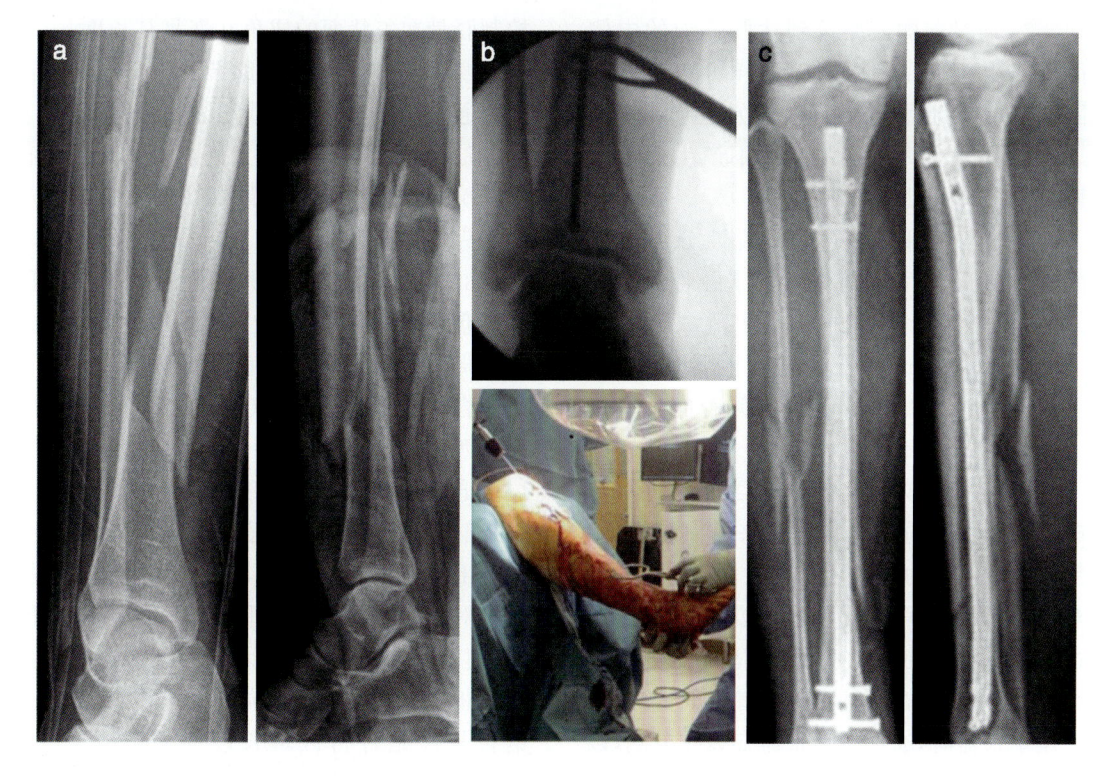

图 7-12-8　a. 女性,42 岁,术前正、侧位 X 线片示胫骨远端开放性骨折(Gustilo Ⅱ型),采用扩髓髓内钉治疗;b. 术中应用复位钳复位骨折;c. 术后正、侧位 X 线片

4. 静力交锁可用于治疗稳定或不稳定骨折,而动力交锁只能用于固定稳定骨折。

5. 进钉点至关重要,骨折间隙的大小与术后骨折不愈合密切相关。

三、钢板内固定

(一)手术台和设备

1. 优先选择可透视 X 线手术台。

2. 一套完整的钢板、螺钉及复位工具。通常使用 4.5 mm 窄 LC-DCP 板或 4.5 mm LCP 板。对于胫骨近端和远端骨折,可使用预塑形或解剖钢板及 MIPO 技术进行固定。

3. 应用微创操作技术时,需要准备图像增强器。

4. 微创操作时,应用股骨牵开器或牵引床维持复位。

5. 可以使用止血带。

(二)麻醉和体位

1. 采用局部麻醉(椎管麻醉/硬膜外阻滞)和(或)全身麻醉。

2. 在麻醉诱导期,开放性骨折或闭合性骨折均可根据治疗原则预防性使用广谱抗生素。

3. 患者应仰卧于手术台上。

四、操作技术

(一)概述

1. 切开复位内固定术(open reduction and internal fixation,ORIF)的标准入路位于胫骨嵴外侧 1 cm 处,穿过胫骨前肌做纵向切口。如果直接在胫骨嵴上做切口,患肢消肿后切口将偏向胫骨内侧面。若软组织严重挫伤,也可选择更外侧切口。根据所使用钢板的长度决定切口的长度。

2. 通过前侧入路可到达胫骨干的内侧面及外侧面。胫骨后侧面同样可用于钢板固定，但不易操作且固定效果欠佳[2]。

3. 锐性分离至筋膜层而不产生皮下皮瓣，并切开深筋膜。

4. 由于胫骨无张力侧，锐性分离覆盖的皮肤和肌肉后，可将钢板置于胫骨前外侧或前内侧的骨面骨膜外或骨膜下。

5. 应优先选择于外侧肌下置入钢板，因其对皮肤刺激较小，且前内侧骨面直接位于皮下，更易受伤。

6. 手法复位过程尽量轻柔，避免进一步破坏软组织及分离骨折块带来的血管损伤。手法复位的目的是恢复其长度、力线及旋转。对于简单骨折，可通过手法直接复位，或可通过手动牵引或使用牵引器/外固定器进行间接复位，尤其是在胫骨粉碎性骨折的情况下。使用牵张器时，通常将牵张器安装在前侧，以控制胫骨在矢状面的成角并恢复其长度。钢板本身也可作为复位辅助装置，可根据骨折模式通过加压装置分离或压缩骨折块。

7. 在骨折线水平，少许剥离骨膜以确保精确复位。在条件允许的情况下，钢板应置于完整的骨膜上。

8. 根据不同的骨折类型，应用钢板可以实现骨折端绝对稳定，促进其直接愈合；也可提供相对稳定性，使骨折通过骨痂形成而愈合。对于简单骨折（AO 分型中的 A 型和 B 型），应确保骨折端绝对稳定。解剖复位可通过采用跨越骨折线的拉力螺钉（如需要）配合保护钢板或加压钢板实现。对于无法解剖复位的 C 型骨折，可使用桥接钢板提供相对稳定性，使骨折间接愈合。对此类骨折，建议利用 MIPO 技术将足够长的锁定接骨板经皮置入骨折端两侧（图 7-12-9）。钢板长度是骨折区域长度的3倍左右，并

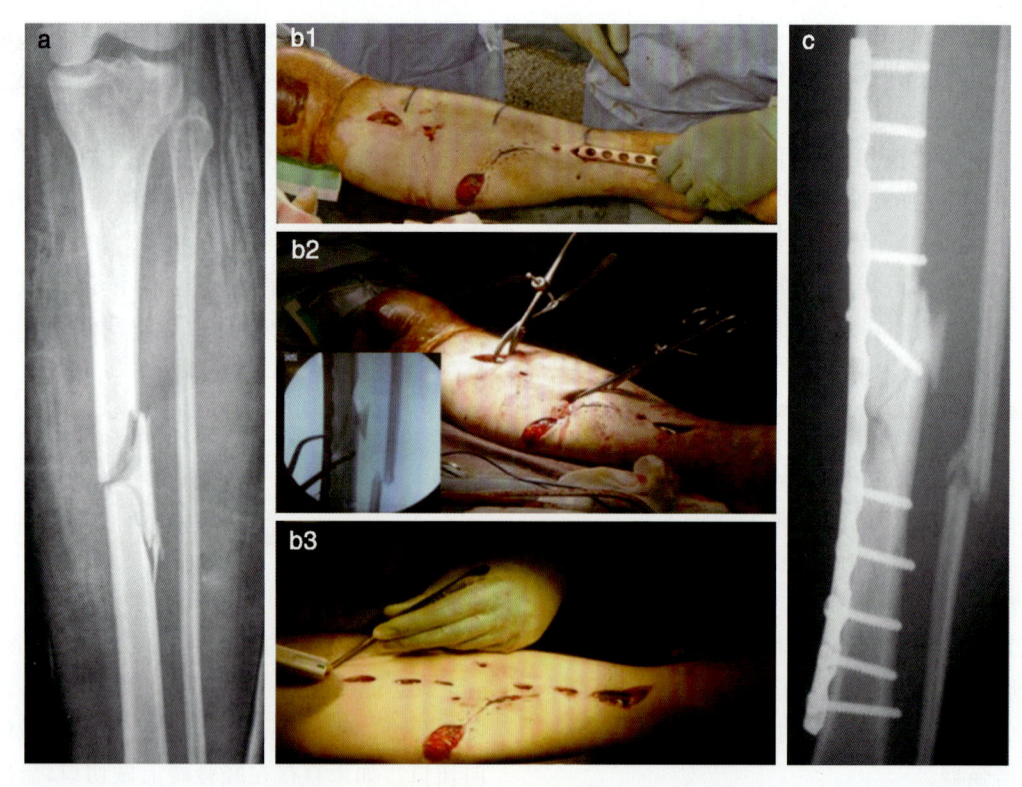

图 7-12-9 应用 MIPO 技术治疗 1 例胫骨干骨折多发伤患者，开放性胫骨干骨折合并蝶形骨折(a)，伴随韧带损伤、垂直切应力骨折及头部损伤。胫骨中部后内侧面的开放伤口已于 5 天前完成清创。经皮置入接骨板(b1)，应用复位钳复位骨折(b2)，并在透视引导下经小切口置入螺钉(b3)。术后 4 个月后骨折愈合(c)

可在透视引导下在近端及远端各置入2～3枚螺钉[18]。

9. 为增加稳定性,可使用更长的钢板或增加远、近两枚螺钉间的距离。而在短距离内增加置入螺钉数并不会增加稳定性。

10. 对于胫骨干骨折固定,常采用4.5 mm双皮质螺钉。尽管如此,除骨质疏松患者外,单皮质锁定螺钉的固定效果几乎与双皮质螺钉的效果相同。

11. 尽管临床常进行皮下缝合,但其实皮下组织无须缝合。可使用订书钉、不可吸收缝线或皮下缝合线缝合皮肤。

(二)钢板治疗胫骨近端骨折

1. 做一标准纵向切口,向近端延长并弯向外侧腓骨小头。于外侧更易于置入钢板。

2. 使用预塑形或远端解剖钢板进行固定。MIPO技术可减少软组织及骨膜损伤。

3. 使用6.5 mm骨松质螺钉固定胫骨近侧干骺端。

4. 对于不稳定的胫骨近端骨折,双皮质螺钉固定较单皮质螺钉能提供更优越的生物力学结构。

(三)钢板治疗胫骨远端骨折

1. 将标准纵向切口向远端延长,跨过胫骨嵴略带弧形转向内踝,于内侧更易于置入钢板。

2. 使用预塑形或远端解剖钢板进行固定。小钢板(3.5 mm)偶尔会应用于小体型患者的胫骨远端骨折。

3. 钢板固定腓骨可间接使骨折部分复位并增加稳定性,但腓骨的长度及旋转必须达到精确复位,否则胫骨将会对线不良。

4. 使用6.5 mm骨松质螺钉固定胫骨远侧干骺端。

5. 相较髓内钉固定,钢板治疗的延迟愈合、畸形及二次手术的发生率更低[33]。

(四)钢板治疗胫骨骨折总结

对于难以使用髓内钉固定的胫骨近端或远端骨折,钢板可提供令人满意的稳定性。

改善骨折周围软组织条件至关重要,其中的重要因素包括正确把握手术时机、轻柔处理皮肤,以及在无张力的情况下细致地闭合伤口。适当扩大切口要优于过分牵开皮肤或小切口。条件允许的情况下,还应尽量避免切口挫伤、撕裂伤或擦伤。

如果已经有一个用于修复血管或行筋膜切开的后内侧切口,在内侧骨面更易于置入钢板。

复位方式的选择,内置物的类型、长度以及置入钢板技术都非常重要。

术后,患者应遵医嘱避免负重。

五、外固定

(一)手术台及设备

1. 优先选用可透视X线手术台。

2. 应用外固定架系统。通常使用半针单边外固定架固定胫骨干骨折。对于胫骨近端及远端骨折,建议采用混合型支架或环形支架结合拉近的细钢针。所有构件(杆、针、底座和张力钢针)及器械均应准备齐全,以方便使用。

3. 除仅将外固定架用于临时固定外,通常需要透视装置协助操作。

4. 通常无须止血带。

(二)麻醉和体位

1. 采用局部麻醉[脊椎麻醉(腰麻)/硬膜外麻醉]或全身麻醉,尤其对于多发伤患者,最好选用全身麻醉。

2. 诱导麻醉时,可根据治疗原则预防性使用广谱抗生素。

3. 患者仰卧于手术台上。

六、操作技术

(一)单边外固定架

1. 固定针的位置对于提高稳定性非常重要,在条件允许的情况下,应避免干扰二期手术的手术切口。首先,应在损伤区域之外放置固定针；其次，为了提高稳定性，对于同一骨折块置入固定针时应注意，一枚固定针靠近骨折端置入，其他固定针应远离骨折端置入；靠近骨折端的固定针不可置入血肿内，否则可增加深部感染风险[18]。

2. 对于胫骨远端骨折，远端固定针应跨越踝关节置于跟骨内。对于胫骨近端骨折，必须小心地将近端固定针放置在膝关节囊外，在许多情况下，应放置在股骨远端、膝关节上方。如果存在严重、广泛的软组织损伤，最好在第 1 跖骨处置入一枚固定针以延长外固定架长度，保持踝关节背伸 90°，并在第 5 跖骨处放置第 2 枚固定针或使用抵足板以防足部旋后。

3. 经皮小切口置入 Schanz 螺钉，其通常位于胫骨前外侧骨面的后外侧方向。通常采用 5 mm 螺钉。钻孔方向应与骨面垂直或斜行插入以增加骨与内置物的接触面积。确保螺钉能够穿过对侧骨皮质并略突出数毫米。

4. 使用低压尖钻头及冷水冲洗来降低热损伤（停止-降温技术），热损伤可导致早期置入物松动，增加感染风险。

5. 对每一主要骨折块各置入 2 枚 Schanz 螺钉即可满足固定需要。若将外固定架作为最终治疗方案，应将螺钉数目增加至 3 枚。

6. 外固定架可在骨折复位后使用，也可作为复位工具使用。肢体长度、轴向力线及旋转应保持不变，尤其力线是恢复稳定性最重要的因素。

7. 安装连接杆。使用 2 根连接杆或缩短杆与骨面之间的距离能够使外固定架更加稳定。单边双平面支架（三角形支架）或双边贯穿针支架可提供更稳定的结构，但前者已很少使用。一般来说，不必过分追求高稳定性，过高的稳定性会导致骨折部位缺少负重，并可能导致延迟愈合。

8. 使用小切口对固定针周围存在张力的软组织进行减压。

（二）混合外固定架

1. 对于胫骨近端或远端骨折，通过对干骺端置入细钢针配合胫骨干的固定针，可提高混合外固定架的固定强度。该固定架通常由一个连接在固定杆的环形结构及 2 枚固定针组成。

2. 为确保关节外钢针能够置于近端，其位置应距膝关节 1.4 cm，避免干扰前侧关节囊，降低关节内感染风险[34]。近端固定针一般置入腓骨小头水平以下。

3. 穿过腓骨小头置入细钢针时，注意近端胫腓关节可能与膝关节相交通。

4. 仔细置入细钢针，避免破坏神经血管结构。应熟练掌握胫骨周围解剖结构，以及置入钢针的安全区域。

（三）环形外固定架

Ilizarov 式环形外固定架由细钢针、固定环及连接杆组成，可用于粉碎性骨折、多段骨折、严重的骨与软组织损伤的治疗[2]。由于其结构复杂、笨重，且不便于固定后的软组织护理，一般不作为急性胫骨干骨折的治疗方法。但此类外固定架在肢体重建方面极具价值。

（四）外固定架治疗胫骨骨折总结

1. 胫骨近端骨折和远端骨折宜使用环形外固定架或混合外固定架；单边外固定架可用于临时固定，但需在 2 周后更换为内固定。

2. 固定针和钢丝需放置在损伤区域外，且不能进入关节内。

3. 应提供足够的稳定性，但不必过分追求。若初始稳定性过高导致延迟愈合，应逐渐减低外固定架的强度。

4. 应用外固定架术后出现畸形愈合的概率较髓内钉高，且差异有统计学意义。

第 8 节　术后护理和康复

一、髓内钉

术后抬高患肢，用夹板固定踝关节呈

背伸 90°直至消肿,避免形成马蹄足,同时增加患者舒适度。密切观察患者是否出现骨筋膜室综合征的症状及体征,并适当给予镇痛治疗。鼓励患者早期活动膝关节及踝关节。

负重锻炼取决于骨折类型及患者的依从性。对于轴向稳定且使用大直径髓内钉固定的患者,术后可在允许的范围内即刻完全负重。对于轴向不稳定的患者,首先开始部分负重,根据骨折愈合及骨痂形成情况,于术后 8~12 周时逐渐恢复完全负重。

根据治疗指南预防静脉血栓。有时需要物理治疗以促进康复,尤其是对于老年患者。

对于需要额外处理软组织的患者,应遵循术者术后医嘱对患者进行护理。如果髓内钉过长,在骨折愈合过程中,患者往往因为无法忍受膝关节疼痛而被迫将髓内钉取出。

二、钢板固定

术后抬高患肢,应用夹板固定踝关节呈背伸 90°直至消肿。尽早给予充分的镇痛治疗,鼓励患者早期活动膝关节及踝关节。

对于依从性好的患者,允许术后即刻进行非负重活动或触地负重(最多 10~15 kg)活动。对有些患者,可使用短夹板或石膏固定来保护患肢。

根据治疗指南预防静脉血栓。

结合骨折类型,以及随访时的临床及影像学评估决定如何进行负重锻炼。通常情况下,术后 4~6 周开始增加负重,10~12 周后开始完全负重。通常需要物理治疗来促进康复。

若无局部刺激或张力增高,一般骨折愈合后无须取出内固定物。对于损伤较严重的患者,应推迟内固定物取出至术后 18 个月或更长时间。

三、外固定架

术后抬高患肢,利用踏板固定踝关节呈背伸 90°直至小腿消肿、软组织愈合,避免形成马蹄内翻足。给予足量的镇痛治疗,鼓励患者早期活动膝关节及踝关节。同时,进针部位的细致护理至关重要。

建议早期部分负重或触地负重(取决于外固定架的类型和强度)。患者的依从性很重要。根据治疗指南预防静脉血栓。

影像学资料显示骨痂形成且无不稳定的临床征象时,患者可完全负重。

拆除外固定架后,建议使用临时夹板或支具来保护患肢。

第 9 节 并 发 症

1. 感染 骨折后出现深部感染是很难处理的问题,不同固定方式的深部感染发生率不同[35]。总体而言,深部感染发生率与软组织的损伤程度呈正相关。应用髓内钉治疗闭合性骨折或 Gustilo Ⅰ型开放性骨折,感染率为 1.8%;对于 Gustilo Ⅱ型和Ⅲ型开放性骨折,感染率分别上升至 3.8% 和 9.5%。应用 RTN 时,通过适当扩髓、深筋膜缝合和足够的软组织覆盖可以降低感染率[36]。使用钢板治疗开放性骨折,感染率高于髓内钉(高达 35%)[35]。通过抬高患肢、应用抗生素及伤口护理可有效降低闭合性或开放性胫骨骨折术后的浅表感染发生率。应用外固定架后,进钉部位感染及钉体松动是最常见的并发症,两者通常相关,提示固定不稳定。进钉部位的感染率因护理方案的不同而有很大的不同,且据报道可高达 66.7%[37]。使用羟基磷灰石涂层的锥形针可以有效改善钉体松动并降低感染率。

深部感染可为慢性感染或急性感染,偶有轻度感染为隐匿感染,表现为骨折延迟愈合或不愈合。急性感染(术后4~6周)通常表现为疼痛加剧及伤口引流物增加。通过对伤口检视、深部组织培养或针吸活检对其进行早期诊断,以便早期治疗。治疗方法包括彻底清创、冲洗,伤口缝合,应用敏感抗生素并在固定稳定的前提下保留固定器直至骨折开始愈合[2,38]。然而,若伤口化脓或脓液排出,则应更换髓内钉;在严重感染的情况下,应将固定钉改为外固定架。对于晚期感染,可保留稳定的内置物,并通过积极清创及抗生素治疗来控制感染,并加以充分的软组织覆盖。然而,骨折愈合后,尤其是感染迹象一直存在的患者,应将内置物取出。已经松动的内置物必须在清创时取出,同时应用外固定架行临时固定。慢性骨髓炎的临床表现众多。处理方式因人而异,对于骨折已经愈合的患者,可给予抗生素治疗或局部引流;对于骨折未愈合或有明显骨髓炎表现的患者,应彻底清创,甚至截肢[2]。

2. 骨折不愈合/延迟愈合 据报道,胫骨干骨折术后出现愈合障碍的患病率为13%[39]。以下几种情况可能导致骨折延迟愈合或不愈合:①伴随严重软组织损伤的开放性骨折术后骨折不愈合发生率高;②对于开放性骨折,使用钢板、外固定架及UTN固定的术后骨折愈合障碍率分别为38%、24%和22%;③外固定架临时固定后更换RTN内固定,骨折愈合障碍率较低[35];④术后骨折块分离同样与骨折不愈合密切相关。针对不愈合的类型,可采取不同的策略促进骨折愈合,包括对内固定物进行生物强化和翻修,提高其力学稳定性[2],但须排除隐匿性感染。选择固定方法受多种因素的影响,可能需要腓骨截骨术。对于已应用髓内钉固定的轴向稳定骨折,对髓内钉进行动力化调整足以解决问题。对于非粉碎性胫骨骨干骨折,应用扩髓髓内钉术后的愈合率达96%[40]。对于长期应用外固定架、伤口严重污染或既往感染的患者,必须谨慎使用髓内钉以免发生感染。钢板固定也可作为骨折不愈合的治疗方法。一般情况下,钢板置入后必须有足够的软组织覆盖。环形或Ilizarov式外固定架也可用于治疗骨折不愈合,尤其适用于需要纠正畸形、骨搬运和软组织条件欠佳的复杂病例[41]。

3. 骨丢失 严重开放性骨折可致急性骨丢失,对坏死或感染骨组织清创也可能是骨丢失的原因。根据骨缺损的大小,使用不同的重建方案。骨移植可弥补较小的缺损;对于较大的骨缺损,可使用更复杂的重建技术,如牵拉成骨和骨搬运技术、腓骨移植或膜诱导技术[2,42]。对于创伤性骨丢失和髓内钉急症治疗,有限扩髓可能有益[43]。

4. 畸形愈合 因术中很难获得良好复位效果,胫骨近端及远端骨折的术后畸形愈合发生率较高。应用外固定架较髓内钉更易导致畸形愈合。成角畸形影响膝关节或踝关节的正常负重。旋转畸形(外旋≥20°,内旋≥15°)应予以纠正。一般而言,在任何平面存在明显畸形且有症状的患者都需行截骨矫正手术[2]。

5. 膝前疼痛 膝前疼痛为髓内固定术最常见的并发症,平均发生率47.4%[44]。疼痛的病因不明,但通常认为其发生与经髌腱入路、固定钉突出或切口疼痛有关。有学者建议,应避免在膝关节表面切开皮肤,使用水平或经皮的方法、注意软组织保护等措施,以减少膝前疼痛的发生。50%的患者会在髓内钉移除后疼痛消失。

6. 骨筋膜室综合征 骨筋膜室综合征一旦漏诊后会产生毁灭性后果。与胫骨近端骨折(8.1%)和远端骨折(1.6%)相比,胫骨干骨折(1.4%)的发生率更高,尤其在年轻患者中[45]。开放性骨折并不能排除骨筋膜室综合征发生的可能,据报道其发病率为9.1%[35]。

7. 深静脉血栓形成(deep venous thromboses,DVT) 单纯胫骨骨折后DVT的发生率和血栓预防的适应证尚不清楚。无症状膝下DVT(经静脉造影确诊)发生率约为16%[46]。年龄增长、手术骨折固定时间延长与DVT的发生率升高有关。

8. 脂肪栓塞综合征　胫骨骨折后脂肪栓塞综合征的发生率为0.15%，死亡率为7.7%。而在多发性骨折患者中其发生率高达2.4%[47]。

9. 其他并发症　包括固定相关问题（固定物断裂、软组织刺激、应力集中）、伤口裂开、反射性交感神经营养不良综合征、关节挛缩、迟发性关节炎（继发于畸形愈合）、疲劳性骨折、功能障碍（持续疼痛和暂时性或永久性残疾）、瘢痕形成[2]。

第10节　总　结

胫骨干骨折是一种常见损伤，但其治疗极具挑战性。在受伤之初，须仔细评估临床和影像学情况并给予有效的临时固定。目前存在许多各具优缺点的成熟治疗方法。对部分患者来说，非手术治疗仍为一个可行的治疗选择。手术固定方法包括髓内钉、钢板或外固定架。治疗总体目标是在实现骨折愈合的前提下，尽量降低并发症的风险，同时减少肢体畸形和残疾的发生。

参考文献

[1] Court-Brown CM, McBirnie J. The epidemiology of tibial fractures. J Bone Joint Surg Br, 1995, 77(3): 417-421.

[2] Trafton PG. Tibial shaft fractures. In: Browner B, Jupiter J, Levine A, Trafton P, Krettek C, editors. SKELETAL TRAUMA basic science, management, and reconstruction, vol. 2. 4th ed. Philadelphia: Saunders Elsevier, 2009: 2319-2351.

[3] Ivarsson BJ, Manaswi A, Genovese D, et al. Site, type, and local mechanism of tibial shaft fracture in drivers in frontal automobile crashes. Forensic Sci Int, 2008, 175(2-3): 186-192.

[4] Warriner AH, Patkar NM, Curtis JR, et al. Which fractures are most attributable to osteoporosis? J Clin Epidemiol, 2011, 64(1): 46-53.

[5] Lustenberger T, Talving P, Barmparas G, et al. Skate-board-related injuries: not to be taken lightly. A National Trauma Databank Analysis. J Trauma, 2010, 69(4): 924-927.

[6] Breglia MD, Carter JD. Atypical insufficiency fracture of the tibia associated with long-term bisphosphonate therapy. J Clin Rheumatol, 2010, 16(2): 76-78.

[7] Johner R, Wruhs O. Classification of tibial shaft fractures and correlation with results after rigid internal fixation. Clin Orthop Relat Res, 1983, 178: 7-25.

[8] Marsh JL, Slongo TF, Agel J, et al. Fracture and dislocation classification compendium-2007: orthopaedic Trauma Association Classification, Database and Outcomes Committee. J Orthop Trauma, 2007, 21(10): S1-S6.

[9] AO Muller classification. In: Muller ME, Nazarian S, Koch P, Schatzker J, editors. The comprehensive classification of fractures of long bones. Berlin: Springer, 1990: 159.

[10] Oestern HJ, Tscherne H. Pathophysiology and classification of soft tissue injuries associated with fractures. In: Tscherne H, Gotzen L, editors. Fractures with soft tissue injuries. Berlin: Springer, 1984: 1-9.

[11] Gustilo RB, Anderson JT. Prevention of infection in the treatment of one thousand and twenty-five open fractures of long bones: retrospective and prospective analysis. J Bone Joint Surg Am, 1976, 58: 453-458.

[12] Gustilo RB, Mendoza RM, Williams DN. Problems in the management of type Ⅲ (severe) open fractures: a new classification of type Ⅲ open fractures. J Trauma, 1984, 24(8): 742-746.

[13] Sudkamp NP. Soft-tissue injury: pathophysiology, evaluation, and classification. In: Ruedi TP, Buckley RE, Moran CG, editors. AO

principles of fracture management, vol. 1. 2nd ed. Stuttgart: Thieme, 2007.

[14] Sarmiento A, Latta L. The evolution of functional bracing of fractures. J Bone Joint Surg Br, 2006, 88(2): 141-148.

[15] American College of Surgeons. ATLS© Student Course Manual. 8th ed. Chicago: Committee on Trauma, 2008.

[16] Sarmiento A, Latta LL. Functional fracture bracing. J Am Acad Orthop Surg, 1999, 7(1): 66-75.

[17] Bone LB, Sucato D, Stegemann PM, et al. Displaced isolated fractures of the tibial shaft treated with either a cast or intramedullary nailing. An outcome analysis of matched pairs of patients. J Bone Joint Surg Am, 1997, 79(9): 1336-1341.

[18] White RR, Babikian GM, Pace A. Specific fractures. Tibia, shaft. In: Ruedi TP, Buckley RE, Moran CG, editors. AO principles of fracture management, vol. 2. 2nd ed. Stuttgart: Thieme, 2007: 835-855.

[19] Schmidt AH, Finkemeier CG, Tornetta 3rd P. Treatment of closed tibial fractures. Instr Course Lect, 2003, 52: 607-622.

[20] Roberts CS, Pape HC, Jones AL, et al. Damage control orthopaedics: evolving concepts in the treatment of patients who have sustained orthopaedic trauma. Instr Course Lect, 2005, 54: 447-462.

[21] Colen RP, Prieskorn DW. Tibial tubercle-medial malleolar distance in determining tibial nail length. J Orthop Trauma, 2000, 14(5): 345-348.

[22] Della Rocca GJ, Crist BD. External fixation versus conversion to intramedullary nailing for definitive management of closed fractures of the femoral and tibial shaft. J Am Acad Orthop Surg, 2006, 14 (10 Spec No.): S131-135.

[23] Tornetta 3rd P, Riina J, Geller J, et al. Intraarticular anatomic risks of tibial nailing. J Orthop Trauma, 1999, 13(4): 247-251.

[24] Weninger P, Tschabitscher M, Traxler H, et al. Influence of medial parapatellar nail insertion on alignment in proximal tibia fractures-special consideration of the fracture level. J Trauma, 2010, 68(4): 975-979.

[25] Giannoudis PV, Snowden S, Matthews SJ, et al. Friction burns within the tibia during reaming. Are they affected by the use of a tourniquet? J Bone Joint Surg Br, 2002, 84(4): 492-496.

[26] Lin J, Hou SM. Unreamed locked tight-fitting nailing for acute tibial fractures. Orthop Trauma, 2001, 15(1): 40-46.

[27] Bhandari M, Guyatt G, Tornetta 3rd P, et al. Randomized trial of reamed and unreamed intramedullary nailing of tibial shaft fractures. J Bone Joint Surg Am, 2008, 90(12): 2567-2578.

[28] Govender S, Csimma C, Genant HK, et al. Recombinant human bone morphogenetic protein-2 for treatment of open tibial fractures: a prospective, controlled, randomized study of four hundred and fifty patients. J Bone Joint Surg Am, 2002, 8412: 2123-2134.

[29] Weninger P, Tschabitscher M, Traxler H, et al. Intramedullary nailing of proximal tibia fractures-an anatomical study comparing three lateral starting points for nail insertion. Injury, 2010, 41(2): 220-225.

[30] Ricci WM, O'Boyle M, Borrelli J, et al. Fractures of the proximal third of the tibial shaft treated with intramedullary nails and blocking screws. J Orthop Trauma, 2001, 15(4): 264-270.

[31] Eastman J, Tseng S, Lo E, et al. Retropatellar technique for intramedullary nailing of proximal tibia fractures: a cadaveric assessment. J Orthop Trauma, 2010, 24(11): 672-676.

[32] Egol KA, Weisz R, Hiebert R, et al. Does fibular plating improve alignment after intramedullary nailing of distal metaphyseal tibia fractures? J Orthop Trauma, 2006, 20(2): 94-103.

[33] Vallier HA, Le TT, Bedi A. Radiographic and clinical comparisons of distal tibia shaft frac-

[34] DeCoster TA, Crawford MK, Kraut MA. Safe extracapsular placement of proximal tibia transfixation pins. J Orthop Trauma, 2004, 18(8 Suppl):S43-47.

[35] Giannoudis PV, Papakostidis C, Roberts C. A review of the management of open fractures of the tibia and femur. J Bone Joint Surg Br, 2006, 88(3):281-289.

[36] Petrisor B, Anderson S, Court-Brown CM. Infection after reamed intramedullary nailing of the tibia: a case series review. J Orthop Trauma, 2005, 19(7):437-441.

[37] Lethaby A, Temple J, Santy J. Pin site care for preventing infections associated with external bone fixators and pins. Cochrane Database Syst Rev, 2008, 4:CD004551.

[38] Berkes M, Obremskey WT, Scannell B, et al. Maintenance of hardware after early postoperative infection following fracture internal fixation. J Bone Joint Surg Am, 2010, 92(4):823-828.

[39] Audigé L, Griffin D, Bhandari M, et al. Path analysis of factors for delayed healing and nonunion in 416 operatively treated tibial shaft fractures. Clin Orthop Relat Res, 2005, 438:221-232.

[40] Brinker MR, O'Connor DP. Exchange nailing of ununited fractures. J Bone Joint Surg Am, 2007, 89(1):177-188.

[41] Brinker MR, O'Connor DP. Outcomes of tibial nonunion in older adults following treatment using the Ilizarov method. J Orthop Trauma, 2007, 21(9):634-642.

[42] Masquelet AC, Begue T. The concept of induced membrane for reconstruction of long bone defects. Orthop Clin North Am, 2010, 41(1):27-37.

[43] Kuzyk PR, Li R, Zdero R, et al. The effect of intramedullary reaming on a diaphyseal bone defect of the Tibia. J Trauma 2010 [Epub ahead of print].

[44] Katsoulis E, Court-Brown C, Giannoudis PV. Incidence and aetiology of anterior knee pain after intramedullary nailing of the femur and tibia. J Bone Joint Surg Br, 2006, 88(5):576-580.

[45] Park S, Ahn J, Gee AO, et al. Compartment syndrome in tibial fractures. J Orthop Trauma, 2009, 23(7):514-518.

[46] Goel DP, Buckley R, deVries G, et al. Prophylaxis of deep-vein thrombosis in fractures below the knee: a prospective randomised controlled trial. J Bone Joint Surg Br, 2009, 91(3):388-394.

[47] Tsai IT, Hsu CJ, Chen YH, et al. Fat embolism syndrome in long bone fracture-clinical experience in a tertiary referral center in Taiwan. J Chin Med Assoc, 2010, 73(8):407-410.

第13章 半月板损伤现状——治疗证据

第1节 概述 …………… 205
第2节 外伤性损伤 …………… 206
　一、外伤性垂直纵向损伤的半月板修复 …………… 206
　二、"不处理半月板损伤" …………… 210
　三、适应证:指南 …………… 210
第3节 退行性半月板损伤 …………… 214
　一、定义 …………… 214
　二、治疗程序:指南 …………… 215
第4节 总结 …………… 218
参考文献 …………… 218

第 13 章
半月板损伤现状——治疗证据

Nicolas Pujol, Philippe Beaufils, Philippe Boisrenoult

摘要 半月板损伤有多种治疗方法。

骨科医生遇到有临床症状的半月板损伤时,需要回答 2 个基本问题:①是否需要手术治疗?必须严肃考虑非手术治疗的可能性。②如需手术治疗,是进行半月板切除还是半月板修复?

决策过程中最重要的指导原则是保留半月板。因此,只有在上述 2 种选择都不适用的情况下才应考虑半月板切除术。

必须考虑 2 种完全不同的损伤:①外伤性损伤,是否合并前交叉韧带撕裂;②退行性半月板损伤。

第 1 节 概 述

不久前,一旦怀疑半月板损伤,就会行半月板切除术,且多数情况下为完全切除。该方案被认为简单有效,恢复迅速。但长期随访研究发现,许多患者出现了显著的软骨改变。Fairbank[13]首次记录了半月板全切除术后的长期退行性改变。

20 世纪 70 年代和 80 年代分别出现了 2 项革命性的技术进步:关节镜手术和后期磁共振成像(magnetic resonance imaging,MRI)技术,这 2 项突破有助于提高对半月板病理、诊断技术及治疗原则的认知,并降低并发症的发生率,从而认识到半月板在膝关节生物力学中的重要作用。同时,解剖学研究显示半月板外周血供给可促进愈合[2]。

半月板损伤有多重类型,其治疗方法也多种多样,适用于不同的损伤类型和临床背景,因此,形成了半月板保留或半月板保护的概念,这种概念基于三大部分,即半月板切除术尽量为部分切除,半月板修复和"巧妙避开"。在临床实践中,可能会遇到 2 种截然不同的情况:稳定或不稳定膝关节出现外伤性半月板损伤,或退行性半月板损伤(degenerative meniscal lesion,DML),后者与宏观关节炎改变相关或不相关。

对于不同的情况采取针对性的治疗方案。

在外伤组,应首先考虑半月板修复或"不碰半月板"。如果上述方案都不适用,则应考虑半月板切除术。

在退行组,"不处理半月板损伤"可能是首选;如果功能性治疗失败,则可考虑半月板切除术。无或少有半月板修复的适应证。

本章既不讨论儿童半月板损伤,也不讨论半月板切除术失败后,使用同种异体移植体或半月板支架进行半月板重建的概念。这些问题需要另行讨论。

第2节 外伤性损伤

一、外伤性垂直纵向损伤的半月板修复

无论前交叉韧带(anterior cruciate ligament,ACL)状况如何,关节镜下半月板修复多年来一直是治疗血管区外伤性垂直损伤的首选方法。该方法已从开放性修复发展至使用混合动力装置或缝合系统的关节镜下全内缝合,这种由外向内的方法仍适用于半月板前部。

(一)修复失败及二期半月板切除术

半月板切除术是半月板修复后主要的临床失败标准。在半月板全内缝合的一项临床结果系统回顾中[20],失败率从0至43.5%,平均失败率约为15%。选择平均随访时间超过24个月的研究,大部分患者年龄在50岁以上[26](表7-13-1),失败率为4.8%~28%(平均13%)。在2003年法国关节镜学会研讨会上[4],对203例患者进行回顾性分析,23%的患者行二期半月板切除术(图7-13-1),4/5的患者在术后2年内进行了半月板切除术。Siebold等也报道了同样的结果[32],3年内失败率为81.5%。此外,Arnoczky等[2]研究表明,半月板愈合至少需要18个月。早期修复不稳定可能会造成半月板不愈合。

表 7-13-1 关节镜下半月板全内修复的临床失败率

作者	年份	例数	平均随访(月)	失败率	失败事项	证据等级
Siebold	2007	105	72	27(28.4%)	半月板切除术	IV
Spindler	2003	85	27	7(8.2%)	半月板切除术或再次修复	II
Kurzweil	2005	60	54	17(28%)	临床失败	IV
Koukoulias	2007	62	73	3(4.8%)	半月板切除术	III
Quinby	2006	54	34.8	5(9.3%)	半月板切除术	IV

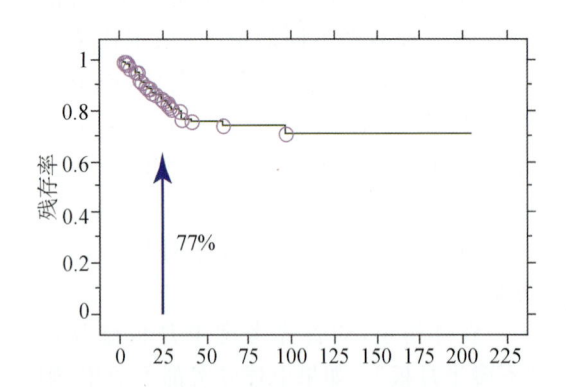

图7-13-1 法国关节镜学会研讨会上得出的存活率曲线[4]。前2年内4/5的患者行二期半月板切除术

在失败的病例中(37/295)[27],笔者评估对比了二期半月板切除的范围与修复前半月板损伤的初始范围:如果与未修复就行切除术的情况相比,84%的患者二期切除的范围相同或较低(图7-13-2)。所以,在对可修复性半月板损伤进行修复时,即使修复失败,也几乎没有影响。与初始损伤相比,半月板切除术的范围很少会增加。该研究支持半月板可部分保留这一假设,并在可能情况下应考虑部分失败的风险[27]。

(二)功能预后

全球范围内已有许多关于预后的报

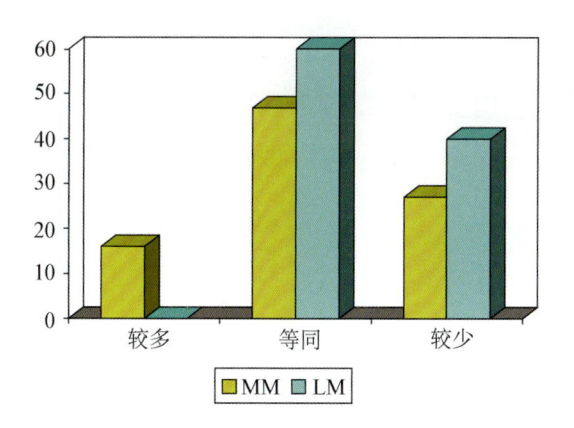

图 7-13-2　与未修复就行切除术的情况相比较，二期半月板切除术中切除的范围

道，包括中期和长期随访（2～20 年）中临床效果或功能预后良好的比例为 62%～90%[11,14,18,30,36,40]。在法国关节镜学会的研讨会上，经 Majewski 证实[21]，62% 的患者预后良好（包括失败和后期半月板切除术）[4]。随访中，21% 的患者接受了二期半月板切除术，17% 的患者仍有疼痛，62% 的患者膝关节正常。不过，Shelbourne 和 Dersam 的研究[31]表明，在第 8 年，修复的主观疗效优于半月板部分切除术的疗效。

（三）解剖结果：愈合率和半月板短缩

半月板修复后的愈合情况可通过二次关节镜、关节造影、关节 CT 或关节 MRI 检查进行评估，据报道，42%～88% 的病例完全愈合（表 7-13-2）。在使用二次探查性关节镜评估愈合情况的研究中，73%～88% 的病例完全愈合。在使用关节造影或关节 CT 评估愈合情况的研究中，45%～59% 的病例完全愈合。在一项包括临床和解剖评估的前瞻性研究中[24]，笔者评估了 53 例关节镜下半月板全内修复术。根据 Henning 标准，58% 的半月板完全愈合，24% 的半月板部分愈合，18% 的半月板失败。总体愈合率（考虑水平撕裂程度）为 73.1%。纵向愈合率与主观 IKDC 评分相关（$P < 0.03$，$r^2 = 0.44$）。位于后部的单独性撕裂愈合率较低（$P < 0.05$）（图 7-13-3）。在笔者的研究系列中，Trommel 等[39]发现后 1/3 的愈合率较低，可能是由于垂直缝合线难以进入后段。笔者推测，通过标准前关节镜入路难以准确观察后段磨损，很难取得良好愈合的最佳条件。使用后关节镜入路时可能相对容易。

完全愈合及部分愈合都与良好的功能结果和临床结果有关，所以笔者认为，半月板修复的目的不是获得完全愈合，而是将不稳定、有症状的半月板修复为稳定的半月板，即使小撕裂仍然存在，但阈值尚不能确定。

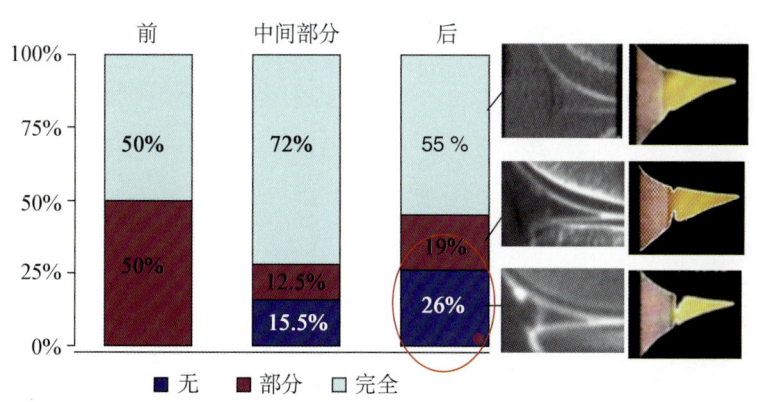

图 7-13-3　关节 CT 扫描。根据 Henning 标准得出的愈合率：完全愈合、部分愈合（>50%）或失败（<50%），进行纵向 2D 重建，以评估各段愈合率，以及撕裂的整体或纵向愈合率

表 7-13-2 内侧半月板撕裂保留半月板的手术数据及疗效

作者	例数	平均撕裂长度(mm)	撕裂类型	治疗方案的选择标准	随访(月)	临床评估	临床评分/100	疼痛或机械性症状(%)	半月板切除术或修复(%)	解剖控制	愈合	技术
Beaufils	23	8	全层撕裂	稳定	26	是		17	0	关节镜或关节造影(11)	61%愈合 38%部分愈合 1%未愈合	保留
Talley	19	<15	全层撕裂	稳定	38	IKDC		0	21			保留
Pierre	60	9.8±4 (5~20)	全层撕裂	稳定<20 mm	48				17			保留
Yagishita	41	12 (5~25)	16例全层撕裂 25例部分撕裂	稳定<15 mm	16(7~41)	是		12	7.3	关节镜	54%愈合 7%部分愈合 27%未愈合 12%撕裂扩大	保留
Zemanovic	8		部分撕裂	部分撕裂	24.6	Lysholm	92.1		0			保留
Shelbourne	139		全层撕裂	稳定>10 mm	88	问卷	93.1	5	10.8			保留
	233						95.4	4.3	6			环钻术
Lynch	9			稳定	45.6 (36~120)	是		66	0			保留
Weiss	6		部分撕裂	部分撕裂	21.8 (3~50)	Lysholm		0	33	关节镜	50%愈合 50%未愈合	保留
	2		全层撕裂	稳定	27.5 (25~30)			0	0		50%愈合 50%未愈合	

Pujol[24]研究表明,修复后双侧半月板中段及内侧半月板后段都出现明显的短缩(10%~15%)(图7-13-3)。目前尚未确定是由于半月板磨损、缝合线拉紧还是愈合过程的收缩造成的。缩短率和愈合率之间有显著相关性(图7-13-4),并且在缩短和愈合的半月板组能取得极佳的临床结果。

(四)预后因素

前交叉韧带损伤(anterior cruciate ligament,ACL)。如果ACL撕裂,应考虑同时进行ACL重建。在最近的研究中,稳定或稳固膝关节的半月板修复的客观结果和主观结果相同[1,3,4,24,36]。在膝关节ACL损伤的患者中,如果只修复半月板而不重建ACL[19,35],13%~27%的患者仍需行半月板切除术,33%的患者再次重建ACL。该手术非禁忌证,但选择适应证时应格外小心,特别是对于年轻患者。

1. 撕裂位置 红-红区域内的修复结果与红-白区域内的结果相当[4,17,27,29,40]。

2. 外侧/内侧半月板 由于外侧血液供应丰富,所以外侧撕裂比内侧撕裂愈合得更好。Tuckman等[38]发现外侧半月板的愈合率高于内侧半月板(完全愈合率80% vs.56%)。在法国关节镜学会的研究中[4],修复后,仍有24%的患者需行内侧半月板切除术,11%的患者需行外侧半月板切除术。

3. 年龄 除了患者年龄,半月板组织的质量也应慎重考虑。肉眼观察正常的半月板如果有外伤性垂直纵向撕裂,无论患者是50岁还是20岁,都应考虑修复。

4. 撕裂到手术的时间间隔 早期撕裂(12周以内)可能预后更好。对于慢性桶柄状撕裂,可能很难在不过度拉紧缝合线的情况下修复损伤。

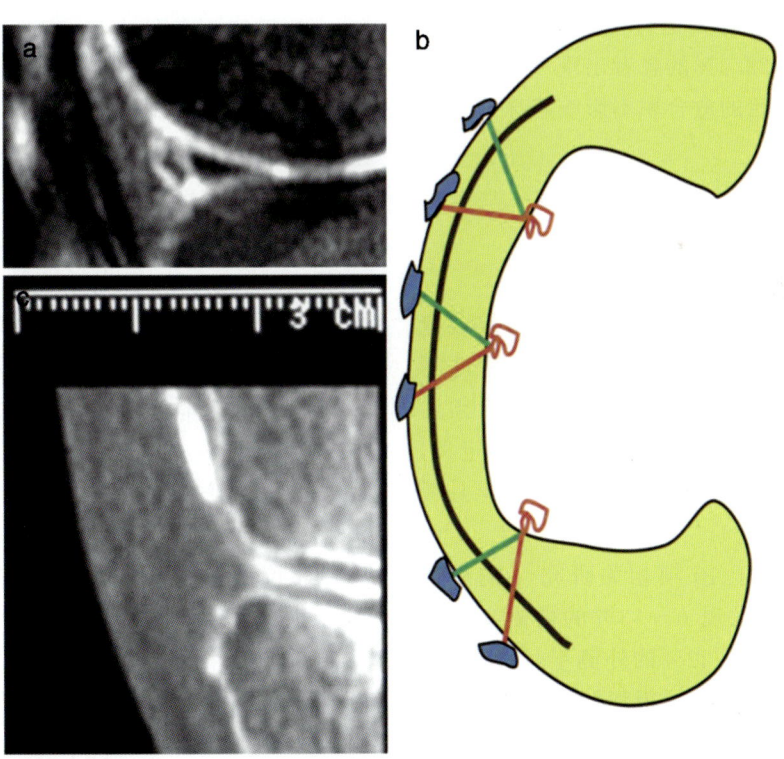

图7-13-4 a. 术前MRI:垂直纵向损伤位于红色区域;b. 半月板缩短图;c. 术后关节CT扫描:半月板宽度缩短

(五)长期结果:继发性关节炎

Rockborn 和 Messner[30] 回顾性比较了连续 30 例开放半月板修补术和 30 例关节镜下半月板部分或次全切除术的患者。7 年后,初次行半月板切除术的患者关节间隙普遍比修复后的患者窄($P<0.05$)。13 年后,两组之间骨关节炎的发生率和严重程度均无显著差异,即使只将成功修复的病例与半月板切除术进行比较也是如此($P=0.06$)。Stein 等发现[37],修复后,80.8% 的患者未检测到骨关节炎进展,而半月板切除后未检测到骨关节炎进展的患者为 40.0%($P=0.005$)。

经过全内修复后,笔者的长期研究结果(平均随访 114 个月)表明:①随时间推移,客观临床结果良好且稳定(主观 IKDC=94,范围 62~100);②半月板修复后,70% 患者仍有 MRI 信号异常;③标准 X 线检查表明,70% 的患者无退行性改变,且与对侧膝关节相比,22.5% 的患者出现 1 级关节间隙变窄;④初始的愈合率不影响临床或影像学结果。

二、"不处理半月板损伤"

对于 ACL 撕裂,一般认为不稳定或症状性半月板撕裂应手术修复,同时进行 ACL 重建,而稳定的无症状性撕裂无须治疗。但对于损伤的不稳定性尚无明确定义,且尚未确立相应标准(如损伤大小及半月板活动度异常情况)。

在一项基于 10 项相关研究[25]的循证回顾中,Pujol 发现 0~33% 的内侧半月板(表 7-13-2)和 0~22% 的外侧半月板(表 7-13-3)后续进行了半月板切除或修复术,平均随访时间 16 个月。50%~61% 的内侧半月板和 5%~74% 的外侧半月板完全愈合。尽管难以得出明确结论,内侧半月板的平均不良率仍然很高。修复内侧撕裂,即使是稳定的外周撕裂,也可降低后续行半月板切除术的风险。"不碰外侧半月板"是一项可接受的方案。

三、适应证:指南

①后续半月板切除术的风险为 15%~20%;②解剖失败(不愈合)的风险为 15%~20%;③愈合半月板短缩约 15%;④继发性骨关节炎的风险为 15%~20%。

考虑到不良结果的发生率较低,笔者建议外科医生承担修复失败的风险,并提出以下指南,这些指南均为法国健康署提议[5,6]。

(一)稳定膝关节的外伤性损伤

因为大多数情况下撕裂位于半月板的无血管区,所以,手术通常切除的是撕裂的碎片。部分[9]切除半月板,长期预后较好。通常,无症状的损伤不做处理。

如果解剖条件良好(损伤位于红-红区或红-白区内),且受伤的时间短,则考虑半月板修复术。必须特别注意儿童半月板切除术可能带来的不利影响,以及外侧半月板切除术中早期或晚期软骨退行性病变的高风险。因此,在这些情况下应拓展修复的适应证,促进愈合的技术(纤维蛋白凝块、磨损或生长因子)最为适用,特别是针对长期、更广泛的损伤,以及白-白区域损伤。

(二)膝关节 ACL 缺陷患者的外伤性半月板损伤

应尽量避免后期半月板切除术,最佳的解决方案是巧妙避开或手术修复,尤其是这些损伤通常位于半月板周围血管区,最容易愈合。

损伤分类如下。

1. 积极参加体育锻炼的患者出现膝关节前部症状性松弛(功能不稳定)时,强烈建议行 ACL 重建。该情况下,术前应诊断出半月板损伤,并进行治疗。ACL 手术的目的是最大程度恢复关节功能并保留半月板组织以保护软骨。

表 7-13-3　外侧半月板撕裂保留半月板的手术数据及结局

作者	例数	平均撕裂长度(mm)	撕裂类型	治疗方案的选择标准	平均随访(月)	临床评估	临床评分/100	未经治疗的疼痛或机械性症状(%)	半月板切除术或修复(%)	解剖控制	愈合	技术
Weiss	9		部分撕裂	部分撕裂	29 (6~79)	Lysholm		0	22	关节镜	55%愈合 22.5%未愈合 22.5%撕裂伸展	保留
	15		全层撕裂	稳定	27.3 (6~100)			0	13.3		45.6%愈合 40%未愈合 13.4%撕裂伸展	保留
Talley	25	<15	全层撕裂	稳定	38	是		0	4			保留
Pierre	35	10±4 (5~20)	全层撕裂	稳定<20mm	48	IKDC			0			保留
Yagishita	42	10.8 (5~25)	18例部分撕裂 24例全层撕裂	稳定<15mm	18.3	是		7	7.1	关节镜	74%愈合 5%部分愈合 14%未愈合 7%撕裂扩大	保留
Zemanovic	23		部分撕裂	部分撕裂	24.6	Lysholm	92.1		0			保留
Shelbourne	239		全层撕裂	稳定	79	否/是	93.8	2.5	3.3			保留/环钻术

(续 表)

作者	例数	平均撕裂长度(mm)	撕裂类型	治疗方案的选择标准	平均随访(月)	临床评估	临床评分/100	未经治疗的疼痛或机械性症状(%)	半月板切除术或修复(%)	解剖控制	愈合	技术
Fitzgibbons	189		全层撕裂和部分撕裂	稳定	31.2	否/是	92.2 (48~100)	0	0			环钻术
Lynch	22			稳定	45.6 (36~120)	是		18	0			保留
Beaufils	8		全层撕裂	稳定	26(12~40)	是		0	0	关节镜(2)或关节造影(11)	61%愈合 38%部分愈合 1%未愈合	保留

2. 不从事高要求体育活动的活跃患者,出现伴有轻微症状的膝关节前部松弛。该情况下,ACL 重建的适应证并不能直接反映患者的功能限制。可修复半月板损伤的诊断可能是有支持手术的重要论据。ACL 重建的目的是保护关节软骨,改善膝关节的自然病史。只有久坐不动,且不存在功能性不稳定的中年患者出现症状性半月板损伤时,才考虑行简单的半月板切除术。

3. 半月板修复还是"不处理半月板损伤"? 结合 ACL 重建,笔者可假设,内侧半月板的修复手术可扩大适应证(如不做手术,二期半月板切除术的风险会增加),而对于外侧半月板,则更倾向于"巧妙避开半月板"的方法(后续半月板切除术的风险较低)。

(三)新趋势

通过生物力学研究可知,半月板外周带撕裂或半月板角撕脱可能会极大地改变半月板的力学行为,从而产生晚期软骨改变(图 7-13-5)。因此,提出特定病例中扩大半月板修复的适应证。

1. 年轻运动员水平撕裂可能是由过度使用损伤部位造成的,应与年老患者的退行性损伤相鉴别。表现为半月板内(2 级)或半月板外(3 级)水平撕裂,有时还伴有半月板外周囊肿。Biedert[7]是第一个提出对上述情况进行修复治疗的学者。笔者未采用关节镜下修复,而是通过开放性技术,对水平撕裂附近的半月板内损伤进行清创,并置入强大的生物可吸收垂直缝线(图 7-13-6)。笔者对 30 例膝关节[28]疾病患者 40 个月的随访回顾中,80% 的患者保留了半月板,30 岁以上的患者功能结果恶化。

2. 年轻患者放射型撕裂如延展到外围,特别是外侧半月板时,可考虑修复治疗。

3. 近期描述了根部撕裂[41]。常见的退行性根部撕裂须与罕见的真性外伤性根部撕裂相鉴别。该类型的撕裂通常还伴有 ACL 撕裂,特别是外侧半月板的后角。这些问题被长期忽视,应在 ACL 重建时进行系统评估。可经胫骨隧道,重新固定胫骨进行治疗。

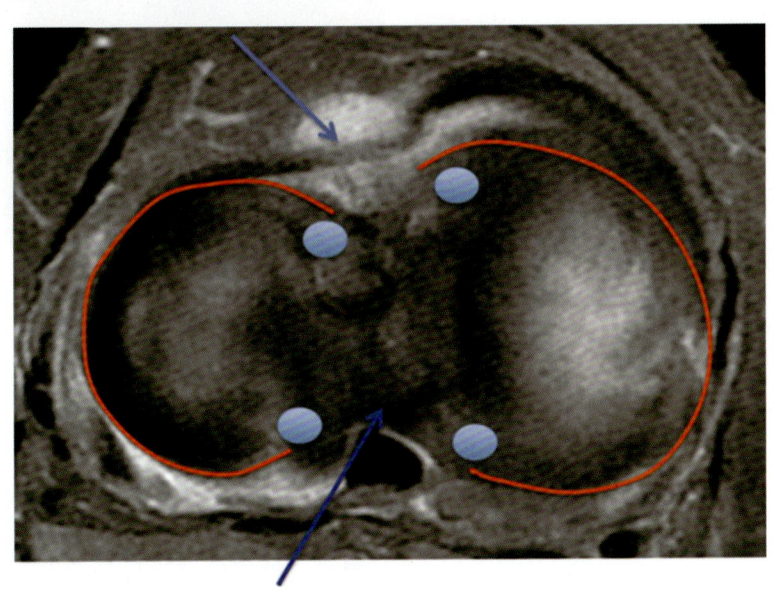

图 7-13-5 半月板包括在完整外周环形带中,其作用是抵抗挤压力。该环形带由半月板角(圆圈)、半月板板间韧带和半月板股骨韧带(蓝色箭)、周围关节囊和半月板关节囊连接处(红线)构成

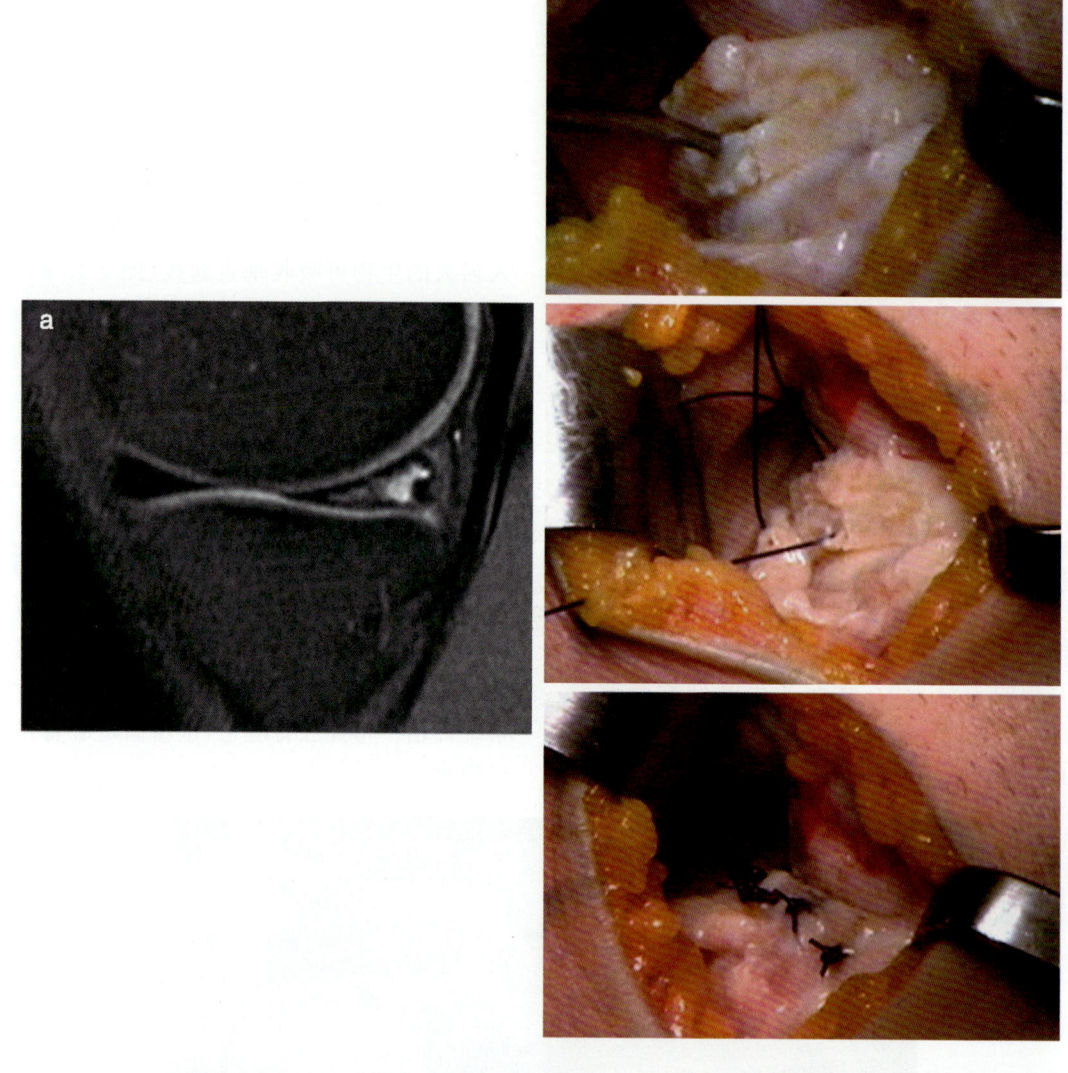

图 7-13-6 a. 年轻运动员的 2 级损伤;b. 开放性半月板修复:将裂缝进行清创,并使用垂直生物可吸收线进行缝合

第 3 节 退行性半月板损伤

一、定义

退行性半月板损伤(degenerate meniscal lesion,DML)发生在未受伤或轻微外伤后代偿失调的情况下。可认为,患处半月板组织的老化过程及其恶化已经进展到一定程度。该观点最初由 Smillie[34] 和 Noble[23] 提出。他们的结论后经关节镜检查及 MRI 证据证实(图 7-13-7)。

DML 和膝关节骨关节炎之间的关系尚不明确。目前,DML 是否一定会导致骨关节炎或"原发性"损伤的概念是否准确,该问题尚无定论。

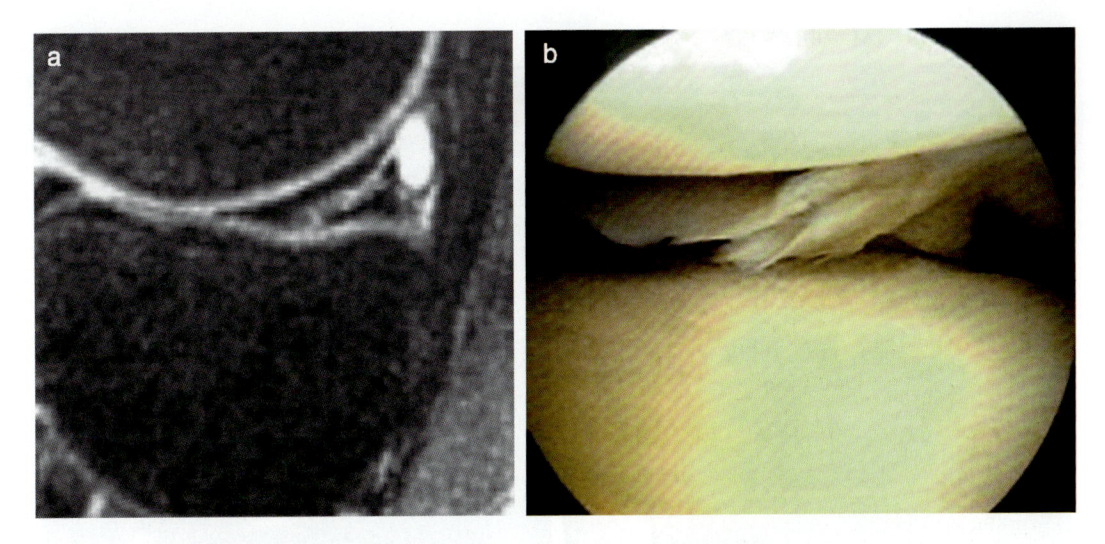

图 7-13-7　MRI 和关节镜下的典型退行性内侧半月板损伤（水平瓣状撕裂）

支持 DML 与骨关节炎之间有密切关系：MRI 显示半月板异常的患病率随年龄增加而提高，且半月板撕裂与膝关节骨关节炎有系统性联系[8,12,43]。

支持"原发性"损伤：DML 在男性中较为常见，与骨关节炎正好相反。DML 可能发展得较早，甚至在没有软骨退化的年轻运动员中也会出现 DML。

在实践中，临床医生治疗膝关节疼痛的患者时，关键点在于明确患者是否患有 DML，且软骨表面仍完好；或是否患有早期骨关节炎，且合并 DML。第 1 种情况下，认为半月板切除术会是"可治愈的"方法；而在第 2 种情况下，纯粹治标（所谓的关节镜下清创）。由于日常实践中无法了解软骨微观结构的直接信息，所以需通过标准 X 线片和 MRI 评估其状况。

二、治疗程序：指南

因此，需建立一种处理程序以治疗膝关节疼痛[5]。治疗方法包括巧妙避开或关节镜下半月板切除术，因为少有手术修复适应证。

主要治疗方法是非手术治疗，其他包括非甾体抗炎药和物理治疗[15,16,42]。Herrlin 等[16]在一项随机试验中比较关节镜下治疗和非手术治疗方法，发现治疗后 6 个月，关节镜下内侧半月板部分切除术后进行监护下训练的患者与只进行监护下训练的患者相比，疼痛未减轻，膝关节功能无提高。相当数量的 DML 患者对非手术治疗的反映良好，即使损伤未愈合，症状也会自行缓解。如果数月内（约 6 个月）未得到改善，必须做对比性负重 X 线片，包括 Schuss X 线平片和 MRI。

有 3 个问题要问：①症状是否与半月板撕裂有关？②标准 X 线片上是否有关节间隙变窄的骨关节炎改变证据？③MRI 上是否有骨关节炎伴随半月板撕裂的早期信号？早期信号包括半月板突出[10]和软骨下异常。通常认为 3 mm 以上的突出与骨关节炎密切相关，不能单纯视为半月板损伤。软骨下强信号的意义并不是单一的，在负重区域，可视为骨关节炎的早期征兆，特别是两侧都出现的情况下（股骨和胫骨），也可能是由于血管改变（早期骨坏死）或软骨下微骨折（图 7-13-8），倾向于非手术治疗。边缘骨髓水肿是由于挤压（早期骨关节炎），还是由于半月板移位瓣片撞击（图 7-13-9）造成的，目前尚存在争议。

61岁中度疼痛　　　　　　　　　　　　　无症状

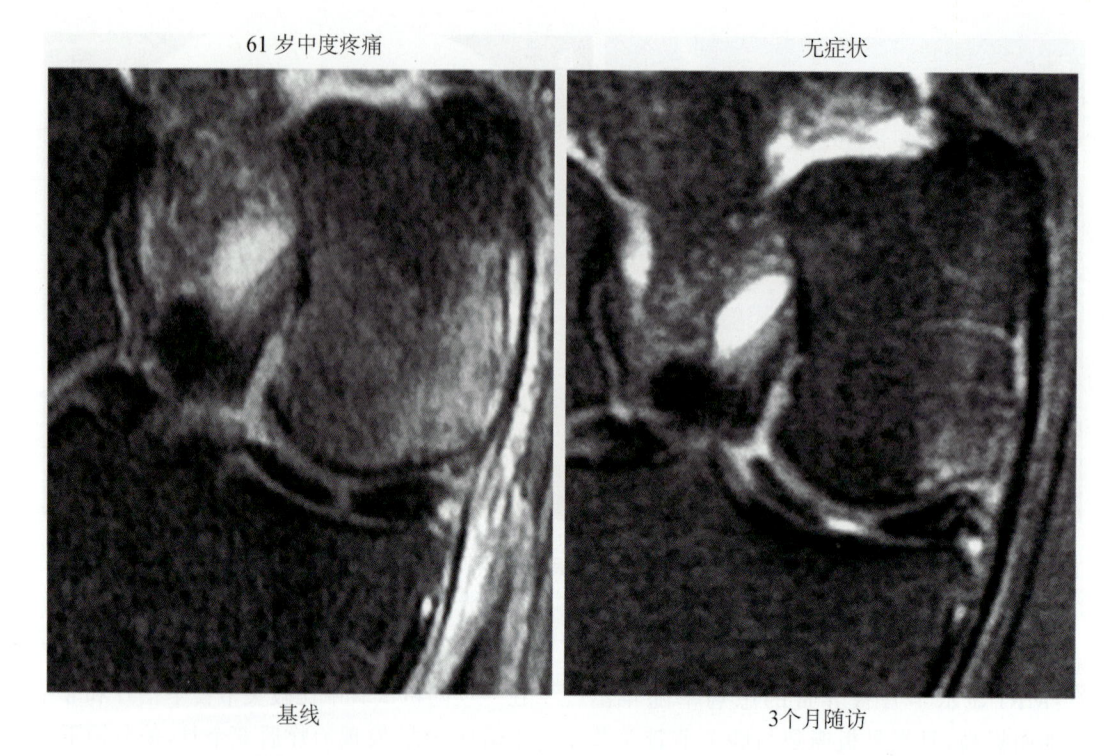

基线　　　　　　　　　　　　　　　　3个月随访

图 7-13-8　61岁内侧膝关节疼痛患者。MRI 显示，后段半月板撕裂，并伴有股骨髁骨髓水肿。行非手术治疗 3 个月后，患者无症状，髁突高信号明显降低。半月板撕裂仍存在

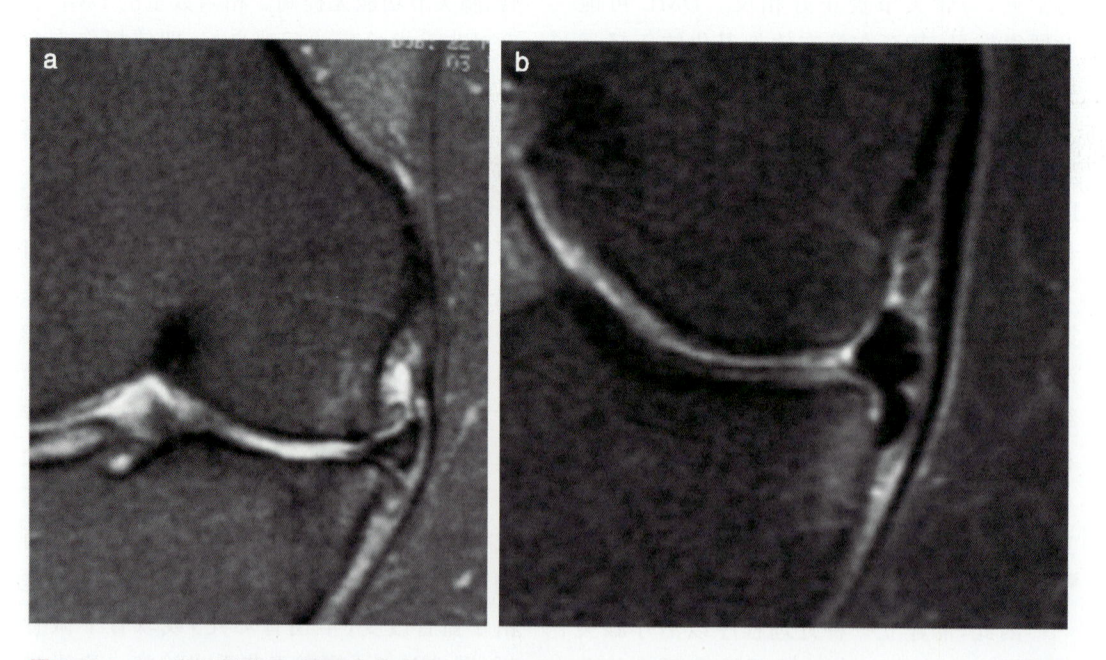

图 7-13-9　a. 半月板挤压，骨髓边缘水肿；b. 由于胫骨沟内受到半月板瓣片撕裂的冲击，出现胫骨骨髓边缘水肿，为半月板切除术的适应证

回答上述3个问题能让笔者区分"原发性"DML和伴随骨关节炎的DML("半月板关节炎")。

法国健康署（Haute Autorité de Santé，HAS）已提出了一种治疗程序[5]（图7-13-10）。

1. 如果关节线正常，MRI显示半月板3级损伤，软骨下骨信号无改变，并且临床结果与半月板损伤相关，则可诊断为原发性DML并合理建议关节镜下半月板切除术，特别是如果症状不只包括疼痛，还伴有不稳定性半月板撕裂（即瓣片）的咔哒声或交锁（图7-13-7）。该种情况下，预后良好且稳定[9]。

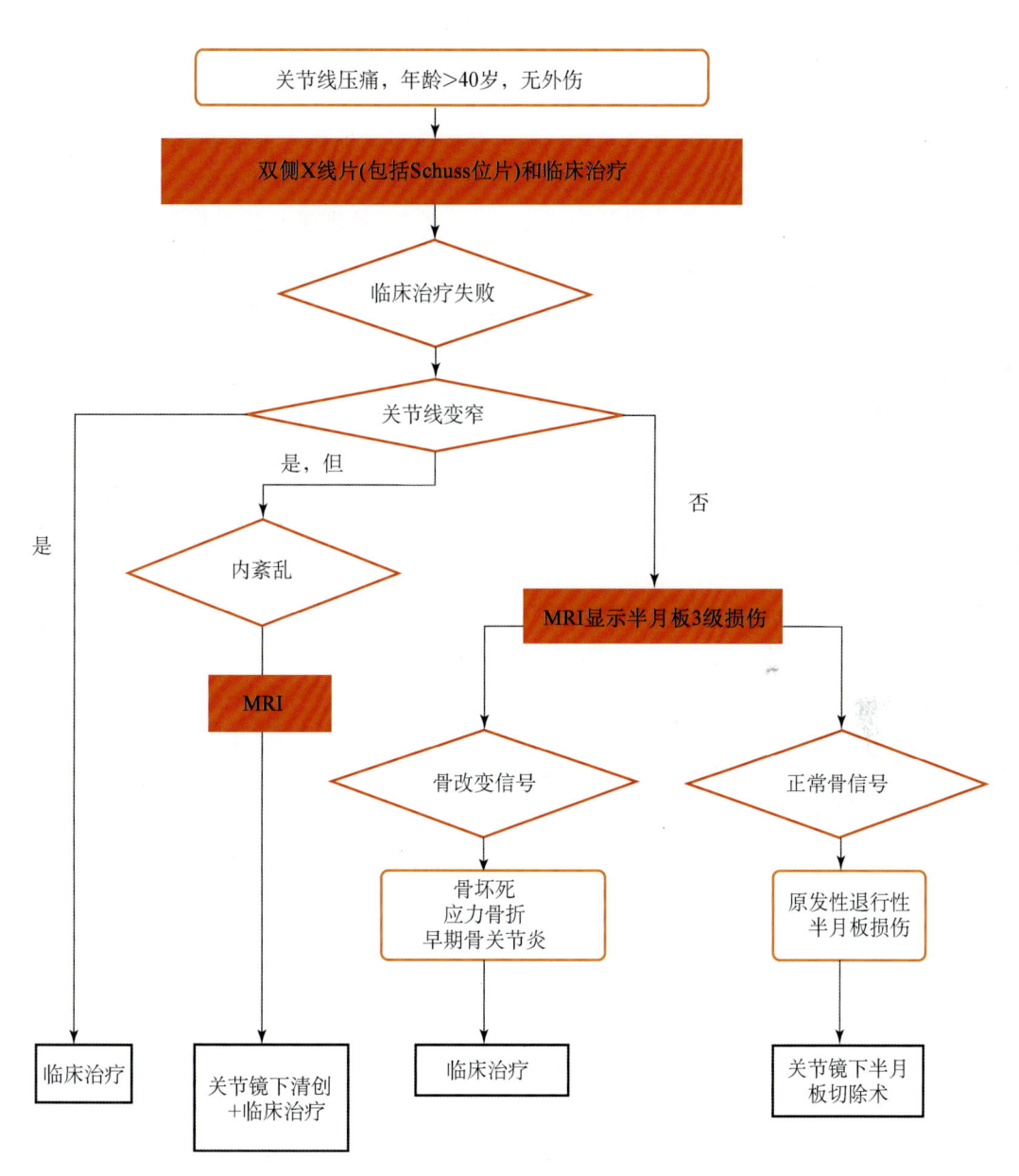

图7-13-10 根据法国健康署指南处理中年患者膝关节疼痛的演示[5]

2. 如果存在关节间隙变窄,则诊断为膝关节骨关节炎。许多研究表明,关节镜清创和半月板切除术的结果与安慰剂作用大致相似[22,33]。Moseley 等[21]随机将 180 例患有膝关节骨关节炎的患者(平均年龄 52 岁)分组,进行关节镜下清创、关节镜下灌洗或安慰剂手术。安慰剂组的患者需要在切开皮肤、不置入关节镜的情况下模拟清创。平均随访 24 个月。包括分组之间疼痛和行走能力在内的主观结果并无统计学差异。Siparsky 等[33]对目前膝关节骨关节炎治疗的文献进行回顾性循证评价。在 18 项相关研究中,1 项Ⅰ级证据[22],5 项Ⅱ级证据,6 项Ⅲ级证据,以及 6 项Ⅳ级证据。笔者发现,支持使用关节镜治疗膝关节骨关节炎的循证研究有限。对于半月板撕裂和级别较低的膝关节骨关节炎,关节镜下清创有一定的实用价值,但对膝关节骨关节炎的所有患者来说,该方法不应用作常规疗法。

因此,除了极少数患有骨关节炎的膝关节有急性外伤的患者,其他患者无须行关节镜下清理,因其可导致额外的外伤性半月板损伤或出现内部"紊乱"症状。

3. 如无证据表明关节间隙变窄,但MRI 显示半月板突出或软骨下骨异常信号,治疗方法应侧重于病因,通常不建议行半月板切除术。术后风险很高,如快速软骨溶解或继发性骨坏死。该情况下应考虑避免手术治疗,除非在罕见的"内部紊乱"病例中,有证据表明不稳定的半月板撕裂导致骨髓水肿(图 7-13-9)。

第 4 节 总 结

半月板切除术是最常见的骨科手术之一,而半月板修复可能过于罕见。在法国临床实践中,稳定膝关节行半月板修复的数量仅相当于半月板切除术的 4.5%。笔者无法确切评估非手术治疗率(因多数情况下无须就诊),因此,无法比较非手术疗法、半月板切除术及半月板修复各自的作用。但笔者认为,应减少行半月板切除术治疗的同时增加半月板修复术或非手术疗法的比例。

基于文献证据,可得出以下结论。

1. 半月板修复只要适应证合适,即稳定或趋于稳定的膝关节,肉眼可见的正常组织的垂直纵向外周撕裂,其失败率在可接受范围内,生理功能结果良好,并且可愈合。如果年轻运动员半月板内撕裂,一些延长性径向撕裂或外伤性根部撕裂等某些特定情况,可以使用半月板修复术。

2. "不处理半月板损伤"特别适用于伴有 ACL 重建的稳定外侧半月板撕裂。但其主要适应证为 DML。在考虑关节镜下半月板切除术之前,"不处理半月板损伤"必须作为首选疗法。这样,半月板切除术的使用率就会大大降低,有利于非手术治疗。

很明显,临床实践与专家建议的适应证并不相符。教学、继续医学教育、由医疗机构和(或)科研学会制作的指南等有助于传播保留半月板的理念。

参考文献

[1] Ahn JH, Wang JH, Yoo JC. Arthroscopic all-inside suture repair of medial meniscus lesion in anterior cruciate ligament-deficient knees: results of second-look arthroscopies in 39 cases. Arthroscopy, 2004, 20: 936-945.

[2] Arnoczky SP, Cooper TG, Stadelmaier DM, et al. Magnetic resonance signals in healing menisci: an experimental study in dogs. Arthroscopy, 1994, 10: 552-557.

[3] Bach Jr BR, Dennis M, Balin J, Hayden J. Arthroscopic meniscal repair: analysis of treatment failures. J Knee Surg, 2005, 18: 278-284.

[4] Beaufils P, Cassard X. Meniscal repair. Rev Chir Orthop Reparatrice Appar Mot, 2004, 90: 3S49-75.

[5] Beaufils P, Hulet C, Dhénain M, et al. Clinical practice guidelines for the management of meniscal lesions and isolated lesions of the anterior cruciate ligament of the knee in adults. Orthop Traumatol Surg Res, 2009, 95: 437-442.

[6] Beaufils P. Synthesis -indications. In: Beaufils P, Verdonk R, editors. The meniscus. Berlin/New York: Springer, 2010: 235-238.

[7] Bhattacharyya T, Gale D, Dewire P, et al. The clinical importance of meniscal tears demonstrated by magnetic resonance imaging in osteoarthritis of the knee. J Bone Joint Surg Am, 2003, 85A: 4-9.

[8] Biedert RM. Treatment of intrasubstance meniscal lesions: a randomized prospective study of four different methods. Knee Surg Sports Traumatol Arthrosc, 2000, 8: 104-108.

[9] Chatain F, Robinson AH, Adeleine P, et al. The natural history of the knee following arthroscopic medial meniscectomy. Knee Surg Sports Traumatol Arthrosc, 2001, 9: 15-18.

[10] Costa CR, Morrison WB, Carrino JA. Medial meniscus extrusion on knee MRI: is extent associated with severity of degeneration or type of tear? AJR Am J Roentgenol, 2004, 183: 17-23.

[11] Eggli S, Wegmuller H, Kosina J, et al. Long-term results of arthroscopic meniscal repair. An analysis of isolated tears. Am J Sports Med, 1995, 23: 715-720.

[12] Englund M, Roos EM, Lohmander LS. Impact of type of meniscal tear on radiographic and symptomatic knee osteoarthritis: a sixteen-year follow up of meniscectomy with matched controls. Arthritis Rheum, 2003, 48: 2178.

[13] Fairbank TJ. Knee joint changes after meniscectomy. J Bone Joint Surg Am, 1948, 30B: 664-670.

[14] Haas AL, Schepsis AA, Hornstein J, et al. Meniscal repair using the FasT-Fix all-inside meniscal repair device. Arthroscopy, 2005, 21: 167-175.

[15] Hede A, Hempel-Poulsen S, Jensen JS. Symptoms and level of sports activity in patients awaiting arthroscopy for meniscal lesions of the knee. J Bone Joint Surg Am, 1990, 72A: 550-552.

[16] Herrlin S, Hallander M, Wanger P, et al. Arthroscopic or conservative treatment of degenerative medial meniscal tears: a prospective randomised trial. Knee Surg Sports Traumatol Arthrosc, 2007, 15: 393-401.

[17] Horibe S, Shino K, Maeda A, et al. Results of isolated meniscal repair evaluated by second-look arthroscopy. Arthroscopy, 1996, 12: 150-155.

[18] Kotsovolos ES, Hantes ME, Mastrokalos DS, et al. Results of all-inside meniscal repair with the FasT-Fix meniscal repair system. Arthroscopy, 2006, 22: 3-9.

[19] Koukoulias N, Papastergiou S, Kazakos K, et al. Clinical results of meniscus repair with the meniscus arrow: a 4-to 8-year follow-up study. Knee Surg Sports Traumatol Arthrosc, 2007, 15: 133-137.

[20] Lozano J, Ma CB, Cannon WD. All-inside meniscus repair: a systematic review. Clin Orthop Relat Res, 2007, 455: 134-141.

[21] Majewski M, Stoll R, Widmer H, et al. Midterm and long-term results after arthroscopic suture repair of isolated, longitudinal, vertical meniscal tears in stable knees. Am J Sports Med, 2006, 34: 1072-1076.

[22] Moseley JB, O'Malley K, Petersen NJ, et al. A controlled trial of arthroscopic surgery for osteoarthritis of the knee. N Engl J Med, 2002, 347(2): 81-88.

[23] Noble J, Erat K. In defense of the meniscus. J Bone Joint Surg, 1980, 62A: 7-11.

[24] Pujol N, Panarella L, Ait Si Selmi T, et al. Meniscal healing after meniscus repair: a CT arthrography assessment. Am J Sports Med, 2008, 36: 1489-1495.

[25] Pujol N, Beaufils P. Healing results of meniscal tears left in situ during anterior cruciate ligament reconstruction: a review of clinical studies. Knee Surg Sports Traumatol Arthro-

sc,2009,17:396-401.
[26] Pujol N. Meniscus repair. In:Beaufils P,Verdonk R, editors. The meniscus. Berlin/New York:Springer,2010:229-234.
[27] Pujol N,Barbier O,Boisrenoult P,et al. Amount of meniscal resection after failed meniscal repair. Am J Sports Med, 2011, 39: 1648-1652.
[28] Pujol N,Bohu Y,Boisrenoult P,et al. Clinical outcomes of open meniscal repair of horizontal meniscal tears in young patients. Knee Surg Sports Traumatol Arthrosc, 2012, Jun 14. [Epub ahead of print].
[29] Rockborn P,Gillquist J. Results of open meniscus repair. Long-term follow-up study with a matched uninjured control group. J Bone Joint Surg Br,2000,82:494-498.
[30] Rockborn P,Messner K. Long-term results of menis-cus repair and meniscectomy:a 13-year functional and radiographic follow-up study. Knee Surg Sports Traumatol Arthrosc,2000, 8:2-10.
[31] Shelbourne KD,Dersam MD. Comparison of partial meniscectomy versus meniscus repair for bucket-handle lateral meniscus tears in anterior cruciate ligament reconstructed knees. Arthroscopy,2004,20:581-585.
[32] Siebold R,Dehler C,Boes L,et al. Arthroscopic all-inside repair using the meniscus arrow:long-term clinical follow-up of 113 patients. Arthroscopy,2007,23:394-399.
[33] Siparsky P, Ryzewicz M, Peterson B, et al. Arthroscopic treatment of osteoarthritis of the knee:are there any evidence-based indications? Clin Orthop Relat Res, 2007, 455: 107-112.
[34] Smillie IS. Injuries of the knee joint. 4èmeth ed. Edinburgh:Churchill Livingstone,1978.
[35] Steenbrugge F, Van Nieuwenhuyse W, Verdonk R,et al. Arthroscopic meniscus repair in the ACL-deficient knee. Int Orthop,2005,29: 109-112.
[36] Steenbrugge F, Verdonk R, Verstraete K. Long-term assessment of arthroscopic meniscus repair:a 13-year follow-up study. Knee, 2002,9:181-187.
[37] Stein T,Mehling AP,Welsch F,et al. Long-term outcome after arthroscopic meniscal repair versus arthroscopic partial meniscectomy for traumatic meniscal tears. Am J Sports Med,2010,38:1542-1548.
[38] Tuckman DV, Bravman JT, Lee SS, et al. Outcomes of meniscal repair:minimum of 2-year follow-up. Bull Hosp Jt Dis, 2006, 63: 100-104.
[39] van Trommel MF,Simonian PT,Potter HG, et al. Different regional healing rates with the outside-in technique for meniscal repair. Am J Sports Med,1998,26:446-452.
[40] Venkatachalam S, Godsiff SP, Harding ML. Review of the clinical results of arthroscopic meniscal repair. Knee,2001,8:129-133.
[41] Vyas D, Harner CD. Meniscus root repair. Sports Med Arthrosc,2012,20:86-94.
[42] Weiss CB, Lundberg M, Hamberg P, et al. Non-operative treatment of meniscal tears. J Bone Joint Surg Am,1989,71:811-822.
[43] Zanetti M,Pfirrmann CW,Schmid MR,et al. Patients with suspected meniscal tears:prevalence of abnormalities seen on MRI of 100 symptomatic and 100 contralateral asymptomatic knees. Am J Roentgenol, 2003, 181: 635-641.

第 14 章　膝关节同种异体半月板移植

第 1 节　适应证 …………………… 222
第 2 节　禁忌证 …………………… 223
第 3 节　半月板移植技术 ………… 223
　一、术前注意事项 ………………… 223
二、手术技术 ……………………… 223
第 4 节　康复 ……………………… 227
第 5 节　总结 ……………………… 227
参考文献 …………………………… 227

第 14 章
膝关节同种异体半月板移植

René Verdonk, Peter Verdonk, Marie Van Laer, Karl Fredrik Almqvist

摘要 同种异体半月板移植已成为特定患者的有效治疗方法。几乎所有短期和长期（10年以上随访）研究都报道了患者疼痛和功能方面改善的情况和满意度。

客观地说，大多数患者的体检结果有所改善。在影像学方面，关节间隙变窄只有在长期随访中才有显著改进。在磁共振成像（magnetic resonance imaging，MRI）方面，数年后可见萎缩，但使用冻干移植物萎缩的更多。从组织学上看，可见移植物再生不全。二次关节镜通常显示关节囊愈合良好。在最近的一项长期研究中，根据 MRI 和影像学标准，许多患者软骨停止退变，提示软骨具有保护作用。

但是，如何评估半月板移植成功仍缺乏共识，这增加了研究结果的比较难度。笔者认为，关节间隙变窄的 X 线测量及同种异体半月板移植 MR 信号变化是最好的评估工具，但仍需使用良好的临床评估系统，如国际膝关节文件委员会（the International Knee Documentation Committee，IKDC）和特殊外科医院（the Hospital for Special Surgery，HSS）评分系统。

关键词 禁忌证·膝关节·内侧半月板·外侧半月板·半月板同种异体移植物的适应证·康复·关节镜技术·开放技术

第 1 节 适 应 证

根据目前建议，同种异体半月板移植适用于 3 种特定的临床背景。

1. 有半月板切除术史，半月板缺损部位局部疼痛，膝关节稳定，无肢体对线不良，关节软骨出现轻微的退行性改变[根据国际软骨修复学会（the International Cartilage Repair Society，ICRS）分类系统（表 7-14-1），不大于 3 级]的年轻患者，考虑为该手术的理想人群。一些研究[1-6]表明，在骨关节炎（Outterbridge 3～4 级）情况下，可通过同种异体半月板移植显著改善疼痛及功能。由于外侧筋膜室恶化较快[7]，较为常见的适应证是症状性外侧筋膜室半月板缺损。

2. 有内侧半月板切除术合并前交叉韧带（anterior cruciate ligament，ACL）重建术史，并可能受益于内侧半月板功能性稳定性增加的前交叉韧带缺陷患者。笔者认为，同种异体半月板移植物对 ACL 移植物的保护作用与半月

R. Verdonk (✉) · M. Van Laer
Department of Orthopaedic Surgery and Traumatology,
Ghent University Hospital, Ghent, Belgium
e-mail: rene.verdonk@ugent.be

P. Verdonk
Department of Orthopaedic Surgery and Traumatology,
Monica Ziekenhuizen, Antwerpen, Belgium

K.F. Almqvist
Department of Orthopaedic Surgery and Traumatology,
Gent State University, Ghent, Belgium

板对 ACL 移植物的保护作用相当。

3. 为避免早期关节退变，一些医生还考虑对半月板全切除的年轻、体格健壮的患者在出现症状前进行半月板移植[8]。但迄今为止的结果表明，术后还无法恢复高强度运动。

表 7-14-1　国际软骨修复协会软骨损伤评估系统

0 级	正常
1 级	浅表性病变，软化、裂隙或裂缝
2 级	病变，糜烂或溃疡＜50%
3 级	部分厚度缺损＞50%，但＜100%
4 级	溃疡和骨外露

第 2 节　禁忌证

晚期软骨退变被认为是同种异体半月板移植的禁忌证，虽然一些研究表明软骨退变并不是手术失败的主要因素[9]。一般情况下，根据 ICRS 分类系统，3 级以上的关节软骨损伤，其累及关节面面积不大。局部软骨缺损可同时治疗，因为半月板移植和软骨修复或重建在愈合及预后方面可相互受益[10]。软骨细胞移植或骨软骨移植应在完成半月板移植之后进行，以避免同种异体半月板植入过程中意外损伤骨块或移植物[11]。明显骨赘形成或股骨髁扁平化的影像学证据表明术后结果较差，因为这些结构上的变化会改变股骨髁的形态[12]。一般情况下，＞50 岁的患者软骨损伤很多，是非理想型手术人选。关节轴向对线不良会对同种异体移植物施加异常压力，导致移植物松动、变性及坏死[12]。与对侧肢体的机械轴相比，如果受累腔隙偏离＞2°，应考虑截骨矫正术。内翻或外翻畸形可采用分期或同步胫骨高位或股骨远端截骨术进行治疗[11]。但如果与其他手术相结合，目前尚不清楚手术的哪些方面可缓解如缓解疼痛

等症状[12]。半月板移植的其他禁忌证包括肥胖、骨骼不成熟、膝关节不稳定（可结合移植术解决）、滑膜疾病、炎症性关节炎、关节感染史及明显股骨髁扁平化。

第 3 节　半月板移植技术

一、术前注意事项

与使用深冷冻同种异体移植物的情况不同，活性同种异体移植物从获取到移植必须有严格的时间进度控制。活性同种异体半月板的移植表明，可使用获取之后立即进行体外培养的活性供区组织。移植物的尺寸是正确植入的关键。对于深冷冻移植物，在校准的 X 线上测量受体胫骨平台的内侧和前后长度，并将其转移到组织库。由于只有一个供体和有限数量的受体，活性同种异体半月板的尺寸选择更为有限，根据相应供体-受体身高及体重标准选择最合适的受体。一旦认定患者是该类型手术的人选之后，需要制备 30～50 ml 自体血清，并在 −21℃ 下冷冻。活性同种异体半月板的等待时间平均为 2 个月，在笔者机构为 14 天至 6 个月不等。获取合适尺寸的同种异体半月板之后，应通知患者并在接下来的 14 天内准备手术。

二、手术技术

（一）概述

本章节的目的是介绍内侧和外侧同种异体半月板移植术作为开放性手术或关节镜辅助手术。这 2 种技术都主要使用同种异体半月板边缘的软组织固定。关节镜技术还对前角和后角进行经骨固定，但开放性手术中在前角使用一个标签，用于固定软组织和骨。

(二)麻醉和手术准备

开放性手术和关节镜手术中麻醉和手术准备的内容是相同的。

外科医生、麻醉师和患者之间经协商,并依据患者年龄、共患病及既往的麻醉史选择麻醉的方式。优先选择全身麻醉。

患者仰卧于手术台上。侧面搁腿架置于止血带高度位置,腿部屈曲90°。使用脚架,根据需要腿部屈曲90°和110°。标记之前的皮肤切口。肢体失血过多,则对止血带充气。然后使用葡萄糖酸氯己定-乙醇溶液,对肢体进行准备,并覆盖到大腿中部水平。

(三)开放性手术中同种异体移植物的准备

如前所述,使用3个25号针将同种异体移植物放置并固定于特别设计的软木板上[13]。使用手术刀,在半月板滑膜结合处将残余滑膜组织从同种异体半月板上剔除并丢弃。

同种异体移植物的上侧标有亚甲蓝皮肤标记物。

通过移植物后角、主体和前角,每3~5mm放置2-0聚二氧六环酮水平手术缝合线(穿在双通道小针上的PDS II缝合线)或2-0不可吸收的聚丙烯缝合线(穿在双通道小针上的Prolene缝合线),并固定在特别设计的缝合支架(支架A)上。资深外科医生倾向于使用2-0 Prolene缝合线缝合后角,因为这种缝合材料所用缝合针略小,因此,在更为狭窄的关节后间隙更易于进行手术处理。缝合线从后往前依次固定在缝合支架上。通常需要缝6~8根缝合线以覆盖完整的同种异体移植物。

(四)开放性同种异体半月板移植术

膝关节屈曲90°,做一约8cm的内侧或外侧髌旁切口,进入受累的膝关节腔室。然后打开关节囊,横切残留半月板的前角。

对于外侧手术,髂胫束从其远端在骨膜下释放。为进一步打开外侧腔室,通过股骨侧行弧形截骨术分离出外侧副韧带(lateral collateral ligament, LCL)和腘肌肌腱(popliteus tendon, PT)(图7-14-1)。截骨术骨块中心用2.7mm骨钻预先钻孔,便于之后用螺钉和垫圈再固定。从8点钟位置至4点钟位置按顺时针方向进行截骨术,深约1.5cm,呈圆锥形。使用骨钳轻轻取出骨块,然后使用骨凿从4点钟至8点钟位置向下完成截骨术。通过膝关节4字形体位屈曲70°~90°,即足横跨对侧肢体,可轻易打开外侧关节间隙1~2cm。

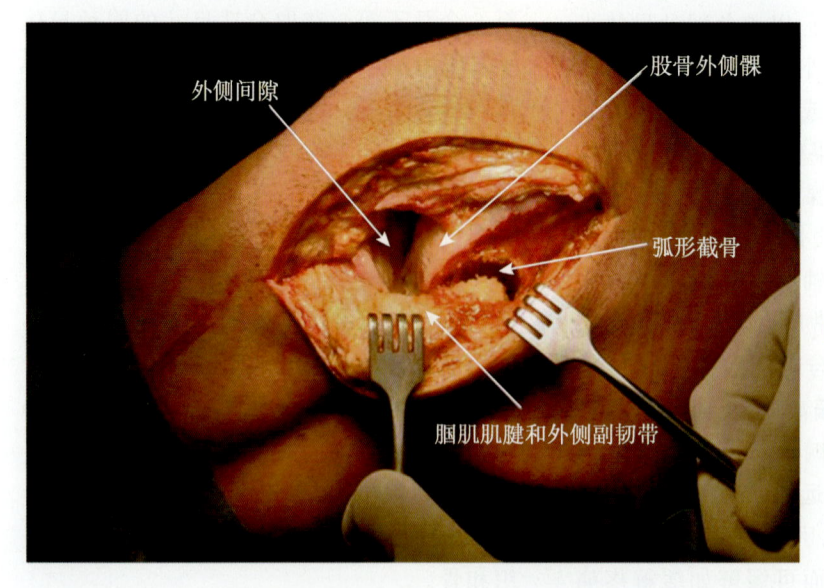

图7-14-1 开放性同种异体半月板移植术。为进一步打开外侧腔室,在股骨侧行弧形截骨术分离出膝关节外侧副韧带和腘肌肌腱

对于内侧手术,使用骨凿在股骨侧分离内侧副韧带[14]。使用直骨凿在内侧股骨髁水平取得片状截骨(0.5～1.0 cm 厚度)。内侧副韧带后面的软组织具有连续性。轻轻将膝关节置于外翻位置,就能打开内侧腔室。

最好先使用手术刀,之后再使用关节镜器械将残留半月板向前修剪成稳定的半月板边缘。大多数情况下,后角仍完好,并与胫骨平台相连。后角也要修整,以适合同种异体移植物。半月板边缘手术时需格外注意,因其是封装膝关节内侧或外侧腔室的强大包膜。

然后,在前面使用小的蚊式钳对半月板残留水平进行标记,用作后面移植物固定正确水平的界标。接着,将预先制备的活性同种异体半月板引入膝关节腔室内。从后往前依次从缝合支架中取出缝线,然后均于内侧从下往上依次穿过半月板边缘,并从后往前传送至第 2 个缝合支架(支架 B)。外侧移植物也要缝合到腘肌肌腱。笔者在关节镜随访中发现腘肌裂孔可自然重建。在此手术阶段,半月板前角的止点尚未缝合。一旦从支架 A 经过半月板边缘(腘肌肌腱)再到支架 B 的顺序完成缝合后,再从后往前轻轻拉动各缝合线,将同种异体移植物引入腔室中。通常,该过程需逐步进行,将移植物牢固装配到半月板边缘。然后将缝合结系牢并切割。通常还需尖细的引线器和推结器来拉紧后面的缝合线。膝关节再次正常屈曲 90°。侧副韧带和腘肌肌腱的骨碎片使用 35 mm 或 40 mm 带垫圈的 2.9 mm AO 骨松质螺钉进行再定位及固定。然后使用锚将移植物后角固定到胫骨。止血后使用中断性 Vicryl 1-0 十字缝合 Hoffa 脂肪垫和膝关节囊。

(五)关节镜下手术的移植物准备

使用 3 个 25 号针将同种异体移植物放置并固定于特别设计的软木板上。使用手术刀,在半月板滑膜结合处将残余滑膜组织从同种异体半月板上剔除并丢弃。

同种异体移植物的上侧标有亚甲蓝皮肤标记物。

不可吸收的高强度缝合线置于同种异体移植物的前角和后角。通常,移植物角内边缘和角外边缘各缝 3 针。另外,内侧或外侧同种异体移植物的后内侧角或后外侧角分别置有 1 条垂直的不可吸收缝合线(Ethibond 2-0)。对于外侧移植物,后外侧缝合线正好位于腘肌裂孔前方,在关节镜下操作时可当作界标(图 7-14-2)。

(六)关节镜辅助的外侧同种异体半月板移植术

应用经典前内侧和前外侧入路。另做一个非常靠内的前内侧入口,以便于清创及切除原外侧半月板的前部。使用刮刀和打孔器,将残留半月板清除至半月板边缘水平。

带低尖端的改良膝关节 ACL 瞄准设备,通过内侧入口插入,并置于 ACL 后方外侧半月板的解剖后角部位(图 7-14-3)。用导针先钻孔,然后再使用 4.5 mm 管状钻进行扩钻。从外至内通过隧道引入双环金属线,使用关节镜下抓紧器将其拉起,并通过外侧入口拉出。接着将缝合器从外至内从

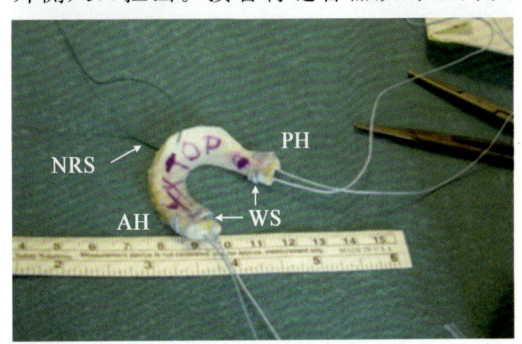

图 7-14-2 为关节镜下半月板移植术制备的外侧半月板同种异体移植物。前角(anterior horn,AH)和后角(posterior horn,PH)内缘和外缘的锁边缝合(whipstiches,WS)。一条垂直的不可吸收缝合线(non-resorbable suture,NRS)置于后外侧角,位于腘肌裂孔前方

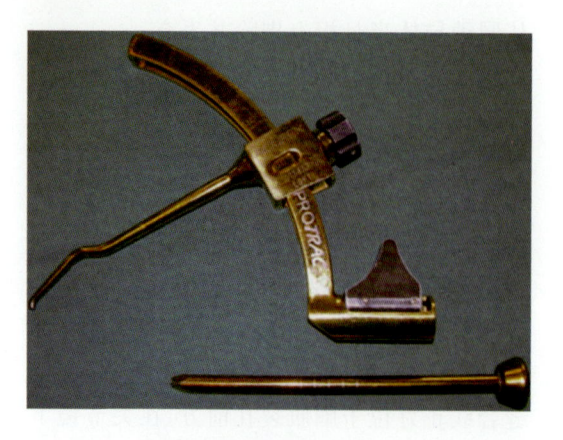

图 7-14-3 带低尖端的改良膝关节 ACL 瞄准设备。该设备置于外侧半月板的解剖后角部位,位于 ACL 后方

外侧副韧带和腘肌肌腱正前方 2 次引入关节内:第 1 次在原来半月板边缘正下方,第 2 次在半月板边缘上方(图 7-14-4)。拾起环形线,再次通过外侧入口拉出。接着,使用双环形金属线和双环形穿引线拉动后角以牵引缝合线和后外侧牵引缝合线。然后逐渐拉动后外侧牵引缝合线和后角牵引缝合线,通过扩大的外侧入口将制备的外侧同种异体移植物引入外侧腔室。注意,引入之后移植物不得翻转,拉线不得缠绕。后角采用双环形金属线可大大降低拉线缠绕风险。

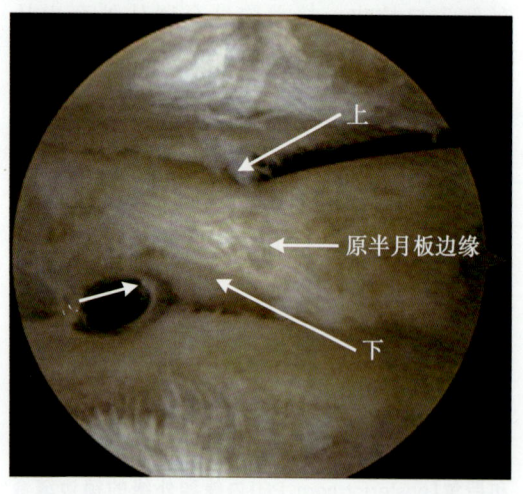

图 7-14-4 缝线穿引器(Acupass® Ap)从外至内引入 2 次,于外侧副韧带和腘肌肌腱前方、原来半月板边缘的上方和下方

正确定位后角。通过再次拉动后外侧角或后角牵引线可以稍微修改其位置,使其更靠向后外侧角或更靠向后角。使用 1 个或 2 个全内半月板固定设备将移植物固定到半月板边缘。固定应从后外侧角开始。随后,从内向外使用水平 Ethibond 2-0 缝合线固定移植物主体部分。从外到内使用 PDS 或 Ethibond 2-0 缝合线固定前角。

在缝合线打结之前,将前角引入膝关节,确定并准备解剖植入位置,方法与后角骨道相同。如有必要,略调整其位置,使其与移植物位置协调。按照与后角类似的方法来准备前角骨道,并拉动牵引缝合线。

首先,半月板由内向外缝合、打结。随后,在胫骨前内侧骨桥上将前角和后角牵引缝线相互打结。该过程通过经骨缝合线固定来拉动前角和后角,减少了关节囊伸展的可能性,以及与半月板移植物相连的原来半月板边缘伸展的可能性。

(七)关节镜辅助的内侧同种异体半月板移植术

内侧同种异体半月板移植术与外侧同种异体半月板移植术的手术过程相似。但有些步骤不同,本章节会加以强调。

除了经典的前内侧入路和前外侧入路外,还应使用后内侧入路以确定原来半月板的后角附着物(图 7-14-5)。使用相同的骨钻导引器制备经骨隧道。骨道应从胫骨的前外侧开始制备。该方向更符合牵引缝合线上的作用力。

与外侧同种异体移植物一样,使用后内侧牵引缝合。但在内侧,笔者缺少如外侧的腘肌裂孔等明显的解剖标志。

某些情况下,原来内侧半月板的前角在胫骨平台非常靠前,导致胫骨前隧道很短。

关于软组织和骨块固定的特别说明[15-19]:最近的一项尸体研究表明,尽管骨固定和软组织固定这两种技术的结构类似,但骨固定优于软组织固定技术。研究还表明,如果植入不当,骨固定也会增加软骨损

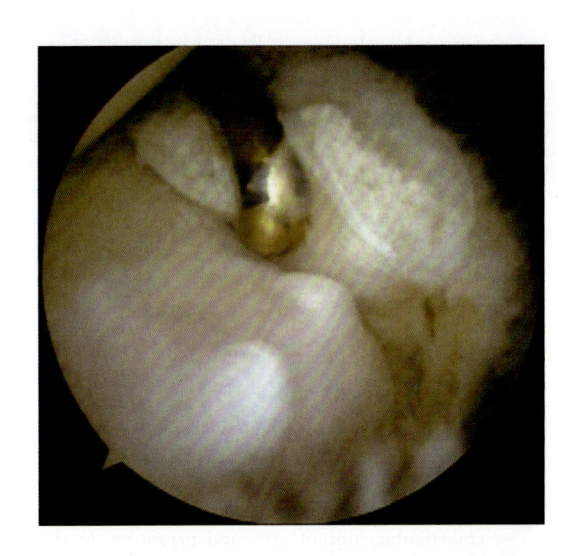

图 7-14-5 关节镜透视图:关节镜辅助下的内侧同种异体半月板移植中所用的后内侧入路。通过髁间窝引入订制的前交叉韧带重建导向器,在原内侧半月板解剖后角置入

伤的风险,并且由于同种异体骨的存在,也会增加免疫潜力。根据笔者的经验,如果使用骨固定,那么完美的移植物的尺寸匹配至关重要。位置不当的骨块或骨塞可导致覆盖软骨损伤。如果移植物过小,则需要从内到外过度拉紧缝合线,并可能导致软组织固定失败。因此,通常主张使用骨塞或骨块以防止移植物过大或过小。单独骨塞与单个骨块相比更具优势,尤其植入灵活性更好。此外,直骨块有时还需牺牲 ACL 的部分后外侧纤维。

如今,软组织或骨块固定之间尚无临床和(或)影像学差异。

第 4 节 康 复

康复疗法主要侧重于提供关节活动性,而不危及移植物的向内生长和愈合。因此,规定先进行 3 周的非负重训练,再进行 3 周部分负重训练(体重的 50%)。术后第 6~10 周全负重训练。护膝装置的使用为非必需,主要取决于患者的形态和轮廓。出于同样的原因,前 2 周限制活动度(0°~30°),每 2 周增加 30°。

术后第 1 天起开始等长肌肉张力和共同收缩运动。但前 3 周禁止直伸抬腿。3 周后开始训练本体感觉。

6 周后可游泳,12 周后骑车,20 周后逐渐开始跑步。

第 5 节 总 结

综上所述,有充分的证据支持半月板切除术后膝关节疼痛患者中进行同种异体半月板移植,并遵循相关适应证要求。大部分患者可显著缓解疼痛并改善生理功能。在约 70% 的患者中,上述改善都具有持久性。根据 X 线片和 MRI 结果,部分患者未出现进一步软骨退变,表明有潜在软骨保护作用。在已发表的研究中,主要问题是缺少非手术治疗的对照群组,所以难以确定该类型疗法真正的软骨保护作用。根据目前的结果,同种异体半月板移植不再作为半月板切除术后膝关节疼痛患者的实验性手术。

参考文献

[1] Cameron JC, Saha S. Meniscal allograft transplantation for unicompartmental arthritis of the knee. Clin Orthop, 1997, 337: 164-171.

[2] Noyes FR, Barber-Westin SD. Irradiated meniscus allografts in the human knee: a two to five year fol-low-up. Orthop Trans, 1995, 19: 417.

[3] Verdonk PCM, Demurie A, Almqvist KF, et al. Transplantation of viable meniscal allograft: survivorship analysis and clinical outcome of one hundred cases. J Bone Joint Surg Am, 2005, 87: 715-724.

[4] Ryu RK, Dunbar VWH, Morse GG. Meniscal allograft replacement: a 1-year to 6-year expe-

rience. Arthroscopy,2002,18:989-994.

[5] Stone KR,Walgenbach AW,Turek TJ,et al. Meniscus allograft survival in patients with moderate to severe unicompartmental arthritis: a 2-to 7-year followup. Arthroscopy,2006,22(5):469-478.

[6] Bhosale AM,Myint P,Roberts S,et al. Combined autologous chondrocyte implantation and allogenic meniscus transplantation:a biological knee replacement. Knee,2007,14(5):361-368.

[7] Walker PS,Erkman MJ. The role of the menisci in force transmission across the knee. Clin Orthop,1975,109:184-192.

[8] Johnson DL, Bealle D. Meniscal allograft transplantation. Clin Sports Med,1999,18:93-108.

[9] Cole BJ,Carter TR,Rodeo SA. Allograft meniscal transplantation: background, techniques,and results. Instr Course Lect,2003,52:383-396.

[10] Rodeo SA. Meniscal allografts-where do we stand? Am J Sports Med,2001,29:246-261.

[11] Cole BJ, Cohen B. Chondral injuries of the knee. A contemporary view of cartilage restoration. Orthop Spec Ed,2000,6:71-76.

[12] Rijk PC. Meniscal allograft transplantation-part Ⅰ: background, results, graft selection and preservation,and surgical considerations. Arthroscopy,2004,20:728-743.

[13] Verdonk PC,Demurie A,Almqvist KF,et al. Transplantation of viable meniscal allograft. Surgical technique. J Bone Joint Surg Am,2006,88:109-118.

[14] Goble EM,Verdonk R,Kohn D. Arthroscopic and open surgical techniques for meniscus replacement-meniscal allograft transplantation and tendon autograft transplantation. Scand J Med Sci Sports,1999,9(3):168-176.

[15] Messner K,Verdonk R. It is necessary to anchor the meniscal transplants with bone plugs? A mini-battle. Scand J Med Sci Sports,1999,9(3):186-187.

[16] Paletta Jr GA,Manning T,Snell E,et al. The effect of allograft meniscal replacement on intraarticular contact area and pressures in the human knee. A biomechanical study Am J Sports Med,1997,25:692-698.

[17] Huang A,Hull ML,Howell SM. The level of compressive load affects conclusions from statistical analyses to determine whether a lateral meniscal autograft restores tibial contact pressure to normal:a study in human cadaveric knees. J Orthop Res,2003,21:459-464.

[18] Chen MI,Branch TP,Hutton WC. Is it important to secure the horns during lateral meniscal transplantation? A cadaveric study. Arthroscopy,1996,12:174-181.

[19] Alhalki MM,Howell SM,Hull ML. How three methods for fixing a medial meniscal autograft affect tibial contact mechanics. Am J Sports Med,1999,27:320-328.

第15章 应用软骨细胞移植修复骨软骨缺损

第1节 概述 …………………… 230
第2节 手术适应证 …………… 231
第3节 术前调查 ……………… 231
第4节 影像学检查 …………… 231
　　　手术技术（ACIC 和 MACI）…… 232
第5节 基质辅助软骨细胞移植 … 234
第6节 结果 …………………… 235
第7节 影响结果的因素 ……… 236
　　　并发症 ………………… 236
第8节 总结 …………………… 236
参考文献 ……………………… 236

第 15 章
应用软骨细胞移植修复骨软骨缺损

George Bentley，Panagiotis D. Gikas

摘要 目前，自体软骨细胞移植已成功治疗了许多例膝关节骨软骨损伤。本文将详细介绍其适应证、术前准备、手术技术、术后处理及康复疗法。基质辅助软骨细胞移植（matrix-assisted chondrocyte implantation，MACI）和"多层"修复等一些较新的技术可填补深层骨缺损，也可用于重新对齐的胫股关节的前交叉韧带修复和关节周围截骨。关节轨迹运行不良的情况下，胫股关节的重新对齐手术至关重要。10 年公布的结果显示，80％患者的疗效令人满意。

有利于手术成功的因素有：①早期治疗；②年轻活跃患者；③无膝关节既往手术史；④股骨髁损伤；⑤BMI 低；⑥不吸烟患者。

未来发展更注重较为复杂的细胞技术（遗传基因选择细胞、生长因子和干细胞）、微创手术和快速康复，这些技术有望改善疗效，并可长期预防"早发性"骨性关节炎及明确骨关节炎的治疗方法。

关键词 关节软骨·自体软骨细胞移植（autologous chondrocyte implantation，ACI）·并发症·影像学·基质辅助软骨细胞移植·疗效·术前准备·修复·手术适应证·手术技术：ACIC、MACI

第 1 节 概 述

膝关节表面的骨软骨和软骨损伤是造成年轻患者疼痛和残疾的主要原因，如不治疗，则可能会发展为"早发性"骨关节炎。过去 15 年内的多项研究显示了再生手术的短期收益，但长期收益甚少[1-4]。骨软骨缺损的发生率尚不明确，但据一些学者报道，膝关节损伤和关节血肿的患者，尤其在运动损伤，特别是累及韧带的情况下，出现骨软骨缺损的比例为 10％～25％[5-7]。其他导致骨软骨缺损的原因，如剥脱性骨软骨炎和髌骨软化症也很重要，但要罕见得多。

如要对这些患者进行治疗，需要注意的是，外科医生及其团队在关节镜使用及膝关节疼痛和残疾的对因治疗方面应具备丰富的经验。

临床上，患者表现为深部疼痛，运动后加剧，通常还伴有"卡顿感""打软腿"和关节交锁，特别在有松散碎骨块及软骨碎片或半月板撕裂的情况下。患者通常有高强度接触性运动史。

G. Bentley (✉)
University College London, London, UK
Royal National Orthopaedic Hospital, Stanmore, Middlesex, UK
e-mail: profgbentley@btinternet.com

P. D. Gikas
The London Sarcoma Service, Royal National Orthopaedic Hospital, Stanmore, Middlesex, UK

West Hertfordshire Hospitals NHS Trust, Watford and St. Albans Hospitals, Watford, UK
e-mail: panosgikas@me.com

G. Bentley (ed.), *European Surgical Orthopaedics and Traumatology*,
DOI 10.1007/978-3-642-34746-7_262, © EFORT 2014

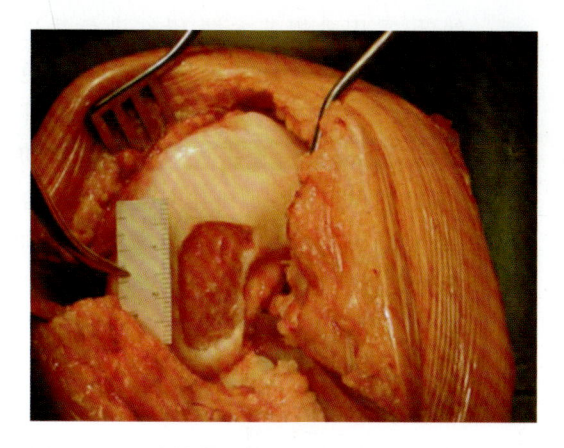

图 7-15-3　为软骨细胞移植而制备的股骨内侧髁缺损

然后使用微型注射器,通过膜片后面的 2 mm 导管注入软骨细胞悬液。若膜片保持干燥,随着细胞悬液浸润膜片,可见缺损部位逐渐被填满,形成潮标(图 7-15-4)。应用纤维蛋白胶涂抹缺损边缘,可确保溶液中的细胞不渗漏。当细胞完全填满缺损部位时,在导管通过处的上方进行缝合,并用纤维蛋白胶密封缺损部位,如有需要,还可在插入导管的部位缝合 1~2 条缝线。

手术结束时,轻轻完成膝关节全活动度动作。重新检查移植物,确保黏合胶与膝关节软组织之间,以及与移植物之间无粘连,且无移位。

然后,采用多层皮内缝合技术进行缝合。使用 Paris back-slab 石膏将腿部封闭于压迫绷带内。腿部抬高,术后立即锻炼股四头肌,积极做足部运动。

术后第 1 天,患者在使用压迫绷带和石膏托的前提下,可完全负重站起,48 h 后改用圆筒石膏支具。之后,患者可使用肘拐支撑进行活动,但需始终完全负重。10 天后,移除石膏支具,依照严格的物理治疗方案积极活动。继续使用拐杖 6 周,以助患者维持平衡。

6 周后,弃用拐杖,鼓励患者膝关节完全活动。此阶段,患者可从较轻的划船、游泳运动开始,并根据物理治疗方案逐渐加大难度。

6 个月后,可轻度慢跑,做一些日常活动,但应避免下蹲或下跪动作,膝关节部位避免冲击和扭转。

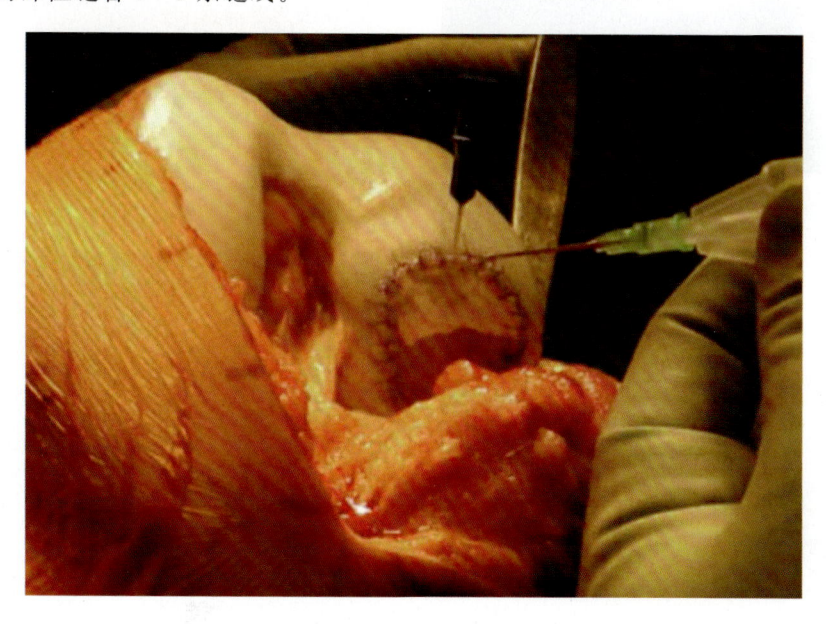

图 7-15-4　将软骨细胞悬液注入 Ⅰ/Ⅲ 胶原型膜片后侧,将膜片缝合到缺损边缘处。细胞悬液充满缺损部位时,可清楚看到"潮标"

12个月后,进行关节镜下检查,如结果满意,可恢复完全活动。

(三)1年后关节镜复查

1年后行关节镜下检查以确保移植物符合要求,且患者可安全地开始恢复所有活动。在行关节镜检查时,根据ICRS准则检查移植物结合度、缺损填充深度、表面一致性及表面光滑度。其中,得分最高的参数可达2分(图7-15-5)。

(四)移植物活检

如果可以,笔者所在科室习惯使用直径2.5 mm的Jamshedie针在移植物中心取组织活检,垂直于缺损表面进入,取膝关节软骨与骨的骨芯。

然后,采用常规苏木精-伊红染色法进行组织学检查,同时还可采用番红-O染色检测蛋白多糖及其他染色(如S100检测Ⅱ型胶原)。另外,通过偏振光显微镜观察切片,观察修复材料中胶原纤维与周围的配合情况,以及是否有"潮标"(说明移植组织与软骨下骨正常附着)。

修复材料有以下几种:①透明状软骨(图7-15-6);②透明软骨和纤维软骨混合;③纤维软骨;④纤维组织。

在12个月时进行MRI扫描,评估软骨的修复质量,更重要的是评估软骨下骨的状况。

第5节 基质辅助软骨细胞移植

ACI(C)技术中已经出现了一些问题,

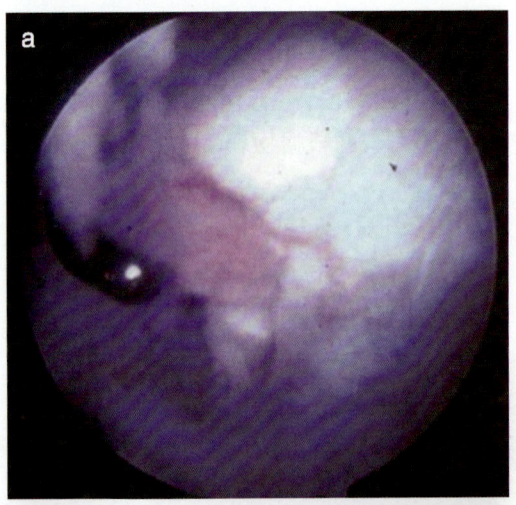

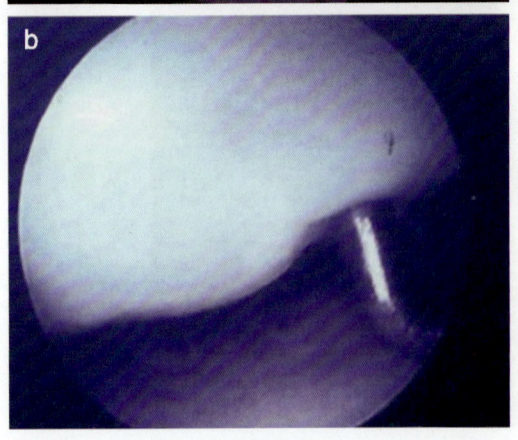

图7-15-5 a.术前关节镜下的外观(显示全层软骨缺损);b.术后1年的关节镜检查(显示透明状软骨完全愈合)

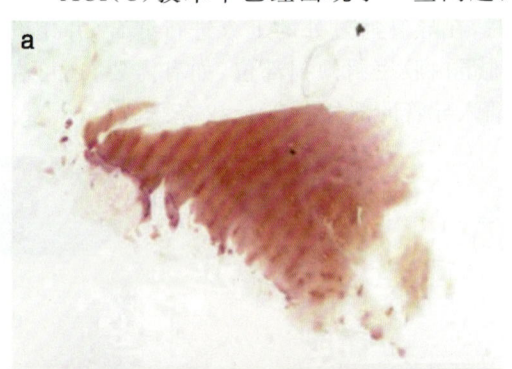

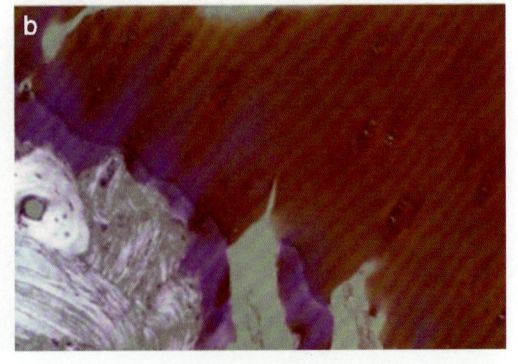

图7-15-6 a.透明状软骨的组织学外观(番红O染色×10);b.高清显示带"潮标"的透明状软骨,提示软骨与软骨下骨相粘连

包括细胞可能会从缺损处渗漏,多根缝合线可能造成周围软骨损伤。MACI 技术可避免使用缝合线(还可减少手术时间)。在培养阶段的最后 1 周,细胞贴膜生长可确保细胞在缺损部位均匀分布。还可防止缺损部位细胞渗漏。

在 MACI 技术中,有细胞附着的 I/III 型胶原膜片被送入手术室内(图 7-15-7)。在左下角切除一个小方块,以便细胞表面面向手术医生。切下关节软骨中的缺损板,用于切割一块带细胞的膜片来填充缺损部位。缺损部位滴几滴纤维蛋白胶,将 MACI 移植物放入缺损处,并用拇指或其他手指按压 2 min 使其固定。需注意,施加压力时手套需要湿润,否则移植物可能会粘在手套上,在压力释放时不慎取出(图 7-15-8)。

之后活动关节。如需抬高或移动,则应使用多根缝合线固定。最后,在缺损周围抹上一层薄薄的胶,完成密封工作。

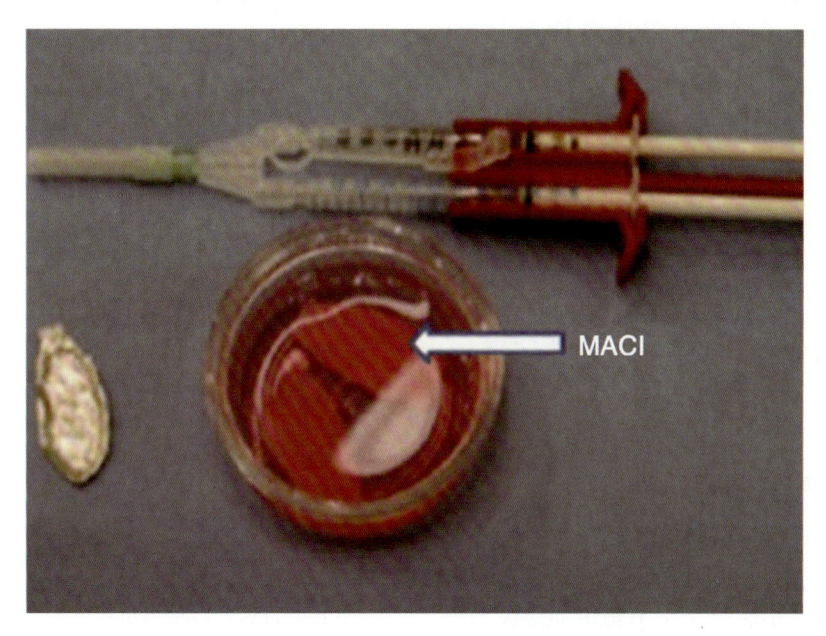

图 7-15-7 培养皿中带软骨细胞的 MACI 膜片,可剪切至缺损大小

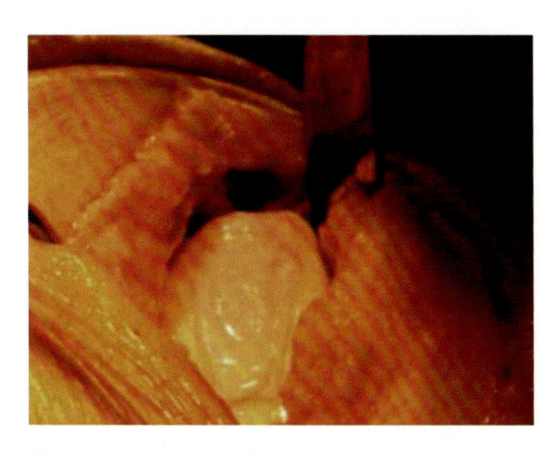

图 7-15-8 使用纤维蛋白胶固定的 MACI 植入物

最后,再次活动关节,从而确保移植物和滑膜之间无粘连,且无进一步移位。

创面缝合的过程与 ACI(C)一致,术后康复疗法也基本相同。

第 6 节 结 果

自 1998 年以来,ACI(C)技术就已在英国皇家国立矫形医院施行,而 MACI 技术自 2002 年才开始施行。该医院的许多出版文献表明,在 75% 的患者中,ACI(C)可存活长达 10 年。最近对 831 例患者进行的一项 2~12 年随访的队列研究表明,10 年内有 70%～80%的患者移植物存活且结果令人满意。

第 7 节　影响结果的因素

在最近一项针对 ACI 和 MACI 患者的队列研究中,许多因素对植入手术的成功起到关键性的作用[8,9],因素如下:①年龄 15～50 岁,特殊情况除外;②无软骨缺损既往手术史;③无骨关节炎或炎性关节炎;④BMI 正常;⑤非吸烟患者;⑥胫股关节和髌股关节无对线不良。

可在二期手术时修复前交叉韧带,同时还可进行软骨细胞移植或内侧撑开楔形胫骨再对线截骨术。此外,术前应仔细检查髌股关节的排列情况,如对线不良,应通过髌腱软组织重新对齐术,结合外侧松解和内侧拉紧进行矫正。

并发症

并发症极少。在 831 例患者中,2 例出现深静脉血栓形成,后成功治疗;1 例患者出现膝关节化脓性关节炎,通过关节镜下冲洗成功治疗。32 例早期病例使用骨膜作为自体软骨细胞移植的膜,这些病例出现滑膜增生和(或)与滑膜粘连,需关节镜下刮除才可松解。以上病例均无持续性症状。2001 年弃用骨膜。

第 8 节　总　结

10 年来,ACI(C)和 MACI 成功治疗了 70%～80%的膝关节骨软骨缺损患者。该手术几乎无不良反应,也是唯一报道过的、移植物存活 10 年以上且疗效满意的手术技术。目前为止,尚无其对早期骨关节炎预防作用的相关数据,但 10 年的症状缓解时长,推迟了关节置换术等其他根治性的治疗。

参考文献

[1] Bentley G, et al. A prospective, randomised comparison of autologous chondrocyte implantation versus mosaicplasty for osteochondral defects in the knee. J Bone Joint Surg Br, 2003,85(2):223-230.

[2] Bentley G, et al. Minimum ten-year results of a prospective randomised study of autologous chondrocyte implantation versus mosaicplasty for symptomatic articular cartilage lesions of the knee. J Bone Joint Surg Br,2012,94(4):50.

[3] Beris AE, et al. Treatment of full-thickness chondral defects of the knee with autologous chondrocyte implantation: a functional evaluation with long-term follow-up. Am J Sports Med,2012,40(3):562-567.

[4] Filardo G, et al. Arthroscopic second generation autologous chondrocytes implantation associated with bone grafting for the treatment of knee osteochondritis dissecans: results at 6 years. Knee,2012,19(5):658-663.

[5] Curl WW, et al. Cartilage injuries: a review of 31,516 knee arthroscopies. Arthroscopy, 1997,13(4):456-460.

[6] Aroen A, et al. Articular cartilage lesions in 993 consecutive knee arthroscopies. Am J Sports Med,2004,32(1):211-215.

[7] Flanigan DC, et al. Prevalence of chondral defects in athletes' knees: a systematic review. Med Sci Sports Exerc, 2010, 42 (10): 1795-1801.

[8] Jaiswal PK, et al. The adverse effect of elevated body mass index on outcome after autologous chondrocyte implantation. J Bone Joint Surg Br,2012,94(10):1377-1381.

[9] Jaiswal PK, et al. Does smoking influence outcome after autologous chondrocyte implantation?: a case-controlled study. J Bone Joint Surg Br,2009,91(12):1575-1578.

第16章　软骨镶嵌成形术治疗关节软骨缺损

第1节　概述 …………………… 238
第2节　病因和分类 …………… 239
第3节　实验背景 ……………… 239
第4节　诊断 …………………… 239
第5节　手术适应证 …………… 240
第6节　术前准备和规划 ……… 241
第7节　手术技术 ……………… 242

一、关节软骨镶嵌成形术 ……… 242
二、开放性软骨镶嵌成形术 …… 244
第8节　术后护理和康复疗法 … 244
第9节　并发症 ………………… 246
第10节　总结 ………………… 246
参考文献 ……………………… 247

第 16 章
软骨镶嵌成形术治疗关节软骨缺损

László Hangody，Ágnes Berta

摘要 治疗负重关节面局灶性软骨和骨软骨缺损的手术方法多种多样。传统的表面修复方法提供的修复性纤维软骨覆盖层的生物力学性较差,临床效果欠佳。自体软骨移植技术,如软骨镶嵌等,其目的是在患处产生透明或透明状软骨面。软骨镶嵌成形术可通过在髌骨外围负重较轻的部位获取圆柱形软骨塞,并将其移植插入软骨受损部位的植入道内,形成自体骨软骨移植。自1992年软骨镶嵌形成术引入临床实践以来,动物研究和随后的临床试验确立了软骨镶嵌成形术在局灶性软骨和骨软骨病变的治疗中的价值。

本文将讨论骨镶嵌技术的实验背景、适应证、禁忌证、技术细节、康复疗法、缺陷和并发症。

关键词 病因·关节软骨缺损·并发症·诊断·膝关节·软骨镶嵌·康复疗法·手术技术:关节镜下手术、开放手术

第 1 节 概 述

负重关节面局灶性全层软骨缺损的治疗一直是骨科实践中的难题。负重面的局灶性软骨和骨软骨缺损常引起疼痛、肿胀、咔哒音和不稳定等严重症状,并可能导致早期骨关节炎。目前有几种治疗建议,包括假体表面置换术,但其临床结局具有争议性,目前还没有长期解决方案[9]。已证明由于其内嵌的修复组织生物力学性能较差,清创、软骨下渗透(Pridie 钻孔术、微骨折术和磨损关节造形术)等传统生物治疗方法的价值有限[3]。

在过去的 20 年中,已发布了多种新技术,旨在为关节缺损提供透明或透明状软骨修复组织。最新的一些治疗方法包括骨膜和软骨膜翻瓣、自体软骨细胞移植、自体微小颗粒骨软骨移植术、骨软骨移植、生物可降解支架和自体骨软骨移植[4,7,24,28]。虽然这些技术大部分都有实验数据支持,但只有自体软骨细胞移植和自体骨软骨移植已广泛地应用于临床实践中。

据自体骨软骨移植的文献报道,透明软骨可长期存活于移植的骨软骨块上[4,7,24,28]。但由于可用供区有限,并且使用大块移植体会导致受区不调和,永久性改变关节的生物力学,所以限制了单块骨软骨移植体的临床应用[6,8,11-14]。笔者在 1991—1992 年开展的临床前动物研究表明,使用多个小型圆柱形移植体,而非单块大型移植体,能够移植更多的组织,同时保留供区的完整性,且软骨镶嵌成形术可对新表面进行渐进式外形加工[15,17]。

L. Hangody (✉) · Á. Berta
Department of Orthopaedics, Uzsoki Hospital,
Budapest, Hungary
e-mail: hangody@t-online.hu

G. Bentley (ed.), *European Surgical Orthopaedics and Traumatology*,
DOI 10.1007/978-3-642-34746-7_131, © EFORT 2014

自体骨软骨移植的基本理念是采用多个小型圆柱形骨软骨移植体,以马赛克式移植方式进行移植,并可提供一致的表面修复区。移植体取自髌股关节外围负重相对较轻的地方[10]。移植的透明软骨能够存活,并产生比纤维修复组织更耐久的表面[4,7,24,28]。通过自然愈合过程实现供区修复,植入道逐渐由骨松质填充,表面覆盖有骨髓细胞中获取的修复性纤维软骨[11,13]。

第2节 病因和分类

负重面的局部全层骨软骨缺损通常由生物力学的改变造成。最常见的相关病理生理变化有关节不稳定、关节排列不正、半月板疾病、髌骨形状异常或髌股轨迹不良及外伤所致的损伤。手术治疗的策略应不仅包括受损区域表面的修复,同时还应对改变的生物力学进行有效修正。重新调整截骨、韧带手术、半月板切除或重新插入,以及髌股轨迹不良的矫正手术都是支持软骨修复技术的最常见方法。

股骨髁的小范围、单灶性病变是软骨镶嵌成形术的最佳适应证,但胫骨、髌骨和滑车关节面上的缺损也可通过骨软骨移植治疗。软骨镶嵌成形术在多种缺损疾病中的效果欠佳,尤其是在关节软骨面吻型损伤中。除了膝关节骨软骨缺损,距骨损伤是最常见的适应证,在特殊情况下,肱骨头和股骨头损伤也可通过软骨镶嵌成形术治疗。

第3节 实验背景

软骨镶嵌修复技术始于20世纪90年代初的尸体研究。这些研究为获取小型圆柱形骨软骨移植体及马赛克状移植提供了最佳的技术条件。自1991年以来,开展了一系列动物实验以评估软骨镶嵌成形术,并明确理想的供体区、移植体的尺寸、最佳的充填率和关节吻合一致性[2,13]。德国牧羊犬和马是该实验工作的受试主体,后来还对马开展了镶嵌整形的兽医临床实验,以改进技术细节和康复方法。

这些实验的重要发现如下:①可以观察到移植的透明软骨持续存在;②移植体的骨组件整合到宿主组织;③移植体之间有纤维软骨形成,可以通过骨缺损部位磨损关节造型术或锋利刮术来促进其形成;④移植体透明盖和宿主软骨之间,以及移植体、宿主软骨和中间纤维软骨之间发生深度基质整合,为缺损部位做准备;⑤供区植入道最终充满骨松质,覆盖有纤维软骨,为这些负重较轻的区域提供可以接受的滑行表面。

笔者的研究小组还通过独立的研究对移植体嵌压固定术进行了生物力学评估。准确地确定拉拔力能有助于找出嵌压固定术的理想技术,这在加速康复过程中是个重要的因素。

1992年引入了第一批工具。经过进一步的研究,关节镜植入时扩展应用软骨镶嵌成形术,为关节镜方法提供标准化条件,之后几年就开发出了第2代工具。通过软骨镶嵌成形术理念的可重复性实验结果,于1992年2月6日开始其临床应用。在随后的几年中,各个学者所报道的临床数据证实了一些动物实验中出现的结果,并且自1995年以来,该方法已在世界各地许多机构中成功应用。

第4节 诊 断

虽然负重面病灶性全层软骨损伤的诊断通常在关节镜下确定,但术前的临床调查也可以提供有价值的信息。病史和临床结果(如沿内侧关节线有压痛、肿胀、咔哒声等)可支持诊断软骨缺损,但没有具体的体检可以确定软骨损伤的确切类型和位置。骨软骨损伤通常表现出更加鲜明的症状。尽管中、小型软骨和骨软骨缺损没有具体特征,但临床检查也是必不可少的,因为必须要弄清关节的实际生物力学状态。体检时应评估受损膝关节的稳定性、胫股调整情况以及髌股轨迹追踪情况。

标准位置和负重位置的 X 线检查是术前诊断的基本元素。计算机断层扫描(computed tomography,CT)可告知软骨下骨的情况;超声检查、磁共振成像(magnetic resonance imaging,MRI)或特殊的磁共振成像[钆增强的磁共振成像(gadolinium-enhanced magnetic resonance images,GEMRIC)]可以提供有关软骨缺损的位置和延伸的有用信息,但不能总是精确地确定损伤严重程度。最后一步通常是关节镜检查,应确定损伤的精确位置和阶段,评估可能供区的质量,并检查关节内的整体状况。

第5节 手术适应证

自体骨软骨镶嵌术已开发用于治疗股骨髁和髌股关节的中、小型病灶性软骨和骨软骨缺损。在成功的随访结果鼓动下,适应证已延伸到胫骨和距骨关节面,并在特殊情况下,可用于肱骨和股骨头的某些骨软骨缺损[17,20,22]。

供区可用性和某些技术方面的考虑限制了缺损覆盖面的最佳大小为 1~4 cm^2。通常情况下,各滑车神经外围可获取 3~4 cm^2 大缺损的移植体。凹口区域可用作另外的供区,但其软骨层有凹面并且下面骨骼的硬度较高,所以优势较少。如果使用了所有可能的供区,那么通过软骨镶嵌成形术可修复 8~9 cm^2 大小的缺损,但这种伸展性修复可导致供区并发症发生率提高[15,18],所以不推荐使用。

由于修复能力不断下降,所以建议 50 岁为软骨镶嵌成形术的使用上限,该限制是根据单块骨软骨移植的临床经验而得出的[25,27]。软骨镶嵌成形术的适应证如表 7-16-1 所述。

软骨镶嵌成形术的禁忌证包括广义关节炎或类风湿关节炎,以及感染或肿瘤引起的损伤等病症,由于关节生物力学环境没有达到最佳标准,所以阻碍了受区移植透明软骨的生存(表 7-16-2)。

表 7-16-1 软骨镶嵌成形术的适应证

膝关节负重关节表面的病灶性软骨和骨软骨缺损
拓展性适应证:距骨、股骨头和肱骨小头的关节面
50 岁以下患者
缺损最理想直径为 1~4 cm^2
同时治疗不稳定性、关节内紊乱、半月板及韧带撕裂也是必不可少的
患者的依从性也至关重要(即负重限制性)

表 7-16-2 软骨镶嵌成形术的禁忌证

绝对禁忌证	广义关节炎,类风湿关节炎和(或)退化性关节炎
	感染或肿瘤疾病
	缺少合适供区
	55 岁以上
	>4 cm^2 的缺损
	骨软骨缺损深于 10 mm
	不符合要求的患者
相对禁忌证	50~55 岁的患者
	轻度骨性关节炎变化

一般来说,骨关节炎是软骨镶嵌成形术的一种禁忌证,但在某些有积极性的患者群中,软骨镶嵌成形术可考虑作为救援干预措施治疗小型病灶性缺损。将缺损关节面的外形与供体软骨塞相匹配也具有技术困难;其他一些缺点包括供区发病率较高,有软骨或骨塌陷风险。

与其他类型的表面修复技术相比,软骨镶嵌成形术在全层软骨和骨软骨缺损的治疗过程中只是其中的一个步骤。还必须顾及伴随的关节异常问题。治疗半月板和韧带撕裂时,关节不稳定性和内紊乱必须与术中及术后的康复疗法相结合,否则移植软骨会出现早期磨损,甚至还会进一步退化[3,10,19,22]。最常见的外科干预措施是前交叉韧带重建、半月板手术和股胫重建,偶尔还会需要髌股重建或外侧韧带松解术。

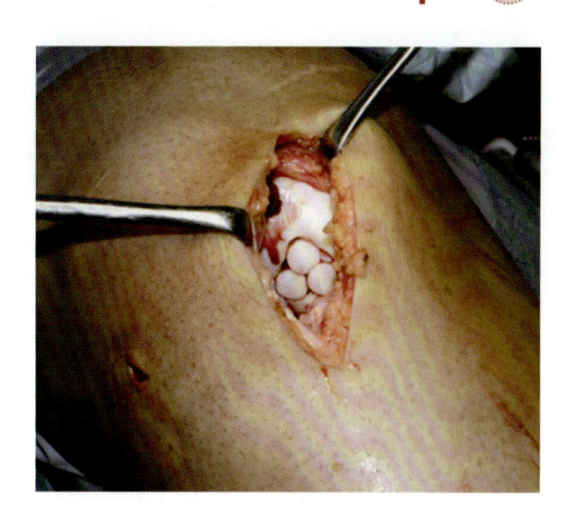

图 7-16-2 内侧股骨髁的小型关节切开软骨镶嵌成形术

第 6 节 术前准备和规划

如果术前鉴别诊断包括负重面中、小型病灶性缺损,应告知患者可能需要自体骨软骨镶嵌成形术。软骨镶嵌手术方法可以是关节镜(图 7-16-1)或通过微型关节切开术(图 7-16-2)。有些损伤部位或大小可能需要通过微型关节切开术或开放性手术,但关节镜手术应优先考虑。开放性手术可能会导致住院时间延长,并改变负重状态,持续数周。

由于移植体与关节面垂直放置是手术成功的重要因素,所以,术前规划的第一步就是确定需要关节镜还是开放性手术。手术方法的选择按照软骨或骨软骨缺损类型、大小及位置而定。大部分股骨髁缺损可通过关节镜处理,而对于大部分的这类损伤,前内侧和前外侧入口可垂直放置移植体。

学习曲线期间,或者由于损伤部位或大小而不适用关节镜时,可选择开放性手术。虽然某些滑车关节缺损可通过关节镜修复,但髌骨、滑车和胫骨一般需要开放性手术。关节镜手术和开放性软骨镶嵌成形术一般所需的步骤和技术相同。

术前准备工作应包括抗生素预防感染。建议全身麻醉或局部麻醉,并使用止血带和灌注系统。患者应取仰卧位,膝关节能 120°屈曲,对侧肢体置于足镫中。需要标准的关节镜仪器和完整的软骨镶嵌系统。除了这些可重复使用的器械之外,还有一次性凿子、钻头和填塞工具也能为精确获取移植体,以及植入道准备提供最好的条件。

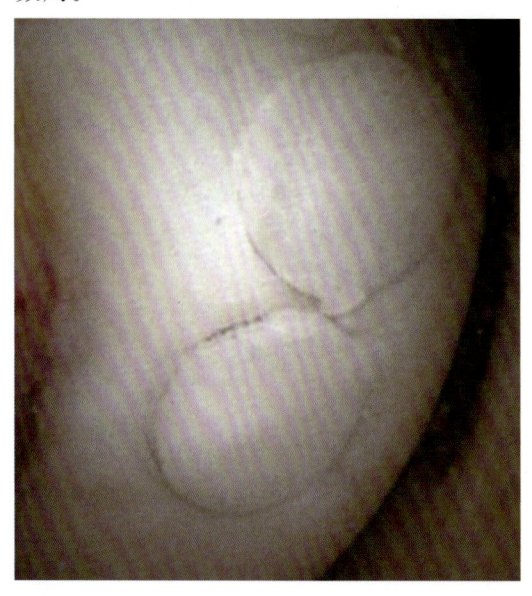

图 7-16-1 关节镜下内侧股骨髁的软骨镶嵌成形术

第7节　手术技术

一、关节镜软骨镶嵌成形术

（一）入口选择

正如之前所强调，垂直进入损伤部位对于正确移植插入来说非常重要，所以，准确准备工作入口至关重要。使用 1.2 mm 克氏针或 18 号脊椎穿刺针可有助于初始定位入口部位。需要注意的是，由于这些入口髁状突内弯，所以往往比标准入口更接近于中心。内侧股骨髁剥脱性骨软骨炎引起的损伤可能需要从外侧进入。有时标准外侧入口特别倾斜，这些情况下，通过髌腱入口可顺利进入内侧和外侧股骨髁的内侧区域。

（二）缺损制备

应使用锋利刮匙和（或）剃须刀刀片来修整缺损边缘，使其成为正确角度的完整透明软骨。损伤部位的骨性结构可通过关节镜切除装置（研磨机、磨钻）或半圆形锉刀来制备，消除软骨下死骨并重建软骨下骨。损伤部位的关节磨损从骨性基底结构促进纤维软骨的形成。应使用骨钻导引器，将导引器的尖端敲入骨性基底结构中然后移除，缺损部位就会留下印记，从而确定所需移植体的数目和大小（直径 2.7、3.5、4.5、6.5 mm 和 8.5 mm）。

缺损处使用统一大小的圆形接触移植体进行填充，其填充率只有 70%~80%，但其优点在于原有软骨和移植软骨之间的接触面较小。尺寸更小一点的移植体或切割移植体能将覆盖率提高至 90%~100%，但表面修复区域涉及更多的交界面，对剪切力可能不利。

最后，应使用扩张器的激光标记来测量缺损深度。

（三）移植体的获取

虽然有几个生物力学研究证明，股骨髁的整个软骨表面受负荷力作用，但髌股关节的外围区域可被认为是负重较轻的表面。髌股关节外围股骨内侧髁并在凹口线以上的区域是最佳的移植体获取部位。界沟以上股骨外侧髁表面，以及在特殊情况下，凹口区域也可作为另外的供区。如果使用关节镜方法，内侧髌股外围比外侧髌股外围更容易进入，通常从外侧移动髌骨，更容易垂直放置取骨凿。凹口区域获取的移植体不是太有利，因为有凹陷的软骨帽，并且下面的骨弹性较低。最近的文献也建议近端胫腓关节作为特殊供区。

可以通过标准对侧入口，采用观察镜找到髌股外围获取移植体的最佳视角。伸展膝关节，并使用标准的同侧入口，可检查进入方向是否垂直于供区。伸展的位置应可以垂直进入最佳的供区钻孔。逐渐弯曲可以从髌股外围较低的区域获取其他移植体。如果标准入口不能垂直进入，则可使用克氏针或脊椎穿刺针来确定其他获取入口的位置。

确定入口之后，应使用装有相应骨捣棒的适当尺寸的管状取骨凿。应用移植体采取器及骨捣棒可帮助消除流体渗漏，避免采取器尖端导致的软骨损伤。明确供区后，应将凿子垂直于关节面放置（图 7-16-3）。然后移除骨捣棒，使用锤子将采取器敲至相应深度。移植体的最小长度至少应为其直径的 2 倍，

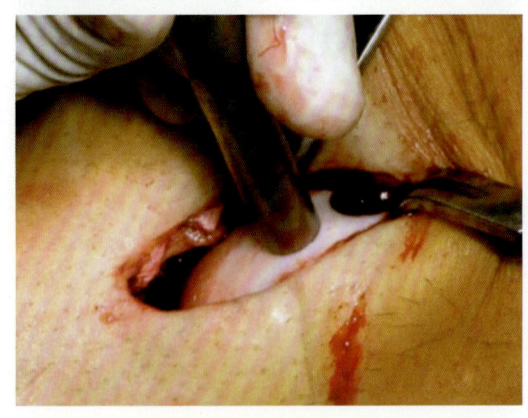

图 7-16-3　在膝关节伸展情况下，于外侧股骨髁髌股外围获取移植体

但根据经验，15 mm 长的移植体可修复软骨损伤，25 mm 长的塞子则用于骨软骨缺损。必须牢牢握住凿子，以免在软骨-骨交界面移动而造成移植体弯曲。膝关节逐渐屈曲可到达较低的获取部位。获取移植体的水平面不得超过髁间窝顶部(界沟)。

下一步是将相应骨捣棒插入管状凿的十字孔中以当作杠杆。凿子应拴牢，不能转动，这样移植体才能在凿子尖端挣脱出来。应将相应大小的凿子防护装置滑过切割端，从凿子中弹出移植体。可使用骨捣棒将移植体推到浸有生理盐水的纱布上。

使用血液介导的间充质干细胞所产生的初始修复组织，在数小时内充满供区钻孔。充分的康复疗法之后，可将主要修复组织转变为含有纤维软骨覆盖层的骨松质。

在学习曲线期间，还能通过小型关节切开术(15～20 mm)获得移植体。可以在关节镜控制下，通过脊椎穿刺针来确定切口部位。

(四)移植体植入:"钻孔-扩张-传输"

1. 钻孔　屈膝能有助于进到受区。灌注系统可促进适当扩张及良好的可视化效果。第一步是使用扩张器作为密闭装置重新引入骨钻导引器，并将其与缺损表面垂直放置。旋转关节镜，使骨钻导引器和激光标记垂直位置能从多角度观察，从而确保准确定位。下一步是将导引器尖端轻敲入软骨下骨中。然后，将适当大小的钻头插入并钻至所需深度(图 7-16-4)。一般来说，比移植体深数毫米的受区孔比较合适，能尽量减少高骨内压并避免移植体突出。减少流入物可有助于最大限度地避免渗漏。最后，移除钻头，并通过灌溉法清除骨碎片。

2. 扩张　首先，将锥形扩张器重新插入骨钻导引器中，并轻敲到所需的深度。扩张的深度取决于受区骨质实际的硬度及弹性；僵硬的骨骼比正常骨骼或软骨更需要扩张。从孔中移除扩张器时(图 7-16-5)，必须牢牢握住骨钻导引器。

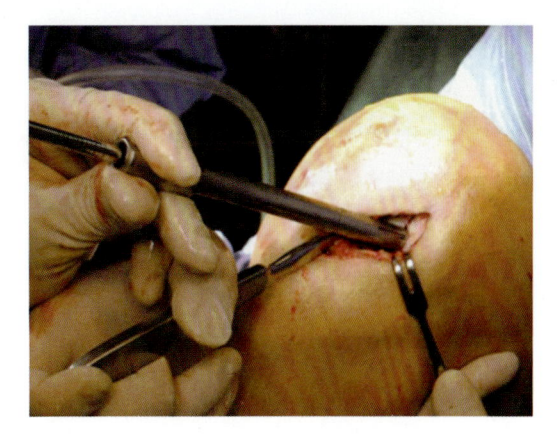

图 7-16-4　在膝关节屈曲情况下制备受区——在骨钻导引器协助下钻孔

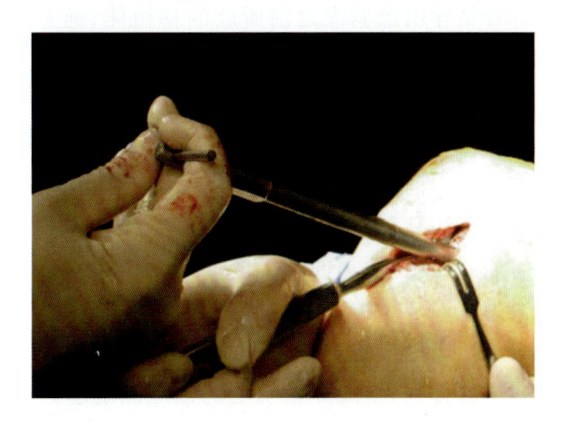

图 7-16-5　通过圆锥形扩张器对受区植入道进行扩张——扩张后，移植体能更容易插入。插拔力较大，保护软骨表面免受损伤

3. 传输　应使用专门设计的传输骨捣棒进行移植体插入。可以通过转动手柄来设置插入深度。开始时，移植体应略高于缺损深度，这有助于最大限度地减少移植体过度穿透的可能性。建议在该步骤停止液体流入，因为液体流动会迫使移植体移出管道。应该在直接可视化的情况下通过骨钻导引器，将传输骨捣棒置入受区的孔中，从而传输移植体。通过往逆时针方向转动传输骨捣棒的手柄，可以将移植体插得更深。移植体必须与原来的关节面齐平。移除骨钻导引器可以检查移植体情况。如果移植体突出，骨钻导引器应重新插入，使用适当大小的扩张器向下轻敲移植体(图 7-16-6)。

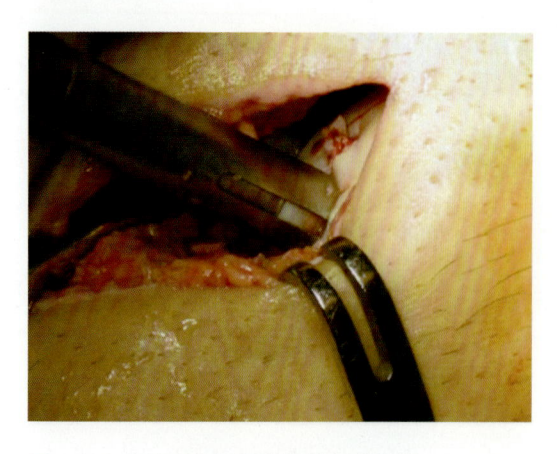

图 7-16-6　通过骨钻导引器插入移植体

将骨钻导引器紧靠之前所放的移植体,通过类似的手法将后面的移植体插入。骨钻导引器的肩部不能碰到之前插入的移植体,避免移植体无意中凹进。建议从最后的移植体开始,然后,在屈膝不那么明显的位置植入更多的移植体。扩张实际的受区孔能容易插入移植体(透明帽上的插入力较小),并作为该逐步型植入技术的主要优点,扩张下一个孔能用楔形物劈开之前所植入移植体周围的骨头,形成非常安全的嵌压固定术。

所有移植体都到位之后,膝关节应可以在整个活动度内活动,并按照表面修复区的那一侧,也应施加内翻或外翻应力(图 7-16-7)。应通过上面的入口引入负压引流,入口封闭后,在敷料上应用弹性绷带。

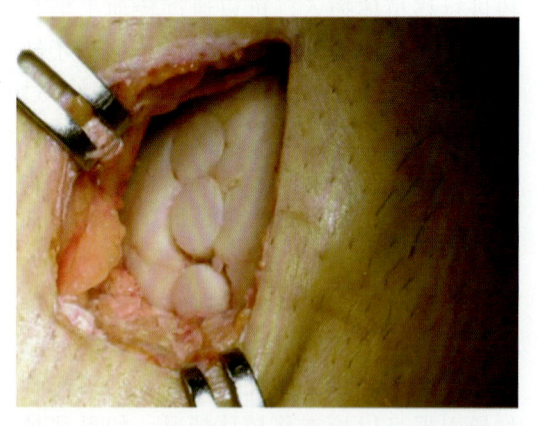

图 7-16-7　用 3 个移植体填充受损区域(移植体直径 6.5 mm)

二、开放性软骨镶嵌成形术

如果关节镜方法行不通,可能有必要通过小型关节切开术的方法进行开放性软骨镶嵌成形术。切口可以是前内侧、前外侧切口,也可以是斜切口,可通过关节镜选择最合适的切口类型。髌骨滑车和胫骨植入可能需要伸展性的前内侧切口类型。后面的植入步骤及技术方法与关节镜下的方法相同。

第 8 节　术后护理和康复疗法

术后应用冰袋和弹性绷带有助于控制供区植入道出血过多。导液管应在 24 h 后去除。适当的疼痛控制、冷疗法及非甾体抗炎药可减轻术后疼痛。另外,还建议预防术后血栓形成。

自体骨软骨镶嵌成形术后能立即实现全活动度,但需要 2 周的非负重期,另外还需要 2~3 周的部分负重(30~40 kg)期。建议通过最初的非负重阶段来防止骨整合过程中移植体沉降。在非负重阶段使用受控被动活动设备有助于促进软骨代谢,有利于关节周围适度的软组织水肿。受控被动活动还有助于描绘出供区的初始修复组织及移植体之间的修复组织。部分负重有利于所植入圆柱形软骨塞周围的纤维软骨修复,进一步增强移植体与治疗部位的结合牢固程度。患者通常需要 8~10 周的时间恢复正常的日常生活,高强度的体育运动要推迟 5~6 个月进行。这个康复方案是在目前确定的 ACL 重建术、高位胫骨截骨术、半月板移植、半月板切除术等基础上改良制定的(表 7-16-3)。

表 7-16-3　软骨镶嵌成形术的康复方案[a]　　　　　　　　　　　　　　　　　　　　　　　　　　（续　表）

通用指南	
固定	
没有固定[b]	
活动[c]	
使用两个拐杖下地活动，非负重	即刻
使用两个拐杖下地活动，部分负重（30～40 kg）	2～4 周
停止使用拐杖，完全负重	4～5 周
功能锻炼	
健步走，步态评价	4～5 周
加速	4～5 周
减速	5～6 周
活动度（range of motion, ROM）	
鼓励早期活动度锻炼	
其他 2～4 cm² 损伤的受控被动活动（无痛范围内）	即刻（第 1 周）
能忍受的完全伸展、屈曲	即刻
固定自行车	3 周
力量	
股四头肌	
开链运动，抬腿	即刻
向心收缩至完全伸展	1 周（如果能忍受，可以更早）
抗阻力向心收缩	2 周
不同角度的等长运动	即刻
抗阻力离心运动	3～4 周
大腿后肌	
不同角度的等长运动	即刻
加强向心运动和离心运动	1～2 周
加强抗阻力运动	3～4 周
闭链运动[d]	
用足推动软的橡胶球	即刻
半负重闭链运动	2～3 周
全负重闭链运动	5～6 周
抗阻力固定自行车（如果能 90°屈膝）	2～4 周
健身器	6～8 周
本体感觉	
双足平衡站立	5～6 周
单足平衡站立（硬地面）	6～8 周
单足平衡站立（弹簧垫或踏垫）	8～10 周

恢复活动	
慢跑	10 周
直线跑步	3 个月
改变方向	4～5 个月
剪切力	5 个月[e]
专项运动	5 个月
体育活动	5～6 个月[f]
特殊注意事项	
根据缺损部位、大小和类型建议的负重程度	
股骨或胫骨髁、软骨缺损，直径＜15 mm	
非负重	1 周
部分负重	1～3 周
股骨或胫骨髁、软骨缺损，直径≥15 mm	
非负重	2 周
部分负重	2～4 周
股骨或胫骨髁、骨软骨缺损	
非负重	3 周
部分负重	3～5 周
髌骨缺损，直径＜15 mm	
部分负重	2 周
髌骨缺损，直径≥15 mm	
部分负重	3 周
对髌骨缺损加强股四头肌和髌骨活动	
加强股内肌	
伸展性等长运动	即刻
髌骨活动	即刻！
不同角度的等长运动	1 周
开链运动	2 周
抗阻力	3～4 周
抗阻力离心运动	4～5 周
闭链运动	2～3 周
合并手术的注意事项	
最常见的合并方式如下：	
LCA-重建结合软骨镶嵌成形术	
2～4 周非负重（由于软骨镶嵌成形术）	
之后 2 周部分负重	
5°～90°活动度，持续 4 周	
加强股四头肌的主要闭链运动	
开链运动和闭链运动中加强大腿后肌	
本体感觉训练	
半月板重新插入结合软骨镶嵌成形术	
4 周非负重	

(续 表)

之后 2 周部分负重

5°~45°活动度,持续 4 周

髌骨支持带重建结合软骨镶嵌成形术

2~4 周非负重(由于软骨镶嵌成形术)

之后 2 周部分负重

0°~45°活动度,持续 4 周

HTO 结合软骨镶嵌成形术

根据软骨镶嵌成形术、疼痛以及矫正程度(矫正不足-非负重、矫正过度-早期负重)提出负重建议(4 周使用拐杖,并且只做伸展活动)

a. Uzsoki 医院和 Sanitas 私人诊所,匈牙利布达佩斯。b. 康复治疗的主要目标是确保手术关节的早期运动,以促进移植软骨的足够营养。第 1 周的冷冻疗法有助于避免术后出血,减轻术后疼痛。如果由于合并手术,则需要外固定(如半月板重新插入),允许通过支具短期限制活动度。c. 缺损程度、类型(软骨或骨软骨)及位置可以修改负重建议(见特殊考虑事项)。d. 部分负重有助于将移植骨塞之间的修复组织转化为纤维软骨,特别是在半负重阶段。某些闭链运动(如骑自行车)可确保循环负重,使滑液和透明软骨之间的液体和营养输送更高效。e. 移植区需要 4~5 个月形成复合透明状表面,能够耐受住剪切力。f. 依据缺损深度及程度而定。如果强度、力量、耐力、平衡性和柔韧性不能令人满意,应推迟体育活动。

第 9 节 并发症

技术方面的困难通常会造成软骨镶嵌成形术期间出现问题,一般都是因为忽视手术方案中的主要原则。垂直获取并植入移植体是成功进行移植的关键。斜着获取并插入会造成关节面不平。使用关节镜从不同角度进行彻底的可视化控制可以消除此类并发症。

另一个潜在的技术缺陷可能是,移植体植入深度要深于预期的水平。通过合理使用传输骨捣棒能从一开始就避免移植体插入过深。如果移植体已经插入关节面下方,建议遵守以下步骤。骨钻导引器应插到植入不足的移植体旁边,然后钻出可用的受区孔。移除导引器之后,使用关节镜探针将移植体抬到所需高度。植入移植体相邻受区孔的空间应足以进行此类操作。达到预期移植高度后,继续建议方案,完成剩下的植入动作。通过相邻植入道的扩张,能对之前植入的移植体进行适当的嵌压固定。

根据之前描述的建议用于手术时,剧烈体力活动后髌股关节疾病、疼痛或肿胀等供区并发症并不是常见并发症。长达 17 年的随访经历表明,供区并发症在所有手术案例中不足 3%。但如果移植体获取过多或不考虑现有髌股关节退变就获取移植体,可能会提高供区发病率。

供区植入道术后出血过多也是潜在的术后并发症,根据之前的报道,可能有 7%~8%的案例会发生该并发症。术后引流、应用冰袋和弹性绷带能降低这种并发症的发生频率。

与其他外科手术一样,脓毒症或血栓栓塞并发症对临床结局有负面影响,可通过严格的无菌操作、单种抗生素和预防血栓形成等方法进行预防。

第 10 节 总 结

自体骨软骨镶嵌成形术是一种创新、有前途的治疗方法,可用于治疗负重表面 1~4 cm² 病灶性软骨和骨软骨关节软骨缺损。通过确立适应证、注意技术细节并处理所有出现的关节异常问题来确定长期的临床结局。

在 1000 多例手术中,包括具有各种功能和生物力学载荷的不同双膝关节,其综合结果优良,并发症发生率较低[5,10,13,16,21,23,27]。许多独立的回顾性及前瞻性随访比较研究也报道了类似的结果,表明该方法是标准化的,并有相应的适应证,其结果可复制。

鉴于笔者在越来越多的大系列研究中取得令人鼓舞的结果,并得到其他中心类似研究结果的支持,可以考虑使用自体骨软骨镶嵌成形术作为有价值的工具来治疗膝关节和其他滑膜关节负重表面的局部全层软骨缺损。

参考文献

[1] Bartha L, Vajda A, Duska ZS, et al. Autologous osteochondral mosaicplasty grafting. J Orthop Sports Phys Ther, 2006, 36(10): 739-750.

[2] Bodó G, Hangody L, Módis L, et al. Autologous osteochondral grafting (mosaic arthroplasty) for the treatment of subchondral cystic lesions in the equine stifle and fetlock. Vet Surg, 2004, 33: 588-596.

[3] Buckwalter JA, Mankin HJ. Articular cartilage restoration. Arthritis Rheum, 1998, 41: 1331-1342.

[4] Campanacci M, Cervellati C, Donati U. Autogenous patella as replacement for a resected femoral or tibial condyle. A report of 19 cases. J Bone Joint Surg Br, 1985, 67: 557-563.

[5] Chow JCY, Hantes ME, Houle JB, et al. Arthroscopic autogenous osteochondral transplantation for treating knee cartilage defects: a 2- to 5-year follow-up study. Arthroscopy, 2004, 20: 681-690.

[6] Duchow J, Hess T, Kohn D. Primary stability of press fit-implanted osteochondral grafts: influence of graft size, repeated insertion and harvesting technique. Am J Sports Med, 2000, 28: 24-27.

[7] Fabbricciani C, Schiavone Panni A, Delcogliano A, et al. Osteochondral autograft in the treatment of osteochondritis dissecans of the knee. In: American Orthopaedic Society for Sports Medicine Annual Meeting; Orlando, 1994: 78-79.

[8] Feczkó P, Hangody L, Varga J, et al. Experimental results of donor site filling for autologous osteochondral mosaicplasty. Arthroscopy, 2003, 19(7): 755-761.

[9] Grana W. A healing of articular cartilage. Am J Knee Surg, 2000, 13: 29-32.

[10] Gudas R, Kalesinskas RJ, Kimtys V, et al. A prospective randomized clinical study of mosaic osteochondral autologous transplantation versus microfracture for the treatment of osteochondral defects in the knee joint in young athletes. Arthroscopy, 2005, 21: 1066-1075.

[11] Hangody L, Kish G, Kárpáti Z, et al. Osteochondral plugs-autogenous osteochondral mosaicplasty for the treatment of focal chondral and osteochondral articular defects. Oper Tech Orthopaed, 1997, 7(4): 312-322.

[12] Hangody L, Kish G, Kárpáti Z, et al. Treatment of osteochondritis dissecans of talus: the use of the mosaicplasty technique. Foot Ankle Int, 1997, 18(10): 628-634.

[13] Hangody L, Kish G, Kárpáti Z, et al. Arthroscopic autogenous osteochondral mosaicplasty for the treatment of femoral condylar articular defects. Knee Surg Sports Traumatol Arthrosc, 1997, 5: 262-267.

[14] Hangody L, Miniaci A, Kish G. Mosaic Plasty osteochondral grafting-technique guide. Smith and Nephew Inc, 1997.

[15] Hangody L, Feczkó P, Bartha L, et al. Mosaicplasty for the treatment of articular defects of the knee and ankle. Clin Orthop, 2001, 391(Suppl): 328-336.

[16] Hangody L, Kish G, Módis L, et al. Mosaicplasty for the treatment of osteochondritis dissecans of the talus: two to seven year results in 36 patients. Foot Ankle Int, 2001, 22: 552-558.

[17] Hangody L, F ules P. Autologous osteochondral mosaicplasty for the treatment of full thickness defects of weight bearing joints-10

[18] Hangody L, Duska Z, Kárpáti Z. Osteochondral plug transplantation. In: Jackson D, editor. Mastertechniques in orthopaedics: the knee. 2nd ed. Philadelphia/Baltimore/New York/London/Buenos Aires/Hong Kong/Sydney/Tokyo: Lippincott-Williams & Wilkins, 2003:337-352.

[19] Hangody L, Ráthonyi G, Duska Z, et al. Autologous osteochondral mosaicplasty - surgical technique. J Bone Joint Surg Am, 2004, 86-A(Suppl I):65-72.

[20] Hidas P, Hangody L, Csépai D, et al. Mosaikplastik-Eine neue Alternative in der Behandlung der Osteochondritis dissecans des Capitulum humeri. Arthroskopie, 2002, 15:59-63.

[21] Horas U, et al. Autologous chondrocyte implantation and osteochondral cylinder transplantation in cartilage repair of the knee joint. J Bone Joint Surg Am, 2003, 85-A: 185-192.

[22] Kordás G, Szabó JS, Hangody L. The effect of drillhole length on the primary stability of osteochondral grafts in mosaicplasty. Orthopedics, 2005, 28:401-404.

[23] Marcacci M, Kon E, Zaffagnini S, et al. Multiple osteochondral arthroscopic grafting (mosaicplasty) for cartilage defects of the knee: Prospective study results at 2-year follow-up. Arthroscopy, 2005, 21:462-470.

[24] Outerbridge HK, Outerbridge AR, Outerbridge RE. The use of a lateral patellar autologous graft for the repair of a large osteochondral defect in the knee. J Bone Joint Surg Am, 1995, 77:65-72.

[25] Pap K, Krompecher I. Arthroplasty of the knee-experimental and clinical experiences. J Bone Joint Surg Am, 1961, 43-A:523-537.

[26] Simonian PT, Sussmann PS, Wickiewicz TL, et al. Contact pressures at osteochondral donor sites in the knee. Am J Sports Med, 1998, 26:491-494.

[27] Solheim E. Mosaicplasty in articular cartilage injuries of the knee. Tidsskr Nor Laegeforen, 1999, 119:4022-4025.

[28] Yamashita F, Sakakida K, Suzu F, et al. The transplantation of an auto-generic osteochondral fragment for osteochondritis dissecans of the knee. Clin Orthop, 1985, 201:43-50.

第 17 章　用于膝关节骨质丢失的结构性异体骨移植：膝关节置换术方法

第 1 节	概述 …………………… 250		物 …………………………… 254
第 2 节	病因和分类 …………… 251	第 11 节	股骨异体骨-假体复合
第 3 节	解剖和基础科学 ……… 251		物 …………………………… 254
第 4 节	诊断 …………………… 252	第 12 节	伸肌结构异体骨移植 … 255
第 5 节	手术适应证 …………… 252	第 13 节	软组织包膜 …………… 255
第 6 节	术前准备和规划 ……… 252	第 14 节	术后护理和康复疗法 … 255
第 7 节	手术技术 ……………… 252	第 15 节	并发症 ………………… 256
第 8 节	节段异体骨 …………… 253	第 16 节	结果 …………………… 256
第 9 节	异体骨-假体复合物 …… 253	第 17 节	总结 …………………… 256
第 10 节	胫骨异体骨-假体复合	参考文献	………………………… 259

第 17 章
用于膝关节骨质丢失的结构性异体骨移植：膝关节置换术方法

Raul A. Kuchinad, Shawn Garbedian, Benedict A. Rogers, David Backstein, Oleg Safir, Allan E. Gross

摘要 全膝关节置换术中，膝关节周围骨质丢失仍是一个具有难度和挑战的问题。少量的包容性骨质丢失有多种处理方法，但节段骨质丢失的处理方法很少。少量的包容性缺损可通过水泥、颗粒状自体骨/异体骨或金属垫片进行处理。量较大的骨质丢失或者节段骨质丢失不能通过简单添加水泥、颗粒状自体骨/异体骨或金属垫片进行处理。对于年轻或要求较高的患者，使用异体骨是个很好的选择，因其结构持久，愈合率高，同时能恢复骨量以备将来翻修。年纪较大的患者或要求较低的患者，可能更适合肿瘤假体，因其能立即承重并活动。

关键词 异体骨-假体复合物·解剖和基础科学·并发症·诊断·膝关节·康复疗法·结构性异体骨-关节置换方案·病因和分类·手术适应证·手术技术·节段异体骨

第 1 节 概 述

对骨科医生来说，进行初次或翻修全膝关节置换术时，骨质流失的处理是具有挑战的。感染、肿瘤和外伤都可能导致骨质流失，如不能恢复骨量，则无法进行初次全膝关节置换术。全膝关节置换翻修手术中造成的骨质丢失更为常见，上述任何原因都有可能。骨质丢失的其他原因还包括骨质溶解关节周围假体骨折，或者除宿主骨部分骨组织造成的医源性骨折。

因创伤性骨关节炎或畸形要求膝关节置换术的患者，其胫骨、股骨或 2 个部位同时常有骨质丢失。在笔者所在医院（加拿大多伦多西奈山医院），外科医生确定骨质丢失的程度，以及是否有可能通过简单的自体骨移植术、水泥、金属垫片、多孔金属补充或各种尺寸的异体骨进行处理。较大的非包容性膝关节缺损可使用较大的或节段异体骨移植结合全膝关节置换术进行处理。

R. A. Kuchinad (✉)
Health Sciences Centre, University of Calgary, Calgary, AB, Canada
e-mail: Kuchinad@gmail.com

S. Garbedian · B. A. Rogers · D. Backstein · O. Safir
Mount Sinai Hospital, University of Toronto, Toronto, ON, Canada
e-mail: garbedian@gmail.com

A. E. Gross
Mount Sinai Hospital, Toronto, ON, Canada
e-mail: msantangelo@mtsinai.on.ca;
allan.gross@utoronto.ca

G. Bentley (ed.), *European Surgical Orthopaedics and Traumatology*,
DOI 10.1007/978-3-642-34746-7_143, © EFORT 2014

第2节 病因和分类

膝关节置换术中针对骨质丢失目前还没有普遍适用的分类方法。Engh 等开发出了安德森骨科研究所（Anderson Orthopaedic Research Institute，AORI）分类系统，有助于对膝关节置换翻修手术中股骨和胫骨侧的处理提供指导意见（表 7-17-1）[1]。

加拿大多伦多西奈山医院已经开发出了一种分类系统（表 7-17-2），将置换术背景下的骨缺损分为包容性或非包容性[2]。

这 2 种分类系统旨在明确骨缺损的特征，并协助外科医生制定骨质丢失的治疗方案。AORI 分类法在具体的治疗方案中更详细。

第3节 解剖和基础科学

应根据美国组织库协会的标准，在无菌条件下获取异体骨，以 25 000 Gy 照射组织，并在 -70℃下储存[3]。有人认为供区异体骨并非必须与受区解剖大小匹配，但也有人认为异体骨修整后会削弱其功能。如果异体骨大小匹配，那么采用移植体并维持其固有强度就会更为容易。此外，过大或过小的异体骨都可能导致软组织难以缝合。笔者所在机构建议拍摄异体骨术前校准 X 线片，将其与患者 X 线片相比，确保软组织张力正常[4]。

表 7-17-1　AORI 分类系统（转载自 Engh 等[1]）

胫骨 AORI 评级	缺损	内侧/外侧侧副韧带	股重建术
T1	完整骨干骺端	完整	水泥或微粒移植体
T2a	干骺端流失 内侧或外侧平台	完整	水泥或金属垫片
T2b	干骺端流失 内侧或外侧平台	完整	水泥、金属垫片或结构性移植体
T3[a]	干骺端不足	危及	结构性异体骨或节段性置换

注：[a] 可能危及伸肌结构

表 7-17-2　转载自《骨质丢失处理：全膝关节置换翻修术中使用的结构性移植体》（Brown TE, Cui Q, Mihalko WM, et al. Arthritis and arthroplasty: the knee-expert consult. Philadelphia, PA: Saunders Elsevier, 2009: 212-220）

骨质丢失类型	描述
1. 骨量无明显丢失	骨内膜骨坏死，但未累及皮质。主要组件无移动，骨大部分完整
2. 骨量包容性丢失，皮质变薄	骨小管扩宽，但皮质仍完整
3. 骨量非包容性（节段性）丢失，涉及<50% 的内侧和（或）外侧髁	非包容性骨质流失，代表 50% 以下的内侧和（或）外侧股骨髁和（或）胫骨髁，深度<15 mm
4. 骨量非包容性（节段性）丢失，涉及>50% 的内侧和（或）外侧髁	非包容性骨质丢失，代表 50% 以上的内侧和（或）外侧股骨髁和（或）胫骨髁，深度>15 mm

第 4 节　诊　断

严重的骨质丢失可通过病史、体检、X线片,以及必要的 CT 扫描进行诊断。有时节段骨质丢失的诊断并不明确,特别是在感染情况下。应注意,清创后骨缺损可能比术前影像学评估的更大。对于有经验的骨科医生来说,诊断通常比较明确。

第 5 节　手术适应证

在关节置换术中,使用结构性异体骨的主要适应证包括:①金属垫片或较厚聚乙烯置入物范围外的较大的非包容性缺损;②活跃患者,需要恢复骨量用于将来可能的手术;③身体很好的患者,能承受手术及后续康复疗法。

吸烟患者为相对禁忌证,必须在手术前戒烟。关节置换术患者若出现活动性感染,绝不能使用异体骨移植。

第 6 节　术前准备和规划

如有感染史或外伤后缺损,须排除活动性感染。计划膝关节置换术之前,特别是在使用异体骨时,应先检测 C 反应蛋白和红细胞沉降率,如有可能,应进行膝关节抽吸。排除感染后,需要进行周密术前规划,包括双侧肢体站立位 X 线片,标准正位、侧位和轴位 X 线片,以及必要的 CT 扫描。CT 扫描有助于明确缺损性质是包容性的还是非包容性的,还可以确定缺损的整体大小。除以上检测外,还须结合患者全面的体格检查,包括下肢力线、韧带稳定性和神经血管检查。

术前规划包含了各项全面的检测,还需要确定手术方法,处理暴露难题,评估同种异体骨的可用性,以及关节置换术组件的选择。使用节段异体骨时,需要带柄植入物,这样宿主与异体骨结合处的组件才能有足够稳定性。另外,如果韧带明显不稳定,应使用约束度较高的植入物。

第 7 节　手术技术

应取得之前手术方法的详细报告,辅助外科医生确定最佳的暴露方式。理想情况下,置换翻修手术中应再次使用正中切口及髌旁关节切开术(内侧或外侧),尽量减少皮肤和髌骨的血供丢失。

暴露时应妥善处理瘢痕组织、股四头肌和髌韧带挛缩、畸形。胫骨结节截骨术、股四头肌劈开、外侧髌旁关节切开术、原位骨切骨和植入物移除均可辅助外科医生处理暴露问题。避免软组织过度损伤非常关键,因为创伤问题是复杂重建术的常见并发症之一[5]。

在暴露和清创过程中,取冷冻切片应送病理检测,排除感染。一般以每高倍视野的中性粒细胞计数小于 5 个为阴性结果[6]。若疑似或确诊感染,应放弃原手术计划,使用带有抗生素骨水泥的动态或静态垫片,直到消除感染。

暴露过程中还应清除非活性骨及坏死组织。清创的程度应足以暴露健康的出血组织。使用微型摆动锯或 Gigli 线锯,可弯曲的骨凿或标准截骨术移出植入物。应谨慎进行此手术步骤,因为若造成进一步的骨质丢失,则会增加重建的复杂性。另外,宿主骨的骨质常由于先前的感染、骨溶解或失用变得疏松且脆弱。

暴露完成后,应对骨质丢失的区域进行评估和分类,确定治疗所需要的同种异体骨的类型。理想情况下,术中所见应与术前评估一致,只需确认病理情况即可。

第 8 节　节段异体骨

小于 10 mm 的较小包容性缺损可单独使用颗粒状自体骨移植、同种异体骨移植或骨水泥处理。非包容性缺损小于 10 mm，可只使用金属增强器处理；较大的缺损可使用结构性异体骨或肿瘤植入物处理[7]。胫骨近端涉及整个表面的骨质丢失可使用金属增强器和较厚的聚乙烯嵌入物进行处理，但缺损的上限是 45 mm。结构性异体骨或肿瘤假体也可作为选择之一。

如要使用结构性异体骨，最好有 2 个手术团队，可减少患者的麻醉时长，并提高手术室使用效率。其中一个手术团队于无菌手术台准备异体骨，另一队同时进行手术暴露和相关准备工作。

翻修手术的主要原则是确定关节线的水平，应从股骨远端或腓骨近端测量。通常，完整的宿主骨更易于判断关节线的位置。自股骨内上髁起，关节线位于远端 25～30 mm 处，自腓骨小头起，关节线位于近端 10～15 mm 处。偶尔可通过术前患侧膝关节和正常膝关节 X 线片明确关节线的位置。韧带结构也须进行评估，以确定植入物是否需要进一步约束。在暴露、清创和移除植入物时，须小心保留副韧带等关节周围结构。

重建的目的还包括平衡屈伸间隙，从而使患者获得良好的功能恢复。适当的骨切除和试模定位是术中平衡屈伸间隙的关键。

胫骨和股骨扩髓后能很好地压配试模柄。如有需要，可通过偏移柄来更好地对线股骨和胫骨试模。试模置入相应位置后，应重新评估丢失的骨量。对于形状不规则的节段骨质丢失，若区域过大不适用金属增强器，可使用结构性异体骨填充。可使用精确的切割引导装置，或使用摆式锯、往复式锯手工将较大缺损分成几个部分。缺损重新成形（首选正方形或矩形）后，测量其高度和宽度。在手术台上将异体骨切成相近的大小。优先使用同一解剖区域供体骨。应避免使用骨质疏松的异体骨，因其对植入物的支撑不足。如果几何条件允许，可以实现与缺损处的压合。有些因感染或骨溶解而引起的骨质流失可能会造成同时具有包容性和非包容性的混合缺损，此类缺损不能使用压配技术处理。骨质丢失的位置通常位于关节线附近或股骨远端内侧柱和外侧柱之间的植入物-宿主交界处。根据笔者的经验，使用多个螺丝与钢板另行固定并不能提高异体骨的稳定性，并且在异体骨-宿主骨交界处施加应力时可能会造成应力升高。

某些情况下，将异体骨压配到缺损后，还需进一步固定。笔者团队更倾向于将异体骨置入合适的位置，放置临时克氏针。然后继续扩髓，准备原位异体骨的试模。放置试模柄后，使用带垫圈的松质骨螺钉进行最后固定。先放置试模是必要的，这样可以防止螺钉堵塞最终置入带柄植入物的通道。使用带柄植入物也非常关键，因为它能避免异体骨受到过强的应力。异体骨固定后，应在最终植入假体之前再次检查所有骨块。

第 9 节　异体骨-假体复合物

股骨或胫骨的较大的或节段性骨质丢失不能单独使用骨水泥、垫片或异体骨处理，需要使用同种异体骨-假体复合物或肿瘤假体。这些缺损均为非包容性，通常呈环周状，累及股骨＞25 mm 或胫骨＞45 mm。

取出失败的植入物并完成清理术之后，再次评估缺损情况。如确定需要股骨同种异体骨-假体复合物，必须如前所述来保留副韧带。理想状况下，使用一些现有的宿主骨移除髁上附着物，以便之后与异体骨重新相连。其后，在宿主骨的假体复合物交界处做一斜形切口。或在理想状态下，在长肢宿主骨侧采用阶梯式切口。这种切口在操作和宿主-移植体交界处的精确匹配上略有难度。除此之外,斜切口或阶梯式切口都能很好地控制异体骨旋转。如不可行,可将异体骨套叠到宿主骨干中。2个交界面套叠可增强稳定性,并增加宿主骨和异体骨之间的接触面积,提高异体骨的融合的能力[4]。

第 10 节　胫骨异体骨-假体复合物

应在彻底清创后仔细测量患者胫骨,以确定胫骨异体骨-假体复合物的尺寸。一般情况下,制作的异体骨的尺寸应大于实际所需尺寸,便于将异体骨修整到所需尺寸,这样既可节省时间,同时还能避免异体骨浪费。与其他带柄植入物一样,应扩髓保护压配柄,压配柄需要穿过异体骨-宿主交界处,厚度约为两层皮质直径,或者约 5 cm。异体骨近端应恢复膝关节正常生物力学,即植入物的关节线应距腓骨头顶端 10～15 mm。再次利用斜切口或阶梯式切口能增加植入物的稳定性。旋转位置较难确定,但使用解剖学标志,如胫骨结节、髌腱及髌骨运动轨迹等,能帮助外科医生将异体骨放置到正确的旋转位置。应通过在位的试模判断旋转及关节线位置。膝关节全活动度下检查髌骨高度及运动轨迹。这个阶段可进行轻微调整,提高膝关节生物力学。外科医生对旋转及高度满意时,应使用烧灼和记号笔来标注位置。这有助于将异体骨-假体复合物植入正确的位置。

第 11 节　股骨异体骨-假体复合物

在暴露过程中,保留髁上附着物对于股骨异体骨-假体复合物的固定非常关键。和胫骨一样,股骨扩髓以便将带柄植入物牢固固定到宿主骨近端,厚度为 2 个皮质直径,或至少 5 cm。在专用无菌台上制备股骨异体骨-假体复合物,并使用修正切割引导装置进行适当的骨切除。髁上附着物通过经骨钻孔隧道固定于异体骨,侧副韧带在原来远端股骨部位。缝合线穿过这些隧道,保留的长度可以在异体骨-假体复合物植入后将其与宿主髁上附着物相连。

将带有稳固安装柄的股骨试模组件置入宿主骨干中。检查屈曲和伸展间隙,按需要进行调整。如果伸展间隙较窄,对异体骨进行远端股骨切除术,如果屈曲间隙较窄,假体往前移或缩小尺寸。如果屈曲和伸展间隙都偏窄,建议调整股骨侧切口并缩小假体尺寸,而不是再增加原有近端胫骨的取用。这样操作还可确保不会发生膝关节装填过度,并降低创面闭合的难度。

在股骨或胫骨侧植入柄时,关键原则是柄不能与宿主骨黏结。相反,柄的异体骨侧和植入物-异体骨交界面必须黏结,从而提供结构稳定性。需要使用精确的水泥技术以确保异体骨-植入物交界面具备必要的稳定性,可进行早期活动和康复疗法。因此在黏结之前,必须将充分灌洗的异体骨晾干。可使用含有低剂量抗生素的骨水泥,但笔者团队不再额外添加抗生素,以免削弱其功效。水泥可硬化异体骨-假体复合物,这个步骤完成之后,可通过压配植入宿主髓腔中。压紧时,旋转位置需要与之前的烧灼剂或记号线对齐。异体骨-宿主骨结合处不能有水泥,因为水泥可能会妨碍植入体融合。需要强调的是,柄绝对不能与宿主骨黏结,因为如果黏结,将来翻修时会极为困难。

假体植入后,使用之前放置的缝合线将侧副韧带连接到异体骨髁上。异体骨髁上部位做粗糙处理并缝合宿主髁上骨片可有助于将韧带连接至异体骨-假体复合物。膝关节屈曲 90°时,侧副韧带尽量拉紧。其余髁上宿主骨可补充钢丝环扎术,对缝合线进行加固。

这时,将颗粒自体骨置于宿主-异体骨结合处,并尝试缝合自体骨周围的骨膜或滑膜瓣,对其进行加固。如果斜切口或阶梯式切口并不具备足够稳定性,则需要另外固定。笔者建议使用其他螺钉而不是皮质骨板,因为骨板增加结构体积,并可能会损伤软组织。同样,最好避免将钢板固定到异体骨,因为多个钻孔会削弱移植体,使其容易发生骨折或加速血管化和吸收,可能导致严重的并发症。

植入物在原位时,重新检查膝关节的整体稳定性。根据查体和影像学,应尽早预测是否需要高度受限的植入物,并慎重决定是使用后部稳定聚乙烯插入物还是内外翻高位限制性假体。笔者建议优先使用限制性最小的插入物,可避免将应力转移到异体骨-假体复合物交界面。

一般情况下,应避免使用旋转铰链植入物等高限制性植入物,因为应力转移到异体骨-假体复合物结合处,可能导致过早损坏。

第 12 节 伸肌结构异体骨移植

在首次关节置换术或关节置换翻修术期间,腱断裂、结节撕脱、近端胫骨骨质丢失导致伸肌结构缺损或因感染导致的伸肌结构侵蚀。在关节置换术翻修期间,股四头肌和髌腱瘢痕使伸肌结构特别容易受到破坏。

伸肌结构异体骨可从骨骼库中获取,附有完整的股四头肌腱、髌腱和胫骨结节。髌腱附件处需要有足够的骨骼,以便从远端压入宿主骨中。

首次或翻修植入物放置完后,剩余宿主髌骨从骨膜中剥离出。对远端胫骨结节进行清创,并在原结节区域行倒"V"形截骨术。这种截骨术能很好地对异体骨进行压配,并且能对抗异体骨结节的近端移动[8]。

然后放置异体骨,剩余宿主髌骨和异体髌骨在同一水平。理想状态下应根据植入物的股骨滑车沟而定。一旦确定这个高度后,在胫骨结节处标记异体骨,应该非常接近患者原来的结节处。在宿主胫骨上钻4个小钻孔,方便针线通过。使用微型矢状锯修剪移植体大小,将其装于倒"V"形部位。将其压配到受体区内,并使用经骨环扎线固定。然后,缝合近端的异体骨股四头肌。使用 Fibrewire 或 Ethibond 等加粗型非吸收性缝合线,通过连续锁边缝合方式将异体骨股四头肌腱与剩余宿主股四头肌腱相连。并通过多次间断缝合对其加固。这时,在膝关节全活动度下检查稳定性及运动轨迹,该阶段仍可进行调整。如果运动轨迹及稳定性足够,髌腱区放置多个缝合线。膝关节切开入路按常规方式闭合[9]。

第 13 节 软组织包膜

创面缝合可能具有挑战性,异体骨过大是最常见的原因,其次是假体过大。为避免这个问题,必须严格挑选植入物和异体骨。胫骨结节截骨术采用部分螺纹松质骨螺钉或经骨缝合线。股四头肌腱翻转或剪开可使用加粗型缝合线进行修复。使用加粗型缝合线,按连续性方式缝合髌骨关节置换术创面,然后,使用间断缝合方式加固。深层引流管按照医生习惯的部位放置,皮下和皮肤层以常规方式缝合。术前应与整形外科同事讨论能预计的创面闭合问题。如果软组织覆盖有问题,可能需要旋转皮瓣和皮肤移植[5]。

第 14 节 术后护理和康复疗法

术后,患者接受 24 h 静脉注射抗生素治疗并预防深静脉血栓形成。如果医生使用了引流管，应该在放置后 48 h 内移除。笔者提倡在 24 h 内移除留置导尿管，可降低尿路感染的发生率。

活动度是恢复的关键部分，只要伤口覆盖足够且没有伸肌结构问题，就应尽快开始活动。如果进行胫骨结节截骨术或股四头肌翻转，主动伸展需要限制 6~8 周。负重限制持续 8 周，连续 X 线片上看到移植体融合后，逐步增加到完全负重。这一过程可能需要 3~6 个月，依据患者重建和生物学结果而定。

第 15 节　并发症

与所有复杂的重建术一样，术前计划非常重要，可避免术中意外。如果没有考虑周详的术前计划，可能导致不良预后。术前计划的关键步骤包括确定异体骨和植入物定尺寸，以及尽早积极处理伤口可预见的并发症。另外，优化患者围术期健康状态（包括戒烟）也至关重要。

即使有了周详的计划，仍有发生并发症的可能。移植体断裂、快速血管再生及过早吸收会削弱异体骨-假体复合物，并最终导致失败。另一个问题是假体周围骨折，可进一步导致骨质丢失[10]。复杂翻修手术中，感染也较为普遍，必须通过早期清创、使用抗生素和可能的分阶段翻修逐步进行治疗。如前所述，应密切观察伤口，并就治疗问题向整形手术科做相关咨询。

感染和伤口问题偶尔会导致截肢，但较少发生。

第 16 节　结　果

在关节置换术中，膝关节周围包容性和非包容性缺损使用节段异体骨和结构性异体骨已有 20 多年的历史。相关数据主要来自膝关节置换翻修术，其结果令人鼓舞。在最早期的文献中，Stockley 等报道了 20 例采用结构性异体骨和颗粒异体骨的患者，术后 4.2 年的存活率为 85%[11]。其中有 2 例移植体骨折，3 例感染。存活率最低的是由 Ghazavi 等报道，30 例患者中 5 年时的异体骨存活率仅为 67%[12]。但从大部分文献中能看到，据大多数作者报道，其移植体在 5 年时的存活率为 80%~93%。10 年时存活数量下降，Clatworthy 等报道，存活率从 5 年时的 92%下降到 10 年时的 79%[2]。Engh 和 Ammeen 报道，46 例患者在 10 年时胫骨缺损的股骨头异体骨存活率为 91%[13]。

Richards 等在最近出版的文献中比较了使用股骨异体骨造成膝关节置换术周围严重骨质丢失的队列和使用金属垫片的队列[14]。虽然异体骨组的骨质丢失更显著，但其临床结局评分优于对照队列，有力支持了严重骨质丢失患者使用异体骨。

Backstein 等的研究队列最大，包括 61 例患者[4]。5.4 年时的存活率为 85.2%。需要注意的是，其感染率为 6.5%（4/61）。尽管如此，通过 X 线片观察到愈合率仍很高，为 98.4%（60/61）。

第 17 节　总　结

对于骨科医生来说，处理骨质丢失是个很大的挑战。笔者认为，结构性异体骨可以处理这个问题，另外还能恢复骨量。这种复杂手术最好由关节置换翻修术经验丰富的外科医生和医院执行。同种异体移植物重建不适用于低需求患者或老年患者，此类患者更适用肿瘤植入物，可快速活动和恢复（图 7-17-1~图 7-17-4）。

最适合异体骨移植的是较为年轻、要求高且相对健康的患者，因为他们将来很有可能还需翻修且能坚持康复疗法。恢复骨量是

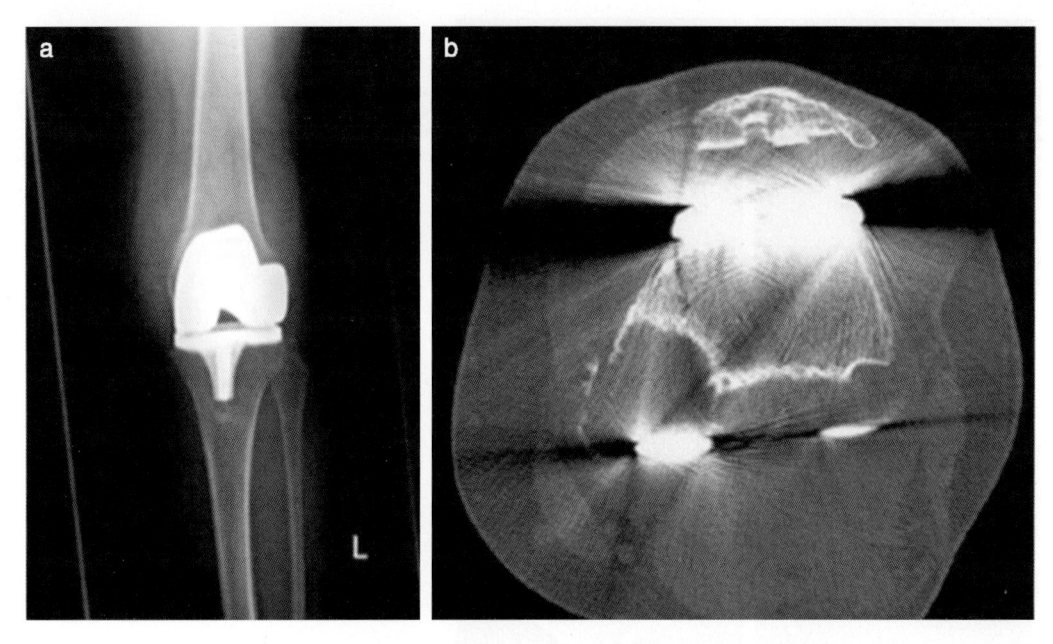

第 17 章　用于膝关节骨质丢失的结构性异体骨移植：膝关节置换术方法　257

图 7-17-1　a. 正位 X 线片显示，膝关节部位聚乙烯衬垫严重磨损，并有大量骨质丢失证据；b. CT 扫描显示，由于骨质溶解造成了内侧和外侧股骨髁有大量骨质丢失（节选自 Backstein 等[4]）

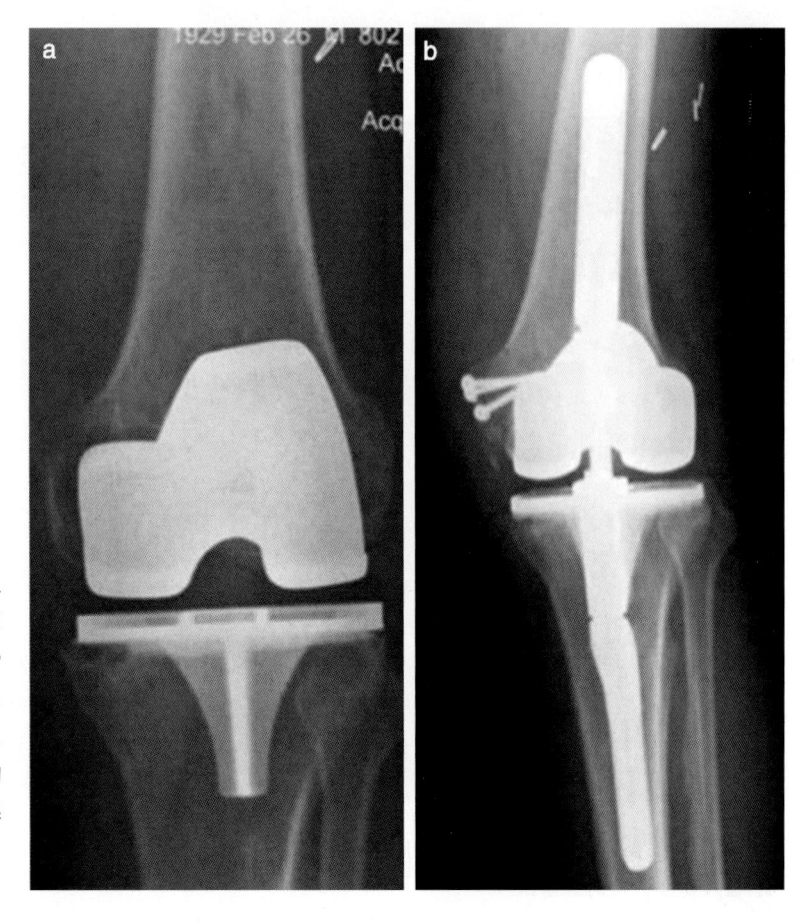

图 7-17-2　a. X 线片显示，骨质溶解之后内侧股骨髁出现非包容性骨质丢失；b. X 线片显示，全膝关节置换翻修术，使用带螺钉固定的结构性异体骨对内侧股骨髁进行重建

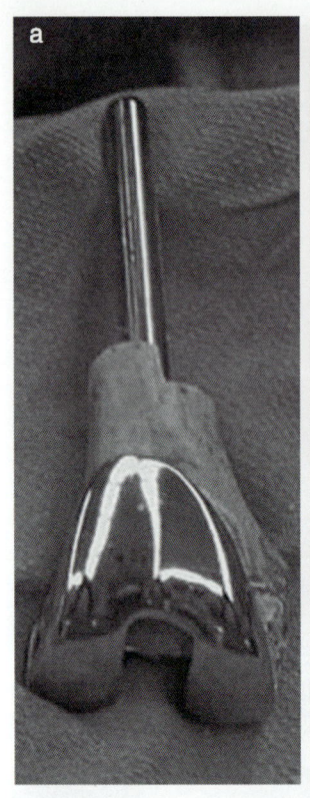

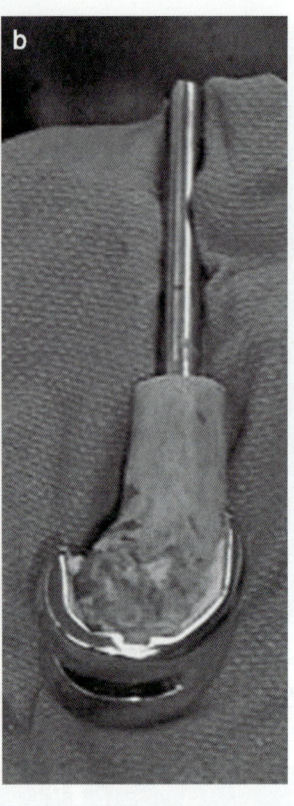

图 7-17-3 异体骨-假体复合物的术中照片
a. 正位片；b. 侧位片

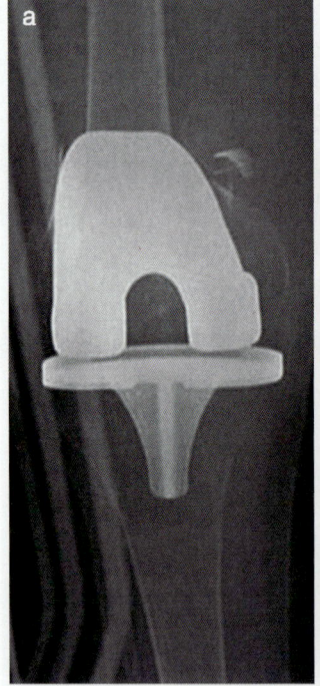

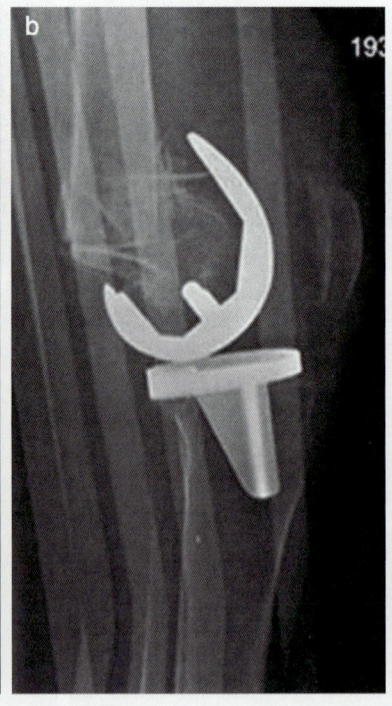

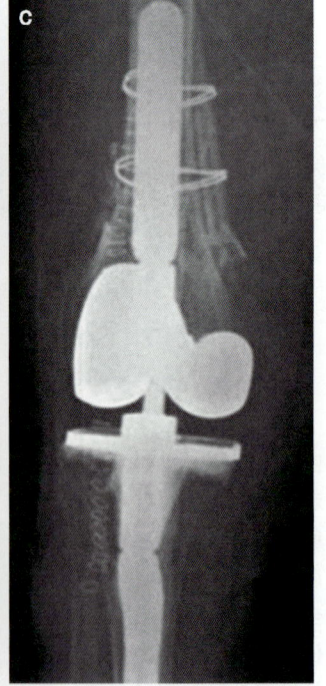

图 7-17-4 a、b. X 线片显示髁上假体周围骨折,伴有大量骨质丢失；c. 正位 X 线片显示使用股骨异体骨-植入物复合物的翻修术

选择异体骨重建术的关键因素之一。总体而言,尽管这种治疗方法具有一定的复杂性,但在文献中结局良好。

参考文献

[1] Engh GA. Bone defect classification. In: Engh GAR CH, editor. Revision total knee arthroplasty. Baltimore: Lippincott Williams & Wilkins, 1997:63-120.

[2] Clatworthy MG, Ballance J, Brick GW, et al. The use of structural allograft for uncontained defects in revision total knee arthroplasty. A minimum five-year review. J Bone Joint Surg Am, 2001, 83-A(3): 404-411.

[3] Fawcett K, Barr A. In: Banks AAB, editor. Tissue banking. Arlington: American Association of Blood Banks, 1987: 97.

[4] Backstein D, Safir O, Gross A. Management of bone loss: structural grafts in revision total knee arthroplasty. Clin Orthop Relat Res, 2006, 446: 104-112.

[5] Younger AS, Duncan CP, Masri BA. Surgical exposures in revision total knee arthroplasty. J Am Acad Orthop Surg, 1998, 6-1: 55-64.

[6] Lonner JH, Desai P, Dicesare PE, et al. The reliability of analysis of intraoperative frozen sections for identifying active infection during revision hip or knee arthroplasty. J Bone Joint Surg Am, 1996, 78(10): 1553-1558.

[7] Hockman DE, Ammeen D, Engh GA. Augments and allografts in revision total knee arthroplasty: usage and outcome using one modular revision prosthesis. J Arthroplasty, 2005, 20(1): 35-41.

[8] Burnett RS, Berger RA, Della Valle CJ, et al. Extensor mechanism allograft reconstruction after total knee arthroplasty. J Bone Joint Surg Am, 2005, 87(Suppl 1-Pt 2): 175-194.

[9] Zywiel M, Kosashvili Y, Gross A, et al. Complete allograft reconstruction after extensor mechanism failure. Semin Arthroplasty, 2009, 20: 194-199.

[10] Mow CS, Wiedel JD. Structural allografting in revision total knee arthroplasty. J Arthroplasty, 1996, 11-3: 235-241.

[11] Stockley I, McAuley JP, Gross AE. Allograft reconstruction in total knee arthroplasty. J Bone Joint Surg Br, 1992, 74-3: 393-397.

[12] Ghazavi MT, Stockley I, Yee G, et al. Reconstruction of massive bone defects with allograft in revision total knee arthroplasty. J Bone Joint Surg Am, 1997, 79-1: 17-25.

[13] Engh GA, Ammeen DJ. Use of structural allograft in revision total knee arthroplasty in knees with severe tibial bone loss. J Bone Joint Surg Am, 2007, 89-12: 2640-2647.

[14] Richards CJ, Garbuz DS, Pugh L, et al. Revision total knee arthroplasty clinical outcome comparison with and without the use of femoral head structural allograft. J Arthroplasty, 2011, 26: 1299.

第 18 章　膝关节重建中的同种异体单髁骨关节移植

第 1 节　概述 …………………… 261
第 2 节　患者人口统计资料 ……… 262
第 3 节　手术技术 ………………… 262
第 4 节　结果和并发症 …………… 262
第 5 节　总结 ……………………… 268
参考文献 …………………………… 269

第 18 章
膝关节重建中的同种异体单髁骨关节移植

Giuseppe Bianchi, Eric L. Staals, Davide Donati, Mario Mercuri

关键词 并发症·人口统计资料和适应证·膝关节重建·骨关节移植·结果·手术技术

第1节 概 述

一般在肿瘤切除后或者在外伤或骨坏死之后有大块骨缺损,可使用同种异体单髁骨关节移植(unicondylar osteo-articular allografts,UOA)来重建远端股骨或近端胫骨。

股骨远端和胫骨近端是原发性骨肿瘤最常累及的部位。良性肿瘤通常通过带或不带佐剂的刮除术进行治疗。然而,在侵袭性良性病变伴室外侵袭(第 3 期)时,刮除常伴有复发、关节骨折、关节僵硬和关节面损伤。髁切除能降低局部复发的风险,并且UOA重建能显著延缓生物力问题。

恶性骨肿瘤需要广泛的手术切除。对于膝关节周围的恶性骨肿瘤,通常会导致大段切除,造成广泛的骨牺牲,其后再使用大型假体植入物或全关节骨关节移植行重建

术,但这些重建技术通常会导致一些常见并发症。大段重建最严重的并发症是感染,特别是在近端胫骨。据报道,10 年来大段重建的失败率高达 41%[1]。大型假体植入的常见并发症是无菌性松动,尤其是在股骨远端切除较少后,假体股骨柄可能很难在远端股骨干骺端稳定,造成初始稳定性较差,并且早期股骨柄有"下沉"和松动风险。最后,全骨关节移植从长期来看,机械负荷相关的并发症频繁发生。据报道,10 年来失败率高达 29%,通常由于骨折、关节不稳定和早期退行性改变而造成[2]。当恶性肿瘤只累及股骨远端股骨或胫骨近端的 1/2,并明确显示边缘时,单髁切除术可以提供较宽的切缘,并且 UOA 重建术可降低大型假体与全骨关节重建术相关的并发症风险。UOA 重建术的另一个重要优势在于保留骨量,如果软骨下同种异体移植体塌陷,更利于传统全膝关节假体的补救。

既往,单个髁状突切除都是用自体髌骨移植重建。这项技术最早由 Campanacci 等于 1985 年提出[3]。19 例患者经过 2~9 年的随访,所有患者都实现植骨融合且相当稳定。Farooque[4]在 7 例患者中使用同样的技术,随访 3~6 年,也报道出了令人鼓舞的结果。在最近几年,利用深冷冻的同种异体移植体代替自体移植,避免了移植体获取方

面的疾病。本研究的目的是描述医生使用 UOA 的经验，并在最少 4 年的随访之后评估临床和影像学结果。

第 2 节 患者人口统计资料

笔者回顾了我院 1989—2004 年 12 例 UOA 的人口统计资料、临床和手术细节，女性 8 例，男性 4 例。年龄 16～63 岁（平均 33 岁）。术前诊断情况如下：软骨肉瘤 4 例、骨巨细胞瘤 3 例、骨肉瘤 3 例、外伤后骨软骨缺损 1 例、半异体骨关节移植失败 1 例；9 例远端股骨受累（6 例内侧髁、3 例外侧髁）、3 例近端胫骨（2 例内侧髁、1 例外侧髁）；9 例左膝关节、3 例右膝关节重建。

第 3 节 手术技术

对于骨巨细胞瘤，应按恶性肿瘤的切除原则切除。在所有病例中，使用本机构骨库中大小合适的深冷冻骨关节同种异体移植体对骨段进行重建。同种异体移植体在无菌条件下获取，并储存在-80℃下。检测同种异体移植体和供体的病毒和细菌感染情况。在手术室，移植体在温生理盐水和抗生素溶液中解冻前先取需氧和厌氧拭子。固定时，特别注意恢复髌股和胫股关节的解剖一致性，避免关节剖面改变。

使用板和螺钉固定移植体 3 例（股骨 1 例、胫骨 2 例），只使用螺钉固定 9 例（股骨 8 例、胫骨 1 例）。

在股骨远端和胫骨近端髁移植中，宿主关节囊、半月板和韧带（后交叉、前交叉韧带及副韧带）尽可能保留，并使用不可吸收缝合线重新与移植体相连，从而达到关节稳定性。伤口缝合后检测关节稳定性和活动性，并且避免软组织"过紧"，可减少移植体上面的超负荷或对侧关节腔室上面的超负荷。

手术当天，患者静脉注射阿米卡星（500 mg，2 剂），术后整个住院期间使用替考拉宁，然后口服抗生素 3 个月。

术后，膝关节固定在石膏中 1～3 个月（平均 1.3 个月）；手术后 1 个月，膝关节可以屈伸。然后保持部分负重，直到 X 线片上截骨线完全愈合（平均 11 个月，范围 6～14 个月）。

笔者所在机构最近回顾了所有患者，用于影像学研究，并由其中一位作者进行了功能评估。根据肌肉骨骼肿瘤学会提出的系统来评价功能评估方法[5]。通过普通 X 线片评估关节退变情况，关节间隙保持在 50% 以上且不存在软骨下硬化或骨赘时，视为轻度；关节间隙变窄超过 75% 且存在轻度软骨下硬化伴 1～2 个骨赘时，视为中度退变；关节间隙完全磨损且存在软骨下硬化和多个骨赘时，视为重度退变[6]。

由于随访期较短，功能和影像学分析时排除了 2 例患者，其中 1 例患者 2 年随访时死于转移性疾病，另外 1 例早期移植失败（2 年）。剩余 10 例的随访时间为 4～18 年（平均 10 年），远端股骨平均随访 9 年，近端胫骨平均随访 12 年。

第 4 节 结果和并发症

目前还没有病例报道伤口并发症、感染、植骨不愈合或局部复发。1 例移植体在 29 个月后移除，由于软骨下塌陷并且关节内移位骨折（早期失败），并由第二个骨软骨同种异体移植体代替。移除移植体时的结果"良好"，关节退变"轻度"。最后的随访时（翻修后 16 年），功能结果"尚可"，关节退变"重度"，患者接受了全膝关节置换术（图 7-18-1）。

3 例患者之后进行手术，没有移除移植体。1 例患者（股骨内侧髁）行早期开放性手术清理术，膝关节活动功能明显改善；1 例

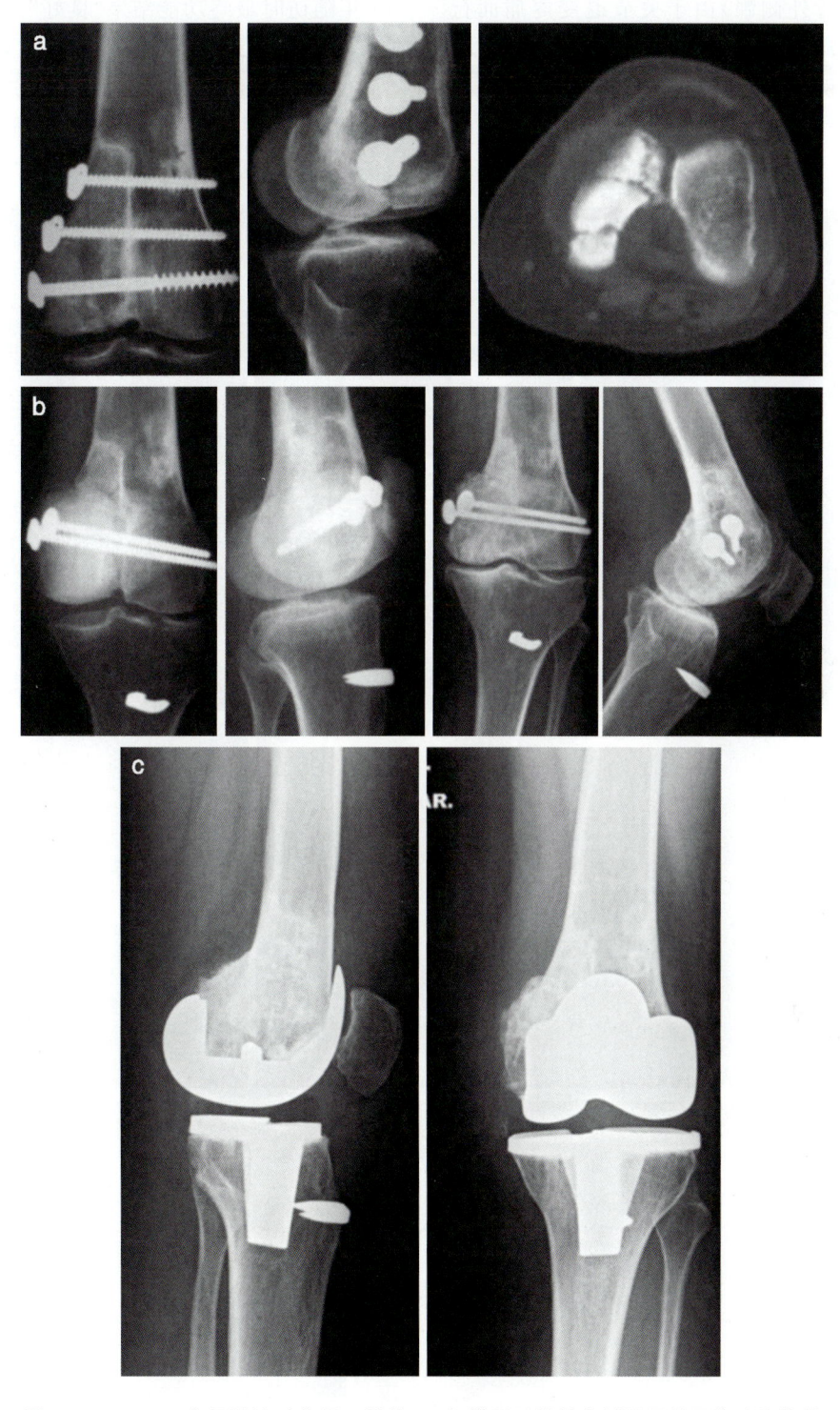

图 7-18-1　a. 29 个月随访时普通 X 线片 CT 扫描显示股骨内侧髁同种异体移植体骨折；b. 第二次同种异体移植重建，16 年随访时显示内翻排列，并且内侧腔室"重度"骨关节炎；c. UOA 失败后行全膝关节置换术

患者（股骨外侧髁）由于关节退变疼痛而行晚期关节镜下清理术，在最后随访时疼痛消除；第 3 例患者（胫骨内侧髁）移除了 1 枚导致滑囊炎疼痛的突出螺钉，最后随访时无疼痛。这 3 例另行手术的患者，在第 4、10 和 14 年随访时最终功能结果"良好"。

2 例功能结果"优秀"，5 例"良好"，3 例"尚可"。"优秀"结果的 2 例患者进行过股骨远端外侧髁 UOA，膝关节正常排列（图 7-18-2）。本研究功能评估中评分为"尚可"的

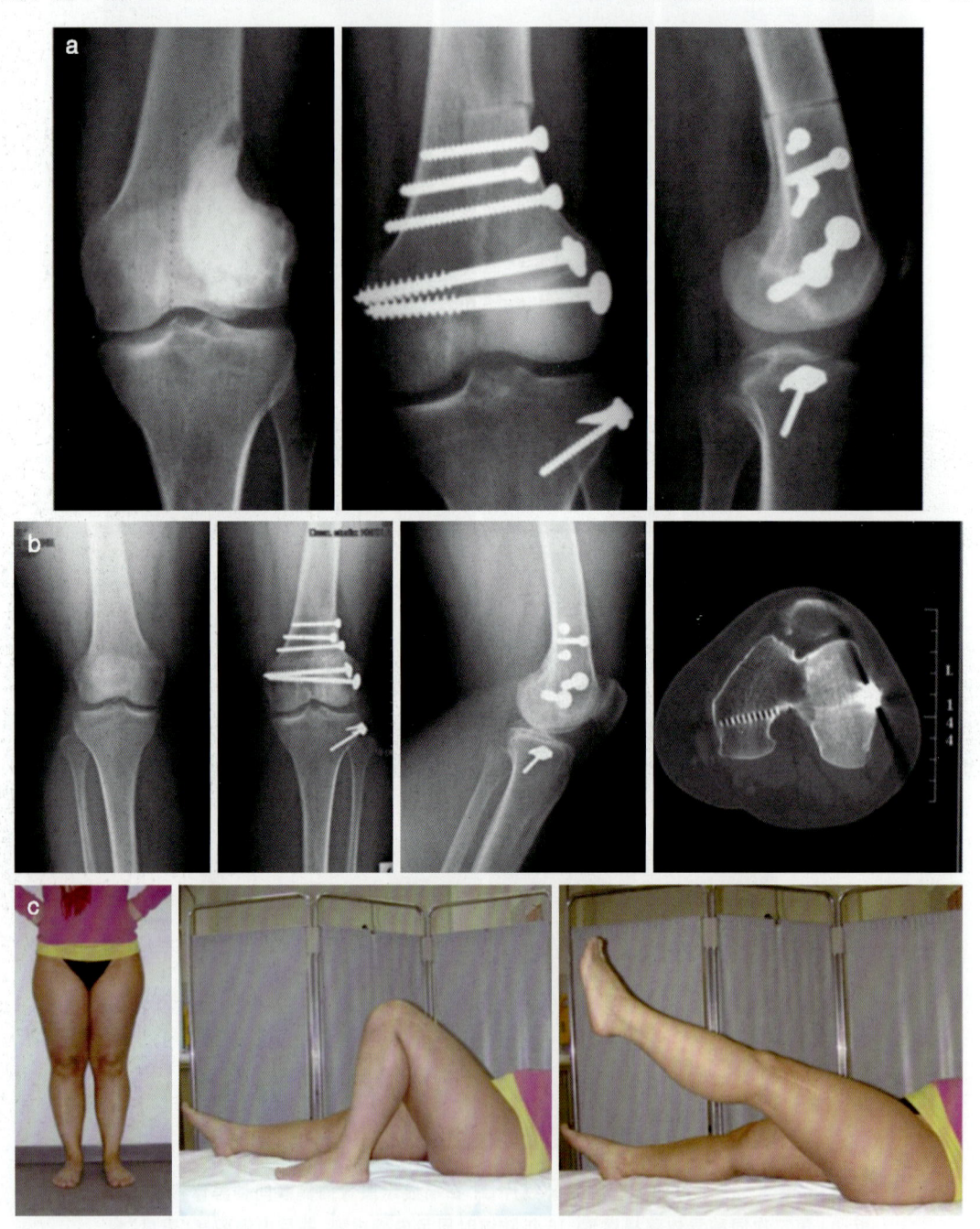

图 7-18-2　a. 普通 X 线片显示，刮除术之后骨巨细胞瘤复发，以及股骨外侧髁切除前后的水泥植入；b. 随访 12 年时双侧普通 X 线片显示，排列正常，关节轻度退变，CT 扫描显示移植体愈合；c. 临床功能结局"良好"

4例患者,都进行过内侧髁UOA(3例股骨平台,1例胫骨平台)(图7-18-3,图7-18-4);2例膝关节排列正常,2例内翻。1例患者由于持续疼痛需要全膝关节置换术;其他3例患者恢复之前的日常活动,疼痛在可接受范围内,膝关节超负荷之后偶尔需要口服镇

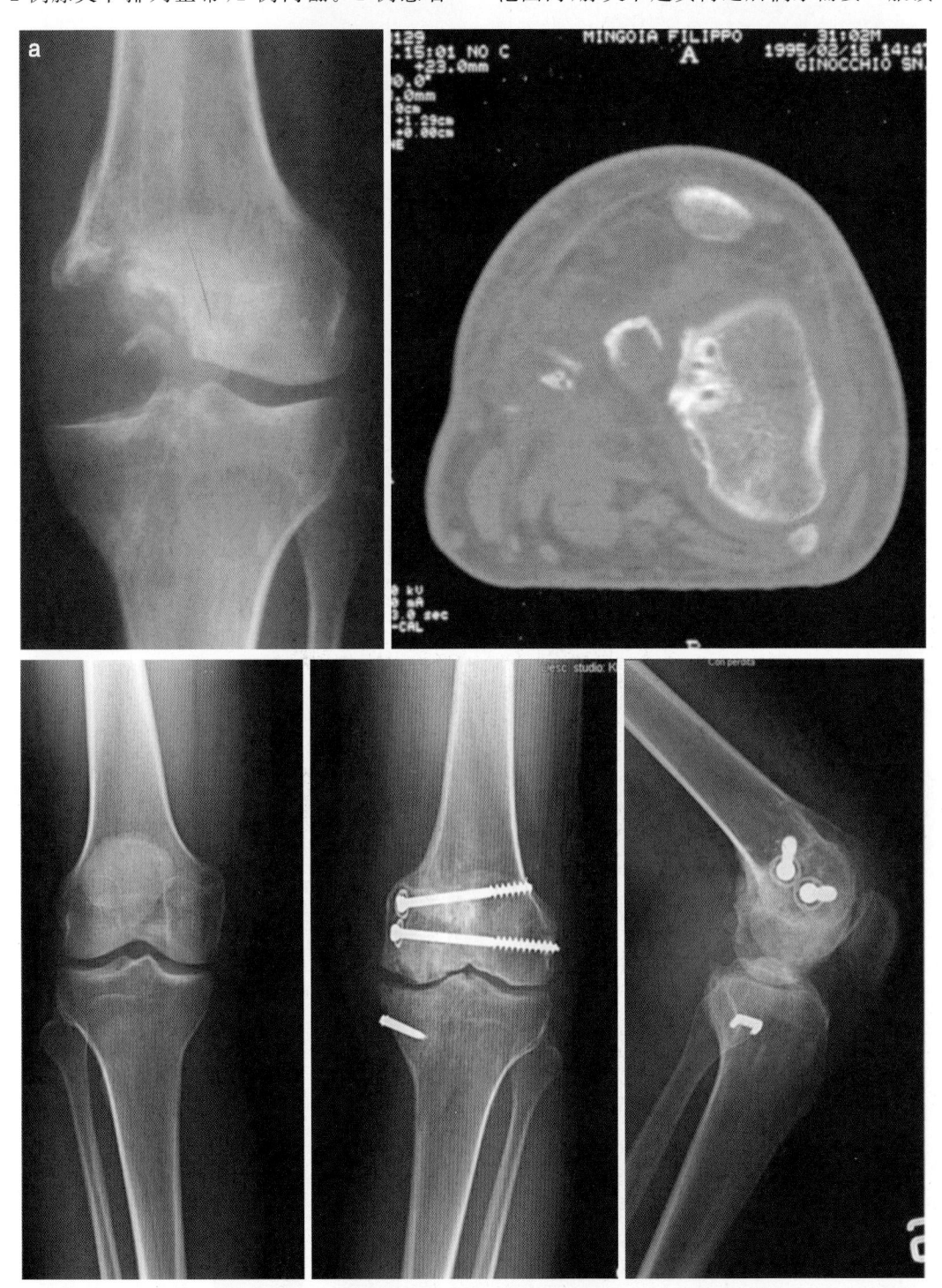

图7-18-3　a. 普通X线片和CT扫描显示,股骨内侧髁外伤后缺损。单髁移植术后随访10年时双侧普通X线片显示,关节内翻及关节重度退变

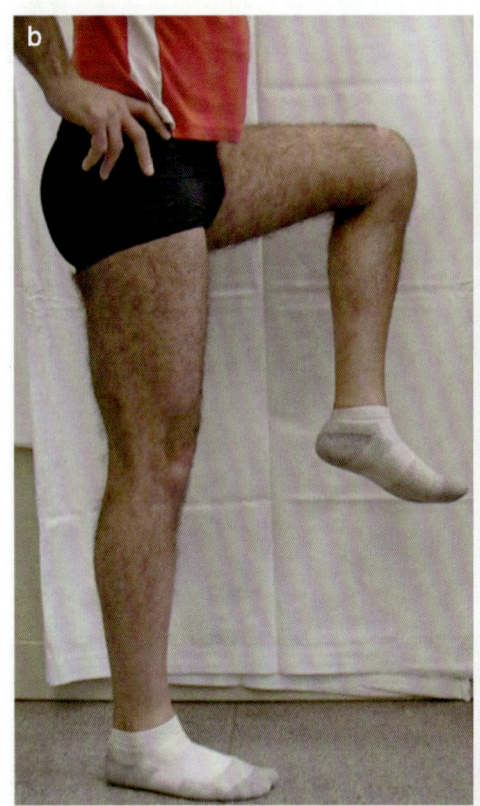

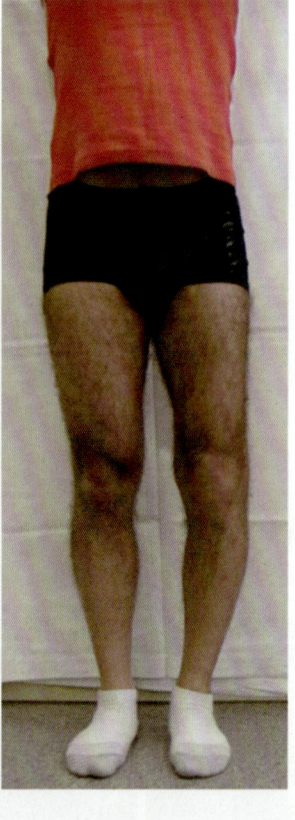

图 7-18-3（续） b. 临床功能结局"良好"

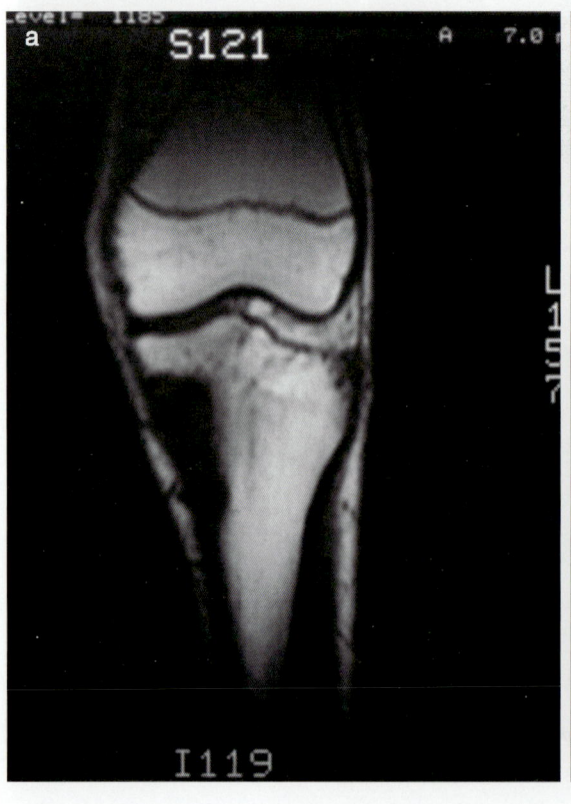

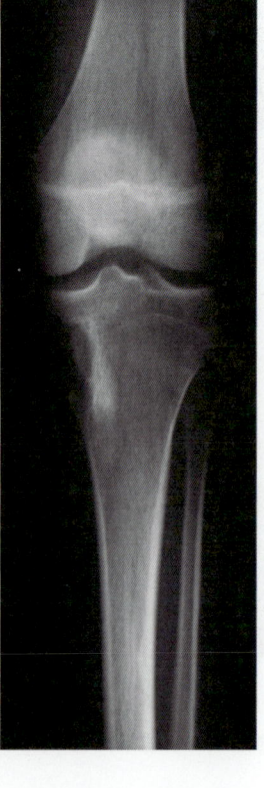

图 7-18-4 a. 近端胫骨内侧髁的低级骨肉瘤

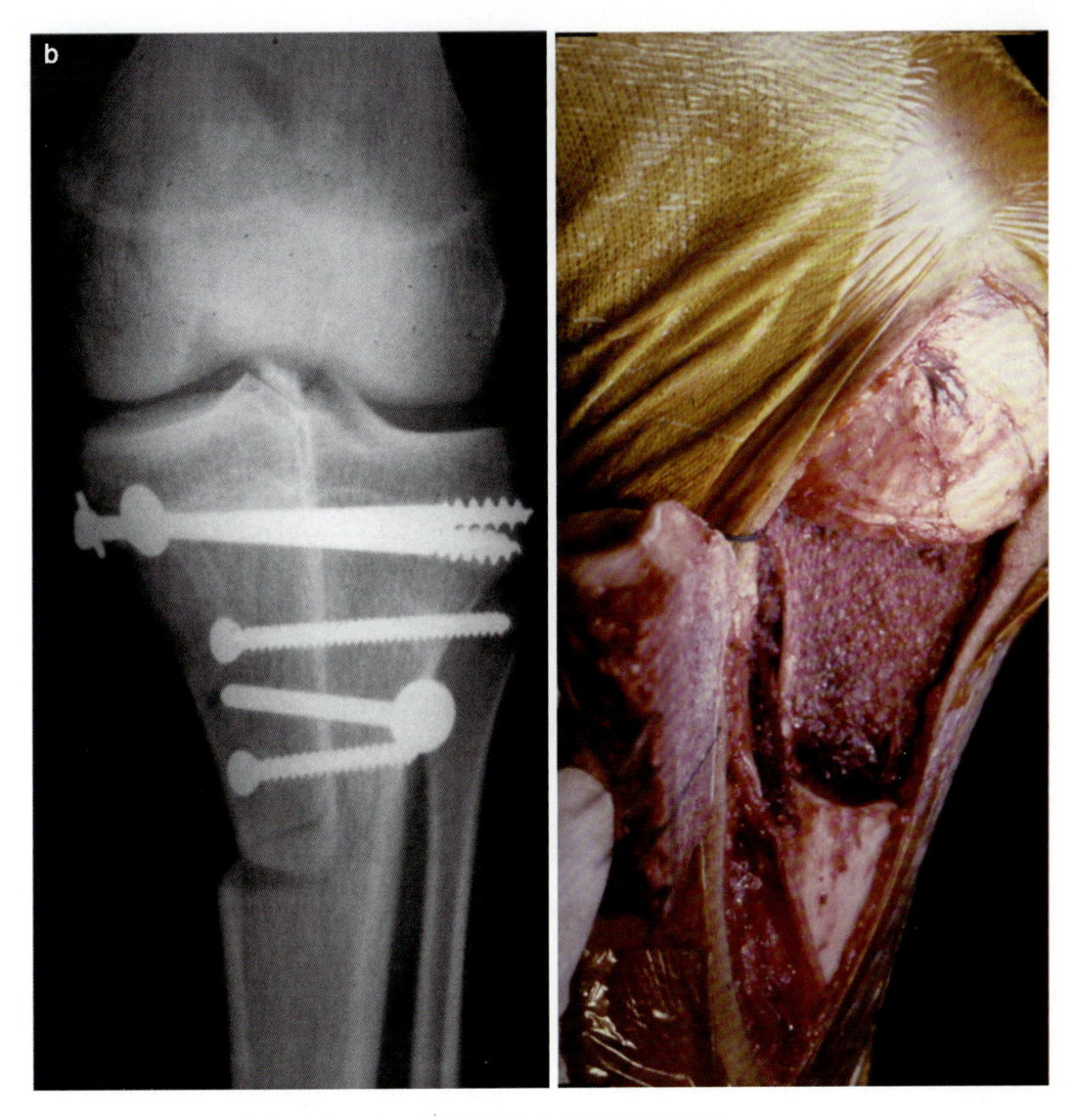

图 7-18-4(续) b. 切除后,同种异体半骨关节移植重建及使用螺钉固定

痛药;3 例患者膝关节活动都在可接受范围内,至少屈曲 90°。1 例患者伸展不全 15°,屈曲 110°。

软组织重建始终要谨慎进行;后交叉韧带复位 4 例和前交叉韧带复位 2 例;外侧副韧带复位 3 例,内侧副韧带复位 5 例。由于缺乏同质性且患者数量较少,所以不能明显评估重建韧带的临床作用,以及其对膝关节运动学和关节退行性改变的作用。评估了关节稳定性,3 例正常,5 例出现 10°以下的外翻不稳定,2 例出现 10°以下的内翻不稳定。膝关节排列方面,5 例正常,4 例内翻,1 例外翻。

进行影像学评估,排除 2 例随访期少于 4 年的患者。结果显示,所有患者截骨线愈合;1/2 患者关节出现"轻度"退变,1/2 患者出现"重度"退变。膝关节排列正常的 5 例患者中,只有 1 例在 15 年后出现"重度"关节炎,其他 4 例均为"轻度"关节炎,外翻排列的 1 例患者也是"轻度"关节炎。近端胫骨或远端股骨的外侧髁没有出现"重度"关节炎,5 例内侧髁(62.5%)随访时出现"重

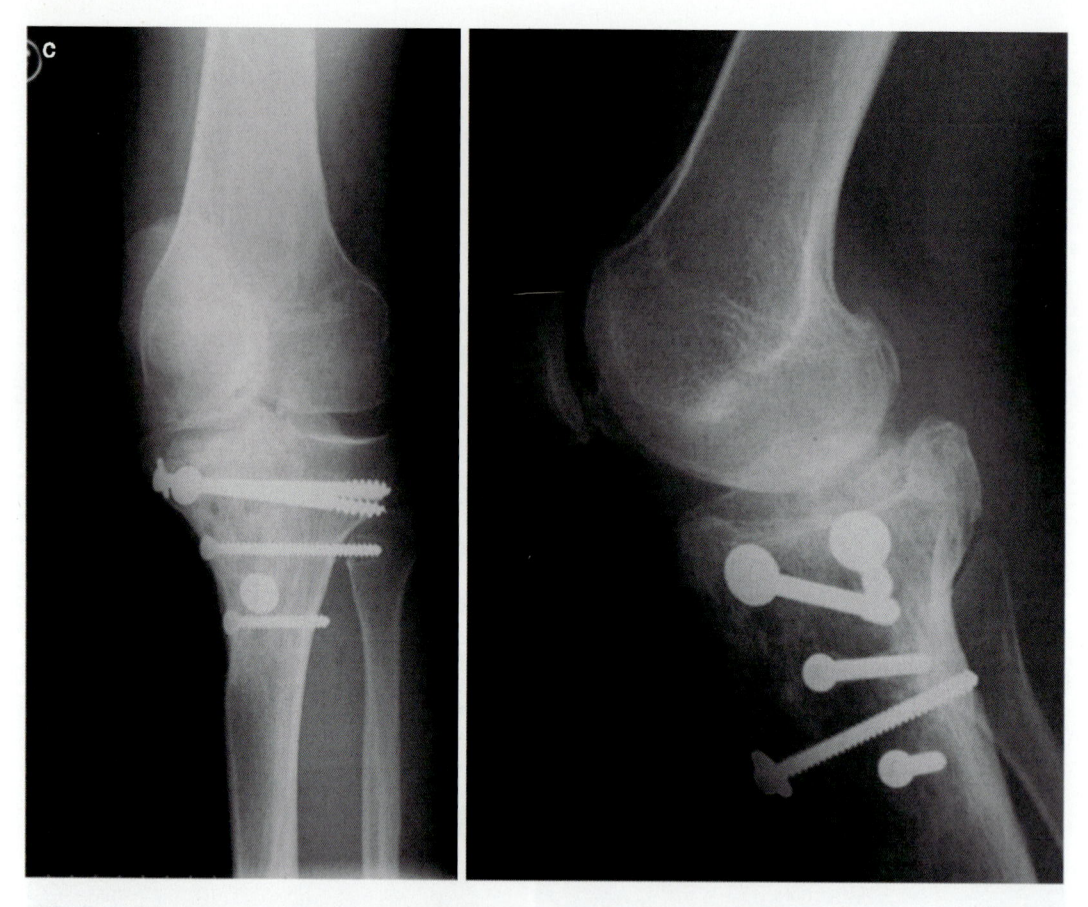

图 7-18-4(续)　c. 随访 6 年时，软骨下移植体骨折的内侧腔室发生重度退变

度"关节炎。比较移植位置（股骨或胫骨）与退变情况时，发现近端胫骨"重度"关节炎发生率（2/3，66.6%）高于远端股骨（3/9，33.3%）。

第 5 节　总　结

膝关节周围的单髁切除术适应证包括：①第 3 阶段良性肿瘤，使用刮除术的并发症很高；②局限于单髁的恶性骨肿瘤（宽切缘可行），以及极少数的较大型非恶性骨软骨缺损（如外伤后或严重股骨头坏死）。

文献中关于单髁切除和同种异体移植重建的报道很少。Muscolo 等[7]报道了其在膝关节周围使用同种异体单髁骨移植重建的经验。他们的研究包括 40 例同种异体单髁骨关节移植手术（29 例股骨，11 例胫骨），几乎都是在肿瘤切除术后。随访 5 年和 10 年时移植体存活率为 85%。据报道，随访前 4 年有 6 例失败（2 例感染，2 例局部复发，2 例力学并发症。根据肌肉骨骼肿瘤评分，平均功能评分为 90%）。

此外，根据笔者的经验，同种异体单髁移植重建是一项可靠的技术，可以恢复膝关节的组织构造和运动学，取得满意的功能效果。无论是良性肿瘤还是恶性肿瘤，都可以使用这种手术。并发症相对较少。大型同种异体移植重建中常见的感染和骨不愈合[2]，在该系列手术中不会出现。据报道，早期唯一严重的力学并发症是 29 个月随访时出现 1 例内侧股骨移植体塌陷。同种异体单髁骨关节移植（UOA）翻修后，患者16年来活动良好，最后因退变而需要全膝关节置换术。这些病例表明，在选择合适的患者中，UOA可以保证传统全膝关节置换术的骨量保留。

在随访指标中，7例患者（5例远端股骨，2例近端胫骨UOA）功能结果"良好"或"优秀"。15、16和18年后随访，3例患者偶尔有疼痛，功能结果为"尚可"（2例远端股骨，1例近端胫骨UOA）。

正如预期，所有患者逐渐出现退变，最初出现在移植体腔室中，后来出现在对侧腔室中。股骨远端移植中髌股关节出现退变，特别是由于移植体表面不匹配而造成髌骨沟不规则。影像学显示，退变最初表现为关节变窄，之后表现为软骨下骨移植变化，包括骨密度增加及局部软骨下骨折和骨赘。退变通常为无痛或有轻度症状。1例患者因轻度膝关节疼痛需要关节镜下清理术，另1例患者在随访16年后行全膝关节置换术。随访10年以上的6例患者中，有5例（50%）显示重度退变，1例轻度退变。

膝关节对齐和重建后腔室的位置都会影响影像学结果。膝关节内翻和内侧UOA患"重度"关节炎的风险更高。

综上，UOA适用于某些良性和恶性骨肿瘤，或者远端股骨髁和近端胫骨髁的较大骨软骨缺损。其缺点是，随访期间几乎所有患者均出现退变，但并未造成严重的功能限制。如果可以重新确立正常膝关节对线，机械可靠性则不是主要问题，且很少会发生移植体骨折。临床和影像学结果相对良好，并发症发生率较低，并且有可能保留骨量。因此，这项手术是膝关节周围髁切除术后最可靠的重建技术，应被视为膝关节周围髁切除术后的标准手术。

参考文献

[1] Morgan HD, Cizik AM, Leopold SS, et al. Conrad 3rd E. Survival of tumor megaprostheses replacements about the knee. Clin Orthop Relat Res, 2006, 450: 39-45.

[2] Mankin HJ, Springfield DS, Gebhardt MC, et al. Current status of allografting for bone tumors. Orthopedics, 1992, 15 (10): 1147-1154.

[3] Campanacci M, Cervellati C, Donati U. Autogenous patella as replacement for a resected femoral or tibial condyle. A report on 19 cases. J Bone Joint Surg Br, 1985, 67 (4): 557-563.

[4] Farooque M, Sharma RK. Patellar reconstruction of the condyles in giant cell tumours of the knee. Int Orthop, 1995, 19(6): 355-358.

[5] Enneking WF, Dunham W, Gebhardt MC, et al. A system for the functional evaluation of reconstructive procedures after surgical treatment of tumors of the musculoskeletal system. Clin Orthop Relat Res, 1993, 286: 241-246.

[6] Gross AE, Shasha N, Aubin P. Long-term followup of the use of fresh osteochondral allografts for posttraumatic knee defects. Clin Orthop Relat Res, 2005, 435: 79-87.

[7] Muscolo DL, Ayerza MA, Aponte-Tinao LA, et al. Unicondyla osteoarticular allografts of the knee. J Bone Joint Surg Am, 2007, 89: 2137-2142.

第 19 章　急性膝关节韧带损伤和膝关节脱位

第 1 节　急性膝关节韧带损伤 …… 271
 一、解剖和生物力学 ………… 272
 二、病史 ……………………… 272
 三、查体 ……………………… 273
 四、影像学检查 ……………… 274
 五、急性韧带损伤的处理 …… 275
 六、内侧副韧带损伤 ………… 275
 七、前交叉韧带撕裂伤 ……… 276
 八、前交叉韧带合并内侧副韧带损伤 ……………………… 276
 九、单独的后交叉韧带撕裂及单独的后外侧角扭伤 ………… 276
 十、复合韧带损伤 …………… 277

第 2 节　膝关节脱位 ……………… 277
 一、概述 ……………………… 277
 二、病因 ……………………… 277
 三、分类 ……………………… 279
 四、临床评估 ………………… 279
 五、影像学检查 ……………… 281
 六、血管损伤 ………………… 282
 七、腓总神经损伤 …………… 283
 八、韧带损伤 ………………… 283
 九、处理 ……………………… 283
 十、总结 ……………………… 287

参考文献 ……………………………… 287

第 19 章
急性膝关节韧带损伤和膝关节脱位

John F. Keating

摘要 急性膝关节韧带损伤多由体育活动受伤所致。其主要类型为前交叉韧带（anterior cruciate ligament，ACL）的撕裂伤和内侧副韧带（medial collateral ligament，MCL）的扭伤。后交叉韧带（posterior cruciate ligament，PCL）和膝关节后外侧角损伤发生较少，且多为高能量损伤所致。在多数情况下，医生可以通过病史和体格检查进行初步诊断并制定治疗计划。X线平片多用于检测骨损伤，而MRI是最有价值的诊断方法。单独的MCL扭伤不需要手术，通过一段时间的膝关节制动可恢复。ACL撕裂伤最初可进行一段时间的膝关节康复训练，但需进行ACL重建才能恢复到1级运动水平。单独的PCL撕裂伤可通过非手术治疗恢复，但Ⅲ级断裂患者通常症状较重并需要手术重建。单独的后外侧角损伤较为罕见，当其合并其他韧带损伤时通常需要进行手术重建。

膝关节脱位是一种罕见的损伤，20%的病例合并腘动脉损伤及腓总神经麻痹。73%的病例累及3条韧带。现有证据表明，对所有损伤韧带进行早期重建预后较好。存在动脉损伤时优先进行血管重建。先行关节囊修复，前、后交叉韧带破裂者可在后期重建。腓总神经损伤时，若神经未断裂可行非手术治疗，若未恢复可后期行肌腱转移术。

关键词 急性韧带损伤：内侧副韧带·前交叉韧带·内侧副韧带和前交叉韧带·后交叉韧带、后交叉韧带和后外侧角·病因和分类·临床诊断·脱位·MRI·预后·康复·手术适应证·外科技术

第 1 节　急性膝关节韧带损伤

急性膝关节韧带损伤较为常见，多在休闲体育活动时发生。这些多为非接触性损伤，不涉及其他参与者。最常见的是ACL和MCL损伤。PCL和后外侧角韧带断裂较少见。足球、橄榄球和滑雪运动是西欧人群中与膝关节韧带损伤相关的常见运动项目。急性膝关节损伤的临床评估较为困难，因为患者通常无膝关节相关病史，且患者对损伤疼痛的恐惧心理阻碍了临床检查，使一些可靠的诊断性测试很难进行。

J. F. Keating
Department of Orthopaedic Trauma, Royal Infirmary, Little France, Edinburgh, Scotland, UK
e-mail: john.keating@ed.ac.uk

然而,在多数情况下,外科医生通过详细询问病史及通过部分可用于患侧膝关节的试验进行体格检查,可做出合理的临床诊断和治疗。

一、解剖和生物力学

膝关节是有一定旋转功能的铰链关节,关节面并不完全吻合。该处结构为股骨髁部凸面与胫骨平台的轻微凸出不完全吻合,形成了膝关节外侧间室。关节的稳定性依赖于4个主要的韧带复合体,包括2个关节外侧韧带(MCL和后外侧角)和2个关节内韧带(ACL、PCL)。ACL由前内侧韧带和后外侧韧带构成。PCL也由后内侧韧带和前外侧韧带2条带构成。每一条韧带的后带在伸展时紧张,前带在屈曲时紧张。ACL主要限制胫前肌的平移,PCL主要限制向后平移。

MCL分为深层和浅层。深层由半月板胫骨间韧带和半月板股骨间韧带两部分组成。MCL主要限制膝外翻畸形。膝关节外侧有更为复杂的解剖结构。后外侧角结构(posterolateral corner,PLC)主要限制膝关节内翻和外旋。后外侧角分为3层。浅层包括髂胫束肌和股二头肌;中间层的前方为股四头肌韧带,后方为髌股韧带;深层由侧囊、外侧副韧带、豆腓韧带、腘腓韧带和弓状韧带构成,腘肌及其肌腱也位于该层。后外侧角解剖变异较多,但都存在外侧副韧带和腘肌,94%存在腘韧带。后外侧角的各组成部分功能各不相同。外侧副韧带主要抗内翻力,后外侧囊和弓状韧带主要抗外旋力。后外侧角次要功能为限制直接后移。

二、病史

膝关节急性软组织损伤常见于足球、橄榄球和其他野外运动,以及滑雪过程中引起的损伤。在大多数情况下患者无相关既往史,且无急性损伤。有膝韧带外伤史尤其是ACL撕裂病史的患者可能既往有不稳定的发作史。病史的清晰描述可为临时诊断提供非常有用的信息,因此,需要追问现病史。在橄榄球和其他身体接触的运动中,球员最易从侧面被袭击,致使膝部遭受外翻力。这会导致MCL损伤,更严重的情况下会导致ACL撕裂。任何涉及旋转和迅速改变方向的体育运动都可能导致非接触损伤,多见ACL撕裂伤。70%以上的ACL撕裂伤由非接触损伤所致[1,2]。滑雪最常导致ACL撕裂伤合并MCL撕裂伤。这通常是由于滑雪者在滑雪板上"松劲"以致方向失控所致。滑雪中2个滑雪板方向分离迫使滑雪者身体转向一侧滑雪板方向,另一侧滑雪板对人体产生外翻力,这种外旋力可使膝部受损。PCL和后外侧角损伤可见于过伸和内翻,但这种受力方向在体育活动中不常见。体育活动中具有攻击性的抢断更为常见,如橄榄球。

需要指出以下几点。

1. 病史的描述　在某些情况下,患者可能无法记住发生了什么,但如果能够清楚了解损伤发生过程,很可能从中得到有用的线索。

2. 肿胀　如果膝关节立即或在受伤后数小时内肿胀,这强烈提示关节血肿的发生(图7-19-1)。部分患者在受伤一段时间后描述该症状时肿胀已不同程度消退,但患者常常提到快速广泛的膝部肿胀。70%的急性关节积血是由完全性ACL撕裂伤所致。膝关节延迟肿胀(如晚于24 h或更久)提示滑膜积液,此症状不具特异性,也很少见于急性ACL撕裂伤。

单独的MCL损伤特点为膝部内侧肿胀。典型的病史表现为受伤当日关节外内侧部肿胀,受伤24~48 h后关节出现滑膜积液。关节侧部肿胀可见于后外侧角损伤,但单独的后外侧角扭伤非常罕见。

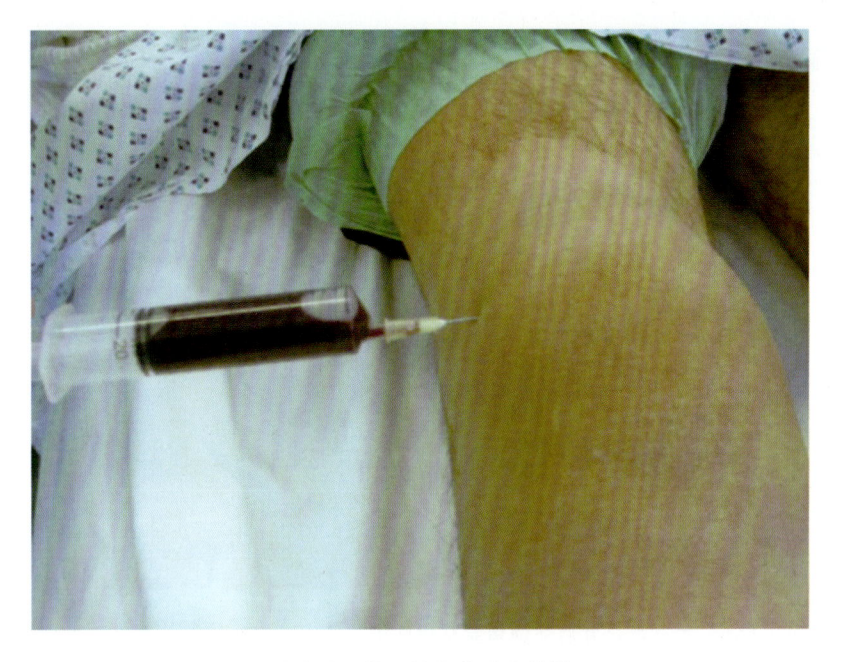

图 7-19-1 急性 ACL 撕裂致膝关节血性关节肿胀的抽吸

3. "爆破感"或受伤时有撕裂感 该主诉通常有提示作用,因为其多见于急性 ACL 撕裂伤,但也可见于 MCL 撕裂伤。

4. 疼痛部位 尽可能使患者精确指出疼痛位置。MCL 扭伤表现为膝关节内侧部位弥漫性压痛。轻度 MCL 扭伤的显著特点是韧带的股骨附着处受损,该处往往为患者显著的压痛点,这为诊断提供了很有价值的线索。半月板撕裂多表现为局限性关节缘疼痛。若受伤早期未出现这种症状,则半月板撕裂的可能性不大。

三、查体

对受伤膝盖的临床检查多由于疼痛、肿胀和活动受限而受到限制。多种用于韧带及半月板的诊断性激发试验不能正常进行。通常需要使用更具选择性的试验方法,但在大多数情况下,医生可从体格检查中获得足够的信息,与现病史结合便可做出诊断。

首先,应观察膝部肿胀的位置和范围。单独的内侧韧带扭伤通常会在 24～48 h 内因滑膜积液出现关节内侧弥漫性肿胀。ACL 的损伤常出现不同程度的紧张性关节血肿。急性半月板撕裂伤多不出现关节血肿,只有在末梢神经脱离时常会出现小到中量的渗出。当出现膝关节周围的大面积挫伤时,检查者应警惕膝关节囊完全断裂的可能,这提示关节错位(如下)或损伤至少累及多个韧带(图 7-19-2)。股四头肌肌腱或髌腱断裂也会出现弥漫性关节外的前部肿胀和瘀伤。

局限性压痛有助于判断受伤部位。MCL 损伤会出现弥漫性膝关节内侧压痛,相反,半月板撕裂伤压痛局限于关节缘。

交锁性膝关节疾病是由于半月板撕裂移位造成,典型表现为伸展受限并出现少量积液。典型的大量高张力性积液可见于 ACL 撕裂造成的关节血肿。髌骨脱位的患者表现为髌内侧支持带触诊疼痛。膝关节前部压痛并可触及明显间隙,见于股四头肌肌腱和髌腱损伤的早期。

多数患者在急性韧带损伤后不愿移动膝关节并常出现一定程度的活动受限。医

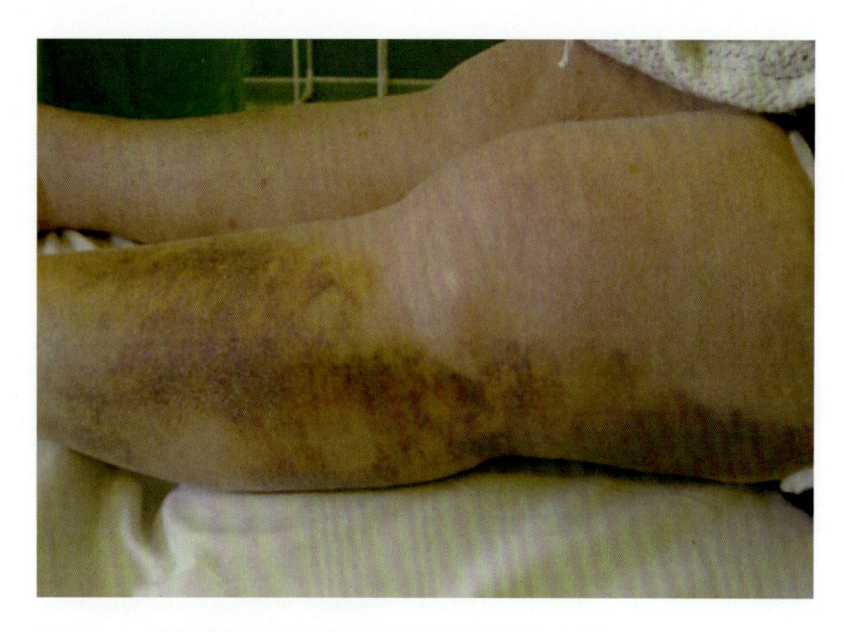

图 7-19-2 关节囊合并后外侧角完全损伤相关的广泛瘀伤

生常要求患者做直腿抬高动作。而伸肌结构受损的患者无法进行该动作或出现严重的伸展延迟。患者常出现弯曲受限，这使前抽屉试验、轴移试验和反向轴移试验等试验在受伤早期无法进行。

Lachman 试验最为常用。该试验通过使膝关节弯曲 15°来判断胫骨的前后移位。该试验可行性高，是检测前 PCL 损伤急性期的可靠手段。同样，可通过使膝关节弯曲 15°并进行外翻或内翻来判断 MCL 或后外侧角结构是否受损。

前抽屉试验在膝关节急性损伤时并不常用。该试验要求患者膝关节弯曲 70°，但在患者存在关节血肿和疼痛时难以进行。即使能够弯曲到 70°，患者很可能出现肌腱痉挛而造成假阴性结果。同样的，已证实轴移试验在检测膝关节损伤，尤其是急性期时，特异性高而敏感性较低[3]。当合并 MCL 扭伤时，该试验可靠性较低。

膝关节交锁征

膝关节交锁征是半月板桶柄样撕裂并移位到髁间窝时出现的一种症状。然而，很多急性 ACL 撕裂的患者也会出现相似的症状。关节血肿会造成关节伸展受限，而 MCL 损伤或内侧囊损伤表现为关节内侧压痛。这些临床表现常与半月板撕裂造成的膝关节交锁征相混淆；ACL 撕裂的患者有急性广泛膝关节肿胀的病史，而单独的半月板撕裂患者不出现这种症状，且 ACL 损伤患者会出现弥漫性压痛，而内侧半月板撕裂的患者压痛多局限于后内侧关节缘。

有一点需要引起外科医生的注意，ACL 撕裂常可继发半月板桶柄状撕裂。当患者表现出典型的膝关节交锁征时，还应考虑到 ACL 撕裂的可能。通过详细追问膝关节受伤史及不稳定的发作史，常可明确诊断。

四、影像学检查

所有急性期膝关节受损都需要做 X 线平片检查。多数患者该检查正常，但需要排除骨性损伤。相对于 ACL 中层撕裂来说，胫骨嵴骨折较少见，但当骨折碎片较大并出现移位时，需要进行内固定治疗。典型的胫骨平台骨折多见于老年人，但有些疑似的软组织损伤被证实为骨折后也需要进行内固定治疗。Segond 骨折是一种发生在胫骨平台外侧缘的关节外撕脱性骨折(图 7-19-3)。不到 5% 的患者合并 ACL 撕裂,而 ACL 撕裂对该疾病有诊断价值。

MRI 是软组织损伤最精确的辅助检查手段,它通过显示韧带及半月板的形态为医生提供具有诊断价值的信息。无法确诊的病例都应行 MRI 检查。在损伤急性期,MRI 结果有时会干扰医生诊断。PCL 损伤多为不完全撕裂。MRI 检查结果可提示 PCL 损伤,但仍需要通过临床检查对损伤进行精确分级。多数 ACL 撕裂的患者韧带功能丧失。医生可能会根据残余的连续韧带纤维认为患者为韧带部分损伤,从而对患者的预后过于乐观。同样,MCL 及后外侧角损伤的表现常会使医生高估或低估该处结构的功能损伤程度。MRI 是一项非常有用的检查手段,但需要将 MRI 结果与体格检查结果结合制定进一步诊疗计划。

五、急性韧带损伤的处理

各地对于急性韧带损伤的处理各不相同。多种因素造成了这种差异,包括地域差异、社会经济差异、是否听取骨科专家的意见、是否进行影像学检查,以及各地都存在关于处理方法的争议。因此,本文仅阐述笔者个人观点,并通过一系列文献加以佐证。

六、内侧副韧带损伤

单独的 MCL 损伤无须手术治疗[4]。在单独的 MCL 损伤时,韧带的连续性中度受损,关节囊未完全破坏,因此预后较好。根据受损关节与健侧相比外翻应力试验,根据松弛程度不同分为 1~3 级。通常,1 级损伤(松弛<5 mm)可以通过对症非手术治疗,无须佩戴护具。2 级(松弛 5~10 mm)和 3 级(松弛>10 mm)损伤患者需佩戴带铰链的护膝 6 周,使膝关节可以伸直并屈曲 90°,期间患者可以负重。许多患者早期需挂拐,但随着疼痛减轻,可逐步负重。膝关节僵直在 6 周内较少见,患者可行物理治疗,使膝关节在此期间达到完全伸直和至少屈曲 90°。多数患者可在 3 个月内做到这种伸屈程度并恢复正常肌肉功能。在 2~3 个月内,患者常出现膝关节僵直,膝关节功能没有完全恢复,这时需要在麻醉下对损伤局部进行处理。单独的 MCL 损伤造成的失稳定较少见。对于少数出现持续性失稳定的患者,可用跟腱对其进行 MCL 重建。

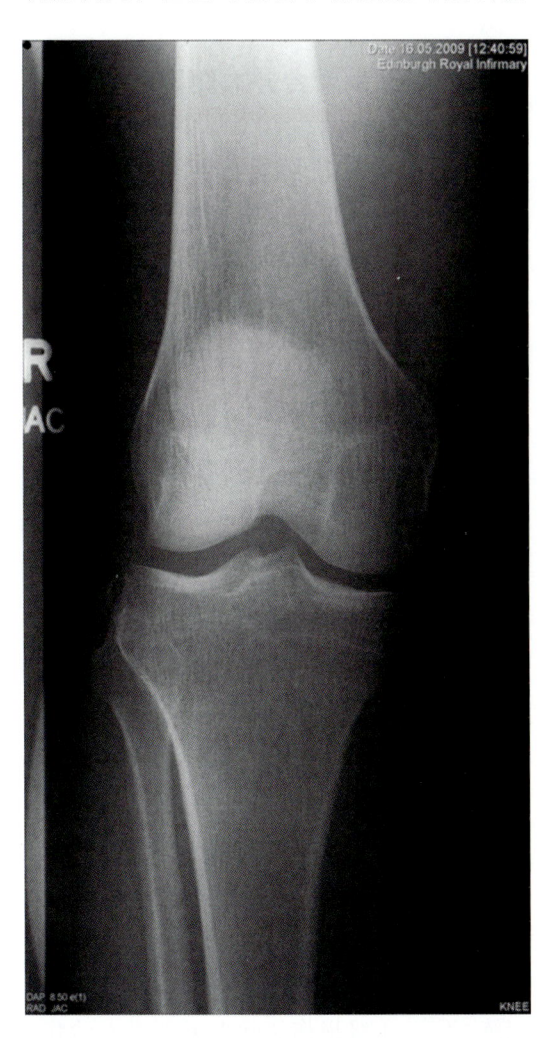

图 7-19-3 急性 ACL 膝关节 AP 位 X 线片显示节段性骨折——胫骨平台外侧撕脱骨折

七、前交叉韧带撕裂伤

对于急性 ACL 撕裂伤的处理仍存在争议。有人主张伤后立即手术,也有人主张非手术治疗。支持早期手术者认为,早期明确的治疗手段可缩短复健到恢复正常体育活动的时间,并减少失稳症和半月板撕裂的发生[5,6],甚至可能减少晚期骨关节炎的发生率。支持非手术治疗者认为多数患者不会出现失稳症,且 ACL 重建和骨关节炎的关系并不明确,还有研究表明手术重建后骨关节炎的发生率升高[7-10]。

决定是否进行 ACL 重建受许多因素影响,尤其需要考虑患者的意愿。其他需要考虑的因素还包括患者年龄、体育活动分级,以及是否存在膝关节退行性病变史。对于大部分体育运动 1 级的年轻患者,笔者一般选择行 ACL 重建,且对该重建手术没有年龄限制,因为成年患者该手术成功率较高[11,12]。而许多成年患者由于工作和家庭因素选择非手术治疗,因为进行韧带重建需要休班并进行长时间的康复训练。目前公认的 ACL 重建适应证为膝关节出现失稳症,但这在患者急性期并非有效的标准治疗。因此,目前主要的争论点在于什么样的患者应进行手术重建,以及重建的时机。

对于单独 ACL 撕裂患者,目前笔者不主张进行急性期手术重建。一次随机对照试验发现,相比经过一段时间康复训练再行手术的患者,进行早期手术重建的患者并未从中获益[13]。该试验显示,延迟重建组的肌肉功能恢复较快,且膝关节僵直发生率较低。然而,随后有研究对不同时期进行 ACL 重建的患者进行观察,发现伤后1年以上进行手术重建的患者中半月板撕裂及退行性软组织病变的发生率显著升高[14]。

基于以上,对急性期患者进行手术重建时,笔者一般选在其完成一个阶段的康复训练时,此时患者膝关节恢复正常伸屈度,且肿胀消失。康复训练通常在伤后 2~3 个月完成,因此大部分情况下,笔者选择在伤后 2~6 个月进行手术重建。年龄小于 35 岁并有望恢复 1 级体育活动的患者,笔者一般对其进行手术重建。而对于年龄超过 35 岁的患者,笔者会为他们讲明手术的利弊,并由患者决定是否进行手术。

手术重建需要进行跟腱或髌腱自体移植。大量随机试验[15-18]和 meta 分析[19]未能为跟腱或髌腱的选择提供有力依据,因此,目前取材部位多由术者意愿决定。

八、前交叉韧带合并内侧副韧带损伤

对于 MCL 扭伤常合并 ACL 撕裂患者,建议立即行非手术治疗,患者佩戴护膝并进行康复训练以消肿并恢复运动功能。多数患者在此阶段仅进行 ACL 重建便足以恢复关节稳定性。少数患者会出现持续性 MCL 松弛,此时还需进行 MCL 的重建手术。对于这些患者,笔者不赞成早期的手术重建,因为 MCL 扭伤有发展为膝关节僵直的危险,而在急性期无法准确判断是否有进行手术重建的必要。

九、单独的后交叉韧带撕裂及单独的后外侧角扭伤

PCL 的撕裂可见于体育活动中,但单独的 PCL 撕裂伤十分少见。它常由于单纯的过伸损伤或严重摔伤致使外力直接作用于胫骨前部所致。处理方法依损伤级别而定。单独的 1 级和 2 级 PCL 损伤为非完全性撕裂伤,可先进行一段时间的膝关节康复训练[20,21]。1 级损伤实际上无须手术治疗。少数 2 级损伤的患者出现失稳症,这些患者常合并膝盖前部疼痛,症状严重者需手术治

疗。2级损伤患者表现为韧带完全性撕裂。一些研究显示非手术治疗也可使患者成功恢复,但研究发表的文献质量不高,且未获得一致的最佳非手术治疗方案[22]。依笔者经验看来,这些患者多存在失稳症及前膝疼痛。对于年轻且有望恢复1级体育活动功能的患者,笔者一般选择在急性损伤膝关节肿胀及僵直消退后对其进行MCL重建手术。重建手术目前笔者多选用一束跟腱进行异体移植。

单独的后外侧角扭伤非常罕见,该损伤合并ACL或PCL撕裂伤更为常见。单独的后外侧角损伤治疗方法与MCL损伤类似,患者佩戴护具并进行康复训练,可获得较好预后。

十、复合韧带损伤

高速运动损伤常导致合并有2或3条韧带的复合伤。许多患者出现膝关节脱位,其治疗将在下一节阐述。少数患者未发生膝关节脱位,但存在MCL或后外侧角的合并损伤。诊断的关键是通过体格检查明确是否有关节血肿的存在。如果出现关节血肿,则应立即通过佩戴护具和康复训练等非手术方法进行处理。若出现膝关节失稳症可在该阶段进行韧带重建。膝关节周围出现大面积挫伤而未出现血肿说明损伤发生时破坏了关节囊,出现了膝关节脱位或半脱位。这些情况下应按膝关节脱位的方法处理,处理方法将在后文阐述。

第2节 膝关节脱位

一、概述

膝关节脱位是一种少见损伤。完全性股胫骨脱位并不常见,但人们逐渐认识到许多涉及多条韧带损伤的膝关节复合伤可能在损伤时发生了关节脱位[23,24]。关节脱位可以通过影像学证实(图7-19-4)。当损伤造成关节囊受损使3条主要支持韧带损伤且未出现关节血肿时,很可能在受伤同时出现了关节脱位。多数膝关节脱位是由高能量创伤造成的,临床上需要对其进行仔细检查评估来判断受损类型及相关复合伤。

当今骨科学者多主张早期进行手术干预,对受损关节尽可能进行重建,以达到较好的远期预后。然而,部分表现为膝关节脱位的患者合并软组织损伤或骨损伤,其情况各不相同。目前尚无适于所有情况的统一标准。近期的文献综述多使用损伤范围及各种评估、检查手段作为现行方法。

二、病因

多数膝关节脱位的研究为小样本研究,也有一些流行病学方面的大样本研究,笔者将其列入表7-19-1。这是由于这种损伤相对少见,占所有骨科损伤的0.001%~0.013%[25]。膝关节脱位常见于高能量损伤,男性多见,男女比为2.5:1.0。与单独的膝韧带损伤不同,1/2以上的膝关节脱位发生于各种类型的交通事故(汽车乘客、摩托车司机、路人)。运动损伤占1/3,单纯跌落伤占12%。然而,近期一项研究显示,越来越多的超重患者仅在跌倒后出现低能量的膝关节脱位[26]。这可能会随着工业化社会中肥胖问题的严重而加剧。复合伤的发生报道不多,占14%~44%[27-31]。最常见的相关局部软组织损伤为腘动脉损伤(18%)和腓总神经损伤(20%)。双侧膝关节脱位很少见但容易诊断,约占所有患者的4%(表7-19-1,表7-19-2)。

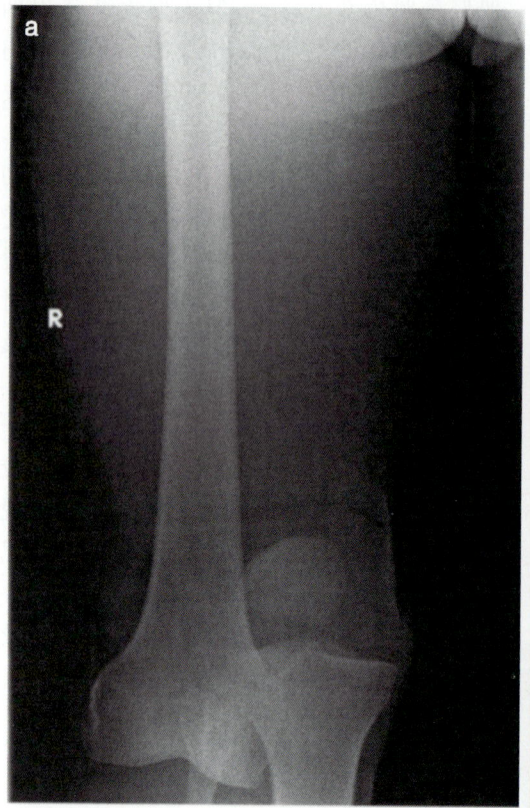

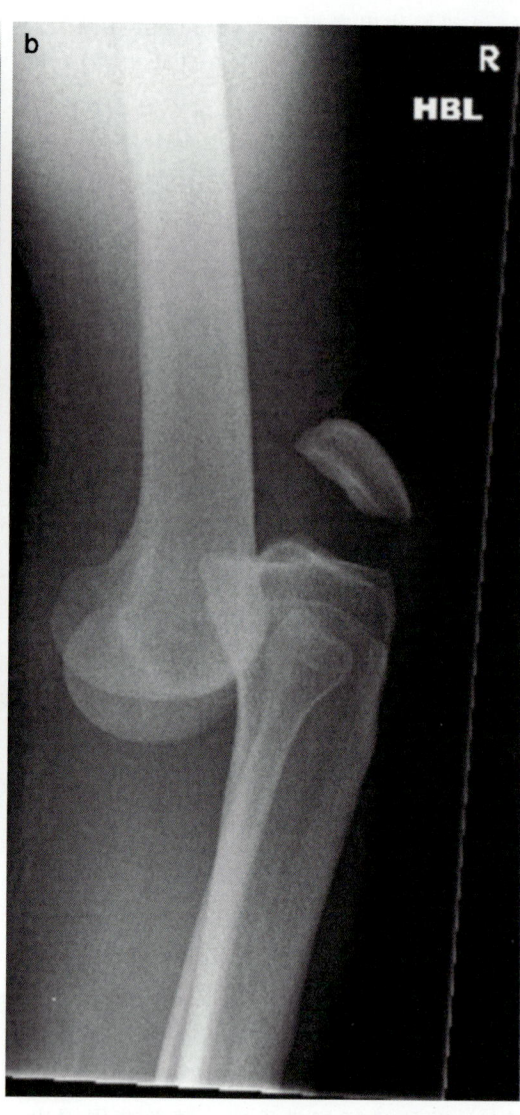

图 7-19-4　完全膝关节脱位的正位(a)和侧位(b)X 线片

表 7-19-1　膝关节脱位的流行病学研究

研究	pts 值	平均年龄	男女比	MVA	运动	跌坠	多发伤	双侧损伤
Engebretsen[60]	85	33	45:40	32/85	40/85	18/85	?	2/85
Harner 等[27]	31	28	?	8/31	17/31	2/31	排除	?
Liow 等[28]	21	28	16:5	9/21	9/21	3/21	3/21(14%)	1/21
Twaddle 等[29]	60	28	48:12	34/60	23/60	3/60	?	3/60
Werier 等[31]	36	32	28:8	25/36	4/36	6/36	6/36(16%)	2/36
Wascher 等[30]	47	28	36:11	37/47	10/47	3/47	21/47(44%)	3/47
Almekinders[43]	31	32	26:5	16/31	?	6/31	?	0/31
总计	311	30	2.5:1	52%	33%	12%	29%	4%

表 7-19-2 膝关节脱位合并损伤的发生率

研究	膝关节数量	血管损伤	CPN 麻痹	膝关节相关骨折
Engebretsen[60]	85	5	18	14/85
Twaddle 等[29]	63	9	9	8/63
Liow 等[28]	22	1	1	1/22
Werier 等[31]	38	4	6	13
Wascher 等[30]	50	11	16	6
Almekinders[43]	31	10	5	排除
Frassica 等[44]	20	10	4	3
Sisto[45]	20	2	8	4
总计	329	52(18%)	67(20%)	49(15%)

三、分类

目前最常使用的分类方法是由 Kennedy[32]基于胫骨相对股骨的脱位方向提出的。在最初的研究中，他总结了 5 种脱位类型：前位、后位、外侧位、内侧位及旋转位。旋转脱位进一步分为前内旋、后内旋、前外旋及后外旋。前脱位是最常见的类型，占 25%[33]。这种分类存在一定局限性。一些膝关节在发生脱位的同时自发地部分或完全复位，这使医生很难准确判断损伤发生时的脱位方向。一些转诊患者已由初诊机构急诊进行闭合复位，而初始脱位方向并没有可靠记录。值得一提的是，脱位方向并非外科病理表现的可靠适应证，尤其是几种特殊类型的韧带损伤。

最近 Schenk[34] 根据韧带损伤的性质制定了一种分类，并在之后得到进一步改进（表 7-19-3）[24,35]。该方法根据韧带损伤类型及是否存在相关关节内骨折将损伤分为 KD-Ⅰ 到 KD-Ⅴ 5 种类型。该分类系统为损伤性质、损伤严重程度及相关治疗提供明确指导，因此更为实用。它有望成为指导长期预后的分类方法，但仍需大量临床数据对其进行证实。

表 7-19-3 当前基于韧带损伤程度的膝关节脱位分类

分类	伴发韧带损伤
KD-Ⅰ	累及单韧带的关节脱位
KD-Ⅱ	仅双十字交叉韧带断裂的关节脱位
KD-Ⅲ	双十字交叉韧带＋后内侧或后外侧角断裂的关节脱位
KD-Ⅳ	双十字交叉韧带＋后内侧和后外侧角断裂的关节脱位
KD-Ⅴ	骨折脱位伴
KD-Ⅴ1	单十字交叉韧带受累
KD-Ⅴ2	仅双十字交叉韧带断裂
KD-Ⅴ3M	双十字交叉韧带＋后内侧角断裂
KD-Ⅴ3L	双十字交叉韧带＋后外侧角断裂
KD-Ⅴ4	后内侧合并后外侧角断裂

四、临床评估

膝关节脱位常见于高能量创伤，部分患者可合并多种损伤。这种情况下应使用 ATLS 评估系统对患者进行临床评估。需要对患肢的血管及神经情况进行评估,包括腘动脉和腓总神经。未复位的膝关节脱位患者可以明确诊断。对于自发复位或已接受闭合复位的患者,若出现膝关节内侧或外侧广泛挫伤和肿胀,则提示关节囊损坏,临床医生应警惕膝关节脱位的可能(图7-19-2)。

膝关节脱位常合并严重的关节囊损坏,这些患者表现为典型的严重的膝关节肿胀但未出现关节血肿。因此,当患者出现显著的关节外弥漫性肿胀而没有关节血肿形成时,临床医生应警惕多韧带损伤合并膝关节脱位的可能。

在损伤急性期,由于疼痛限制了患者膝关节活动,使部分诊断试验(如轴移试验和反向轴移试验)难以实施,增加了关节韧带损伤评估的难度。最常用的检查方法为Lachman试验及通过外翻、内翻应力检测膝关节内外侧关节缝张开度。多数患者表现为前、后方向的Lachman试验阳性,表明双交叉韧带的损坏。膝关节最大伸展位时内外侧结构完全松弛表示关节囊和韧带的严重破坏。80%的膝关节脱位患者膝关节内侧和(或)后外侧角也有一定损伤(表7-19-4)。被动评估患肢时出现明显的反张和内翻是PCL损伤合并后外侧角损伤的典型特征(图7-19-5)。

表7-19-4　膝关节脱位合并膝关节韧带断裂的类型

研究	膝关节数量	ACL/PCL/MCL/PLC	ACL/PCL/MCL	ACL/PCL/PLC	ACL/PCL	1十字交叉韧带1其他或#
Engebretsen[60]	85	10/85	42/85	27/85	4/85	?
Harner 等[27]	19	0	10/19	7/19	2/19	0
Liow 等[28]	22	0/22	5/22	7/22	2/22	10/22
Werier 等[31]	38	8/38	14/38	14/38	1/38	1/38
Wascher 等[30]	50	6/50	24/50	8/50	6/50	5/50
总计	214	11%	44%	29%	7%	7%

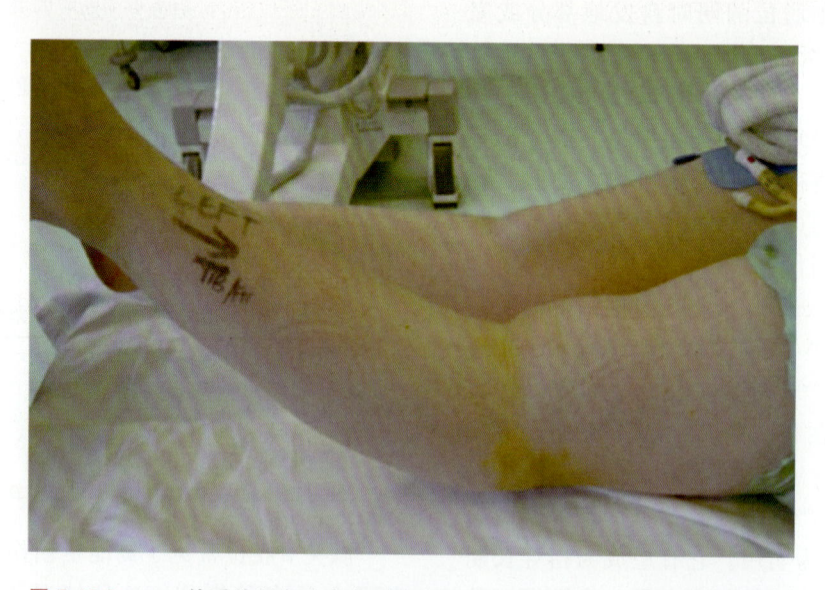

图7-19-5　PCL伴后外侧角完全断裂患者被动抬高小腿时出现明显的反弧形1例

需要对患者进行神经检查,并记录下腓总神经和胫神经的情况。胫神经损伤很少见,而腓总神经麻痹占所有患者的20%,且发生率随PCL和后外侧角损伤的增多而升高。腓神经受损会出现典型的完全性功能丧失。患者完全失去足背屈、趾外展及后足外翻功能且出现足背感觉缺失。同时应对足的血管做仔细检查。基于对病史及体格检查产生的疑问,医生需要进一步检查确保患肢血管的完整性。

五、影像学检查

所有患者都要进行X线平片检查,因为除了撕脱性骨折外,有16%的患者出现股骨远端或胫骨近端骨折(表7-19-2)。

ACL和PCL的骨性撕脱并不少见,若骨折碎片较大可通过外科手术行内固定治疗。除此之外,PCL和后外侧角损伤可发生胫骨平台前内侧骨折或腓骨头撕脱性骨折[36](图7-19-6a)。多数外侧损伤会造成软组织损伤,腓骨头撕脱性骨折时有发生,需要对此进行手术重建(图7-19-6b)。

多数患者可通过行MRI扫描确诊(图7-19-7)。研究显示MRI扫描可检查出大部分需要重建的韧带损伤[37-40]。因此,可行更精确的术前准备,并对患者充分告知。

临床评估及诊断性影像学检查常可获得明确的损伤范围。每例患者都应考虑以下3个因素:是否存在血管损伤、是否存在神经损伤及韧带是否完全断裂。

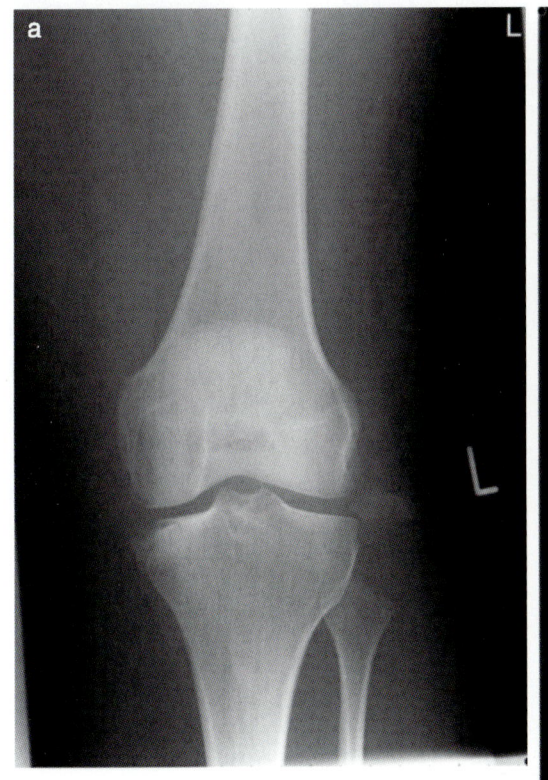

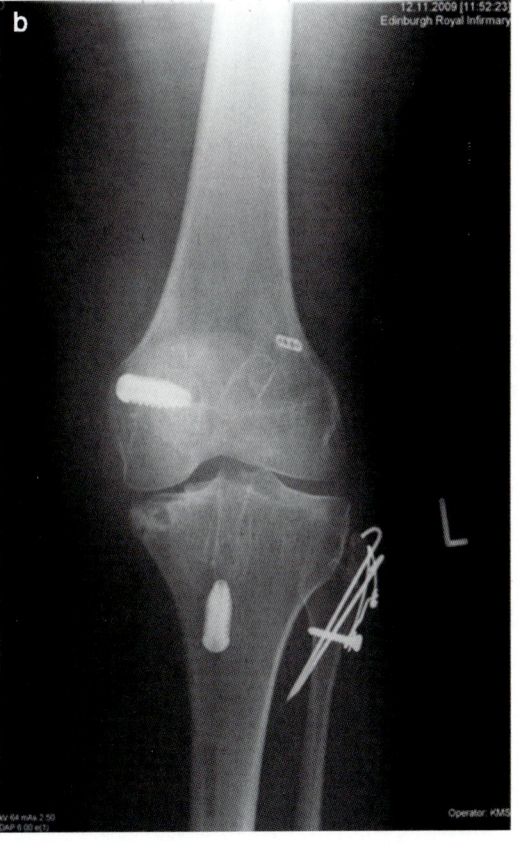

图7-19-6　a. 前内侧平台骨折和腓骨头撕脱合并ACL、PCL和后外侧角完全断裂;b. 同一患者术后1年拍摄正位X线片。重建过程中采用了内侧平台植骨和腓骨头张力带钢丝固定

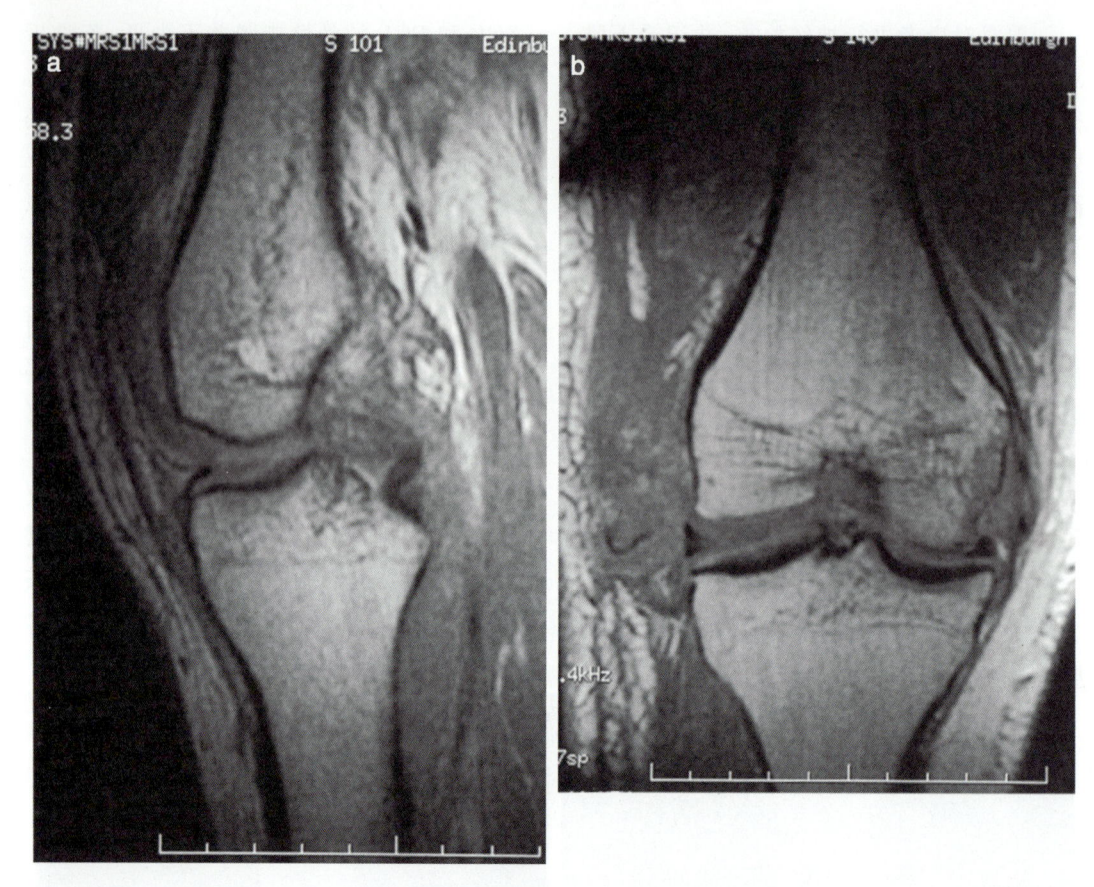

图 7-19-7　a. 矢状位 MRI 图像显示 ACL 和 PCL 完全断裂；b. 冠状面 MRI 图像显示完全后外侧角断裂和 MCL 损伤

六、血管损伤

膝关节脱位的血管损伤发生率各不相同，低速损伤中约为 4.8%[41]，高能量损伤中约为 65%[42]。基于近期几项大样本研究，笔者得出更为精确的血管损伤总发生率约为 20%[29-31,43-45]（表 7-19-2），其中过伸损伤更易导致血管损伤。Kennedy[32] 在尸检中发现膝关节过伸 50° 会造成腘动脉断裂。因此，一些研究人员推断血管损伤与 PCL 是否受损关系不大，但 Wascher[24,30] 等还未找到可预测腘动脉损伤的膝关节脱位方向或韧带损伤类型。

这些患者是否应行血管造影检查已引起了巨大的争议（图 7-19-8）。一些作者认为所有患者都应行血管造影检查[32,33,41,46-50]。还有作者认为当出现血液循环障碍的迹象时再行血管造影检查即可，无须常规行造影检查[24,30,51-56]。Hollis 和 Daly[57] 报道了 39 例膝关节脱位患者行常规血管造影。其中 20 例患者体格检查及造影结果均正常。19 例患者血管造影显示不同程度异常，而其中有 8 例患者体格检查正常。然而，这 8 例患者的血管问题均无须手术处理。因此，他们不主张体格检查正常时常规行血管造影检查。还要考虑到血管造影是一项耗时、昂贵的检查手段，且有 1.7%[56] 可能出现并发症。同时，血管造影有 2.4%~7.0% 的假阳性率，可能导致不必要的手术探查[24,51,56]。

踝-肱指数（ankle-brachial index，ABI）可作为体格检查的补充，辅助决定是否行血管造影，其敏感性高但特异性较低[51]，使用

腓总神经损伤较血管损伤较少发生，但也可继发于膝关节脱位。各文献报道其发生率变异较大，但总发生率约为20%[24,29,31,43-45]（表7-19-2）。当膝关节脱位伴PCL或后外侧角损伤时，腓总神经损伤的发生率随之升高，约为45%[59]。

八、韧带损伤

膝关节脱位多伴有韧带损伤，但损伤类型差异较大。4条支持韧带（ACL、PCL、MCL、PLC）的完全损伤较为少见，约占全部病例的11%[27,28,30,31,60]（表7-19-4）。据统计，前PCL联合MCL复合体损伤最为常见。其次为前PCL联合外侧韧带复合体的损伤。其他较为少见的类型，如膝关节脱位伴前PCL损伤或一侧交叉韧带伴内侧或后外侧复合体损伤也可见相关文献报道[61-65]。

九、处理

(一) 手术适应证

通过一系列临床评估及影像学检查，医生可以得出诊断并考虑首要处理的问题。若存在血管损伤，则应先紧急处理；其次进行膝关节固定。神经损伤无须紧急处理，因为无论神经连续性是否存在，都不是明确的急诊手术适应证。早期行手术治疗的适应证见表7-19-5。

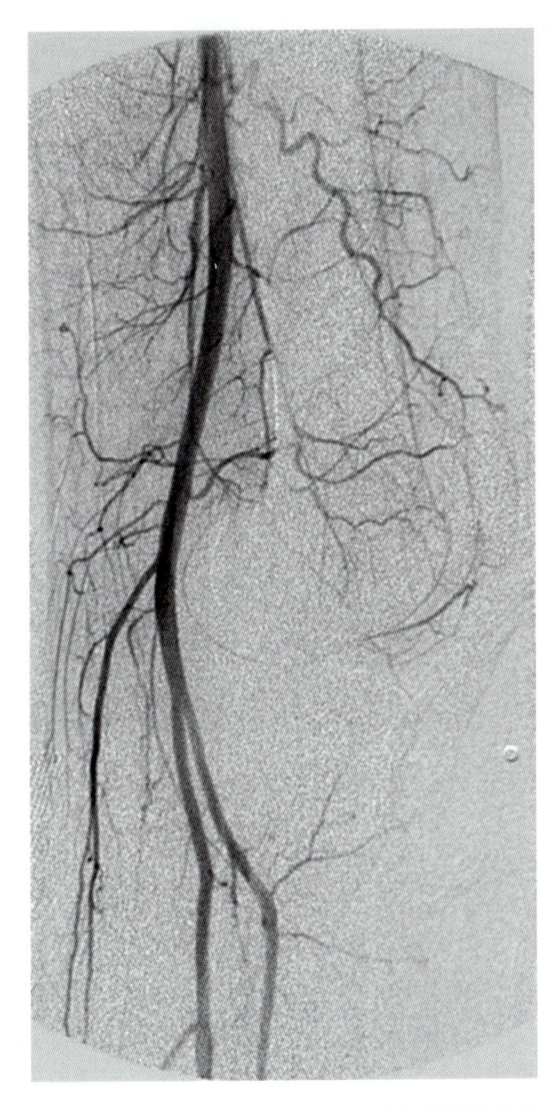

图7-19-8 如图7-19-7所示，患者的血管造影显示了胫前动脉和3支分支，血管造影显示正常

ABI时使临界值<0.90可提高特异性[58]。作为标准血管造影的备选，磁共振血管成像（MRA）的使用与日俱增，因为大部分患者都要行MRI以明确膝韧带损伤范围[37,38]。大部分研究结果认为无须常规行血管造影检查。行血管造影或MRA的适应证为既往血管功能不全或体格检查有异常。

表7-19-5 膝关节脱位早期手术的适应证

血管损伤
骨折脱位
内侧或外侧囊完全破裂
双十字交叉韧带和一侧囊受累
所有4个韧带稳定复合体都受累

七、腓总神经损伤

损伤中最后需要考虑神经损伤表现。

1. 血管损伤的处理　若患者存在明确的血管损伤并出现肢体缺血症状，则应在韧带重建之前先急诊行血管重建。循环恢复较晚会增加截肢的风险。血管损伤多见于胫动脉,可通过建立侧支循环或通过反式隐静脉移植修复血管受损段[86]。在这种情况下,韧带损伤也不容忽视,因为稳定性较差的膝关节脱位或骨折性脱位会使修复血管的完整性受损。若存在骨折,应行内固定或外固定治疗。在伴行血管同时损伤的情况下,很难对膝关节韧带损伤进行完全重建。交叉韧带损伤重建过程中常需要使用止血带,但当患者近期进行过血管修复时,禁忌使用止血带。

这种情况下,笔者建议先行内侧或外侧关节囊修复以稳定关节复位,待患者完全恢复后行关节镜支持下的 ACL/PCL 重建。通常在血管修复后行内侧或外侧囊重建较为安全。交叉韧带可在后期再行手术重建,通常是在血管修复后 12~18 个月进行。

2. 腓总神经损伤的处理 腓总神经损伤的处理较为复杂。20% 的患者出现神经完全断裂,其他患者中,即使神经仍保持连续性,也多存在广泛的神经损伤[59]。应在手术时明确损伤程度(图 7-19-9)。若患者神经连续性存在,可先观察一段时间,待其自然恢复。只有 20% 的患者可自然恢复,损伤间隔越短,预后越好。对于无法自行恢复的患者,可在重建的最后过程中行神经移植或胫后肌肌腱前移术进行治疗。神经移植适用于神经损伤较局限的患者。当出现大于 7 cm 的广泛性神经损伤时,神经移植的功能恢复则较差[59]。这时可行胫后肌肌腱前移术以恢复背屈功能。

3. 韧带损伤的处理 若患者无血管损伤,韧带损伤类型便决定了早期处理方法。早期的研究认为非手术治疗预后较好[32,66]。现在的研究普遍认为手术治疗可获得优于非手术治疗的预后[27,31,43-45,67-69]。交叉韧带的修复同样不受欢迎,因为韧带中段撕裂的修复预后较差[70]。当发生骨性撕脱伤时还需要保护交叉韧带。然而,近期一项关于胫骨髁间棘撕脱伤的研究发现,即使已行骨性重

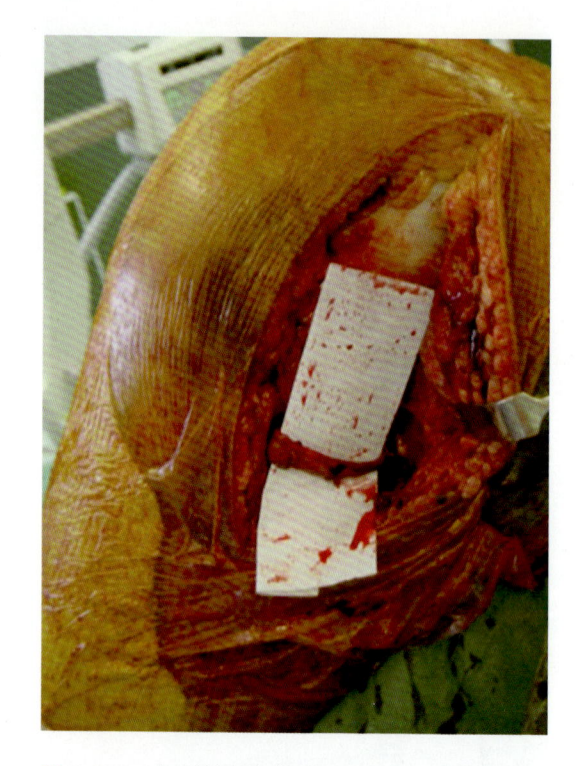

图 7-19-9 与后外侧角损伤相关的腓总神经变细

建手术,交叉韧带的功能可能仍无法恢复正常[71]。各文献报道的重建时机也各不相同,有些作者推荐行早期重建[42-44,72,73],其他一些作者主张先行固定再行延迟手术治疗[74,75]。有证据显示与晚期重建相比,早期重建可获得较好的预后[28,67,76]。

对于重建所用移植物的最佳选择至今尚无定论。目前使用的移植物选择很多,包括自体腘绳肌肌腱和髌腱一致,同种异体移植,人造器官移植及合成材料器官移植[27,28,31,43,67-69,73,77]。腘绳肌肌腱移植或髌腱中段 1/3 适用于 ACL 重建。对于 PCL 损伤可选择行中段 1/3 髌腱自体移植或合成材料器官移植。腘绳肌肌腱自体移植在 PCL 的重建中较少用。这些类型的移植在各文献中均有报道,但目前仍无有力证据证明何种移植较好。然而,自体移植如跟腱移植应用于 PCL 的重建中有一定优势——它可提前准备,节省了止血带的使用时间,并且宽度足以替代 PCL。对于内侧或外侧韧

带损伤,急性期手术治疗在技术上更为简单。外科病理学上,很多韧带损伤的病例合并有囊性撕脱。ACL中层损伤较为少见。

4. 韧带重建技术　当考虑行急性期手术重建时应注意,存在广泛关节囊损伤时不应行关节镜支持手术重建。应使用止血带后行开放手术。笔者在手术中使用大腿固定装置,使膝关节保持70°屈曲,并可在手术过程中变换位置。MCL、ACL和PCL的重建可在膝关节前中部切开。当有后外侧角损伤时,手术需要分别从前中部和后外侧切开。手术切开后,首先要确定损伤的外科病理学类型。典型的关节内损伤包括双交叉韧带损伤合并内侧或后外侧角损伤。根据术中发现很可能改变移植或重建的手术方案。中部交叉韧带损伤需要手术重建治疗。内外侧韧带损伤可能合并有软组织撕脱伤[78],此时需要行广泛的韧带再附着手术,但中部广泛的撕裂伤可能需要结合内外侧重建的手段[27]。

术中需要对损伤的交叉韧带进行清创处理。若需行自体移植,接下来要准备移植物。移植物可在使用止血带前准备好以节省时间。多数前PCL损伤的患者都需要进行重建。笔者推荐使用中段1/3髌腱或腘绳肌肌腱用于ACL重建,跟腱自体移植用于PCL重建。前PCL重建骨隧道可通过前内侧切口联通。在PCL重建中,可使用图像增强器来保证骨隧道位置的正确,并可减少导丝在钻通胫骨前后骨隧道时导丝穿透至腘窝的风险(图7-19-10)。无论损伤性质如何,要首先准备好交叉韧带重建所需移植物,因为,若由于缺少手术时间而放空止血带,关节内重建将很难进行。一旦移植物被取出,可使用挤压螺钉将其固定在股骨侧。接下来可以暴露关节内外侧视野,准备进行韧带再固定或重建。将韧带用缝合锚钉固定到骨头上进行韧带再固定。若重建过程中需要补充修复,笔者通常选用内侧或外侧腘绳肌肌腱进行。

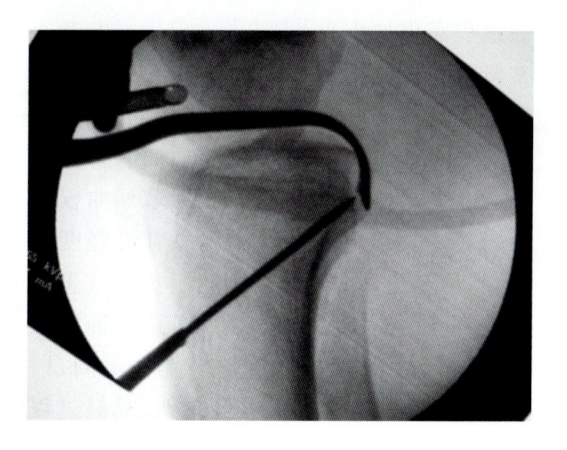

图7-19-10　术中用影像增强器检查PCL隧道钻进夹具和导丝的位置

手术中固定各组成部分的顺序非常重要。多数膝关节脱位合并PCL或后侧囊损害,此时胫骨相对股骨向后半脱出。因此,ACL重建时不应首先拧紧移植物,因为这样会迫使胫骨继续后移。PCL移植时要首先固定移植物以利于胫骨恢复至正常解剖位置。正因如此,ACL重建时移植韧带可安全固定,没有造成后侧半脱位的风险。在此阶段,可完成内侧和(或)外侧韧带的重建。

对于晚期重建的患者,重建ACL和PCL所需部分可在关节镜支持下使用前述方法取出。这些情况下,外侧或内侧韧带结构损伤的韧带重新固定已不可行,需要通过手术重建来修复。对于内侧韧带损伤,可使用股骨MCL嵌插术或腘绳肌肌腱韧带重建术进行治疗。同时可进行后内侧角嵌插。对于外侧损伤,可使用腘绳肌肌腱、髌腱或同种异体肌腱对后外侧复合体进行重建。笔者将这些移植物固定到腓骨头和股骨外侧髁。一些术者尝试通过双侧肢体重建复原后外侧角和LCL功能。

5. 术后恢复　近期研究显示使用支撑架加速术后康复训练,以及早期活动可减少长期固定造成的关节僵直[79]。膝关节活动需要在仔细监督下进行,多数学者建议相较孤立膝关节韧带重建术后的患者,非手术治疗患者的复健过程需更加小心[27,28,31,67-69,73,79-81]。患者通常佩戴有铰链的护膝。建议患者尽早进行膝关节伸展和直腿抬高训练。但当 PCL 和后外侧角重建后,患者膝关节屈曲时要更加小心。在这种情况下,被动膝关节屈曲仅限于术后 6 周进行。术后 6 周患者可轻度负重,术后 3 个月内逐渐达到完全负重。患者最初 6 周需要使用护具,之后可逐渐摘掉护具。需要谨记,根据韧带损伤类型不同,以及是否存在骨折、血管、神经损伤,复健过程也因人而异。

6. 术后关节僵直 膝关节复合韧带损伤重建后,关节僵直是复健过程中常见的并发症。患者应在术后 3 个月内达到患侧膝关节最大伸展幅度与健侧相比不超过 5°,最大屈曲幅度应大于 90°。如果伸屈幅度小于上述指标,应考虑采取干预措施,除非患者有明显的康复迹象。可在麻醉下对屈曲受限的患者进行一定处理,但对于伸展受限的患者,这种方法一般无效,常需要进行关节松解术。

7. 膝关节脱位的预后 文献报道中膝关节脱位较少发生。多数对膝关节脱位的文献报道是回顾性的,损伤类型异质性较大,随访情况各异,且没有评价预后的统一指标。然而,报道现代治疗方法预后的文献越来越多,且大量研究将不同治疗手段进行了对比。通过这些研究,可以对膝关节脱位预后,尤其是与韧带损伤相关的预后进行整体的观察和评价。

大量研究证实手术治疗的功能性预后优于非手术治疗。3 项研究[68,69,82]使用了 IKDC 预后评分表[87],其中 58% 的手术患者评分为优秀或较好,而这在非手术患者仅占 20%。手术患者重返工作岗位的比例(72% vs.52%)和进行娱乐活动的比例(29% vs.10%)也较高。

手术的时机同样影响预后。"早期"和"晚期"手术重建的概念模糊。多数研究将早期重建定义为损伤 3 周内。开放性手术重建的技术难度在这段时间后大幅度增加,如果患者在这段时间之外出现症状,应尽量不行手术。笔者建议出现晚期症状的患者继续进行复健,直至肿胀消退,恢复正常活动功能,再行手术重建。各文献报道的晚期手术重建时机相差较大。虽然部分研究[28]显示早期或晚期重建的功能性预后差异无统计学意义,但早期重建组有较好的预后趋势。还有一些研究将 2 组对比后同样得出早期手术重建较优的结果。患者进行早期重建,可获得较好的 Lysholm 评分,IKDC 评分中优秀或较好的比率较高,并且重返工作或体育活动的比率也较高[27,28,73,74,83]。目前的报道尚无有力证据证明晚期重建的优势,目前的研究也倾向于膝关节脱位后进行早期手术重建。许多研究报道了大量的手术技术,包括手术重建联合修补术等。手术方法的多种多样使医生很难从中选择最优方法及最佳移植物。

虽然早期手术重建是目前该类损伤最常用治疗方法,膝关节恢复正常功能较为困难。近期有 2 项试验[27,28](图 7-19-11)对经现代手术治疗的患者使用 IKDC 评分表[55]进行评估,发现所有患者在研究截止时都未恢复正常功能。38% 的患者接近正常,40% 的患者存在异常,而 21% 的患者存在严重异常。虽然韧带重建患者运动幅度较大恢复,功能预后评分也较高,但对膝关节功能的残余损害较为常见[77]。

膝关节脱位继发创伤后骨关节炎的发生率记载不多。笔者对膝关节脱位远期预后进行评价,发现有多达 50% 患者继发创伤性骨关节炎[31]。高能量损伤的预后一般较差。据 Engebretsen 等[60]报道,高能量损伤所致膝关节脱位中,87% 的患者继发膝关节退行性改变,至少随访 2 年。

损伤越严重,并发症发生率越高,功能恢复也较差。一项研究显示,开放性膝关节脱位的患者中,43% 会出现感染,而 IKDC 评分"较好"到"优秀"的患者仅占 33%[84]。

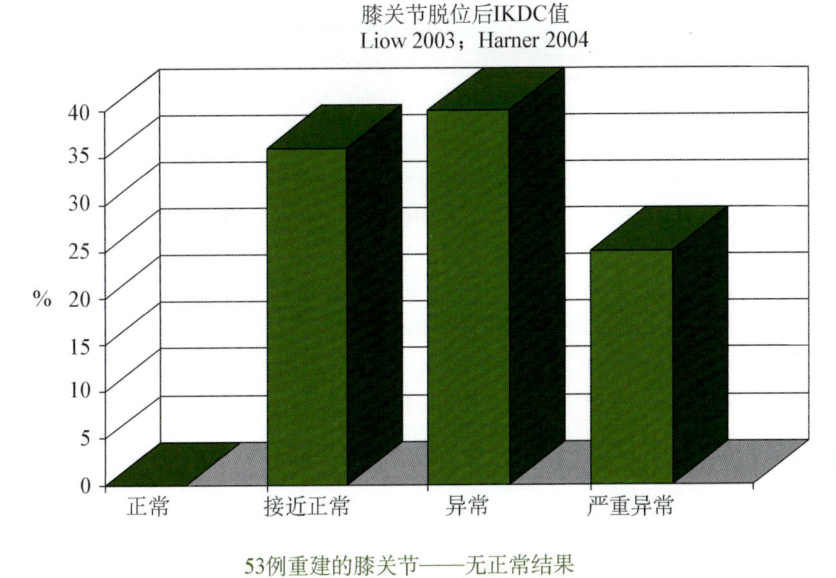

膝关节脱位后IKDC值
Liow 2003；Harner 2004

图 7-19-11 2 项研究中膝关节韧带重建后的 IKDC 结果

53例重建的膝关节——无正常结果

近期一项试验对 18 例膝关节脱位伴腘动脉损伤患者进行研究发现，有 4 例最终需要截肢，而保留肢体的患者受伤后 2 年内都存在中到重度残疾[85]。

十、总结

膝关节脱位是一种严重的损伤，常伴有伴行血管或神经的损伤。临床医生需要通过仔细的临床检查对损伤进行全面了解。当出现疑似血管受损的表现时，必须行血管造影检查。若存在适应证，则应进行早期关节复位并修复血管。目前主张在条件允许时尽可能进行早期手术重建。神经损伤可行非手术治疗，若晚期未恢复可行神经移植或肌腱转位术。在现代技术下，笔者多建议患者行韧带重建手术以获得较好的预后，但多数患者膝关节功能不能完全恢复正常。

参考文献

[1] Gray J, Taunton J, McKinzie D, et al. A survey of injuries to the anterior cruciate ligament of the knee in female basketball players. Int J Sports Med, 1985, 6: 314-316.

[2] Myklebust G, Maehlum S, Holm I, et al. A prospective cohort study of anterior cruciated ligament injuries in elite Norwegian team handball. Scand J Med Sci Sports, 1998, 8: 149-153.

[3] Donaldson Ⅲ WF, Warren RF, Wickiewicz T. A comparison of acute anterior cruciate ligament examinations. Initial versus examination under anaesthesia. Am J Sports Med, 1985, 13: 5-10.

[4] Edson CJ. Conservative and postoperative rehabilitation of isolated and combined injuries of the medial collateral ligament. Sports Med Arthrosc, 2006, 14(2): 105-110.

[5] Bray RC, Dandy DJ. Meniscal lesions and chronic anterior cruciate ligament deficiency: meniscal tears occurring before and after reconstruction. J Bone Joint Surg Br, 1989, 71: 128-130.

[6] Fink C, Hoser C, Hackl W, et al. Long-term outcome of operative or nonoperative treatment of anterior cruciate ligament rupture: is sports activity a determining variable? Int J Sports Med, 2001, 22: 304-309.

[7] Asano H, Muneta T, Ikeda H, et al. Arthro-

scopic evaluation of the articular cartilage after anterior cruciate ligament reconstruction: a short-term prospective study of 105 patients. Arthroscopy,2004,20(5):474-481.

[8] Louboutin H,Debarge R,Richou J,et al. Osteoarthritis in patients with anterior cruciate ligament rupture: a review of risk factors. Knee,2009,16(4):239-244.

[9] Neuman P,Englund M,Kostogiannis I,et al. Prevalence of tibiofemoral osteoarthritis 15 years after nonoperative treatment of anterior cruciate ligament injury: a prospective cohort study. Am J Sports Med, 2008, 36 (9): 1717-1725.

[10] van der Hart CP,van den Bekerom MP,Patt TW. The occurrence of osteoarthritis at a minimum of ten years after reconstruction of the anterior cruciate ligament. J Orthop Surg, 2008,3:24.

[11] Javernick MA,Potter BK,Mack A,et al. Autologous hamstring anterior cruciate ligament reconstruction in patients older than 40. Am J Orthop,2006,35(9):430-434.

[12] Trojani C, Sané JC, Coste JS, et al. Four-strand hamstring tendon autograft for ACL reconstruction in patients aged 50 years or older. Orthop Traumatol Surg Res, 2009, 95 (1):22-27.

[13] Meighan A,Keating JF,Will E. Early versus delayed reconstruction for acute ACL tears-a prospective randomised trial. J Bone Joint Surg,2003,85B:521-524.

[14] Church S,Keating JF. Anterior cruciate ligament reconstruction. Timing of surgery. J Bone Joint Surg,2005,87B:1639-1642.

[15] Ejerhed L,Kartus J,Sernert N,et al. Patellar tendon or semitendinosus tendon autografts for anterior cruciated ligament reconstruction? A prospective randomized study with two-year follow-up. Am J Sports Med,2003, 31:19-25.

[16] Feller JA,Webster KE. A randomized comparison of patellar tendon and hamstring tendon anterior cruciate ligament reconstruction. Am J Sports Med,2003,31:564-573.

[17] Laxdal G,Kartus J,Hansson L,et al. A prospective randomized comparison of bone-patellar tendon bone and hamstring grafts for anterior cruciate ligament reconstruction. Arthros-copy,2005,21:34-42.

[18] Maletis GB,Cameron SL,Tengan JJ,et al. A propective randomized study of anterior cruciate ligament reconstruction:a comparison of patellar tendon and quadruple strand semitendinosus/gracilis tendons fixed with bioabsorbable interference screws. Am J Sports Med, 2007,35:384-394.

[19] Poolman RW, Farrokhyar F, Bhandari M. Hamstring tendon autograft better than bone patellar-tendon bone autograft in ACL reconstruction: a cumulative meta-analysis and clinically relevant sensitivity analysis applied to a previously published analysis. Acta Orthop,2007,78(3):350-354.

[20] Keller PM, Shelbourne KD, McCarroll JR, et al. Nonoperatively treated isolated posterior cruciate ligament injuries. Am J Sports Med, 1993,21:132-136.

[21] Shelbourne KD,Davis TJ,Patel DV. The natural history of acute, isolated, nonoperatively treated posterior cruciate ligament injuries. A prospective study. Am J Sports Med, 1999, 27:276-283.

[22] Watsend AM, Osestad TM, Jakobsen RB, et al. Clinical studies on posterior cruciate ligament tears have weak design. Knee Surg Sports Traumatol Arthrosc,2009,17(2):140-149.

[23] Roman PD,Hopson CN,Zenni EJ. Traumatic dislocation of the knee: a report of 30 cases and literature review. Orthop Rev,1987,16: 917-924.

[24] Wascher DC. High-velocity knee dislocation with vascular injury: treatment principles. Clin Sports Med,2000,19:457-477.

[25] Hegyes MS, Richardson MW, Miller MD. Knee dislocation: complications of nonoperative and operative management. Clin Sports

Med,2000,19(3):519-543.

[26] Peltola EK, Lindahl J, Hietaranta H, et al. Knee dislocation in overweight patients. AJR Am J Roentgenol,2009,192(1):101-106.

[27] Harner CD, Waltrip RL, Bennett CH, et al. Surgical management of knee dislocations. J Bone Joint Surg,2004,86-A:262-273.

[28] Liow RY, McNicholas MJ, Keating JF, et al. Ligament repair and reconstruction in traumatic dislocation of the knee. J Bone Joint Surg Br,2003,85(6):845-851.

[29] Twaddle BC, Bidwell TA, Chapman JR. Knee dislocations: where are the lesions? A prospective evaluation of surgical findings in 63 cases. J Orthop Trauma, 2003, 17 (3): 198-202.

[30] Wascher DC, Dvirknak PC, DeCoster TA. Knee dislocation: initial assessment and implications for treatment. J Orthop Trauma, 1997,11:525-529.

[31] Werier J, Keating JF, Meek RN. Complete dislocation of the knee-the long term results of ligamentous reconstruction. Knee,1998,5: 255-266.

[32] Kennedy JC. Complete dislocation of the knee joint. J Bone Joint Surg,1963,45A:889-904.

[33] Green NE, Allen BL. Vascular injuries associated with dislocation of the knee. J Bone Joint Surg Am,1977,59:236-239.

[34] Schenck RC. The dislocated knee. Inst Course Lect,1994,43:127-136.

[35] Stannard JP, Sheils TM, Lopez-Ben RR, et al. Vascular injuries in knee dislocations: the role of physical examination in determining the need for arteriography. J Bone Joint Surg, 2004,86-A:910-915.

[36] Archbold HAP, Sloan S, Nicholas R. A tibial plateau fracture in a knee dislocation: a subtle sign of major ligamentous disruption. Injury, 2004,35:945-947.

[37] Potter HG. Imaging of the multiple-ligament injured knee. Clin Sports Med, 2000, 9: 425-441.

[38] Potter HG, Weinstein M, Allen AA, et al. Magnetic resonance imaging of the multi-ple-ligament injured knee. J Orthop Trauma, 2002,16(5):330-339.

[39] Twaddle BC, Hunter JC, Chapman JR, et al. MRI in acute knee dislocation. A prospective study of clinical, MRI, and surgical findings. J Bone Joint Surg Br,1996,78(4):573-579.

[40] Yu JS, Goodwin D, Salonen D, et al. Complete dislocation of the knee: spectrum of associated soft-tissue injuries depicted by MR imaging. Am J Roentgenol,1995,164(1):135-139.

[41] McCoy GF, Hannon DG, Barr RJ, et al. Vascular injury associated with low-velocity dislocations of the knee. J Bone Joint Surg, 1987,69:285-287.

[42] Meyers MH, Harvey JP. Traumatic dislocation of the knee joint: a study of eighteen cases. J Bone Joint Surg,1971,53A:16-29.

[43] Almekinders LC, Logan TC. Results following treatment of traumatic dislocations of the knee joint. Clin Orthop,1992,284:203-207.

[44] Frassica FJ, Sim FH, Staeheli JW, et al. Dislocation of the knee. Clin Orthop, 1991, 263: 200-205.

[45] Sisto DJ, Warren RF. Complete knee dislocation. A follow-up of operative treatment. Clin Orthop,1985,198:94-101.

[46] Alberty RE, Goodfried G, Boyden AM. Popliteal artery injury with fractural dislocation of the knee. Am J Surg,1981,142:36-40.

[47] Gable DR, Allen JW, Richardson JD. Blunt popliteal artery injury: is physical examination alone enough for evaluation. J Trauma, 1997,43:541-544.

[48] Jones RE, Smith EC, Bone GE. Vascular and orthopaedic complications of knee dislocation. Surg Gynecol Obstet, 1979, 149: 554-558.

[49] McCutchan JD, Gillham NR. Injury to the popliteal artery associated with dislocation of the knee: palpable distal pulses do not negate the requirement for arteriography. Injury, 1989,20:307-310.

[50] Welling RE, Kakkasseril J, Cranley JJ. Com-

plete dislocations of the knee with popliteal vascular injury. J Trauma,1981,21:450-453.

[51] Applebaum R, Yellin AE, Weaver FA, et al. Role of routine arteriography in blunt lower extremity trauma. Am J Surg, 1990, 160: 221-225.

[52] Dennis JW, Jagger C, Butcher JL, et al. Reassessing the role of arteriograms in the management of posterior knee dislocations. J Trauma,1993,35:692-697.

[53] Kendall RW, Taylor DC, Salvian AJ, et al. The role of arteriography in assessing vascular injuries associated with dislocation of the knee. J Trauma,1993,35:875-878.

[54] Klineberg EO, Crites BM, Flinn WR, et al. The role of arteriography in assessing popliteal artery injury in knee dislocations. J Trauma,2004,56(4):786-790.

[55] Miranda FE, Dennis JW, Veldenz HC, et al. Confirmation of the safety and accuracy of physical examination in the evaluation of knee dislocation for injury of the popliteal artery:a prospective study. J Trauma, 2002, 52(2): 247-251.

[56] Treiman GS, Yellin AE, Weaver FA, et al. Examination of the patient with a knee dislocation. the case for selective angiography. Arch Surg,1992,127:1056-1063.

[57] Hollis JD, Daley BJ. 10 year review of knee dislocations:is arteriography always necessary? J Trauma,2005,59(3):672-676.

[58] Mills WJ, Barei DP, McNail P. The value of the ankle-brachial index for diagnosing arterial injury after knee dislocation:a prospective study. J Trauma,2004,56(6):1261-1265.

[59] Niall DM, Nutton RW, Keating JF. Palsy of the common peroneal nerve after traumatic dislocation of the knee. J Bone Joint Surg Br, 2005,87(5):664-667.

[60] Engebretsen L, Risberg MA, Robertson B, et al. Outcome after knee dislocations: a 2-9 years follow-up of 85 consecutive patients. Knee Surg Sports Traumatol Arthrosc,2009, 17(9):1013-1026.

[61] Bellabarba C, Bush-Joseph CA, Bach Jr BR. Knee dislocation without anterior cruciate ligament disruption. A report of three cases. Am J Knee Surg,1996,9(4):167-170.

[62] Bratt HD, Newman AP. Complete dislocation of the knee without disruption of both cruciate ligaments. J Trauma, 1993, 34(3): 383-389.

[63] Cooper DE, Speer KP, Wickiewicz TL, et al. Complete knee dislocation without posterior cruciate ligament disruption. A report of four cases and review of the literature. Clin Orthop,1992,284:228-233.

[64] Flowers A, Copley LA. High-energy knee dislocation without anterior cruciate ligament disruption in a skeletally immature adolescent. Arthroscopy,2003,19(7):782-786.

[65] Shelbourne KD, Pritchard J, Rettig AC, et al. Knee dislocations with intact PCL. Orthop Rev,1992,21(5):607-608,610-611

[66] Taylor AR, Arden GP, Rainey HA. Traumatic dislocation of the knee joint:a report of 43 cases with special reference to conservative treatment. J Bone Joint Surg, 1972, 54B: 96-102.

[67] Almekinders LC, Dedmond BT. Outcomes of the operatively treated knee dislocation. Clin Sports Med,2000,19(3):503-518.

[68] Rios A, Villa A, Fahandezh H, et al. Results of traumatic knee dislocations:a report of 26 cases. J Trauma,2003,55(3):489-494.

[69] Wong CH, Tan JL, Chang HC, et al. Knee dislocations—a retrospective study comparing operative versus closed immobilization treatment out-comes. Knee Surg Sports Traumatol Arthrosc,2004,12(6):540-544.

[70] Mariani PP, Santoriello P, Iannone S, et al. Comparison of surgical treatments for knee dislocation. Am J Knee Surg, 1999, 12940: 214-221.

[71] Aderinto J, Walmsley P, Keating JF. Fractures of the tibial spine: epidemiology and outcome. Knee,2008,15(3):164-167.

[72] Shapiro MS, Freedman EL. Allograft recon-

struction of the anterior and posterior cruciate ligaments after traumatic knee dislocation. Am J Sports Med,1995,23:580-587.

[73] Wascher DC,Becker JR,Dexter JG,et al. Reconstruction of the anterior and posterior cruciate ligaments after knee dislocation. Am J Sports Med,1999,27(2):189-196.

[74] Fanelli GC,Giannotti BF,Edson CJ. Arthroscopically assisted combined anterior and posterior cruciate ligament reconstruction. Arthroscopy,1996,12:5-14.

[75] Shelbourne KD,Porter DA,Clingman JA,et al. Low velocity knee dislocation. Orthop Rev,1991,20:995-1004.

[76] Levy BA,Dajani KA,Whelan DB,et al. Decision making in the multiligament-injured knee: an evidence-based systematic review. Arthroscopy,2009,25(4):430-438.

[77] Dedmond BT, Almekinders LC. Operative versus nonoperative treatment of knee dislocations: a meta-analysis. Am J Knee Surg, 2001,14(1):33-38.

[78] Shelbourne KD,Haro MS,Gray T. Knee dislocation with lateral side injury. Results of an en masse surgical repair technique of the lateralside. Am J Sports Med, 2007, 35 (7): 1105-1116.

[79] Noyes FR,Barber-Westin SD. Reconstruction of the anterior and posterior cruciate ligaments after knee dislocation. Am J Sports Med,1997,25(6):769-778.

[80] Irrgang JJ, Fitzgerald GK. Rehabilitation of the multiple ligament injured knee. Clin Sports Med,2000,19:545-571.

[81] Noyes FR,Barber-Westin SD. Posterior cruciate ligament allograft reconstruction with and without a ligament augmentation device. Arthroscopy,1994,10:371-782.

[82] Richter M, Bosch U, Wippermann B, et al. Comparison of surgical repair or reconstruction of the cruciate ligaments versus nonsurgical treatment in patients with traumatic knee dislocations. Am J Sports Med, 2002, 30:718-727.

[83] Tzurbakis M,Diamantopoulos A,Xenakis T, et al. Surgical treatment of multiple knee ligament injuries in 44 patients:2-8 years follow-up results. Knee Surg Sports Traumatol Arthrosc,2006,14:739-749.

[84] King 3rd JJ,Cerynik DL,Blair JA,et al. Surgical outcomes after traumatic open knee dislocation. Knee Surg Sports Traumatol Arthrosc,2009,17(9):1027-1032.

[85] Patterson BM, Agel J, Swiontkowski MF, et al. Knee dislocations with vascular injury: outcomes in the Lower Extremity Assessment Project (LEAP) Study. J Trauma, 2007,63(4):855-858.

[86] Dart CH,Braitman HE. Popliteal artery injury following fracture or dislocation at the knee. Diagnosis and management. Arch Surg, 1977,112:969-973.

[87] International Knee Documentation Committee. Knee ligament injury and reconstruction evaluation. In: Aichroth PM,Cannon Jr WD, editors. Knee surgery: current practice. London: Martin Dunitz,1992:759-760.

第20章　利用腘绳肌肌腱移植重建前交叉韧带

第1节　概述 …………………… 293
第2节　移植物的选择和放置 …… 293
第3节　诊断 …………………… 295
第4节　手术适应证 …………… 295
第5节　术前准备、计划和手术时机
　　　　………………………… 296
第6节　手术技术 ……………… 297
　一、患者"准备" ……………… 297
　二、麻醉检查 ………………… 297
　三、关节镜检查 ……………… 297
　四、髁间窝准备 ……………… 299
　五、取肌腱与移植物准备 …… 299

第7节　前交叉韧带重建 ……… 302
　一、骨隧道 …………………… 302
　二、移植物通道的张力和固定
　　　………………………… 303
　三、伤口闭合和早期术后护理
　　　………………………… 305
第8节　前交叉韧带重建:康复程序
　　　………………………… 305
　复诊 …………………………… 306
第9节　并发症 ………………… 306
参考文献 ………………………… 308

第 20 章
利用腘绳肌肌腱移植重建前交叉韧带

Andy M. Williams, Danyal H. Nawabi, Claus Löcherbach

摘要 前交叉韧带断裂是膝关节比较严重的损伤。目前,重建手术已经可以通过可靠的技术来恢复关节的稳定和良好的功能。腘绳肌肌腱的选择提供了可靠的移植物。基于作者对前交叉韧带重建手术 20 年的经验,下文介绍应用腘绳肌肌腱移植重建前交叉韧带及其相关优缺点和具体操作方式,以及可能发生的并发症和相关康复治疗。

关键词 前交叉韧带重建·解剖和生物力学·前交叉韧带损伤·并发症·诊断·移植物的选择·腘绳肌移植·同质异能·术前计划·康复·手术适应证·手术方法·隧道放置

损伤的治疗有了极大改善。关节内中央第三髌腱移植技术的出现为前交叉韧带重建提供了更可靠的手段。起初研究者认为,腘绳肌肌腱过于无力,可能会伸展过度,而不能作为可靠的移植物。现代固定技术和多个链式移植物的应用可获得可靠的腘绳肌肌腱移植物。虽然通过髌腱移植进行前交叉韧带重建仍是一个优良的手术,但使用腘绳肌肌腱重建的效果与之等效且并发症发生率较低[1-3]。此外,使用腘绳肌肌腱作为移植物,与双束前交叉韧带(anterior cruciate ligament,ACL)重建技术的相关度更高。

第 1 节 概 述

前交叉韧带断裂对于年轻患者意味着将遭受长期的痛苦。经过多年的努力,此类

A. M. Williams
Chelsea and Westminster Hospital, London, UK

D. H. Nawabi (✉)
Chelsea and Westminster Hospital, London, UK

Hospital for Special Surgery, New York, NY, USA

Royal National Orthopaedic Hospital, Stanmore, Middlesex, UK
e-mail: danyalnawabi@gmail.com

C. Löcherbach
University of Lausanne, Lausanne, Switzerland

第 2 节 移植物的选择和放置

最初研究者认为,腘绳肌肌腱的拉伸强度不足以应对前交叉韧带重建。然而,四束半腱肌和股薄肌移植物的抗张强度优于髌腱移植物[4]。

腘绳肌肌腱作为移植物的另一个缺点是潜在的固定强度比髌腱移植物差。随着时间的推移发现,即使单独配合螺钉使用腘绳肌肌腱作为移植物也足以获得令人满意的移植愈合和结果。事实上,用于腿部肌腱移植固定的所谓"悬吊装置"[如 Endobutton CL(Smith 和 Nephew)]在所有装

置中具有最佳的"牵拉"强度。加强胫骨的固定装置也可用于腘绳肌肌腱移植物，如大尺寸的螺钉及内装置固定（Mitek）。

已经有相当多的研究对移植物的强度和不同类型的移植固定装置强度进行评估。然而，测试是在实验室环境中进行的，与体内情况大不相同。此外，移植物的效果并不取决于"零时间"测量，而取决于取样时的组织愈合和成熟，但这些组织在获得时就失去了活力。因为研究者对移植物的愈合和成熟知之甚少，故做了很多以实验室为基础的工作来探讨体内情况。

对于将腘绳肌肌腱作为移植物的另一个质疑是，与髌腱移植物修复骨块相比，腘绳肌移植的骨骼愈合不良，但尚未在功能性结果和松弛测试方面证实。有证据表明，软组织对于骨隧道壁的愈合有引导作用[5]。此外，在1例病例报告中，因为关节积液导致胫骨固定装置和胫骨隧道中移植物移除。手术发生在最初前交叉韧带重建术后6周，关节镜下的关节内移植物的外观是完美的，在骨附着处有完整的"孔愈合"，且长期的结果并没有受到任何损害。这可能表明愈合的移植骨隧道入口是至关重要的，在6周后，本例患者前交叉韧带重建没有移植物，也没有固定装置胫骨隧道，故应在骨隧道入口处将植骨剥离到关节[6]。

用腘绳肌肌腱作为移植物的愈合时间尚不清楚，但个案报告提示，愈合速度显著增快。支持这一结论的证据来源于犬类组织学实验，其发现手术后6周可见Sharpey纤维将肌腱和骨连接在一起[7]。

关于移植物愈合的另一个争议是"骨隧道扩大"现象[8]。虽然在髌腱移植中确有发生，但使用腘绳肌肌腱移植时更常见，病因尚不明确。在股骨侧，使用悬吊设备固定比使用孔径配合螺钉固定更容易造成"骨隧道扩大"。这个过程可能是由于滑膜液进入骨道或骨道里的移植物发生摆动所致。如果移植物固定不良，可能会发生这种情况。具体到股骨侧悬吊固定设备的其他一些理论已被阐明，移植物可能会在移动时增加股骨隧道的负荷（"蹦极效应"），或可能倾向于围绕移植物的固定点"摆动"，通常是在股骨前外侧皮质（"雨刮器效应"）。虽然这些理论仅仅是假设，没有任何事实支持，但已被想要削弱悬吊装置优越的固定强度的学者广泛引用，因为这些现象"朗朗上口"的名字有利于传播。

"骨隧道扩大"对于翻修术而言是一个巨大的挑战，但在大多数情况下，风险相对较小，似乎不会影响结果。但拓宽骨隧道的意义并不明确[8]。

关于移植物的愈合，唯一主要的因素是移植物本身，移植物失去了血供，然后死亡，继而长入血管和细胞产生的新的胶原蛋白。只有固定牢靠才能有令人满意的愈合和康复。

对腘绳肌肌腱移植的最后一个争议是腘绳肌肌腱是屈膝肌，移植后其肌腱的减弱效果会影响胫前肌肉运动的动态性。实际上，这似乎并不是一个问题。此外，半膜肌和缝匠肌是完好的，主要的肌腱（股二头肌）保持不变。胫骨外侧筋膜室伴胫骨外侧半脱位在膝关节轴移现象中导致患者不稳定，这种现象是由股二头肌特异抵抗造成的。当内侧副韧带（medial collateral ligament，MCL）松弛时，应避免同侧腘绳肌肌腱取材，因为内侧关节松弛的动态控制可能会受到影响。有轻微的MCL松弛没有问题。但医生仍需要谨慎对待2级或以上的内侧副韧带松弛，包括内侧副韧带修复/重建，以及将对侧腘绳肌肌腱或髌腱作为移植物。

目前，有大量的研究比较了单束前交叉韧带重建术中的髌腱和腘绳肌肌腱移植。而在长期预后方面，两者效果的区别并不明显。

目前，研究者对在解剖位置重建前交叉韧带更感兴趣，特别是"双束技术"，主要关注对隧道的定位[9,10]。在手术史上，对于普通外科医生来说,前交叉韧带重建手术是通过股骨钻孔的经胫骨技术完成的。关节镜钻孔导向器就是为了实现这一点设计的。这使得术者普遍将胫骨隧道建立在相对后方(通常在前交叉韧带附着部位的后外侧束的位置到胫骨)和髁间切迹的高处(在前交叉韧带的前内侧束股骨附着区)。这个位置往往导致冠状面和矢状面上的移植物相对垂直,不能有效地抵抗胫前翻转;更重要的是,内部胫骨扭转会造成轴移现象。实验室研究的结果表明,"零时间"时,在股骨髁间切迹周围远处放置移植物在抵抗轴移现象方面更有效。也有一些尸体的证据表明,将前交叉韧带分成两束重建可以模拟后外侧束和前内侧束的解剖位置,进一步增强轴移的抵抗力。然而,没有临床研究表明,双束重建的预后显著优于单束重建。双束重建的益处和隧道位置的研究一直是热点,旨在明确移植物的解剖位置。在"钟面"更低的位置上,可以实现胫骨隧道的更前置,而不会在髁间切迹发生移植物撞击。这样能够更好地控制胫骨内旋,以减少交叉韧带重建后最正支点移位的最终发生率。但代价是移植物应力的增加,这是改善运动学所必需的,可能会导致移植物再破裂。

第 3 节 诊 断

在绝大多数患者中,前交叉韧带断裂的诊断应首先根据受伤史,再通过查体和适当的检查来证实。典型的前交叉韧带断裂大多都有受伤史。这种伤害通常包括旋转的动作,如在滑雪足球和橄榄球中快速改变方向,很多患者感到膝盖发出"咔嚓"或"砰"的声音,且大多数患者会在股骨离胫骨半脱位的区域出现早期后外侧疼痛,这种疼痛引起后外侧关节囊损伤。前交叉韧带断裂出血常出现快速膨胀。大多数膝关节在受伤后 1~2 h 出现肿胀,可能只是轻微肿胀。但如果前交叉韧带滑膜覆盖保留部分完好,出血可能仍为局部性。前抽屉试验和 Lachman 试验可发现前松弛的征象。与前抽屉试验相比,Lachman 试验对急性受伤的膝关节更有用,甚至在慢性病例中也是如此。对于前交叉韧带残端可能已经愈合到后交叉韧带的慢性病例,前抽屉试验发现松弛的可能性很小,而 Lachman 试验通常可发现明显的松弛。ACL 缺乏症的病因学检查征象是指 ACL 缺乏症的胫骨内侧旋转引起的外侧半脱位在屈膝时呈阳性的改变征象,这在膝关节外侧可以感觉到和(或)看到。重要的是要排除其他合并伤。前交叉韧带重建失败最常见的原因被认为是隐匿性后外侧角的不足,值得注意。

应当行 X 线平片检查。MRI 通常可以确诊。MRI 被广泛应用,但实际上在前交叉韧带撕裂的情况下,关节外科医生很少应用 MRI。MRI 对检测半月板等其他结构的伴随损伤更有价值。

第 4 节 手术适应证

大多数年轻、活跃的患者可从良好的前交叉韧带重建手术中受益。重要的是要认识到,大多数前交叉韧带断裂的患者将从手术中获益,但这不意味着所有情况都需要手术。毕竟,一个不好的手术比不手术更糟。

如果患者年龄较大,有久坐的生活方式,并且可进行非旋转负荷运动,他们可选择非手术治疗。如果患者选择非手术治疗,医生应告知患者努力进行康复锻炼,并继续维持之前的生活方式,且不能接受严重脱位或常规的关节轻微半脱位。正是这些不稳定事件对关节面和半月板造成二次损伤。如果患者想要恢复旋转运动,那么应考虑早期手术。那些最初选择非手术治疗的患者,若在经过至少 3 个月的物理治疗后仍有症状,也应该进行手术治疗。早期手术的原因是，那些希望参加涉及旋转运动的体育活动的患者，不经过手术治疗则不太可能实现他们的目标。此外，越来越多的证据表明，前交叉韧带重建对关节有保护作用。没有明确的证据表明，前交叉韧带重建有助于减少甚至消除骨关节炎的发生风险；但有越来越多的证据表明，前交叉韧带重建减少了随后发生半月板损伤的风险。由于半月板功能丧失，随着时间的推移，会导致软骨损伤，理论上良好的前交叉韧带重建有助于长期保存软骨表面。有许多文献表明，前交叉韧带重建手术实际上增加了骨性关节炎的发生风险，但这些研究在比较各组中不同类型的患者时设计往往较差，与传统手术相比，后者往往是相对破坏性的，尤其在切口成形术为常规手术时。

此前，前交叉韧带重建的年龄限制有较强的争议。实际上，年龄是次要考虑的因素，因为如果患者对活动水平有需求且关节是健康的，那么应进行前交叉韧带重建，预计预后良好。在老年患者中，必须考虑受损的移植物和骨质量。可能需要使用髌腱移植或同种异体髌腱移植，并应小心操作，以确保移植物在骨（特别是胫骨）内良好的内固定。

儿童发生前交叉韧带断裂的概率增加。尽管担心患儿行前交叉韧带重建会阻碍生长，但使用远离生长板的肌腱移植物进行固定，生长受阻的发生率实际上是非常低的。前交叉韧带缺乏自然病史，选择非手术治疗的结果是非常糟糕的，比成年患者发生半月板和软骨损坏的风险高得多。儿童前交叉韧带断裂需要立即手术。

显然，很难明确给出前交叉韧带断裂不需要手术治疗的适应证。若患者渴望参加跑步或旋转等体育活动（包括每年进行滑雪运动），那么资深的医生可给予其手术治疗。但这是医生的主观和个人的决策，基于其对大量膝关节手术的积累，以及对风险和收益的评估。

第 5 节　术前准备、计划和手术时机

虽然随着现代技术的发展，交叉韧带重建已经成为一个简单且常规的手术，但在术前对患者进行仔细评估是必不可少的，以确定那些可能有问题的病例。如上所述，其他损伤，特别是后外侧角的损伤，必须进行必要的处理，以减轻对预后的影响。MRI 对详细了解损伤的确切程度有很大帮助。如果患者有相关的软骨和半月板损伤，则应告知患者前交叉韧带重建的结果比孤立的前交叉韧带断裂更加不确定。下肢对齐是非常重要的。膝关节负重前后位的 X 线片有助于评估这一点。许多进行跑步运动的患者有膝部内翻畸形。如果内翻过度，那么这种对齐产生的动态力，特别是在前交叉韧带断裂和前交叉韧带重建手术后几个月本体感觉不如往常的情况下，可能会拉长移植物。侧位 X 线片显示的胫骨倾斜程度也很重要。

医生不会简单地使用某个移植物进行前交叉韧带重建，而是根据患者的具体情况建议他们选择不同的移植物。

虽然同种异体移植物在美国非常流行，即使其作为重建初级前交叉韧带的移植物，笔者也对此持保留意见。在许多国家，同种异体移植物在任何情况下都不容易获得，但美国及一些其他地区已经报道了病毒感染和其他感染的病例，移植物再断裂的发生率似乎更高。笔者使用同种异体移植物重建初级前交叉韧带的适应证是高水平的短跑或赛艇运动员，因为他们需要保持所有肌肉的完整，确保下肢运动不受影响，但移植物压力很小。对于年龄较大、需求较低的患者，医生往往认为这些患者组织质量不佳。

已明确，与 15 年前相比，患者的发病率和恢复速度有了很大的改善。随着腘绳肌

腱前交叉韧带重建的出现，与髌腱重建相比，这种差异在现代髌腱移植物中已经变得不那么显著了。目前，如果不是双束重建的热度较高，那么髌腱移植物的使用会越来越多。由于骨硬度对骨移植固定和移植物的髌腱坚固特性的优点，医生确实会优先使用髌腱移植物治疗明显内翻的患者，以及考虑希望保持关节的动态内侧稳定，在这些内侧副韧带明显松弛/损伤的患者中使用髌腱移植物。笔者团队护理的大多数病例均使用解剖单束技术进行腘绳肌肌腱重建。这是由于其相对较低的发病率，且在笔者团队的护理下，相比于髌腱移植手术，其恢复期的问题较少。特定群体在任何情况下腿部肌腱的恢复都会更好。这些人包括从事跳跃运动的人（如篮球运动员）及工作涉及蹲跪的人（如从事铺地毯工作的人等）。

令笔者惊奇的是，有这么多的患者无论从病史、一般检查，甚至是 MRI 检查都提示有明显的前交叉韧带缺陷，但早期仍只进行关节镜检查，之后才进行前交叉韧带重建。这样，手术只有一个适应证，即固定的膝关节屈曲畸形，可能是由于锁定的半月板桶柄撕裂或是由于脂肪垫肿胀、瘢痕和（或）前交叉韧带残端造成的股骨髁间切迹撞击导致的。暂无其他证据可证明这一普遍做法的合理性。有时，在很可能不适合行前交叉韧带重建的慢性病例中，评估并清理退变的关节是合理的。因此，许多患者没必要做关节镜检查。关节镜检查除了矫正固定屈曲外，并不能改变管理、决策，也不能作为前交叉韧带重建的前期准备。如果患者在前交叉韧带重建前没有充分进行伸展，很可能最终会出现严重的永久性固定屈曲畸形。即使固定屈曲只有几度，也会引起发病率显著升高，也是前交叉韧带重建中最常见的并发症来源。

手术时机是一个有争议的话题[11]。Shelbourne 等发现，对于接受髌腱前交叉韧带重建的患者，如果受伤后 3 周内进行手术，那么关节纤维化率将显著升高[12]。因此，有研究者建议应推迟手术避开这一时期。然而，更有效的方法是等膝关节"安静"。这意味着减少的积液、完全主动伸展及屈曲在 120°以上。

第6节　手术技术

一、患者"准备"

患者麻醉（笔者临床实践的一般情况），取平卧位。下肢由侧面支撑和脚托支撑（图 7-20-1）。足垫位置如下：足趾靠在脚垫上，膝关节屈曲 90°；足跟靠在支架上，膝关节弯曲约 45°。

二、麻醉检查

韧带完整性的临床评估仍远比放射学评估更重要、更有价值。在患者完全放松的情况下，对其进行麻醉可能是最准确的。这是排除合并韧带缺陷的最后机会，如果不及时治疗，可能会影响前交叉韧带重建的结果。

三、关节镜检查

整个关节的初步关节镜检查是非常重要的，因为需要对软骨/半月板损伤进行处理。在最近接诊的前交叉韧带断裂患者中，大多数半月板损伤都在外侧，内侧半月板撕裂通常继发于前交叉韧带断裂引起的慢性超负荷。关节镜检查可确认前交叉韧带断裂。这通常很明显，但也有例外情况，近端断裂的前交叉韧带通常可以愈合到后交叉韧带上，而前交叉韧带的远端 2/3 看起来非常正常。前交叉韧带断裂可由"髁间窝外侧壁空虚征"证明（图 7-20-2）[13]。与"双束

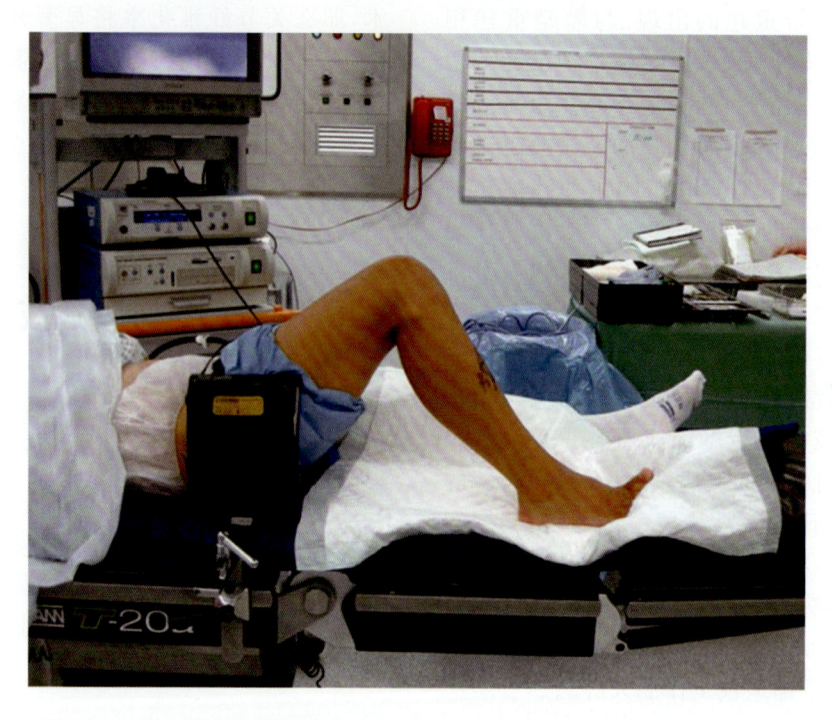

图 7-20-1　前交叉韧带重建的术前定位

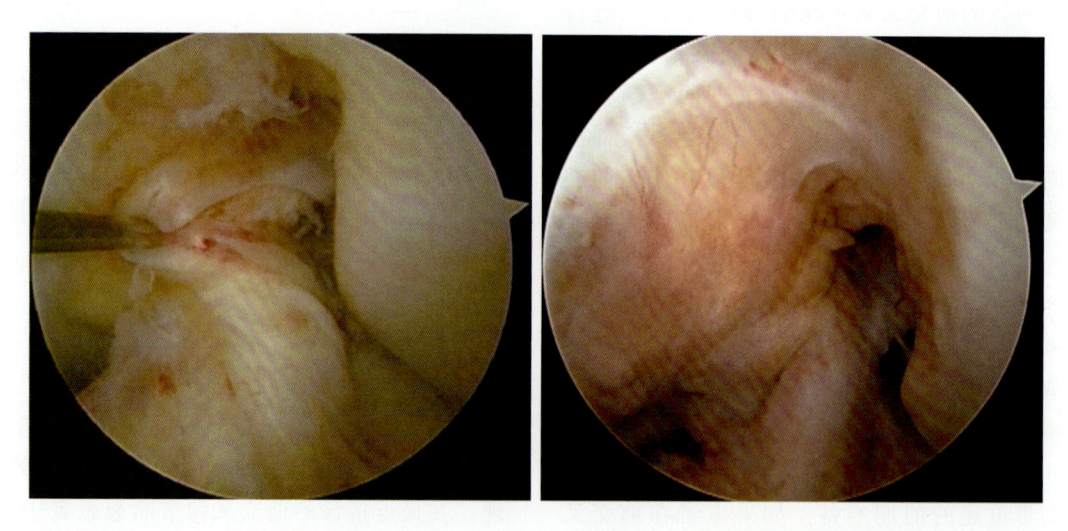

图 7-20-2　在初次检查中，前交叉韧带似乎是连续的，但髁间切迹显示为"髁间窝外侧壁空虚征"

前交叉韧带重建"的方式相关的是前交叉韧带单束或多束断裂，然后，单独重建断裂的前交叉韧带。孤立的单束断裂的发生与"部分"交叉韧带重建的价值尚未得到证实，但这是一个"有趣"的进展。资深医生仍需持谨慎态度，因为看起来完整的束也可能受损甚至不能发挥功能，而部分前交叉韧带重建的过程很可能出现手术错误，并采用过小的移植物。

当后交叉韧带断裂时，应注意不要误诊为前交叉韧带松弛。希望此种误诊并不常见，但值得注意的是，当后交叉韧带松弛时，观察和探查前交叉韧带时自然会显得松弛。在这种情况下,胫骨应向前拉,前交叉韧带会适当拉紧,看起来相对正常。在后交叉韧带松弛时,进行前交叉韧带重建是灾难性的,因为拉紧前交叉韧带,移植物会将胫骨拉入固定的后半脱位,从而导致关节的软骨表面迅速退化。

关节镜入口的定位很重要。为了更好地显示髁间切迹,入口必须靠近髌腱。应小心以避免损坏髌腱,因为这不仅会增加发病率,也可能会影响移植物的来源。为了通过关节镜前内侧入口(见下文)钻取股骨隧道,较低的位置是有利的。这可能使器械很难进入外侧室(如半月板损伤),因为器械难以越过胫骨髁间棘到半月板。为了改善股骨髁间切迹侧壁的可视化,"中央前内侧入口"在进行"双束"或"解剖单束"前交叉韧带重建的患者中日益常见[14]。其位于髌腱内侧缘(腱内)外侧 1 cm 的正下方;膝关节屈曲 60°时,其位于髌骨下极下方。之后使用辅助的前内侧入口作为工作入口,特别用于放置股后外侧束隧道。这个入口通常正好位于内侧关节线上方,约在髌腱内侧骨的内侧 2 cm 处。

四、髁间窝准备

这涉及处理前交叉韧带残端和软组织清理,以便为前交叉韧带隧道钻孔显示股骨位置。

完全切除前交叉韧带残端的优点在于对胫骨前交叉韧带"足迹"的识别。这对于使用"双束"技术以帮助定位双胫骨隧道尤为重要。前交叉韧带残端完整也有许多潜在优势。如果胫骨隧道钻穿过前十字韧带,那么胫骨隧道的位置很可能是好的。残端组织使移植物增大。如果过大,可能会在膝关节伸展晚期有撞击股骨髁间切迹的风险,故有可能会阻碍伸展。据推测,通过前交叉韧带残端将移植物拉起可能有助于移植物

关节内部分的愈合,甚至有研究者认为有助于终末本体感觉。它可以通过形成密封来阻止滑液进入骨隧道,从而帮助胫骨隧道内的移植物-骨愈合。

清理髁间窝的侧壁是一项很耗时的操作,但这非常值得,因为能确认正确的股骨隧道位置的标志性结构。如果使用射频探针,组织被简单地"蒸发",露出下层骨轮廓。然而,这些设备价格昂贵,且生产大量的骨块,通常作为电刀的附加设备。必须谨慎使用电刀,如果骨性结构与切迹侧壁太牢固,需清除骨性轮廓,会使正确的骨隧道更难建立。此外,这种方法往往不那么有效,且比手工工具慢(打孔器和刮匙)。电刀通常只用于骨块清除。在描述前交叉韧带重建手术时,应仔细确认髁间窝的重要解剖参考。在大多数情况下,膝关节在 90°屈曲时可见切迹,解剖学上经典的描述是指膝盖完全伸展。笔者的做法是先用锐利的刮匙从切迹侧壁(膝关节 90°时位于视野正前)的最远端开始。间隙继续深入切迹,最终确定切迹的后端极限。位于明确的"脊"的后方,缺乏经验的术者可能会把这个"脊"误认为是真正的切迹后边。与从前外侧入口视野的标准做法相比,通过"中央前内侧入口"术野所见有显著不同。

随着现代隧道的建立,在绝大多数情况下,并不一定要扩大股骨髁间切迹("切迹成形术"),除非切迹异常狭窄。髁间切迹异常狭窄的患者首先断裂前交叉韧带的风险更高,移植物撞击和随后失败的风险也更高。在这种情况下,"切迹成形术"不仅是合理的,也是必要的。应切除切迹的外侧"唇",以便在膝关节过伸时也能保持移植物与股骨无撞击。应尽量避免膝关节过伸,因为该动作可能引起继发性骨关节炎。

五、取肌腱与移植物准备

在不影响肌腱功能的情况下,取肌腱是

获得良好移植物和预后的先决条件。因此，重要的是要了解什么样的移植物才能取得良好预后；同时，了解局部解剖才能有效地取肌腱。

移植物能有效地将大量胶原蛋白输送到前交叉韧带的位置。移植物是失活的，或是接近失活的组织，并经历一个从坏死开始的过程，导致组织向内生长，并最终被活组织取代。研究者对这一过程知之甚少。虽然活体移植物是可能的，与一般认知不同，与自体前交叉韧带不同，移植物会变得敏感并提供有用的本体感觉反馈。然而，简单的前交叉韧带移植物的存在和功能似乎从整体上增强了膝关节的本体感觉[15]。

内侧软组织分为3层[16]。第1层最浅，与缝匠肌混合在一起。第2层包括内侧副韧带浅层。股薄肌和半腱肌肌腱位于第1层和第2层之间。首先，应定位鹅足肌肌腱上缘。即使在肥胖患者中，通常也可触及。假设大腿远端延伸在肌腱触诊中也是有用的。此外，肌腱位于胫骨粗隆内侧，并沿着胫骨内侧干骺端和骨干的交界处走行。

目前，笔者使用2～3 cm长的横向切口（图7-20-3）。以前笔者使用的是垂直切口，但现在更喜欢横向切口，它沿着皮肤线延伸，比较美观，而且不容易损伤隐神经的髌下分支。一旦切除皮肤，伤口会加深，露出"第1层"组织。用棉签就可以清除脂肪。一根手指就可以轻易触碰到鹅足肌肌腱。接下来，沿鹅足上缘做一个很浅的切口，分离第1层组织。在远端肌腱附着点的区域，于第1层远端做一切口。接下来，使用牵开器牵拉第1层深处鹅足。缝匠肌上缘向远端牵离胫骨，打开缝匠肌的鹅足滑囊。然后，剪刀的尖端可进入鹅足滑囊并沿上缘打开滑囊。随着第1层的持续收缩，可用重钳将鹅足肌肌腱从胫骨上拉出来，打开滑囊可见股薄肌和半腱肌肌腱。剪刀尖端或肌腱钩可将股薄肌肌腱从伤口中拉出。肌腱剥离器分离并收取肌腱。在此之前应考虑以下几个方面。笔者不希望将肌腱从胫骨上分离出来，虽然这对于某些类型的分离器是必要的。需要注意的是，在几乎所有病例中，股薄肌和半腱肌肌腱都与腓肠肌肌腱内侧有连接。如果不定位分离这些"肌腱"，分离器可造成肌腱收取过早。更常见的是，分离器仍留在主要肌腱上，但腓肠肌的分支从主要肌腱上剥离，在取样时会造成松动。因此，应使用剪刀仔细剪开远端鹅足肌肌腱，通过视觉观察和手指触摸寻找肌腱。若发现系带，则应分离。对于较深的伤口，可以使用关节镜下拉钩将小血管束从深处拉入伤口。

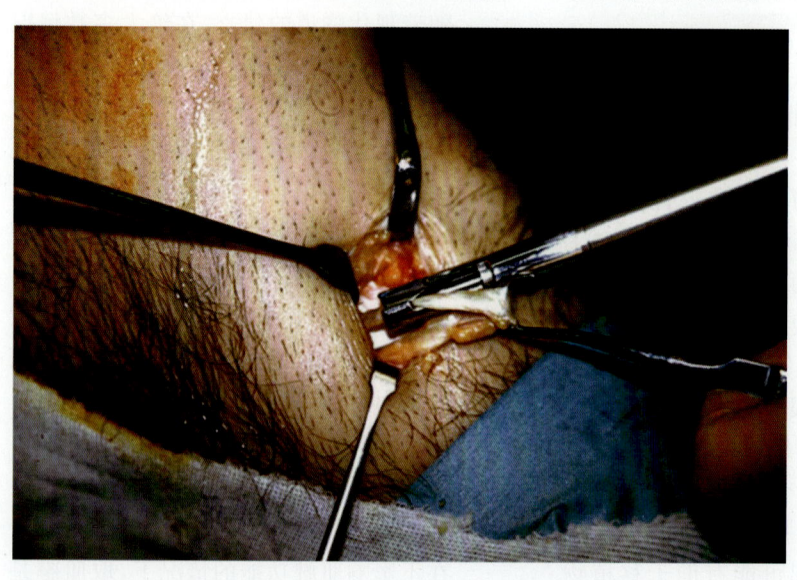

图7-20-3 肌腱收集时肌腱的识别和开放剥离器通路

剥离器作用于肌腱,像肌腱钩那样从远端拉紧肌腱。然后,剥离器沿肌腱的绝对线向近侧前进。若剥离器偏离肌腱线,那么有过早切断肌腱和移植物过短的风险。由于软组织系带,剥离器进入大腿约 10 cm 处会遇到阻力。进一步牵引通常会使此处收紧,限制剥离器前进。因此,最好稍微减少对肌腱的拉力,使剥离器通过障碍物,然后再重新张紧。肌腱以这种方式有效地从肌肉中"切开"。一旦股薄肌被收获,对于半腱肌,剥离器前行会更加容易(图 7-20-4)。

然后,用剪刀清除附着在肌腱上的肌肉。通常,肌腱的大小意味着其可简单地折叠起来,以提供四股移植物。如果需要,当肌腱较细时,可以将较大的直径移植扩大 3 倍以上。当然,这是以牺牲长度为代价的。最容易使用的移植物的最小长度为 9 cm。移植的肌腱缝合使用"whip-stitch"缝合(图 7-20-5)。笔者更倾向使用可吸收的缝合线。如果移植物很短,可以在移植物的胫骨末端加一条厚重的不可吸收的缝合线,以防移植物在拉入膝盖时沿着胫骨隧道消失。如果需要,这些缝合线也可以绑在固定螺钉上。最后确定移植直径的大小。

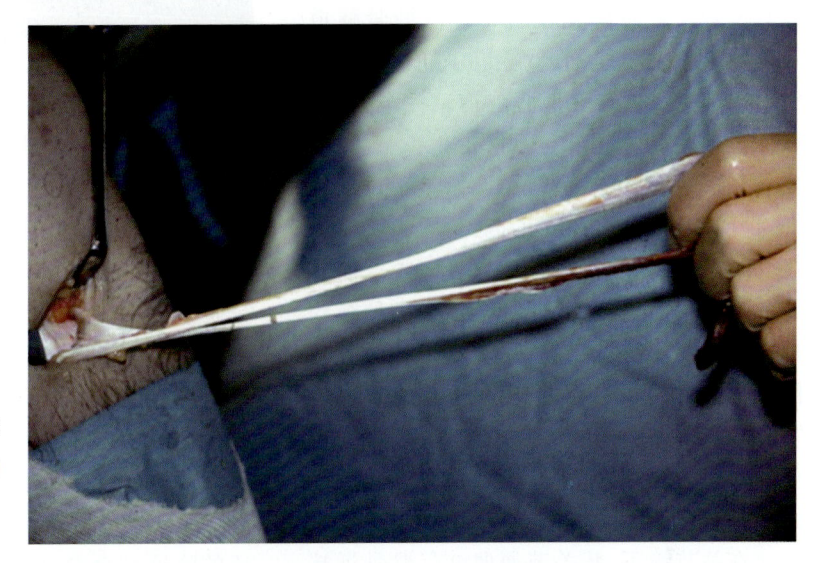

图 7-20-4 股薄肌和半腱肌移植物取材后的外观

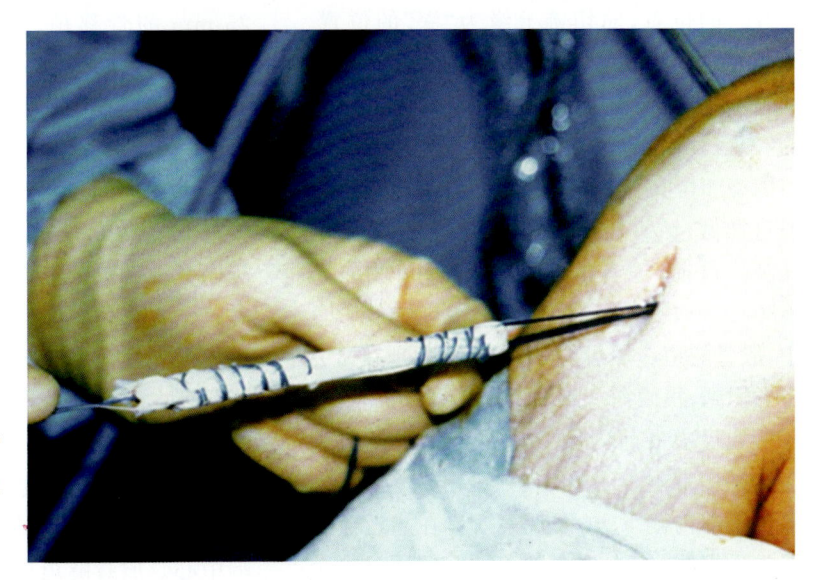

图 7-20-5 "whip-stitch" 缝合后自体股四头肌肌腱移植

第7节 前交叉韧带重建

一、骨隧道

笔者之前采用经胫骨钻股骨隧道的技术,该技术在当时颇为流行。随着研究者对前交叉韧带重建认识的不断深入,股骨隧道的位置也发生了变化。笔者认为,通过胫骨隧道钻取股骨隧道时,无法获得足够可靠的股骨位置。股骨隧道位置不应受胫骨隧道定位的影响。由此,股骨隧道应经前内侧入路钻入。由于股骨和胫骨隧道钻完全独立,以何种顺序钻骨隧道并不重要。

在描述股骨隧道的位置时,笔者仍使用"时钟面"系统。这受到了批评,因为所谓的"钟面"是指膝关节屈曲90°,切口通过前外侧入口观察时,在冠状面上显示为一种纯粹的二维想象对齐。实际情况是,在外侧股骨髁的内侧面上,选择股骨隧道的位置。但"时钟面"的概念非常容易理解,故笔者坚持使用此概念。同时,笔者也希望引入其他有助于骨隧道三维定位的专业表述。

在关节镜下,膝关节屈曲90°,股骨远端为"浅"的位置,而切迹上缘为"深"的位置。以标准的方式观察,膝关节屈曲90°时,切迹的顶点是"高的",而靠近胫骨的切口是"低的"。钻股骨隧道的经胫骨路径允许股骨隧道围绕"时钟面"定位到10:00/2:00的位置,但这样做,钻头通常会扩大胫骨隧道关节内孔径。目前,笔者的目标是将移植物置于9:30/2:30的位置(图7-20-6)。在传统教学中,股骨隧道应尽可能深于切迹;但现在研究者意识到,稍微深一点的位置更可取。

通过中央前内侧入口更容易看到股骨前交叉韧带附着点的自然"足迹"。工作入口位于前内侧下方,而观察入口在靠近髌骨下极近端约2 cm处。随着关节镜通过这个

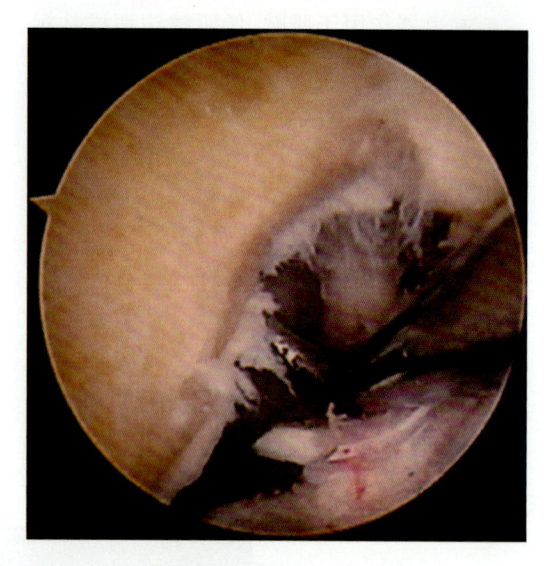

图 7-20-6 将股隧道放置在 9:30 位置

入口插入,股骨外侧髁可以看到更多的"正面"。双束技术在识别双束的适当位置时非常有用。但对于单束,笔者不会常规使用该技术。准确地说,笔者使用的单束移植物的位置是尽可能符合解剖结构的,故切迹的深度比几年前要小。

钻孔技术取决于股骨上使用的固定装置。笔者倾向于使用 Endo-button CL。但关键要用骨锥在所需的隧道中心做一个记号,用于定位骨钻或导丝。然后,将直径合适的隧道钻至合适的深度。笔者的目标是25 mm 的骨移植,虽然 20 mm 也可以接受。骨隧道的最小移植量尚不明确,但笔者怀疑长度<15 mm 的移植物可能不够。

胫骨隧道钻孔是由胫骨定位器钻成的。基于上述原因,笔者的原则是尽量保留更多的前交叉韧带残端。引导胫骨隧道放置的标志是外侧半月板前角和胫骨内侧棘的附着点。在此之前,笔者的目标是胫骨隧道的中心沿着连接这2个标志的线进入关节,这2个标志位于前2/3和后1/3的交界处。随着更具解剖学意义的前交叉韧带重建的出现,笔者进行了改进,使胫骨隧道沿这条线进入一半,并避免钻头穿过前交叉韧带残端中心。股骨隧道的"解剖学"定位意味着

可采用比传统的胫骨隧道更靠前的位置，而不会导致移植物在膝关节伸展时撞击股骨切迹。

用电刀清除骨隧道中的碎片，打磨锋利的边缘。胫骨隧道的长度根据移植物的长度而改变，很少见到移植物过短，除非肌腱必须增加3倍。胫骨瞄准装置与胫骨表面的平均夹角约为55°，这个角度在矢状面内。导轨在冠状面上的角度，为15°～20°。重要的是，不要将胫骨隧道的外部入口置于过内侧的位置，因为这可能会损伤内侧副韧带的前部；更糟的是，还可能会导致隧道进入胫骨内侧平台。对于那些使用经胫骨钻孔的外科医生来说，想要获得一个股骨隧道的"解剖学"位置，一个选择是建立非常内侧、平坦的胫骨隧道，希望能绕过股骨外侧髁。但这样会使胫骨内侧关节表面处于危险中。

二、移植物通道的张力和固定

由于隧道是独立钻孔的，一根带缝合线的导丝穿过前内侧入口，通过股骨隧道在大腿外侧后取出。随后将缝合线拉入关节（图7-20-7），并通过胫骨隧道及使用夹持器将缝合线由胫骨隧道收回。然后，通过胫骨隧道、关节间隙和股骨隧道进行移植物缝合（图7-20-8）。这些缝合线在大腿外侧收回，缝合线的张力可牵拉移植物到适当的位置。笔者以前使用干涉配合螺钉单独进行股骨固定，有意让移植物附着在胫骨上，并钻取较长的股骨隧道。在大多数情况下，移植物在被螺钉固定在股骨上之前，可以被拉到最大张力，而不会在股骨隧道中"触底"。这就意味着，移植物在整个关节和胫骨隧道中被拉紧，并通过肌腱的自然附着牢固地固定在

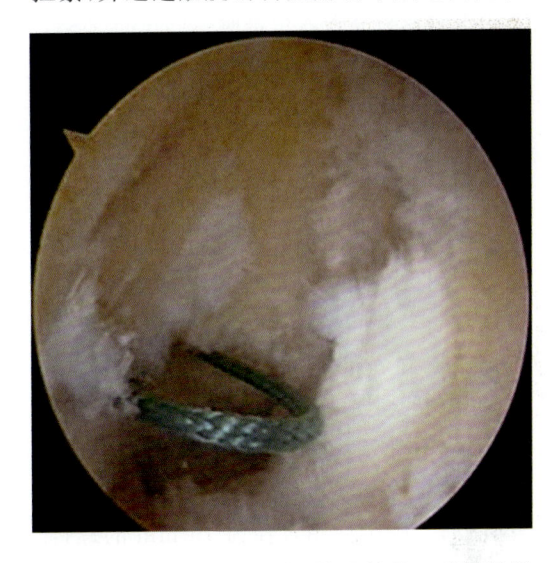

图 7-20-7　将穿过的缝合线拉进关节。利用抓钳将线环通过胫骨隧道拉出膝关节

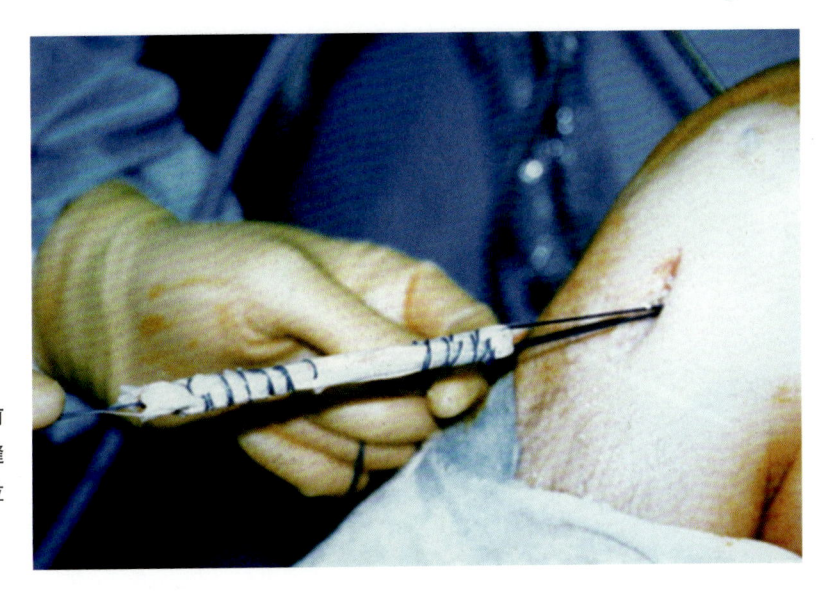

图 7-20-8　移植物的前导缝合线通过穿过的缝合线，以便将移植物拉入隧道

胫骨上。尽管如此，笔者的做法是增加一枚胫骨螺钉，虽然这并非必要。目前，Endo-button CL 因其强度高且不会对移植物造成损害而被广泛采用，但其偶尔在单独依靠螺钉的紧密配合时可能会损伤移植物。通常使用尺寸为 20 mm 或 25 mm 的 Endo-button CL。更小尺寸的 Endo-button 可用于身材较小的女性患者。笔者认为，孔固定非常重要，故使用相当小的股骨干扰螺钉来对孔处的移植物进行挤压（图 7-20-9）。笔者认为，这里的稳定对缝隙的愈合很重要。

一旦移植物的股骨末端固定，评估移植物的位置/等距性就变得很重要。移植物从胫骨前侧出口时，应用手指夹住。然后，应该在一定的范围内活动膝关节，当移植物拉动手指时，可以检测移植物长度的细微变化。当用关节镜观察移植物时，应检查移植物是否撞击髁间切迹。

在膝关节屈曲 30°时拉紧移植物，并将其固定在胫骨上（图 7-20-10）。笔者更倾向使用大号胫骨螺钉。如果骨质较硬，9 mm×35 mm 的螺钉是最常用的。如果骨质较软，则可使用直径为 10 mm 的螺钉。一定要注意避免螺钉过长伸入关节内。使用上述骨隧道，此类风险较低。再次检查膝关节，确认移植物不会影响髁间窝顶。在膝关节过伸的患者中，胫骨隧道稍向后可能避免移植物过伸时撞击切迹顶。

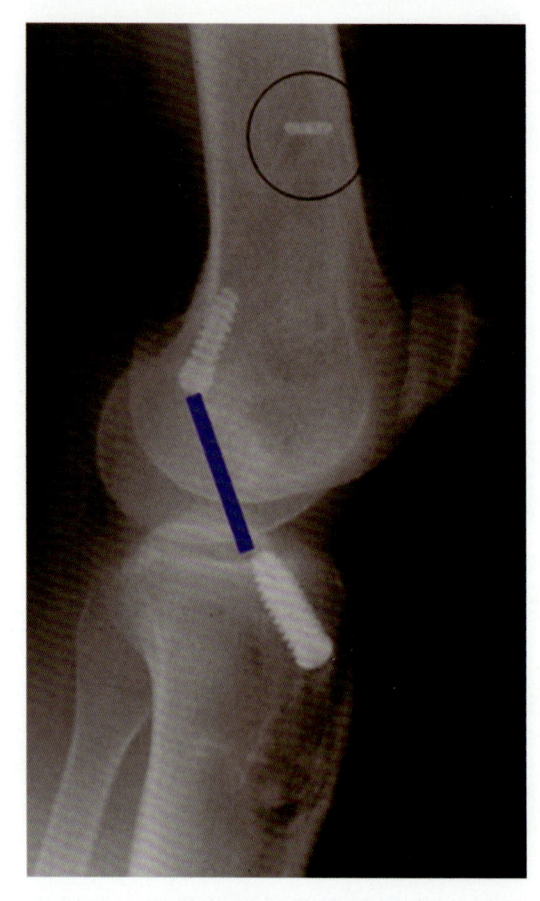

图 7-20-9　术后 X 线片证实，股骨 Endo-button CL 内固定＋干扰螺钉固定以实现小孔固定

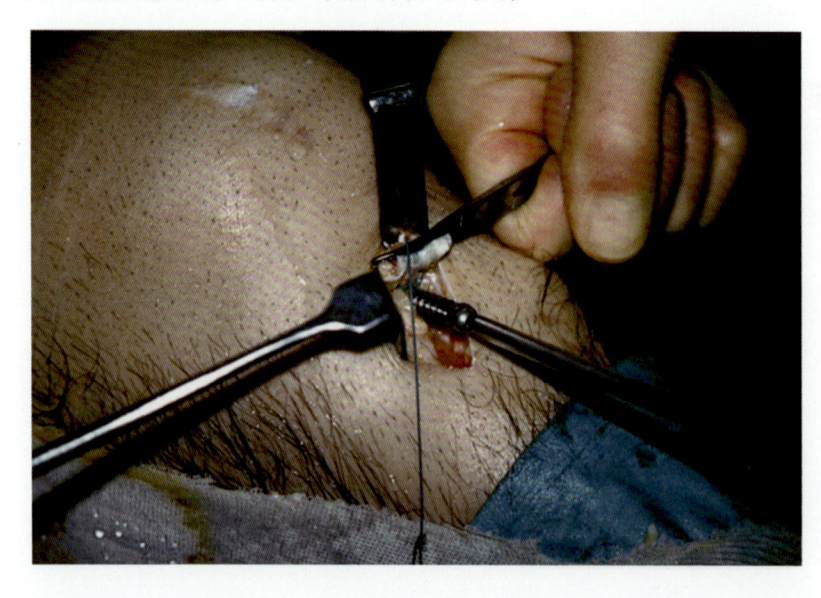

图 7-20-10　膝关节屈曲 30°，移植物绷紧，用干涉螺钉固定

如果患者长期有轻微的单独后交叉韧带松弛,那么前交叉韧带移植物拉紧时,膝关节完全伸直至关重要。如果前交叉韧带移植物被拉紧时膝关节屈曲,则后交叉韧带松弛,胫骨向后推,造成后半脱位。这对关节软骨过载极为不利。

一旦移植物的胫骨端固定,应检查膝关节能否充分延伸、自由弯曲,并确保前抽屉试验、Lachman试验和轴移试验阴性。

三、伤口闭合和早期术后护理

移植物取材处采用可吸收缝合线进行逐层闭合。笔者使用可吸收缝合线缝合皮肤切口。局部麻醉药(0.5%马卡因加肾上腺素20 ml)渗入伤口和关节。使用弹力绷带,并使用止血带放气。

整个手术过程不超过1h。笔者发现,该手术可作为日间手术完成。需要强调的是,只有在不影响手术和术后护理时才可作为日间手术。术中应当给予抗生素,住院期间应当再给予2个单位的抗生素。

当患者从麻醉中恢复时,立即抬高腿和足跟,膝关节处于过度伸展的状态。一旦完全恢复,患者可拐杖进行完全负重。支具不常规使用。大多数患者需要拐杖2~3周。出院前,医生应确保患者了解膝关节主动过伸和股四头肌收缩的重要性;应确保患者能自己进行髌骨滑行;应确保患者了解抬高、休息和冰敷的重要性。笔者在附表中详细列出了其采用的康复方式。

随着现代康复方案的应用,前交叉韧带重建的预后得到了显著改善。最初,使用"加速(accelerated)康复"来形容。但现在,"侵略性(aggressive)"已被广泛使用,该词确实容易造成错误印象。康复工作应该是密集的,但从来没有侵略性。

第8节 前交叉韧带重建:康复程序

前交叉韧带重建的康复见表7-20-1。

表7-20-1 康复程序:前交叉韧带重建后高级外科医生的做法

	术后(周)			术后(月)		
	1~2	3~6	6~12	3~6	6~9	9+
护具(负重时)						
负重(正常步态)	可忍耐负重	全负重	全负重	全负重	全负重	全负重
活动度 扩展	0	0	0	0	0	0
屈曲(最低目标)	90	135	135	135	135	135
水肿管理(RICE)	√	如前所述必需	如前所述必需	如前所述必需	如前所述必需	如前所述必需
伸展 脚跟挂起	√	√	如前所述必需	如前所述必需	如前所述必需	如前所述必需
腘绳肌、小腿、髂胫束、股四头肌	√	√	如前所述必需	如前所述必需	如前所述必需	如前所述必需
髌骨动员行动		√	√	√	√	√
			√	如前所述必需	如前所述必需	如前所述必需
加强 等距股四头肌、直膝抬腿运动	√	√	√	√	√	√

(续　表)

	术后（周）			术后（月）		
	1～2	3～6	6～12	3～6	6～9	9+
活动膝关节弯曲/伸直（脚滑）	√	√	√	√	√	√
闭链（步态加快、微下蹲、靠墙站立、脚尖站立、压腿）	√	√	√	√	√	√
断筋卷发	√	√	√	√	√	√
开链伸膝	90～30	90～30	90～30	90～30	90～0	90～0
髋关节外伸、外展、内收	√	√	√	√	√	√
心血管　固定自行车		√	√	√	√	√
踏步机/游泳-直踢			√	√	√	√
直线跑步				√	√	√
本体感觉			√	√	√	√
（如体重转移、平衡板、微型不定期）				√	√	√
动态稳定				√*	√	√
（如步进开/关不同的表面和在所有方向上）				√*	√	√
体育特定/敏捷性演习（如往返跑、克力欧卡舞）						
增强式训练（如跳跃）						
活动						
工作-久坐		√	√	√	√	√
工作-重			√**	√	√	√
驾驶			√	√	√	√
全体育					√**	√

注：*. 疼痛的极限、肿胀和肌肉的控制范围内进展；**. 取决于就业/运动

复诊

每2～3周、每12周于骨科门诊复查，每6个月和1年时于膝关节专科门诊复查。患者在术后2～3周到门诊就诊；在术后3个月时进行移植愈合评估；术后6～9个月，再次复诊。

随着康复程序的经验积累，笔者在恢复活动的时间上已不再具有"侵略性"。过早恢复体育运动会增加移植物再断裂的风险。对于大多数职业运动员来说，术后6个月复出的压力较大。虽然大部分运动员已经准备好并安全复出，但笔者认为，移植物再断裂的风险仍较高。膝关节"完全愈合"约需18个月。大多数患者在18个月时才开始"忘记"膝关节异常，尽管已恢复了很长时间。因此，笔者建议患者9个月后再重新开始运动。

第9节　并发症

幸运的是，该手术的并发症发生率很低。血栓栓塞率极低。一位资深医生在15

年的实践中,每年最少进行100~200例前交叉韧带重建,发现4例有临床症状的深静脉血栓形成。其中,3例在膝关节以下,第4例有严重的股静脉血栓形成,1例发生肺栓塞。推测血栓栓塞发生率相对较低是由于止血带使用时间相对较短及早期活动有关。

最常见的原因是未能在早期实现充分、主动的伸展,随后发展成固定屈曲畸形(图7-20-11)。这通常与脂肪垫的炎症和瘢痕有关,可以通过早期恢复完全的主动或被动伸展缓解。髌骨滑行对防止脂肪垫瘢痕有用。前交叉韧带移植物前方过度瘢痕堆积会造成"Cyclops"病变,可能会阻碍伸展,可以通过切除治疗。关节镜下清理脂肪垫、瘢痕,并松解半月板前角和半月板间韧带(所谓的"前间隙"),若确认是由脂肪垫造成的,通常可以恢复伸展功能。屈曲不良较少见,但可能与前交叉韧带移植物在关节屈曲时与后交叉韧带撞击有关。过去这种情况比较常见,当时胫骨隧道位置更靠后。虽然与损失几度终末屈曲相比,损失几度终末伸展问题较小,但对于那些需要跪在地上工作的患者来说,这可能很麻烦。

深部感染是一种令人担忧的并发症。但这种并发症的发生率仅为0.25%。深部感染的治疗应迅速、彻底。医生要警惕这种并发症。若症状引起医生怀疑,患者应接受常规的血液检查和评估。即使不能确定感染,医生进行关节镜冲洗和清创的适应证也较宽松,通常包括滑膜切除术。48h后患者进行第2次冲洗,患者先静脉注射抗生素1周,然后口服抗生素12周。

近年来,笔者注意到感染的模式发生了改变。以前金黄色葡萄球菌最为常见,诊断很简单,患者主要表现为发热和明显的关节痛,活动范围的限制也很典型。但在过去几年中,凝固酶阴性葡萄球菌成为此类关节感染的主要原因。患者通常只感到轻微不适,可维持适当的活动范围,伴有"不对劲"的感觉,丧失终末伸展,尤其是持续大量积液的感觉。不幸的是,凝固酶阴性葡萄球菌往往对头孢呋辛耐药,而该药是一种广泛使用的预防性抗生素。此外,金黄色葡萄球菌培养较难,阴性培养很常见。金黄色葡萄球菌的C反应蛋白和红细胞沉降率通常上升超过100,具有凝固酶阴性葡萄球菌的上升幅度则小得多。

即使有理想的手术和康复,移植物也可能再断裂,可能术后很长时间才发生断裂,或更常在运动后断裂。通常情况下,移植物断裂与移植物位置不当有关。再次出现对侧前交叉韧带断裂的患者多于移植物再次断裂的患者。目前,相关原因还不清楚,重建的交叉韧带永远不可能像原来的韧带一样好。

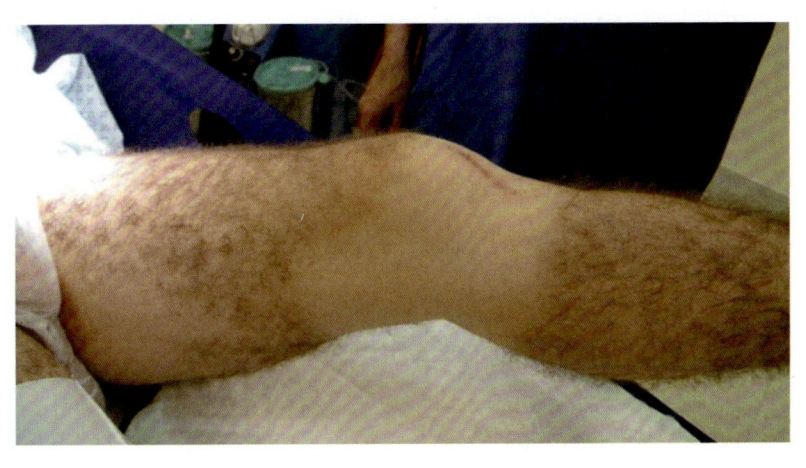

图7-20-11 术后固定性屈曲畸形

长期的骨关节炎与早期的结果无关。手术发现，显著的软骨和半月板病变发生关节炎的风险更大。医生需要向患者强调，他们的膝盖永远不会真正恢复到完好如初。

参考文献

[1] Beard DJ, Anderson JL, Davies S, et al. Hamstring vs. Patella tendon for anterior cruciate ligament reconstruction: a randomised con-trolled trial. Knee, 2001, 8:45-50.

[2] Corry IS, Webb JM, Clingeleffer AJ, et al. Arthroscopic reconstruction of the anterior cruciate ligament. A comparison of patellar tendon autograft and four-strand hamstring tendon autograft. Am J Sports Med, 1999, 27(4):444-454.

[3] Beynnon BD, Johnson RJ, Fleming BC, et al. Anterior cruciate ligament replacement: comparison of bone-patellar tendon-bone grafts with two-strand hamstring grafts. A prospective, randomized study. J Bone Joint Surg Am, 2002, 84-A(9):1503-1513.

[4] Hamner DL, Brown Jr CH, Steiner ME, et al. Hamstring tendon grafts for reconstruction of the anterior cruciate ligament: biomechanical evalu-ation of the use of multiple strands and tensioning techniques. J Bone Joint Surg Am, 1999, 81(4):549-557.

[5] Pinczewski LA, Clingeleffer AJ, Otto DD, et al. Integration of hamstring tendon graft with bone in reconstruction of the anterior cruciate ligament. Arthroscopy, 1997, 13(5):641-643.

[6] Logan M, Williams A, Myers P. Is bone tunnel osseointegration in hamstring tendon autograft anterior cruciate ligament reconstruction important? Arthroscopy, 2003, 19(8):E1-3.

[7] Rodeo SA, Arnoczky SP, Torzilli PA, et al. Tendon-healing in a bone tunnel. A biomechanical and histological study in the dog. J Bone Joint Surg Am, 1993, 75(12): 1795-1803.

[8] Clatworthy MG, Annear P, Bulow JU, et al. Tunnel widening in anterior cruciate ligament reconstruction: a prospective evaluation of hamstring and patella tendon grafts. Knee Surg Sports Traumatol Arthrosc, 1999, 7(3): 138-145.

[9] Zantop T, Wellmann M, Fu FH, et al. Tunnel positioning of anteromedial and posterolateral bundles in anatomic anterior cruciate ligament reconstruction: anatomic and radiographic findings. Am J Sports Med, 2008, 36(1): 65-72.

[10] Steckel H, Musahl V, Fu FH. The femoral insertions of the anteromedial and posterolateral bundles of the anterior cruciate ligament: a radiographic evaluation. Knee Surg Sports Traumatol Arthrosc, 2010, 18(1):52-55.

[11] Harner CD, Irrgang JJ, Paul J, et al. Loss of motion after anterior cruciate ligament reconstruction. Am J Sports Med, 1992, 20(5): 499-506.

[12] Shelbourne KD, Wilckens JH, Mollabashy A, et al. Arthrofibrosis in acute anterior cruciate ligament reconstruction. The effect of timing of reconstruction and rehabilitation. Am J Sports Med, 1991, 19(4):332-336.

[13] King JB, Aitken M. Treatment of the torn anterior cruciate ligament. Sports Med, 1988, 5(4):203-208.

[14] Cohen SB, Fu FH. Three-portal technique for anterior cruciate ligament reconstruction: use of a central medial portal. Arthroscopy, 2007, 23(3):325. e1-5.

[15] Barrett DS. Proprioception and function after anterior cruciate reconstruction. J Bone Joint Surg Br, 1991, 73(5):833-837.

[16] Warren LF, Marshall JL. The supporting structures and layers on the medial side of the knee: an anatomical analysis. J Bone Joint Surg Am, 1979, 61(1):56-62.

第 21 章　自体骨-髌腱-骨移植物重建前交叉韧带

第 1 节　概述 …………………… 310
第 2 节　应用解剖学 …………… 310
第 3 节　生物力学 ……………… 311
第 4 节　病因 …………………… 311
　　一、环境因素 ………………… 312
　　二、解剖因素 ………………… 312
　　三、激素因素 ………………… 312
　　四、神经肌肉因素 …………… 312
　　五、生物力学因素 …………… 312
第 5 节　诊断 …………………… 312
　　一、病史 ……………………… 312
　　二、体格检查 ………………… 312
　　三、影像学检查 ……………… 313
第 6 节　手术适应证 …………… 314
第 7 节　术前准备和手术计划 … 314
第 8 节　手术技术 ……………… 314
　　一、患者体位 ………………… 315

　　二、移植物的获取 …………… 315
　　三、移植准备 ………………… 318
　　四、关节镜检查 ……………… 318
　　五、髁间窝的准备 …………… 321
　　六、股骨隧道的准备 ………… 321
　　七、胫骨隧道的准备 ………… 322
　　八、移植物放置 ……………… 324
　　九、移植物的固定 …………… 327
　　十、缝合 ……………………… 328
第 9 节　术后护理和康复 ……… 328
　　康复训练 ……………………… 328
第 10 节　并发症 ………………… 328
　　一、术前并发症 ……………… 328
　　二、术中并发症 ……………… 328
　　三、术后并发症 ……………… 329
第 11 节　总结 …………………… 329
参考文献 ………………………… 330

第 21 章
自体骨–髌腱–骨移植物重建前交叉韧带

Elcil Kaya Bicer, Elvire Servien, Sebastien Lustig, Philippe Neyret

摘要 非接触性损伤是前交叉韧带（anterior cruciate ligament, ACL）断裂最常见的原因。ACL 断裂可能导致严重的功能障碍，应慎重处理。手术适应证视个人情况而定。可使用多种技术重建前交叉韧带。本章重点介绍双切口关节镜下自体骨-髌腱-骨移植物重建前交叉韧带技术，并着重强调了导致严重并发症的常见技术性错误。

关键词 前交叉韧带重建术・骨-髌腱-骨

第 1 节　概　述

ACL 损伤常发生于运动时，处理不当会导致严重的功能障碍，并可能带来长期的不良后果，如发展为退行性关节炎[1]。对于这些损伤的正确处理，治疗理念一直在不断演变。

一期修复手术是最早治疗 ACL 断裂的手术之一，但由于其效果较差，已被摒弃[2,3]。随后开展了关节外重建术解决膝关节不稳定问题，但仍不能达到预期效果[4]。

随着对韧带本身及其功能认识的提高，关节内重建技术应运而生[5]。最初的尝试包括使用近端或远端附着的髂胫束，将其通过关节内并固定在胫骨上[6]。Kenneth Jones[7] 率先使用髌腱中心 1/3 进行关节内 ACL 重建。

随着关节镜技术和器械的进步，逐渐引入关节镜下韧带重建术，并取代了关节切开术[8,9]。除自体骨-髌腱-骨移植外，还可选择腘绳肌肌腱及骨-股四头肌肌腱进行自体移植[10]。

目前的研究多主张进行 ACL 双束带重建术，以恢复膝关节的运动能力。然而，虽然该手术短期预后较好，但长期效果至今仍未知[11,12]。

本章将对关节镜下双切口骨-髌腱-骨移植重建 ACL 技术进行阐述。

第 2 节　应用解剖学

ACL 是一种关节内、滑膜外韧带，是由致密结缔组织构成。ACL 近端附着于股骨外侧髁中后部，远端附着于胫骨前髁间窝。股骨到胫骨的连接是一段斜形区，向前、向内和向远侧延伸（图 7-21-1）。

前角后部与 ACL 前内侧部分成一直线[13]。

ACL 中间层宽 7～12 mm，其关节内长度为 22～41 mm（平均 32 mm）[20,21]。十字交叉部分形状并不固定，随运动幅度而变化。

ACL 血供主要来源于膝中动脉，韧带远端的血供来源于膝下内外动脉分支[22]。

ACL 受胫神经的后关节支支配[17]。该韧带含有丰富的机械感受器，可感知本体感觉[23]。

第 3 节 生物力学

胫骨前移的主要制约因素是 ACL，次要制约因素包括髂胫束、内外侧副韧带及关节囊的中内侧、中外侧结构。这些因素共同限制胫骨前移[16,24]。

ACL 还具有限制胫骨旋转的作用，它是胫骨内旋的次要限制因素[24]。关节囊外的侧韧带主要负责限制胫骨内旋。因此，ACL 可限制胫骨前移及胫骨内旋的联合运动[25]，从而限制胫股隔室前半脱位。

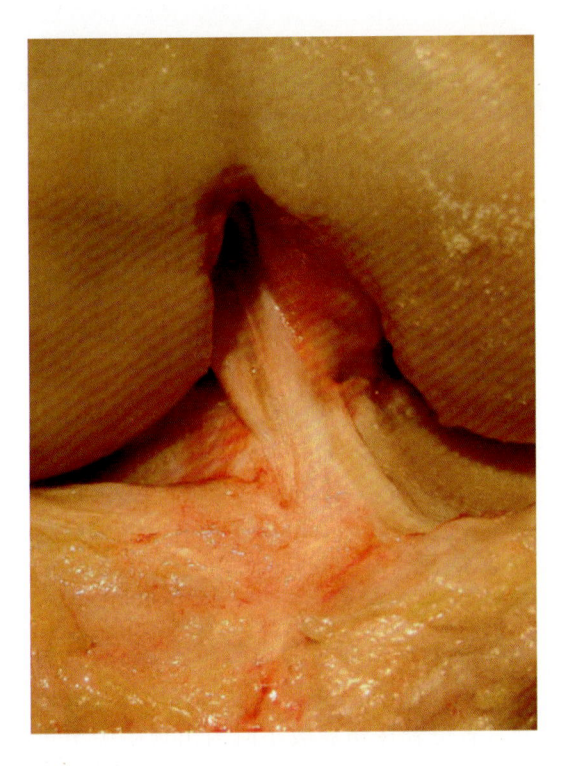

图 7-21-1　右侧膝关节前交叉韧带

韧带在股骨附着处有一层纤维膜覆盖，移除该膜可见弧形股骨附着点[13]。沿髁关节软骨后方轮廓，向后为凹陷，向前为伸直。在股骨附着点前方有一块较厚的由近端向远端走行的骨嵴，称为外侧髁间嵴（住院医生嵴）。它是一个重要标志，因为 ACL 的所有纤维都附着在该嵴的后侧。

ACL 的胫骨止点是该韧带最宽的部分，比股骨止点大 120%[14]。其在髁间窝前部有一段足形区域，并未附着于胫骨棘。其形状被描述为三角形或椭圆形[14-16]。

ACL 由胫骨止点开始穿过横向的半月板韧带下方，其中一部分并入外侧半月板前附着处。偶尔可见一些 ACL 后侧纤维束并入外侧半月板后侧附着处[13,17]。

为了确定 ACL 的胫骨止点，需要选定参照点。最常用的软组织参照点为后交叉韧带（posterior cruciate ligament，PCL）前缘和外侧半月板前角。ACL 后缘位于 PCL 前缘前部 7～10 mm 处[18,19]。外侧半月板

第 4 节 病　因

人类 ACL 损伤多为非接触性损伤[26-28]。非接触性损伤是指膝关节未受到直接击打的损伤，常见于运动过程中的减速、切断、跳跃时的着陆和旋转动作等[26,29,30]。方向突然改变、过伸及向后跌倒也是 ACL 损伤的原因。其中一个或多个致伤因素可导致韧带断裂。当膝关节轻度屈曲，尤其伴足固定时，最大限度外翻伴胫骨旋转运动会导致 ACL 撕裂伤[26,30,31]。

外翻撞击是最常见的 ACL 接触性损伤，可见于直接击打膝关节外侧。内翻撞击、过伸和向后跌倒等接触伤也可导致 ACL 损伤[26]。

与男运动员相比，女运动员 ACL 损伤

的风险更高[32,33]。

为解释非接触 ACL 损伤的病因,研究者提出了一些危险因素,但这些并非绝对的危险因素,并且每一项都存在争议。根据这些危险因素与人体的相关性,笔者将其分为内在因素和外在因素[34],还有分类方法将危险因素分为环境因素、解剖因素、激素、神经肌肉和生物力学等[35,36]。

一、环境因素

环境因素包括气象条件、场地类型、鞋与地面的抓地力,以及鞋子类型等。所有这些因素都与鞋子和地面间逐渐增加的摩擦力相关。运动过程中摩擦力越大,运动员表现越好,但可能会增加 ACL 损伤的风险[35,37]。

二、解剖因素

解剖因素包括股四头肌角(Q 角)、膝外翻、足内翻,以及舟状骨掉落、体重指数、髁间窝大小、韧带长度及关节总体松弛度等[29,35-37]。

三、激素因素

性激素也是损伤的影响因素之一。它可影响膝关节前部松弛度、韧带拉伸性能及神经肌肉调控性能。但在月经周期中,它们对韧带结构的影响及损伤的风险仍存在争议,有待进一步研究证实[35,38,39]。

四、神经肌肉因素

股四头肌和腘绳肌群间异常连接、股四头肌对膝关节负荷增大、肌肉过度僵直,以及肌肉疲劳均会增加 ACL 断裂的风险。当膝关节接近最大伸展幅度时,股四头肌反常收缩致使胫前肌明显移位,导致 ACL 损伤[35,36]。

五、生物力学因素

人体生物力学特征是 ACL 损伤的风险因素之一。运动过程中躯干、臀部及膝关节弯曲角度较低,以及踝关节背屈受限、躯干横向移位、髋内收及内旋、膝外翻等都是 ACL 损伤的生物力学危险因素[36,40]。

第 5 节 诊 断

一、病史

ACL 损伤通常与突然减速、跳跃及剪切动作有关,可导致膝关节扭曲致外翻或内旋。若患者在伤后数小时内出现膝关节进展性疼痛和肿胀,临床医生应警惕 ACL 断裂的可能[41]。关节内迅速肿胀提示关节出血,这通常是由韧带撕裂伴血管破裂出血所致。约 70% 的急性关节血肿病例存在 ACL 损伤[42],患者常常描述受伤时膝关节有爆裂或折断感,或可听到"爆破音",并且在无帮助的情况下患者无法负重[43]。

在疾病的慢性期,主要表现为反复出现的膝关节不稳及膝关节失控。患者在外界刺激或日常活动中均可出现膝关节不稳定[41]。

二、体格检查

急症情况下,由于患者非常疼痛,通常难以进行全面的体格检查。但如果能够在关节血肿前对患者进行体格检查,通常可观察到异常的表现。

医生应仔细触诊患者的骨结构及关节线,以明确是否存在胫骨平台骨折或半月板撕裂等合并损伤。

需对膝关节的活动范围进行评估。若患者出现膝关节伸展受限,应高度怀疑内侧半月板桶柄样撕裂移位或 ACL 嵌入股骨胫骨间的可能。

行内翻及外翻应力试验检查患者副韧带。检查 ACL 时,患者需放松股四头肌及腘绳肌群。①Lachman-Trillat 试验是 ACL 断裂最敏感的试验[44]。试验方法为使膝关节弯曲 20°,将胫骨相对于股骨向前移位,分别在健侧和患侧行该检查。如果两侧膝关节位移相差>3 mm 且末端柔软,提示 ACL 损伤。②前抽屉试验是另一种类似的检查胫骨前移位的试验。试验时,将膝关节弯曲 90°。该试验应用广泛,但可靠度较低[45]。③轴移试验是对反复出现膝关节不稳定的动态监测。使受试者膝关节内旋并伸展,对其施加外翻力,在此位置下,如 ACL 受损,会出现胫骨向前外侧半脱位,随着膝关节的弯曲,胫骨最大程度恢复并产生沉闷的声响。轴移试验可用于诊断 ACL 断裂,且特异性较高,但有时在未麻醉的情况下很难进行[46],并且对于桶柄状撕裂脱位、内侧副韧带或髂胫束损伤、进展性外侧骨关节炎、关节血肿及慢性 ACL 损伤的患者,该试验假阴性率较高[45]。

三、影像学检查

患者应常规行 X 线检查,以排除伴发的骨性损伤,如 Segond 骨折(膝关节外侧囊撕脱性骨折)、胫骨平台骨折及外侧髁压迹骨折。

应力位 X 线片为重复性 Lachman-Trillat 试验提供影像学参考,即当膝关节屈曲 20°时,胫骨相对股骨向前位移(图 7-21-2)。拍摄时将患者腓肠肌用夹板固定,大腿不做处理。在大腿远端加一应力,拍摄膝关节侧位图。通过这种方法测量胫骨向前位移量,以毫米为单位,并与健侧膝关节比较[47]。

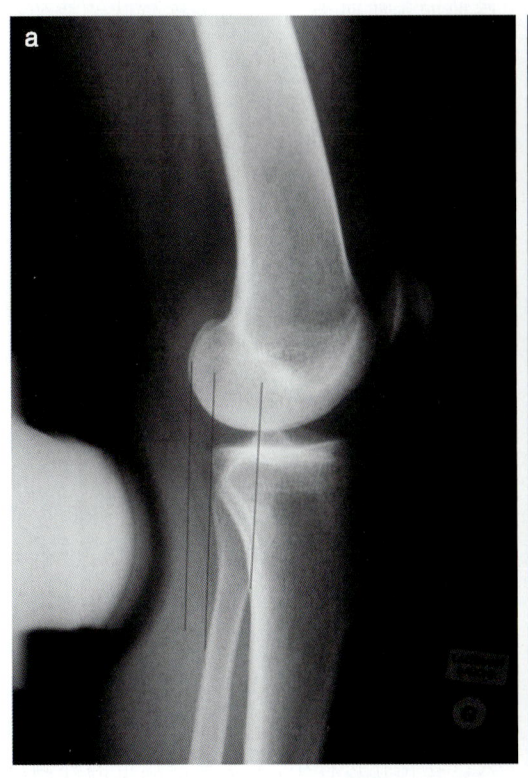

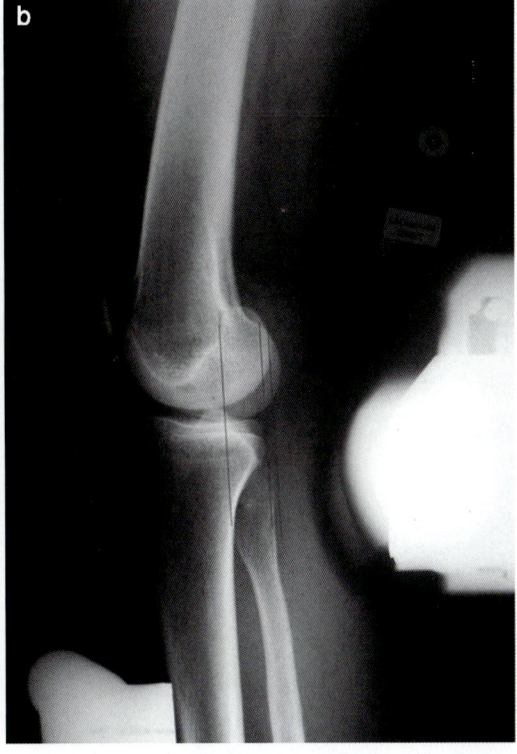

图 7-21-2 应力位 X 线片,双侧测量胫骨前移量
a. 左膝的前交叉韧带断裂;b. 右膝的前交叉韧带完好

对于 ACL 断裂患者，磁共振成像（magnetic resonance imaging，MRI）的准确率为 78%～93%[48-50]（图 7-21-3）。但通过详细追问病史及体格检查，多数患者可确诊，因此，MRI 并不是一项常规检查[51]。该检查可用于诊断相关合并症，如骨挫伤、骨软骨损伤、半月板损伤及其他韧带损伤。若患者疑似 ACL 断裂，可行 MRI 帮助确诊[52]。

中等水平的运动能力[54-57]。

对于慢性 ACL 损伤的患者，应明确患者的主诉，若主诉为疼痛而非关节不稳定，则 ACL 重建手术不能解决问题。对于慢性 ACL 损伤和反复发作的膝关节失控患者，应首先加强股四头肌和腘绳肌群的复健及增加活动度。非手术治疗无效的患者也可以考虑行手术重建。

第 6 节　手术适应证

ACL 撕裂伤的自愈能力非常有限。膝关节 ACL 损伤会发生一些进行性改变，部分患者可最终发展成半月板损伤、进行性骨关节炎改变和持续性膝关节不稳定[1]。ACL 断裂可通过非手术治疗或手术治疗。根据患者的年龄、功能恢复要求及目前肢体功能状态选择适当的治疗手段[53]。年轻、活跃、对活动要求高的患者和运动员应行手术治疗。若患者年龄在 40 岁以上且生活中有久坐的习惯，对活动要求不高，以及不愿行手术的患者，可行非手术治疗。若患者在日常生活中出现膝关节"失控"，无论患者年龄大小都应行手术治疗。很多人将增龄作为 ACL 断裂行手术治疗的相对禁忌证，但近期研究显示，对老年患者（50 岁以上）行 ACL 重建术取得的疗效较好，可使患者恢复膝关节稳定性和

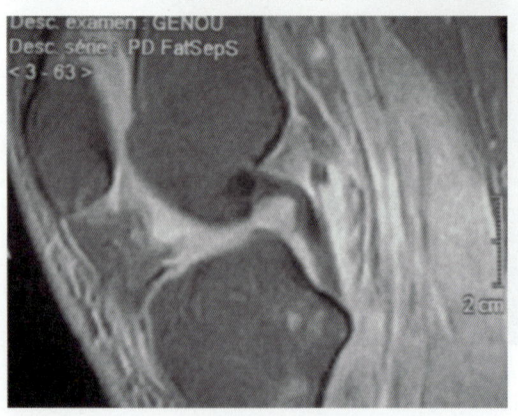

图 7-21-3　前交叉韧带断裂的矢状面 MRI

第 7 节　术前准备和手术计划

在急性 ACL 断裂的情况下，重建的手术时机非常重要。手术应在损伤至少 3 周后进行，要等到肿胀消退及关节活动度改善后，再行手术，否则会引起关节纤维化。与此同时，患者要进行闭链式运动锻炼，以增强股四头肌肌力，并尽可能恢复膝关节的最大伸展程度。术前康复训练有助于改善患者手术预后。

第 8 节　手术技术

部分文献介绍了关节镜下 ACL 重建技术。这些手术技术的隧道数、移植物选择、隧道开口及固定方式各不相同。其中"骨-髌腱-骨移植"是目前最受欢迎的移植物替代方法之一。该方法可通过股骨和胫骨隧道置入移植物。通过单独的股骨外侧皮肤切口或胫骨隧道，从股骨外侧皮质以"由外向内"的方式打开股骨隧道，以避免使用第二个切口。在行单个切口时，术者可用"由内向外"的方法在关节内钻孔，建立股骨隧道，并将导丝从之前钻开的胫骨隧道前部引入。在钻孔过程中，不要穿透隧道的外侧皮质部分。置入移植物后，通过隧道前内侧入口行螺钉固定。随后，使用第 2 枚螺钉固定胫骨隧道内的骨块。

本章重点阐述作者的首选术式,即"关节镜下双侧切开骨-髌腱-骨移植重建 ACL"技术。

一、患者体位

患者在手术台上取仰卧位,双腿伸直。需要标记大腿外侧部,用于在手术过程中进行膝关节外翻应力试验及观察内侧半月板。术中要在大腿近端绑充气止血带。全身麻醉或局部麻醉后,重新检查患者膝关节前部松弛度。在止血带充气之前,对患者行 Lachman-Trillat 试验和轴移试验。

二、移植物的获取

若诊断不确定是 ACL 断裂,建议在取移植物前先行诊断性关节镜检查。其他情况下,应在关节镜检查之前留取移植物,以免发生软组织肿胀。

沿髌腱内侧缘自髌骨下极至胫骨结节远端 2 cm 处切开皮肤(图 7-21-4)。暴露髌腱后,自其中点垂直切开腱鞘并仔细分离,使髌腱充分暴露。标记髌腱中段 1/3,该处一般宽 10~11 mm。在平行于其纤维方向的全层髌腱中央处,使用双刃手术刀进行切开,其刀片间隔为 10 mm(图 7-21-5)。切口近端位于髌骨前表层,远端至胫骨结节。这些骨膜切口自肌腱-骨交界面向髌骨方向切开 15 mm,向胫骨结节方向切开 25 mm,这样就勾勒出骨块的轮廓。

在标记骨块边界后,对其进行钻孔打开。取髌骨骨块钻 2 个孔,取胫骨骨块时钻 1 个孔(图 7-21-6)。使用 2 mm 的钻孔机打孔。

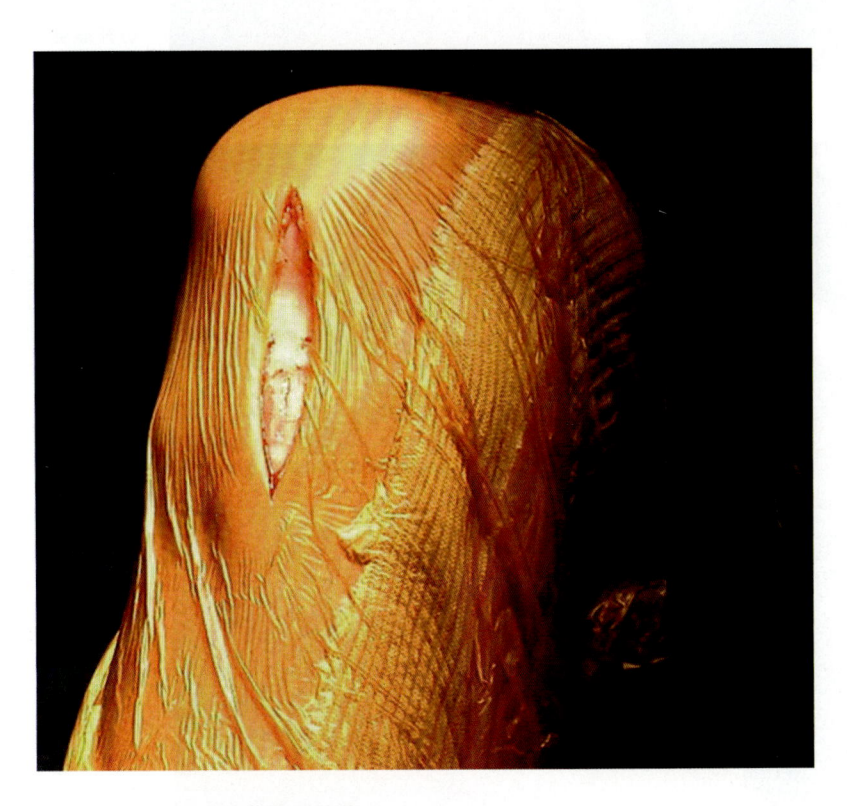

图 7-21-4 切开皮肤获取移植物

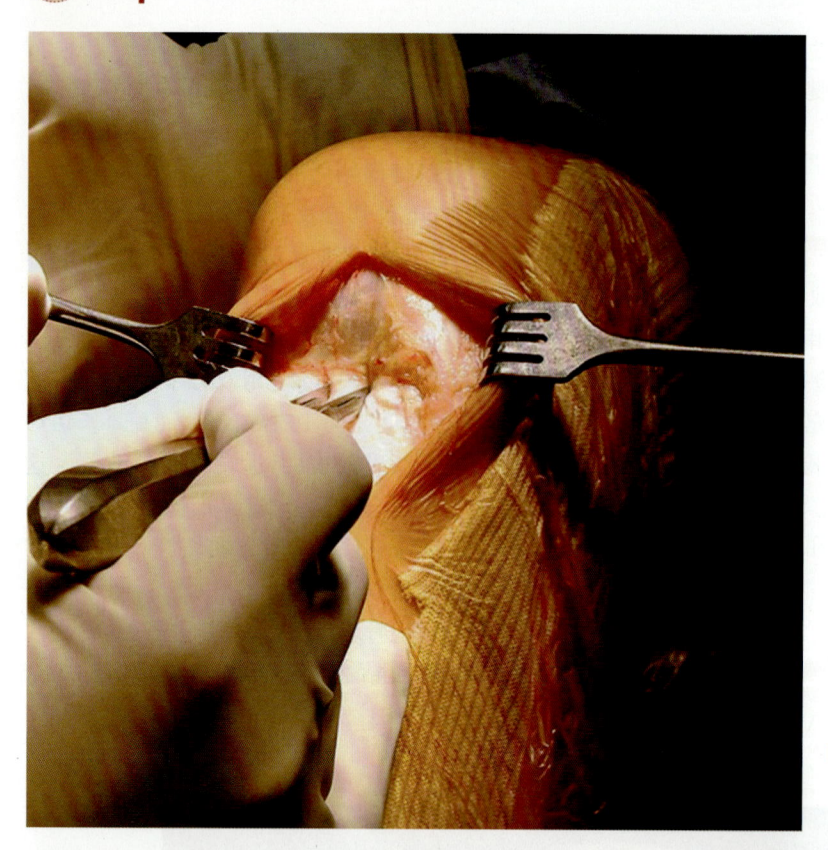

图 7-21-5 双刃手术刀切开髌腱中央束

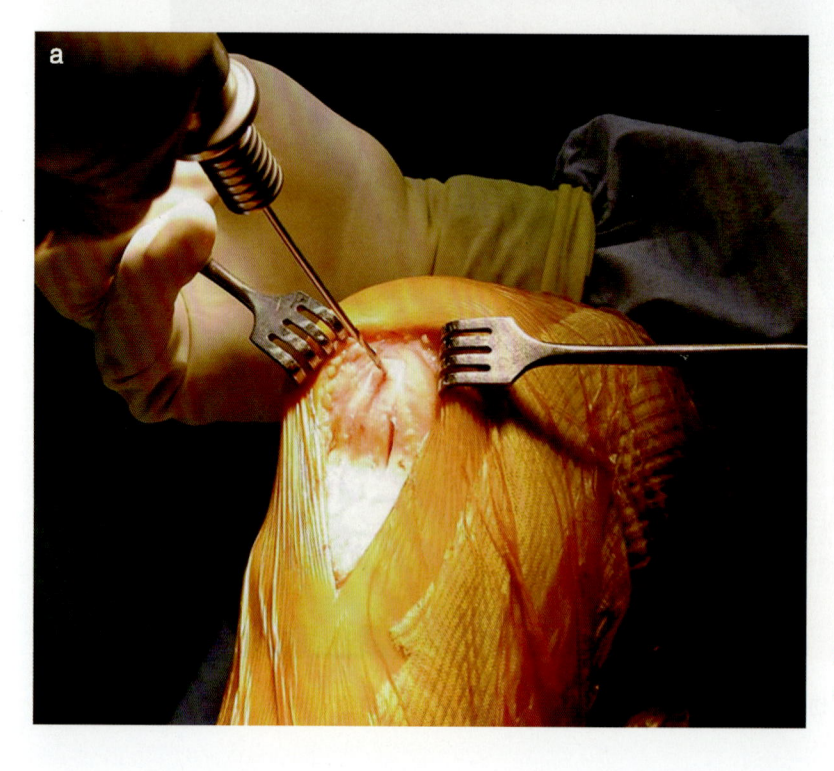

图 7-21-6 钻孔开口
a. 髌骨骨块内

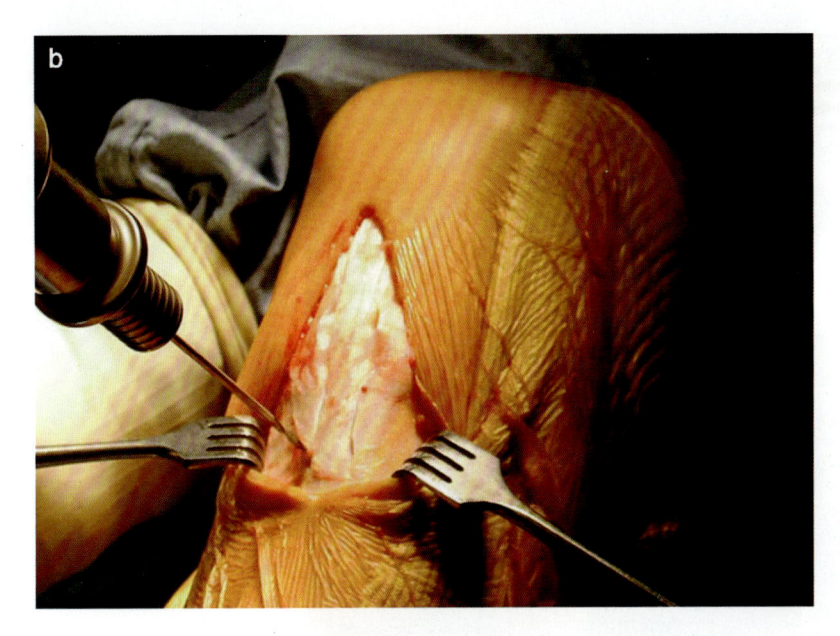

图 7-21-6(续)
b. 胫骨骨块内

使用摆锯取骨块。首先,取胫骨骨块(图 7-21-7)。使用 Farabeuf 牵开器分离肌腱切口,以使骨骼可视化并便于骨块获取。沿着之前在胫骨结节处的骨膜切口,行 2 个长 25 mm 的切口。锯条以 45°角锯开,然后完全锯开骨块。使用 1 cm 的弧形骨凿自近端开始,将胫骨块从胫骨结节中完全分离(图 7-21-8)。此时胫骨骨块的形状呈梯形,其长为 25 mm,高为 10 mm,近端宽为 10 mm,远端宽为 12 mm。将移植物的肌腱部分自其下的脂肪垫中取出,用湿海绵包裹交由助手保管,再取髌骨骨块。

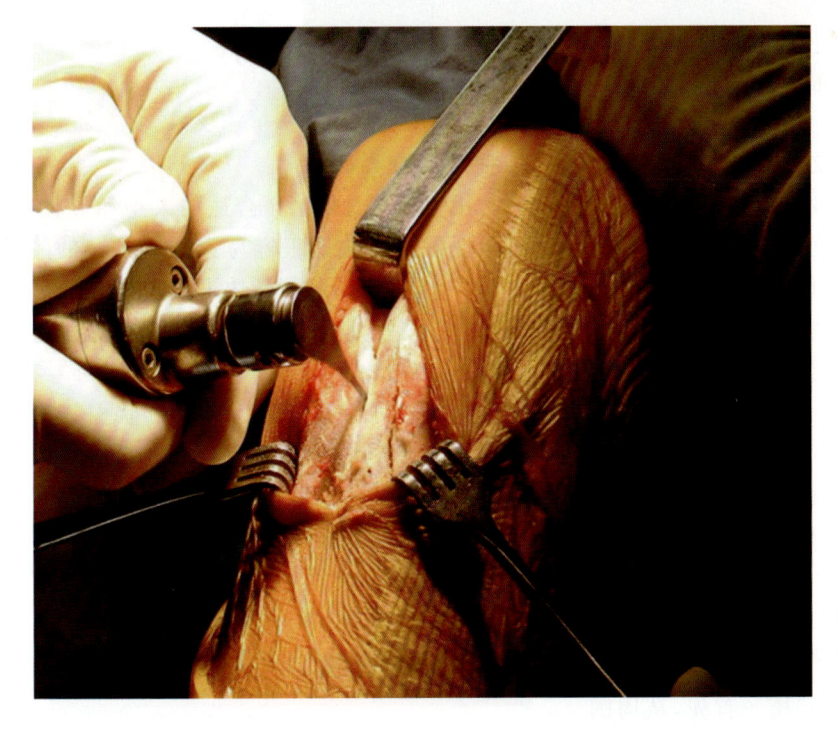

图 7-21-7 摆锯截取胫骨骨块

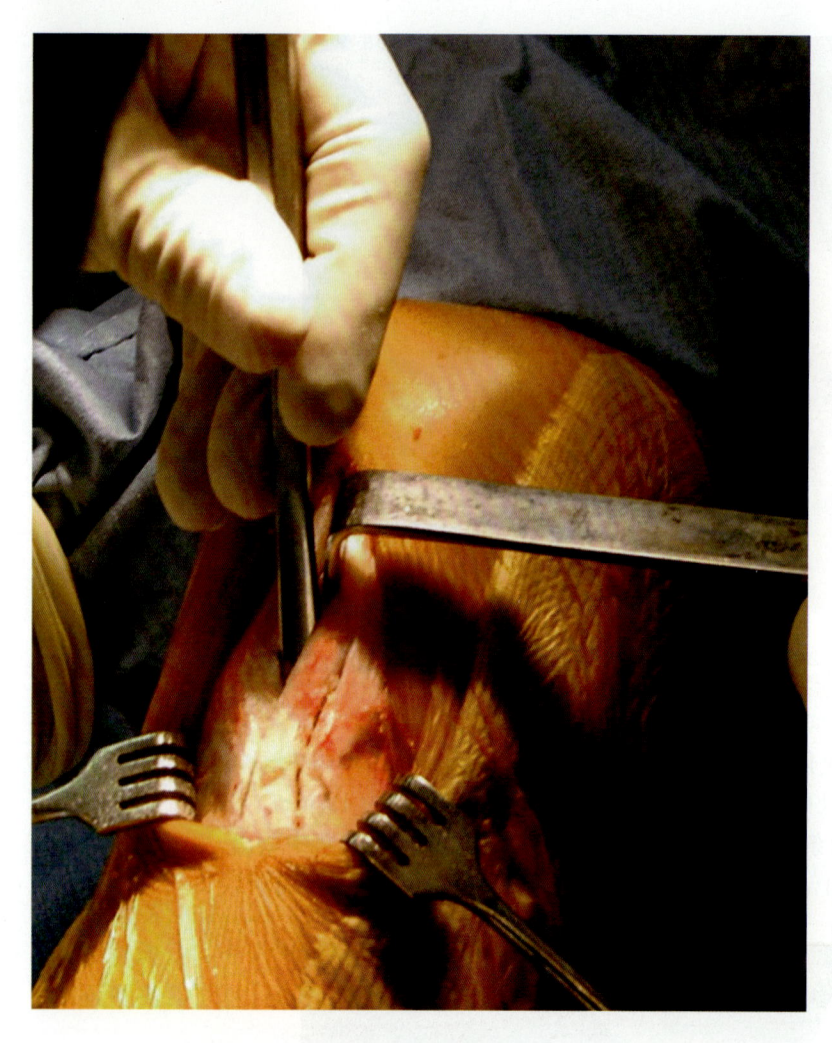

图 7-21-8 用弧形骨凿将胫骨骨块从胫骨结节中分离出

同样,使用摆锯沿之前标记的骨膜切口自髌骨块的内侧、外侧及末端切开。切口深度不应超过 8 mm,以免发生医源性髌骨骨折。将移植物游离端自髌骨处拉紧,切开髌骨下极。使用 1 cm 骨凿自髌骨下极开始,分离髌骨骨块。至关重要的是,骨凿应与髌骨外侧皮质平行(图 7-21-9)。现在,骨-髌腱-骨移植物已完全取出。

使用可吸收线将髌腱剩余部分缝合,闭合腱鞘,以保护肌腱血管生成。

三、移植准备

在另一手术台准备移植。首先,从周围软组织中清理移植物肌腱部分,注意不要损伤肌腱-骨交界面。

用骨锉将骨块磨至合适的大小和形状。要保证髌骨骨块能很容易穿过 9 mm 的隧道(图 7-21-10)。胫骨骨块末端需要卡在 10 mm 的移植孔处,而其他部分可自由通过该处(图 7-21-11)。

将 5 号可吸收线以"8 字"形状引入髌骨骨块的 2 个钻孔。将另一可吸收线引入胫骨骨块的钻孔中。用无菌笔标记肌腱-骨交界面,以便通过该通道进行关节内移植(图 7-21-12)。

四、关节镜检查

关节镜通过 2 个标准入口进入。前外

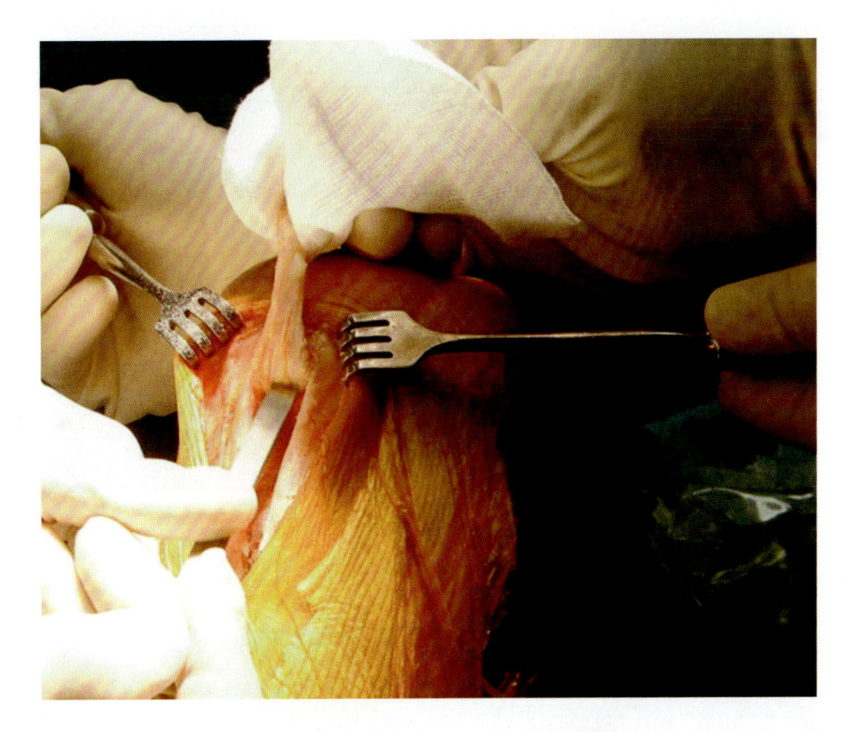

图 7-21-9　髌骨骨块的获取，骨凿应该平行于髌骨外侧皮质

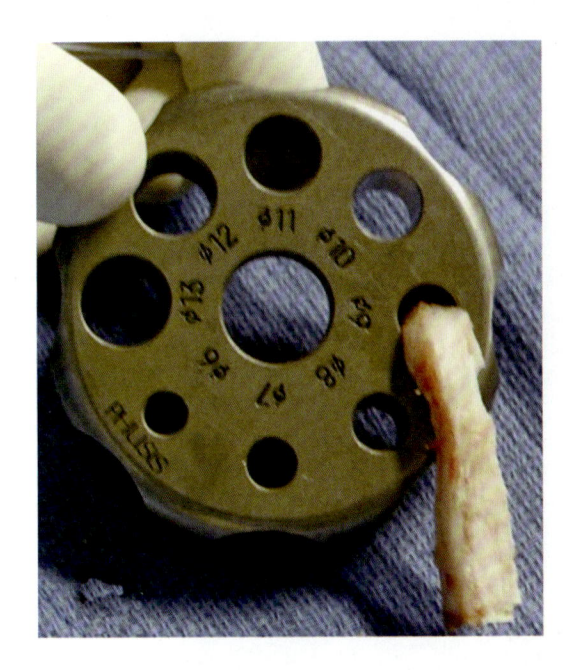

图 7-21-10　调整髌骨骨块的大小，使其可以自由地通过 9 mm 孔

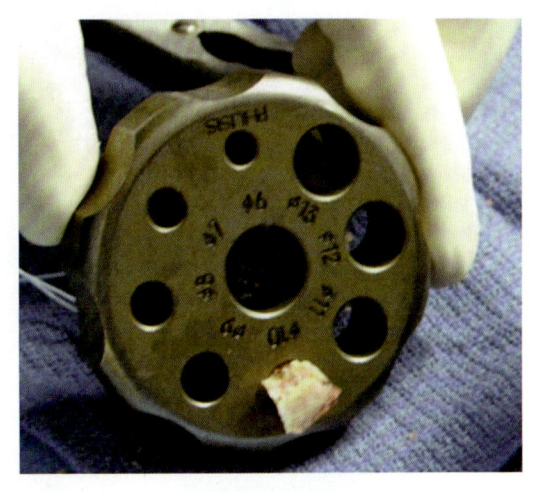

图 7-21-11　调整胫骨骨块的大小，使其末端不能通过 10 mm 孔

侧入口位于胫骨平台外侧上方 1 cm，髌腱边缘外侧，关节镜从该入口插入。前内侧入口不需要再行一个单独皮肤切口，将原始切口分别向内侧关节线上方及髌腱内侧缘延长 1 cm。将器械通过该入口插入（图 7-21-13）。诊断性关节镜检查用于评估半月板及软骨损伤。若有病理学改变，应采取相应的治疗措施。

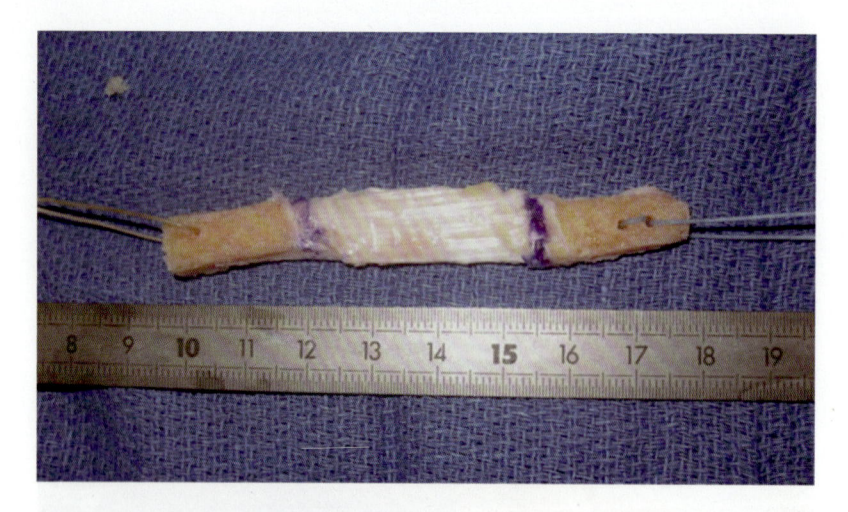

图 7-21-12　骨-髌腱-骨移植物准备就绪

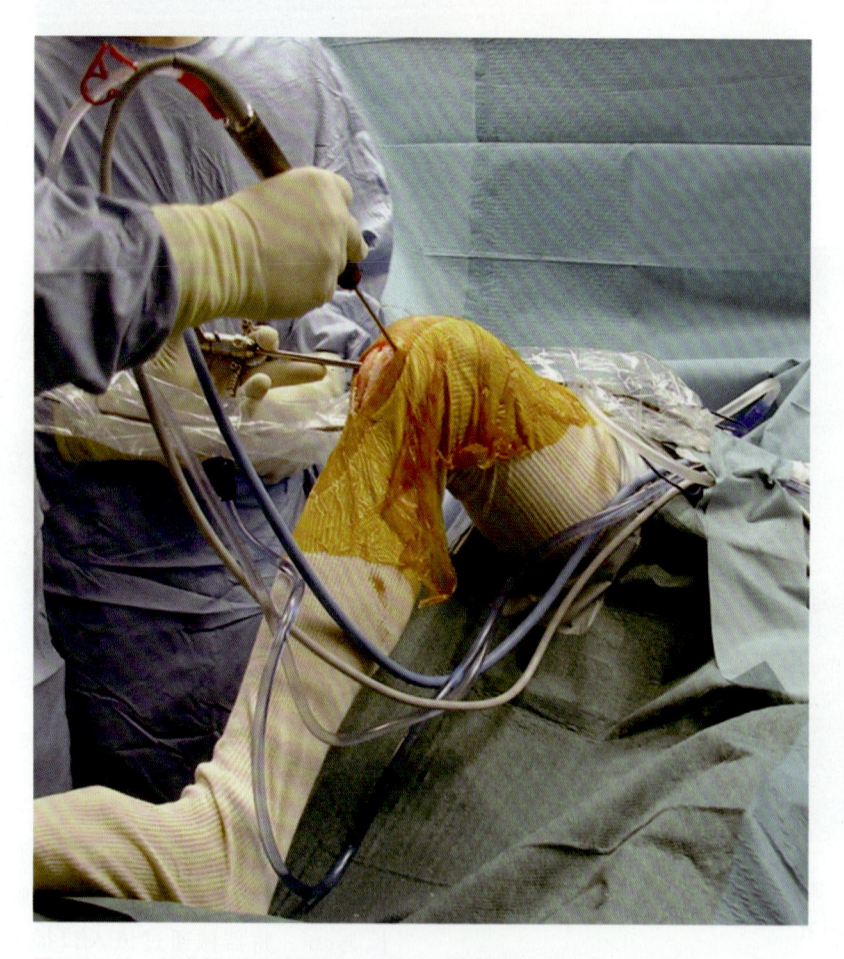

图 7-21-13　关节镜通过前外侧入口进入，器械通过前内侧入口进入

五、髁间窝的准备

探查髁间窝和 ACL 的残余物(图 7-21-14)。使用关节镜剃刀分别移除 ACL 在股骨及胫骨处的残余物(图 7-21-15)。若该处未受损,可保留韧带后外侧束。使用弧形骨凿切除切迹外侧壁的纤维。至此,ACL 的股骨附着点处的残余物被完全清除。股骨外侧髁的后内侧缘完全暴露,这样可避免股骨隧道过于前移。清除胫骨 ACL 附着点时保留其边缘,以便明确原始附着点的轮廓。

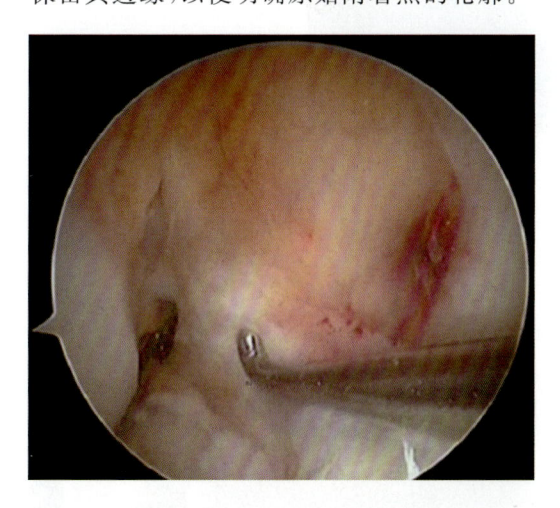

图 7-21-14 关节镜探查右膝前交叉韧带断裂

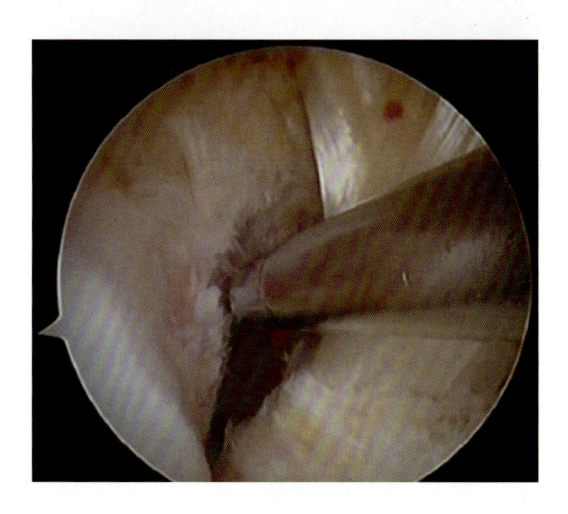

图 7-21-15 髁间窝侧壁的准备

笔者不推荐常规行髁间窝成形术。若移植过程中碰撞髁间窝且髁间窝狭窄,可行髁间窝成形术。手术时将膝关节屈曲 30°。使用弧形骨凿在髁间窝开口的上侧及外侧切除 2～3 mm 的骨块。也可使用刮匙或关节镜去毛边器。然后,再次评估移植物-髁间窝之间的撞击。

六、股骨隧道的准备

由于股骨隧道距离膝关节运动中轴较近,因此,相比于胫骨隧道,该处的定位更关键,且要求误差更小[58]。若股骨隧道开口过于向前,可出现移植后膝关节屈曲或伸展能力丧失,导致移植失败[59,60]。

使用股骨导向器打开股骨隧道(图 7-21-16)。通过前内侧入口插入导向器。髁间窝后上顶点代表 12 点钟方向。导向器的尖端钩在髁间窝最后端,定位在右膝 10:00 位,左膝 2:00 方向(图 7-21-17)。在关节内放置导向器后,插入导针。调整导向器方向,使骨隧道向上倾斜 30°。导针接近股骨远端外侧皮肤。以该处为进入点,做一长约 2 cm 皮肤切口。小心切开髁突外侧部及外侧副韧带前部及近端。切开阔筋膜,暴露骨骼。插入导针直至骨面,通过导针插入导丝直至可见髁间窝(图 7-21-18)。导丝在髁间窝处止于股骨导向器的保护壳处。移除导向器,检查导丝位置。导丝应位于钩前方 4 mm 处。关节内的导丝尖端用一个中间有洞的特殊刮匙保护(图 7-21-19)。这样有利于导丝位置的固定。

空心钻沿导丝进入打开股骨隧道(图 7-21-20)。钻头方向要与导丝平行。尽量避免在钻孔过程中弯曲导丝,否则会产生金属残片或发生更严重的情况,如导丝断裂。因此在钻孔时,空心钻一定要平缓前进。

分 2 步打开股骨隧道。首先,使用 6 mm 的空心钻钻孔,保持导丝在隧道内,并再次用特殊刮匙使其固定防止前移。随后,使

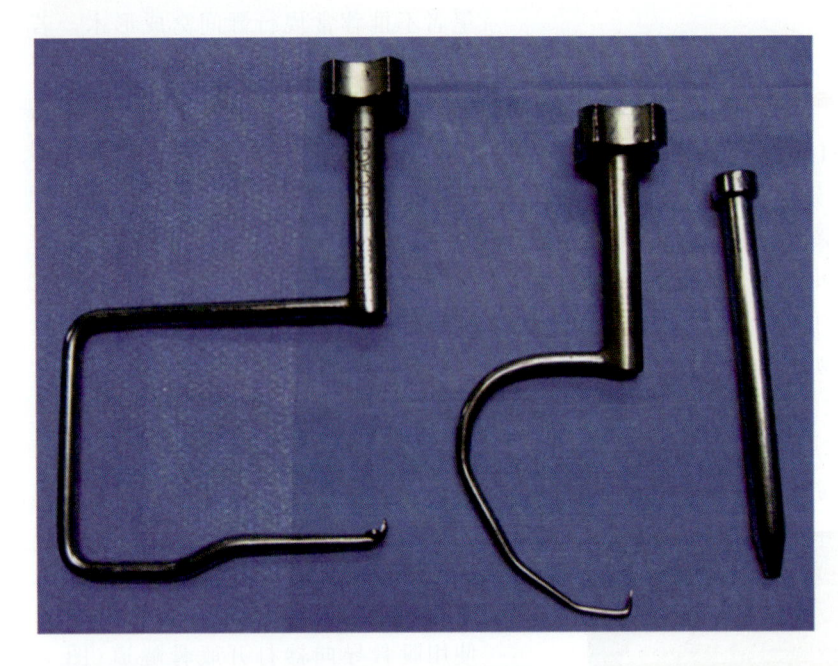

图 7-21-16 股骨和胫骨钻孔导向器

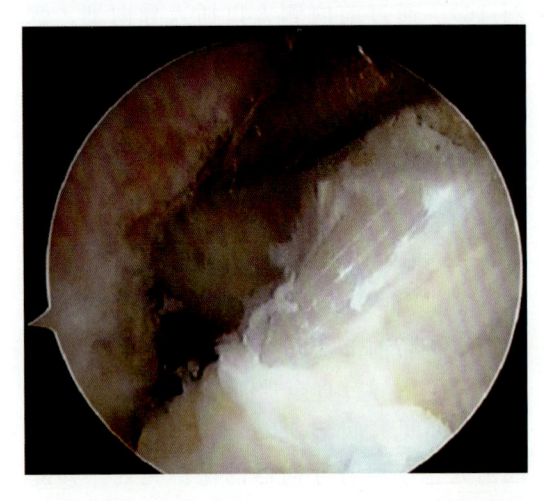

图 7-21-17 股骨钻导向器的尖端钩在髁间窝最后端,定位在右膝的 10:00 方向

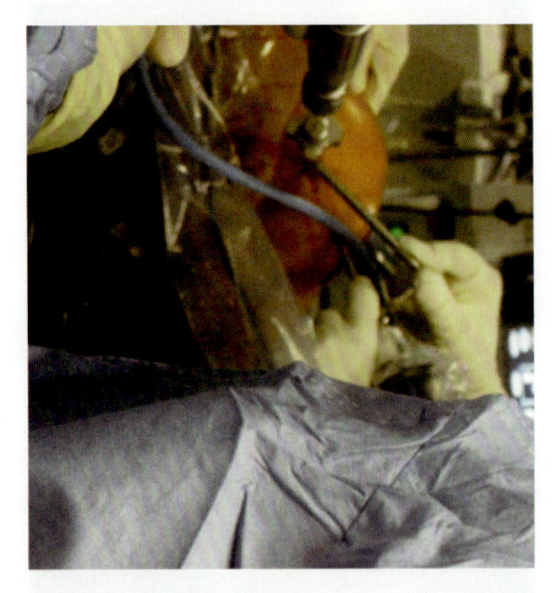

图 7-21-18 导丝穿过导针

用 10 mm 空心钻头扩大隧道(图 7-21-21),然后将导丝抽出。用刮匙或关节镜剃刀将隧道边缘刮平整,并将碎片清理出来(图 7-21-22,图 7-21-23)。通过隧道插入关节镜,检查隧道壁,隧道壁通常为松质骨(图 7-21-24)。但有的隧道开孔过于向后,会有穿通后壁的危险[61,62]。将关节镜转至前内侧开口处,检查后壁是否"裂开"。若股骨隧道钻孔过程中,膝关节屈曲不足 70°,也可能发生后壁"裂开"。

向股骨隧道处插入塑料塞,防止冲洗液外漏。

七、胫骨隧道的准备

胫骨隧道钻孔导向器由前内侧开口进

入。导向器尖端的位置邻近 PCL、内侧和外侧半月板及胫骨嵴内侧（图 7-21-25）。它应放至在 PCL 前约 7 mm，并与外侧半月板前角的后缘对齐，且与内侧胫骨嵴中间部分在同一水平，在内侧半月板前角后方。

将胫骨导向器的角度调至 45°。隧道角度可影响移植物和髁间窝斜坡的关系。胫骨入口处应选在胫骨结节内侧 1.5 cm 处，关节线远侧约 4 cm 处。将导针通过导向器插入，直至接触到骨骼。然后，将导丝通过导针引入关节（图 7-21-26）。移除导向器。在膝关节屈曲和伸展时检查其关节内位置。导丝尽量避免碰撞髁间窝。若隧道开口过

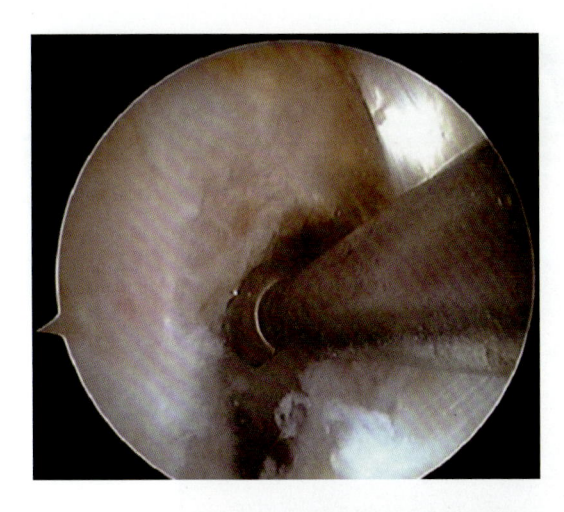

图 7-21-19　关节内的导丝尖端用特殊刮匙保护

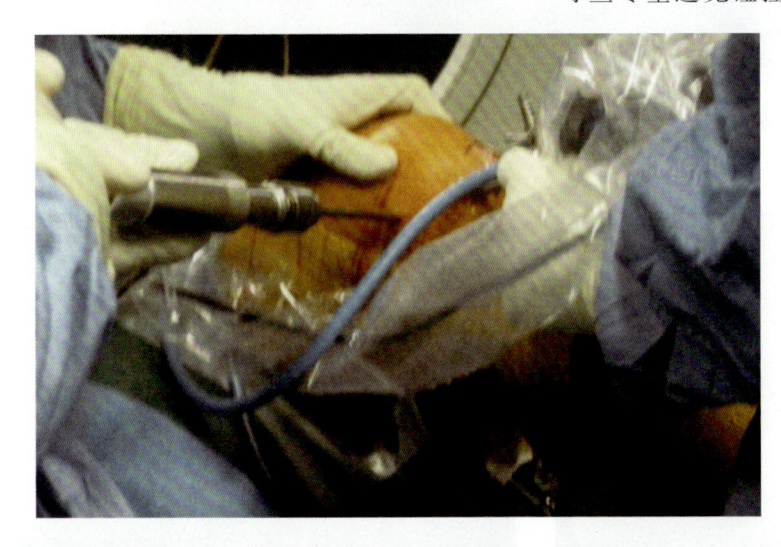

图 7-21-20　空心钻沿导丝钻入

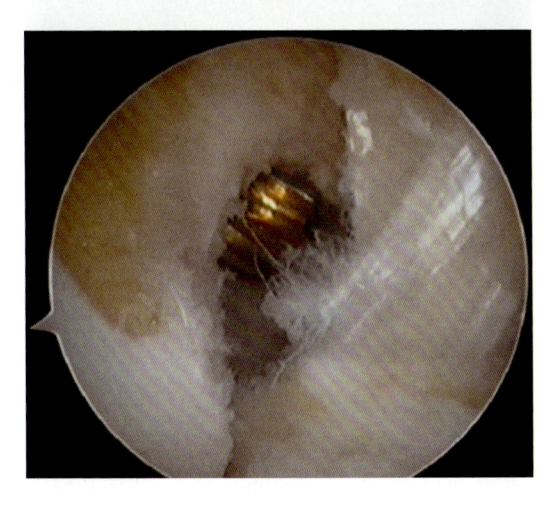

图 7-21-21　用 10 mm 钻头扩大股骨隧道

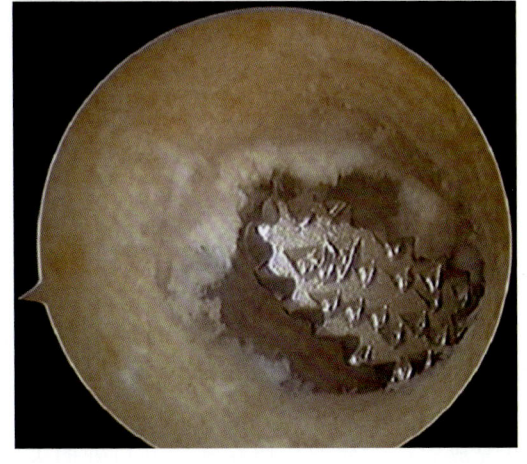

图 7-21-22　磨平股骨隧道的边缘

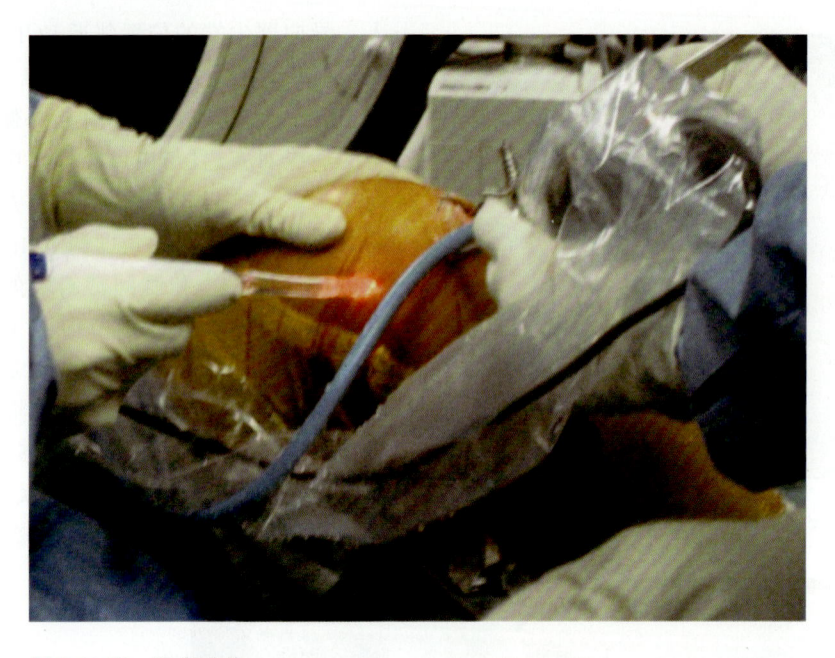

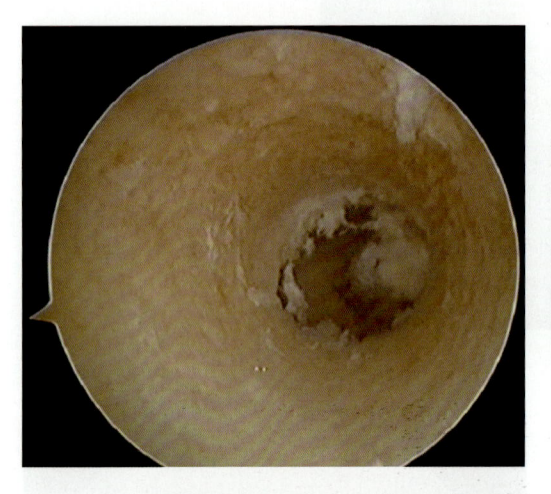

图 7-21-23　吸出碎片

图 7-21-24　通过股骨隧道置入关节镜检查隧道壁

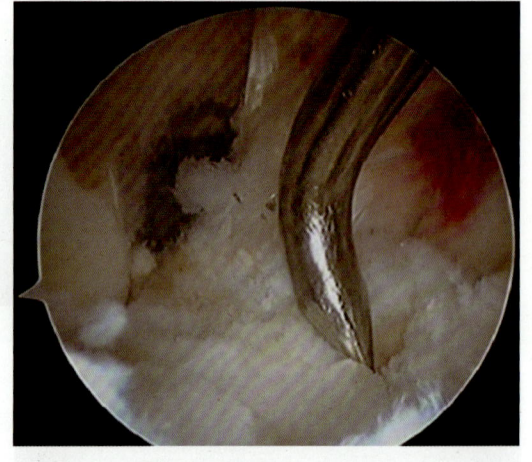

图 7-21-25　胫骨钻孔导向器的尖端相对于后交叉韧带、内侧和外侧半月板及胫骨内侧的位置

于向前,会导致移植物碰撞髁间窝;若开口过于向后,可能会碰撞 PCL[63]。

接下来再次沿导丝方向逐步钻开隧道。分别使用 6 mm 和 9 mm 的空心钻钻孔。导丝在刮匙的保护下入孔(图 7-21-27),钻孔完成后移除导丝。切除隧道开口处的关节内软组织,防止其阻碍骨块的进入(图 7-21-28)。检查隧道,吸出碎片。

八、移植物放置

将膝关节屈曲 30°,用缝合器将丝线引入胫骨隧道并拉出。将丝线向前引至股骨隧道开口处(图 7-21-29a),在关节镜下检查丝线通过时是否损伤 PCL。通过股骨隧道向关节内放入抓钳,牵拉线端,并将丝线圈

第 21 章　自体骨-髌腱-骨移植物重建前交叉韧带

从股骨隧道抽出（图 7-21-29b）。将髌骨骨块末端的丝线穿过线圈并由胫骨隧道穿出。现在，将髌骨骨块处的丝线由远端穿出。随着隧道方向缓慢牵引丝线，使移植物分别进入股骨隧道、髁间窝及胫骨隧道。由于髌骨骨块的大小，在髌骨块穿过时可能会有困难。此时可使用从前内侧通道进入的 Wolff 抓钳帮助骨块通过。

同样重要的是，将胫骨块引入股骨隧道时，使松质骨部分朝前，以最大限度地后置移植物。由于松质骨与肌腱连接处已用钢笔标记，因此，可检查骨块在关节内的方向。

将髌骨骨块插入胫骨隧道后，在恒定张力下固定移植物。于髌骨骨块远侧末端的丝线处施加牵引力。同时，使用打击器和锤

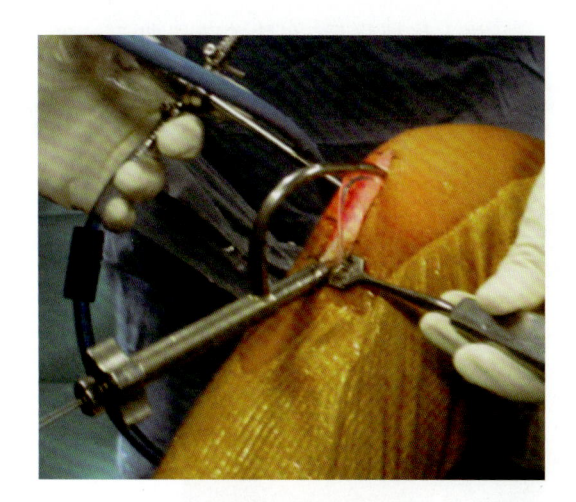

图 7-21-26　通过胫骨钻头导向器引入导丝

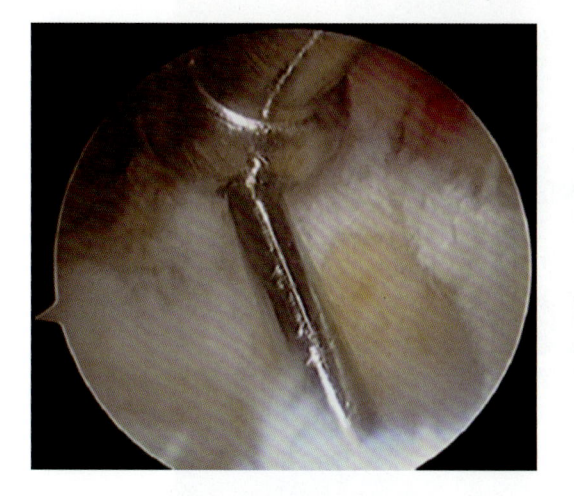

图 7-21-27　钻孔时，导丝用专用刮匙保护

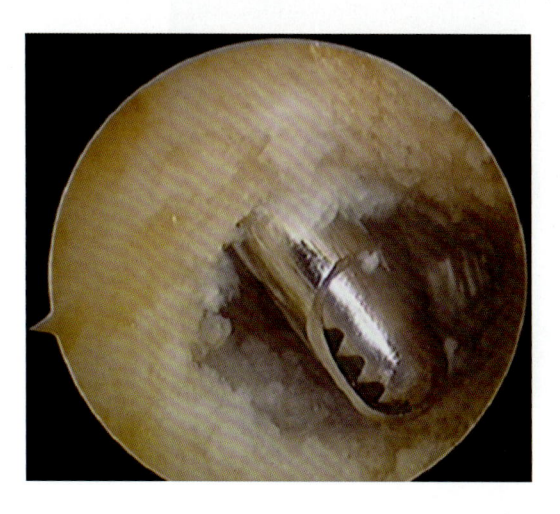

图 7-21-28　切除胫骨隧道关节内开口处的软组织

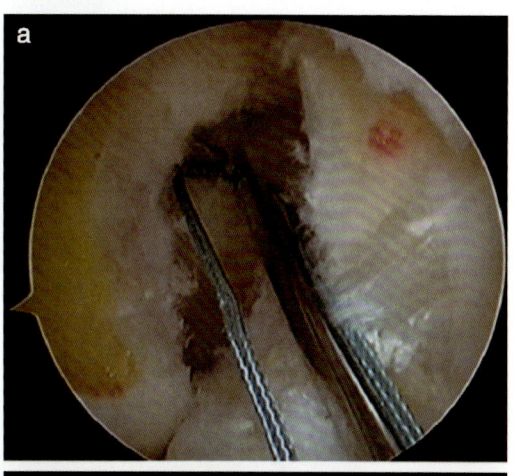

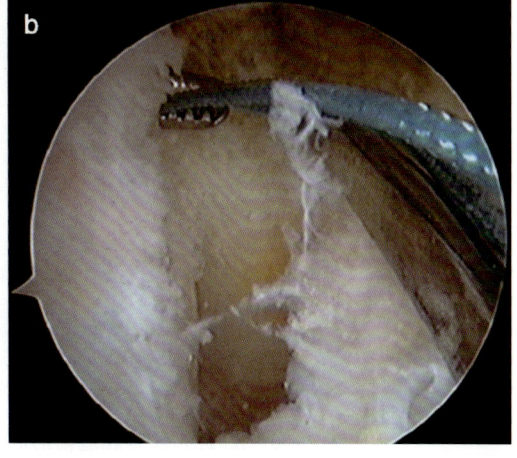

图 7-21-29　a. 将丝线引至股骨隧道开口；b. 用抓钳抓住缝合线环

子将胫骨骨块嵌入。骨块在敲击下进入胫骨隧道。将胫骨骨块完好地嵌入,并使其在股骨隧道处无法被触及(图7-21-30)。

放入移植物后,在膝关节屈曲5°~90°间进行等距测试。尽量控制移植物使其不撞击髁间窝顶部(图7-21-31)。

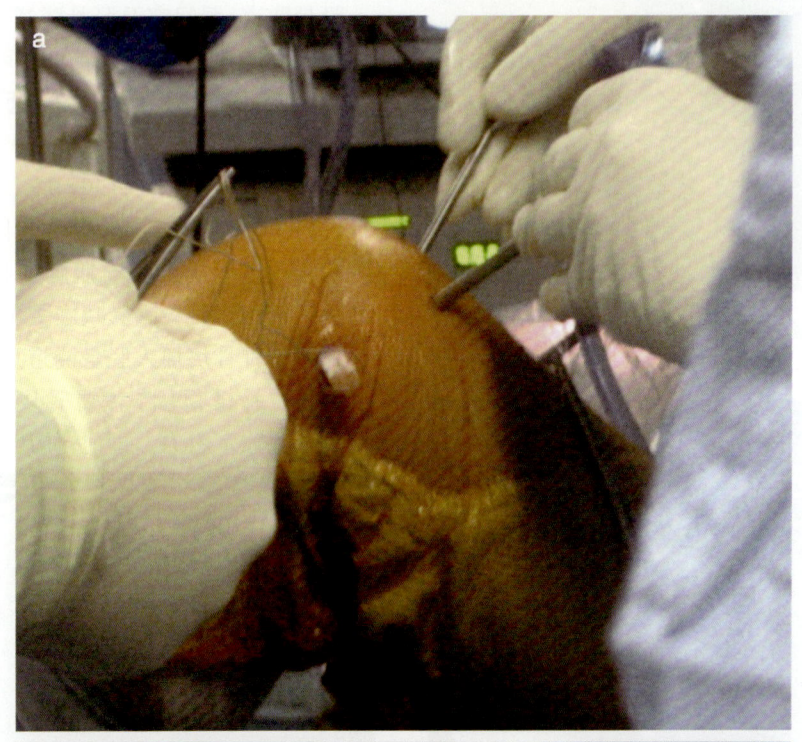

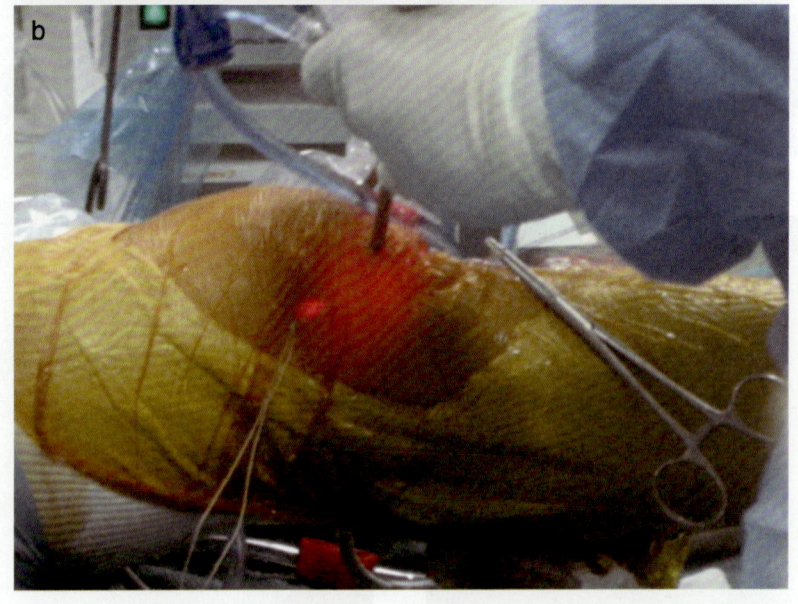

图 7-21-30　a. 进入股骨隧道前的胫骨骨块情况;b. 胫骨骨块完全进入隧道

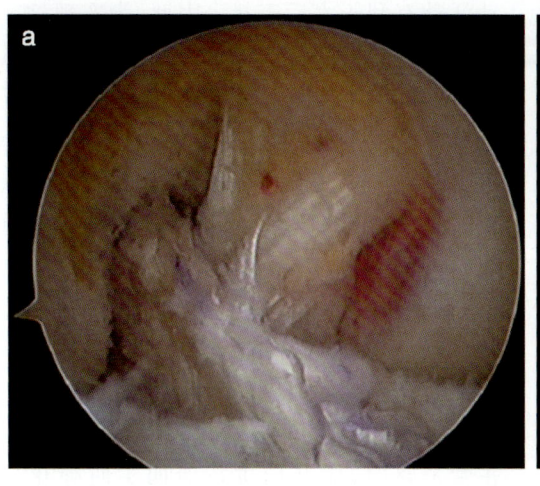

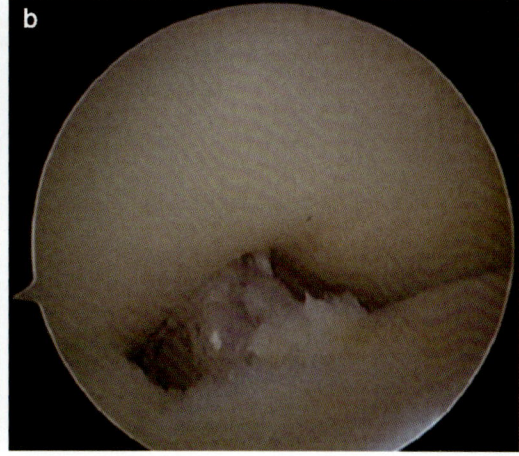

图 7-21-31 移植物在屈曲(a)和伸展(b)时的直观图

九、移植物的固定

在胫骨隧道内,使用一个 9 mm×25 mm 的生物可吸收挤压螺钉固定髌骨骨块。首先,通过胫骨隧道将导丝引入关节内。使用抓钳在关节内抓取导丝。同时,恒力牵拉移植物远端的丝线,通过不同的幅度活动膝关节。将膝关节屈曲 20°,并在关节镜下将生物可吸收挤压螺钉沿导丝插入(图 7-21-32)。将螺钉放置在骨块松质骨一端,避免移植物肌腱部分撕裂(图 7-21-33)。将螺钉一直拧至关节线。关节镜下检查螺钉是否透入关节,移除导丝。股骨隧道处使用压嵌技术固定,无须固定装置。

固定后,再次检查重建的膝关节及移植物的张力。移植物要有足够的张力克服膝关节不稳,但不能过大,以免影响膝关节活动幅度的恢复。通过膝关节活动度评估移植物与髁间窝的关系,以确保无撞击。行 Lachman-Trillat 试验,以检查膝关节的前部稳定性。

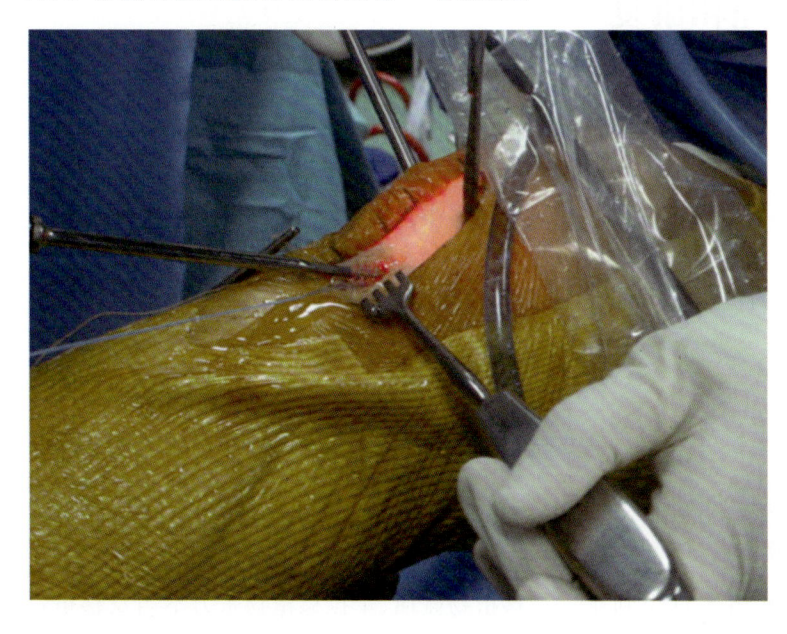

图 7-21-32 用生物可吸收挤压螺钉在胫骨隧道内固定移植物

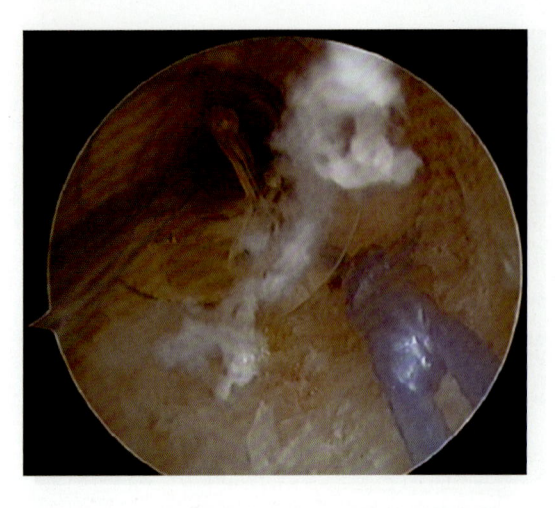

图 7-21-33　胫骨隧道内生物可吸收挤压螺钉的可视化

十、缝合

止血带放气后,进行止血。通过前内侧入口于关节内放置引流管。用可吸收线间断缝合皮下组织。使用 U 型钉缝合皮肤。无菌敷料覆盖,并使用弹性绷带包扎伤口。在弹性绷带上附加使用压力绷带,但需在术后 1 h 拆除。在支具固定下,将膝关节屈曲 20°。

第 9 节　术后护理和康复

术后患者需拍正位 X 线片,以评估隧道位置。

术后 24 h,预防性应用抗生素。术后持续注射低分子量肝素 10～15 天。

术后 48 h 拔除引流管,之后患者可挂拐下地活动。若术中同时进行半月板修复,需在术后 45 天后才允许完全负重。否则,患者可提前负重。

术后 12～15 天可拆除缝皮钉。

康复训练

术后康复的关键在于使患者意识到主动活动有利于术后康复。因此,为实现这一目的,术前需要对患者进行心理辅导。

术后第 1 天开始康复训练[61]。立即开始锻炼膝关节伸展及弯曲运动。最终目标是达到膝关节完全伸展。在术后第 1 周恢复过程中,使膝关节达到完全伸展至关重要,否则随着时间推移,瘢痕组织在髁间窝逐渐形成,将阻碍膝关节实现完全伸展。此外,术后第 1 天也需要开始进行股四头肌闭链训练[64]。

当患者完全恢复膝关节运动度并可以正常走路时,应开始进行股四头肌强化训练。当患者步态正常且腿部控制能力完全恢复时,可以停用支具和拐杖,但这通常需在术后 4 周后才可实现。

若患者股四头肌力量恢复至健侧的 80％,腘绳肌群力量恢复至 100％,且膝关节运动幅度完全恢复后,便可进行体育运动[65]。

无限制活动开始的时间因人而异,但限制性活动一般持续到术后 6 个月。

第 10 节　并发症

一、术前并发症

诊断不当、漏诊合并损伤、手术时机不当及术前关节活动范围不足均会导致 ACL 重建手术失败[53]。临床医生应尽可能完善术前计划和准备,避免手术失败。

二、术中并发症

术中并发症多是由技术失误造成[66]。为避免这些并发症,坚持技术原则和注意细节至关重要。

术中失败的常见原因有隧道位置不当、移植物碰撞、牵拉移植物张力不当及移植物固定不牢固[60,67,68]。

隧道位置不当是技术失误中最常见情况[53,68]。若隧道过于靠后，会导致膝关节伸展功能丧失；若过于向前，将不可避免地造成关节屈曲功能丧失[59,60]。相比于胫骨隧道，股骨隧道位置不当后果更加严重[58]。胫骨隧道位置过于向前，会导致移植物受力过大。股骨隧道位置过于向后，会增加后侧骨皮质"裂开"的风险[61,62]。另一方面，垂直位的股骨隧道可使患者膝关节前后松弛的症状得到缓解，但旋转的稳定性无法恢复，患者存在持续性轴移现象[66]。

胫骨隧道前位也会导致移植物碰撞髁间窝顶，导致伸展功能丧失、移植物磨损或手术失败[69]。胫骨前位使移植物承受过大的屈曲张力。胫骨后位可使 PCL 碰撞及关节屈曲松弛[63]。胫骨隧道在冠状面位置不当会导致 PCL 或外侧髁壁碰撞及移植物损坏[63]。

不当的髁间窝成形术是造成移植物碰撞的原因之一[60,68]。手术过程中，关键是要仔细检查胫骨导丝在膝关节活动度内不会碰撞髁间窝顶壁或后壁。导丝和髁间窝之间要有至少 3 mm 的距离，称为移植物间隙。移植物间隙不当会导致移植物碰撞[60,70]。此时应行髁间窝重建手术为移植物提供足够空间。其他情况下无须常规行髁间窝成形术。

适当的移植物张力是另一个预防术中并发症的重要因素。若移植物固定时所受张力过大，会导致膝关节活动受限，并影响移植物固定。另一方面，移植物受力不足会导致持续性膝关节松弛[58]。

移植物固定不牢固可导致移植物位置的改变及受力逐渐减弱[58]。

幸运的是，髌骨骨折和髌腱断裂在骨-髌腱-骨移植重建 ACL 手术中极为少见[67,71]。据报道，这些并发症可出现在移植物获取时及术后恢复期[71]。

三、术后并发症

膝前部疼痛及跪地时不适是骨-髌腱-骨移植重建 ACL 术的最常见的术后并发症[67,72]。隐神经髌下分支的神经瘤可引起刺激性疼痛及麻木感[67,72]。

据文献报道，术后可出现髌骨、股骨远端及胫骨平台骨折[67,73,74]。这些骨折多是由骨损伤、骨隧道或固定装置继发的应力梯度效应导致，属罕见并发症。

术后也可能出现移植失败，失败原因包括术中操作失误、新发创伤或过于激进的复健等[58,67]。

膝关节活动受限可致严重残疾。它会导致肌肉功能恢复减慢、复健减缓，并带来一系列髌骨及股骨的问题，最终使恢复正常体育活动的时间延长。术中操作失误、移植物碰撞、复健不充分、长时间制动及罕见的复杂局域疼痛综合征都是导致膝关节活动受限的潜在因素[53,66,67]。除前述的操作失误，Cyclops 病变及髁间窝瘢痕组织形成也可能引起移植物碰撞[75]。

感染、深静脉血栓及肺栓塞是严重的术后并发症，幸运的是其发生率极低[76-78]。

第 11 节 总 结

ACL 损伤以非接触性损伤为主，多见于突然减速、剪切、着陆及旋转运动。

ACL 的主要功能是限制胫骨前移，其次是限制胫骨内旋。因此，ACL 可限制胫骨前移及内旋的联合运动。

临床医生通过详细追问病史及仔细体格检查，通常可诊断 ACL 断裂。Lachman-Trillat 试验用于诊断 ACL 断裂的敏感性最高，而轴移试验的特异性最高。其他相关损伤的诊断也至关重要。

手术的选择依个体功能丧失情况、预期

及需求而定。对活动要求较高、积极、年轻患者及专业运动员应进行手术治疗。大于40岁的患者进行ACL重建也可获得较好的预后。

急性ACL损伤患者应在肿胀消退、膝关节活动度完全恢复后再行手术治疗。术前关节活动度对手术预后有很大影响。对于慢性患者,如非手术治疗无效且患者主诉为膝关节不稳定,则应行手术治疗。

骨-髌腱-骨移植物ACL重建术(双切口术式)是ACL损伤最常用的术式。手术时,先准备移植物,然后行诊断性关节镜检查,若检查发现相关损伤,应立即处理。接下来,清除ACL在股骨及胫骨附着处的残余纤维。检查髁间窝,必要时行髁间窝成形术。首先,通过由外向内的方法自第二个手术切口进入钻通股骨隧道,然后钻通胫骨隧道。缓慢向前插入移植物。股骨隧道移植物通过嵌压技术固定,胫骨隧道移植物使用生物可吸收挤压螺钉固定。检查韧带张力。使膝关节弯曲、伸展,检查移植物和髁间窝的相对位置,避免移植物碰撞。

术后第1天即刻开始膝关节活动及闭链训练。膝关节能否完全伸展是复健成功的关键。

ACL重建失败的主要原因是技术失误,隧道取位不当最为常见。应严格遵守手术操作规程,注意细节,避免多数并发症的发生。

参考文献

[1] Louboutin H, Debarge R, Richou J, et al. Osteoarthritis in patients with anterior cruciate ligament rupture: a review of risk factors. Knee, 2009, 16: 239-244.

[2] Strand T, Mølster A, Hordvik M, et al. Longterm follow-up after primary repair of the anterior cruciate ligament: clinical and radiological evaluation 15-23 years postoperatively. Arch Orthop Trauma Surg, 2005, 125: 217-221.

[3] Taylor DC, Posner M, Curl WW, et al. Isolated tears of the anterior cruciate ligament: over 30-year follow-up of patients treated with arthrotomy and primary repair. Am J Sports Med, 2009, 37: 65-71.

[4] Reid JS, Hanks GA, Kalenak A, et al. The Ellison iliotibial-band transfer for a torn anterior cruciate ligament of the knee. Long-term follow-up. J Bone Joint Surg Am, 1992, 74: 1392-1402.

[5] Insall J, Joseph DM, Aglietti P, et al. Bone-block iliotibial-band transfer for anterior cruciate insufficiency. J Bone Joint Surg Am, 1981, 63: 560-569.

[6] McCulloch PC, Lattermann C, Boland AL, et al. An illustrated history of anterior cruciate ligament surgery. J Knee Surg, 2007, 20: 95-104.

[7] Jones KG. Reconstruction of the anterior cruciate ligament using the central one-third of the patellar ligament. J Bone Joint Surg Am, 1970, 52: 838-839.

[8] Bartlett E. Arthroscopic repair and augmentation of the anterior cruciate ligament in cadaver knees. Clin Orthop Relat Res, 1983, 172: 107-111.

[9] Dandy DJ, Flanagan JP, Steenmeyer V. Arthroscopy and the management of the ruptured anterior cruciate ligament. Clin Orthop Relat Res, 1982, 167: 43-49.

[10] Fu FH, Bennett CH, Ma CB, et al. Current trends in anterior cruciate ligament reconstruction. Part Ⅱ. Operative procedures and clinical correlations. Am J Sports Med, 2000, 28: 124-130.

[11] Crawford C, Nyland J, Landes S, et al. Anatomic double bundle ACL reconstruction: a literature review. Knee Surg Sports Traumatol Arthrosc, 2007, 15: 946-964.

[12] Shen W, Jordan S, Fu F. Review article: anatomic double bundle anterior cruciate ligament reconstruction. J Orthop Surg (Hong

Kong),2007,15:216-221.

[13] Girgis FG, Marshall JL, Monajem A. The cruciate ligaments of the knee joint. Anatomical, functional and experimental analysis. Clin Orthop Relat Res,1975,106:216-231.

[14] Harner CD, Baek GH, Vogrin TM, et al. Quantitative analysis of human cruciate ligament insertions. Arthroscopy, 1999, 15: 741-749.

[15] Odensten M, Gillquist J. Functional anatomy of the anterior cruciate ligament and a rationale for reconstruction. J Bone Joint Surg Am, 1985,67:257-262.

[16] Petersen W, Zantop T. Anatomy of the anterior cruciate ligament with regard to its two bundles. Clin Orthop Relat Res, 2006, 454: 35-47.

[17] Arnoczky SP. Anatomy of the anterior cruciate ligament. Clin Orthop Relat Res, 1983, 172:19-25.

[18] Hutchinson MR, Bae TS. Reproducibility of anatomic tibial landmarks for anterior cruciate ligament reconstructions. Am J Sports Med,2001,29:777-780.

[19] Morgan CD, Kalman VR, Grawl DM. Definitive landmarks for reproducible tibial tunnel placement in anterior cruciate ligament reconstruction. Arthroscopy,1995,11:275-288.

[20] Amis AA, Dawkins GPC. Functional anatomy of the anterior cruciate ligament: fibre bundle actions related to ligament replacements and injuries. J Bone Joint Surg Br, 1991, 73: 260-267.

[21] Duthon VB, Barea C, Abrassart S, et al. Anatomy of the anterior cruciate ligament. Knee Surg Sports Traumatol Arthrosc, 2006, 14: 204-213.

[22] Scapinelli R. Vascular anatomy of the human cruciate ligaments and surrounding structures. Clin Anat,1997,10:151-162.

[23] Schultz RA, Miller DC, Kerr CS, et al. Mechanoreceptors in human cruciate ligaments. A histological study. J Bone Joint Surg Am, 1984,66:1072-1076.

[24] Amis AA, Bull AMJ, Lie DTT. Biomechanics of rotational instability and anatomic anterior cruciate ligament reconstruction. Oper Tech Orthop,2005,15:29-35.

[25] Noyes FR. The function of the human anterior cruciate ligament and analysis of single-and double-bundle graft reconstructions. Sports Health Multidiscip Approach,2009,1:66-76.

[26] Boden BP, Dean GS, Feagin Jr JA, et al. Mechanisms of anterior cruciate ligament injury. Orthopedics,2000,23:573-578.

[27] Huston LJ, Greenfield ML, Wojtys EM. Anterior cruciate ligament injuries in the female athlete: potential risk factors. Clin Orthop Relat Res,2000,372:50-63.

[28] Noyes FR, Mooar LA, Moorman 3rd CT, et al. Partial tears of the anterior cruciate ligament: progression to complete ligament deficiency. J Bone Joint Surg,1989,71B:825-837.

[29] Hughes G, Watkins J. A risk-factor model for anterior cruciate ligament injury. Sports Med, 2006,36:411-428.

[30] Olsen OE, Myklebust G, Engebretsen L, et al. Injury mechanisms for anterior cruciate ligament injuries in team handball: a systematic video analysis. Am J Sports Med, 2004, 32:1002-1012.

[31] Shimokochi Y, Shultz SJ. Mechanisms of noncontact anterior cruciate ligament injury. J Athl Train,2008,43:396-408.

[32] Renstrom P, Ljungqvist A, Arendt E, et al. Noncontact ACL injuries in female athletes: an International Olympic Committee current concepts statement. Br J Sports Med, 2008, 42:394-412.

[33] Yu B, Kirkendall DT, Garrett WE. Anterior cruciate ligament injuries in female athletes: anatomy, physiology, and motor control. Sports Med Arthrosc Rev,2002,10:58-68.

[34] Murphy DF, Connolly DA, Beynnon BD. Risk factors for lower extremity injury: a review of the literature. Br J Sports Med, 2003, 37: 13-29.

[35] Griffin LY, Albohm MJ, Arendt EA, et al.

[35] Understanding and preventing noncontact anterior cruciate ligament injuries: a review of the Hunt Valley Ⅱ meeting, January 2005. Am J Sports Med, 2006, 34: 1512-1532.

[36] Alentorn-Geli E, Myer GD, Silvers HJ, et al. Prevention of noncontact anterior cruciate ligament injuries in soccer players. Part 1: Mechanisms of injury and underlying risk factors. Knee Surg Sports Traumatol Arthrosc, 2009, 17: 705-729.

[37] Boden BP, Griffin LY, Garrett Jr WE. Etiology and prevention of noncontact ACL injury. Phys Sportsmed, 2000, 28: 53-60.

[38] Adachi N, Nawata K, Maeta M, et al. Relationship of the menstrual cycle phase to anterior cruciate ligament injuries in teenaged female athletes. Arch Orthop Trauma Surg, 2008, 128: 473-478.

[39] Wojtys EM, Huston LJ, Lindenfeld TN, et al. Association between the menstrual cycle and anterior cruciate ligament injuries in female athletes. Am J Sports Med, 1998, 26: 614-619.

[40] Yu B, Garrett WE. Mechanisms of non-contact ACL injuries. Br J Sports Med, 2007, 41: i47-51.

[41] Koon D, Bassett F. Anterior cruciate ligament rupture. South Med J, 2004, 97: 755-756.

[42] Noyes FR, Bassett RW, Grood ES, et al. Arthroscopy in acute traumatic hemarthrosis of the knee. Incidence of anterior cruciate tears and other injuries. J Bone Joint Surg Am, 1980, 62: 687-695.

[43] Karmani S, Ember T. The anterior cruciate ligament-I. Curr Orthop, 2003, 17: 369-377.

[44] Ostrowski JA. Accuracy of 3 diagnostic tests for anterior cruciate ligament tears. J Athl Train, 2006, 41: 120-121.

[45] Kim SJ, Kim HK. Reliability of the anterior drawer test, the pivot shift test, and the Lachman test. Clin Orthop Relat Res, 1995, 317: 237-242.

[46] Scholten RJ, Opstelten W, van der Plas CG, et al. Accuracy of physical diagnostic tests for assessing ruptures of the anterior cruciate ligament: a meta-analysis. J Fam Pract, 2003, 52: 689-694.

[47] Lerat JL, Moyen BL, Cladière F, et al. Knee instability after injury to the anterior cruciate ligament. Quantification of the Lachman test. J Bone Joint Surg Br, 2000, 82: 42-47.

[48] Boeree NR, Watkinson AF, Ackroyd CE, et al. Magnetic resonance imaging of meniscal and cruciate injuries of the knee. J Bone Joint Surg Br, 1991, 73: 452-457.

[49] Fischer SP, Fox JM, Del Pizzo W, et al. Accuracy of diagnoses from magnetic resonance imaging of the knee. A multicenter analysis of one thousand and fourteen patients. J Bone Joint Surg Am, 1991, 73: 2-10.

[50] Polly Jr DW, Callaghan JJ, Sikes RA, et al. The accuracy of selective magnetic resonance imaging compared with the findings of arthroscopy of the knee. J Bone Joint Surg Am, 1988, 70: 192-198.

[51] Thomas S, Pullagura M, Robinson E, et al. The value of magnetic resonance imaging in our current management of ACL and meniscal injuries. Knee Surg Sports Traumatol Arthrosc, 2007, 15: 533-536.

[52] Rayan F, Bhonsle S, Shukla DD. Clinical, MRI, and arthroscopic correlation in meniscal and anterior cruciate ligament injuries. Int Orthop, 2009, 33: 129-132.

[53] Busam ML, Provencher MT, Bach Jr BR. Complications of anterior cruciate ligament reconstruction with bone-patellar tendon-bone constructs: care and prevention. Am J Sports Med, 2008, 36: 379-394.

[54] Arbuthnot JE, Brink RB. The role of anterior cruciate ligament reconstruction in the older patients, 55 years or above. Knee Surg Sports Traumatol Arthrosc, 2009.

[55] Blyth MJ, Gosal HS, Peake WM, et al. Anterior cruciate ligament reconstruction in patients over the age of 50 years: 2-to 8-year follow-up. Knee Surg Sports Traumatol Arthrosc, 2003, 11: 204-211.

[56] Dahm DL, Wulf CA, Dajani KA, et al. Reconstruction of the anterior cruciate ligament in patients over 50 years. J Bone Joint Surg Br, 2008, 90: 1446-1450.

[57] Stein DA, Brown H, Bartolozzi AR. Age and ACL reconstruction revisited. Orthopedics, 2006, 29: 533-536.

[58] Stevenson III WW, Johnson DL. Revision ACL reconstruction. In: Fu FH, Cohen SB, editors. Current concepts in ACL reconstruction. Thorofare: SLACK Incorporated, 2008.

[59] Safran MR, Harner CD. Technical considerations of revision anterior cruciate ligament surgery. Clin Orthop Relat Res, 1996, 325: 50-64.

[60] Jaureguito JW, Paulos LE. Why grafts fail. Clin Orthop Relat Res, 1996, 325: 25-41.

[61] Gale TM, Richmond JC. Bone patellar tendon bone anterior cruciate ligament reconstruction. Tech Knee Surg, 2006, 5: 72-79.

[62] Rue JP, Busam ML, Detterline AJ, et al. Posterior wall blowout in anterior cruciate ligament reconstruction: avoidance, recognition, and salvage. J Knee Surg, 2008, 21: 235-240.

[63] Gardiner J, Wilson T, Johnson DL. Failed anterior cruciate ligament surgery in the middle age arthritic knee. Sports Med Arthrosc Rev, 2003, 11: 129-139.

[64] Lutz GE, Palmitier RA, An KN, et al. Comparison of tibiofemoral joint forces during open-kinetic-chain and closed-kinetic-chain exercises. J Bone Joint Surg Am, 1993, 75: 732-739.

[65] McCarty III LP, Bach Jr BR. Rehabilitation after patellar tendon autograft anterior cruciate ligament reconstruction. Tech Orthop, 2005, 20: 439-451.

[66] Carson EW, Anisko EM, Restrepo C, et al. Revision anterior cruciate ligament reconstruction: etiology of failures and clinical results. J Knee Surg, 2004, 17: 127-132.

[67] Allum R. Complications of arthroscopic reconstruction of the anterior cruciate ligament. J Bone Joint Surg Br, 2003, 85: 12-16.

[68] Wetzler MJ, Getelman MH, Friedman MJ, et al. Revision anterior cruciate ligament surgery: etiology of failures. Oper Tech Sports Med, 1998, 6: 64-70.

[69] Howell SM, Clark JA. Tibial tunnel placement in anterior cruciate ligament reconstructions and graft impingement. Clin Orthop Relat Res, 1992, 283: 187-195.

[70] Howell SM, Hull ML. Checkpoints for judging tunnel and anterior cruciate ligament graft placement. J Knee Surg, 2009, 22: 161-170.

[71] Lee GH, McCulloch P, Cole BJ, et al. The incidence of acute patellar tendon harvest complications for anterior cruciate ligament reconstruction. Arthroscopy, 2008, 24: 162-166.

[72] Burwell JMR, Davies AJ, Allum RL. Anterior knee symptoms after reconstruction of the anterior cruciate ligament using patellar tendon as a graft. Knee, 1998, 5: 245-248.

[73] Mithöfer K, Gill TJ, Vrahas MS. Tibial plateau fracture following anterior cruciate ligament reconstruction. Knee Surg Sports Traumatol Arthrosc, 2004, 12: 325-328.

[74] Thaunat M, Nourissat G, Gaudin P, et al. Tibial plateau fracture after anterior cruciate ligament reconstruction: role of the interference screw resorption in the stress riser effect. Knee, 2006, 13: 241-243.

[75] Jackson DW, Schaefer RK. Cyclops syndrome: loss of extension following intra-articular anterior cruciate ligament reconstruction. Arthroscopy, 1990, 6: 171-178.

[76] Burks RT, Friederichs MG, Fink B, et al. Treatment of postoperative anterior cruciate ligament infections with graft removal and early reimplantation. Am J Sports Med, 2003, 31: 414-418.

[77] Cullison TR, Muldoon MP, Gorman JD, et al. The incidence of deep venous thrombosis in anterior cruciate ligament reconstruction. Ar-

throscopy,1996,12:657-659.
[78] Van Tongel A, Stuyck J, Bellemans J, et al. Septic arthritis after arthroscopic anterior cruciate ligament reconstruction: a retrospective analysis of incidence, management and outcome. Am J Sports Med, 2007, 35: 1059-1063.

第 22 章 髌腱断裂

第 1 节 概述 …………… 336	一、急性完全断裂 …………… 339
第 2 节 病因和分类 …………… 336	二、慢性完全断裂 …………… 341
第 3 节 解剖和病理 …………… 337	第 8 节 术后护理和康复 ………… 343
第 4 节 诊断 …………… 337	第 9 节 并发症 …………… 344
第 5 节 手术适应证 …………… 337	第 10 节 总结 …………… 345
第 6 节 术前准备和方案 …………… 338	参考文献 …………… 345
第 7 节 手术方法 …………… 339	

第 22 章
髌腱断裂

Robert A. Magnussen, Guillaume Demey, Pooler Archbold, Philippe Neyret

摘要 髌腱断裂是一种罕见但严重的膝关节损伤，通常由重大创伤引起，多见于 40 岁以上男性，但双侧髌腱同时断裂极少发生。体格检查和 X 线片通常足以诊断，超声或 MRI 有助于评估剩余肌腱的性能和相关的关节内损伤。肌腱部分断裂和肌腱炎通常可通过非手术方式治疗，但完全断裂需要及时手术。急性和慢性髌腱断裂通常需要 PDS 条带或腘绳肌肌腱移植加强修复，以实现早期活动。一些慢性断裂可能需要用自体或异体移植物重建伸肌结构，以恢复正常髌骨高度，特别是翻修手术患者。

关键词 病因和分类・解剖和病理・并发症・诊断・髌腱・康复・断裂・手术适应证・手术方法

R. A. Magnussen (✉)
Department of Orthopaedics, Sports Health and Performance Institute, The Ohio State University, Columbus, OH, USA
e-mail: robert.magnussen@gmail.com

G. Demey
Centre Albert Trillât Hôpital de le Croix-Rousse, Lyon, France
Lyon Ortho Clinic-Clinique de la Sauvegarde, Lyon, France

P. Archbold
Royal Victoria Hospital, Belfast, Northern Ireland, UK

P. Neyret
Centre Albert Trillat, Groupe Hospitalier Nord, Hospices Civils de Lyon, Lyon-Caluire, France
e-mail: Philippe.neyret@chu-lyon.fr

第 1 节 概 述

虽然髌腱炎（跳跃膝）较为常见，但髌腱完全断裂极少发生。髌腱完全断裂是伸肌结构损伤的第三大常见原因（仅次于髌骨骨折和股四头肌肌腱断裂）。髌腱完全断裂不难诊断，患者通常主动要求评估和治疗。髌腱慢性断裂通常发生于初次修复失败，并常因潜在的医学问题而复杂化。

第 2 节 病因和分类

髌腱完全断裂多发生于 40 岁以上人群，常与外伤相关。最近一项流行病学调查发现，股四头肌肌腱断裂的年发病率为 0.6/100 000[7]。研究指出，78% 的患者为男性，平均年龄为 55 岁。据报道，黑种人肌腱断裂的发病率明显高于白种人[18,22]。

髌腱断裂通常与严重创伤相关，且不易漏诊。双侧髌腱断裂较为罕见，常与潜在的全身性疾病相关[14]。肌腱断裂与举重、因髌腱疾病而注射皮质类固醇史、全身合成代谢或皮质类固醇的使用、系统性红斑狼疮及类风湿关节炎等相关[1,5,10,14]。有报道指出，断裂也发生在髌腱移植重建前交叉韧

G. Bentley (ed.), *European Surgical Orthopaedics and Traumatology*,
DOI 10.1007/978-3-642-34746-7_137, © EFORT 2014

带（anterior cruciate ligament，ACL）术后，但其发生率不到 0.1%[15]。髌腱断裂可能是由高能创伤所致，并与后膝关节脱位有关[19]。这些高能损伤与高风险的关节内结构损伤相关[17]，尤其是 ACL 损伤[6]。

第3节 解剖和病理

髌腱断裂多发生于髌骨起始位置，这也是髌腱炎（跳跃膝）的最常见部位。虽然髌腱炎进展到髌腱断裂并不常见，但组织学证据表明，几乎所有急性肌腱断裂患者发病前均存在退行性改变[11]。与股四头肌肌腱不同，髌腱具有丰富的血液供应且没有明确的分水岭，这就促进肌腱炎的发展或断裂[20]。

第4节 诊 断

根据患者病史和体格检查，急性髌腱断裂的诊断相对容易。患者通常表现为严重的膝关节损伤并无法行走。体格检查发现髌骨高位，并伴有髌骨下方压痛和瘀伤，以及肌腱明显缺损。由于伸肌支持带完整，患者有时可完成直腿抬高试验，但表现出伸肌延迟。X 线片显示高位髌骨，髌骨下有极少量骨片撕脱（图 7-22-1）。虽然无须借助 MRI 做出诊断，但 MRI 可以帮助确定撕裂的具体位置，并排除相关的关节内病变，特别是高能量损伤患者（图 7-22-2）[17]。

慢性髌腱断裂较难诊断，因为患者没有瘀伤，并且空隙中会形成瘢痕组织，从而使髌腱的间隙不明显。患者通常表现膝关节伸肌无力和滞后。急性断裂中，X 线片可明显显示出髌骨损伤。超声（图 7-22-3），特别是 MRI（图 7-22-4）对于评估剩余的原有肌腱尤为重要[16]。

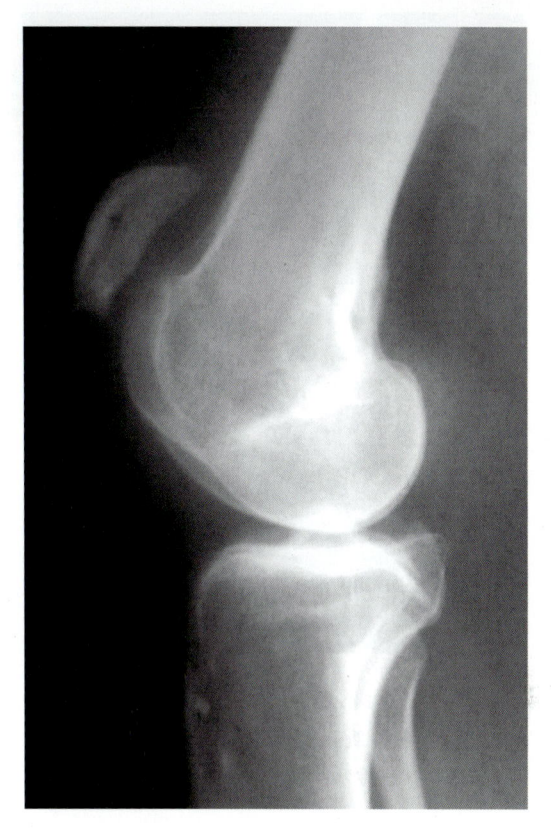

图 7-22-1 右膝侧位 X 线片显示髌腱断裂后髌骨高位

第5节 手术适应证

髌腱部分断裂很普遍，这与近端肌腱炎有关（图 7-22-5）。部分断裂的非手术治疗效果良好。也有报道指出，对于肌腱较大范围断裂患者非手术治疗效果较差[12]。那些非手术治疗失败或较大部分肌腱损伤的患者，行手术治疗更有效。据报道，单纯肌腱清创术取得的疗效显著[13,21]。

髌腱完全断裂后，通常需要手术治疗才能使其功能完全恢复。手术修复不应过于延迟，因为股四头肌瘢痕的形成会阻碍恢复正常髌骨高度，并增加修复过程中的张力。

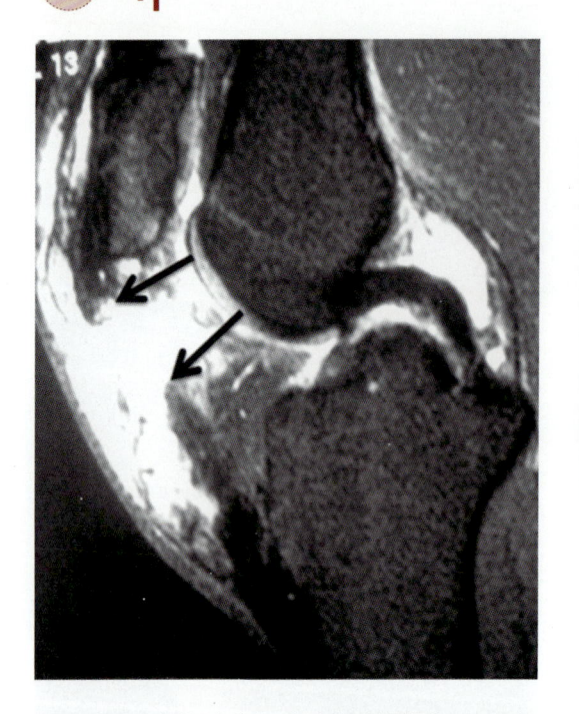

图 7-22-2 急性髌腱断裂后右膝矢状位 T₂ 加权 MRI 成像。断裂肌腱的近端和远端残腱（箭）清晰可见，并伴有严重水肿和髌骨高位

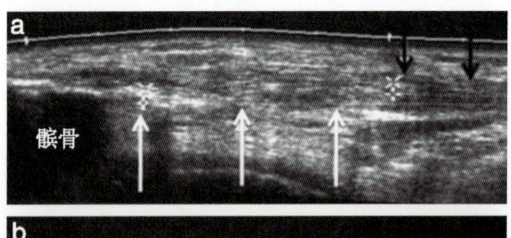

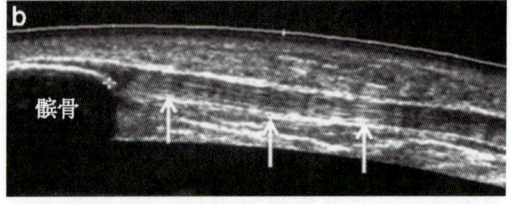

图 7-22-3 a. 慢性髌腱断裂的超声图像。左侧可见髌骨，其旁边的低回声区域（白色箭）代表瘢痕组织。远端（黑色箭）可见一些肌腱残端。b. 延伸至髌骨远端的正常对侧髌腱（白色箭）的超声图像

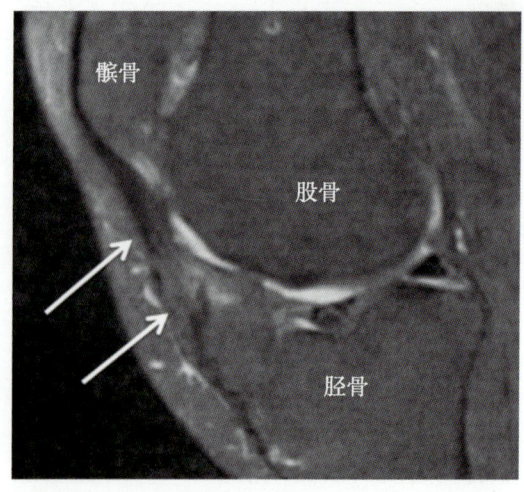

图 7-22-4 右膝慢性髌腱撕裂矢状位 T₁ 加权 MRI 成像，沿肌腱路径（箭）可见瘢痕组织，标记股骨、胫骨和髌骨

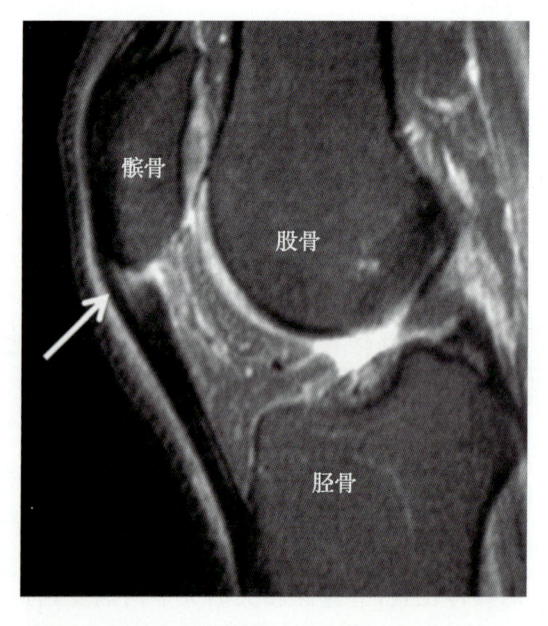

图 7-22-5 右膝髌腱（箭）近端病变的矢状位 T₁ 加权 MRI 成像，标记股骨、胫骨和髌骨

第 6 节 术前准备和方案

与股四头肌肌腱不同的是，急性髌腱断裂的单纯直接修复不能为早期活动提供足够强度。因此，须通过手段来加强修复力度，例如，在髌腱前方植入半腱肌、股四头肌肌腱、使用 PDS 胶带，或两者组合以加强修复。术前应设计移植方案并同患者讨论。不建议使用结扎线，因其可能会导致髌骨在矢状面异常倾斜，并且它的高韧度可能导致

倾斜失败。

慢性撕裂通常使用半腱肌移植体进行修复和加固。对于极端的髌骨较高或再次翻修的患者，笔者建议采用胫骨-髌腱-髌骨-股四头肌腱自体或异体移植重建伸肌结构。

所有修复术前均应拍摄对侧膝屈曲30°的X线片，以获得Caton-Deschamps指数[4]。然后，在手术中进行比较，目的是在双侧膝关节获得相同的指数。

第7节 手术方法

一、急性完全断裂

无论何种断裂类型（近端撕脱或更罕见的中部断裂），修复时首先从髌骨上极内侧缘到胫骨结节内侧做一纵向正中旁切口。如有可能，应辨认腱鞘并纵向切开，以暴露断裂的髌腱（图7-22-6）。在损伤处，常可观察到膝关节，对其进行冲洗并检查有无损伤，特别是ACL和关节软骨。受损的髌腱末端需进行清洗和清创。

然后，将膝关节伸展并缝合，以进行初次髌腱修复。对于近端撕裂，在重新附着前，须清洗肌腱髌骨起始点的纤维组织。将肌腱重新连接到骨骼有2种选择。传统方法是在髌骨上钻孔，将在后文介绍；另一种方法是利用缝合锚钉进行修复[3]。生物力学研究证实这2种技术在强度上相似[2]。

在髌骨上制作4个2.5 mm的隧道，这些隧道始于前段髌骨表面近端1 cm处，由近及远直到髌骨远端。使用2号纤维缝合线以锁定的方式穿过肌腱，一头分别穿过第一和第二骨隧道，然后是第二和第三隧道，最后是第三和第四隧道。缝合线在骨桥上固定，以确保肌腱与远端髌骨的接合（图7-22-7）。

对于中部断裂，锁定缝合2个肌腱残端。最好选用承受力大且不可吸收线（如2号纤维线）缝合。然后，在膝关节半屈曲位时系紧缝合线。为确保痊愈，必须保证2个

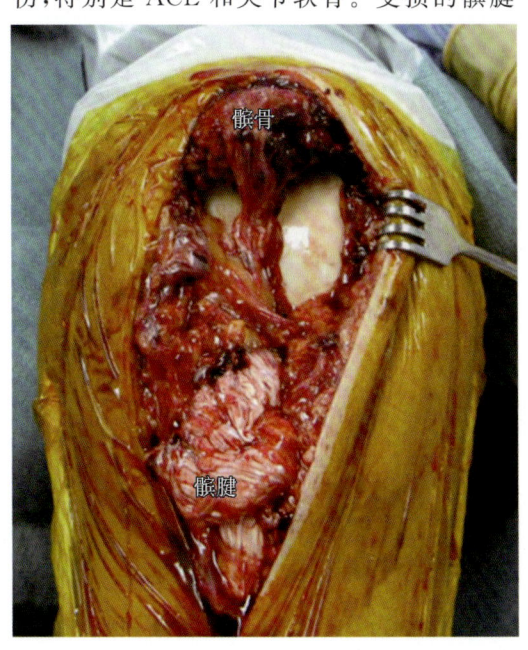

图7-22-6 邻近髌骨近端起始处的急性髌腱断裂的术中照片

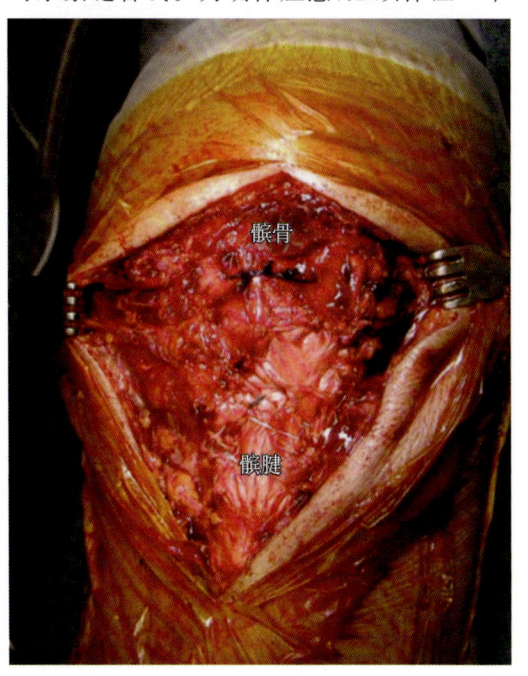

图7-22-7 急性髌腱断裂修复后的术中照片。缝合线穿过髌腱和远端髌骨的4个钻孔，并将其固定，使肌腱还原为骨

残端平行。不论修复位置如何,沿断裂宽度增加许多间断的 0 号薇乔缝线以加强修复。内侧和外侧支持带的断裂也能修复。

如上所述,髌腱断裂后,单独的一期修复不能为早期活动提供足够力量。对于所有病例,笔者提倡依据修复组织的性能选择加强修复。如果修复后肌腱末端未分离且弯曲 60°,则选择使用 PDS 胶条加强修复。PDS 胶条发挥张力带的作用,能将破坏力扭转成压缩力。对半折叠,使用 U 型钉将其固定到胫骨粗隆上,然后在髌腱、髌骨和股四头肌上把这两部分缝合成"V"形(图 7-22-8)。此操作应在膝关节屈曲 60°时进行,以避免髌腱缩短和发生髌腱低位。手术中拍摄 X 线片以确保与对侧相同的髌骨高度。

屈曲 60°时,若修复处出现裂口,则需用半腱肌移植进行加固。手术切口需向远端延长 2 cm,暴露鹅足筋膜,即可获得肌腱。使用常规方法手术。在胫骨结节和远端髌骨上做 2 个 4.5 mm 的横向隧道(图 7-22-9)。髌骨隧道在髌骨内不能过近或过靠后,否则会导致髌骨倾斜。移植物穿过髌骨(图 7-22-10)和胫骨隧道(图 7-22-11)后,缝合到受体髌腱。

如果组织质量较差,可使用股四头肌肌腱移植物增强修复。取髌骨顶端股四头肌的中间 1/3 处,切取 25 cm×15 mm 大小的移植物。为防止损伤关节囊,切取股四头肌肌腱 3 层组织中最浅的 2 层。越靠近端越容易辨别正确的平面,股四头肌肌腱移植不需向远端分离,而是从髌骨上半部分离骨膜。整个移植物从近端向远端翻转,以覆盖髌腱并缝合到适当位置(图 7-22-12)。

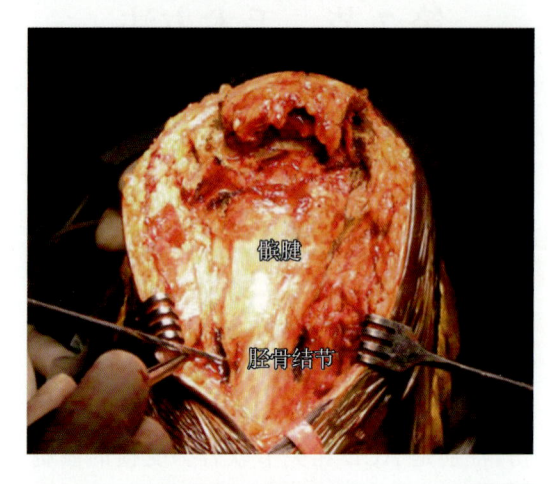

图 7-22-9　在胫骨结节上创建 4.5 mm 的横向隧道,用于肌腱修复。可见残留的髌腱向近端延伸

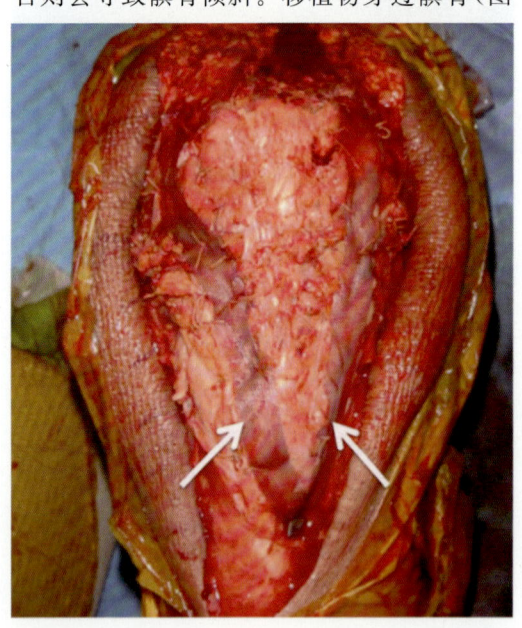

图 7-22-8　使用 PSD 胶带加强髌腱修复。使用 U 型钉将胶带固定到胫骨结节上,向近端折叠成"V"形(箭),并附着于肌腱、支持带和股四头肌肌腱上

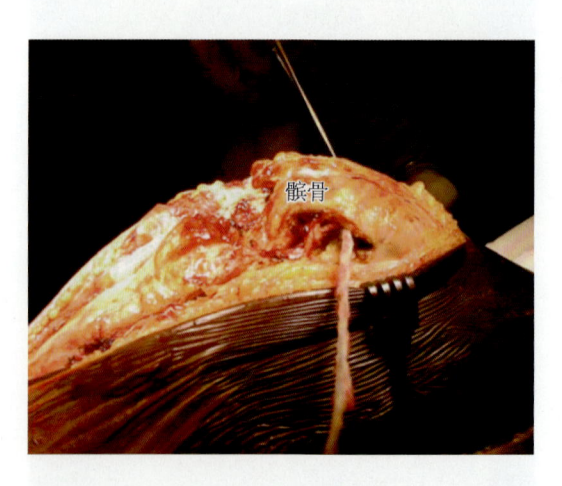

图 7-22-10　腘绳肌移植物穿过髌骨上 4.5 mm 的横向隧道

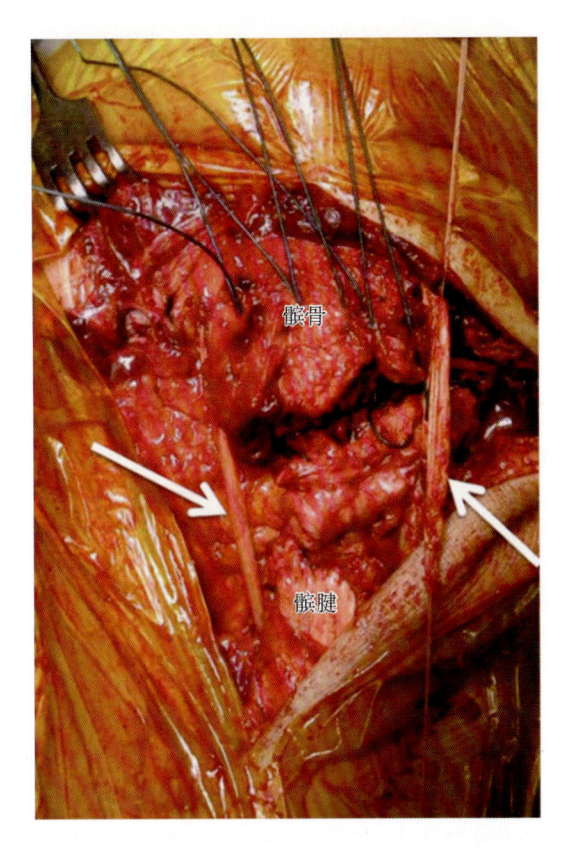

图 7-22-11 使用自体腘绳肌肌腱修复（箭）直接从髌骨撕脱的髌腱，可见穿过肌腱残端和远端髌骨钻孔的缝合线

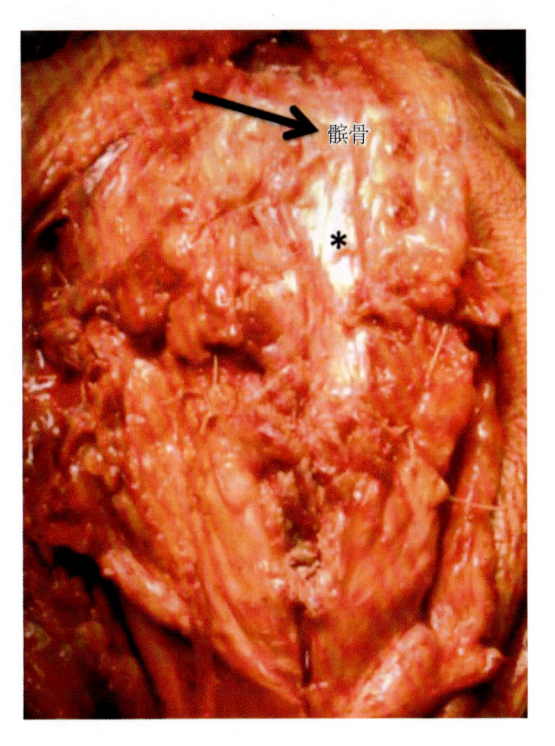

图 7-22-12 使用自体股四头肌肌腱移植加强修复髌腱（*）。股四头肌附着于髌骨（箭），并向远端翻转，以加强修复

二、慢性完全断裂

由于股四头肌抽缩，髌腱慢性断裂的重建具有挑战性，使髌骨高度恢复正常很困难。如果较小张力时可相对容易地获得正确的髌高度，则可使用 PDS 胶带或腘绳肌/股四头肌肌腱移植物加强修复。然而，如果难以降低髌骨高度或先前增强修复失败，笔者倾向于使用自体或异体移植物重建伸肌装置。这项技术在 20 世纪 90 年代初期被描述，主要是将对侧伸肌的中间 1/3 处移植到患侧膝盖处[8,9]。该复合移植物包括股四头肌肌腱、髌骨块、髌腱及胫骨骨块（图 7-22-13）。对侧髌腱必须是健康的且无手术史。如有必要，可采取同种异体移植进行伸肌装置重建（见下文）。

双下肢均置于手术区，大腿两侧扎止血带。通过正中旁切口获取移植物，该切口起自髌腱胫骨止点下方 3 cm，延伸至髌骨近端上方 5～7 cm。垂直切开腱旁组织，暴露髌骨和股四头肌的长轴。从髌骨近端 5～6 cm 延伸到髌骨远端获取移植物，股四头肌移植物宽度 12～14 mm，且仅需要肌腱最浅的 2 层组织。切口延伸至髌骨骨膜，形成"楔形"。髌骨骨块为梯形，其近端宽 14 mm，远端宽 10 mm。此形状非常重要，它可以防止髌骨近端移位，即便在髌骨存在严重问题的前提下。

获取髌腱移植物后，取肌腱的中间 1/3（宽度为 10 mm）。沿胫骨骨膜切开，标记出 35 mm 大小的骨块，其近端宽 10 mm，底部宽 12 mm。同样，该骨块的形状至关重要，能避免移植物移位。随后，使用摆锯切

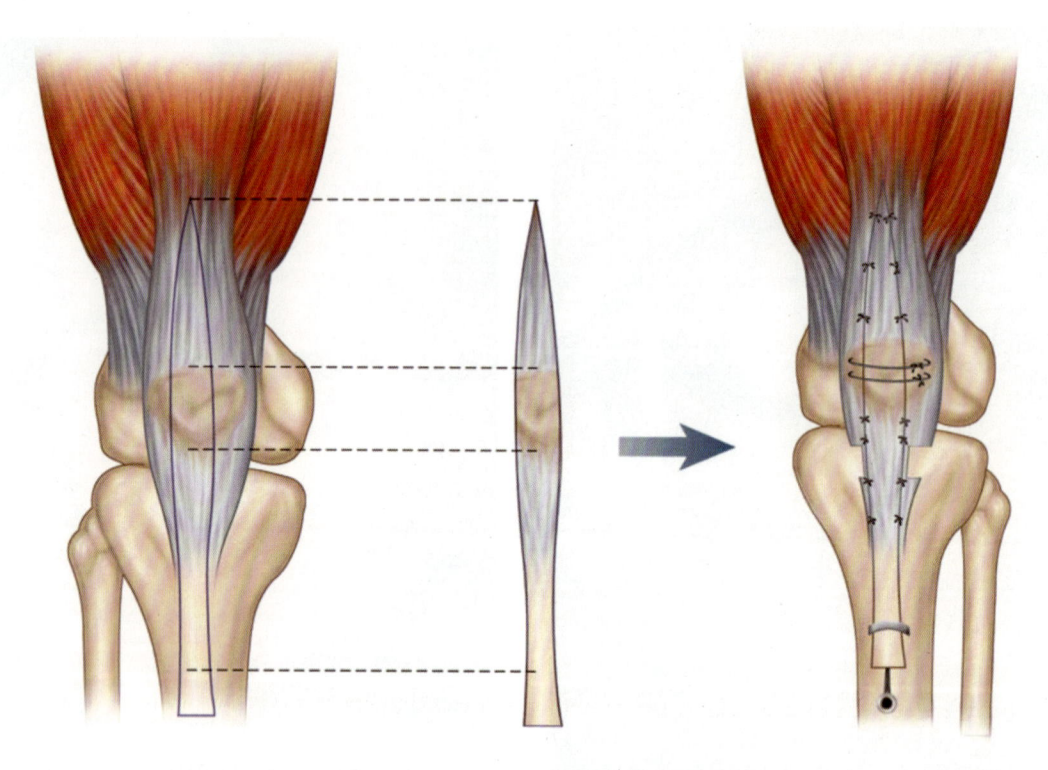

图 7-22-13 采用对侧股四头肌肌腱中间 1/3、髌骨、髌腱和胫骨重建伸肌结构的技术。移植物取自对侧膝关节。注意髌骨和胫骨骨块的梯形形状，以防止移植物移位。使用 2 根钢丝固定髌骨，使用 U 型钉和钢丝螺钉固定胫骨

割胫骨和髌骨块。从底部的脂肪垫中游离出髌腱，将其抬高，然后，使用骨凿取出胫骨块。将 10 mm 骨凿置入髌骨下极，平行于前皮质，获取髌骨块。骨凿不应用作抬高骨块的杠杆，因为这可能会导致骨块或剩余髌骨骨折（图 7-22-14）。

在膝盖皮肤上做一纵向切口，该切口起自髌骨近端上方 10 cm，延伸至髌腱远端附着点下方 3 cm。翻修手术时，应考虑先前手术切口。识别髌骨和胫骨结节的内侧和外侧边缘，并清除该区域的瘢痕组织。全膝关节成形术时，尽可能避免进入关节内。

使用手术刀在骨膜上标记接受点，并用摆锯切割骨沟。在胫骨结节前方形成近端宽 10 mm，远端宽 12 mm，长 35 mm 的沟槽。然后，用骨凿移走骨块，形成沟槽。髌骨上的沟槽呈梯形，近端宽 14 mm，远端宽 10 mm。使用骨凿移除骨块，其方法与在对侧膝获取移植物的手法相似（图 7-22-15）。之后，评估移植物和受体部位之间是否匹配。为达到最佳适配度，通常需要修改移植物或沟槽形状。

移植物固定时，首先要把髌骨骨块放置到髌骨沟槽内，此过程应避免髌骨软骨骨折或损伤。用 2 根单独的金属线固定移植物，并将金属丝横向穿过髌骨和骨块（图 7-22-16）。在金属线的一端将其缠绕拉紧，并剪短和掩埋。近端，在股四头肌腱中心做一纵向切口，使用 2 号可吸收线缝合股四头肌移植物。

胫骨固定时，首先需将一根钢丝穿过骨块，并在胫骨沟槽远端放置螺丝钉。然后，伸展膝关节，将骨块固定于胫骨沟槽内。此步骤可复原正确髌骨高度。将钢丝绕在螺钉末端并拧紧。此外，还可附加 2 个 U 型钉加强移植的固定（图 7-22-17），也可使用 PDS 胶带加强重建效果。使用可吸收线把

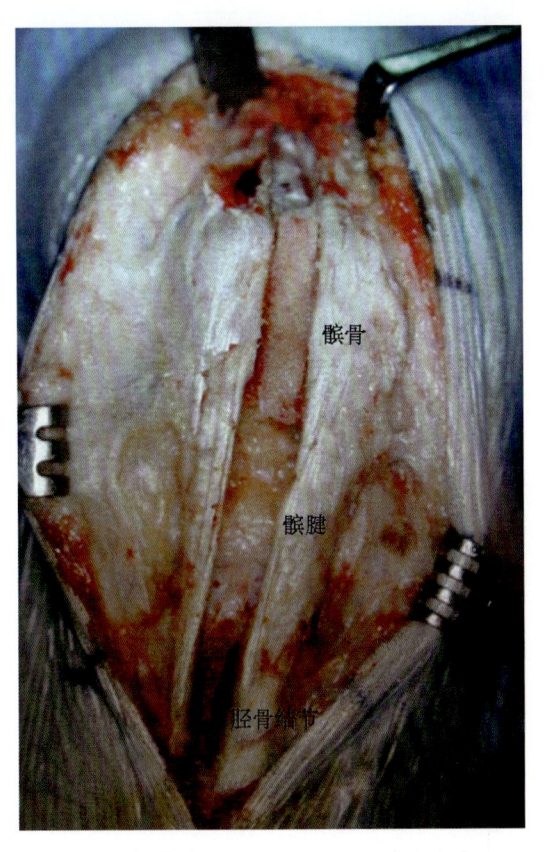

图 7-22-14 伸肌结构重建手术中,从对侧膝关节获取股四头肌肌腱-髌骨-髌腱-胫骨结节移植物后的术中照片

髌腱移植物的内外侧边缘缝合至残留的原有髌腱上。由于髌骨的高度仅取决于对侧髌腱长度,因此,缝合前无须进行影像学检查。待止血完成后,放置引流管,并逐层缝合。

在供体侧使用可吸收线缝合髌腱损伤处。在皮下空隙放置引流管,并逐层缝合。不能使用从受体侧膝关节取下的骨碎片填充胫骨或髌骨的骨缺损。

在某些情况下,同种异体移植比自体移植有优势。例如,对侧膝关节有既往手术史或受伤史,以及所需髌腱移植物比从对侧膝关节获取的较大等。

第 8 节 术后护理和康复

使用压力绷带包扎伤口,1 h 后拆除。

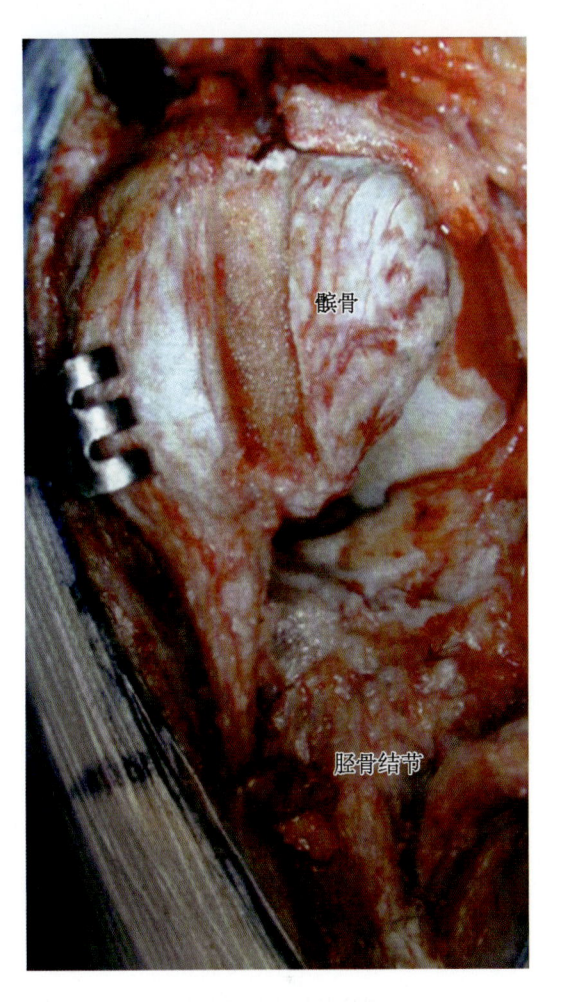

图 7-22-15 伸肌结构移植物放置之前,膝关节的术中照片。髌骨和胫骨结节处形成凹槽,用于植骨。由于慢性髌骨下位,行髌腱重建手术,重建方法与慢性损伤相同

术后立即拍摄正位和侧位 X 线片,24 h 内给予预防性抗生素。由于存在感染和坏死风险,术后应密切观察手术区皮肤。一般不进行术后抗凝,但特殊情况除外,如避免血肿及浅表区手术感染。

对接受髌腱加强修复的患者,术后前 45 天使用可拆卸夹板控制活动。休息时使用夹板将膝关节屈曲 30°,活动时使用伸展支具。当膝盖锁定在伸展状态时,可立即完全负重。术后可开始理疗。术后 15 天内,膝关节活动度为 0°～45°;术后 16～30 天,活动度为 0°～70°;术后 31～45 天,活动度

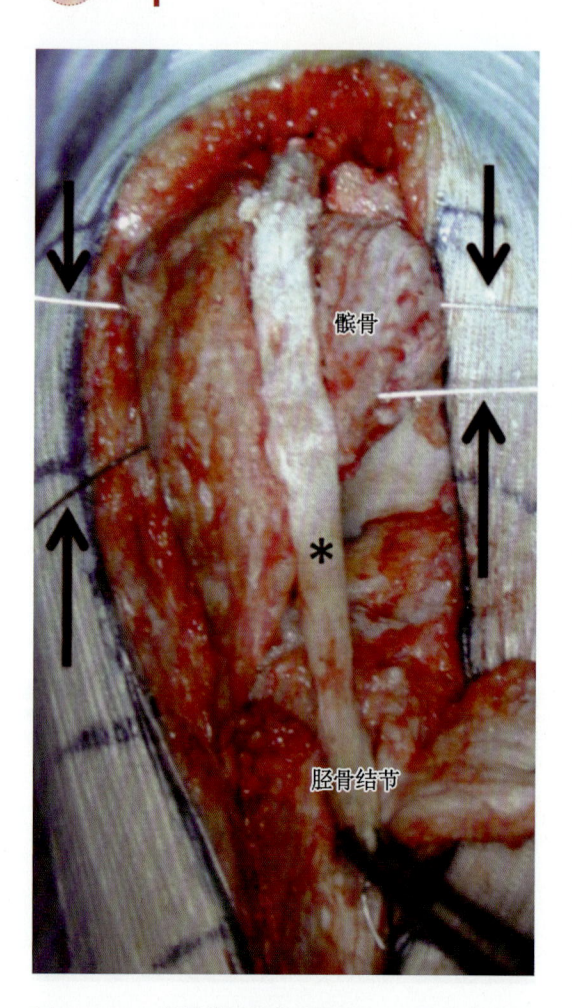

图 7-22-16 放置伸肌结构移植物（*）后的术中照片。用 2 枚克氏导线（箭）穿过髌骨和髌骨骨块以固定移植物。移植物的远端部分放置在胫骨结节沟槽内

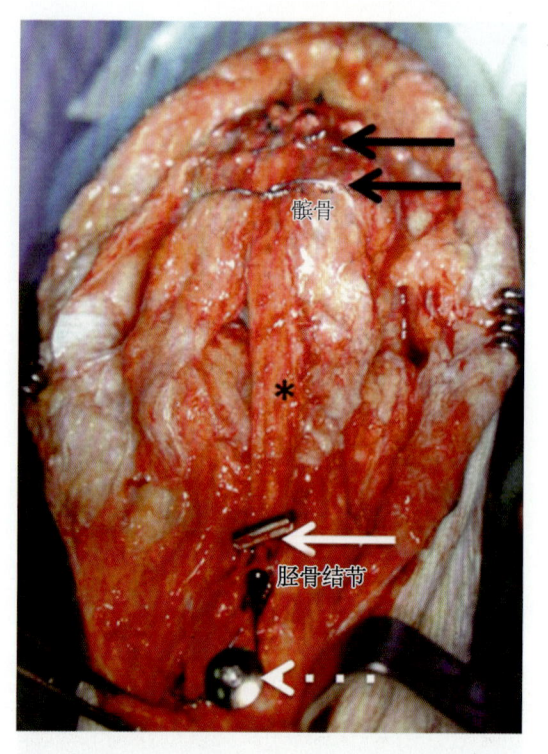

图 7-22-17 伸肌结构移植物（*）固定后的术中照片。固定髌骨时，需将 2 枚克氏导线（黑色箭）系紧。通过胫骨结节内的 U 型钉（白色箭）和远端的螺钉（白色虚线箭）固定胫骨。缝合移植物的股四头肌和部分髌腱，完成重建手术

为 0°~90°。理疗的目标是在术后 45 天时，患者膝关节屈曲度达到 90°，直至术后 6 个月才允许完全屈曲。建议在 4~6 个月内下楼梯应小心（患者应借助扶梯或逐步慢速下楼梯）。

接受伸肌结构重建的患者，术后康复较慢。保持膝关节完全伸展 2 个月，以保护重建侧伸肌，随后通过理疗逐步恢复运动功能。在伸展状态下，允许负重。允许对侧肢体立即负重，但最初需要使用支具来降低跌倒风险。通常需使用助行器，直至对侧肢体可正常走路。

第 9 节 并 发 症

医源性髌骨损伤是最常见的手术并发症，常发生于腘绳肌肌腱通过髌骨加强修复时。髌骨钻孔时要注意细节，并将风险降至最低。如果髌骨质疏松严重，可将腘绳肌放在髌骨上，并穿过股四头肌，可避免潜在的骨折风险。当从远端髌骨撕裂处钻隧道缝合修复时，可能引起髌骨关节软骨损伤。从关节前缘远端退出时应小心。

伸肌结构重建可能会因供侧或受侧膝关节问题而变得复杂。医源性髌骨骨折可能发生在获取移植物或移植物植入过程中，尤其是在固定时，移植物和沟槽匹配欠佳。

此外，体内的硬件如果引起症状，则需拆除。钢丝尽量保持低而稳固，并尽可能埋在软组织中，以避免并发症的发生。

第10节 总　结

髌腱断裂是严重的损伤，急性期最好采取手术治疗。加强修复可实现较早期活动。对于严重患者，有必要重建伸肌结构。

参考文献

[1] Bourikas LA, Kritikos HD, Papakostantinou OG, et al. Chronic alcohol consumption as a predisposing factor for multiple tendon ruptures in unusual sites in a patient with rheumatoid arthritis. Clin Exp Rheumatol, 2007, 25(3): 461-463.

[2] Bushnell BD, Byram IR, Weinhold PS, et al. The use of suture anchors in repair of the ruptured patellar tendon: a biomechanical study. Am J Sports Med, 2006, 34(9): 1492-1499.

[3] Bushnell BD, Tennant JN, Rubright JH, et al. Repair of patellar tendon rupture using suture anchors. J Knee Surg, 2008, 21(2): 122-129.

[4] Caton J, Deschamps G, Chambat P, et al. Patella infera. Apropos of 128 cases. Rev Chir Orthop Reparatrice Appar Mot, 1982, 68(5): 317-325.

[5] Chen SK, Lu CC, Chou PH, et al. Patellar tendon ruptures in weight lifters after local steroid injections. Arch Orthop Trauma Surg, 2009, 129(3): 369-72.

[6] Chow FY, Wun YC, Chow YY. Simultaneous rupture of the patellar tendon and the anterior cruciate ligament: a case report and literature review. Knee Surg Sports Traumatol Arthrosc, 2006, 14(10): 1017-1020.

[7] Clayton RA, Court-Brown CM. The epidemiology of musculoskeletal tendinous and ligamentous injuries. Injury, 2008, 39(12): 1338-1344.

[8] Dejour H, Denjean S, Neyret P. Treatment of old or recurrent ruptures of the patellar ligament by a contralteral autograft. Rev Chir Orthop Reparatrice Appar Mot, 1992, 78: 58-62.

[9] Dejour H, Denjean S, Neyret P. Treatment of old or recurrent ruptures of the patellar ligament with a contralteral autograft. French J Orthop, 1992, 6(1): 100-104.

[10] Isenberg J, Prokop A, Skouras E. Successive ruptures of patellar and Achilles tendons. Anabolic steroids in competitive sports. Unfallchirurg, 2008, 111(1): 46-49.

[11] Kannus P, Jozsa L. Histopathological changes preceding spontaneous rupture of a tendon. A controlled study of 891 patients. J Bone Joint Surg Am, 1991, 73(10): 1507-1525.

[12] Karlsson J, Kalebo P, Goksor LA, et al. Partial rupture of the patellar ligament. Am J Sports Med, 1992, 20(4): 390-395.

[13] Karlsson J, Lundin O, Lossing IW, et al. Partial rupture of the patellar ligament. Results after operative treatment. Am J Sports Med, 1991, 19(4): 403-408.

[14] Kricun R, Kricun ME, Arangio GA, et al. Patellar tendon rupture with underlying systemic disease. AJR Am J Roentgenol, 1980, 135(4): 803-807.

[15] Lee GH, McCulloch P, Cole BJ, et al. The incidence of acute patellar tendon harvest complications for anterior cruciate ligament reconstruction. Arthroscopy, 2008, 24(2): 162-166.

[16] Matava MJ. Patellar Tendon Ruptures. J Am Acad Orthop Surg, 1996, 4(6): 287-296.

[17] McKinney B, Cherney S, Penna J. Intra-articular knee injuries in patients with knee extensor mechanism ruptures. Knee Surg Sports Traumatol Arthrosc, 2008, 16(7): 633-638.

[18] Owens B, Mountcastle S, White D. Racial differences in tendon rupture incidence. Int J Sports Med, 2007, 28(7): 617-620.

[19] Ozkan C,Kalaci A,Tan I,et al. Bilateral dislocation of the knee with rupture of both patellar tendons. A case report. Knee,2006,13(4):333-336.

[20] Pang J,Shen S,Pan WR,et al. The arterial supply of the patellar tendon: anatomical study with clinical implications for knee surgery. Clin Anat,2009,22(3):371-376.

[21] Shelbourne KD,Henne TD,Gray T. Recalcitrant patellar tendinosis in elite athletes: surgical treatment in conjunction with aggressive postoperative rehabilitation. Am J Sports Med,2006,34(7):1141-1146.

[22] White DW,Wenke JC,Mosely DS,et al. Incidence of major tendon ruptures and anterior cruciate ligament tears in US Army soldiers. Am J Sports Med,2007,35(8):1308-1314.

第 23 章　后交叉韧带和 PLC 损伤

第 1 节　后交叉韧带和后外侧角损伤的处理 ············ 348
　概述 ·················· 348
第 2 节　解剖和病理 ············ 349
　一、后交叉韧带 ············ 349
　二、后外侧角 ············ 350
第 3 节　生物力学 ············ 351
第 4 节　损伤病史 ············ 352
　病因和分级 ············ 353
第 5 节　诊断 ············ 355
　一、病史 ·············· 355
　二、体格检查 ············ 356
　三、调查 ············ 358
　四、关节镜检查 ············ 363
第 6 节　手术治疗 ············ 363
　一、急性损伤 ············ 363
　二、慢性损伤 ············ 364
第 7 节　手术技术 ············ 364
　一、概述 ·············· 364
　二、胫骨平台后侧面的后交叉韧带撕脱性骨折 ············ 365
　三、后交叉韧带实质损伤和重建 ············ 367
　四、后外侧角的重建 ············ 373
第 8 节　康复 ············ 374
第 9 节　重建后交叉韧带的并发症 ············ 375
第 10 节　后交叉韧带和后外侧角研究进展综述 ············ 376
参考文献 ·············· 377

第 23 章
后交叉韧带和PLC损伤

George Dowd, Fares Sami Haddad

摘要 与前交叉韧带（anterior cruciate ligament，ACL）相比，后交叉韧带（posterior cruciate ligament，PCL）损伤较少见，对其诊断和治疗更具挑战性。PCL 损伤可单独发生，也可合并其他损伤，特别是后外侧角（posterolateral corner，PLC）损伤。单纯 PCL 损伤多由胫骨近端受到向后的作用力造成。PCL 合并 PLC 损伤通常发生于膝关节过伸和膝关节内翻应力时。PCL 损伤也常作为联合多韧带损伤的一部分。急性损伤治疗的关键在于早期识别和使用支具，并在康复失败后对损伤进行重建，尤其当合并其他韧带损伤、半月板或软骨病变时。本章总结了笔者的治疗策略和其他治疗技术。

关键词 病因和分级·解剖和病理·生物力学·并发症·临床诊断测试·MRI 影像学/关节镜·膝关节·病史·后交叉韧带和后外侧角损伤·康复·手术适应证·手术技术

G. Dowd (✉)
Royal Free Hospital/Wellington Hospital, London, UK
e-mail: Dowd007@aol.com

F. S. Haddad
University College London Hospitals, NHS Trust,
London, UK
e-mail: fsh@fareshaddad.net

第 1 节 后交叉韧带和后外侧角损伤的处理

概述

PCL 损伤较 ACL 损伤少见，但诊断和治疗更具挑战性。PCL 损伤通常是由于胫骨近端或胫骨结节受到向后的直接作用力引起，常发生于膝关节屈膝 90°时受到高能量撞击，如仪表盘损伤；或体育活动，如美式足球和橄榄球。此外，膝关节过伸也可导致 PCL 损伤。

PCL 损伤可单独发生，也可合并其他韧带损伤。PCL 合并 PLC 损伤是最常见的合并韧带损伤之一，此类损伤会导致大多数有症状的 PCL 断裂。急性膝关节脱位时，PCL 损伤同时伴有其他韧带损伤，将在本书另一章节中阐述。

大量的文献和书籍介绍了 ACL 断裂，而 PCL 断裂的报道较少。在过去的 10～15 年里，人们对单纯性或合并 PLC 的韧带损伤及其治疗的认识显著提高，对相关的解剖学和生物力学也开展了更深入的研究。

目前，对于单纯 PCL 损伤和合并 PLC 损伤的自然病史尚不明确。一些文献指出，单纯 PCL 损伤只需对症治疗，且随着时间的推移，症状有所改善。其他观点则认为，部分患者事实上会继续出现不稳定和疼痛症状,需要进行手术治疗。许多文章指出PCL损伤的长期影响与骨关节炎发展并无直接关联,但事实上,经仔细审查后发现,这些文章中大部分都是短期随访或病例数较少。最新的文献明确提出,PCL损伤的长期影响是关节炎的危险因素之一,Dejour教授在20世纪80年代也强调过这一点[1]。现在大多数学者认为,从长远来看,PCL损伤是导致膝关节骨关节炎的重要原因之一。

解剖学和生物力学研究显示,PCL是连接股骨和胫骨的主要结构,也是膝关节其他韧带结构的基础。PCL的损伤,会导致内侧半月板功能丧失,进而增加患骨关节炎的风险[2]。

在治疗方面,有几种使用移植物的重建手段,包括骨-髌腱-骨、腘绳肌、股四头肌肌腱、同种异体移植物和人工韧带,但尚未发现哪种最合适。植入韧带的技术包括经胫骨关节镜技术、裱贴和镶嵌技术。极少数情况下,由于韧带骨骼止点剥脱,可以将PCL附着点缝合到股骨中。另一种相对少见的损伤是PCL胫骨后方止点撕脱,可将其固定回原位。有许多可用的移植固定技术,包括螺钉、配合垫片的缝合技术及带袢钢板。

目前,术后的最佳康复锻炼方案仍不明确。部分外科医生倾向于术后早期开始活动,而另一些医生更倾向患者在骨质愈合和韧带重新恢复血供后再开始活动。

关于PCL损伤治疗的一个更深层次的问题是,各项技术及其之间比较的前瞻性研究较少,难以比较各项技术的疗效。

以上问题也适用于PLC结构的重建,包括弓状韧带、腘肌肌腱及某些外侧韧带的损伤。重建PLC结构的手术较多,但任何一种手术都无法获得良好的可重复性结果。其中一个原因是,膝关节PLC的主要结构为腘肌肌腱,其附着于一块非常大的肌肉上,并对PLC的动态稳定性至关重要。所有重建PLC结构的手术都是静态的,多数充当吊索作用,试图阻止外侧胫骨平台相对股骨的后旋转。然而,这些手术都不能重建有着复杂功能的腘肌肌肉韧带复合体。

除以上观点外,仍有许多研究文献报道不同的重建技术的优势、劣势和适应证。

第2节 解剖和病理

一、后交叉韧带

PCL是一种非常坚固的韧带,据报道,其最大拉伸载荷范围为739～1627 N[3]。PCL由2条纤维束组成,在正常情况下,两者密不可分,并具有连续的纤维。前外侧束较厚,较坚固,比后内侧束大2倍。前外侧束在膝关节屈曲时紧绷,后内侧束则在膝关节伸直时紧绷,关节镜下,PCL清晰可见(图7-23-1)。

PCL的功能主要是在不同程度屈膝时,限制胫骨向后方移位。在胫骨外旋时,PCL是限制膝关节内翻的次级结构。体外试验显示,PCL能增加膝关节内侧间室和髌股关节的内在压力,这与已报道的病史研究结论相一致,即随着时间的推移,这些区域的磨损加重[4]。

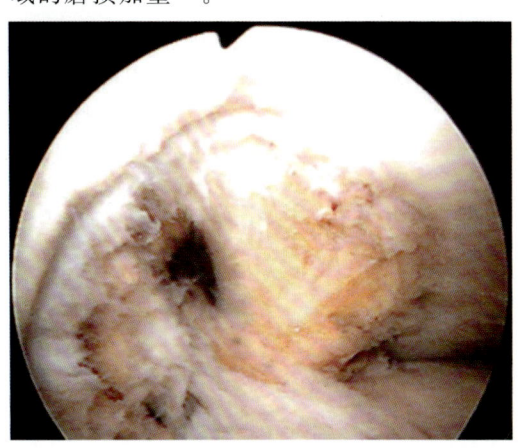

图7-23-1 关节镜下显示后交叉韧带

PCL 的股骨附着点横跨股骨髁间窝的顶部和内侧，前后（anterior-posterior，AP）方向延伸超过 20 mm（图 7-23-2）。PCL 附着点位于股骨内侧髁关节软骨边缘，一般呈"半月形"。附着点的范围可变。PCL 不仅附着于股骨髁间窝的内侧，还附着于髁间窝的顶部。从后向前的直观视图下显示 PCL 的前侧纤维是 PCL 最外侧的部分，在矢状面通过髁间窝的顶部，而后侧纤维斜向通过股骨髁的内侧，向下延伸到胫骨外侧。

板股前韧带（anterior meniscofemoral ligament，aMFL）/Humphrey 束斜穿 PCL，与邻近的股骨连接。膝关节中，板股后韧带（posterior meniscofemoral ligament，pMFL）是一种重要且相对较大的结构[5]。这可能对 PCL 重建术有一定的影响，术中，如果 pMFL 连续且完整，则其可能替代 PCL 前外侧束（anterolateral bundle，ALB）。但目前，这只是一种猜想。

PCL 牢固附着于胫骨后上方，内、外侧半月板后角之间。从后面看，PCL 胫骨附着部沿后侧缘延伸（图 7-23-3）。

PCL 可分为前外侧（antero-lateral，AL）和后内侧（postero-medial，PM）2 个主要纤维束[3]。这 2 个束是人们根据膝关节屈伸过程中的紧张度人为划分，并非自然现象。ALB 主要附着于髁间窝的顶部，后内侧束（PMB）主要附着于股骨髁内侧面。两束纤维从前到后有部分重叠，前外侧束近端与后内侧束有部分连接。

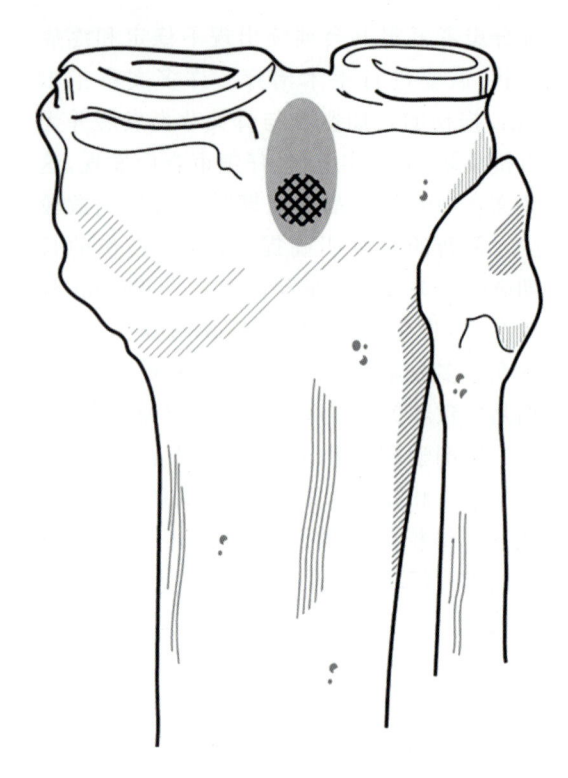

图 7-23-3 胫骨后方示意图显示钻孔中线位置和 PCL 附着点最低处

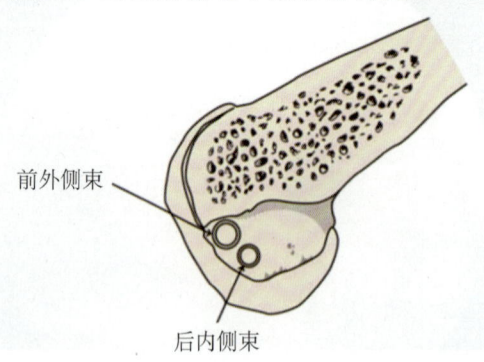

图 7-23-2 后交叉韧带 2 个束在股骨远端附着点的位置

二、后外侧角

膝关节 PLC 具有复杂、多变的静态和动态稳定结构，可能是膝关节中认知最少的区域，一度被认为是膝关节的"盲区"[5]。膝关节 PLC 的主要结构包括髂胫束、外侧副韧带、腘肌复合体、中 1/3 外侧关节囊韧带、豆腓韧带、弓状韧带、外侧半月板后角、外侧冠状韧带，以及关节囊的后外侧部分，其中腘肌复合体包含复杂的动态组件（腘肌-肌腱单元）和静态组件（腘腓韧带、腘胫筋膜及腘板筋膜）（图 7-23-4）。

膝关节外侧和后外侧结构的主要作用是抵抗内翻和胫骨外旋，以及较小程度的胫骨后移。后外侧结构和 PCL 具有协同作用，保证膝关节的整体稳定性。

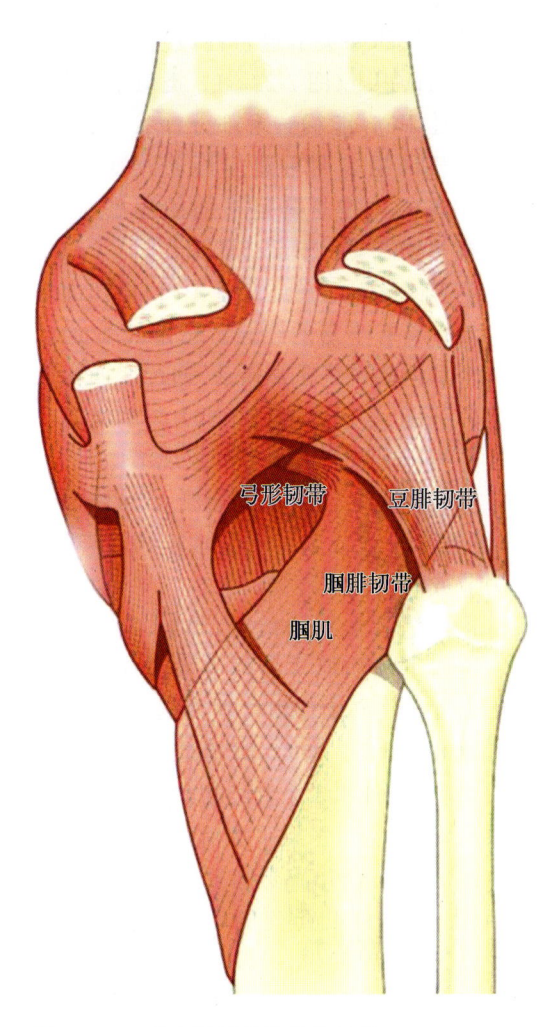

图 7-23-4 后交叉韧带的结构组成

（一）股二头肌

股二头肌呈梭形，有长、短 2 个头。股二头肌长头起源于坐骨结节，是腘绳肌的一部分，由坐骨神经的胫骨分支支配。股二头肌短头起自股骨远端粗线，由坐骨神经的腓神经支配。股二头肌的 2 个头均可使膝关节屈曲，并在屈曲时外旋下肢。腓神经位于股二头肌肌腱的后方深层，应在分离 PLC 时予以辨认。它位于腓骨茎突远端 1.5～2.0 cm 处，经过腓骨头的外侧。

（二）外侧副韧带

外侧副韧带是膝关节屈曲 0°～30°时的主要静态稳定结构，可抵抗内翻应力。膝关节屈曲超过 30°时，外侧副韧带略松弛。此外，该韧带在膝关节伸直时能防止胫骨外旋。外侧副韧带的股骨起点位于关节囊外，在外侧髁处易触及。LaPrade 等的研究表明[6]，外侧副韧带的股骨附着点位于外侧髁近端 1.4 mm，后方 3.1 mm 处。

（三）腘肌复合体

腘肌是斜形走向的肌肉，起自于胫骨近端后内侧。它形成腘窝的下底，由胫神经支配。在膝关节 PLC 中，该肌肉在腘窝外 1/3 处产生肌腱。肌腱继续向近端延伸，穿过冠状韧带上的腘肌裂孔，进入关节内，止于股骨外侧髁。腘肌裂孔也称为"外侧半月板裸区"。腘肌收缩使胫骨内旋，有助于外侧半月板的动态稳定性。

腘腓韧带是 PLC 中第二重要的结构，最重要结构的是腘肌肌腱。腘腓韧带的解剖和功能越来越明确。腘腓韧带由前后 2 束组成，起自腘肌肌腱结节，形成"Y"字形，将腘肌肌腱和腓骨紧密连接。腘腓韧带前束起自腘肌近端外侧肌腱结节，止于后束前方，位于外侧副韧带内侧，腓骨茎突前侧远端平均 2.8 mm 处。腘腓韧带后束强韧，通常需在 PLC 损伤时重建，它起自腘肌肌腱，止于腓骨头远端 1.6 mm 的后内侧坡。斜坡上可触及一条纵行的凹槽，可以识别其走行，止于腓骨头豆腓韧带的前方。腘腓韧带是膝关节后外侧的静态稳定结构，能抵抗膝关节内翻、外旋和胫骨后移。由于腘肌和腘腓韧带具有静态和动态约束作用，其在后外侧结构重建手术中至关重要[7]。

第 3 节 生物力学

单纯的 PCL 撕裂并不影响膝关节的内旋和外旋，但会影响胫骨后移，并在膝关节屈曲时加重。诊断此损伤最准确的方法是在膝关节屈曲 90°时，行后抽屉试验。单纯外侧副韧带的撕裂会导致膝关节内翻角度轻度增加（1°～4°），在屈曲30°时，内翻角度最大。因此，内翻应力试验应在屈曲30°时进行。膝关节所有后外侧结构损伤而PCL完整时，屈曲30°时内翻、外旋和后移的角度最大[3]。这是因为膝关节屈曲角度较小时，仅有10%～15%的PCL纤维相对收紧，从而无法有效对抗这些运动。然而，屈膝90°时，PCL最强韧的纤维收紧，能次要限制内翻力矩和外旋扭矩，主要限制胫骨后移。当PLC完全损伤合并PCL损伤时，在膝关节高度屈曲状态下，PCL的主要和次要限制作用丧失。因此，在整个屈膝状态下，增加胫骨后移、内翻和外旋。如果怀疑单纯或合并PLC损伤时，应在膝关节屈曲30°和90°时，进行应力试验，判断内翻和外旋是否增加，并与健侧对比。生物力学试验数据证实，在患者后外侧旋转不稳定且未经处理的情况下，如果行交叉韧带移植手术，会增加手术失败风险[8]。

第4节 损伤病史

笔者对未经治疗的膝关节PCL损伤，尤其是继发的膝关节退行性改变的病史已有清楚的认识[1]（图7-23-5）。类似于ACL，即使重建PCL能缓解大部分症状，但目前尚无明显证据表明重建能显著改变病程。PCL损伤的关键是确定损伤的程度，以及是否有其他需要手术治疗的损伤。

笔者团队对于单纯急性PCL损伤的非手术治疗具有丰富的经验。超过80%的患者4个月内能恢复正常运动，通过股四头肌强化训练，以实现股四头肌肌力与腘绳肌肌力的平衡。多数患者无主诉主观不稳定。

功能恢复不佳的患者通常伴有韧带松弛，导致半月板或软骨继发性损伤，出现髌股关节或内侧间室疼痛。

根据笔者掌握的情况，单纯PCL 2度或2度以下损伤通常无须手术治疗。单纯PCL 3度损伤必须仔细检查，因其通常合并PLC损伤（图7-23-6）。即使是少见的单纯PCL 3度损伤，如果患者经物理和康复治疗的效果不佳，也可采取手术治疗。

PCL损伤合并需要修复的半月板和软骨损伤，也是PCL重建的手术适应证。当合并内、外侧副韧带，以及ACL、PLC损伤时，应早期手术重建。

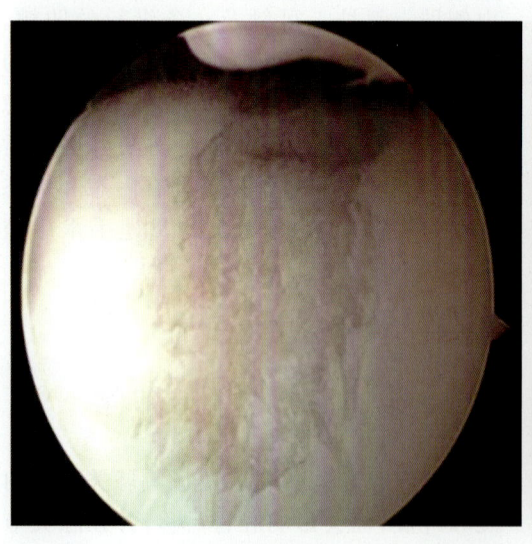

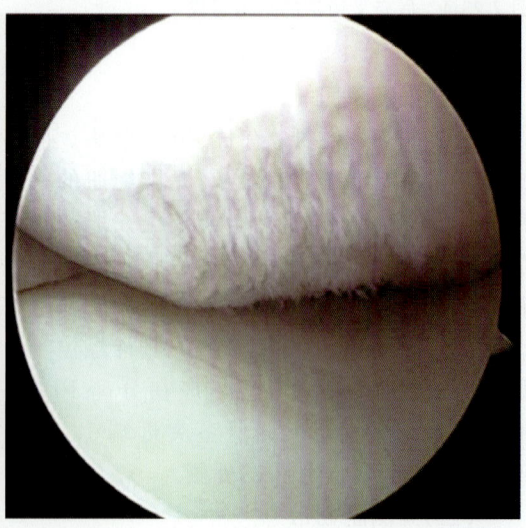

图7-23-5 长期后交叉韧带损伤后的退行性病变

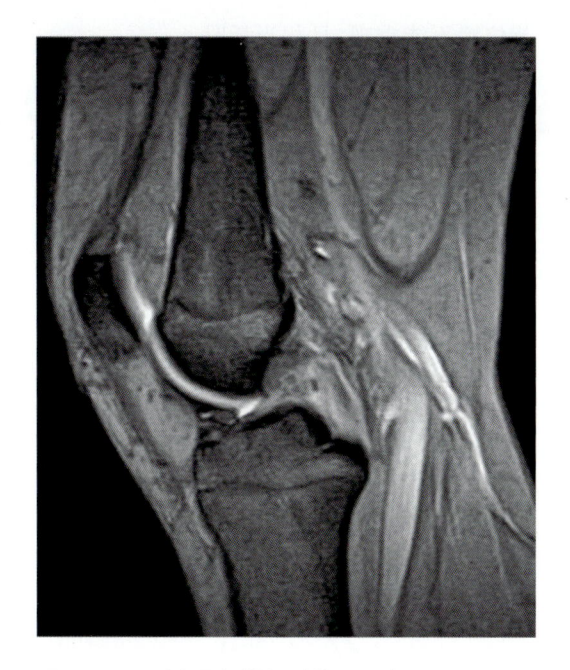

图 7-23-6 后交叉韧带撕裂的 MRI 表现

文献中,"单纯"PCL 损伤治疗效果不佳的患者,通常伴有漏诊的合并损伤,尤其是合并 PLC 损伤,也可能合并半月板或软骨损伤。

如果患者 PCL 损伤需要手术治疗,最好在固定畸形形成前尽早进行,因为这种固定畸形不能通过软组织手术纠正[9]。

病因和分级

(一)病因

单纯 PCL 断裂的典型原因之一是在正面相撞的交通事故中,屈曲的膝关节与仪表盘相撞。Dandy 和 Pusey 的文章指出[10],50% 的 PCL 断裂是这种损伤机制所致。应注意的是,随着安全带的普遍应用,这类损伤已较为少见。类似的损伤机制,如屈曲的膝关节撞击地面和胫骨相对股骨后移,也会造成 PCL 断裂。膝关节过屈和过伸均可导致单纯的韧带断裂。

PCL 合并 PLC 损伤的一个常见损伤机制是运动员单足站立,膝关节处于伸直位,关节内侧受到撞击。这使膝关节过伸时受到内翻应力,导致 PCL 和外侧角损伤。另一个原因是在滑雪过程中,膝关节以过屈和旋转状态越过雪堆,并重重地着地,也会导致韧带断裂。

在 Bergfeld[11] 报道的 PCL 损伤病例中,40% 是运动损伤,50% 是交通事故损伤,10% 是工业事故损伤。但应注意的是,不同医院、不同医生报道的损伤机制和发生率不尽相同。Bergfeld 还指出,单纯 PCL 损伤仅占 50%,其余均合并其他韧带损伤。单纯膝关节过度屈曲可能导致 PCL 的股骨附着点连带相邻软骨膜或骨膜的撕脱,这种损伤不常见,但很重要,并需要处理。直接修复这类损伤可使膝关节恢复稳定,而无须进行重建手术。有些单纯 PCL 损伤仅为 PCL 胫骨附着点的撕脱骨折,而非韧带本身断裂。通过常规 X 线检查即可明确诊断,并进行治疗。

(二)分级

PCL 损伤的分级多参考 Clancy 和 Sutherland 的理论[12],即屈膝 90°,髋部和足部位于检测台上,使患者放松,评估胫骨内侧平台前方相对股骨内侧髁的位置关系(图 7-23-7)。正常情况下,胫骨在股骨的前方约 1 cm 处。

1 级损伤的后抽屉试验显示胫骨向后移位 0~5 mm。胫骨虽向后方移位,但仍在股骨前方。2 级损伤时,胫骨向后移位 5~10 mm,胫骨平台前侧与股骨成一条线。3 级损伤时,胫骨移至股骨髁后,移位至少 10 mm。如果移位更严重,应检查是否存在其他韧带损伤,如 PLC。终点的存在与否很重要。移位严重但无其他韧带松弛的情况不常见。

评估 PCL 松弛的另一种方法是拍摄后应力 X 线片[13](图 7-23-8)。拍摄时,膝关节伸展,通过手动或机械装置(如 Telos 装置)施加应力。股骨的后移可以通过测量胫骨平台后侧和股骨后侧之间的差值来评估。

此评估方法需要保持膝关节位置不变,避免内、外旋转,同时能够施加恒定负载。另外,也可在膝关节屈曲时拍摄应力位 X 线片,客观评估松弛程度。手动施压的问题在于,作用于胫骨的力不易保持恒定,X 线下膝关节位置不能重现,且相当耗时。

膝关节后外侧旋转松弛程度的评估可采用"拨号"试验(胫骨外旋试验),患者取俯卧位,屈膝 30°和 90°时评估胫骨外旋情况。如果患侧和健侧差异大于 15°,提示后外侧

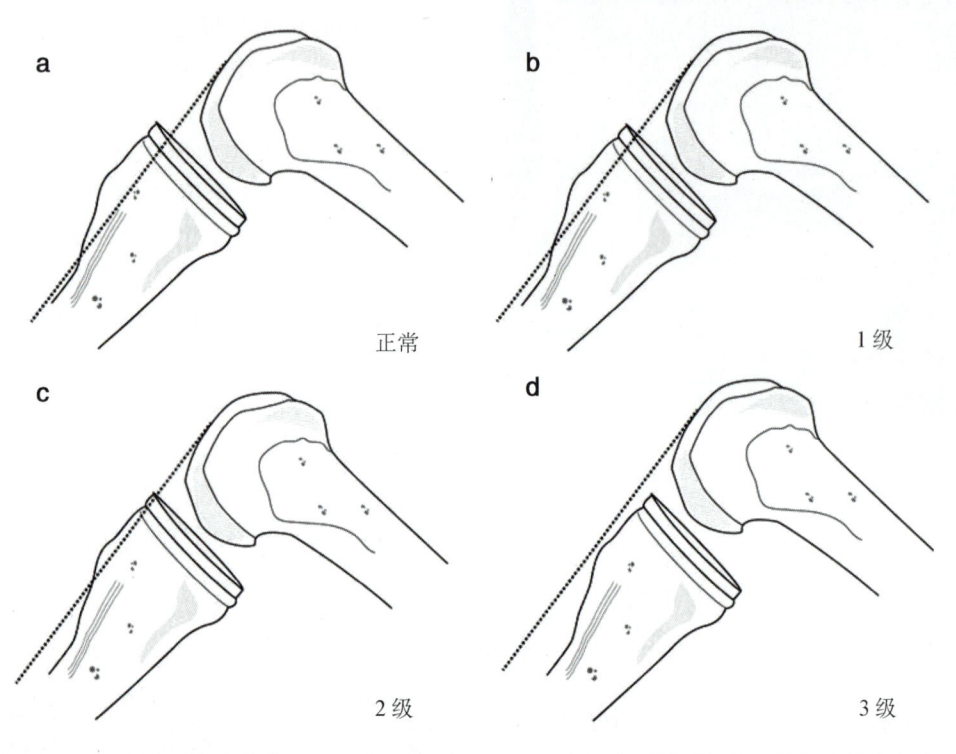

图 7-23-7 后交叉韧带损伤分级(根据胫骨内侧位移),后交叉韧带损伤时,胫骨向后松弛程度分级。胫骨内侧平台和股骨的正常位置关系。1 级损伤时,胫骨前缘发生位移,但仍位于股骨前方;2 级损伤时,胫骨前缘向后发生位移,与股骨平行;3 级损伤时胫骨前缘在股骨前缘的后方(极度后移的 3 级损伤被称为 3+损伤,且无终点)

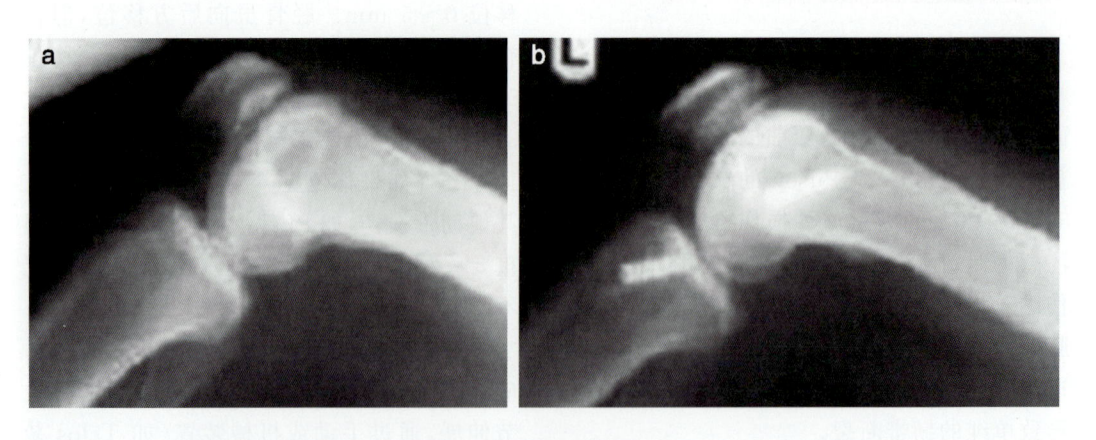

图 7-23-8 a. 正常膝关节屈曲 90°;b. 左膝关节非负重位屈曲 90°

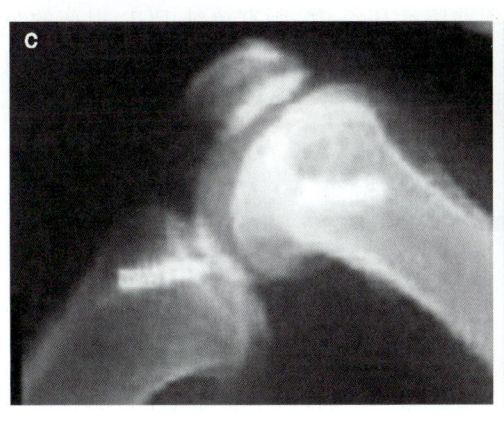

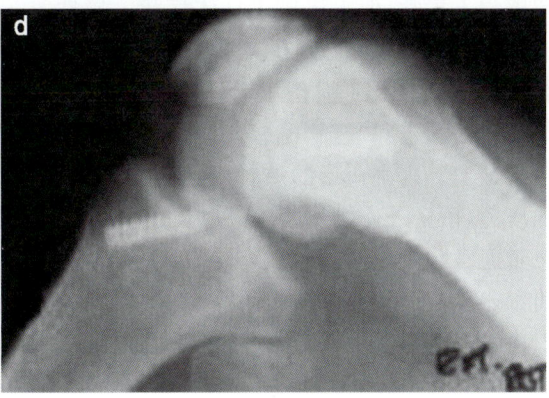

图 7-23-8（续） c. 向后的力作用于胫骨，导致向后松弛；d. 向后的力作用于胫骨，导致后外侧旋转，显示后交叉韧带和 PLC 损伤

松弛；屈膝 30°时外旋增加，提示为后外侧损伤。然而，目前使用此方法对损伤程度进行分级尚无可重复性。

第 5 节 诊 断

一、病史

（一）急性损伤

当诊断 PCL 损伤或合并其他韧带损伤时，受伤史相当重要。高能量损伤，如交通事故，可造成 PCL 和其他结构的严重损伤。而膝关节屈曲时，直接打击膝关节前部，可导致单纯 PCL 损伤。某些情况下，损伤可能并无明确病史，这一点应该引起重视。患者可能主诉全身疼痛，伴肿胀，腘窝及相关受伤部位瘀伤。更严重的损伤发生时，患者将无法行走，并有明显肿胀。侧方结构的伸展可能伴有腓总神经的损伤。

由于早期单纯急性损伤仅有轻微症状，故常被漏诊。部分患者在受伤的情况下，仍可继续活动，症状通常包括少量积液、疼痛和一些活动受限。患者可能主诉膝关节后部疼痛。数天后膝关节后部可能有瘀伤。早期检查可能不会发现 PCL 松弛，需 1 周后复查，所以应保持高度怀疑。MRI 常用于急性膝关节损伤的诊断和评估。

PCL 合并 PLC 损伤的患者，由于关节囊破裂，关节内肿胀较为罕见。膝关节外侧可能有大面积瘀伤，如果伴有外侧副韧带撕裂，屈膝 30°时会出现内翻松弛。另外需确认是否存在腓神经损伤（图 7-23-9）。

（二）慢性损伤

慢性单纯 PCL 损伤，特别是伴有其他韧带问题的患者，可能主诉髌后疼痛或全身性疼痛，尤其是参与体育运动的人群。膝关节前部疼痛较为明显，尤其是爬楼梯时，可能是由于胫骨相对股骨向后半脱位，从而增加了髌骨负荷。有些患者就诊时主诉膝关

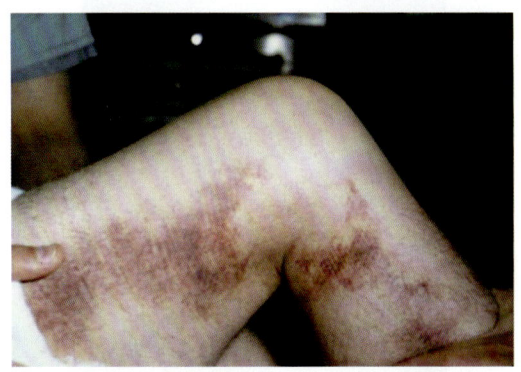

图 7-23-9 急性后交叉韧带合并后外侧角损伤，伴随大面积挫伤

节感觉不正常,但无法描述具体症状。慢性单纯 PCL 撕裂可能存在关节不稳定病史。合并 PCL 和 PLC 损伤患者可能主诉膝关节明显不稳定和"打软腿感",通过临床检查可以证实。内翻畸形的患者,在患侧腿上施加压力,由于外侧结构松弛,使得胫骨内翻。患者通常在走路时脚轻微外旋,膝关节微弯曲以避免这一问题。这很可能是在行软组织手术前,进行胫骨高位截骨的手术适应证之一(图 7-23-10)。

有趣的是,许多情况下,单纯 PCL 损伤患者可能在仅接受物理治疗等非手术治疗后的一段时间内,恢复到高水平运动状态。

由 Fowler 和 Messieh[14] 进行的一项短期前瞻性研究中,所有单纯 PCL 损伤的患者恢复了运动,而 Parolie 和 Bergfeld 的报道中,仅 68% 的患者恢复了运动[15]。

二、体格检查

(一)急性损伤

PCL 损伤急性期的临床表现较为多变。通常患者意识到自身受到严重损伤,膝关节肿胀和疼痛,但不能常规主诉真正的不稳定状态,也无 ACL 损伤的典型症状,如突然巨响或咔嗒声。患者通常不会出现关节血肿,但可能逐渐出现膝后疼痛和瘀伤。患者有时主诉膝关节脆弱或不稳定,并无典型的"打软腿"症状。早期检查通常不会显示后方松弛现象或后抽屉试验阳性,但评估后可能会明显。

(二)慢性损伤

体格检查时,最有意义的检查是屈膝 90°,足置于检查床上,进行膝关节后抽屉试验。胫骨相对于股骨向后移位时,使用前文所述方法评估松弛度程度。当检查者向后推动胫骨时,应确定向后移位是否存在固定终止点。在某些严重损伤的情况下,可能不存在松弛终止点。事实上 2~3 度和 3 度以上的损伤通常存在其他韧带损伤。应仔细检查 PLC,确保鉴定全部损伤。其他 PCL 损伤测试包括 Daniel[16] 提出的股四头肌主动收缩测试和反 Lachman 试验。测试前必须确保 ACL 完整,否则可能出现假阳性结果。

有趣的是,终止点可能在损伤短时间内不易识别,但后期可能更加明确。这是由于随着 PCL 的修复,终止点逐渐显现。

检查患者时,必须排除其他韧带损伤,尤其是 ACL 损伤。后外侧结构也应和后内侧结构一起检查。较严重的 PCL 损伤病例常合并 PLC 的损伤(图 7-23-11)。

2~3 级以上的严重 PCL 松弛患者,在膝关节完全伸展和屈曲 30°时,可观察到后

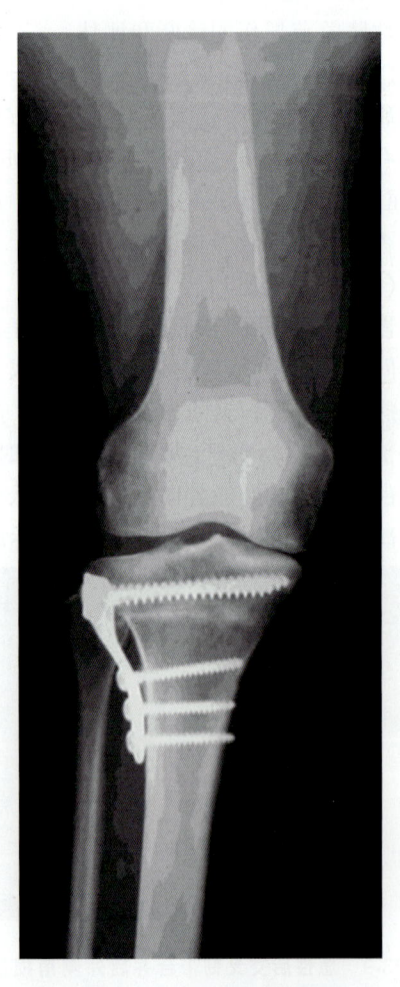

图 7-23-10　外翻胫骨高位截骨

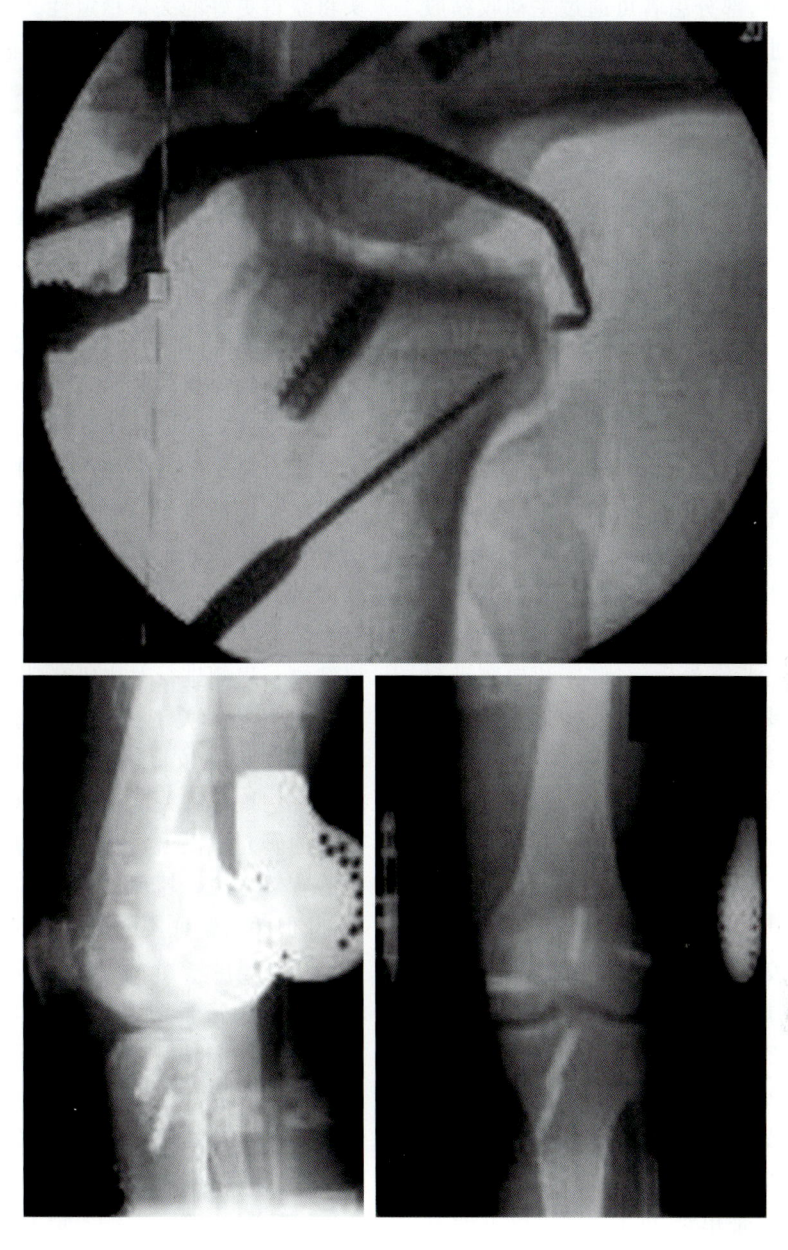

图 7-23-11 后交叉韧带缺陷的患者,因在关节镜下显示前交叉韧带松弛,而行前交叉韧带重建术,但后续还需进行后交叉韧带及后外侧角损伤的重建

外侧韧带松弛伴轻微内翻。取仰卧位时,后外侧抽屉测试呈阳性,同时胫骨外旋测试呈阳性。屈曲 30°时外旋增加,而 90°时外旋不增加,提示为单纯后外侧结构损伤。30°和 90°时测试均为阳性则提示存在合并损伤。

其他测试合并损伤的检查包括 Jakob 等[17]描述的反向轴移试验,即足部屈曲外旋,向膝关节施加外翻应力,并逐渐伸展膝关节,可以感觉到后半脱位的胫骨平台复位。测试时必须小心,尤其是在麻醉时,由于正常患者也可能产生阳性结果,所以应同时检查对侧正常膝关节。

有趣的是,部分患者可通过主动收缩股二头肌而使胫骨半脱位,放松时,胫骨回到中立位置。反屈试验指将一条腿从检查床上被动抬起,若 PCL 和 PLC 的损伤,可导致膝关节伸展过度并内翻[18]。应说明的是,这通常仅表现在严重损伤时。

步态分析显示由于膝关节内翻合并外侧结构损伤而产生的内翻推力。在这种情况下,仅行软组织手术是不可取的,需在行此术前进行截骨术,以纠正下肢力线。开放楔形高位胫骨截骨术保留了近端腓骨及其附着物,并能提高膝关节矢状面的平衡。有时,只进行截骨术就可缓解症状,且无须进一步治疗(图 7-23-10)。

应注意的是,虽然内侧韧带合并 PCL 损伤并不常见,但仍应仔细检查内侧韧带,并对患者进行步态分析(对健侧和患侧进行比较非常重要)。严重的内侧韧带合并后斜韧带及 PCL 损伤通常需要手术治疗。晚期持续性内侧韧带松弛很难治疗。

三、调查

(一)后交叉韧带损伤的影像学表现

1. X 线片　虽然 X 线片不用于评估急性实质性 PCL 损伤,但必须拍摄 X 线片以排除 PCL 胫骨附着点的撕脱骨折。髁间窝处可能存在线型骨碎片,提示"剥脱"损伤或关节囊于胫骨和股骨止点处的撕脱骨折,还提示损伤不仅是单纯 PCL 损伤,也可能发现内侧撕脱骨折伴随 PCL 撕裂,这就是内侧或反 Segond 骨折[19]。胫骨茎突弓形征或撕脱骨折对 PCL 撕裂也具有较高的阳性预测价值。

应该强调的是,膝关节韧带损伤相关的骨碎片非常重要,因此,相比于重建韧带,通过骨碎片的固定以稳定相关韧带是一种更简单有效的方法。例如,腓骨头及其附着物,包括外侧副韧带、豆腓韧带和二头肌肌腱的撕脱骨折,如果此骨撕脱,则固定腓骨头将获得更好的关节稳定性。这种情况下,详细评估腓总神经功能至关重要。

对于慢性 PCL 撕裂病例,有必要获得负重下正位、侧位和切线位的 X 线片评估退行性变化情况,特别是内侧和髌股间室。

慢性 PCL 缺陷的膝关节可拍摄应力位下 X 线片。患者取侧卧位,屈膝 90°,拍摄动态影像,演示腘绳肌收缩时,胫骨近端向后移位现象[20]。后位移的程度通过测量胫骨后侧髁和股骨后侧髁之间的距离来判断。应强调指出,进行压力测试很有必要,尤其是对于需要手术的患者,因为手术后的结果需与术前进行比较。压力测试也可用于评估后外侧旋转不稳定。先施加一个直接后压力,然后,在胫骨外旋时从后施加压力。应力影像学上的差异可能十分显著[13]。建议健侧与患侧进行对比研究(图 7-23-8)。

2. 超声　关于报道采用超声评估 PCL 和 PLC 损伤的文献较少。Suzuki 等在一项对 100 例正常膝关节和 5 例 PCL 断裂的膝关节的研究中提出,超声是诊断交叉韧带断裂的有效方法。超声仅能观察到 PCL 的下半部,但关节镜证实的 PCL 断裂的患者中,可观察到厚度增加、后方边界明显缺损和不均匀的低回声信号[21]。在 MRI 检查受限或禁忌时,可采用超声检查,但疑似 PCL 撕裂患者不应行常规超声检查。

应注意的是,超声的准确诊断还高度依赖于操作者的相关经验和专业知识。

3. MRI　图 7-23-12 是 PCL 损伤的核磁影像表现。MRI 是诊断 PCL 损伤最敏感的检测手段。它能诊断出 PCL 损伤的类型和严重程度,且其他相关的骨和韧带损伤也很易识别,已报道超过 70% 的 PCL 损伤患者合并骨和韧带损伤[22]。

正常的 PCL 在 T_1 和 T_2 加权像上都呈超低信号强度。最好选择矢状面进行评估,当膝关节中立位或者轻度屈曲时,其显示为弧形[23]。韧带在膝关节屈曲时收紧,过伸时松弛。因此,形状的变化不一定表明韧带

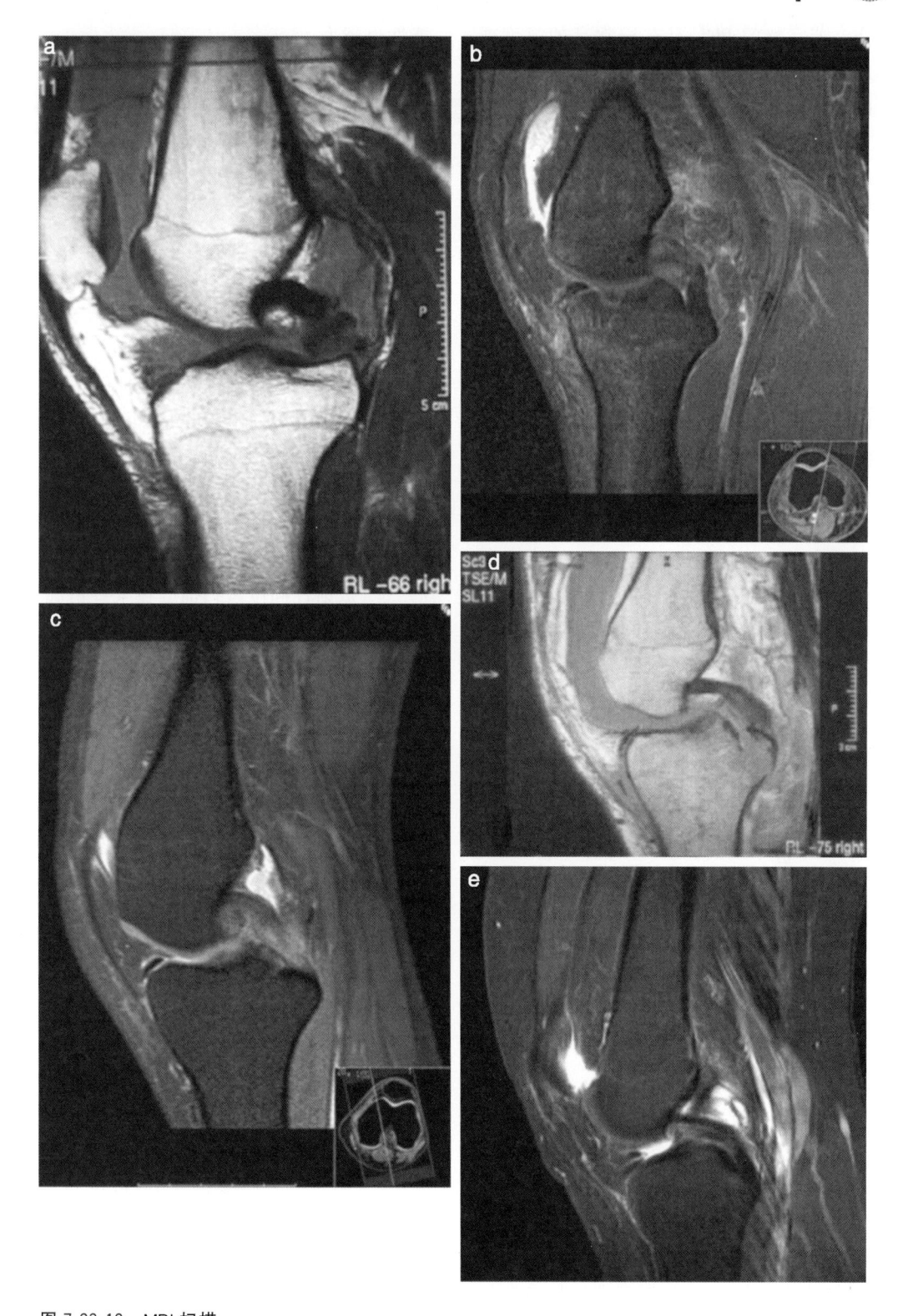

图 7-23-12　MRI 扫描

a. 后交叉韧带远端撕裂；b. 后交叉韧带近端撕裂；c. 后交叉韧带体部撕裂；d. 后交叉韧带胫骨撕脱骨折；e. 慢性后交叉韧带损伤

损伤。若完整的 PCL 具有异常高的弧度或屈曲,可看作是继发于 ACL 断裂的胫骨前移位的结果。Humphry 和 Wrisberg 板股韧带常见于 PCL 前方和后方。PCL 冠状位后方的影像上可观察到韧带垂直方向。中位和前位冠状图像能显示韧带的圆形截面。

PCL 形状和撕裂情况可通过 MRI 较好地显示,并由关节切开术或关节镜检查得到良好的证实[24]。

T_2 加权像上的所有高信号都是异常的。在 T_1 加权像上,由于"魔角"现象(一种 MRI 伪影),PCL 的向上倾斜部分可能显示高信号[25]。如果 T_1 加权像上显示高信号,则必须伴随 T_2 加权像的高信号,以避免假阳性诊断。其他潜在的假阳性诊断包括 PCL 囊肿,但在临床上不难诊断。

在间质撕裂中,由于信号弥漫性增强,整个韧带很难辨认。间质撕裂可能导致 PCL 分裂为 2 个单独的纤维束。PCL 完全撕裂的迹象包括:①PCL 完全不可见;②整个 PCL 在 T_2 加权像上弥漫性无定形高信号;③PCL 纤维可见,但显示全层纤维断裂。部分撕裂指的是 PCL 异常,不符合以上标准,但存在一些局部异常高信号,或完整和不连续纤维。PCL 的胫骨和股骨附着点的骨性撕脱也可在 MRI 上显示,但在薄层 CT 上显现得更明显。

通过 MRI 可对 PCL 损伤的严重程度进行分级。T_2 加权像上无 PCL 纤维断裂的水肿为 1 级损伤,局部 PCL 断裂伴纤维桥接为 2 级损伤,无桥接纤维为 3 级损伤,在撕裂的 PCL 两端之间无液体或脂肪插入的桥接纤维为 4 级损伤[26]。

已有研究报道 PCL 撕裂的自然过程。超过 3/4 的患者在 MRI 图像上显示恢复的连续性。然而,大多数已恢复连续性的韧带可观察到形态特征改变,如韧带伸长和局部韧带内部变化,并且大多数患者临床抽屉试验结果为阳性。此外,PCL 损伤程度越高,恢复连续性的可能性越小,残留不稳定的可能性也越大[27]。

由于通常能观察到撕裂的 PCL 自发愈合,因此,MRI 在检测慢性 PCL 损伤方面不如在急性情况下准确[28]。虽然可以观察到信号强度改变,但韧带松弛可能是慢性损伤的唯一表现,而 PCL 在 MRI 检查信号强度上可能是连续和正常的。因此,不能仅依靠 MRI 检测诊断慢性 PCL 撕裂。

PCL 移植物的 MR 成像可显示与 ACL 移植物相似的血管再生现象,这可能是由于术后 1 年内,韧带内信号增强的原因[29]。

目前,韧带检查的 MRI 磁场强度以 1.0 T 和 1.5 T 为主。随着 3.0 T 扫描仪的普遍应用,在这种高场强下,改进的噪声信号和空间分辨率可进一步提高 PCL 撕裂的准确性,并能更好地检测更微小的相关损伤[30]。

4. 放射性同位素扫描　在某些情况下,锝 99 骨扫描可用于慢性 PCL 损伤或 PCL 合并 PLC 损伤的患者,此外,此扫描装置可证实酸痛与早期退行性改变有关。骨扫描也可对未接受手术的患者进行随访,以确定是否发生关节软骨的退化,以及需要治疗的部位。需要强调的是,目前尚无证据表明,PCL 损伤的稳定性会长期影响关节退行性改变,以及改变由早期软骨退化引起的症状。

(二)后外侧角损伤的影像学表现

1. X 线片　尽管 MRI 是评价 PLC 损伤的最佳影像技术,但一些与 PLC 损伤相关的骨损伤可在 X 线片上加以确定。其中最重要的是弓形骨折,即腓骨头处 PCL 止点撕脱骨折,这是膝关节 PLC 不稳定的指标之一[31]。Segond 骨折是指由中 1/3 膝关节外侧关节囊在胫骨平台附着部位的撕脱骨折,通常与 ACL 撕裂有关,也可与 PLC 损伤有关。其他与 PLC 损伤相关的、罕见的骨损伤包括 Gerdy 结节撕脱骨折和胫骨平台前缘骨折。

外侧韧带复合体损伤可增加外侧关节间隙。下肢 X 线片可以评估慢性损伤中的膝关节内翻畸形情况(图 7-23-13)[32]。

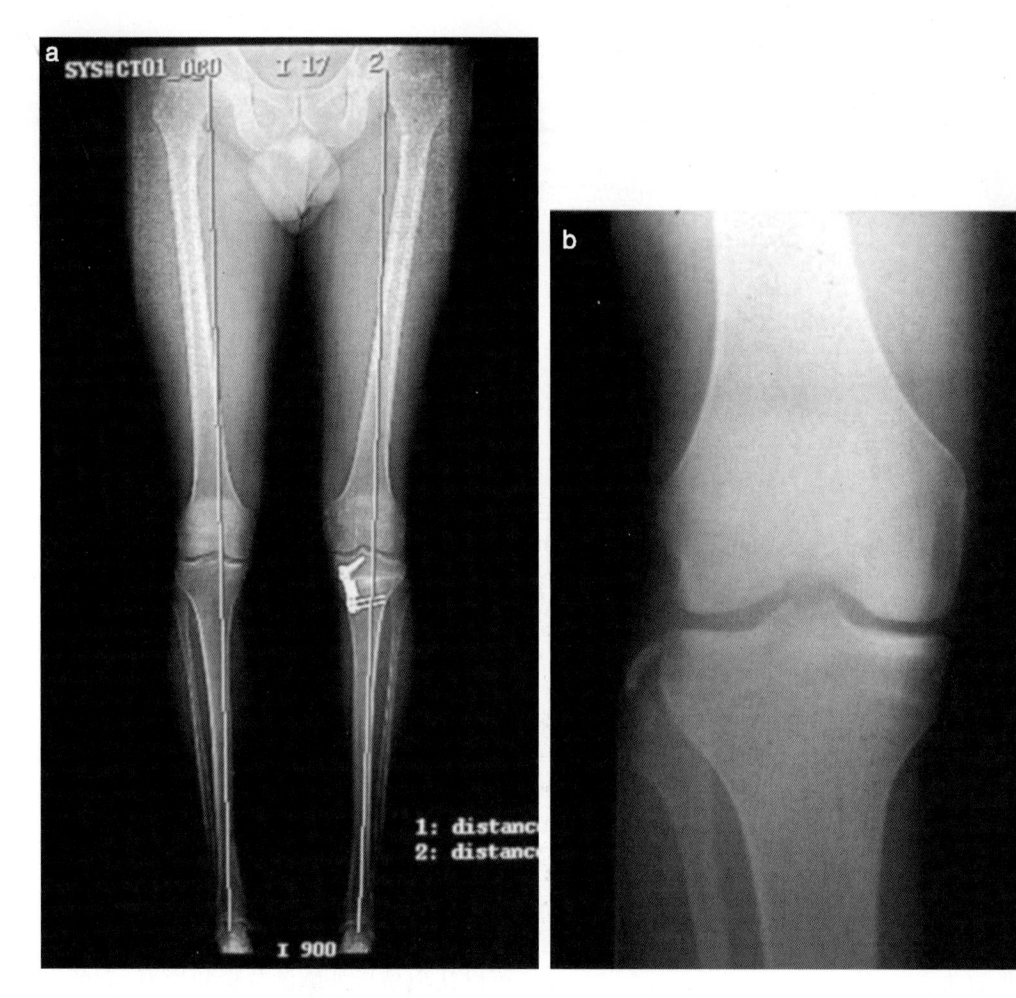

图 7-23-13 a. 双下肢全长 X 线片显示通过胫骨高位截骨纠正下肢内翻畸形；b. 撕脱骨折是外侧和后外侧角损伤的一部分

2. 超声 高分辨率超声可明确分辨大部分 PLC 结构。相比于 MRI，超声的优势在于可以动态检测膝关节，并与对侧肢体相对比[33]。但它不能诊断严重的合并损伤。

对于 MRI 上结果不明确，或存在 MRI 使用禁忌或不可用的情况下，超声检查可作为有效的辅助检查手段。

3. MRI 图 7-23-14 显示了急性外侧和后外侧角损伤的 MRI 冠状面。

膝关节 PLC 具有维持膝关节静态和动态稳定的作用，由复杂的骨、肌腱和韧带结构组成，包括外侧副韧带、股二头肌肌腱、腘肌腱、腘韧带、腘斜韧带、弓形韧带、豆腓韧带和腓肠肌外侧头。虽然 PLC 损伤比关节内侧间室损伤更少见，但其致残能力更强。PLC 损伤的漏诊是交叉韧带重建失败原因之一，可引起慢性膝关节不稳定。

除上述骨损伤外，合并股骨髁前内侧的骨挫伤时，也应考虑是否存在 PLC 损伤。膝关节的过伸和内翻会导致骨挫伤，这也与膝关节 PCL 损伤有关[34]。

至于韧带结构本身，外侧副韧带在标准成像平面上很易识别。后冠状层面成像最清晰，表现为 2 个相邻层面的低信号带，走行为从后向前。周围矢状面可显示腓骨头层面上外侧副韧带的解剖结构。常规检查

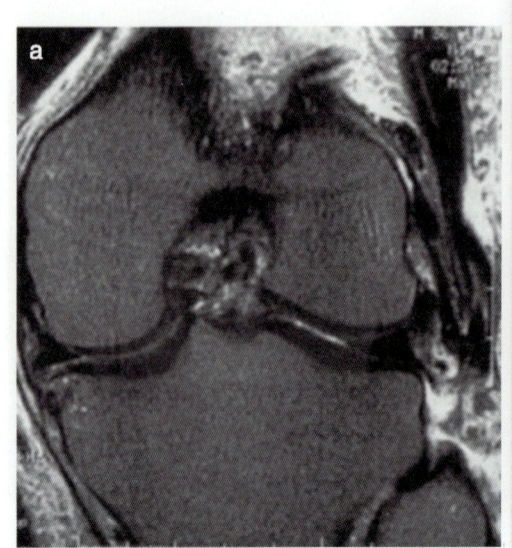

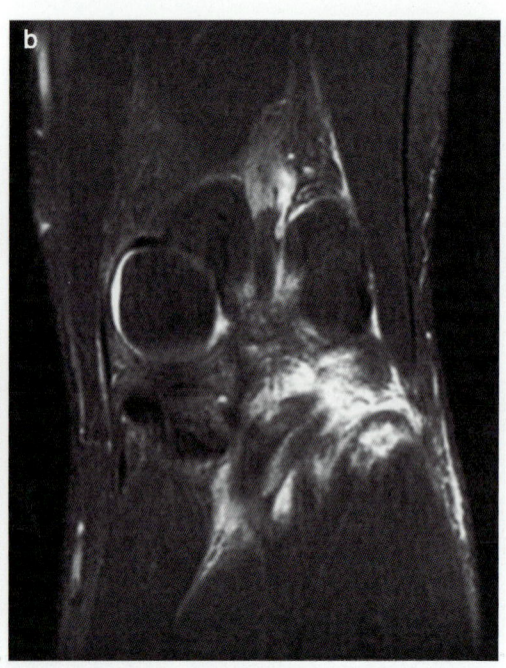

图 7-23-14　a、b. 急性外侧和后外侧角损伤的 MRI 冠状位影像表现

方案中外侧副韧带至少在一个矢状面上成像。水肿和出血在 T_2 加权像中可以显现为韧带增厚，信号增强。完全的外侧副韧带撕裂时，影像显示出波状或匍行状轮廓，韧带连续性丧失。

腘肌肌腱在标准成像上很易观察到。肌肉水肿和出血区域可在 T_2 加权像和质子密度像上观察到。更严重的损伤包括肌腱本身的部分或完全撕裂。虽然有文献报道过单纯腘肌肌腱断裂[35]，但通常会合并 PLC 其他结构和交叉韧带的损伤。

PLC 中不易辨认较小的韧带。一些研究者提倡使用非常规冠状斜位扫描平面，提高 PLC 的一些精细、倾斜走行的韧带显现率，包括腘腓韧带、弓形韧带和豆腓韧带。有报道指出，在冠状斜位扫描平面下，弓形韧带的显示率为 46%，豆腓韧带为 48%，腘腓韧带为 53%。相比之下，在标准的冠状扫描平面下，显示率仅分别为 10%、34% 和 8%[36]。标准的冠状扫描对弓状韧带复合体各组成部分（弓状韧带、豆腓韧带和腘腓带）的损伤很难准确区分，尤其是当存在明显水肿和血肿渗透时。然而，腓骨近端的骨髓水肿和 PLC 结构中不成比例的水肿，被证实与这些细微韧带损伤相关。弓形韧带可以认为是后外侧关节囊的增厚，它的一部分形成腘裂孔弓形顶，轴向平面上显示低信号[37]。在矢状或轴向面上，腘肌肌腱后方的水肿，提示弓状韧带内侧损伤。

部分研究指出，PLC 损伤与 MRI 上明显的关节积液缺乏相关，此现象可能是由于后外侧关节囊破坏引起[38]。

（三）分级

虽然没有确切的 MRI 标准来诊断后外侧不稳定或 3 度损伤，但 MRI 显示 PLC 复合体中有 2 个或更多结构撕裂，尤其是腘肌肌腱、腓侧副韧带或后外侧关节囊，这强有力地提示 PLC 损伤。尤其在评估交叉韧带撕裂时应注意这点，并应对后外侧旋转不稳定进行细致的临床评估。

尽管使用 3T MRI 的经验有限，但在更高的场强磁体下可改进信号噪声和空间分辨率,从而进一步提高诊断的准确性[30]。

综上所述,MRI 对识别 PLC 损伤有举足轻重的作用。准确诊断膝关节 PLC 损伤并评估其严重程度,对于选择将受益于外侧角重建术的患者,以及避免交叉韧带重建至关重要。

四、关节镜检查

(一)急性损伤

急性 PCL 损伤较少需要关节镜检测,大部分信息是从 MRI 中收集。

关节镜检查时,PCL 最初可能看起来是正常的,因为撕裂多发生在下 1/3,ACL 的后方,并被脂肪和滑膜组织遮挡。ACL 内侧的周围组织应使用剃刀清除,顺着 PCL 向下到止点。

有时,通过后内侧入口暴露 PCL 下 1/3,但仍难以确定是部分撕裂还是完全撕裂。疑似患者可应用 PCL 伸展支具制动 6 周,使其愈合。

(二)慢性损伤

需再次强调的是,慢性 PCL 损伤应根据临床表现而不是关节镜检查来诊断。PCL 能自行愈合,并且即使韧带松弛,也很难通过关节镜检查确认,特别是当屈膝时,胫骨相对于股骨向后半脱位,ACL 松弛,但愈合的 PCL 相对绷紧。在某些情况下,由于以上情况,需要重建 ACL(图 7-23-11)。

重要的是,将胫骨向前拉以减少松弛,此时 ACL 会收紧。如果再次行关节镜检查,可观察到 PCL 形态完整。但不能由于 PCL 在关节镜检查中显示形态完整和视觉正常,便而认为其功能也正常。事实上,单纯用关节镜评估慢性 PCL 是否撕裂比较有风险,并可能因为关节镜术者粗心而造成误诊。

慢性 PCL 撕裂在关节镜下还可显示出膝关节内的退行性改变。在膝关节外侧结构损伤的情况下,由于内翻压力的影响,股骨和胫骨之间的空间加大,尤其是在图 7-23-4 位置(图 7-23-15)。

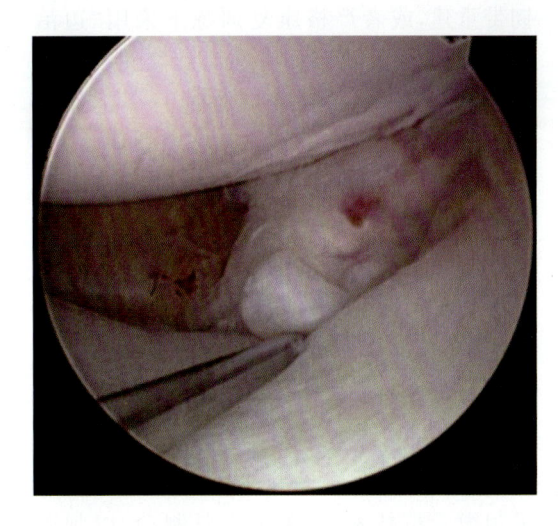

图 7-23-15　极度外侧方开口和腘肌损伤是后外侧角损伤的一部分

应仔细检查腘肌肌腱,它的缺失或松弛提示 PLC 的损伤。

使用类似的方式检查正常膝关节的内侧间室,通常难以观察到整个半月板后角。如果在外翻应力下,打开膝关节间室,若此时很容易观察到半月板,就意味着对膝关节的内侧结构严重损伤。

慢性病例行关节镜检查的另一个重要意义是评估 ACL,以确保体积正常,胫骨向前拉向股骨时收紧,且损伤不够严重,不需要进行 ACL 结合 PCL 的重建术。

最后,对于需翻修的患者,如果考虑行进一步手术,可在关节镜检查时取出胫骨和股骨内以前的螺钉。

第 6 节　手术治疗

一、急性损伤

对于急性 PCL 损伤的患者,笔者通常采用标准化的非手术康复计划处理部分损伤。如果 PCL 完全撕裂,则需考虑患者的个人情况和可用的辅助约束。患者可选择韧带重建,或者严格康复训练下采用"边治边看"的策略。许多作者在治疗急性单纯性PCL损伤时,会在胫骨后放置一个延长支具,为期6周,以预测损伤是否愈合。

如果是合并损伤或完全PCL损伤合并半月板及软骨的损伤,则考虑进行PCL重建。

急性PCL损伤包括PCL股骨附着处撕脱,常伴小碎骨片。这些可通过MRI加以辨别,并可通过开放或关节镜下缝合技术进行再附着治疗。

有一种学术观点也认为,交叉韧带损伤周围有可能产生愈合反应。在韧带附着处采用微骨折技术,并附加支具制动,以刺激PCL附着处的骨组织愈合,但这方面的研究数据有限[39]。

二、慢性损伤

对于慢性PCL,以及PCL合并PLC损伤的膝关节,依据下肢力线改变和退行性病变程度进行治疗。如果存在内翻畸形或内侧间室退行性病变,应考虑截骨术。如果存在任何继发性不稳定,可以选择同时或稍后进行处理。

在一系列患有单纯PCL损伤的患者中,普遍主诉膝关节疼痛,感觉"别扭"。如果这些患者只用支具治疗且反馈症状好转,则认为他们适合进行PCL重建术。

通过有限病例的经验表明,早期关节炎患者进行PCL重建术不能解决骨关节炎的症状[8]。

大多合并PCL和PLC慢性损伤的患者由于症状可能较明显,应考虑手术治疗。

第7节 手术技术

一、概述

治疗PCL损伤的手术方法包括骨再附着、局部修复、刺激愈合反应(如微骨折技术)、人造假体扩展应用、单隧道技术、双隧道技术及胫骨镶嵌技术,也可选择关节镜或开放手术。

关于PCL重建还存在许多争议,包括移植物的类型[40]、手术应该选用关节镜还是开放手术、韧带松弛阈值、固定物类型及术后康复。大多数外科医生认为,应重建PCL的解剖结构,以获得一个稳定且活动性好的膝关节,但术者会采用不同的手术方案。原因可能是,与相对标准化的ACL重建术相比,重建PCL尚无可重复的方法。

值得注意的是,PCL重建的松弛程度适应证仍存在巨大争议。然而,对于PCL 3级松弛,且伴有外侧旋转不稳定或合并其他韧带松弛或不稳定患者,进行手术治疗无异议。但对于单纯PCL损伤的患者仍有争议。部分PCL损伤而慢性疼痛的患者,在使用PCL支具后,感到症状好转,他们最好进行韧带重建手术,以减轻疼痛。然而,重要的是,酸痛是由机械性损伤引起,而非退行性病变。

从实际情况上看,大多数外科医生会以重建最强的外侧束为目标,但也有人认为同时重建后内侧束和前外侧束效果更好[41,42]。值得注意的是,尚无临床数据证实双束重建优于单束重建。

目前,对于胫骨隧道的位置看法相对一致,但对于股骨隧道的位置仍存在争议[43,44]。大多数外科医生认为,股骨隧道应位于膝关节弯曲90°时的股骨足迹前段,尤其注意不要破坏股骨内髁处关节面。关于应该实施单束修复还是双束修复的问题,Harner等[45]和Race等[46]已经证实,与单束技术相比,双束技术比在恢复后侧松弛度到正常状态上更有优势。

双隧道与单隧道技术十分相似。主要的区别在于移植物的准备,以及2个隧道穿过股骨内侧髁的情况。2条隧道走行于髁间区到内侧皮质间。选取的移植物类型取决于外科医生。

镶嵌技术背景下的"Killer 曲线",即尖锐角的理论,已被摒弃,以降低移植物损坏风险,并确保在胫骨侧固定良好。尚未证实镶嵌技术优于关节镜技术。这类手术的困难在于患者的体位与前后切口的选择上。

二、胫骨平台后侧面的后交叉韧带撕脱性骨折

胫骨平台后侧面的 PCL 撕脱性骨折相对少见,多见于年轻人(图 7-23-16)。损伤史与内部实质性撕裂相似,一般通过侧位 X 线片诊断。

胫骨后部骨折块明显移位,这与股骨相连的韧带失去自身张力有关。应注意的是,在高能损伤中,韧带被牵拉,导致骨折块被撕扯下来。即使骨块已经被复位并且精准地固定好,也有可能导致膝关节松弛。这一点应在术前向患者说明。

通常认为移位超过 5 mm 应手术治疗,有禁忌证除外。长期随访很有必要,检查应包括 CT 平扫和斜位 X 线片。

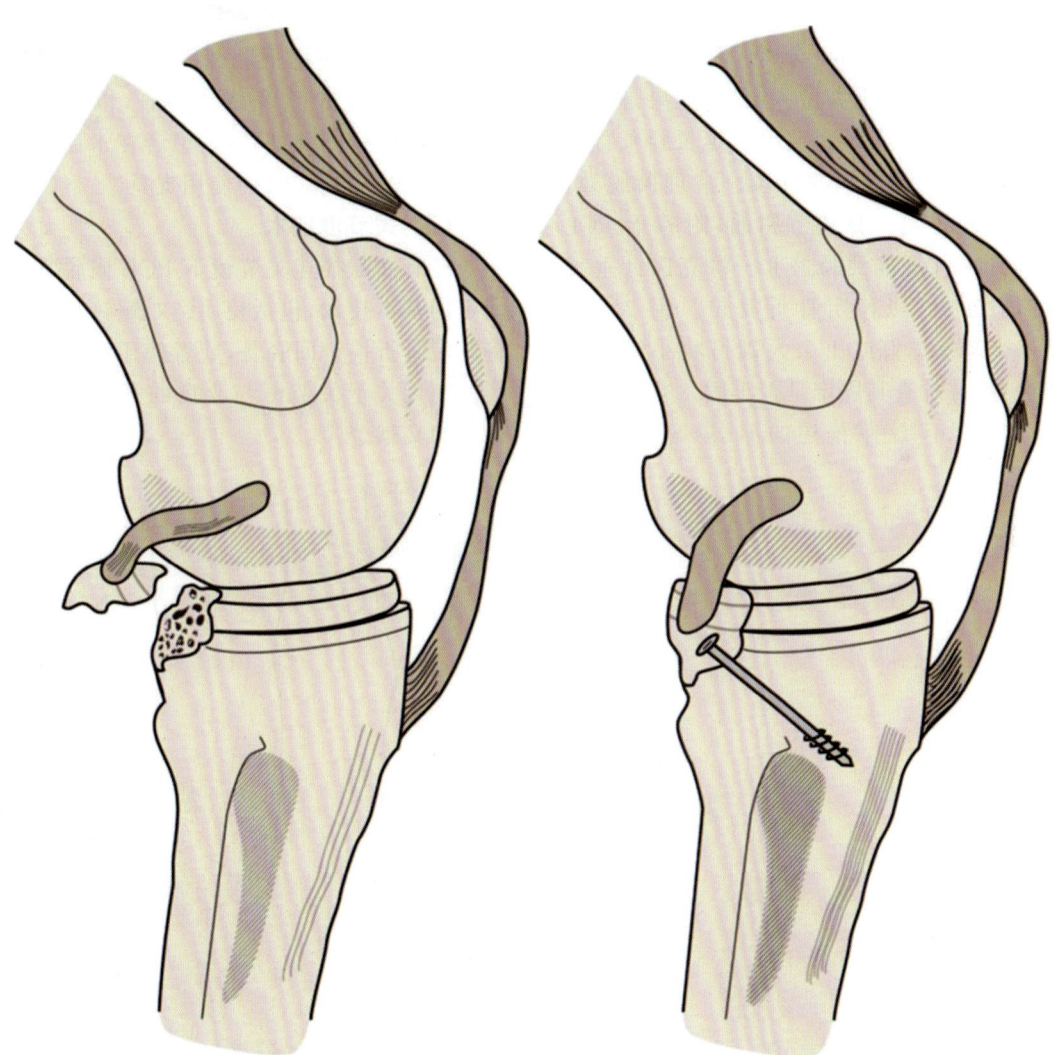

图 7-23-16 急性撕脱骨折可通过急性固定,以恢复正常的生物力学,并允许早期康复锻炼

(一)开放手术技术

患者取俯卧位,应用大腿止血带,下肢消毒,铺单,使术野显露至腘窝。Trickey手术入路[47]是一种典型的S形切口,以皮肤后褶为中心沿后侧关节线切开皮肤。同时分离近端和远端,然后通过深筋膜,注意不要损伤小腿后腓肠神经皮支和小隐静脉。

在膝关节背侧采用钝性分离确定并扩大半膜肌与腓肠肌内侧头的间距。在新鲜损伤中,可将粗针头通过关节囊进入关节,确认是否存在血性积液。内侧头沿着神经血管束横向收缩。有时,于附着股骨的腓肠肌在距附着点1cm处分离,找到膝关节背侧入口。如有必要,可分离并标记膝状体中动脉。在关节囊上方做一切口,如果是近期损伤,血液会从关节里流出。延长胫骨背侧切口,有助于确定撕脱部位。清理撕脱处,并清除碎骨屑。膝关节屈曲,附着于PCL的碎骨块可复位到胫骨上。将克氏针垂直穿过骨折处,以稳定骨折复位。用2个4mm半螺纹螺钉或1个大螺钉将小骨块钉入胫骨,并检查其固定是否牢固。

1990年,文献描述的Burks-Schaffer[48](图7-23-17)入路与Trickey入路十分相似,先在腘窝皮褶处从中线向腘窝内侧做一个小横切口。然后,切口通过腓肠肌头向远心端垂直延伸。切开深筋膜,保护皮神经背支和小隐静脉,暴露内侧腓肠肌边缘、半膜肌和半膜肌外侧缘。膝盖轻微屈曲时,横向牵开腓肠肌内侧头,使其暴露,向下钝性分离至关节囊平面。使用Langenbeck牵开器或针式拉钩横向牵开腓肠肌内侧头。如果肌肉上附着很多肌腱,可先分离出腓肠肌内侧头所连接的肌腱。这种手术入路可以将神经血管束保护在粗大的腓肠肌内侧头中。

术后患者应在确保牢固固定后休息48h,膝关节仅能使用下肢膝关节康复器轻轻活动。术后应进行X线片检查,以检查复位与螺钉位置。此外,嘱咐患者在术后6周左右,膝关节屈膝90°前使用支具。

(二)关节镜技术

已有文献描述关节镜下PCL撕脱骨折固定的基本技术,包括使用空心螺钉从前方将撕脱骨折块钉回胫骨,或者使用穿骨缝合线。尚无关于关节镜与改良的开放性手术比较的文献[49,50]。

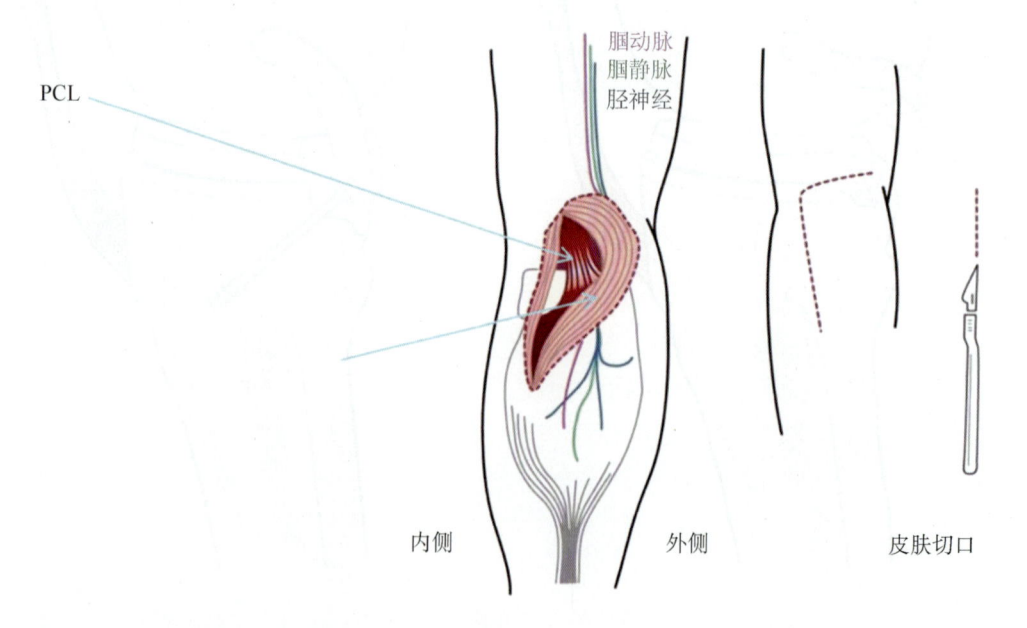

图 7-23-17　Burks-Schaffer 入路

三、后交叉韧带实质损伤和重建

(一)应用同种异体跟腱移植重建单束后交叉韧带

现介绍左膝关节 PCL 损伤的重建手术过程。

1. **患者体位** 患者仰卧于手术台上，脚底垫沙袋，保持屈膝 90°(图 7-23-18)。于大腿近端一侧放置挡板，以支撑大腿保持弯曲状态。准备好移植物后，常规应用止血带和液体泵。在手术过程中，重要的是检查小腿的肿胀情况，并确保体液不会外渗到小腿，引起筋膜室综合征。

影像增强器的手臂移至膝关节的顶部进行检查，确保可以观察到整个膝关节，术中增强器可以移至患者的头端，移出手术区。

2. **移植物的准备** 根据所用移植物的类型，使用常规方式获取腘绳肌，或准备 10~11 mm 长的跟腱移植物。适量的跟骨有助于将移植物更好地固定至胫骨隧道。选择宽度合适的移植物，将平整的跟腱同种异体移植物卷成圆筒，并用薇乔线缝合，同时确保薇乔线的端部足够长，以在手术过程中作为引导。穿过跟骨钻孔，并用显微线进行稳固缝合。

3. **手术准备** 关节镜经前外侧入口进入手术区，开口前通过前抽屉试验将膝关节松弛。外侧入口稍高于内侧入口，后者略高于关节面。于髌上囊内侧放置引流管。使用关节镜评估膝关节内部半月板的撕裂情况，关节软骨的损伤情况，并可评估 PCL 状态。应强调的是，屈膝 90°时，ACL 松弛，但这是因为 PCL 不起作用，胫骨回落到股骨上。剥离 ACL 内侧覆盖的滑膜后，再仔细清除 ACL 残端。内侧半月板后角可较好地指引关节镜及胫骨后方的电动工具定位。在股骨侧，可观察到 PCL 股骨附着处残余部分，以及 PCL 足迹。应标记 PCL 最上方和前方的区域，这是股骨隧道的位置。

4. **股骨隧道** 股骨隧道通常先钻孔，然后，用塑料塞堵孔，以维持膝关节内液体压力(图 7-23-19)。使用股骨导向器，屈膝 90°，将导向器的前端置于左膝 11 点方位，在关节软骨后方标记关节内孔眼，标记前需

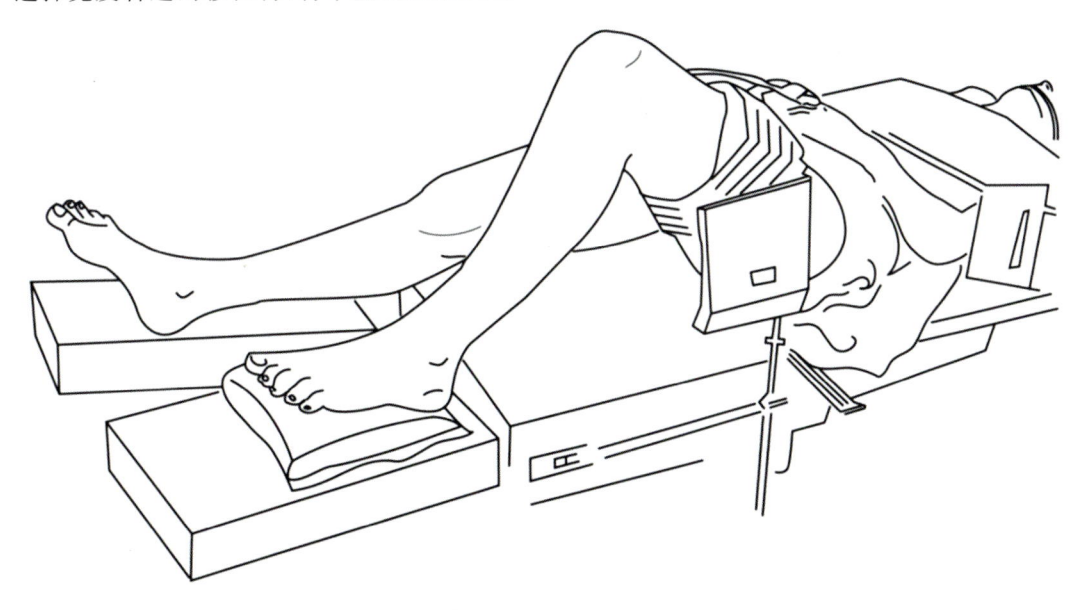

图 7-23-18 患者仰卧于手术台上，脚底垫沙袋，保持屈膝 90°

前部

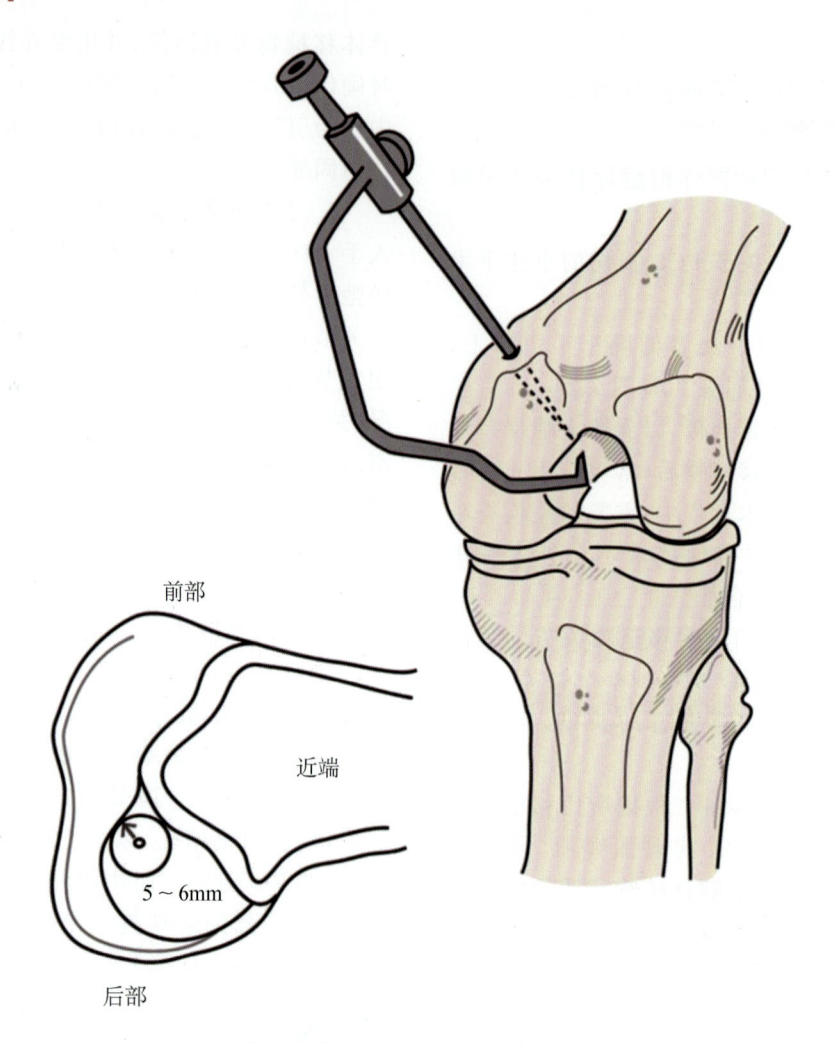

近端

5～6mm

后部

图 7-23-19 应用钻模钻股骨隧道至最佳位置

仔细确认此区域。在股骨内侧皮质处，导向器应位于关节面的近端至少 5 cm 处。这是为避免股骨内侧髁的骨块过薄，以免在钻孔过程中破碎或引起骨坏死[51]。导丝触到皮肤，做一切口，穿过皮肤，提起股内侧，显露股骨内侧髁。再次检查关节内导向器前端位置，将导丝穿过，随后增粗钻头，从约 7 mm 逐渐增加到适合移植物的直径。最初就钻大隧道可能导致内髁骨开裂。内侧皮质隧道的出口用聚乙烯插头堵住。

5. 胫骨隧道　应在手术前仔细评估胫骨近端侧位 X 线片。胫骨后皮质向后倾斜，形成胫骨平台（图 7-23-20a、b）。导丝在胫骨的入口不应过低，否则会使导丝过早穿过胫骨后部（C-D）。另外，导线起点过高将导致"Killer 曲线"过于尖锐（B-D）。

理想的导线起点应较低，以避免胫骨后部对移植物而言角度过于尖锐，而且导丝不应过早穿透后皮质（A-D）。胫骨的入口可在术中使用影像增强器进一步确定。

操作胫骨导丝的危险在于其可能在钻孔的过程中"打卷"，并被推过胫骨后皮质，无意中损坏神经血管束。有以下几点建议可以避免此问题：①使导丝仅到达胫骨隧道的一半，并通过侧位片检查；②使用图像增强器持续检查导丝和钻头的位置；③如有必要，可在关节面处做一小的后内侧切口，把一个手指放置到胫骨后面，防止钻过胫骨后侧皮质。

笔者通常采用的方法是将导丝穿至约胫骨宽度的 1/2，检查路径后，在原位用导丝钻至近端 1/3。然后，取出导丝，用图像增强器检查，完成胫骨钻孔。确认胫骨后皮质是否被穿透的一个小的实用常识是，一旦后部皮质被穿透，通常会有气泡从膝关节后方冒出，可以此确认皮质。在胫骨近端做一纵向切口，穿过导丝，胫骨钻孔的直径参照移植物大小，然后扩大 1 mm。需强调的是，胫骨近端后方的钻孔必须足够低，以降低"Killer 曲线"。在准备胫骨后方 PCL 止点的部位时，使用关节镜通过外侧入口到达内部。ACL 内侧软组织用电动工具清除，注意在确定胫骨后缘前切勿穿透关节囊后壁。

内侧半月板后角是一个非常有用的指引标志。锉刀通过内侧入口，可清除 PCL 残存物。如需进一步清除软组织，可用剃刀经过后内侧入路进行操作（图 7-23-20b），并将关节镜推至胫骨后边缘顶部，以获得良好手术视野。此操作完成后，使用综合剪检查钻孔。此外，应确认皮质是否渗透，一是直接观察该剪刀的尖端，二是通过 X 线检查。穿过后方皮质的隧道边缘应用适当的锉刀磨平滑。

移植物的穿过（图 7-23-20c、d）可能是该手术中最困难的部分。2 条薇乔线以锁边缝合方式连接至移植物，穿过肌腱牵引钳环。使肌腱进入胫骨隧道，使用关节镜辨认膝关节后方的肌腱牵引钳环。一对抓钳通过内侧入口进入，并抓住薇乔线的 2 个短头。移植物被拉入胫骨隧道，第二对抓钳抓住薇乔线的 2 个头，穿过股骨隧道。

6. 固定　小心牵拉膝关节后部移植物，进入髁间凹，然后，进入股骨隧道。将移植物与骨栓固定于胫骨隧道后内，使用干涉螺钉将移植物固定在胫骨侧，膝关节屈曲 90°，必要时，通过骨栓上的钻孔将缝线固定于骨栓上[52,53]。

双重固定是为保证移植物更牢固，因为固定不牢是移植失败的最常见原因之一。然后，将膝关节完全屈曲和伸展，以确保移植物无卡顿，且膝关节活动自如。将胫骨用力向前拉紧，以避免松弛，阻断股骨隧道，使用比隧道直径大 1～2 mm 的干涉螺钉固定。如有必要，缝线可绑在股骨柱上。

以常规方式闭合伤口。如果是行单纯 PCL 手术的患者，则使用夹板；如果是后外侧结构需二期手术治疗的患者，则在固定移植物之前进行 PCL 重建。

(二) 双束重建手术

1. 患者体位　该手术准备和体位与单束手术相似。取仰卧位，健侧无须消毒铺巾，除非需从健侧取移植物。

2. 移植物准备　使用多种移植材料制备移植物，如使用同种异体移植物，可在手术旁边的台上提前开始操作，以减少总手术时间。移植前，所有移植物需进行擦拭，并取样进行微生物检查。术中应用抗生素。关节镜术中，助手准备好用于重建的肌腱，用 5 号缝线缝合并小心拉紧。使用涂有庆大霉素的纱布覆盖同种异体或自体移植物。

为了重建 PCL 获取所需移植物的尺寸，笔者更倾向于使用同种异体移植物而非自体移植物。如果患者更倾向于使用自体移植材料，可以使用髌腱或自体腘绳肌。双束重建技术是使用半腱肌移植物组合，1 个用于后内侧束，1 个或 2 个用于前外侧束，或应用自体跟腱。

使用同种异体移植物进行 PCL 重建的优点包括减少止血带使用时间和手术时间，避免移植物获取部位的损伤，由于末端是软组织，更易通过隧道，移植物的尺寸和长度增加，易于分成两束。其缺点包括存在潜在疾病传播的可能性。

3. 手术准备（单束重建手术）　首先，在关节镜下采用前内侧和前外侧入口，以及标准的液压泵灌注。如有需要，止血带可充气。标记膝关节的解剖学标志，尤其是上髁、滑车和髌腱，以便在手术过程中容易进

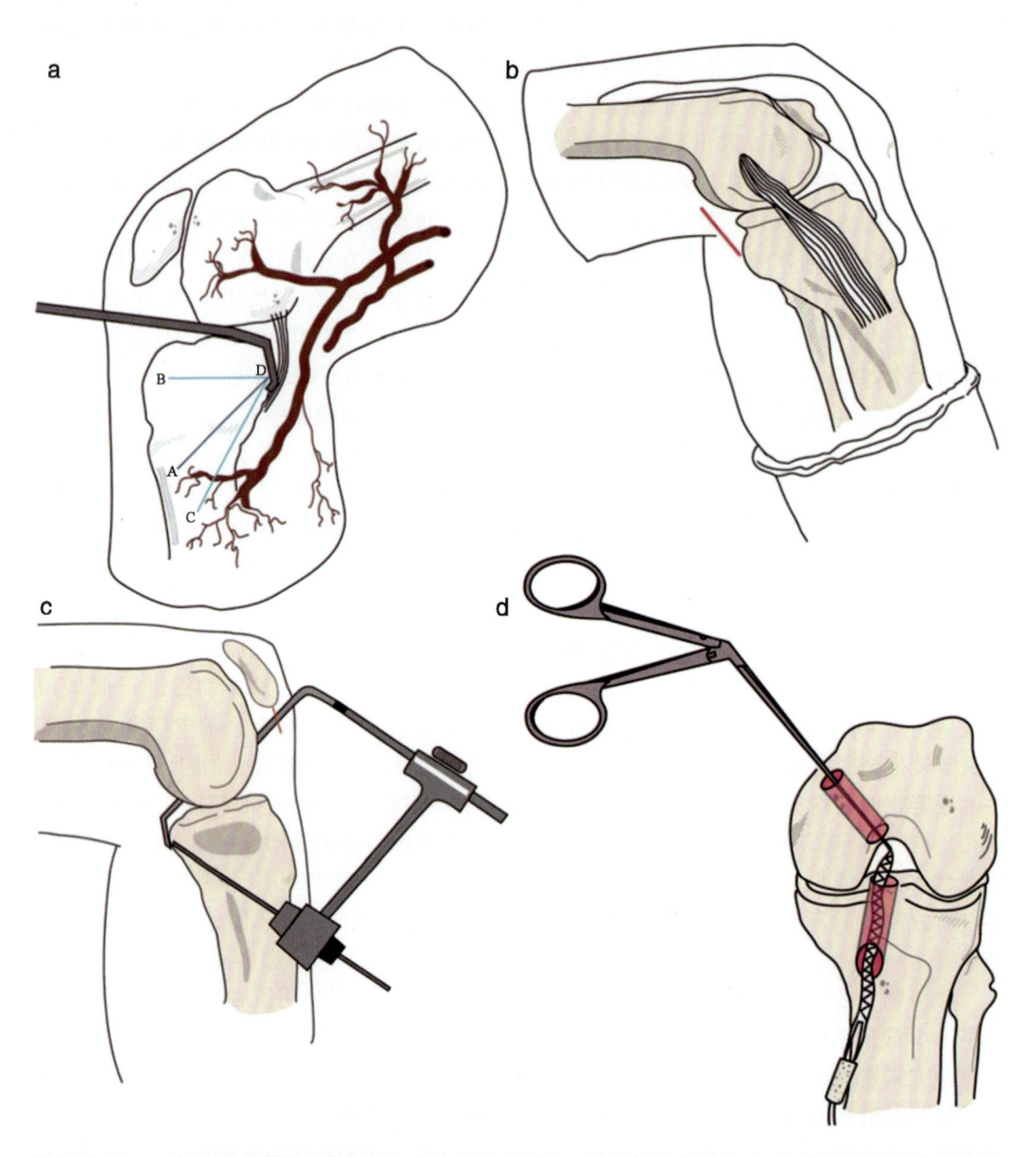

图 7-23-20 a. 如果胫骨隧道太低(C-D),存在潜在危险;b. 后内侧关节囊切口时,通过导丝可将手指置于胫骨后壁,以防止神经血管损伤的发生;c. 应用特殊设计的指引物,在关节镜下指导胫骨隧道的入路位置;d. 在固定前,移植物穿过胫骨隧道和股骨隧道

入膨胀的膝关节。PCL重建手术之前,应对髌股关节、沟槽、内外侧间室和ACL进行全面检查。尤其重要的是,不要错过任何可修复的半月板损伤和任何相关的不稳定现象,这些均可以通过侧面间隙试验或明显的内侧或后内侧间隙试验得到证实。PCL重建主要通过ACL上方的髁间窝进行。如果

ACL和PCL均受损,同时重建ACL和PCL比原位单独重建PCL在技术上更为容易。PCL在股骨的足迹必须清晰可见。这是需要清理干净的,但笔者保留了1mm组织,以便准确定位隧道。

通常,PCL的胫骨止点仅靠前内侧和前外侧入口并不能被暴露出,需辅以后内侧

和(或)后外侧入路。本身的 PCL 应保留小部分，用于连接移植物，以便于尽快愈合。一般而言，笔者不建议行髁间窝矫形术。

后内侧入口易于建立，通常术前在膝关节后内侧先标记切口。其通常在关节面后上方距后内约 1 cm。在标准膝关节镜检查中，通过前外侧入口观察到膝关节充分膨胀。此入路不仅视野宽敞且有利于刨刀等器械清除胫骨后侧的上半部分，以解决 PCL 移植物的"Killer 曲线"。

需使用透视检查确保导丝不会穿过膝关节后部，损伤神经血管结构，除非这些结构受到保护，并处于外科医生的直接控制下。采用后内侧和后外侧入路，可进一步观察导丝在胫骨后方的位置，并帮助术者确定导丝不会随胫骨隧道钻孔而向前移动，确保神经血管结构不会受到损害。

4. 股骨隧道 可采用特殊方案制备 PCL 重建手术的股骨隧道(图 7-23-21)。需做 2 条隧道，一个用于 PCL 的前外侧束，一个用于后内侧束。PCL 的股骨附着部较大，是一个良好的导向，以确保术者可观察到股骨内侧髁的关节面。前外侧束通常需要的隧道直径约为 8 mm，因此，从股骨关节软骨面后方 6 mm 处开始。后内侧束需要的隧道直径小，通常在 6 mm 左右，并且稍靠后。

笔者倾向于由外向内的手术技术，另一些学者则倾向于由内向外的技术，这样可以更好地控制 2 条隧道的角度，以保证它们分开。为了准备股骨隧道，首先在大腿前内侧，即股骨内上髁和滑车之间的股骨远端中间做一 2.5 cm 的切口。回缩股内侧肌，暴露股骨。然后，依据标准指南准备隧道，确定隧道偏离几毫米。前外侧束隧道距关节面中间 6 mm，后内侧隧道偏近端和后侧，会出现骨桥。与助手讨论并检查移植物材料后，确定隧道准确尺寸。

5. 胫骨隧道 对于缺乏经验的术者，此手术最困难部分在于钻胫骨隧道，这也是手术中最危险的步骤。通常待股骨隧道准备完成后，再进行这一步操作，以免大量体液损失和钻胫骨隧道后视野受到影响。使用 PCL 作为引导，可以通过后内侧入口直接观察或通过图像增强器或 X 线透视检查仔细观察，通常可观察到 PCL 足迹。导丝应穿过足迹，延伸到胫骨下 1 cm 处。应用特殊工具保护导线后面，仔细控制到达皮质

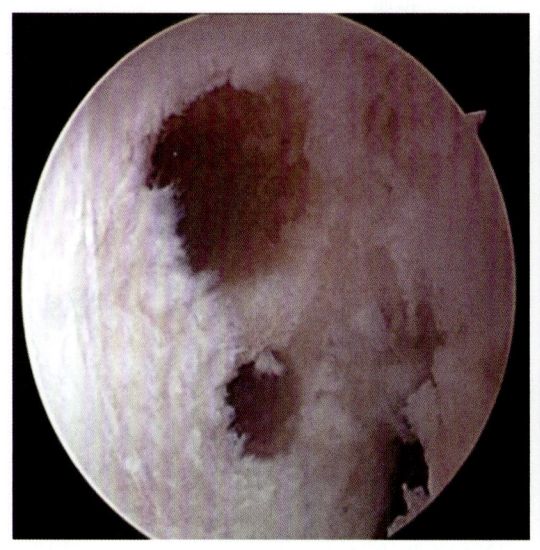

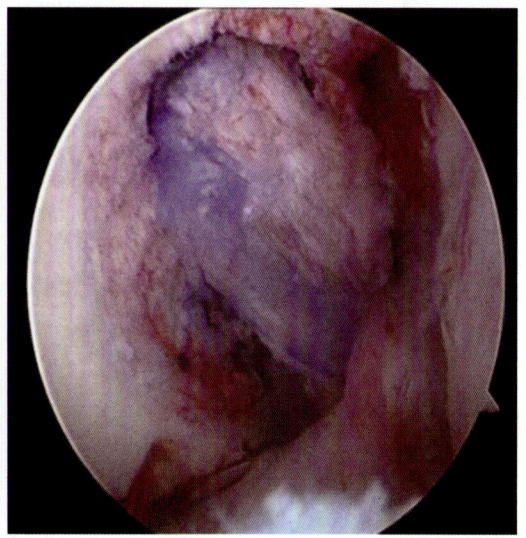

图 7-23-21 双束股骨隧道重建手术的关节镜下表现

但不穿透，然后，根据移植物大小选择钻头，将其钻透。胫骨隧道从前外侧或中间向中央钻孔，注意不要从内侧钻孔（取腘绳肌移植物时，易发生内侧钻孔），因为内侧钻孔将使"Killer 曲线"朝向股骨内侧髁。胫骨隧道的入口点通常在胫骨结节的水平面。应将胫骨导针平行于胫腓关节。应用空心铰刀施加控制，并推动导丝穿过胫骨后面，将刮匙或保护装置放在背面以防止它穿透皮质。穿透胫骨背面皮质时，必须非常轻柔，要用手钻控制力量。此区域周围的软组织可通过胫骨隧道孔或后内侧入口进行清创。隧道的边缘应倒角。所有的胫骨钻孔应在屈膝 90°时完成，以保护后侧结构。

6. 移植物通道　在试图将移植物穿过胫骨并进入股骨隧道之前，应使用锉刀去除边缘倒角，确保移植物可以顺利通过。当股骨隧道和胫骨隧道被打通后，相应的手术入口已打开时，术者通常绕回导丝，并绕至膝关节背面缝合，穿过髁间窝，到达膝关节前方。

笔者通常同时将移植物穿过胫骨隧道和股骨隧道。2 个移植物至少推进 25 mm，进入各自的股骨隧道。

7. 固定　常规做法是先固定胫骨侧移植物，这对于跟腱同种异体移植而言尤为重要，将骨骼远端突出，楔入胫骨隧道的外侧。然后，使用与隧道相同直径或稍大 1 mm 的生物可吸收压缩螺钉压缩固定，然后，拉紧股骨侧。将膝关节屈曲 30°，后内侧束用尽可能大的张力拉紧，并在胫骨上施加前向力。同样，膝关节屈曲 90°时，前外侧束固定，对胫骨施加前向力，并尽可能拉紧移植物。

如有需要，可将生物可吸收螺钉作用于胫骨和股骨隧道。患者应用支具保持膝关节处于伸展位。

（三）镶嵌技术

另一种 PCL 重建技术由 Berg 推广[54]，称为胫骨镶嵌技术（图 7-23-22）。此技术可以联合关节镜和开放手术实施。在关节镜下放置股骨隧道，正如在单束 PCL 重建手术中所阐述。为使移植物附着在胫骨上，在胫骨后部创建一个开放的骨槽，可减少对腘神经血管结构的损伤风险。

1. 患者体位　患者呈侧卧位，患侧位于上面。髋关节外展和外旋 45°，膝关节弯曲 90°，膝关节前部朝向术者。

2. 移植物准备　准备一 1 cm 宽，中 1/3 的骨-肌腱-骨自体移植物。在胫骨结节骨块钻孔和敲击，植入 6.5 mm 的松螺丝和垫圈。

3. 手术准备　采用标准关节镜前入口检查关节内结构，并根据需要进行半月板手术治疗。经前内侧入口，将股骨夹具放置于 PCL 股骨起点的前上侧，距股骨内侧髁关

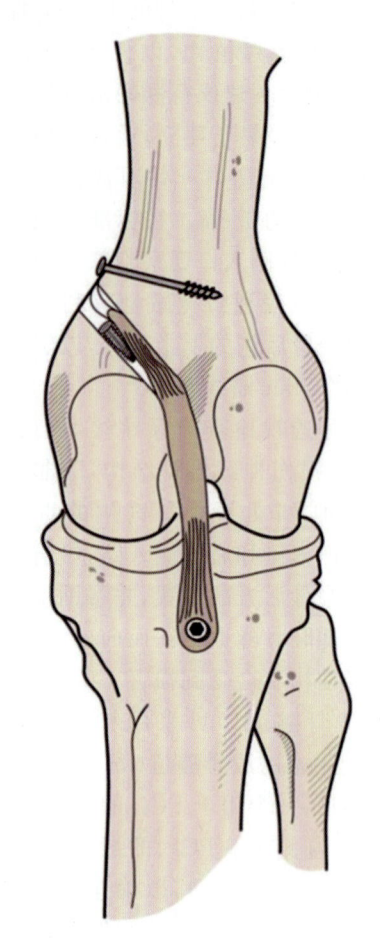

图 7-23-22　镶嵌技术的图解说明

节面边缘 4 mm 处。在股骨内侧髁近端，做一 5 cm 的切口。切断髌支持带，暴露骨膜下髁突。放置导针后，使用空心钻在股骨内侧髁钻一直径 1 cm 的骨间隧道。隧道的边缘使用锉刀倒角。导线环穿过股骨隧道，朝向后侧关节，并且通过髌腱移植物逆行进入股骨隧道。

伸展膝关节，手术台偏向俯卧位，大腿处堆叠手术巾，以便进入腘窝。沿半腱肌肌腱的边缘做一垂直切口，切口在腘窝褶皱处向外侧改变，并向远端延伸至小腿后部。暴露覆盖在腓肠肌的深筋膜并垂直切开。腓肠神经位于腓肠肌的 2 个头之间，并受到保护。识别腓肠肌内侧头和半膜肌肌腱之间的平面。膝关节稍屈曲，有助于腘血管的暴露并缓解紧张度。切断腓肠肌内侧头肌腱的止点处，并向外侧牵拉，保护胫神经第一运动支。在腘肌上缘的后关节囊暴露内侧膝关节动脉和静脉并结扎。经腘窝斜韧带及后囊做一垂直切口，在骨膜下暴露后交叉韧带的止点和后胫骨平台。肌腱物缝线用线环逆行牵引，进入股骨内侧髁隧道。使用 7 或 9 mm 直径空心螺钉用于在股骨隧道固定骨移植物。最理想的情况是，移植物的骨骼部分不应凹进隧道内，应位于隧道边缘交界，防止出现肌腱-隧道壁的磨损。在完全伸展状态下放置膝关节，避免出现反张现象，从而降低胫骨的半脱位。在轻微手动张力状态下放置髌腱移植物。用骨凿在胫骨后面做一个单皮质骨窗，大小与髌腱移植物的骨端相同。镶嵌髌腱移植物并使用 6.5 mm 的钛钉和垫圈将其固定在胫骨上。当移植物的肌腱部分过长时，胫骨插入部位可向远端推进。

文献中还介绍了一种新的双极性激光技术。

四、后外侧角的重建

后外侧不稳定是由于部分或全部膝关节 PLC 损伤。其诊断和治疗产生很大的争论。笔者提倡早期修复急性损伤和晚期重建慢性不稳定。重建时，通常需要 2 个移植物，一个通过胫骨和股骨，作为 PLC；另一个通过腓骨和股骨，作为外侧副韧带。

目前，由 Larson[55] 提出的以腓骨为基础，同时重建外侧副韧带和腘韧带的技术最为广泛。此外，Veltri 和 Warren[56,57] 应用双尾技术和 8 字重建结构介绍了类似的重建技术。这些以腓骨为基础的技术极具开创性，因为它们是最早的韧带特异性重建技术。与更精确的解剖重建相比，其对技术要求不高，并具有良好的临床效果，因此目前仍经常使用。近年来，PLC 手术的趋势为胫腓骨联合技术。这些技术按照其合适的止点解剖位置重建了 PLC 的 3 个主要功能组件，即外侧副韧带、腘肌和腘肌肌腱。尽管文献报道了大量的重建手术，但关于 PCL 重建的长期随访结果的文献较少。目前，大部分研究主要关注联合 PCL 重建与非解剖 PLC 技术。此外，由于相关损伤的发病率高、急慢性病例数量多、缺乏长期的结果评估等问题，难以对临床结果进行有效比较。

基本的 Larson 技术提倡在腓骨头和股骨外侧髁钻隧道，以恢复外侧副韧带和腘韧带的功能（图 7-23-23）。

笔者应用的技术

1. 手术准备　PLC 的手术通常在全身麻醉下进行。常用的解剖标记包括腓骨头、股骨外侧髁、滑车外侧面和 Gerdy 结节。典型的皮肤切口从腓骨头和 Gerdy 结节之间的中点开始，向上至股骨外侧髁及以上。止血带仅在术中必要时充气使用。

PLC 重建通常在 ACL、PCL 和多重韧带重建手术后进行，因此，有时可能会在止血带松弛的情况下进行。做一弧形切口，分离皮下组织，并通过透热疗法止血，暴露股二头肌肌腱和髂胫束。应注意识别腓骨颈和股二头肌后面的腓总神经。股二头肌通

识别股骨外上髁、胫骨近端和腓骨标志物。将导丝插入 Gerdy 结节,同时小心保护胫骨后部,沿着胫骨后外侧穿过腓骨头的近端。导丝出口位于距胫骨关节面远端 1～2 cm 的腘肌肌腱上。X 线透视通常可在此时作为 PCL 重建手术的指导。如果透视不可用,则可使用手触摸进行指导。

为暴露股骨远端,纵向切开髂胫束。在股骨外上髁后方钻孔作为腘肌止点。钻孔应小心,防止钻头伤及关节面。

必要时,也应行外侧副韧带重建。这需要从前向后倾斜穿过腓骨近端钻一隧道,并在股骨外侧髁前部钻一隧道。应注意避免在外侧副韧带和 PLC 重建时,股骨隧道的改变。

4. 固定 膝关节屈曲 30°并内旋时,拉紧 PLC,使用干扰螺钉将其固定于胫骨和股骨。可能需附加 U 型钉固定。笔者通常在插入股骨螺钉之前稳定 PLC,以确保 PCL 重建的张力。

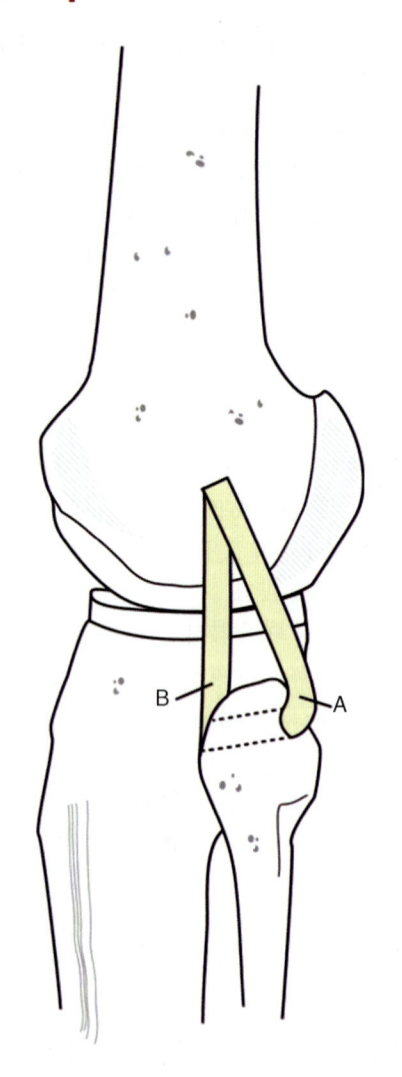

图 7-23-23 应用 Larson 技术重建外侧胫腓韧带的图解说明(A),伴或不伴有外侧副韧带的重建(B)

常是一个很好的向导,尽管部分作者指出腓总神经的位置可因膝关节多重韧带损伤而向前移动。最好沿腓总神经向下,往胫骨前外侧室进行探查,确保无韧带压迫,避免术后软组织肿胀。然后,用股二头肌保护神经。如果股二头肌和腓肠肌回缩至腘肌后面,可在后外侧关节囊处加以暴露。

2. 移植物准备 重建 PLC 时,笔者通常使用 2 个同种异体半腱肌移植。所使用隧道的直径取决于移植物的直径。

3. 隧道准备 PLC 重建手术的关键是

第 8 节 康 复

康复的关键在于保护胫骨不受腘绳肌收缩及重力产生的向后作用力的影响。因此,笔者倾向于应用支具对胫骨施加向前的力,使胫骨相对于股骨向前移位。前 2 个月进行非负重下运动,并全程使用支具。患者最初使用支具保持伸展状态,并在 2 周时开始理疗和进行被动屈曲伸直锻炼,但 3 个月内不应进行任何腘绳肌收缩活动。手术后应尽快开始髌骨活动。主动伸展锻炼通常开始于第 2 周,并同时进行屈曲 0°～30°的股四头肌功能锻炼。前 6 周允许的最大屈曲范围是 90°。3 个月内不进行力量训练。至少在 9 个月后才可重返体育场,通常为 12 个月。当患者能充分恢复活动范围、无肿胀、股四头肌肌力达到对侧的 90%、跟腱力量达到对侧的 80%,以及跳跃距离达到对侧的 80%时,才允许重新进行竞技体育运动。

PCL 重建后,骨隧道的愈合需要 6~12 周,此后需要移植物的稳固。康复的关键在于恢复关节的活动度和力量,同时避免过度的胫骨后平移负荷。

与 PCL 重建术后相比,ACL 重建术后康复计划无明显的特征。但较为明显的一点是,PCL 从屈曲 60°至最大屈曲度时,需受到较大的作用力,但 0°~60°几乎无须施加作用力。另一个显而易见的问题是,如果作用力远离膝关节,那么作用于 PCL 和胫骨的力更大。因此,等长锻炼在 PCL 康复中尤为重要。膝关节等距屈曲 30°、60°和 90°时,PCL 的作用力增加。因此,在 PCL 重建术后的前 3 个月,应避免跟腱等长收缩和膝关节屈曲。

在术后前 4 周内,应用支具保持膝关节处于伸直位,可拉紧膝关节的后关节囊,并限制膝关节屈肌的过度活动。另外,需注意的是,这一阶段应避免膝关节过伸,以免对移植物不利。

应在理疗监督下进行活动,尤其在术后 4 周内,在协助下屈曲应限于 60°(尽管允许更大的屈曲位)。练习时,为消除重力向后拉动胫骨的影响,可用手对胫骨后面加以支持,并指导患者学习这些技术。应尽一切努力来避免胫骨相对股骨后移,包括使用功能绷带、支具和徒手等。

4 周后屈曲 90°,但不应负重,仅允许借助拐杖着地,以避免膝关节的屈肌活动。

从第 2 周开始,进行股四头肌等长锻炼。此外,也可行髌股活动和电刺激。

第 2 和第 3 个月,要求患者在第一阶段完成被动和主动膝关节延伸运动,被动屈曲达到 60°,且无感染的迹象,股四头肌功能和神经肌肉支配良好。此阶段,患者能进行直腿抬高而无延迟。4 周后可解开支具,并允许 0°~90°的运动,然后,每周逐渐增加,旨在让患者 8 周后可完全负重。笔者期待患者在术后 9~12 周能达到完全被动屈曲。这段时间内,活动髌股关节以缓解屈曲非常重要。从第 4 周开始,小心地进行主动开放动力铰链伸膝运动,但膝关节屈曲不超过 60°。主动抵抗膝关节屈曲运动开始的时间不超过 3 个月。

康复的下一阶段开始于至少 12 周后,通常为术后 16 周左右。这一阶段的患者通常仍有 10°~15°的主动屈曲缺失,但有良好的股四头肌支配和正常的步态,且髌股关节无疼痛。任何髌股关节的疼痛都需要特殊的治疗,并会延迟最终康复的时间。

然后,开始进行标准的力量恢复方案,包括深蹲、骑自行车、交叉训练和水中运动等。术后 16 周进行渐进性踏车锻炼。术后 26 周开始进行奔跑活动及动态稳定锻炼。

根据笔者的经验,高达 60% 的 PCL 损伤可能合并 PLC 复合体的损伤,此时需行复杂的重建手术。尽量放慢恢复期,直至股四头肌取得良好的控制。运动方案必须个性化,这取决于患者对正确锻炼的掌握程度,以及是否能定期参加物理治疗。髌股关节伸直锻炼(但不是过伸)和避免主动屈曲活动非常关键。

第 9 节　重建后交叉韧带的并发症

PCL 重建手术与其他手术的术后并发症相似。PCL 一定程度松弛的复发是更常见的并发症之一[58],它是由许多因素造成,包括隧道位置不佳、未能充分收紧移植物、固定装置失效或移植物破裂,尤其是在关节镜手术中,移植物必须从膝关节后方绕过,以一个极小的角度(Killer 曲线)进入股骨隧道。移植物选择不当也可能是失败的原因。还有一些人认为,髂胫束和腘绳肌肌腱的强度不足,使其无法阻止韧带向后松弛。

合并其他相关韧带(包括 PCL)损伤被误诊,也是导致重建手术失败的原因之一,使得额外应力作用于移植物。

血管并发症是关节镜下 PCL 重建手术

中最严重的并发症。在钻胫骨隧道时,应该格外注意,确保导丝不穿透隧道,避免导丝穿过后关节囊而损伤动脉或静脉。在钻眼的过程中,使用影像增强器持续监测[59]。

神经系统问题可能与止血带使用时间过长有关,少数可能继发于导丝或钻头在腘窝处造成的直接胫神经损伤。另外,外侧或后外侧手术中也有腓总神经损伤的风险。

笔者还注意到,部分股骨内侧髁可能出现骨坏死[51]。这可能是由于软组织的过度剥离引起,也可能是由于钻孔本身的位置造成,导致关节软骨侧形成非常小的薄片。已有相关文献报道股骨内侧髁骨折,应注意的是,钻头的扭矩不足可导致钻孔处裂纹骨折。作者提出一种避免此问题的方法是,钻隧道时将从较小直径变为较大直径。

偶尔可出现关节僵硬,尤其是伴有屈曲活动度丧失,这可能是由于移植物位置不正确,或术后物理治疗不足引起。在这一方面,股骨隧道的位置比胫骨更为重要。

即使移植物的位置合适且物理治疗得当,但由于关节纤维化,也可能出现活动度增加失败的现象。术后 6~8 周,可在麻醉下实施手术矫正,但不常见。

移植物的固定也是移植失败的另一重要原因。将移植物固定牢固至关重要,因为移植物的作用力会比如 ACL 移植物等受到的作用力大得多。

应注意骨筋膜室综合征的发生,尤其是在闭合手术中,如单、双束关节镜手术时,关节液可能从膝关节向外泄漏至小腿。应仔细检查小腿的张力,避免此并发症的发生。

第 10 节 后交叉韧带和后外侧角研究进展综述

PCL 损伤的症状通常不如 ACL 损伤明显。在急性和慢性病变中,主要都是依靠临床诊断。对于急性损伤的情况,可使用 MRI 诊断,但当慢性 PCL 撕裂时,MRI 扫描无用。对于急性 PCL 撕裂,关节镜检查无太大作用,因为 MRI 扫描即可提供准确的诊断和治疗方案;但对于慢性 PCL 损伤,关节镜检查通常有助于诊断内侧间室、髌股关节及关节软骨损伤。

检查的关键在于判断是否有旋转松弛。如果后抽屉/后部松弛并未随内旋而减小,则很可能发生 PLC 损伤。同样,如果有 3 级或以上的损伤,这表明有合并损伤。胫骨外旋试验阳性、反张试验阳性、反旋转试验阳性均提示患者 PLC 损伤。

近 15 年来,由于病理学和关节镜技术的不断进步,PCL 和 PLC 手术取得显著改善。目前,手术已从开放手术向关节镜技术转变。合成的移植物正发挥更加重要的作用,并且干细胞技术或生物刺激技术作为一种辅助技术也被逐渐应用。

PCL 和 PLC 损伤的手术禁忌证包括尚未解决的神经血管损伤、开放性感染伤口、深部感染及晚期骨关节炎。在行 PCL 合并 PLC 损伤重建手术时,如果下肢力线不齐,应考虑同时进行截骨手术加以纠正。

目前,并无证据证实某一项技术优于其他技术。PCL 单束重建技术类似于 ACL 重建,隧道位于最稳妥的位置。但是,应克服胫骨后面的 Killer 角/Killer 曲线,且应认真考虑穿过单个隧道的移植物的数量。Killer 角可通过镶嵌技术克服。双束技术虽然克服了股骨附着处移植物体积过大的问题,但其自身仍存在问题。

单束 PCL 重建技术主要倾向于重建前外侧束。据研究报道,其取得的效果显著[60-62]。一些生物力学研究证实,双束技术可提供更正常的运动学指标[42]。胫骨镶嵌技术存在一些问题,包括操作时间、术中暴露困难及术中患者需更换体位。如果这些问题均能被克服,则该技术可能更加流行。Cooper 和 Stewart 报道了一系列应用单束和胫骨嵌体固定的患者,取得良好效果[63]。

需考虑以下关键因素:①仔细检查患者,排除合并损伤;②术中仔细操作,防止继发性神经血管损伤;③先准备股骨隧道,再准备胫骨隧道,防止关节液的影响;④保留2个部位的足迹,有助于移植物的愈合,且有助于术者更轻松地找到插入位点;⑤后侧入口有助于手术的顺利进行;⑥应随时准备使用透视检查;⑦胫骨隧道应平行于胫腓关节;⑧同种异体移植物更适合重建手术;⑨ACL重建手术后,康复过程比较缓慢,且需使用支具;⑩后交叉韧带重建的长期随访结果尚不明确。

行 PCL 重建需谨慎。一个主要问题是,在胫骨上建立隧道时可能造成神经血管损伤,骨筋膜室综合征也是潜在的风险之一。此外,还可能存在感染、深静脉血栓形成、关节纤维化及稳定性差的风险。PCL 重建手术后,令外科医生感到失望的是,移植物通常会逐渐松弛,这与 ACL 重建术后的经验不同。

参考文献

[1] Dejour H, Walch G, Peyrot J, et al. The natural history of rupture of the posterior cruciate ligament. Rev Chir Orthop, 1988, 74:35-43.

[2] Ahmed AM, Burke DL. In vitro measurement of static pressure distribution in synovial joints. Part Ⅰ: tibial surface of the knee. J Biomech Eng, 1983, 105:216-225.

[3] Covey DC. Injuries of the posterolateral corner of the knee. J Bone Joint Surg Am, 2001, 83:106.

[4] Skyhar M, Warren R, Ortiz G, et al. The effects of sectioning of the posterior cruciate ligament and posterolateral complex on the articular contact pressures within the knee. J Bone Joint Surg Am, 1993, 75:694-699.

[5] Gupte CM, Bull AMJ, Thomas RD, et al. A review of the functions and biomechanics of the meniscofemoral ligaments. Arthroscopy, 2003, 19:161-171.

[6] Sanchez 2nd AR, Sugalski MT, LaPrade RF. Anatomy and biomechanics of the lateral side of the knee. Sports Med Arthrosc, 2006, 14(1):2-11.

[7] Ullrich K, Krudwig W, Witzel U. Posterolateral aspect and stability of the knee joint: 1 anatomy and function of the popliteus muscle-tendon unit an anatomical and biomechanical study. Knee Surg Sports Traumatol Arthrosc, 2002, 10:86-90.

[8] Freeman RT, Duri ZA, Dowd GSE. Combined chronic posterior cruciate and posterolateral corner ligamentous injuries: a comparison of posterior cruciate ligament reconstruction with and without reconstruction of the posterolateral corner. Knee, 2002, 9:309-312.

[9] Strobel M, Weiler A, Schultz MS, et al. Fixed posterior subluxation in posterior cruciate ligament deficient knees: diagnosis and treatment of a new clinical sign. Am J Sports Med, 2002, 30:32-38.

[10] Dandy D, Pusey R. The long term results of unrepaired tears of the posterior cruciate ligament. J Bone Joint Surg Br, 1982, 64:92-94.

[11] Bergfeld JA. Diagnosis and non-operative treatment of acute posterior ligament injury. Inst Course Lecture AAOS, 1990:208.

[12] Clancy W, Sutherland TB. Combined posterior cruciate ligament injuries. Clin Sports Med, 1994, 13:629-647.

[13] Hewett TE, Noyes FR, Lee MD. Diagnosis of com-plete and partial posterior cruciate ligament ruptures. Stress radiography compared with KT-1000 arthrometer and posterior drawer testing. Am J Sports Med, 1997, 25:648-655.

[14] Fowler PJ, Messieh S. Isolated posterior cruciate injuries in athletes. Am J Sports Med, 1987, 15:553-557.

[15] Parolie JM, Bergfeld JA. Long term results of nonoperative treatment of isolated posterior cruciate injuries in the athletes. Am J Sports

Med,1986,14:35-38.

[16] Daniel DM,Stone ML,Barnett P,et al. Use of the quadriceps test to diagnose posterior cruciate ligament disruption and measure posterior laxity of the knee. J Bone Joint Surg Am, 1988,70:386-391.

[17] Jakob RP,Hassler H,Staubli HU. Observations on rotatory instability of the lateral compartment of the knee:experimental studies in the functional anatomy and the pathomechanism of the true and reverse pivot shift sign. Acta Ortho Scand Suppl,1981,191: 1-32.

[18] Hughston JC,Norwood LA. The posterolateral drawer test and external rotation-recurvatum test for posterolateral rotatory instability of the knee. Clin Orthop Relat Res, 1980,147:82-87.

[19] Escobedo EM,Mills WJ,Hunter JC. The "reverse segond" fracture:association with a tear of the posterior cruciate ligament and medial meniscus. Am J Roentgenol, 2002, 178: 979-983.

[20] Chassaing V,Deltour F,Touzard R,et al. Etude radiologique du L. C. P. à 90 de flexion. Rev Chir Orthop Reparatrice Appar, 1995,81:35-38.

[21] Cho KH,Lee DC,Chhem RK,et al. Normal and acutely torn posterior cruciate ligament of the knee at US evaluation:preliminary experience. Radiology,2001,219:375-380.

[22] Sonin A,Fitzgerald SW,Hoff FL,et al. MR imaging of the posterior cruciate ligament: normal, abnormal, and associated injury patterns. Radiographics,1995,15:551-561.

[23] Resnick D, Niwayama G. Internal derangement of joints. In:Diagnosis of bone and joint disorders, vol. 5. 2nd ed. Philadelphia: WB Saunders,1988.

[24] Grover JS,Bassett LW,Gross ML,et al. Posterior cruciate ligament:MR imaging. Radiology,1990,174:527-530.

[25] Uppal A,Disler DG,Short WB,et al. Internal derangements of the knee:rates of occurrence at MR imaging in patients referred by orthopedic surgeons compared with rates in patients referred by physicians who are not orthopaedic surgeons. Radiology, 1998, 207: 633-636.

[26] Shelbourne KD, Jennings RW, Vahey TN. Magnetic resonance imaging of posterior cruciate ligament injuries:assessment of healing. Am J Knee Surg,1999,12:209-213.

[27] Boks S,Vroegindeweij D,Koes B,et al. Follow-up of posttraumatic ligamentous and meniscal knee lesions detected at MR imaging: systematic review. Radiology, 2006, 238: 863-871.

[28] Covey DC,Sapega AA. Current concepts review. Injuries of the posterior cruciate ligament. J Bone Joint Surg Am, 1993, 75: 1376-1386.

[29] Sherman PM,Sandrs TG,Morrison WB,et al. MR imaging of the posterior cruciate ligament graft:initial experience in 15 patients with clinical correlation. Radiology, 2001, 221:191-198.

[30] Griffin N,Joubert DJ,Lomas DJ,et al. High resolution imaging of the knee on 3-Tesla MRI:a pictorial review. Clin Anat,2008,21: 374-382.

[31] Harish S,O'Donnell P,Connell D,et al. Imaging of the posterolateral corner of the knee. Clin Radiol,2006,61:457-466.

[32] Malone A, Dowd G, Saifuddin A. Injuries of the posterior cruciate ligament and posterolateral corner. Injury,2006,37:485-501.

[33] Barker R,Lee J,Healy J. Normal sonographic anatomy of the posterolateral corner of the knee. Am J Roentgenol,2009,192:73-79.

[34] Fischer SP,Fox JM,Del Piezzo W. Accuracy of diagnosis from magnetic imaging of the knee. A multicentered analysis of one thousand and fourteen patients. J Bone Joint Surg Am,1991,73:2-10.

[35] Westrich GH,Hannafin JA,Potter HG. Isolated rupture and repair of the popliteus tendon. Arthroscopy,1995,22:628.

[36] Yu JS, Salonen DC, Hodler J, et al. Posterolateral aspect of the knee: improved MRI with a coronal oblique technique. Radiology, 1996, 198:199-204.

[37] Vinson E, Major N, Helms C. The posterolateral corner of the knee. Am J Roentgenol, 2008,190:449-458.

[38] Ross G, Chapman AW, Newberg AR, et al. MRI for the evaluation of acute posterolateral complex injuries of the knee. Am J Sports Med, 1997,25:444-448.

[39] Rodkey WG, Arnoczky SP, Steadman JR. Healing of a surgically created partial detachment of the posterior cruciate ligament using marrow stimulation: an experimental study in dogs. J Knee Surg, 2006,19:14-18.

[40] Hoher J, Scheffler S, Weiler A. A graft choice and graft fixation in PCL reconstruction. Knee Surg Sports Traumatol Arthrosc, 2003, 11:297-306.

[41] Stahelin AC, Sudkamp NP, Weiler A. Anatomic double-bundle posterior cruciate ligament reconstruction using hamstring tendons. Arthroscopy, 2001,17:88-97.

[42] Race A, Amis AA. Loading of the two bundles of the posterior cruciate ligament: an analysis of bundle function in A-P drawer. J Biomech, 1996,29:873-879.

[43] Oakes DA, Markoff KL, McWilliams J, et al. The effect of femoral tunnel position on graft forces during inlay posterior cruciate ligament reconstruction. Am J Sports Med, 2003, 31: 667-672.

[44] Mannor DA, Shearn JT, Grood ES, et al. Two bundle posterior cruciate ligament reconstruction. An in vitro analysis of graft placement and tension. Am J Sports Med, 2000, 28: 833-845.

[45] Harner CD, Janaushek MA, Kanamori A, et al. Biomechanical analysis of a double bundle posterior cruciate ligament reconstruction. Am J Sports Med, 2000,28(2):144-151.

[46] Race A, Amis AA. PCL reconstruction. In vitro biomechanical comparion of isometric versus single and double bundle grafts. J Bone Joint Surg Br, 1998,80:173-179.

[47] Trickey EL. Ruptures of the posterior cruciate ligament of the knee. J Bone Joint Surgery Br, 1968,50:334-341.

[48] Burks RT, Schaffer JJ. A simplified approach to the tibial attachment of the posterior cruciate ligament. Clin Orthop, 1990, 254: 216-219.

[49] Littlejohn SG, Geissler WB. Arthroscopic repair of a posterior cruciate avulsion. Arthroscopy, 1995,11:235-238.

[50] Shino K, Nakata K, Mae T, et al. Arthroscopic fixation of tibial bony avulsion of the posterior cruciate ligament. Arthroscopy, 2003, 19:512.

[51] Athanasian E, Wickiewiez TL, Warren RF. Osteonecrosis of the femoral condyle after arthroscopic reconstruction of the posterior cruciate ligament. Report of two cases. J Bone Joint Surg Am, 1995,77:1418-1422.

[52] Wang C-J, Chen H-H, Chen H-S, et al. Effects of knee position, graft tension and mode of fixation in posterior cruciate ligament reconstruction. Arthroscopy, 2002, 8: 496-501.

[53] Harner CD, Fu FH, Irrgang JJ, et al. The effects of knee flexion angle and application of anterior tibial load at the time of graft fixation on the biomechanics of a PCL reconstructed knee. Am J Sports Med, 2000, 28: 460-465.

[54] Berg EE. Posterior cruciate ligament inlay tibial reconstruction. Arthroscopy, 1995, 11: 69-76.

[55] Larson RV. Isometry of the lateral collateral and popliteofibular ligaments and techniques for reconstruction using a free semitendinosus tendon graft. Oper Tech Sports Med, 2001,9: 84-90.

[56] Veltri DM, Warren RF. Isolated and combined posterior cruciate ligament injuries. J Am Acad Orthop Surg, 1993,1:67-75.

[57] Veltri DM, Warren RF. Operative treatment

of posterolateral instability of the knee. Clin Sports Med,1994,13:615-627.

[58] Fanelli GC. Complications in PCL surgery. AANA instructional course lecture,1999.

[59] Matava MJ,Sethi NS,Totty WG. Proximity of PCL insertion to the popliteal artery as a function of knee flexion angle: implications for PCL reconstruction. Arthroscopy,2000, 16:796-804.

[60] Fanelli GC,Gionotti BF,Edson CJ. Arthroscopically assisted combined posterior cruciate ligament/posterolateral complex reconstruction. Arthroscopy,1996,12:521-530.

[61] Khanduja V,Somayaji S,Harnett P,et al. Combined reconstruction of the chronic posterior cruciate ligament and posterolateral corner deficiency: a two to nine year follow-up. J Bone Joint Surg Br, 2006, 88: 1169-1172.

[62] Chen CH,Chen WJ,Shih CH. Arthroscopic reconstruction of the PCL: a comparison of quadriceps tendon autograft and quadruple hamstring tendon graft. Arthroscopy, 2002, 18:603-612.

[63] Cooper D,Stewart D. Posterior cruciate ligament reconstruction using single bundle patellar tendon graft with tibial inlay fixation:2-10 year follow up. Am J Sports Med,2004, 32:346-360.

第24章　膝关节后外侧韧带修复

第1节　概述 …………………… 382	第7节　手术技术 ……………… 391
第2节　分型 …………………… 383	一、患者准备 …………………… 391
第3节　解剖学和生物力学 ……… 383	二、手术入路 …………………… 391
一、髂胫束 ……………………… 383	三、韧带修复手术 ……………… 392
二、股二头肌 …………………… 384	四、1度损伤重建手术 ………… 392
三、腓侧副韧带 ………………… 384	五、2度损伤重建手术 ………… 394
四、腘肌复合体 ………………… 385	六、3度损伤重建手术 ………… 394
五、腓肠肌外侧肌腱 …………… 385	第8节　术后护理和康复 ……… 395
第4节　诊断 …………………… 387	一、单纯后外侧角损伤 ………… 396
一、损伤机制 …………………… 387	二、合并交叉韧带的后外侧角
二、临床检查 …………………… 387	损伤 ………………………… 396
三、影像学 ……………………… 388	第9节　并发症 ………………… 396
第5节　手术适应证 …………… 390	第10节　总结 ………………… 396
第6节　术前准备和手术计划 …… 391	参考文献 ……………………… 398

第 24 章
膝关节后外侧韧带修复

Pablo E. Gelber, Joan C. Monllau, João Espregueira-Mendes

摘要 通常,膝关节后外侧不稳定是一种与韧带撕裂和胫骨平台骨折相关的致残情况。由于经常被忽视,所以必须特别注意,以准确诊断此膝关节的误诊区域。未经治疗的后外侧角(posterolateral corner,PLC)损伤,可能导致慢性功能障碍。PLC损伤的漏诊可增加交叉韧带重建手术的失败率。大多数情况下,手术治疗的效果较好。尽管PLC重建有多种治疗选择,但近些年趋向于进行解剖重建。本章主要探讨膝关节PLC的复杂解剖学和生物力学、正确诊断及手术选择问题。

关键词 解剖学・生物力学・临床症状・诊断・腓骨侧副韧带・膝关节・膝关节韧带损伤・MRI・多重・腘腓韧带・后外侧修复与重建・康复・膝关节韧带旋转不稳定・手术适应证・手术技术

第 1 节 概 述

PLC损伤并不常见,但如果治疗不当,会因为持续性关节不稳定和关节软骨退变而导致慢性功能障碍。最近的解剖学和生物力学研究已经阐明了其在膝关节稳定性方面的重要性[33,39]。据报道,急性膝关节韧带损伤中,单纯PLC损伤仅占不到2%。更常见的是,PLC损伤与胫骨平台骨折(高达68%)、前交叉韧带撕裂,尤其是后交叉韧带撕裂(43%~80%)有关[7,8]。早期诊断后,可考虑初步修复PLC损伤,而非延期重建。经证实,未经治疗的PLC损伤会增加前、后交叉韧带重建手术的失败率[16,25]。如上所述,需高度重视PLC损伤的诊断和治疗,以取得最理想的治疗效果。

最近发表的一篇系统综述表明,对于在膝关节多重韧带损伤中的PLC损伤,相比于非手术治疗或延期手术,早期手术治疗能提高手术效果[31]。其他研究报告也指出,及时行PLC修复术可显著提高手术治疗效果[8,38]。通常,早期修复(3周以内)可明显改善效果[24]。然而,Stannard等[42]指出,对于急性损伤,行重建术比修复更能取得好的临床效果。由于多重韧带损伤在修复术中所占的比例较高,因此,难以对结果进行比较分析。此外,如果交叉韧带也发生撕裂,通常将在二期进行重建。实施即刻运动康复方针也会影响患者的临床疗效。在这种情况下,与刚开始对坚硬的结构进行韧带重建相比,最终愈合的时间可能变得更为重要。总之,目前已达成共识的是即刻手术干预,不管术中是否使用植入物,都比晚期重建更有利[36]。

本章概述了 PLC 损伤,主要针对膝关节损伤中认识和研究最少的区域。主要聚焦于其复杂的解剖结构,以及临床和手术治疗。

第 2 节 分 型

关于 PLC 损伤最关键的步骤是确定损伤时间。传统意义上,3 周之内的损伤定义为急性损伤,但对于 PLC 损伤可以放宽到 4~6 周。过了这段时期,通常认为是慢性损伤。对于膝关节多重韧带损伤中的 PLC 损伤,相比于非手术治疗或者延期手术,早期手术治疗能明显提高治疗效果[31]。

恰当的 PLC 损伤分级标准,必须包括评价内翻畸形和旋转稳定 2 个方面,应与健膝进行对比。最常用的分级标准是由 Hughston 等[17]提出。该分级标准可用于评价腓侧副韧带的损伤。1 级定义为在压力下,内翻移位 0~5 mm;2 级是指 6~10 mm。3 级指的是移位更大并合并交叉韧带损伤。尽管 Hughston 分型广为人知,在文献中也广泛应用,但其缺点是忽略旋转稳定的重要性。考虑到许多 PLC 损伤会合并明显的旋转不稳定和少量的内翻畸形,分级标准应该考虑到这 2 方面的特点。

根据作者的观点,Fanelli 和 Larsen[11]提出的分级标准比较符合此项要求。PLC 损伤具体分类如下。

- A 型:单纯的胫腓韧带和腘肌复合体旋转损伤。外旋增加,不伴有内翻畸形或仅轻微内翻(这种损伤因不存在无内翻不稳定,在 Hughston 分级中常被忽视)。
- B 型:旋转损伤合并膝关节屈曲 30°时,内翻应力下轻微内翻不稳定,并伴有固定终点。此型为 A 型+腓侧副韧带损伤。
- C 型:明显的旋转不稳定合并屈膝 0°和 30°时,内翻压力下不稳定,并没有固定终点。此型继发于胫腓韧带、腘肌复合体、腓侧副韧带、外侧关节囊和交叉韧带的完全断裂。

第 3 节 解剖学和生物力学

由于进化,膝关节后外侧的解剖结构变得复杂。在较低等的动物中,腓骨头与股骨相连,腘肌起自腓骨。在较高等的哺乳动物中,腓骨向远端迁移,腘肌腱附着于腓骨和股骨[9,33]。这些解剖已在一些文献中报道,但关于连接、发生率和位置关系还存在一定争议。为更好地理解 PLC 结构,并顺利开展修复和重建手术,有必要深入了解其解剖学和生物力学,这对损伤后检查、影像学、手术修复和重建均至关重要。股二头肌、髂胫束、腓肠肌外侧头、腘肌复合体为 PLC 复合体提供了动态稳定性,腓侧副韧带和胫腓韧带主要提供静态稳定性。

一、髂胫束

髂胫束是覆盖在大腿外侧阔筋膜张肌上的筋膜鞘,起自髂前上棘和髂嵴外部唇的前部。最初由 Gerdy[39]提出,髂胫束附着于膝关节外侧,有 4 个不同的止点,由 3 层组成。它最主要的结构是浅层,被 Kaplan[21]命名为髂胫束。它覆盖了膝关节外侧面的大部分,远端附着于 Gerdy 结节。浅层向前延伸到髌骨,称为髌旁支持带。深层也称为髂胫束,与远端股骨髁的外侧肌间隔膜相连,到外侧髁平均 5 cm[14]。在更深处和更后方,有吊索状的"capsulo-osseous layer",它附着于腓肠肌外侧头和股二头肌短头,并向远端延伸至 Gerdy 结节,是膝关节的前外侧韧带,被大多数外科医

二、股二头肌

股二头肌包括长、短两个头,具有屈曲和外旋下肢的作用。长头起源于坐骨结节,是肌腱起源的一部分,其分支主要包括朝腓骨头外侧面的直分支及向外侧覆盖腓骨头的前分支,附着于外侧胫骨平台,并且外侧腱膜延伸连接到腓侧副韧带的外侧面(图7-24-1)。腓侧副韧带和前分支之间有一个重要的黏液囊,称为腓侧副韧带二头肌囊。其可作为临床标志,穿过做一横向切口,距腓骨头近端1 cm,直接到达腓侧副韧带远端。股二头肌的短头起源于股骨粗线内侧,其较厚囊分支附着于后外侧关节囊及豆状体和腓肠肌外侧头复合体。关节囊分支远端是豆腓韧带。它只在完全伸展时绷紧,这就解释了为什么在部分研究中并不总能找到该韧带。股二头肌短头的直分支插入腓骨茎突尖的外侧。最后,前分支从内侧经腓侧副韧带嵌入胫骨Gerdy结节后方1 cm。对于合并前交叉韧带的损伤,前分支通常连带一小块骨折片撕脱下来,称为Segond骨折[26]。当接近股二头肌时,应当格外注意,腓神经位于其后侧深层。此神经通常是PLC复合体手术中的最显著标志结构。

三、腓侧副韧带

腓侧副韧带或外侧副韧带是一种约宽5 mm,长70 mm的带状结构。当膝关节处于4字型动作时,在外侧髁处很易触摸到腓侧副韧带。它的股骨起点在股骨外侧髁的近端(1.4 mm)和后侧(3.1 mm)[27]。韧带的方向从近前端至后方端,围绕长轴旋转并有轻微内旋[9]。远端,腓侧副韧带附着于腓骨头外侧,与股二头肌头附着处相融合。其附着处从前向后包含平均约38%(14 mm)的腓骨头宽度[27](图7-24-2)。屈膝30°内翻时,腓侧副韧带是主要的静态稳定器[33],在完全伸展时提供外旋阻力。

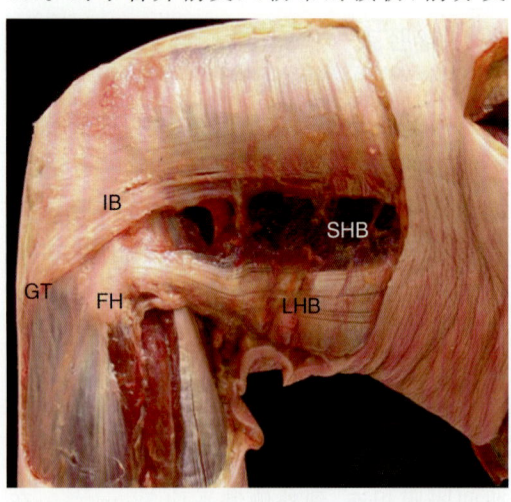

图7-24-1 一具尸体的左侧膝关节外侧观,能观察到髂胫束和股二头肌的位置关系。IB. 髂胫束;FH. 腓骨头;LHB. 股二头肌长头;SHB. 股二头肌短头;GT. Gerdy结节

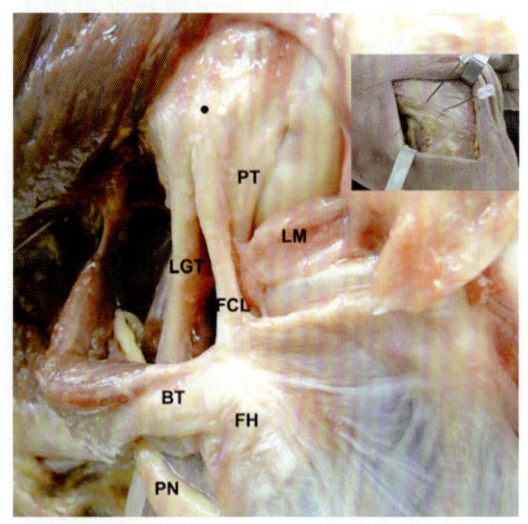

图7-24-2 一具尸体标本的右膝关节外侧观。腓侧副韧带附着点(黑点)在股骨外上髁(白点)的稍近端偏后的位置。插图为腘肌的附着点在腓侧副韧带止点的远端偏后约2 cm。FCL. 腓侧副韧带;PT. 腘肌肌腱;LM. 外侧半月板;FH. 腓骨头;LGT. 腓肠肌外侧肌腱;PN. 腓神经;BT. 股二头肌肌腱

四、腘肌复合体

腘肌肌腱单元和多个韧带连接形成腘肌复合体。当胫骨外旋时,保障了膝关节的动态和静态稳定性[39]。

腘肌起自于胫骨近端的后内侧面,在 PLC 移行为腘肌肌腱。腘肌肌腱平均 55 mm。它通过腘肌裂孔继续向近端移行,进入关节内,止于股骨外侧髁。止点最常位于股骨腘沟的前 1/5,在腓侧副韧带股骨止点的前下方 18.5 mm[27]。肌腱进入腘肌裂孔(也是所谓的外侧半月板裸露区),其通过前下和后上的腘半月板束,与外侧半月板相连[43](图 7-24-3a)。它们对于外侧半月板的动态稳定性极其重要,并能在膝关节受到内翻应力时,避免外侧半月板发生内侧截留[39]。

腘腓韧带起自腘肌肌腱交界处,位于腘肌半月板束的远端。向远端和外侧移行,附着于腓骨头的内侧缘(图 7-24-3b)。腘腓韧带包含一个前侧部分和一个结实的后侧部分,是在 PLC 损伤时最有代表性的重建位置。这个后侧部分止于腓骨茎突尖远端 1.6 mm 的后内侧斜坡,豆腓韧带的前面。腘腓韧带是抵抗内翻、外旋和胫骨向后移位的静态稳定装置。腘腓韧带是相对等距的,在整个运动范围内发挥作用[41]。相反,从胫骨的 PLC 到外侧股骨上髁的区域(腘肌旁路手术的区域),仅在膝关节完全伸直时拉紧。正常情况下,完整的腘肌肌腹可使腘肌肌腱紧张。这就解释为什么重建 PLC 复合体时,腘腓韧带的位置如此重要。腘腓韧带修复失败可表现为内部撕裂或称为弓形骨折的腓骨头撕脱。弓形骨折常合并交叉韧带损伤。

手术时,下外侧的膝状体动脉可作为一个重要标志,它在豆腓韧带(股二头肌短头的关节囊分支)和腘腓韧带之间移行。

五、腓肠肌外侧肌腱

腓肠肌外侧肌腱起自股骨远端外侧髁上棘。在外侧腓肠肌和比目鱼肌之间,通过向内向远端钝性剥离股二头肌长头,较易识别该肌腱。在腓骨茎突水平,与腘腓韧带交织,为后外侧提供了不同程度的稳定性。临床上,应当重点注意的是,邻近腓肠肌区域,劈开腓肠肌外侧头,难以实现与后面关节囊分离。

(一)生物力学

PLC 的主要功能是抵抗胫骨的内翻、外旋和后移,其多种特殊结构具有主要或次要约束作用。主要的约束结构是指不稳定时肯定受损的结构,次要约束结构是当主要约束结构损伤时,提供备用约束力。

通常,压力通过膝关节内侧间室传递,外侧结构则处于显著张力状态。由于股骨外侧髁凸面与胫骨外侧平台凸面关节连接,因此,外侧间室存在固有的内在不稳定,从而比内侧间室具有更大的活动度,但需依赖

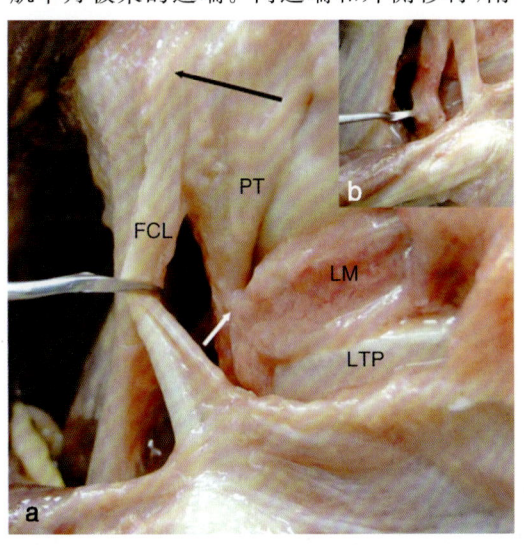

图 7-24-3 一具尸体标本的右膝关节外侧观
a. 腓侧副韧带向后方牵拉,腘肌肌腱止点位于腓侧副韧带股骨止点(黑色箭)前下方 18.5 mm 处,白色箭指的是前下腘半月板束。b. 腘腓韧带向外侧牵拉。PT. 腘肌肌腱;FCL. 腓侧副韧带;LTP. 胫骨外侧平台;LM. 外侧半月板

于后外侧软组织结构提供必要的稳定性。

1. 前移位　腓侧副韧带和腘肌复合体，类似于内侧半月板的后角，对于前交叉韧带缺陷的膝关节，能防止胫骨前移位。该作用在膝关节完全伸直位时更明显。临床上这个现象称为前抽屉试验阳性。此外，腓侧副韧带次要约束前外侧旋转[49]。在前交叉韧带缺损的膝关节中，腓侧副韧带能限制胫骨向前位移，以抵抗外翻和内侧胫骨旋转的联合旋转作用力，在临床中应用轴移试验进行评估。

2. 后移位　后交叉韧带在各个屈膝角度为防止胫骨后脱位提供了95%的抵抗力。当膝关节完全伸直时，单纯的后交叉韧带损伤导致胫骨向后位移加重。屈膝90°时，后移位程度最小，除非后交叉韧带也被切断。因此，在膝关节屈曲度较小时，后交叉韧带对阻止胫骨向后位移至关重要。对于后交叉韧带重建的膝关节，后交叉韧带（特别是腘肌肌腱）缺如，使得胫骨向后位移增加4.6~6.0 mm，从而显著增大对后交叉韧带移植物的压力[15]。

3. 内翻　膝关节在所有屈曲度时，腓侧副韧带对内翻应力起主要约束作用，且在屈曲30°时，该作用最大。后交叉韧带、腘肌肌腱和腘腓韧带都是内翻旋转的次要约束因素，仅在腓侧副韧带受累时，作用明显。这意味着，如果在临床检查中，膝关节出现内翻增加，首先应当怀疑腓侧副韧带的损伤。内翻加剧意味着腘肌复合体损伤或合并交叉韧带撕裂。PLC复合体对于外翻活动无约束作用。

4. 外旋　腓侧副韧带是膝关节屈曲度较小时（0°~30°）抵抗关节外旋的主要因素，而在膝关节屈曲度更大时（60°），起主要作用的是腘肌复合体。后外侧复合体损伤时，后交叉韧带提供了次要约束力，并在膝关节屈曲90°时作用最大。在后交叉韧带完整的膝关节中，PLC复合体损伤在膝关节屈曲30°时，最大程度地增加外旋。屈曲90°时，仅外旋增加程度相当于屈曲30°时的30%~40%。后交叉韧带额外损伤时，不管屈膝任何角度，外旋都会增加，且在屈曲90°时外旋程度最大。根据此项基本知识，可以理解临床上的胫骨外旋试验，此试验可用于判断PLC复合体损伤是单独损伤还是合并后交叉韧带损伤。在后期的病例中，如果未重建PLC，会导致外旋增加，使患者面临更高的再损伤风险。

5. 内旋　在前交叉韧带缺失的膝关节中，PLC仅在完全伸直时起次要约束作用，在临床检查中并无明显意义（表7-24-1）。

表7-24-1　后外侧角的生物力学

	主要约束结构	次要约束结构
前移	前交叉韧带	腓侧副韧带（和腘肌复合体）接近完全伸直
后移	后交叉韧带	腘肌复合体（和腓侧副韧带）接近完全伸直
内翻	腓侧副韧带，30°时最大	腘肌复合体和后交叉韧带
外旋	腓侧副韧带0°~30°，腘肌复合体60°	后交叉韧带；在90°时最大
内旋		在前交叉韧带缺如的膝关节接近完全伸直

6. 前、后交叉韧带移植物拉紧的作用相比PLC完好，PLC损伤时，拉紧前交叉韧带移植物，胫骨的外旋程度明显增加。因此，推荐首先确定有无PLC损伤，以减少外旋畸形的发生率。PLC损伤或者完整时，拉紧后交叉韧带移植物并无差异。这就是部分专家建议首先固定后交叉韧带，以恢复膝关节的中轴旋转活动的原因。

7. PLC损伤对交叉韧带重建的影响 PLC损伤时，前交叉韧带移植物的作用力从0°到30°逐渐增高[25]。由于内翻和内旋联合作用力，使得此力进一步增加。这有助于理解在进行前交叉韧带重建时，推荐同时修复或重建PLC的撕裂，以降低前交叉韧带重建失败的风险。PLC因内翻和后抽屉运动，以及外旋而损伤时，后交叉韧带重建移植物的压力显著增加[16]。类似于前交叉韧带移植，后交叉韧带损伤时，强烈建议处理所有的PLC损伤，以降低重建失败的风险。

第4节 诊 断

PLC损伤的准确诊断取决于准确的病史和完整的膝关节检查。

一、损伤机制

PLC损伤最常见的致伤原因包括运动相关损伤、交通事故和坠落伤。单纯的损伤通常发生于膝关节完全伸直时，从后外侧向前内侧的力作用于胫骨近端，迫使膝关节过伸和内翻。通常，合并交叉韧带（尤其是后交叉韧带）和内侧副韧带损伤是由很多不同的机制造成，包括膝关节过伸、内翻和外翻，膝关节完全脱位，以及后向力作用于屈曲和外旋的膝关节。非接触性过伸和外旋扭转损伤是PLC损伤的另一种损伤机制。当膝关节多重韧带损伤时，应考虑膝关节脱位，并进行详细的神经血管检查。

二、临床检查

对于PLC不稳定的诊断，需保持高度警惕。漏诊会导致慢性不稳定和交叉韧带移植手术的失败[37]。

对于急性单独PLC损伤，患者通常主诉膝关节后外侧疼痛、瘀斑和肿胀。已有研究报道显示，腓神经损伤率高达30%，该神经损伤在PLC损伤合并腓侧副韧带和股二头肌撕裂时更为常见。

临床上，急性疼痛和肿胀一旦消退，能更精确地评估不稳定性。PLC慢性损伤时，能更清楚地观察后外侧不稳定模式。应同时检查双侧膝关节韧带，进行对比，同时评估下肢力线和步态情况。可能同时出现站立位下肢内翻畸形和着地阶段的内翻步态。

内翻应力试验在膝关节屈曲0°到30°时进行。将一只手固定股骨远端，同时一个手指放在膝关节外侧间隙，另一只手对小腿施加温和内翻压力。量化位移程度，1级损伤的位移在0~5mm，2级损伤的位移在6~10mm，3级损伤的位移＞10mm。0°时内翻提示有严重的PLC损伤，合并交叉韧带撕裂。单纯PLC损伤在膝关节屈曲30°时的内翻位移程度最大，但低程度的PLC损伤时，可以观察到明显的旋转不稳定，没有或者只有轻微的内翻畸形。

目前，已有多种测试方法协助诊断PLC损伤（表7-24-2）。最常用的测试是胫骨外旋试验或称后外侧旋转试验，用于评估胫骨的外旋不稳定，通常在俯卧位下进行。该测试也可在仰卧位进行，但需另一位检查者协助稳定膝关节，减少半脱位的发生。此检查用于比较双膝屈曲30°和90°时的外旋程度。屈曲30°时，双膝外旋差异＞10°则为阳性（图7-24-4）；当膝关节屈曲90°的外旋程度比屈曲30°时减少50%以上时，则为单纯性后外侧损伤；当屈曲90°的外旋程度进一步增加时，则可能为PLC合并后交叉韧带损伤。PLC抽屉试验取仰卧位，髋关节屈曲45°，膝关节屈曲80°，胫骨外旋15°，施加向后作用力。当外侧胫骨平台相对于内侧向后向外旋转时，试验为阳性。后外侧结构损伤的膝关节会相对过伸、胫骨外旋和膝关节

表 7-24-2　后外侧角损伤的临床测试

	体位	临床意义
内翻试验	屈膝30°,屈膝90°	分级:1级(0~5 mm);2级(6~10 mm);3级(>10 mm)合并前、后交叉韧带
胫骨外旋试验	屈膝30°,屈膝90°	屈膝10°时阳性,屈膝30°时阴性,为单纯后外侧角损伤。屈膝30°时阳性,合并后交叉韧带损伤
后外侧角抽屉试验	胫骨外旋	外侧胫骨平台向外后方旋转
外旋反张试验	完全伸直	过伸、内翻、胫骨内旋
反向轴移试验	从屈膝90°到伸直位外翻/外旋	外侧胫骨平台在屈膝20°~30°时减少

注:临床试验主要用来评估 PLC 完整性和有无合并其他损伤

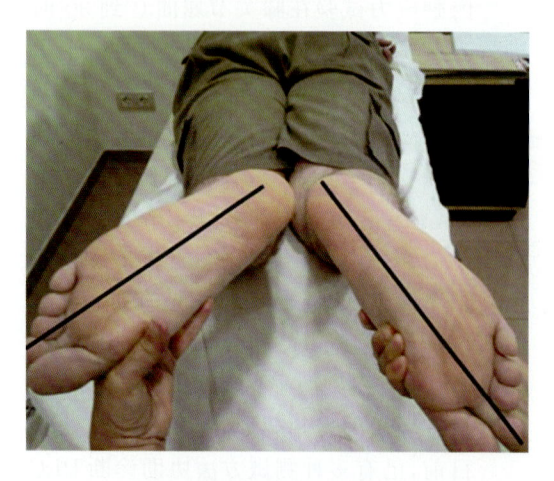

图 7-24-4　胫骨外旋试验显示了患(左)侧(56°)和健侧(36°)胫骨外旋角度的差值(20°)

内翻,这称为外旋反屈试验。反向轴移试验是由 Jakob 等于 1981 年首次提出[19]。足部外旋同时施加外翻应力,膝关节从屈曲 90°到伸直位。当髂胫束由屈肌变为伸肌时,外侧胫骨平台后脱位在 20°到 30°时突然降低,则认为该试验为阳性。该试验需要完整的髂胫束,它在高能量损伤时断裂。然而,在麻醉下检查正常膝关节,阳性率高达 30%。

三、影像学

标准的膝关节 X 线片、MRI 和体格检查都能准确诊断 PLC 损伤。

(一)X 线片

PLC 损伤患者的 X 线片通常正常,标准影像学中显示的异常如下。

1. Segond 骨折　尽管 Segond 骨折通常是前交叉韧带损伤的影像学特征,但也可见于单纯性 PLC 损伤[7]。它相当于股二头肌短头前束撕脱骨折,在 Gerdy 结节后方 1 cm 处(图 7-24-5)。

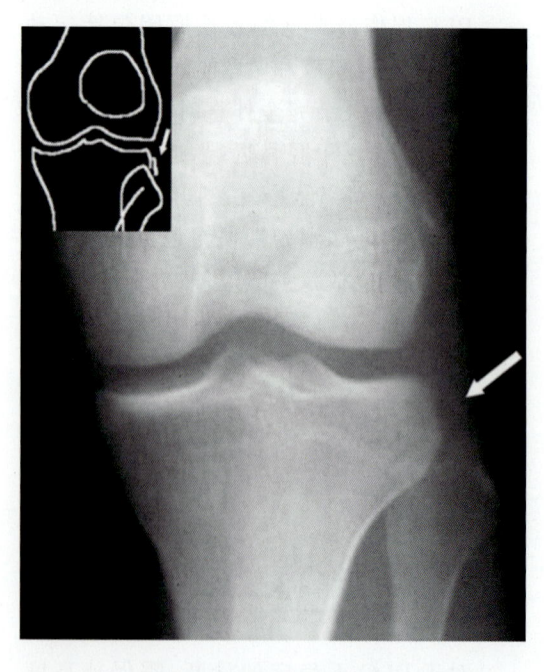

图 7-24-5　股二头肌短头前支撕脱骨折的前后位 X 线片和示意图(Segond 骨折,白色箭)

2. 弓形征　指腓骨茎突骨折,是 PLC 损伤的特异指标[30]。腘腓韧带和豆腓韧带撕裂可出现这一影像学征象,有时只能在侧位 X 线片上显示。骨块通常很小(1～8 mm),相比于 Segond 骨折,腓骨茎突通常显示横形骨折("撕脱")(图 7-24-6)。应注意不要将此现象与腓骨头骨折和腓侧副韧带撕脱骨折混淆,它们的骨块较大(1.5～2.5 cm),且更靠近近端。

3. 反向 Segond 骨折　此现象可见于后交叉韧带损伤或后交叉韧带合并 PLC 损伤。它与胫骨平台前内侧小骨折相对应,这很可能归因于膝关节弯曲或过伸时,打击前内侧致使内侧关节囊撕裂损伤[3]。

Gerdy 结节撕脱骨折在髂胫束损伤和胫骨平台骨折中并不常见。

内翻应力位 X 线片有助于诊断侧方损伤。尽管详细的体格检查可以评估内翻情况,但最准确的测量是量化内翻应力片中的侧方开口。如果 PLC 损伤发生于首次检查的 3 个月前,则需拍摄站立位的下肢全长 X 线片,以判断力线情况,因为有可能要实施截骨术纠正内翻畸形。

(二)MRI

MRI 是诊断 PLC 损伤的主要工具。当膝关节急性损伤并难以进行详细的检查时,MRI 最实用。腓侧副韧带和 PLC 动态稳定结构在普通的 MRI 上很易识别。然而,像腘腓韧带和豆腓韧带这样的小结构,需特殊技术,提高可视化效果。除高强度磁体(至少 1.5 T 的)外,还推荐薄切质子密度冠状斜面成像系列[26]。然而,这也仅使识别较小结构的能力提高了约 50%。MRI 的主要显示如下[4,46]。

1. 腓侧副韧带　常于冠状面显示。股骨附着点撕脱骨折、中部撕裂、腓骨头软组织或骨块撕脱时均可观察到。

2. 股二头肌　冠状面 T_2 加权像上,长头和短头呈低信号。常见的损伤类型为腓骨头的肌腱撕裂或骨撕脱。

3. 腘肌肌腱　轴位和冠状位最明显。虽然可能会发生股骨附着点撕脱骨折,但通常累及肌肉肌腱连接处。

4. 腘腓韧带　冠状位或矢状位可见一个小的低信号结构。在倾斜面成像可增加 8%～53%识别率[47]。

5. 豆腓韧带　冠状面影像上,偶尔出现于腓侧副韧带后侧。

6. 骨髓水肿　通常见于股骨髁前内侧。认为是过度内翻造成的损伤。在 PLC 损伤中,通常可观察到腓骨头水肿。

在不久的将来,3.0 T MR 在临床上会更普遍。它能显著提高小的软组织的识别能力。因此,也将改善对 PLC 损伤的评估能力。

(三)超声检查

最近,超声检查成为快速实时检测 PLC 损伤的实用手段[2],但这需要超声医生经验丰富并很了解这一复杂结构。

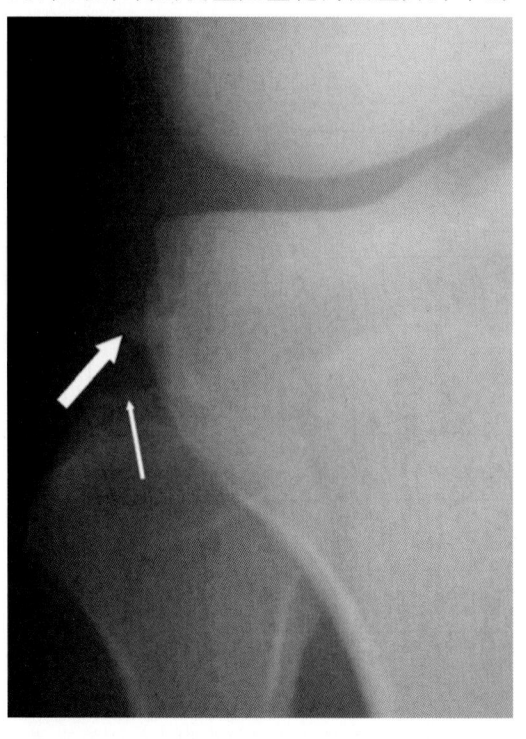

图 7-24-6　膝关节前后位 X 线片。弓形征(宽箭)是腓骨头的撕脱骨折,腓骨头"撕脱"(窄箭)

(四)关节镜检查

尽管 drive-through 征不一定有病理学改变,但在 PLC 损伤的膝关节中通常可观察到。最近的研究表明,大多数 PLC 损伤的膝关节中可观察到腘肌裂孔扩大,以及腘肌半月板筋膜撕裂[23]。另一方面,在胫骨外旋试验中,如果旋转度数增加,意味着腘腓韧带撕裂、腘肌韧带损伤及腘肌半月板活动异常[23]。

第5节　手术适应证

决定是否手术的第一步是应先排除其他合并损伤,特别是交叉韧带损伤。对于这些患者,必须进行手术。LaPrade 等的经典试验证实[28],3级 PLC 损伤自愈可能性极小,非手术治疗效果很差。当处理单纯 PLC 损伤时,在4周的伸直位石膏固定或早期功能锻炼下,非手术治疗已被证实仅在不太常见的1级损伤能取得较满意的治疗效果[24]。Kannus 也报道了2级损伤后接受非手术治疗的病例[20],在8年的随访中表现出最小影像学改变。然而,低级别的单纯性 PLC 损伤并不常见。PLC 损伤常合并后交叉韧带的损伤,并且通常是多重韧带损伤的一部分。合并损伤最好通过手术治疗,以处理不稳定的各个结构。

综上所述,3级或C级 PLC 损伤患者、有较高要求的单纯性 B 级 PLC 损伤患者、Fanelli 分级 A 级(按 Hughston 分级可能无任何损伤),以及合并交叉韧带损伤的2级患者,均应进行手术治疗。对于内翻畸形的病例,在进行膝关节韧带重建手术前,最好进行外翻截骨[12]。治疗演示见图 7-24-7。然而,具体的治疗方案应当根据患者的一般情况、期望值、年龄、活动程度,以及膝关节以外的合并损伤等情况具体安排。

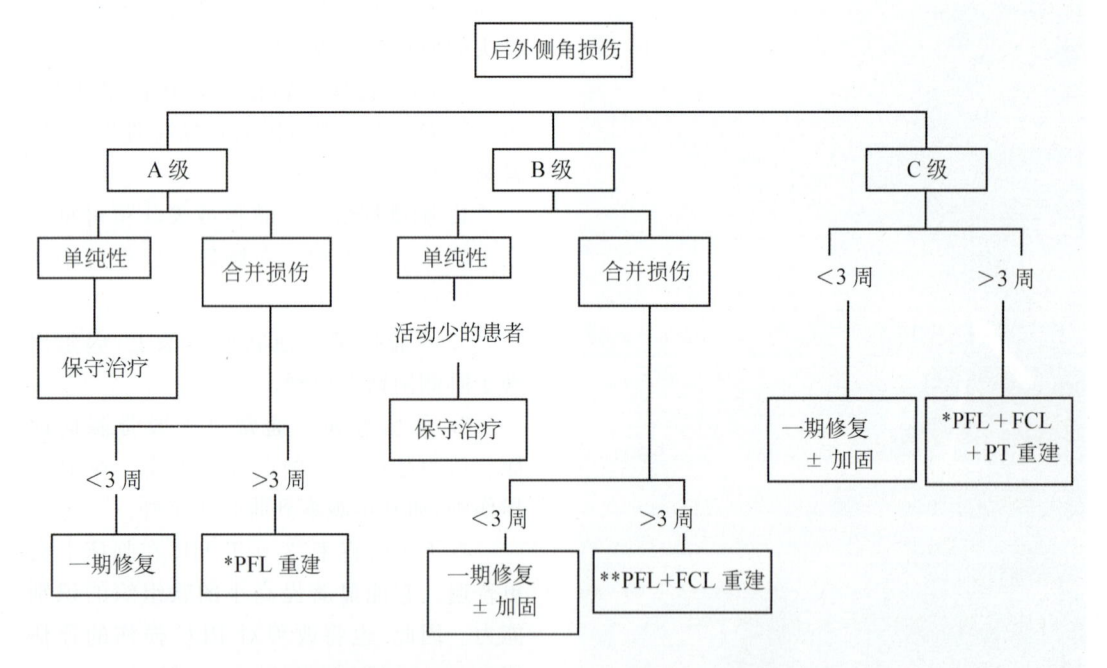

图 7-24-7　膝关节后外侧角损伤的治疗演示图
PFL. 腘腓韧带;FCL. 腓侧副韧带;PT. 腘肌肌腱;* 对于内翻畸形的慢性后交叉韧带损伤的膝关节,推荐先进行截骨矫正;** 如果胫腓近端关节破裂,也推荐进行腘肌肌腱重建

第 6 节　术前准备和手术计划

PLC 损伤的手术治疗计划取决于是否需要紧急修复，并确定需要修复的结构数量。

纠正 PLC 损伤的手术策略是纠正外旋和下肢力线内翻畸形。对于急性损伤的患者，应尽可能对损伤结构进行一期修复。然而，有时需要后外侧结构性软组织的支持来加强一期修复。对于急慢性韧带重建患者，术前移植组织的选择至关重要。根据需要重建的结构数目，选择合适的自体或同种异体移植物。

笔者首选同种异体跟腱。一根跟腱足以用于重建交叉韧带和后外侧结构。自体或同种异体半腱肌和同种异体胫前肌肌腱常用于单纯性 PLC 损伤，有时也可用于联合损伤。移植物游离端应用锁边缝合。医用测量套管用于测量肌腱直径。

第 7 节　手术技术

一、患者准备

虽非必要，但建议在患肢大腿近端使用充气止血带。

患者在手术台上取仰卧位，用一个脚镫来维持患膝屈曲约 60°。

二、手术入路

由于需行手术的这一区域损伤较为少见，术者对此手术入路不太熟悉。因此，为安全到达要修复和重建的区域，精确了解手术步骤至关重要。

首先，通过一个圆滑的曲棍球杆状切口暴露外侧，从大腿远端中外侧延伸至股骨外上髁，平行于髂胫束后侧面，根据远端暴露需要，向 Gerdy 结节或腓骨头前侧弯曲（图 7-24-8）。目前，由 Terry 和 LaPrade 描述的膝关节 PLC 的手术入路最为普及[45]，应先切开筋膜至二头肌肌腱，暴露腓神经，最好用一个橡皮条标记并保护。应触摸到腓骨头后窝，以保证安全性，特别是在手术中对腓骨头进行钻眼时。笔者认为，这一切口可以避免。也可通过位于股二头肌长、短头在腓骨头附着处之间的纵向切口，到达腓骨头的后侧，从而避免分离腓神经（图 7-24-9）。这种情况下，由于暴露较差，腓骨隧道在钻孔的过程中必须谨慎。第 2 条经典的纵向切口位于股二头肌短头和髂胫束后侧之间的间隙，轻柔、钝性分离皮瓣。此切口可以暴露关节囊后方结构和腓肠肌外侧头。通过腓肠肌筋膜入路，到达外侧胫骨平台后面。这对于在胫骨隧道进行腘窝旁路手术很有必要。劈开髂胫束，发现纤维直接覆盖在外上髁，此切口可观察到腓侧副韧带和腘腱在股骨的止点（图 7-24-10）。

进行 Gerdy 结节截骨是一种替代以往经典暴露的方法，其可使整个髂胫束活动度增加[14]。皮肤切口的方向应直接朝向 Gerdy

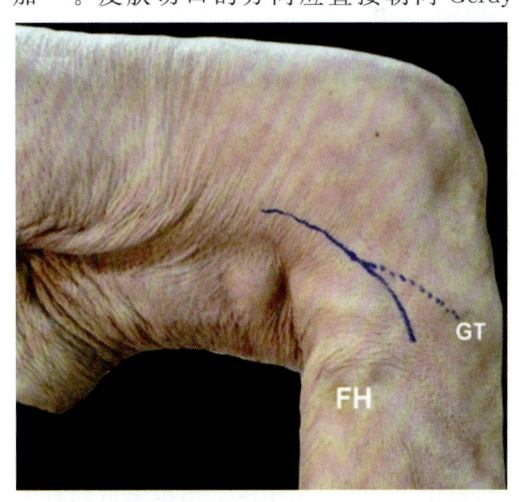

图 7-24-8　右膝关节外侧观。切口的方向根据远端暴露的需求，可以直接朝向 Gerdy 结节（虚线）或者朝向腓骨头的前方（实线）

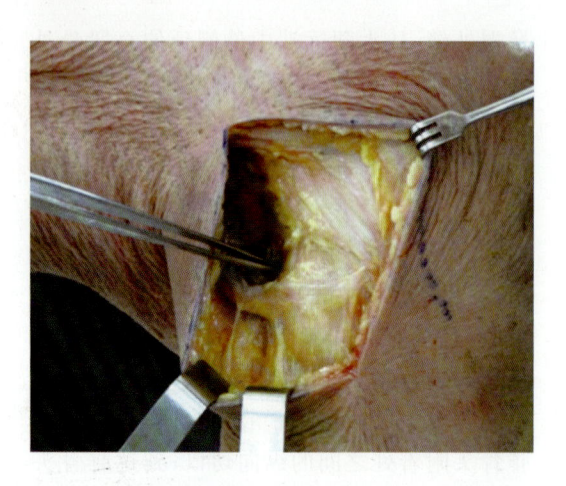

图 7-24-9 右膝关节外侧观。通过股二头肌长短头在腓骨头止点之间的间隙,以便暴露腓骨头的后面,避免损伤腓总神经

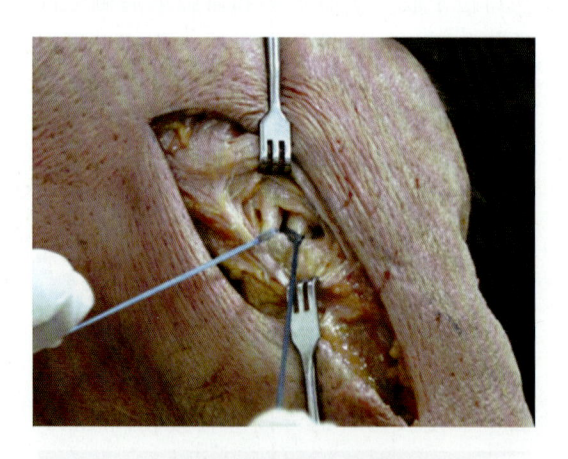

图 7-24-10 右膝关节外侧观。牵拉劈开的直接覆盖在外上髁的髂胫束,可观察到腓侧副韧带的股骨止点(亮蓝色缝线)和腘肌(暗蓝色缝线)

结节,而 Gerdy 结节和腓骨头的中点。从 Gerdy 结节截取长 20 mm,宽 10 mm,厚 7～10 mm 的骨片。向上翻开髂胫束,暴露深部的 PLC 层面。根据笔者经验,此入路在处理急性损伤时最有用,有助于合理评估全部撕裂损伤并加以修复。该入路也可用于 3 级慢性损伤治疗,由于其暴露比较充分,可用于胫骨悬吊手术。不论采取何种入路进行 PLC 的修复和重建,均可应用 4 mm 松质骨螺钉将 Gerdy 结节钉回原位。复位操作时应保持膝关节屈曲 20°并轻微外翻,

以最大限度地减轻髂胫束的张力。

以下章节介绍了针对 PLC 不同损伤程度的入路技术。笔者详细阐述了推荐的入路,简要介绍了其他入路。

三、韧带修复手术

据报道,PLC 损伤行急症手术修复,可获得较好的治疗效果[8,38]。PLC 损伤的一期修复最易在伤后 2～3 周内完成,一期通常效果良好[24]。然而,有时在慢性损伤的病例中也可进行修复。

应先修复深层组织,再修复浅层组织,保持膝关节屈曲 30°～60°。若发生软组织从骨骼撕脱的损伤,笔者更倾向于用不可吸收高强度的缝合线直接进行解剖修复,也可应用螺钉和韧带垫片固定。

移位性腓骨头骨折时,后外侧关节囊和半月板-胫骨韧带从胫骨上撕脱,抵抗内翻应力的能力降低。建议使用缝合锚钉直接解剖修复受损的关节囊和半月板-胫骨韧带,使用螺钉和垫片对移位的腓骨头骨折进行复位和内固定。

间质撕裂使损伤的结构连续而加长。在这种情况下,可以植入内植物,劈开的股二头肌肌腱可能是个很好的选择。

四、1 度损伤重建手术

对于 1 度不稳定,腘肌复合体的重建是手术重点。此技术可用于单独损伤和合并损伤。

腘腓韧带重建

腘腓韧带重建术[50]。前、后交叉韧带重建后,如有需要,可暴露外侧角。暴露腓骨头后面,标记腘腓韧带的后部分止点。此点在腓骨头远端 1.6 mm,腓骨头后外侧斜坡处。同样,标记远端 2～3 mm 处。采用 2 根 2 mm 克氏针标记隧道方向(图 7-24-11a),方

向为腓骨头的前下方朝向后上方(2个标记点之间为10 mm的骨桥)。用4.5 mm口径的钻头准备隧道。逆行穿入移植的肌腱(图7-24-11b),保留同样长的游离端。在腘肌起点处打一小孔。钻取的股骨隧道(图7-24-12a)需匹配前面测量的双肌腱(7~8 mm)直径,以及移植物剩余部分的长度(3~4 cm)。2个游离端都经过腓侧副韧带下方,从膝关节内侧引出到股骨槽(图7-24-12b)。为固定移植物,应在膝关节屈曲30°,胫骨内翻时,植入1枚相对较大的可吸收干扰螺钉。最重要的是,在钻取股骨隧道前,确定移植物直径,围绕定位针旋转移植物游离端,并将膝关节从伸直位到120°。术后三维CT扫描有助于评估隧道的正确位置(图7-24-13)。

另一个常用的腘肌复合体重建手术是PLC吊索重建。尽管它并非解剖重建,但也广泛应用。最近,Feng等[13]已将此应用于全程关节镜下手术。此手术需要建立多个入口,包括穿刺入口。PLC吊索重建技术的一个最主要缺点是仅重建腘肌肌腱,忽略了腘腓韧带。

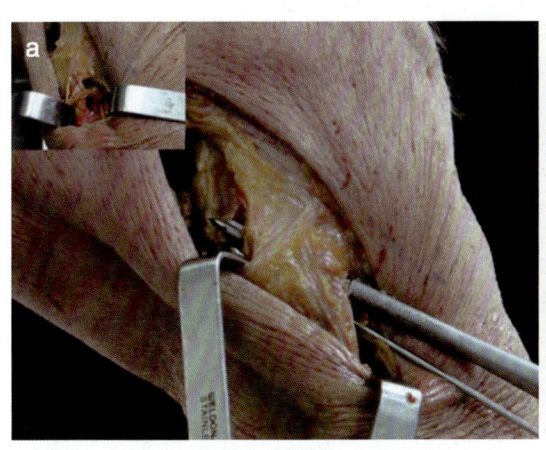

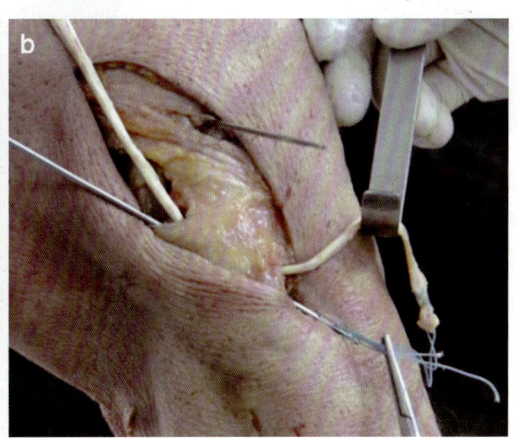

图 7-24-11　腘腓韧带重建,腓骨隧道
a. 使用2枚克氏针指引4.5 mm空心钻的方向,钻腓骨隧道,方向从前下方向后上方,插图为2个隧道之间应保留10 mm的骨桥;b. 肌腱移植物逆行穿过,游离端留下同样长度

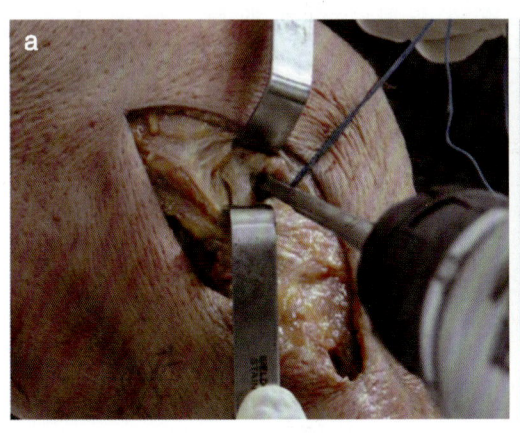

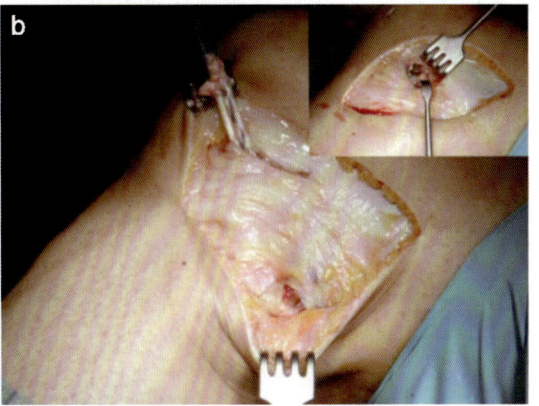

图 7-24-12　腘腓韧带重建,股骨隧道
a. 在腘肌肌腱的股骨解剖止点处钻股骨隧道;b. 2个游离端都经过腓侧副韧带的下方,从膝关节内侧引入股骨槽,插图为一个较大尺寸的可吸收螺钉引入隧道,以固定移植物

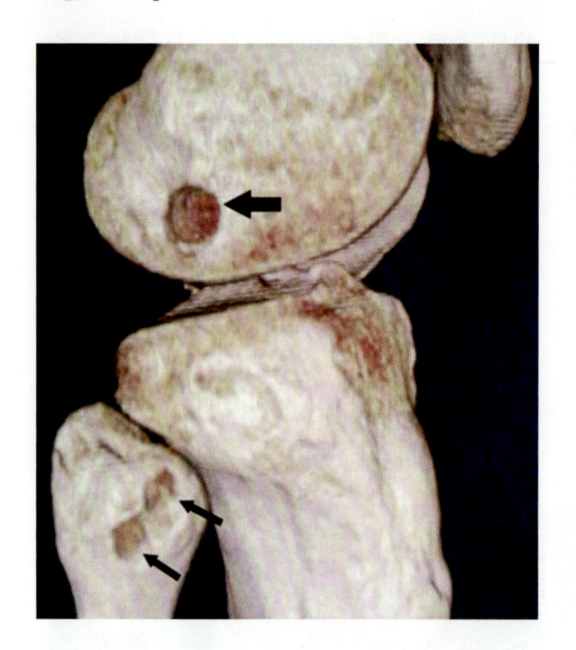

图 7-24-13　右膝关节腘肌肌腱重建后的 CT 扫描影像。在腓骨头前面可看到 2 个隧道（窄箭）和腘肌股骨止点处的股骨隧道（宽箭）

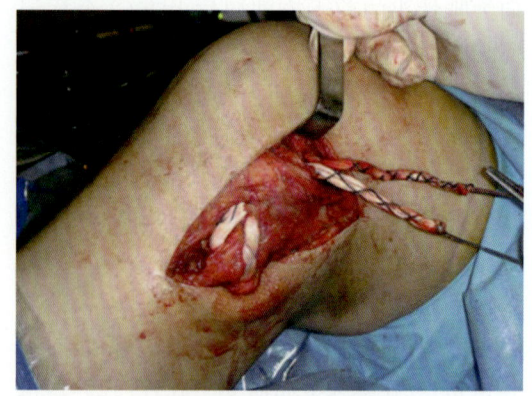

图 7-24-14　游离肌腱移植物穿过腓骨隧道，方向为从前下向后上。移植物的后支引到股骨的前方，前支引到股骨的后方

五、2 度损伤重建手术

8 字形技术

该技术模拟了腘腓韧带和腓侧副韧带的功能，通常与后外侧关节囊转移手术相结合。在腓骨头上建立一个 7 mm 的隧道，方向从前下到后上，位于腘腓韧带的起止点。隧道的方向与常见的前后方向相比，在创建隧道时有一个微妙但重要的区别。游离的肌腱移植物通过此隧道（图 7-24-14）。使用可吸收干扰螺钉固定腓骨，这有助于恢复移植物各个分支的生物力学功能。随后，纵行切开覆盖在股骨外侧髁的髂胫束。在后外侧关节囊做一纵向切口，可使后关节囊移位。在外侧髁上做 2 个长 30 mm，宽 7 mm 的隧道。一个隧道位于腓侧副韧带中间起点前方 3 mm 处，另一个位于腘肌肌腱前下方 2 cm。移植物通过髂胫束内侧。使用缝合线穿过 2 个股骨隧道，移植物两端移至股骨凹槽。有研究证明，从股骨头后部到上髁前部，从股骨头前部到上髁后部，等距略有改善[41]。移植物的后端引入股骨隧道作为腘肌肌腱起点，前端引入股骨隧道作为腓侧副韧带股骨止点。膝关节屈曲 30°，内旋，轻度外翻，在移植物的 2 个分支内侧施加强大张力。每个隧道中各放置 1 枚较大的可吸收干扰螺钉（通常 28 mm 长，7 mm 宽），以保护移植物。最后，移动后外侧关节囊，并缝入 8 字形移植物支柱中。也可选择螺钉或尖的韧带垫圈固定股骨。

股二头肌肌腱转移技术应用广泛。最早由 Clancy[6] 等推广。它需要从腓骨头分离整个股二头肌肌腱。最近，Fanelly G.C.[12] 介绍了一种改良技术，保留部分股二头肌的附着点。仅使股二头肌短头前方 2/3 的附着点在近端游离（图 7-24-15），此部分应有 12～14 cm 长。将肌腱固定于股骨上髁外侧，剩余的尾部固定回腓骨头。所有股二头肌肌腱手术之前，应将腓神经从股二头肌后缘分离出来。最后进行后外侧关节囊移位术，该技术需要近端胫腓关节和股二头肌肌腱腓骨头止点完整。

六、3 度损伤重建手术

对于最严重的后外侧不稳定患者，采用

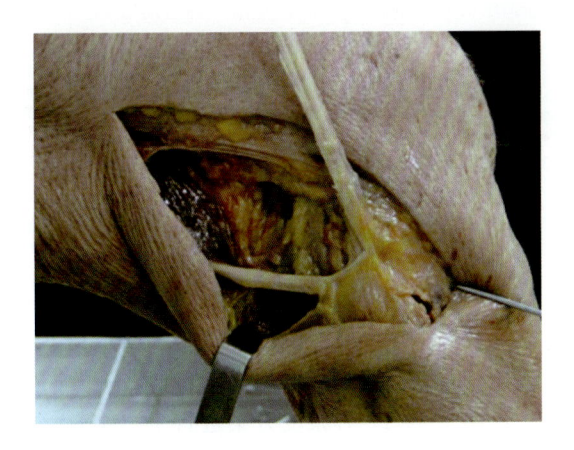

图 7-24-15 右膝关节外侧观。基于股二头肌腱技术，根据 Fanelly G. C.[12] 推荐的只有前 2/3 的股二头肌短头被分离

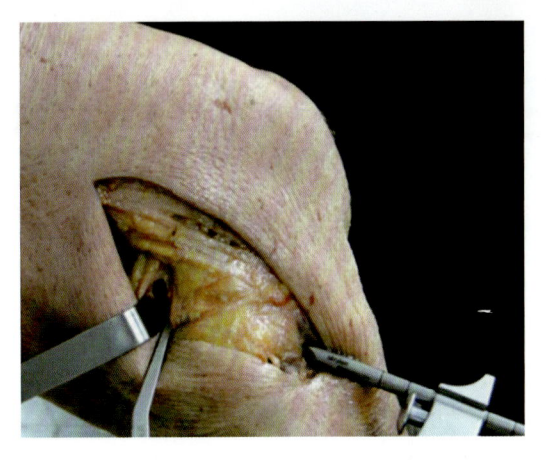

图 7-24-16 当准备进行胫骨隧道悬吊技术时，可根据前交叉韧带来指引合适的位置

更强的结构可更好地重建 PLC。既可应用于 2 级损伤的技术，也可用于 3 级损伤，但笔者更倾向于应用 8 字形技术外加胫骨吊索移植。该技术也用于近端胫腓关节损伤合并 2 级后交叉韧带损伤。当准备交叉韧带重建的跟腱移植物时，肌腱外围部分可构造移植物的长吊索。否则，可使用胫前肌肌腱移植或自体半腱肌肌腱移植（如果尚未使用），按上述技术，将重建的胫骨臂固定在前股骨隧道，模拟腘腓韧带。这种情况下，根据 2 个肌腱直径钻一个更宽的股骨隧道。胫骨分支必须通过腓侧副韧带内侧，然后，通过关节线下方 15 mm 处的胫骨后部钻一 7～8 mm 直径（根据移植物的直径）的钻孔，经过胫骨外侧到内侧的 Gerdy 结节[22]。前交叉韧带胫骨导向器有助于正确定位隧道位置（图 7-24-16）。最后采用可吸收干扰螺钉逆行固定。胫骨分支沿腘肌肌腱走行，为 PLC 提供了附加支撑。

另一种有效治疗 3 级 PLC 不稳定的方法是使用劈裂的同种异体跟腱移植。这项技术中，骨骼固定在股骨外侧上髁附近。接下来，肌腱移植物固定在腓骨隧道，并进行胫骨 PLC 的悬吊步骤。第一个分支代表腓侧副韧带，第二个分支代表膕腱。

截骨术

胫骨高位截骨术对治疗内翻膝关节的慢性 PLC 不稳定具有重要作用[1]。当伴有膝内翻畸形时，强烈建议先校正畸形，再修复韧带。否则会增加移植失败率，这是由于错位膝关节的张力过度导致移植物伸出，进而导致移植失败[16,35]。单纯 PLC 损伤和低能量损伤时，胫骨高位截骨术可明显改善临床功能和主观稳定性，不需要韧带重建[1]。如果不存在禁忌证（如低位髌骨等），笔者首选胫骨近端内侧开放楔形截骨术。理论上，其具有后关节囊和腘斜韧带收紧的优势，且能增加内翻和外旋的稳定性[29]。

尽管已有文献报道了上述手术技术和许多其他重建技术，但 PLC 长期疗效的数据有限，且尚无前瞻性随机研究报道，大多数研究是对照队列研究或病例系列。尽管大多数短期和少数长期研究结果显示可获得良好的结果[5,36,44,48]。然而，获取准确的临床疗效对比很困难，因为大部分损伤是合并损伤或急性和慢性混合病例，并且评估方法不一致。

第 8 节 术后护理和康复

PLC 损伤的术后康复有多种不同的方案。患者分 2 组，单纯 PLC 损伤和同时合并后交叉韧带的患者应采取不同的康复措施。第1组包括单纯的PLC损伤和多重韧带损伤的患者，可采取二期手术治疗。这一组还包括最初时漏诊，后交叉韧带重建后才诊断出的合并PLC不稳定患者。第2组包括所有合并后交叉韧带/PLC损伤的患者。

一、单纯后外侧角损伤

在最初4～6周，膝关节保护性负重，应用开放铰链支具2～4周，进行范围为0°～90°的被动运动锻炼，以减少对移植物的压力。术后8周恢复正常步态模式，停用支具。最新的康复计划重点强调了恢复膝关节的完整活动度，包括股四头肌力量锻炼和进一步的抵抗练习。力量恢复可用封闭动力链和开放动力链，膝关节伸展活动练习从0°～60°。一旦患者完全负重，即开始平衡和本体感觉锻炼，目的是恢复膝关节的神经肌肉功能。力量强度恢复至健肢的70%时，可以开始专业运动训练，并逐步加大程度。在单纯PLC损伤的情况下，大概在术后4～6个月可以恢复正常活动[18]。

二、合并交叉韧带的后外侧角损伤

后交叉韧带最为重要，康复原则应着重保护重建的交叉韧带。

膝关节在非负重伸直位状态下保护4周。可使用铰链支具保护重建后的交叉韧带移植体，同时允许轻柔无痛的被动关节活动锻炼。使用支具可最大程度地降低重力和股后方肌群带来的不利影响。Shelburne和Pandy[40]证实，腘绳肌的活动增加了后交叉韧带的力量。基于这项研究，推荐在最初的2～3个月避免腘绳肌活动。股四头肌和小腿三头肌的肌肉训练是康复的重点。尽管最近的证据表明，30°～60°开放动力铰链练习可防止重建韧带上的过度压力，但封闭动力铰链有助于恢复肌肉力量。6周后，患者开始逐步负重锻炼，直至2～4周后实现完全负重。随着活动范围、股四头肌和小腿三头肌力量强度的提高，约10周后移除支具。一旦患肢恢复到健肢力量强度的70%，开始直线慢跑锻炼。在术后8～12个月恢复关节活动度和肌肉力量，可逐步恢复工作和参加体育锻炼。

图7-24-17对康复方案进行了总结。

第9节 并发症

除了由创伤本身造成的伤害外，还有很多可能发生的并发症。手术入路、固定、腓骨隧道的钻眼或过度牵引，可能损伤腓神经。术中仔细识别、解剖和保护神经可降低腓神经损伤的风险（图7-24-18）。在腓骨隧道钻眼的过程中，也可能造成腓骨头骨折。一些伤口问题，如血肿、感染，并不是棘手的问题。未能发现和治疗所有部位的不稳定、非解剖移植重建术和未经处理的内翻畸形是导致手术失败的主要因素[34]。继发于关节纤维化的关节活动度降低，在多重韧带损伤进行重建的膝关节中占1/3。它可能需要关节镜下松解粘连，笔者不倾向于在麻醉条件下手法松解恢复关节活动度。

已报道的并发症还包括持续性的关节疼痛、关节退变性病变、异位骨化、反射性交感神经营养失调，以及液体外渗的间室综合征[10,32]。

第10节 总 结

单纯膝关节PLC损伤很罕见。较为常见的是PLC损伤合并其他韧带的损伤或骨性膝关节损伤。PLC损伤一般不能自愈，如果不及时治疗，常会导致膝关节功能不佳。

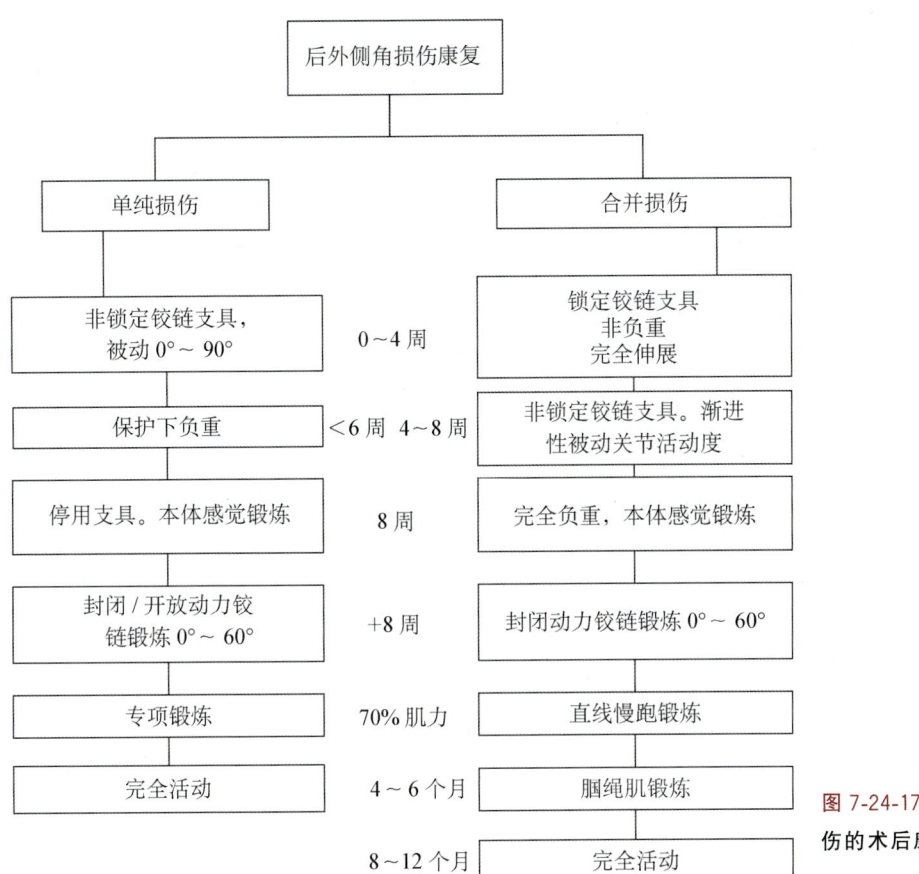

图 7-24-17　后外侧角损伤的术后康复示意图

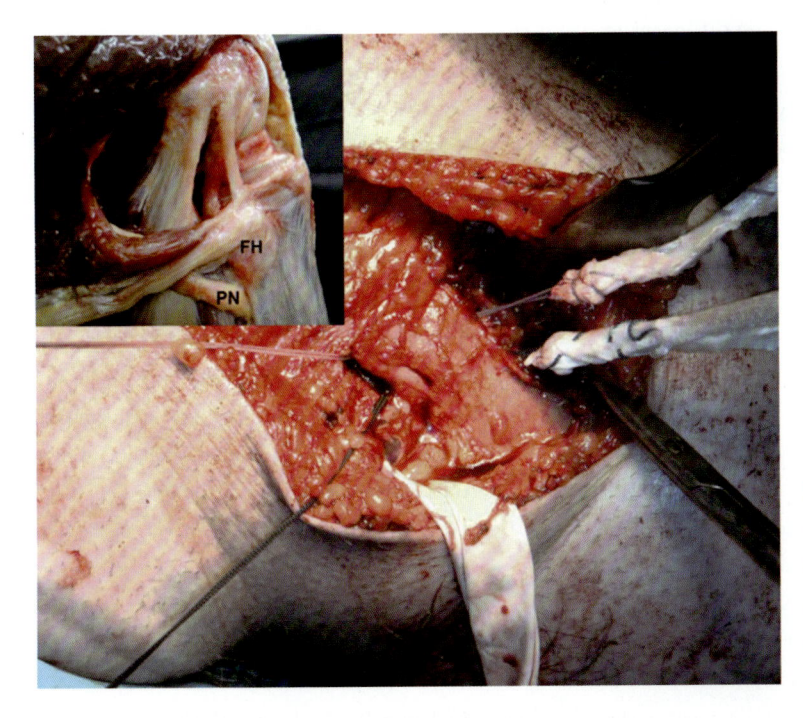

图 7-24-18　术中仔细地解剖、分离可有效减少术中腓神经损伤的发生。插图为腓神经（PN）和腓骨头（FH）的位置关系

可遵循常规的治疗原则,但有必要针对患者进行个性化治疗。全面了解此部位的解剖学和生物力学,对于获得这些损伤准确的诊断和后续的治疗至关重要。当进行ACL或PLC修复却未能发现PLC损伤时,可能导致移植失败或残留不稳定的症状。慢性PLC损伤的治疗不同于急性损伤。损伤超过4～6周,明显的囊周瘢痕导致难以定位和修复这些特殊结构。对于慢性患者,第一步应确定力线对齐和步态模式。未能正确矫正膝关节内翻往往会导致修复或重建的失败[35]。

本文描述了多种不同的外侧角损伤重建技术。虽然目前尚无标准的重建技术,但PLC的手术应以修复或解剖重建主要的结构为主。

参考文献

[1] Arthur A, LaPrade RF, Agel J. Proximal tibial opening wedge osteotomy as the initial treatment for chronic posterolateral corner deficiency in the varus knee. A prospective clinical study. Am J Sports Med, 2007, 35: 1844-1850.

[2] Barker RP, Lee JC, Healy JC. Normal sonographic anatomy of the posterolateral corner of the knee. Am J Roentgenol, 2009, 192: 73-79.

[3] Bennett DL, George MJ, El-Khoury GY, et al. Anterior rim tibial plateau fractures and posterolateral corner knee injury. Emerg Radiol, 2003, 10: 76-83.

[4] Bolog N, Hodler J. MR imaging of the posterolateral corner of the knee. Skeletal Radiol, 2007, 36: 715-728.

[5] Buzzy R, Aglietti P, Vena LM, et al. Lateral collateral ligament reconstruction using a semitendinosus graft. Knee Surg Sports Traumatol Arthrosc, 2004, 12: 36-42.

[6] Clancy WG, Meister K, Craythome CB. Posterolateral corner collateral ligament reconstruction. In: Jackson D, editor. Reconstructive knee surgery. New York: Raven Press, 1995: 143-159.

[7] Covey DC. Injuries of the posterolateral corner of the knee. J Bone Joint Surg Am, 2001, 83: 106-118.

[8] DeLee JC, Riley MB, Rockwood Jr CA. Acute posterolateral rotatory instability of the knee. Am J Sports Med, 1983, 11: 199-207.

[9] Diamantopoulos A, Tokis A, Tzurbakis M, et al. The posterolateral corner of the knee: evaluation under microsurgical dissection. Arthroscopy, 2005, 21: 826-833.

[10] Fanelli GC, Monahan T. Complications in posterior cruciate ligament and posterolateral corner surgery. Oper Tech Sports Med, 2001, 9: 96-99.

[11] Fanelli GC, Larson RV. Practical management of posterolateral instability of the knee. Arthroscopy, 2002, 18: 1-8.

[12] Fanelli GC. Surgical treatent of lateral posterolateral instability of the knee using biceps tendon procedures. Sports Med Arthrosc Rev, 2006, 14: 37-43.

[13] Feng H, Hong L, Geng X, et al. Posterolateral sling reconstruction of the popliteus tendon: an all-arthroscopic technique. Arthroscopy, 2009, 25: 800-805.

[14] Garofalo R, Wettstein M, Fanelli G, et al. Gerdy tubercle osteotomy in surgical approach of posterolateral corner of the knee. Knee Surg Sports Traumatol Arthrosc, 2007, 15: 31-35.

[15] Harner CD, Hoher J, Vogrin TM, et al. The effects of a popliteus muscle load on in situ forces in the posterior cruciate ligament and on knee kinematics: a human cadaveric study. Am J Sports Med, 1998, 26: 669-673.

[16] Harner CD, Vogrin TM, Hoher J, et al. Biomechanical analysis of a posterior cruciate ligament reconstruction: deficiency of the posterolateral structures as a cause of graft failure. Am J Sports Med, 2000, 28: 32.

[17] Hughston JC, Andrews JR, Cross MJ, et al.

Classification of knee ligament instabilities: II . The lateral compartment. J Bone Joint Surg Am,1976,58:173-179.

[18] Irrgang JJ, Fitzgerald GK. Rehabilitation of the multiple-ligament-injured knee. Clin Sports Med,2000,19:545-571.

[19] Jakob RP, Hassler H, Staeubli HU. Observations on rotatory instability of the lateral compartment of the knee. Experimental studies on the functional anatomy and the pathomechanism of the true and the reversed pivot shift sign. Acta Orthop Scand Suppl, 1981, 191:1-32.

[20] Kannus P. Nonoperative treatment of grade Ⅱ and Ⅲ sprains of the lateral ligament compartment of the knee. Am J Sports Med, 1989,17:83-88.

[21] Kaplan EB. Surgical approach to the lateral (peroneal) side of the knee joint. Surg Gynecol Obstet,1957,104:346-356.

[22] Keene JS, Davis RA. Technique to facilitate graft passage in posterolateral reconstructions of the knee. Arthroscopy,2005,21:637.

[23] Kim JG, Ha JG, Lee YS, et al. Posterolateral corner anatomy and its anatomical reconstruction with single fibula and double femoral sling method: anatomical study and surgical technique. Arch Orthop Trauma Surg, 2009,129:381-385.

[24] Krukhaug Y, Molster A, Rodt A, et al. Lateral ligament injuries of the knee. Knee Surg Sports Traumatol Arthrosc,1998,6:21-25.

[25] LaPrade RF, Resig S, Wentorf F, et al. The effects of grade Ⅲ posterolateral knee complex injuries on anterior cruciate ligament graft force: a biomechanical analysis. Am J Sports Med,1999,27:469-475.

[26] LaPrade RF, Wentorf F. Diagnosis and treatment of posterolateral knee injuries. Clin Orthop Relat Res,2002,402:110-121.

[27] LaPrade RF, Ly TV, Wentorf FA, et al. The posterolateral attachments of the knee: a qualitative and quantitative morphologic analysis of the fibular collateral ligament, popliteus tendon, popliteofibular ligament, and lateral gastrocnemius tendon. Am J Sports Med, 2003,31:854-860.

[28] LaPrade RF, Wentorf FA, Crum JA. Assessment of healing of grade Ⅲ posterolateral corner injuries: an in vivo model. J Orthop Res,2004,22:970-975.

[29] LaPrade RF, Wentorf FA, Engebretsen L, et al. The effect of a proximal tibial medial opening wedge osteotomy on posterolateral knee instability: a biomechanical study. Am J Sport Med,2008,36:956-960.

[30] Lee J, Papakonstantinou O, Brookenthal KR, et al. Arcuate sign of posterolateral knee injuries: anatomic, radiographic, and MR imaging data related to patterns of injury. Skeletal Radiol,2003,32:619-627.

[31] Levy BA, Dajani KA, Whelan DB, et al. Decision making in the multiligament-injured knee: an evidence-based systematic review. Arthroscopy,2009,25:430-438.

[32] Lubowitz JH, Elson W, Guttmann D. Complications in the treatment of medial and lateral sided injuries of the knee joint. Sports Med Arthrosc,2006,14:51-55.

[33] Moorman 3rd CT, LaPrade RF. Anatomy and biomechanics of the posterolateral corner of the knee. J Knee Surg,2005,18:137-145.

[34] Noyes FR, Barber-Westin SD. Reconstruction of the anterior cruciate ligament with human allograft: comparison of early and later results. J Bone Joint Surg Am, 1996, 78: 524-537.

[35] Noyes FR, Barber-Westin SD, Hewett TE. Hight tibial osteotomy and ligament reconstruction for varus angulated anterior cruciate ligament-deficient knees. Am J Sports Med, 2000,28:282-296.

[36] Noyes FR, Barber-Westin SD. Posterolateral knee reconstruction with an anatomical bone-patellar tendon-bone reconstruction of the fibular collateral ligament. Am J Sports Med, 2007,35:259-273.

[37] Ranawat A, Baker CL, Henry S, et al. Pos-

terolateral corner injury of the knee: evaluation and management. J Am Acad Orthop Surg,2008,16:506-518.

[38] Ricchetti ET, Sennett BJ, Huffman R. Acute and chronic management of posterolateral corner injuries of the knee. Orthopedics, 2008,31:479-488.

[39] Sanchez 2nd AR, Sugalski MT, LaPrade RF. Anatomy and biomechanics of the lateral side of the knee. Sports Med Arthrosc Rev, 2006, 14:2-11.

[40] Shelburne KB, Pandy MG. Determinants of cruciate-ligament loading during rehabilitation exercise. Clin Biomech (Bristol, Avon), 1998,13:403-413.

[41] Sidles JA, Larson RV, Garvini JL, et al. Ligament length relationships in the moving knee. J Orthop Res,1988,6:593-610.

[42] Stannard JP, Brown SL, Farris RC, et al. The posyterolateral corner of the knee: Repair versus reconstruction. Am J Sports Med, 2005, 33:881-888.

[43] Staubli HU, Birrer S. The popliteus tendon and its fascicles at the popliteal hiatus: gross anatomy and functional arthroscopic evaluation with and without anterior cruciate ligament deficiency. Arthroscopy, 1990, 6: 209-220.

[44] Strobel MJ, Schulz MS, Petersen WJ, et al. Combined anterior cruciate ligament, posterior cruciate ligament, and posterolateral corner reconstruction with autogenous hamstring grafts in chronic instabilities. Arthroscopy, 2006,22:182-192.

[45] Terry GC, LaPrade RF. The posterolateral aspect of the knee. Anatomy and surgical approach. Am J Sports Med,1996,24:732-739.

[46] Vinson EN, Major NM, Helms CA. The posterolateral corner of the knee. Am J Roentgenol,2008,190:449-458.

[47] Yu JS, Salonen DC, Hodler J, et al. Posterolateral aspect of the knee: improved MRI with a coronal oblique technique. Radiology, 1996, 198:199-204.

[48] Yung Y, Jung H, Kim S, et al. Posterolateral corner reconstruction for posterolateral rotatory instability combined with posterior cruciate ligament injuries: comparison between fibular tunnel and tibial tunnel techniques. Knee Surg Sports Traumatol Arthrosc, 2008, 16:239-248.

[49] Zantop T, Schumacher T, Diermman N, et al. Anterolateral rotational knee instability: role of posterolateral structures. Arch Orthop Trauma Surg,2007,127:743-752.

[50] Zhang H, Feng H, Hong L, et al. Popliteofibular ligament reconstruction for posterolateral external rotation instability of the knee. Knee Surg Traumatol Arthrosc, 2009, 17: 1070-1077.

第25章 膝关节内侧副韧带和后内侧角损伤

第1节 概述 …………………… 402
第2节 病因 …………………… 402
　　损伤机制 ………………… 402
第3节 分级 …………………… 403
第4节 解剖和生物力学 ………… 403
　　一、内侧膝关节解剖 ………… 403
　　二、内侧副韧带解剖 ………… 404
　　三、后内侧关节囊 …………… 405
　　四、生物力学 ………………… 405
第5节 诊断 …………………… 407
　　一、病史 ……………………… 407
　　二、检查 ……………………… 407
　　三、影像学评估 ……………… 408
　　四、磁共振成像 ……………… 408

第6节 手术适应证 …………… 408
　　内侧副韧带损伤的处理 …… 408
第7节 手术治疗 ……………… 410
第8节 前交叉韧带-内侧副韧带重建 ………………………… 411
第9节 前交叉韧带-后交叉韧带-内侧副韧带合并损伤 ……… 412
第10节 手术技术 ……………… 413
　　一、修复内侧结构 …………… 413
　　二、重建后的内侧结构 ……… 415
第11节 术后康复 ……………… 416
第12节 并发症 ………………… 417
第13节 总结 …………………… 417
参考文献 ……………………… 417

第 25 章
膝关节内侧副韧带和后内侧角损伤

Sujith Konan，Fares Sami Haddad

摘要 内侧副韧带（medial collateral ligament，MCL）损伤是最常见的膝关节韧带损伤。从解剖和生物力学角度理解膝关节内侧和后内侧的结构对于治疗这类损伤至关重要。非手术治疗仍是损伤后的主要治疗方式，但在某些急性情况及膝关节持续不稳定的情况下，进行手术是必要的。

关键词 病因和分型·解剖和生物力学·并发症·诊断·膝关节·内侧副韧带损伤·非手术治疗·后内侧角损伤·康复·手术适应证·手术技术

第 1 节 概 述

随着对膝关节内侧和后内侧角的理解不断加深，研究者进一步了解膝关节软组织结构的解剖学和生物力学及其在损伤后的愈合方式，有助于更好地理解损伤后的治疗原则。通常，内侧副韧带损伤可采取非手术治疗，但对于前交叉韧带和（或）后交叉韧带合并损伤是否进行手术治疗，仍存在很大争议。

第 2 节 病 因

损伤机制

膝关节内侧是膝关节的常见损伤部位。损伤机制可以通过直接观察或详细询问加以确定。典型的内侧损伤机制是外翻应力，它会导致弯曲、外翻、外旋类损伤。这种压力通过切割、旋转、扭曲或突然改变方向导致接触性损伤或非接触性损伤。滑雪时，膝关节损伤通常是由外翻应力造成的。单纯的外翻应力可损伤内侧副韧带浅层，加上旋转，则可在内侧副韧带完全撕裂前造成后内侧角或前交叉韧带损伤。

膝关节相关结构的合并损伤（如韧带、半月板）很常见，且严重扭伤的可能性很大。Fetto 和 Marshall 报道，在膝关节的复杂损伤中，高达 78% 的患者为Ⅲ级扭伤。在这些合并损伤中，内侧半月板损伤的概率是外侧半月板损伤概率的 3～9 倍。

预防性支撑对预防内侧副韧带损伤有非常重要的作用[3]。

第3节 分 级

根据美国医学协会的分级,损伤可根据关节间隙开口大小来定义:Ⅰ级,内侧关节间隙开口<5mm;Ⅱ级,关节间隙开口5~10mm;Ⅲ级,关节间隙开口>10mm。可根据外翻应力下止点的情况判断损伤程度,并以此进行诊断分级。Ⅰ级扭伤的患者内侧副韧带松弛但稳定性尚可;Ⅱ级扭伤会增加外翻松弛,但韧带止点仍存在;Ⅲ级扭伤时,韧带止点完全断裂,外翻极度松弛。

前内侧旋转不稳定(anteromedial rotatory instability,AMRI)是指在膝关节屈曲30°时,外翻过度松弛,相关组件旋转,同时伴有胫骨内侧围绕完整的后交叉韧带向前移位。

第4节 解剖和生物力学

一、内侧膝关节解剖

膝关节内侧解剖分3层描述(图7-25-1,图7-25-2):Ⅰ层由筋膜层包埋着缝匠肌构成;Ⅱ层由内侧副韧带浅层、后内侧韧带、膝关节的内侧角和髌股韧带内侧构成;Ⅲ层由深层内侧副韧带和关节囊构成。

Robinson等将后内侧结构在冠状面分为前、中、后3个部分(表7-25-1)。

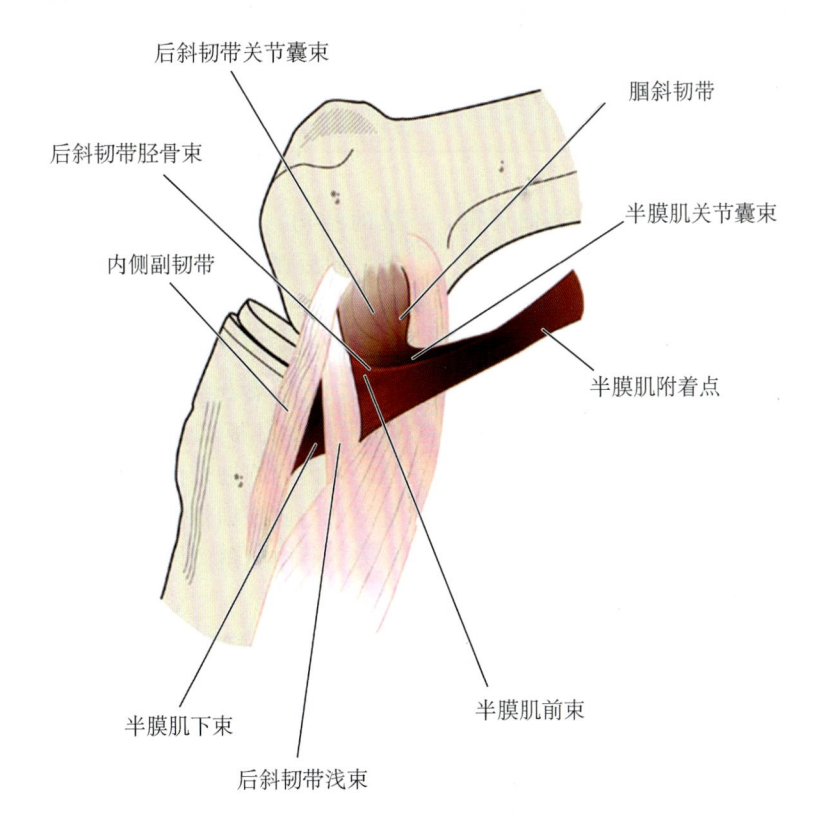

图7-25-1 膝关节的深层内侧结构,可见肌肉与韧带、膝关节后内侧肌腱的密切关系

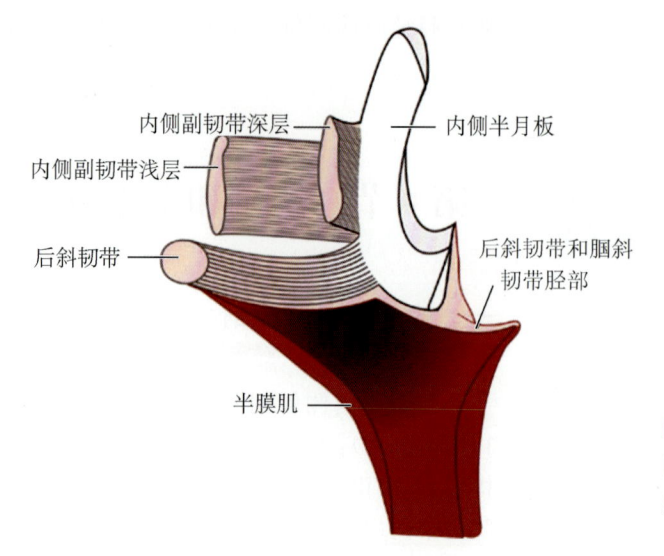

图 7-25-2 膝关节后内侧结构解剖图，可见半月板、内侧、后侧韧带和肌腱止点之间的关系

表 7-25-1 冠状面上，前部、中部、后部的内侧结构

	前部	中部	后部
Ⅰ层	筋膜层	筋膜层	筋膜层
Ⅱ层	无明显的韧带结构连接股骨和胫骨	浅层内侧副韧带（纵向纤维）	后内侧关节囊
Ⅲ层		深层内侧副韧带	

Ⅰ层：包裹缝匠肌的深筋膜层，向后至腘窝中线，包绕腓肠肌内侧头和腘窝部血管神经等其他结构。在前方，Ⅰ层和Ⅱ层在浅层内侧副韧带前方 2 cm 处相连。在远端，Ⅰ层与缝匠肌胫骨止点相连。

Ⅱ层：在膝关节后内侧角，Ⅱ层与Ⅲ层相连，形成袋状的膝关节后内侧韧带结构。这种后内侧韧带结构包裹着股骨内侧髁。后内侧角纤维由肌腱和半膜肌鞘连接。为进一步支撑此部分的膝关节，半膜肌有多个附着点。半膜肌肌腱的一部分与后内侧角在膝关节胫骨远端处相连。

部分肌腱纤维在胫骨内侧的膝关节远端与内侧副韧带浅层深部相连。半膜肌肌腱鞘发出的肌束是膝关节内侧的组成部分。腘斜韧带越过股骨内侧髁，斜向外上方，止于股骨外上髁。在股骨内上髁，内侧髌骨韧带横行的纤维与内侧副韧带浅层相包裹。

Ⅲ层：除外髌骨边缘，关节囊是一个离散的结构。Ⅲ层前方薄弱，向下覆盖脂肪垫。向后在内侧副韧带浅层下增厚，形成内侧副韧带的深层（如内侧关节囊韧带）。内侧副韧带深层从股骨延伸到内侧半月板的边缘。关节囊与半月板胫骨相连的部分较短，只为半月板前角提供一个小的活动范围。在内侧副韧带浅层后方约 2 cm 处，Ⅱ、Ⅲ层与内侧副韧带深层板股部分混合，包裹膝关节后内侧角[8,12-15,17,21,29]。

二、内侧副韧带解剖

内侧副韧带浅层由平行和斜行的纤维组成。内侧副韧带的前侧平行纤维有明显的垂直边缘，后侧纤维变得更加倾斜。内侧副韧带浅层纤维大部分附着于内上髁远端，但最表面的纤维包裹着内上髁。这些纤维（图 7-25-3）在胫骨内侧骨膜内混合。内侧副韧带浅层较长，起自股骨内上髁顶部的内收肌结

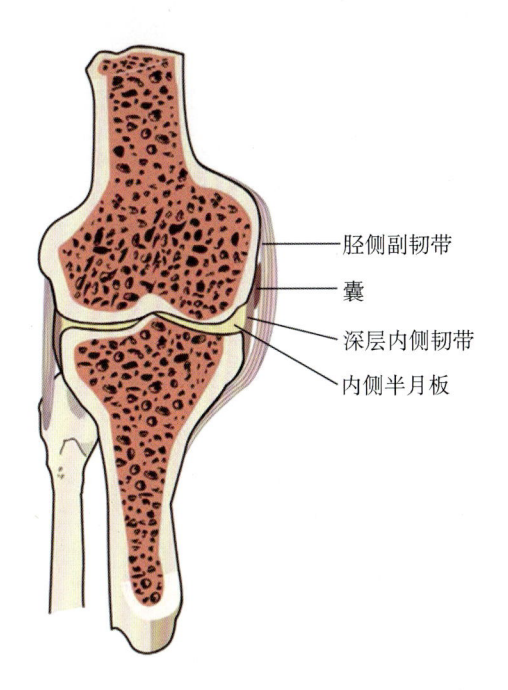

图 7-25-3 内侧副韧带和半月板。囊将内侧副韧带的浅层和深层分离。注意内侧副韧带靠近内侧半月板

节，止于胫骨内面，距胫骨关节面 45 mm。内侧副韧带浅层与深层之间为一黏性滑囊。

内侧副韧带深层股骨止点是椭圆形的，距离近端股骨关节软骨 15～17 mm，在股骨内髁下方与内侧副韧带浅层远端相连。内侧副韧带深层胫骨止点为线形，距离关节软骨远端 2～3 mm，近端与半膜肌肌腱相连（图 7-25-4）。内侧副韧带深层位于其浅层后平行纤维的正下方。内侧副韧带深层是由板股韧带和板胫韧带组成的。这些结构与半腱肌肌腱一起形成后内侧关节囊。

三、后内侧关节囊

后内侧关节囊具有广泛的股骨附着线，从后方一直延伸至内收肌结节底周围的纵向平行纤维的止点，然后转向近侧，直接经过近侧到达膨大的后关节面与股骨干之间的关节处，然后，再稍近端方向周围内收肌结节的基础上，通过膨出的后关节面与股骨近端的轴连接。纤维附着于远端关节线，胫骨后内侧的边缘。纤维主要指向后远端。半膜肌肌腱鞘的纤维与后内侧角交融。后内侧关节囊的后纤维与内收肌的后纤维在近关节处相交。

四、生物力学

切断试验证实，内侧副韧带浅层的主要功能是阻止膝关节外翻，横断内侧副韧带浅层会导致膝关节内侧出现 2°～5° 的松弛，或关节分离 3～5 mm。如何合并横断后内侧关节囊，膝关节内侧松弛会增加 7°～10°。对这个额外的松弛进行进一步的研究，发现内侧副韧带浅层和后内侧关节囊均限制胫骨外旋；内侧副韧带深层发挥的作用较轻。切断内侧副韧带浅层对膝关节屈曲的影响最大，而松弛的后内侧关节囊对膝关节的伸直影响更大。内侧副韧带浅层对胫骨在高度屈曲时内旋起限制作用；同样，后内侧关节囊对胫骨伸直时内旋起限制作用。如果前交叉韧带缺失，松弛的内侧副韧带浅层也会导致前向稳定性松弛，特别是在屈膝 90° 时。额外切断后斜韧带/后内侧角会增加前向松弛。对于前交叉韧带损伤的膝关节，外翻角度常达 13°。Ritchie 等报道，在同时切断后交叉韧带及内侧副韧带浅层后，膝关节将会大幅后向位移。Amis 等报道，由于后内侧关节囊纤维在后交叉韧带的排列方向一致，后内侧角不能在屈曲 15° 时松弛（图 7-25-5）。

屈曲时，股骨附着点向上旋转，内侧副韧带浅层最前部的纤维被拉紧，与此同时，后部纤维会变得松弛。Gardiner 通过试验证实了内侧副韧带复杂的应变机制。他发现，内侧副韧带后部近端在膝关节屈曲 60° 时前后束均被拉紧；在膝关节屈曲 90° 时，仅前束被拉紧。屈膝时，随着股骨止点的旋转，内侧副韧带深层呈紧张状态。

大多数生物力学研究和计算模型得出结论，内侧副韧带的压力水平随测试位置（如股骨止点、中间体部、胫骨止点等）和测

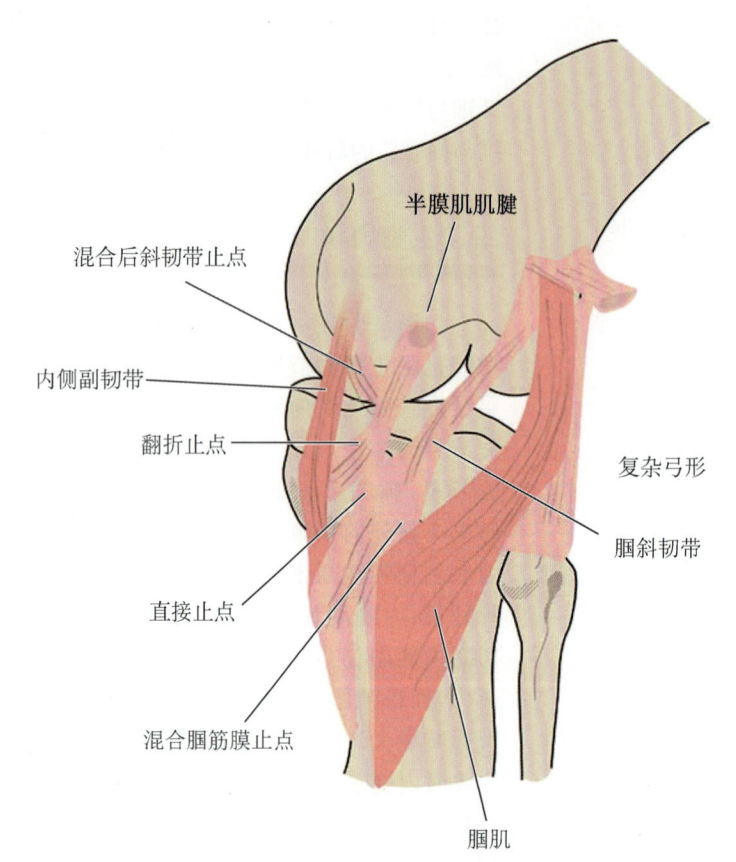

图 7-25-4 将半膜肌肌腱插入膝关节后内侧结构

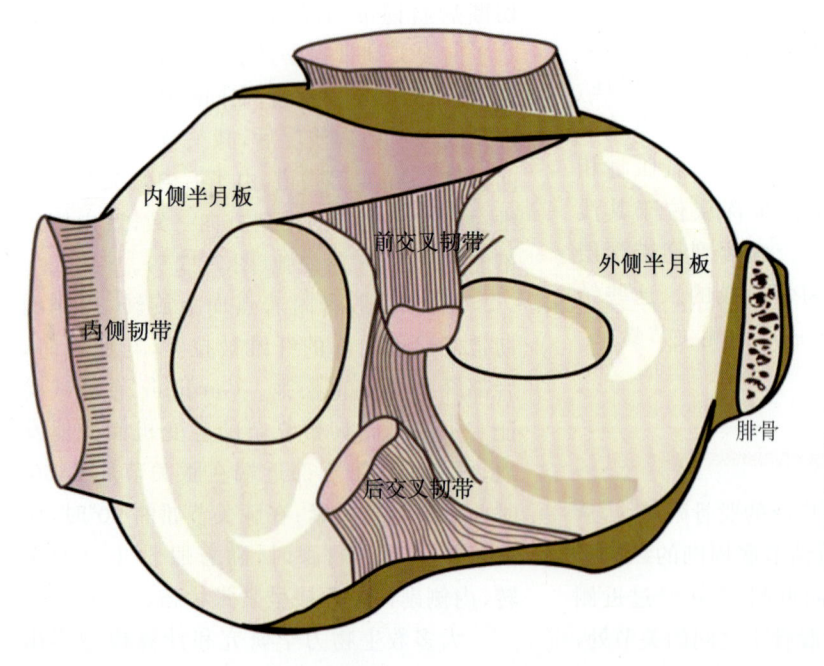

图 7-25-5 内侧和外侧半月板、交叉韧带、侧副韧带、伸肌装置在维持膝关节生物力学中起决定作用。可见胫骨、半月板、韧带和髌腱止点之间的密切关系

试的弯曲度变化。外翻时，内侧副韧带的压力最大，应力集中在股骨止点附近，这与临床数据相符。相关临床资料显示，在内侧副韧带损伤中，股骨止点的损伤最常见。此外，内侧副韧带浅层在限制膝关节旋转及前后相位移中起次要作用；同时，内侧副韧带深层在限制外翻应力中起次要作用。

达成普遍共识的是，单纯内侧副韧带浅层损伤会使屈膝更松弛；当合并后内侧关节囊损伤时，则会使得伸膝更松弛。在屈曲45°时，内侧副韧带深层会提供一定的稳定性，但还不够。当膝关节外翻＞8°时，应考虑前交叉韧带是否受损。

第5节 诊 断

一、病史

详细了解患者的病史有助于诊断内侧副韧带损伤，特别是膝关节是否受到外翻作用力。

从病史中可获得的重要信息包括疼痛的位置、受伤后能否走动、出现肿胀的时间、破裂或撕裂的感觉、是否存在畸形及压痛的部位。关节肿胀可能表明撕裂很严重，导致组织液或关节液等渗出至关节外相邻组织。由渗出导致的急性关节积血发生在受伤后2 h内，而肿胀滑膜积液溢出通常在伤后12～24 h出现[2,4,6]。

二、检查

由于内侧副韧带损伤会引起其他相关损伤，所以需要对膝关节进行全方位的检查。

如果可能的话，在膝关节肿胀发生前检查受伤的患者是最有助益的。大部分患者在得到专业医生的诊治前，通常先到急诊科就诊。专业医生通常会检查膝关节的活动度，并进行消肿治疗。

内侧副韧带完全撕裂的患者在走路时，患侧的步幅通常会因韧带略微缩短导致跛行，但这通常很难被发现。由于股四头肌对膝关节起稳定作用，故患者可能会出现一种跳跃步态。内侧副韧带完全撕裂的患者不同于前交叉韧带急性损伤或半月板急性损伤的患者，后者会因关节大量积液而出现典型的屈膝或马蹄足步态。

仔细对膝关节进行触诊很有必要。内收肌出现结节或胫骨内侧近端出现压痛可能提示韧带的起止点有损伤。此外，内侧关节线疼痛可能提示有内侧半月板撕裂或软骨损伤。

患者必须放松。肌肉痉挛会影响查体的准确性。医生也应检查患者的对侧肢体，以比较两侧肢体的差异。全方位的膝关节检查对于确诊相关损伤很有必要。查体时，也应注意神经和血管的状态。检查时，应注意膝关节内侧皮下血肿的范围、瘀斑及压痛点等。Hughston等发现，78%的患者有准确的压痛点，64%的患者存在局部水肿。

膝关节屈曲30°时，侧方应力试验对于测试内侧副韧带损伤具有重要意义。将患肢放置于诊查桌一侧，使大腿肌肉放松。检查时，对比患侧膝关节和健侧膝关节，比较两侧关节间隙打开的程度。接下来，在做侧方应力试验时，应将膝关节完全舒展。侧方应力试验可以检查内侧副韧带及后斜韧带是否受损。如果膝关节开口增大，医生不仅应考虑后斜韧带损伤，同时也应考虑交叉韧带合并损伤的可能。当内侧副韧带损伤的患者仅有关节积血而无局部软组织肿胀时，医生也不能忽视患者存在合并交叉韧带损伤的可能。医生也应对这些损伤进行敏感试验检查（如Lachman试验、前后抽屉试验）。在进行轴移试验时，医生应注意患者的内侧枢轴损伤，因其可能造成假阴性结果。

前内侧旋转不稳定（anteromedial rotatory instability，AMRI）是指在膝关节屈曲30°时，内侧间隙增大，同时伴有胫骨内侧髁的前内侧旋转性半脱位。患侧踝外翻时做前抽屉试验可发现前内侧旋转不稳定。膝关节后内侧角或前交叉韧带损伤均表现为膝关节病理性松弛。

三、影像学评估

对于陈旧性内侧副韧带损伤，影像学检查结果可表现为韧带实质钙化，这种钙化常发生于韧带起止点。这种异位骨化被称为Pellegrini-Stieda综合征，发生在患者受到严重损伤时，如膝关节半脱位或脱位。

一组标准的X线片（膝关节负重屈曲45°的正位片、侧位片及对切线位片）可能可以识别影响治疗决策的撕裂或骨块。在青少年患者中，外翻应力下摄片可区分骨骺损伤和韧带损伤，但对于成人患者意义不大。

超声波检测内侧副韧带损伤的敏感性很高，但在很大程度上依赖于操作者的技术[6,19]。

四、磁共振成像

T_2加权磁共振成像（magnetic resonance imaging，MRI）是诊断内侧副韧带损伤的关键影像学检查。正常膝关节的MRI中，内侧副韧带的正常纤维表现为低信号；而内侧副韧带损伤后，则表现为信号增高或纤维连续性中断。MRI中增厚的纤维也可表明先前存在损伤。受伤位置可通过冠状位确定。相关的损伤，包括半月板撕裂和前交叉韧带损伤，也可通过MRI检测，这有助于指导治疗。25%的内侧副韧带损伤在MRI中表现为骨挫伤；其中，约50%的骨小梁微骨折与前交叉韧带撕裂有关。股骨外侧髁是最常见的受累部位，其次是外侧胫骨平台。这些损伤多表现为良性，6个月后愈合，无任何软骨方面的后遗症。

一般情况下，内侧副韧带损伤在MRI所有层面中都会显示信号强度增加。内侧副韧带损伤的MRI分级如下：Ⅰ级，内侧副韧带的内侧软组织出现高信号；Ⅱ级，内侧副韧带的内侧软组织或部分内侧副韧带出现高信号；Ⅲ级，内侧副韧带纤维完全断裂，出现间质积液或纤维化。

Ambrose等指出，对股骨内侧髁、半月板内侧和内侧胫骨平台之间的关系进行关节镜评估，是确定内侧副韧带损伤位置的有效诊断方法。

第6节 手术适应证

内侧副韧带损伤的处理

单纯的Ⅰ级和Ⅱ级内侧副韧带损伤通常无须手术。内侧副韧带的关节外环境具有丰富的血供，可使其应对巨大的应力，这不同于前交叉韧带的关节内环境。Ⅰ级和Ⅱ级损伤的特征为Ⅰ型胶原蛋白主要参与初级修复，而Ⅲ级损伤由于韧带两端出现了断裂，增加了Ⅲ型胶原蛋白。

多个动物模型表明，制动会阻碍韧带愈合，且影响负重。动物研究证明，在韧带修复的过程中，股骨端和胫骨端界面会有异常骨痂形成，以及不规则的局部骨吸收。理论上，韧带-股骨端损伤所产生的界面弹性及破坏力最小。对于内侧副韧带损伤，无论是在胫骨端还是在股骨端，恢复都比体部损伤慢。尽管大多数单纯内侧副韧带损伤都采取非手术治疗，但内侧副韧带的固有属性在长时间内不会恢复。临床经验表明，内侧副韧带股骨端损伤愈合要比胫骨端损伤愈合快，但胫骨端愈合效果更好。

动物实验也对超声和非甾体抗炎药的

作用(如塞来昔布)进行了研究。动物模型经过超声治疗后,其负重、消肿、力量及稳定性等方面的疗效很好。动物模型服用塞来昔布后渗出显著减少,但在负重方面疗效欠佳。内侧副韧带损伤的治疗包括基因治疗、生长因子治疗及小肠黏膜下层干细胞治疗等;这些治疗对于恢复内侧副韧带固有的生物力学特性有很大帮助,但都处于起步阶段[1,2,4,6,10,11,16,22,23,32,33]。

(一)内侧副韧带Ⅰ级损伤的康复

1. 如果有必要,可借助辅助设备进行耐受性负重训练。

2. 积极进行关节活动训练,争取恢复到受伤前的状态。

3. 积极加强力量练习,如开闭链训练。

4. 进行身体敏感及本体感觉的专项运动训练。

5. 鼓励进行接触性运动,但要防止外翻应力。

6. 当患侧肢体的力量、敏感性及本体感觉恢复到健侧水平时,进行体育锻炼。

(二)内侧副韧带Ⅱ级损伤的康复

1. 可在佩戴支具的条件下进行负重行走。根据患者疼痛的耐受程度及外翻和解剖复位情况,支具可被锁定在伸直或屈曲10°的范围内1~2周。当患者行走时患肢不疼痛,可以停止使用辅助设备。

2. 无论是佩戴开放式支具或去除伸直位锁定支具,均应尽早进行主动关节活动度训练。

3. 锻炼股四头肌的肌力。

4. 伤后3周,可鼓励患者移除支具,在完全负重下行走。根据患者疼痛的耐受程度、是否解剖复位及外翻松弛程度,确定去除支具的合适时间。严重的Ⅱ级损伤可能需要支具固定6周。

5. 可根据患者的耐受程度制订循序渐进的训练计划。在患者的关节活动度及肌力恢复正常后,可进行本体感觉及敏感性训练;此时,可进行直线形跑步运动。

6. 当患侧膝关节的活动度、肌力及本体感觉恢复到健侧水平时,且外翻开口感消失,可进行体育锻炼。在进行接触性运动或高风险运动时,建议患者使用功能性支具。

(三)单纯内侧副韧带Ⅲ级损伤的康复

1. 根据患者解剖复位的程度,患肢伸直位支具外固定3~6周。膝关节明显外翻的患者非负重3周。在进行可耐受负重训练时,膝关节保持中立位或内旋位。

2. 对于无外翻的患者,可不佩戴支具进行关节活动度训练,每日2~3次;对于存在力线外翻的患者,需支具固定3周后再行关节活动度训练。患者在保持中立位或内旋位时,可进行渐进式负重。

3. 外翻的患者要支具固定6周,支具固定3周后可以不佩戴支具进行关节活动度训练。根据患者的外翻松弛程度确定何时负重。有些患者可能需要非负重6周,之后可进行渐进式负重。此时可移除支具。

4. 笔者一般在10°延伸/10°固定屈曲下使用支具,并持续2周;然后,在10°/60°下保持2周;最后,在0°~90°下保持2周。

5. 在6周内,鼓励患者进行力量训练,如股四头肌原位运动、直腿抬高运动及肌肉电刺激。闭链运动要根据患者的负重情况来安排。

6. 关节活动度训练及力量训练要循序渐进,当患者完全恢复关节活动和力量后,可进行跑步、本体感觉和敏感性训练,同Ⅱ级损伤。

7. 根据患者的关节松弛程度,患者在伤后6~12个月运动时要佩戴保护性支具。

(四)前交叉韧带-内侧副韧带损伤的康复

1. 前6周的康复训练同内侧副韧带Ⅲ级损伤的患者。

2. 6周后,如果患者的关节活动度恢复正常,可进行前交叉韧带重建。如果外翻过度松弛,则进行前交叉韧带-内侧副韧带联合重建。

3. 如果只行前交叉韧带重建,患者在佩戴支具的10～14天可根据自身的耐受程度进行负重训练。在这期间,可不佩戴支具进行关节活动度训练。若有需要,可行力量训练,如股四头肌原位运动、直腿抬高运动及肌肉电刺激等。

4. 患者佩戴支具至术后2周,然后开始进行标准的前交叉韧带康复训练。

(五)内侧副韧带的多发韧带损伤的康复

1. 通常情况下,笔者采取手术治疗;但在某些特殊情况下,也可采取非手术治疗。

2. 所有患者在伸直位支具下固定6周,期间患者不能负重。可行股四头肌原位训练、直腿抬高训练及电刺激等。

3. 术后3周,可根据患者的解剖复位、关节活动度及依从性决定是否移除支具。对于患肢仍保持伸直位的患者,初期的关节活动度训练要慢;对于合并后交叉韧带损伤的患者,可在腘绳肌松弛下进行训练。术后6周,所有患者移除支具。

4. 术后6周,患者可负重自身重量的25%;在接下来的3周,逐渐加至自身重量的50%。

5. 患者继续使用支具,但晚上睡觉时可取下。

6. 患者在术后10周末,可在佩戴联合稳定性支具的情况下,开始进行渐进性关节活动度训练和及力量训练。

此时的康复计划与前交叉韧带-内侧副韧带重建的康复计划有以下区别:①伴随后交叉韧带损伤,腘绳肌主动训练要推迟至术后4个月,腘绳肌对抗训练要推至术后5个月;②患者在恢复运动1年内(术后18个月),建议在进行高风险运动时佩戴保护性支具。

第7节 手术治疗

重度内侧副韧带损伤的患者行手术治疗仍存在争议。对于内侧副韧带Ⅲ级损伤的患者,行手术治疗及非手术治疗均可获得良好的疗效。Miamoto等最新发表的一项综述表明,对于单纯内侧副韧带损伤采取非手术治疗的患者,仅强调早期功能康复;但当患者(特别是专业运动员)出现持续的外翻松弛影响了运动功能时,应考虑进行手术治疗。查体时发现患肢持续松弛,影像学检查发现内侧副韧带不完整,均是指导治疗的依据。

当内侧副韧带损伤伴有大的撕脱骨折时,也应采取手术治疗。Kuroda等的研究证实,对于内侧副韧带或后斜韧带止点内收肌撕脱性骨折,可使用4.5 mm松质骨螺钉联合内侧软组织加强缝合,具有良好的固定效果。

内侧副韧带损伤的手术方法包括单纯修复、自体韧带移植重建及异体韧带移植重建。Yoshiya等的研究随访了27例行自体半腱肌和股薄肌韧带移植的患者,其中24例根据国际膝关节文献委员会(International Knee Documentation Committee, IKDC)标准,得分为正常或接近正常。此外,在外翻应力测试下,所有患者健侧和患侧的开口间隙均≤2 mm。对于内侧副韧带浅层重建,前束是最重要的;但一些学者提出,除了重建内侧副韧带前束外,还应重建后斜韧带。Borden等报道了一项利用异体胫前肌肌腱移植物进行的双束固定技术,使胫骨隧道间的间隔为25 mm。在创建第二分支(即后斜韧带)时,即便膝关节屈曲超过45°且前束最大限度拉紧,外翻稳定性依然很好。Hughston和Eilers的研究证实,后斜韧带在膝关节屈曲45°～90°旋转和外翻时具有重要作用,支持后斜韧带重建。Hughston报道,即使患者合并前交叉韧带和(或)后交叉韧带损伤,且未行修复或重建,一期修复内侧副韧带和(或)后斜韧带也可取得良好的远期疗效[2,4,6,10,11,20,24,25,27,28,30,31,42-46]。

第8节 前交叉韧带-内侧副韧带重建

对于膝关节严重损伤的患者,是否进行多重韧带重建取决于患者的意愿及其对预后的期望。对于前交叉韧带合并内侧副韧带损伤的患者,手术重建前交叉韧带对于恢复其膝关节的稳定性可能是必要的;但关于是否有必要行内侧副韧带重建,目前仍存在争议。

对于前交叉韧带合并内侧副韧带损伤的患者,先非手术治疗内侧副韧带,再择期手术治疗前交叉韧带,目前来说效果满意。但严重的内侧结构损伤(如内侧副韧带浅层和深层、后斜韧带及后内侧关节囊)会影响膝关节的功能,只有进行前交叉韧带重建才能恢复运动。

Millett 等报道了前交叉韧带合并Ⅱ级或Ⅲ级内侧副韧带损伤的患者,均在早期(<3 周)行前交叉韧带重建及内侧副韧带非手术治疗,该方案在膝关节功能、活动度及力量恢复方面的疗效令人满意。内侧副韧带Ⅱ级损伤的患者与Ⅲ级损伤的患者相比,功能恢复无差别。

Hillard-Sembell 等对于前交叉韧带合并内侧副韧带损伤的患者进行了晚期外翻稳定性的检查。临床上,所有患者均未见外翻不稳定。影像学上,在负重位时,与健侧相比,13% 的患者患侧的内侧开口间隙>2.5 mm,这一结果与治疗方法无关。作者还测量了前向位移、功能水平、活动度和肌力,他们发现,采用前交叉韧带重建术治疗单纯前交叉韧带损伤和合并前交叉韧带-内侧副韧带损伤患者并无差别。

最近,Halinen 等对存在膝关节合并损伤的患者进行了一项前瞻性随机试验。所有的患者均早期行前交叉韧带重建,其中 50% 的患者接受内侧副韧带手术治疗。在膝关节功能、稳定性、关节活动度、肌力及恢复运动方面,2 组无差异。每组患者的患侧外翻间隙与健侧相比,无显著统计学差异。笔者提倡患者早期行前交叉韧带重建,术后采用铰链式膝关节支具固定 6 周以保护韧带,防止外翻应力过大。

Lundberg 和 Messner 的研究对 2 组患者进行了长期随访,一组是单纯内侧副韧带损伤,另一组是多发韧带损伤。在平均 10 年的随访中,2 组在膝关节功能评分和活动水平方面表现相当。然而,多发韧带损伤的患者矢状位松弛,且 X 线片有骨关节炎的表现。此外,多发伤组的患者较易发生再次损伤,且频繁接受手术。

为确定哪种内侧副韧带损伤需要修复,Nakamura 等将影像学检查结果与术中观察相结合。他们通过对 17 例前交叉韧带合并内侧副韧带Ⅲ级损伤的患者行 MRI 来定位内侧副韧带的损伤部位。所有患者均行前交叉韧带重建,术后 6 周应用支具固定。前交叉韧带重建前,所有患者均在麻醉状态下拍摄应力 X 线片。开口间隙>4 mm 的患者均行髂胫束肌腱移植重建前交叉韧带及浅层内侧副韧带。对于 MRI 显示内侧副韧带浅层全长撕裂的患者,术前表现为外翻松弛程度增加,而不是股骨或胫骨止点单纯的完全撕裂。他们发现,在 MRI 上,内侧副韧带损伤的位置与早期的外翻松弛程度显著相关,这表明 MRI 有助于预测使用非手术方法治疗内侧副韧带Ⅲ级损伤的疗效。

Robins 等评价内侧副韧带的损伤部位对术后运动范围的影响。所有患者均行前交叉韧带重建及内侧副韧带初级修复。对于术后运动范围的恢复,远离关节线的内侧副韧带损伤比靠近关节线或在关节线水平的内侧副韧带损伤早 6 周。此外,远离关节线的内侧副韧带损伤患者的运动范围的最终恢复效果更好,这表明内侧副韧带损伤部位对术后功能恢复起重要作用[33-37,40]。

第9节 前交叉韧带-后交叉韧带-内侧副韧带合并损伤

现有的关于前交叉韧带-后交叉韧带-内侧副韧带合并损伤的文献远不及关于单纯内侧副韧带损伤的文献多,因为多发韧带损伤较少见。笔者提倡初期行内侧副韧带一期修复及交叉韧带重建,而有些研究者推崇初期行后交叉韧带重建和内侧副韧带一期修复,推迟前交叉韧带重建。支持推迟前交叉韧带重建的研究者称,这样会降低术后发生关节粘连的风险。对于稳定性,Fanelli等做了一项对比研究,其中一组患者8例,先使用支具固定4~6周治疗内侧副韧带损伤,然后再行前交叉韧带或后交叉韧带重建;另一组患者7例,行初期内侧副韧带修复。对于内侧副韧带Ⅰ级及Ⅱ级损伤的患者,Fanelli等更倾向于非手术治疗;对于内侧副韧带Ⅲ级损伤的患者,也同样采取早期功能康复训练的非手术治疗。对于长期外翻松弛影响日常生活和运动的患者,有必要进行手术。对于前交叉韧带-后交叉韧带合并损伤,应在支具固定6周和恢复运动范围的训练后行前交叉韧带重建。

术中,在前交叉韧带重建后,可对膝关节进行外翻应力检查。术中查体发现,无论是在屈曲0°或30°时,开口间隙较健侧>4 mm,则行内侧副韧带手术治疗。前交叉韧带和后交叉韧带重建后的前交叉韧带-后交叉韧带-内侧副韧带合并损伤也应遵循该原则。

表7-25-2总结了手术方案,这是由治疗膝关节内侧损伤的脱位治疗原则(Groff和Harner[50])演变而来。

表 7-25-2 冠状面前、中、后部的内侧结构损伤:治疗指南

内侧副韧带损伤	单纯性	伴前交叉韧带Ⅲ级损伤	伴后交叉韧带Ⅲ级损伤	伴前交叉韧带-后交叉韧带损伤*
Ⅰ级	康复训练	康复训练3~6周,然后重建前交叉韧带	康复训练3~6周,然后当膝关节状态平稳且关节活动度良好时,考虑重建后交叉韧带	在3周内手术首先重建前交叉韧带和后交叉韧带。复位后,如果在麻醉状态下显示松弛度为0°,则需要修复
Ⅱ级	康复训练	当膝关节状态平稳且关节活动度和股四头肌控制良好时,进行重建		
Ⅲ级	康复训练后重新愈合	康复训练3~4周,然后重建前交叉韧带;如果前交叉韧带重建后,在麻醉状态下膝关节显示松弛,则考虑内侧副韧带修复	考虑手术修复内侧副韧带并重建后交叉韧带	内侧副韧带如果不能修复,则重建。如果MRI显示内侧半月板移位撕裂且伴随前交叉韧带-后交叉韧带损伤,则修复内侧副韧带或半月板

注:*需考虑膝关节脱位。血管和神经系统的状况至关重要;治疗指南

第 10 节 手术技术

一、修复内侧结构

患者取仰卧位,同时大腿近端应用止血带,位置尽可能高。止血带远端下肢消毒并铺单。关节镜下,评估膝关节内侧间隙(图7-25-6),并检测其他韧带和半月板损伤。必须注意避免大量液体外渗。检查膝关节内侧时,内侧半月板上方或下方间隙增大,为评估内侧副韧带的撕裂部位提供了有价值的信息。Sims 等报道,在屈曲 30°时,前内侧旋转不稳定的患者行外翻应力测试或关节镜检查,发现内侧半月板病理性上升伴随胫骨半月板分离及后关节囊损伤。对于后斜韧带及板胫韧带损伤的患者,行旋转检查时,胫骨极度旋转(关节镜旋转标志)提示应注意内侧半月板下方。

在关节镜下,探查和修复后内侧结构。

术中将臀部外旋且膝关节屈曲 30°,把沙袋放在足下以防止胫骨过度外旋。

内侧入路是将切口从鹅足开始向股骨内上髁后方延伸。切口可弧形延伸至股骨髁后方(曲棍球棒切口),以进一步暴露后内侧结构。充分暴露手术视野,可疑病理需经触诊、钝性剥离和简单的回缩证实。然后,把整个受伤的组织,无论是鹅足或内上髁结构,均从骨膜中剥离。附着点的细小结构必须作为一个完整的肌腱或韧带结构(全体)而不是作为单独的肌腱和韧带被剥离。这是最关键的一步,因为如果这个结构单独被剥离,结构的强度会显著降低。由于无法找到一个牢固的位置来创造一个稳定的关节,并用足够的张力来进行缝合,想要重新附着则较为困难。剥离整个单位而不是解剖每一个肌腱和韧带的一个额外的益处是可以减少失血。

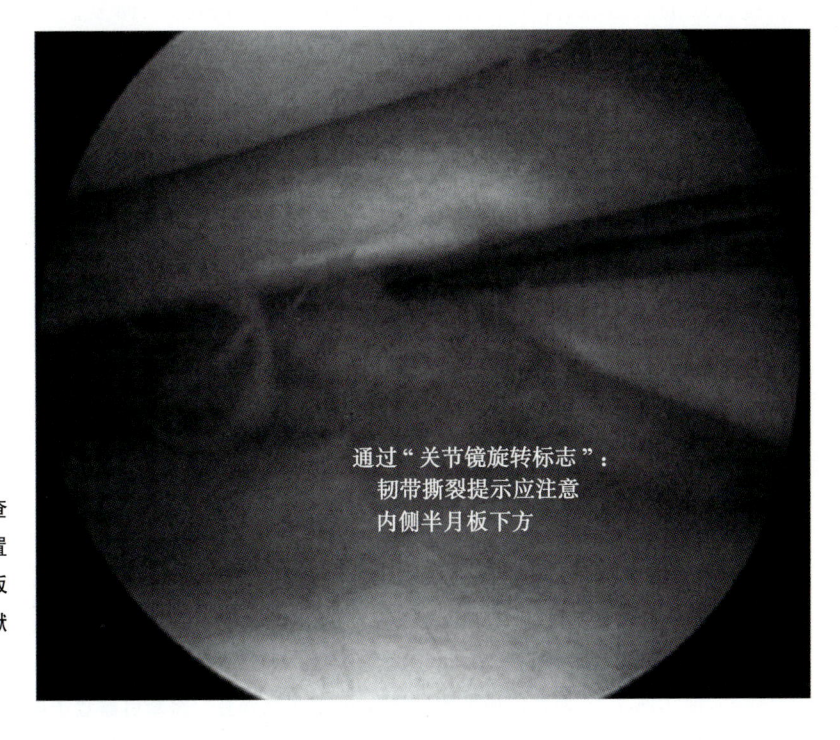

图 7-25-6 关节镜检查有助于确定损伤的位置(半月板股骨或半月板胫骨)(引自参考文献[49])

通过"关节镜旋转标志":韧带撕裂提示应注意内侧半月板下方

如果胫骨止点较弱,重建的止点应该向前移且下方收紧肌腱韧带单位。同样,如果股骨止点较弱,理想的再附着点应该向后移且尽可能向上收紧肌腱韧带单位。应修复股骨或胫骨上的任一点组织,以允许充分的运动和良好的稳定。修复点可能因每例患者的组织瓣不同而不尽相同,但应大小相同。当位于理想的附着点时,需将骨面粗糙化,直至出现出血的骨床,以便更好地附着和愈合,使组织快速生长及附着更加稳定。将2枚缝合铆钉置于新鲜骨床,以建立一个更牢固的止点;然后使用带缝合线的铆钉将韧带组织固定。闭合组织边缘前,使用可吸收缝合线缝合(图7-25-7);将铆钉嵌入整个组织瓣,以保证骨床愈合。外科医生应检查以确保良好的关节活动度,使肌腱韧带单位通过关节活动度进行等长收缩,同时要维持内侧的稳定性。

松解止血带以判断有无出血,然后冲洗伤口并逐层缝合。使用1号可吸收线逐层缝合缝匠肌筋膜边缘、皮下和皮质。如果在切开前进行关节镜检查,则术后可再次进行关节镜检查,以观察术后的稳定性。

另一种方法是通过增加止点与韧带体部之间的距离,以消除后内侧结构损伤的松弛。这是通过将韧带松弛片段附着于相邻的完整结构来完成的,如向前推进宽松的后斜韧带近端和末梢的附着物,将其缝合至内侧副韧带完整的附件,为韧带创造一个凸角,以增加韧带的行进距离和张力;然后将后斜韧带中部褥式缝合至完整的内侧副韧带。

纵向切开皮下组织至缝匠肌筋膜,切开时需小心,避免损伤隐神经,向下进入手术视野。从这一点可观察到后内侧关节囊松弛变薄。于内侧副韧带的后缘行纵向关节切开术。识别半膜肌的关节囊束并注意其张力,因为在后斜韧带重建后,可能需要将其向前推进。术野可观察到内侧半月板后角,应检查其附着物。使用2~3根缝合线从上至下穿过内侧半月板外缘,并深穿最近端的胫骨骨膜,将其缝合,进一步完成半月板的切开、修复。后斜韧带近端和远端附着物依次向前、近端及远端延伸,并与完整的

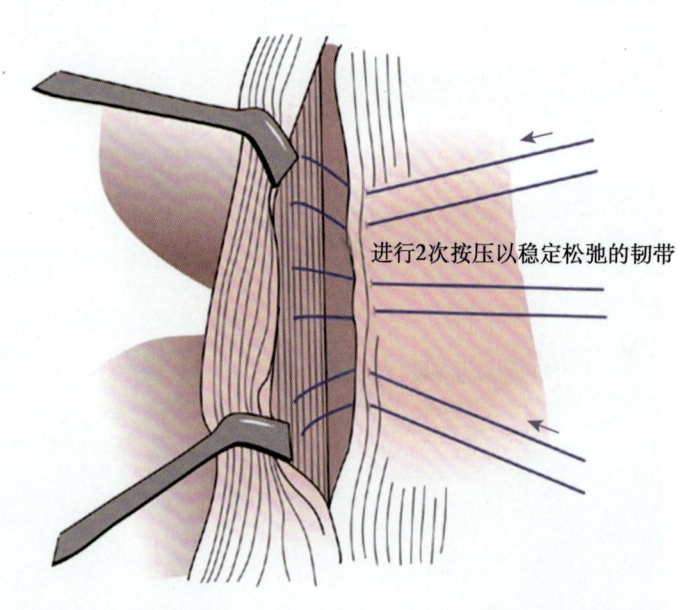

进行2次按压以稳定松弛的韧带

图7-25-7 2次按压松弛的韧带结构,以加强修复。将牵引器置于内侧副韧带表层,以暴露内侧副韧带深层。使用pants-over-vest缝合方法实现后斜韧带的再次拉紧。可见穿过内侧副韧带两端的缝合线,以拉紧另一端的顶部,减少松弛

内侧副韧带附着物缝合。需要注意的是，保持全层缝合，包括股骨和胫骨的骨膜。用铆钉固定近端和远端，通过增加两者的距离，使其从直线型变为抛物线型，进一步增加松弛的后斜韧带的张力，进而增加内侧副韧带的长度和张力（图 7-25-8）。此外，推荐使用更结实的 2 号线，使用 2 号 Ethibond 线将后斜韧带中部褥式缝合至完整的内侧副韧带上。从后斜韧带至内侧副韧带，可使用多重加固的"8"字缝合。在这一点上，识别半膜肌关节囊束并检查剩余关节的松弛度。在轻度外翻应力（30°）下检查膝关节，在中立及外旋下进行前内侧抽屉试验。如果剩余关节松弛且伴有半膜肌附着物，则需将半膜肌关节囊束向前推进至后斜韧带，并使用 2~3 根 2 号线进行褥式缝合。

二、重建后的内侧结构

在慢性后内侧不稳定的情况下，如果急性内侧副韧带撕裂修复失败，可选择内侧副韧带重建（图 7-25-9）。可通过自体移植、异体移植或合成纤维，如韧带增强重建系统（ligament augmentation and reconstruction system，LARS）（图 7-25-10）进行重建。自体移植的普遍选择是半腱肌和股薄肌或骨-髌腱-骨。异体移植使用的是半腱肌或跟腱。

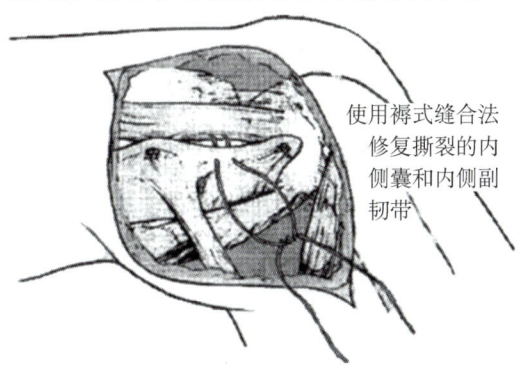

图 7-25-8 从最后的部位开始，使用褥式缝合法修复撕裂的后内侧囊（引自参考文献[49]）

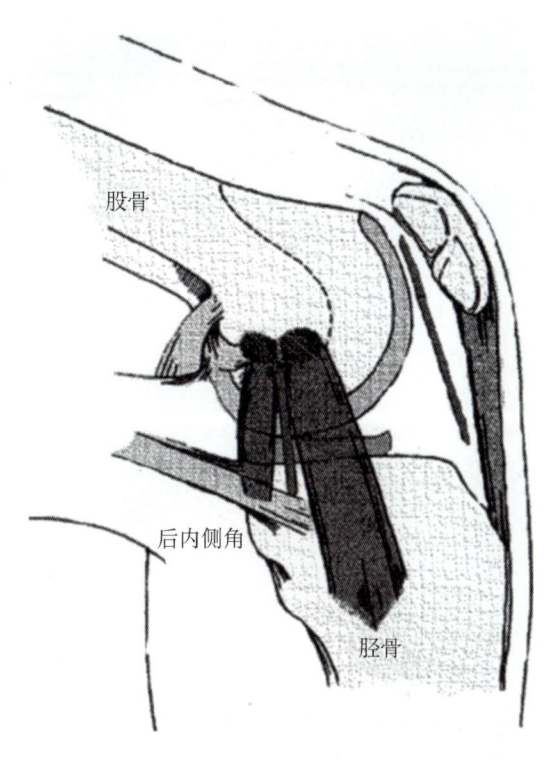

图 7-25-9 前内侧髌旁关节切开术用于暴露前交叉韧带、后交叉韧带的股骨附着物和半月板的前部。后中部分的关节切开术用于暴露后交叉韧带的胫骨附着物和后中部分的半月板（引自参考文献[49]）

患者的体位和治疗方法类似于上述的急性修复。在清晰的术野下切开，确定可疑的损伤部位。持续剥离末梢直至发现鹅足上边界。鹅足下可见内侧副韧带表面的末梢止点。接下来，将肌腱移植物准备成单束或双束。重建时，韧带远端止点应选在剩余的内侧副韧带表面中心，而近端止点应选在中部股骨上髁。在每一个假定的远端止点和近端止点插入一枚导针，然后将缝合线固定在导针一端，并通过关节活动度评估移植物的长度变化，同时用手进行预张试验。一般认为，移植物长度应在 3~4 mm。如果无法接受移植物长度或模型的变化，则需重新定位止点。由于股骨止点的位置对移植物长度的变化有很大影响，故要先调整股骨侧的位置。一旦确定了合适的止点位置，则需使

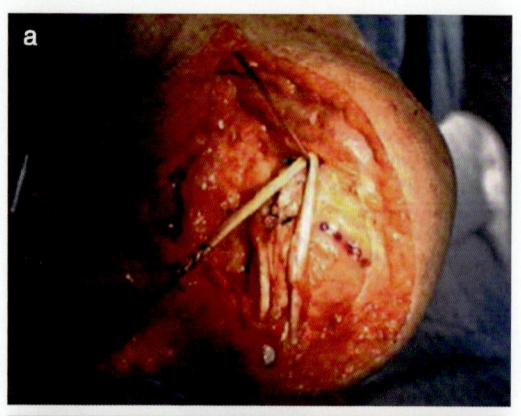

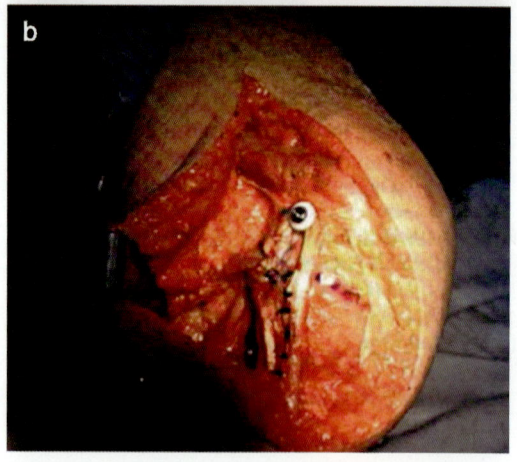

图 7-25-10 在胫骨近端固定至胫骨后内侧角(b)之前,将肌腱穿过内上髁处的缝合柱(a)和垫圈(引自参考文献[49])

用金属钉或螺钉固定移植物-胫骨止点。在近端止点,导针通过钻孔器钻孔。移植物近端从筋膜下通过。在近端,使用界面螺钉或U型钉固定肌腱移植物。在近端固定发热过程中,膝关节在内翻应力下屈曲30°。

在应用跟腱异体骨-髌韧带-自体移植骨时,肌腱末端的骨栓可用于移植的通道中,以帮助更好地愈合。

当使用 LARS 时,笔者倾向把它放在Ⅰ、Ⅱ层之间,以此获得良好的软组织覆盖。

第 11 节　术后康复

术后康复主要取决于患者的力线、相关的手术操作及患者的依从性。术后至少使用支具 6 周,并在物理治疗期间向外延伸锁定,除非考虑后斜韧带,在这种情况下,支具被锁定在屈曲 30°,并随时间的推移而延伸。术后 0~6 周,患者可进行主动屈曲,也可在限制伸展的范围内进行主动伸展,还可进行点地负重,然后在耐受范围内逐渐进展为完全负重。持续使用铰链支具,直至患者可进行完整的运动和股四头肌肌力恢复。通常在术后第 8~12 周,逐步使用低保护性铰链支具。积极的术后物理治疗对获得良好的预后具有重要作用,包括灵活的活动范围、强化稳固的膝关节肌肉,尤其是腘绳肌肌腱(股二头肌)、股四头肌和主要的外展肌。

总之,撕脱性骨折可使用垫圈和螺钉固定。对于撕裂的韧带,可使用经骨非吸收性缝合线或骨锚钉或带齿垫圈的螺钉将其固定在解剖附着位点。锚定对凸起的骨瓣也有效。股骨浅层内侧副韧带近端止点会造成运动时韧带纤维处于高张状态,从而导致重建失败。如果膝关节在屈曲 30°时处于紧张状态,那么在纤维方向的胫骨远端止点不会造成这些影响。如果医生想在股骨侧拉紧浅层内侧副韧带,可将骨插入物及其相连的韧带嵌入原来的位置。这种嵌入不会导致纤维间距改变。伸展性组织可以重新以叠瓦状构造连接,张力最大的部分则使用非吸收性成分或褥式缝合连接。缝合线必须与韧带纤维仔细对准,并在关节进行运动时检测。在低张力区使用可吸收缝合线。由于文献缺乏临床结果,关于上述修复技术的优势还需进一步研究。内侧副韧带重建的目的在于病理的解剖功能修复及半月板的保留。治疗膝关节内侧疾患后,还应通过修复浅层内侧副韧带来稳定伸展功能;修复后内侧角可稳定屈曲功能。如果后内侧角-半月板-半膜肌复合体松动,应在后胫骨角重新固定[5,39,41]。

第12节 并发症

内侧副韧带的术后并发症包括伤口感染、深部感染、深静脉血栓形成、血管和神经损伤及修复失败等常见的外科术后并发症，以及再撕裂的相关并发症。据报道，由于隐神经的末梢神经（缝匠肌旁）紧邻内侧副韧带表面，故在行膝关节内侧手术时，也可能损害隐神经的末梢神经。

第13节 总　结

应充分了解膝关节内侧和后内侧结构的解剖学和生物力学，以及各韧带之间的交互关系。虽然外科医生的康复方案不尽相同，但非手术治疗仍是治疗膝关节内侧和后内侧损伤的主要方式。手术治疗内侧副韧带损伤仍具有争议性，但不包括多韧带损伤的急性修复和个别的慢性不稳定的延期重建。

参考文献

[1] Miyamoto RG, Bosco JA, Sherman OH. Treatment of medial collateral ligament injuries. J Am Acad Orthop Surg, 2009, 17(3): 152-161.

[2] Jacobson KE, Chi FS. Evaluation and treatment of medial collateral ligament and medial-sided injuries of the knee. Sports Med Arthrosc, 2006, 14(2): 58-66.

[3] Phisitkul P, James SL, Wolf BR, et al. MCL injuries of the knee: current concepts review. Iowa Orthop J, 2006, 26: 77-90.

[4] Medvecky MJ, Zazulak BT, Hewett TE. A multidisciplinary approach to the evaluation, reconstruction and rehabilitation of the multi-ligament injured athlete. Sports Med, 2007, 37(2): 169-187.

[5] Edson CJ. Conservative and postoperative rehabilitation of isolated and combined injuries of the medial collateral ligament. Sports Med Arthrosc, 2006, 14(2): 105-110.

[6] Azar FM. Evaluation and treatment of chronic medial collateral ligament injuries of the knee. Sports Med Arthrosc, 2006, 14(2): 84-90.

[7] Kurzweil PR, Kelley ST. Physical examination and imaging of the medial collateral ligament and posteromedial corner of the knee. Sports Med Arthrosc, 2006, 14(2): 67-73.

[8] Wymenga AB, Kats JJ, Kooloos J, et al. Surgical anatomy of the medial collateral ligament and the posteromedial capsule of the knee. Knee Surg Sports Traumatol Arthrosc, 2006, 14(3): 229-234. Epub 2005 Oct 26.

[9] Robinson JR, Sanchez-Ballester J, Bull AM, et al. The posteromedial corner revisited. An anatomical description of the passive restraining structures of the medial aspect of the human knee. J Bone Joint Surg Br, 2004, 86(5): 674-681.

[10] Sims WF, Jacobson KE. The posteromedial corner of the knee: medial-sided injury patterns revisited. Am J Sports Med, 2004, 32(2): 337-345.

[11] Fetto JF, Marshall JL. Medial collateral ligament injuries of the knee: a rationale for treatment. Clin Orthop Relat Res, 1978, 132: 206-218.

[12] Fanelli GC, Harris JD. Surgical treatment of acute medial collateral ligament and posteromedial corner injuries of the knee. Sports Med Arthrosc, 2006, 14(2): 78-83.

[13] Warren LF, Marshall JL. The supporting structures and layers on the medial side of the knee: an anatomical analysis. J Bone Joint Surg Am, 1979, 61: 56-62.

[14] Amis AA, Bull AMJ, Hijazi I, et al. Biomechanics of the PCL and related structures: posterolateral, posteromedial and meniscofemoral ligaments. Knee Surg Sports Trau-

matol Arthrosc,2003,11:271-281.

[15] Gardiner JC,Weiss JA,Rosenberg TD. Strain in the human medial collateral ligament during valgus loading of the knee. Clin Orthop, 2001,391:266-274.

[16] Wymenga AB,Kats JJ,Kooloos J,et al. Surgical anatomy of the medial collateral ligament and the posteromedial capsule of the knee. Knee Surg Sports Traumatol Arthrosc, 2006,14(3):229-234. Epub 2005 Oct 26. Review.

[17] Giannotti BF,Rudy T,Graziano J. The nonsurgical management of isolated medial collateral ligament injuries of the knee. Sports Med Arthrosc,2006,14(2):74-77. Review.

[18] Ritchie JR,Bergfeld JA,Kambic H,et al. Isolated sectioning of the medial and posteromedial capsular ligaments in the posterior cruciate deficient knee. Am J Sports Med,1998, 26:389-394.

[19] Hughston JC,Andrews JR,Cross MJ,et al. Classification of knee ligament instabilities. Part Ⅰ. The medial compartment and cruciate ligaments. J Bone Joint Surg, 1976, 58: 159-172.

[20] Lee JI,Song IS,Jung YB,et al. Medial collateral ligament injuries of the knee:ultrasonographic findings. J Ultrasound Med,1996,15: 621-625.

[21] Ambrose HC,Simonian PT,Sims WF. Arthroscopic localization of medial collateral ligament injury:report of 2 cases in adults. Arthroscopy,2001,17:E21.

[22] Thornton GM,Johnson JC,Maser RV,et al. Strength of medial structures of the knee joint are decreased by isolated injury to the medial collateral ligament and subsequent joint immobilization. J Orthop Res,2005,23: 1191-1198.

[23] Frank CB,Loitz BJ,Shrive NG. Injury location affects ligament healing:a morphologic and mechanical study of the healing rabbit medial collateral ligament. Acta Orthop Scand,1995,66:455-462.

[24] Sparrow KJ,Finucane SD,Owen JR,et al. The effects of low-intensity ultrasound on medial collateral ligament healing in the rabbit model. Am J Sports Med, 2005, 33: 1048-1056.

[25] Warden SJ,Avin KG,Beck EM,et al. Low intensity pulsed ultrasound accelerates and a nonsteroidal antiinflammatory drug delays knee ligament healing. Am J Sports Med, 2006,34:1094-1102.

[26] Jackson DW. Reconstructive knee surgery, Master techniques in orthopaedic series. 2nd ed. Philadelphia: Lippincott Williams & Wilkins,2003.

[27] Kuroda R,Muratsu H,Harada T,et al. Avulsion fracture of the posterior oblique ligament associated with acute tear of the medial collateral ligament. Arthroscopy,2003,19:E18.

[28] Yoshiya S,Kuroda R,Mizuno K,et al. Medial collateral ligament reconstruction using autogenous hamstring tendons: technique and results in initial cases. Am J Sports Med, 2005,33:1380-1385.

[29] Borden PS,Kantaras AT,Caborn DN. Medial collateral ligament reconstruction with allograft using a double-bundle technique. Arthroscopy,2002,18:E19.

[30] Warren LA,Marshall JL,Girgis F. The prime static stabilizer of the medical side of the knee. J Bone Joint Surg Am, 1974, 56: 665-774.

[31] Hughston JC,Eilers AF. The role of the posterior oblique ligament in repairs of acute medial (collateral) ligament tears of the knee. J Bone Joint Surg Am,1973,55:923-940.

[32] Hughston JC. The importance of the posterior oblique ligament in repairs of acute tears of the medial ligaments in knees with and without an associated rupture of the anterior cruciate ligament: results of long-term followup. J Bone Joint Surg Am, 1994, 76: 1328-1344.

[33] Shelbourne KD,Porter DA. Anterior cruciate ligament-medial collateral ligament injury:

nonoperative management of medial collateral ligament tears with anterior cruciate ligament reconstruction: a preliminary report. Am J Sports Med,1992,20:283-286.

[34] Noyes FR,Barber-Westin SD. The treatment of acute combined ruptures of the anterior cruciate and medial ligaments of the knee. Am J Sports Med,1995,23:380-389.

[35] Millett PJ,Pennock AT,Sterett WI,et al. Early ACL reconstruction in combined ACL-MCL injuries. J Knee Surg,2004,17:94-98.

[36] Woo SL,Young EP,Ohland KJ,et al. The effects of transection of the anterior cruciate ligament on healing of the medial collateral ligament: a biomechanical study of the knee in dogs. J Bone Joint Surg Am, 1990, 72: 382-392.

[37] Zaffagnini S,Bignozzi S,Martel S,et al. Does ACL reconstruction restore knee stability in combined lesions? An in vivo study. Clin Orthop Relat Res,2007,454:95-99.

[38] Hillard-Sembell D,Daniel DM,Stone ML,et al. Combined injuries of the anterior cruciate and medial collateral ligaments of the knee: effect of treatment on stability and function of the joint. J Bone Joint Surg Am,1996,78: 169-176.

[39] Halinen J,Lindahl J,Hirvensalo E,et al. Operative and nonoperative treatments of medial collateral ligament rupture with early anterior cruciate ligament reconstruction: a prospective randomized study. Am J Sports Med, 2006,34:1134-1140.

[40] Lundberg M,Messner K. Ten-year prognosis of isolated and combined medial collateral ligament ruptures: a matched comparison in 40 patients using clinical and radiographic evaluations. Am J Sports Med,1997,25:2-6.

[41] Nakamura N,Horibe S,Toritsuka Y,et al. Acute grade Ⅲ medial collateral ligament injury of the knee associated with anterior cruci-

ate ligament tear: the usefulness of magnetic resonance imaging in determining a treatment regimen. Am J Sports Med, 2003, 31: 261-267.

[42] Robins AJ,Newman AP,Burks RT. Postoperative return of motion in anterior cruciate ligament and medial collateral ligament injuries: the effect of medial collateral ligament rupture location. Am J Sports Med,1993,21:20-25.

[43] Azar FM,Aaron Jr DG. Surgical treatment of anterior cruciate ligamentposterior cruciate ligament-medial side knee injuries. J Knee Surg,2005,18:220-227.

[44] Fanelli GC, Edson CJ, Orcutt DR, et al. Treatment of combined anterior cruciate-posterior cruciate ligament-medial-lateral side knee injuries. J Knee Surg,2005,18:240-248.

[45] Klimkiewicz JJ,Petrie RS,Harner CD. Surgical treatment of combined injury to anterior cruciate ligament, posterior cruciate ligament, and medial structures. Clin Sports Med,2000,19:479-492.

[46] Phisitkul P,James SL,Wolf BR,et al. MCL injuries of the knee: current concepts review. Iowa Orthop J,2006,26:77-90.

[47] Fanelli GC,Giannotti BF,Edson CJ. Arthroscopically assisted combined anterior and posterior cruciate ligament reconstruction. Arthroscopy,1996,12:5-14.

[48] Benjamin Jackson Ⅲ J,Ferguson CM,Martin DF. Surgical treatment of chronic posteromedial instability using capsular procedures. Sports Med Arthrosc,2006,14(2):91-95.

[49] Azar FM. Surgical treatment of ACL/PCL/medial-side knee injuries. Oper Tech Sports Med,2003,11:248-256.

[50] Groff YJ,Harner CD. Medial collateral ligament reconstruction. In:Jackson DW, editor. Reconstructive knee surgery, Master techniques in orthopaedic series. 2nd ed. Philadelphia:Lippincott Williams & Wilkins,2003.

第 26 章 前交叉韧带修复失败

第 1 节 概述 ………………… 421
第 2 节 前交叉韧带修复的发展史
　　　　　………………………… 421
　一、发展史 ………………… 421
　二、失败的原因 …………… 422
第 3 节 临床评估 …………… 427
　一、病史 …………………… 427
　二、体格检查 ……………… 427
　三、关节动度仪评估 ……… 428
　四、影像学评估 …………… 428

第 4 节 治疗方式 …………… 428
　一、翻修术的目标和预后 … 429
　二、翻修术的设置 ………… 429
第 5 节 移植物的选择：自体骨移植
　　　　或同种异体骨移植 … 431
　一、移植物的固定方式 …… 432
　二、康复 …………………… 432
第 6 节 总结 ………………… 432
参考文献 ……………………… 433

第 26 章
前交叉韧带修复失败

Hélder Pereira, Nuno Sevivas, Pedro Varanda, Alberto Monteiro,
Joan C. Monllau, João Espregueira-Mendes

关键词 解剖・病因・临床评估・前十字韧带修复失败・膝关节韧带・康复・手术治疗

第 1 节 概 述

目前,膝关节韧带重建手术是一种常规术式。对于膝关节前交叉韧带(anterior cruciate ligament,ACL)重建,据估计,美国每年进行该手术的患者超过 10 万例,年医疗费用超过 5 亿美元[1,2]。

如果无其他原因,这么高的发病率表明,膝关节外科医生正确制定预防、诊断和治疗膝关节韧带修复失败策略的重要性。

下文介绍了笔者所在医院应用于膝关节前交叉韧带手术失败的管理策略。尽管前交叉韧带重建手术和其他膝关节韧带手术基本相同,但每种手术(后交叉韧带、后外侧和后内侧角病变、髌股不稳)都有其特定的问题,在本章中不做介绍。

该领域的争议较多,笔者并不想制定规则让同道遵守,而是致力于分享多年来资深学者(Espregueira-Mendes)对于膝关节手术的经验和想法,这些源于笔者个人和团队成员的反复讨论和定期审查。即使在这个问题上缺乏共识,但笔者认为,一个合理的策略比"没有策略"更容易得到好结果。

第 2 节 前交叉韧带修复的发展史

一、发展史

自 1895 年 Mayo Robson 报道第 1 例膝关节前叉韧带修复手术以来[3],前交叉韧带修复手术发生了很多事情。

目前报道,前交叉韧带修复手术的长期效果良好,但失败率仍有 3%~25%,这可能与手术的时机选择和技术有关[4]。

研究者进行了大量的前交叉韧带基础科学研究(解剖学、生理学和生物力学),这有助于临床上移植物的选择、隧道的放置、移植物固定和康复方案的改进。最近,关于移植物结合和"韧带化"的研究提升了预防并发症(移植物的过度拉伸和滑脱)的能力[5]。材料的改进也增加了研究者对于不同的、更坚固的移植物固定的选择。

解剖

尽管前交叉韧带的解剖结构复杂,但按其在胫骨上的附着点,通常将其分为2个功能束,即前正中(anteromedial,AM)束和后外侧(posterolateral,PL)束[6]。这2个束共同作用,能防止胫骨过度前移[7,8],维持膝关节的旋转稳定;在运动范围内,所有的纤维在伸展时紧张,后部的纤维在屈曲时松弛,迫使前交叉韧带扭曲[9,10]。

传统的前交叉韧带的单束重建只是重建了前交叉韧带的前正中束部分,目的是使移植物等长放置,而术后效果基本令人满意[11,12]。膝关节旋转松弛导致膝关节韧带重建位置固定(在膝关节屈曲时,为最远端和最近端)。一些研究者认为,膝关节旋转的控制可能需要前交叉韧带双束的重建[13,14],而有些研究者强调加强修复的优点[15]。

膝关节前交叉韧带功能重建的解剖基础可能可以解释为什么术后在做正常水平的运动时,膝关节活动受限(患者满意度差)。这些病例采用体格检查和影像学检查不能被发现。膝关节旋转的不稳定性需要术前和术后进行测量,且依赖于膝关节MRI的测量和膝关节检测设备(knee testing device,KTD)的不断完善(图7-26-1)。笔者的目标是识别膝关节前交叉韧带重建术后部分撕裂,并制定不明原因的前交叉韧带重建失败的客观量化参数。尽管前交叉韧带重建没有重大问题,但在运动或旋转活动中的主观感觉不稳定,这在临床检查(包括KT-1000关节仪)中未发现异常。这些问题在笔者所在的医疗机构正继续研究,而手术的常规应用和相关并发症有待充分评估。笔者称这是膝关节前交叉韧带修复失败的"灰色"地带,而大部分研究者会考虑应该怎样定义手术失败及什么样的患者需要行韧带翻修术?

二、失败的原因

笔者首先检测并分类失败的原因。临床医生要优先考虑患者的主诉,而不是仅仅依靠影像学检查,尽管影像学检查和临床检查是医生做出正确诊断的基础。

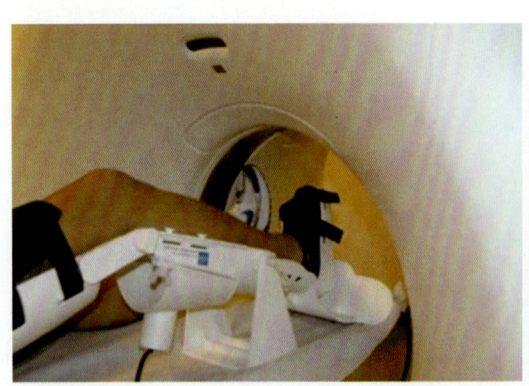

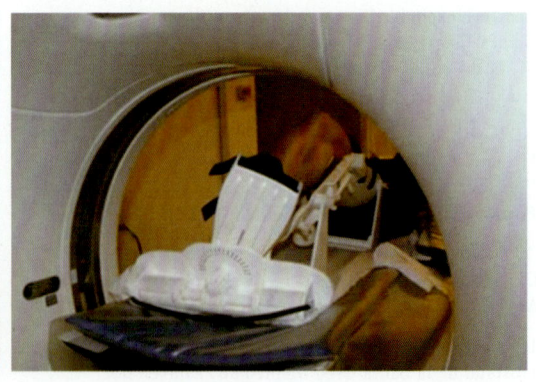

图7-26-1 Porto KTD:CT扫描仪内的膝关节测试装置

一般情况下，患者主诉膝关节前交叉韧带重建术后不稳定、疼痛和（或）膝关节活动度减少，应考虑手术失败。由于手术失败的影响因素很多，需要仔细进行术前评估，而对失败原因的准确定义是最终结果的决定性因素。医生必须评估患者的动机和依从性，且患者对结果的期待须切合实际。但结果大多数与期望的不太一致[16-19]。

没有单一的翻修手术标准。手术策略取决于手术失败的影响因素、患者的特点和医生的喜好。因此，目前有许多术式、移植物、固定方式是行之有效的。

前交叉韧带术后失败的3个主要原因（膝关节不稳定、活动范围受限、持续性疼痛）独立或联合存在。偶有报道其他原因，如血管变性、术中材料破损及髌骨骨折，但首先考虑上述3个主要原因。有些原因仍需要深入讨论，但临床意义有限，如隧道扩大。尽管在计划翻修术时，需要考虑这一原因的影响，但其很少成为翻修术的"原因"。

手术技术是主要的病因[4,17-20]，也要考虑生物因素[21,22]、新的创伤[23,24]。更具体地说，失败可能与固定系统相关，如螺钉移位、移植物松动和滑脱、隧道位置错误及不考虑骨内结合和"韧带化"时期而过度锻炼。对于重建完好的患者，应考虑其在旋转或体育活动中的不稳定的感觉。有些特殊问题源于前交叉韧带双束重建。翻修术中，双隧道（股骨和胫骨隧道）会增加发生双侧骨空洞的风险。术前必须仔细确定隧道的距离、深度及固定方法。在一些病例中，有的需要相同的隧道重建一束，而另一束旷置；有的需要分期手术（先将移植物填充骨间隙，再择期重建前交叉韧带）。

(一)不稳定

1. 术后表现

（1）主要的不稳定：移植物固定较差导致的移出或滑脱、移植物变形或隧道位置错误（图7-26-2）。

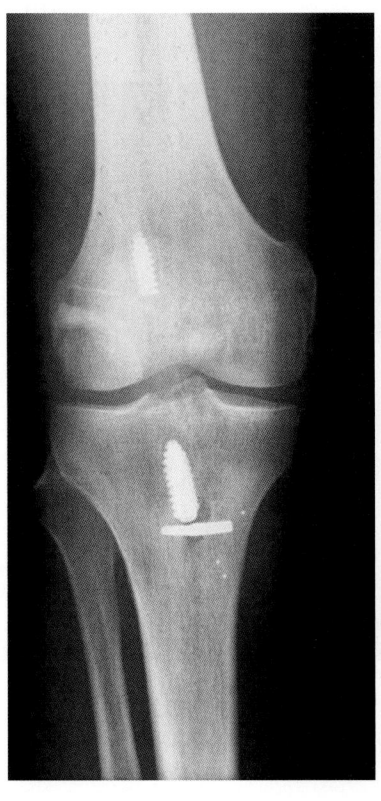

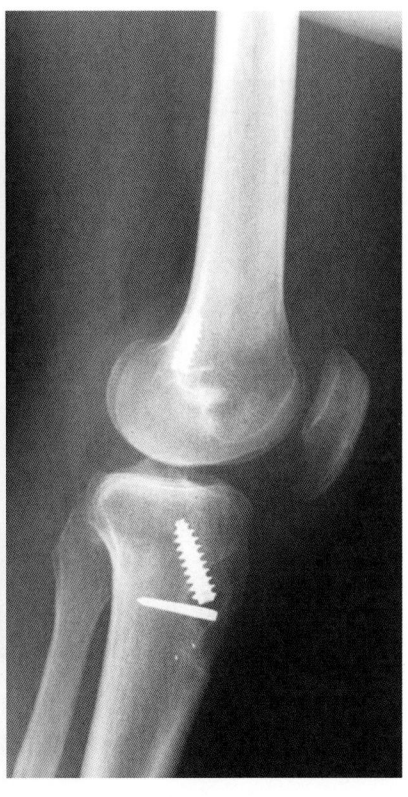

图7-26-2 术后持续不稳定：移植物放置过于垂直，胫侧加强固定

(2)术后恢复日常活动:因为移植物过度垂直,导致旋转不稳定或高强度运动不稳定,可通过 MRI 或膝关节测试仪进行评估。根据患者的期望,考虑翻修术和扩大翻修术(图 7-26-3)。

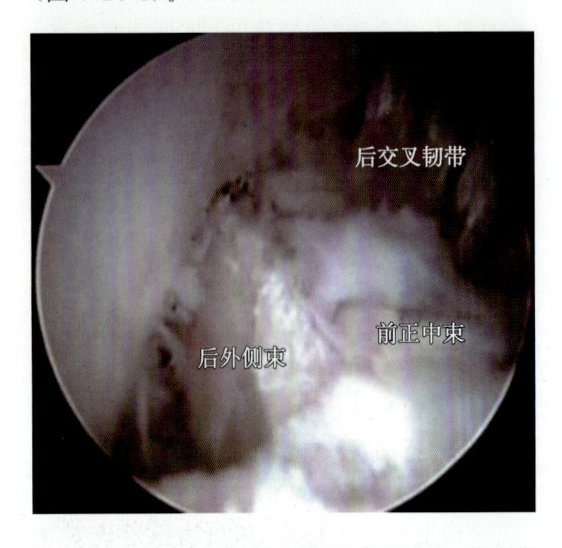

图 7-26-3 高需求旋转运动期间的不稳定:部分重建(后外侧束)。注意髌腱移植物进入股隧道与"旧"前正中束移植物无冲突

2. 完全康复后,有新的创伤导致不稳定,通常表明为新的韧带撕裂。

3. 初始稳定性差,通常是由于隧道定位不良;患者术后活动受限,可能由于不正当的康复训练导致移植物拉伸、移位或断裂,进而造成的膝关节不稳定(图 7-26-4)。

4. 被忽视的相关损伤,包括后交叉韧带损伤、内侧副韧带损伤、后外侧角或后正中角损伤。

(二)膝关节活动受限

1. 伸展受限

(1)肿物(图 7-26-5)。

(2)髁间窝瘢痕。

(3)胫骨隧道过度向前(移植物撞击)(图 7-26-6)。

(4)股骨隧道过度向后,通常耐受性较好,但后壁破损的风险高(手术或长期随访结果)。

2. 屈曲受限

(1)股骨隧道过度向前(图 7-26-6,图 7-26-7),是常见的因素之一,发生率最高。

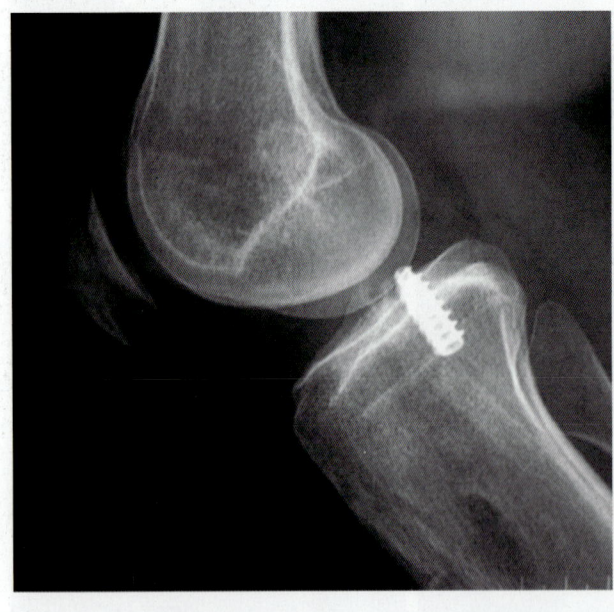

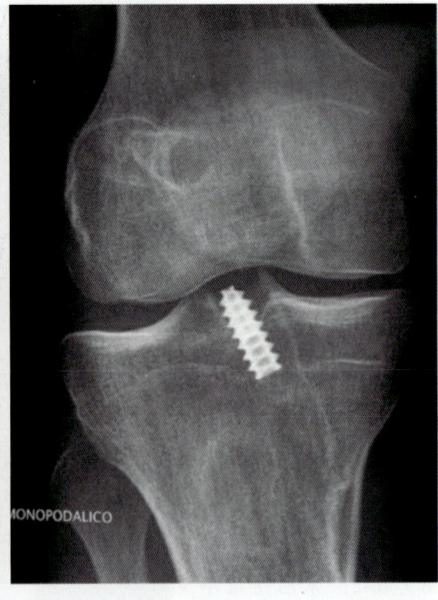

图 7-26-4 患者主诉开始不能屈曲,之后症状突然消失,但随后又出现新的不稳定症状。需要注意移植物滑脱后,胫骨隧道过后和螺钉移至关节内

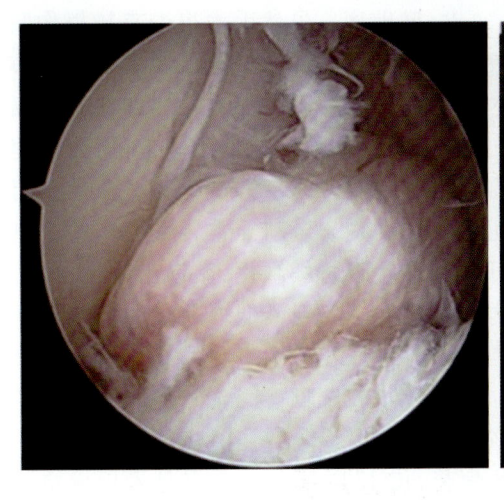

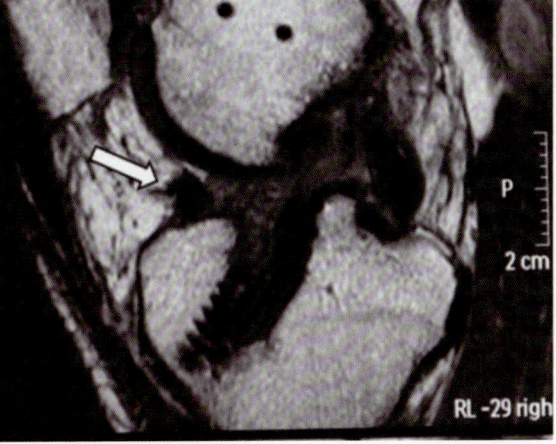

图 7-26-5 肿物的 MRI（箭）和关节镜视图

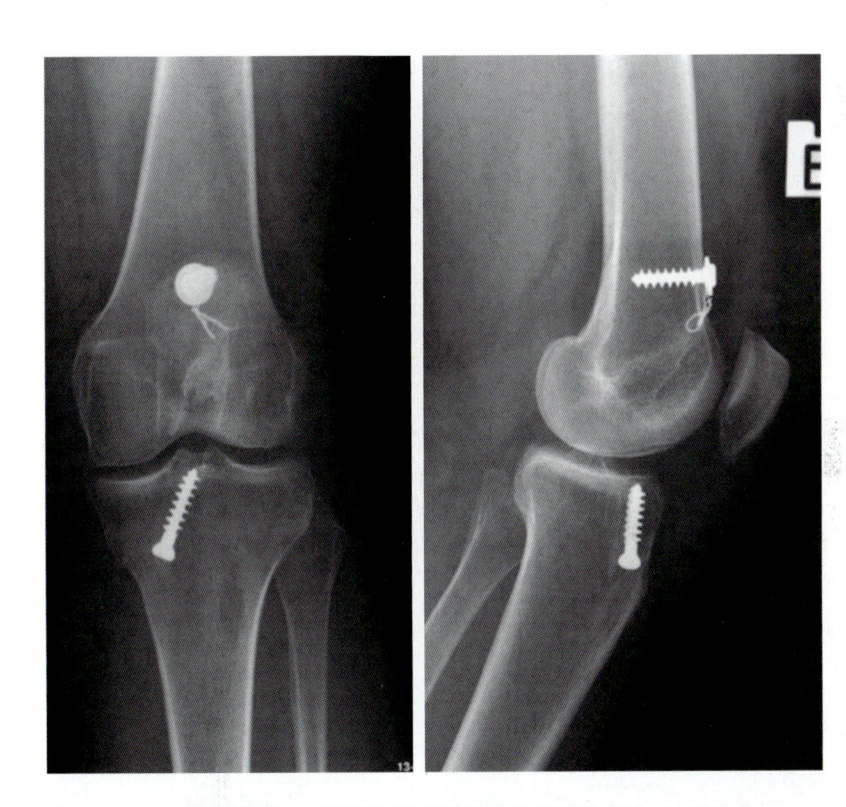

图 7-26-6 不合适的螺钉。胫骨和股骨隧道的位置都不正确,过于向前

（2）胫骨隧道过度向后。

3. 伸展和屈曲受限（关节囊炎和关节纤维化） 特征为膝关节间断性疼痛、僵直、炎症、肿胀,股四头肌松弛,髌骨活动受限。原因可能是隧道定位不良（图 7-26-8）。

（三）持续性疼痛

1. 与滑膜炎、软骨或半月板病变、内侧副韧带损伤、神经病变（隐神经髌下支或股骨内侧皮神经）有关。需要对特定的病因进行正确的治疗。

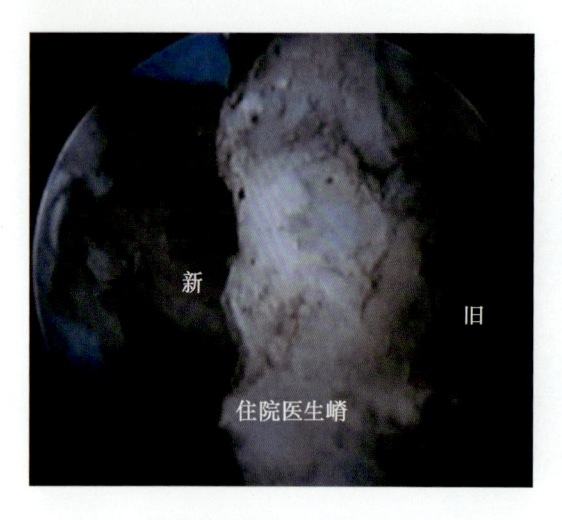

图 7-26-7 最常见的错误:股骨隧道向前到"住院医生嵴"

2. 膝前痛。虽然手术很少直接损伤髌股关节,但髌股关节损伤是几乎所有膝关节术后疼痛的常见原因。笔者建议在初次损伤后,先重建膝关节的全活动范围,再重建前交叉韧带。肌肉力量弱、运动范围改变可能导致髌股关节运动异常。移植经验丰富可以将髌后脂肪纤维化、髌韧带缩短、髌骨内移的发生率降到最低。适当的康复计划是必不可少的,且个体化。

3. 感染较罕见(<1%),但其是潜在的"灾难性"并发症[25-27]。葡萄球菌为主要的致病菌。C反应蛋白水平高是术后感染的指标,比红细胞沉降率、白细胞计数更敏感。感染后常出现积液,抽取积液送培养、进行

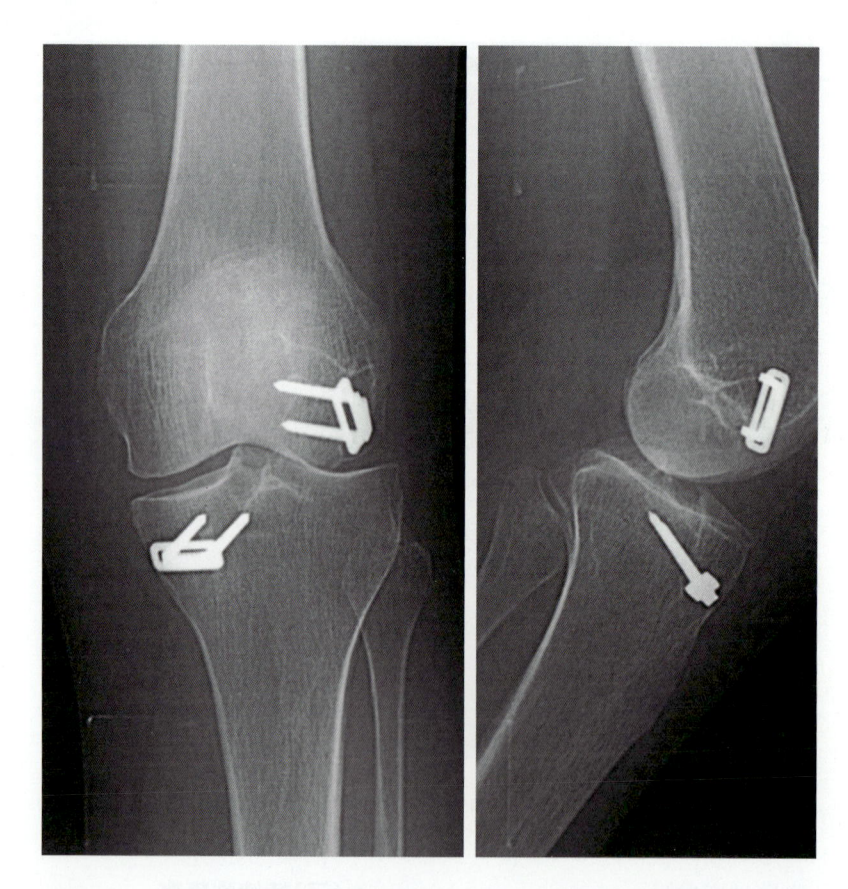

图 7-26-8 前交叉韧带重建后僵硬和移植物相关疼痛:2个隧道位置不正确,需要取出螺钉

革兰染色及白细胞分类和计数对诊断和治疗有帮助。MRI 和骨扫描有助于确定感染程度。术后急性感染的患者需及时使用抗生素，并结合关节腔冲洗和清创术。无论是术后早期感染还是迟发感染，移植物若无功能，必须取出。

4. 膝内翻畸形或膝关节骨关节炎可考虑行胫骨高位截骨术。虽然该手术要求较高，但效果较好。需注意，术后发生关节僵硬的风险高。手术步骤、固定方式、同时进行还是独立进行、手术定位、高于还是低于胫骨结节、患者的喜好和术者的经验都是手术成功的关键因素（图 7-26-9）。如果考虑行楔形开放截骨术，则应注意避免增加胫骨斜度。其通常是由于放置钢板时过度前倾造成的。

5. 与材料相关的疼痛（图 7-26-8）。

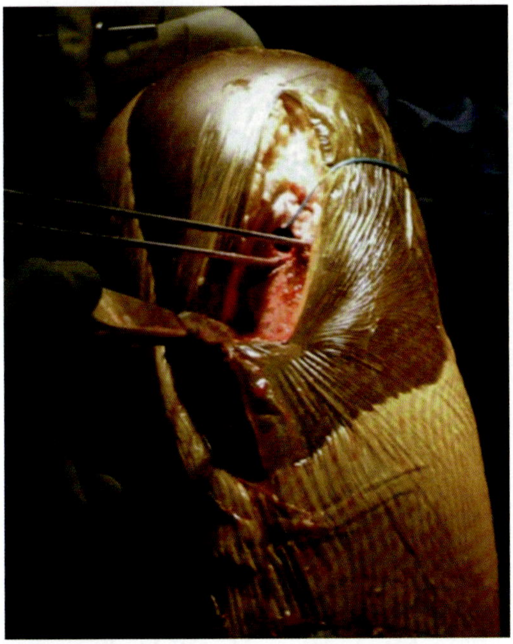

图 7-26-9　前交叉韧带翻修术中的内翻截骨术。切开楔形钢板重建前，应注意标明骨切平面和胫骨隧道位置的导向钉

第 3 节　临床评估

一、病史

术前，应仔细询问原发性损伤的细节（如损伤机制，是直接损伤还是间接损伤，是高能量损伤还是低能量损伤，运动的方向，以及体育运动）、曾经的治疗史（如选择的移植物、内固定方式、隧道定位技术及手术与受伤的间隔），同时还有术后康复指导，包括手术和恢复体育运动的间隔。

关键是确定患者在新主诉出现之前，对手术效果是否满意，或是术后该主诉就一直存在。

如前所述，医生必须明确患者不满意的原因［不稳定、活动受限或疼痛（持续肿胀）］。患者的症状有助于医生正确诊断。

当患者主诉关节不稳定时，必须确定开始出现不稳定的时间。关节不稳定的逐渐发生可能与移植物放置、过早的康复训练（如移植物伸长）、固定渐进性失效（滑脱）有关（图 7-26-4）。一般来说，正确的诊断很困难。如果患者主诉术后一直不稳定，那么更可能是技术问题（定位、拉伸、固定方式），这种情况更容易发现。

建立活动（日常生活、娱乐、爬楼梯、运动）与症状出现及未来的工作、娱乐或生活之间的关系也是至关重要的。IKDC 问卷的主观部分已被证明是有用的[28]。

二、体格检查

必须评估步态、活动范围和下肢力线，寻找过度松弛的适应证。膝关节检查需要与健侧对比，阳性体征提示病变。

半月板损伤也会引起膝关节积液、疼痛和粘连，且半月板的完整性与手术时机的选择相关,所以也必须评估膝关节内外侧的半月板。

采用 Lachman 试验和轴移试验评估膝关节稳定性。轴移试验是诊断前交叉韧带功能不全最敏感的临床试验。即使影像学检查显示阴性结果,但如果 Lachman 试验和轴移试验结果阳性,也可诊断为前交叉韧带损伤[29,30]。这些试验可分级评估(1＋滑动;2＋;3＋),但阳性结果与级别无关,而是提示前交叉韧带有功能障碍。屈曲 90°时的前抽屉试验对诊断前交叉韧带损伤的意义不大,但常规在中立位、内旋和外旋状态下进行前抽屉试验,可以诊断膝关节周围结构的损伤(如后内侧角和后外侧角损伤)。反屈测试、屈曲 30°和 90°时的后抽屉试验和刻度盘测试(dial-test)有助于诊断后外侧角和后交叉韧带的损伤。膝内、外翻应力测试可检查冠状位上的膝关节不稳定。该测试需要患者在麻醉下重复检测并记录[24]。

IKDC 问卷的客观部分也是检查的一部分。体格检查除了有利于比较患者的疗效,也便于同行之间进行交流[31]。

三、关节动度仪评估

KT-1000(或 KT-2000)提供简单、可重复的方法定量 Lachman 试验的结果[32]。手动移位＞3 mm 的膝关节被认为是异常的。但该装置仅限于评估胫骨前后移位,不能评估旋转。

四、影像学评估

影像学评估包括双下肢全长正位片(机械轴)、站立负重位片(评估除了之前隧道以外的关节炎)、伸展站立和屈曲 30°站立的侧位片(根据 Bernard 象限法[33]评估胫骨斜度和以前的隧道位置)和天线位(Skyline view)片(屈曲 30°或 45°以评估髌骨股骨关节)。影像学检查是一种价值高、成本低、较方便的手段,有助于收集下肢的基本信息,如力线、原始隧道的位置、固定方法、隧道扩大、骨溶解和关节的退行性改变。

对失败的前交叉韧带手术进行翻修需要全方面检查、寻找病因。如前所述,不是所有不满意的原因都可归于单纯的韧带重建。例如,膝内翻畸形导致的负荷过重引起持续性疼痛,提示需要考虑行胫骨外侧高位截骨术[34];同样,胫骨斜度超过 15°,可能需要手术纠正;因前交叉韧带修复手术的影响,既往的髌股关节疾病可能加重。

CT 通常有助于研究隧道的位置及骨缺损的程度。

MRI 对于评估以前的前交叉韧带移植物的状态(完整性和融合度)及可能的相关病变(如软骨、半月板和韧带)非常重要[35]。

为了客观地评估旋转不稳定,笔者参与开发一个新设备(KTD),它适用于 MRI/CT 检查,可评估前胫骨前移和旋转。该设备由聚乙烯制成(避免对设备的干扰),一般设计为产生一个前剪切力,在特定时刻,给予第二力将胫骨向前推,从而使胫骨前移和内旋。这是为了创造一个前剪力推胫骨前,即在一个特定的时刻给予第二力瞬间产生胫骨内旋。胫骨的前移和内旋可通过 2 个预先设定的骨性标志测量。

完整的血液学检验(包括白细胞计数、红细胞沉降率、C 反应蛋白)是常规的,以排除感染。对于一些高度怀疑感染的病例,白细胞闪烁扫描法、关节积液分析和滑膜活检是必须进行的。必须排除不明确原因的感染性疾病。

第 4 节 治疗方式

一旦确定导致患者主诉的原因,接下来应选择适当的治疗。须使患者了解治疗的风险和益处,以及未经治疗的关节不稳定可能导致半月板和软骨损伤,使病变更早发展为关节炎。同样,患者也必须意识到特定手术的风险。医生必须告知患者现在和未来可能可以从事的职业及进行的娱乐和体育活动。有时,治疗仅需降低活动量,或改善本体感觉、肌肉力量,协调或纠正姿势的具体康复计划[36]。

有时,仅需要做一个"简单的"关节镜检查,有助于治疗半月板损伤、软骨缺损、结节或滑膜炎。

对于要求较低的患者,部分或完整切除移植物就可能获得满意的效果(如无痛的全活动范围)。注意,治疗必须满足患者的期望,而不是学术上的预期。同样还要注意,前交叉韧带翻修术的操作复杂,应全面检查,且总体效果不如初次手术[37]。

做术前计划期间,须做出一个关键决定,即是否需要移除现有移植物。通常,此决定由先前的隧道位置决定。如果影响新隧道和翻修术,则将其移除。反之,无须处理,以免增加手术暴露,可能会丢失骨量(图 7-26-10)。

一些病例中,如果隧道错位明显,可忽略之前的隧道,在不干扰原有隧道的情况下重新钻一条新隧道,无须移除硬件。但有时须再钻原隧道,取出移植物,实现准确定位。这种选择可以解决大量骨丢失的问题。一般的规则是,要回顾由外向内技术,建议使用不同的轴由内向外翻修,反之亦然。在一些复杂的病例中,如果失去解剖学参考,术中进行透 X 线定位是明智的。在骨缺损的病例中,可使用自体髂骨植骨(一步或两步手术),或自体/同种异体肌腱并扩大骨质部分,或使用干扰螺钉,或将多种固定方法相结合(图 7-26-2)。笔者常规使用伸缩装置克服一定程度的骨丢失。必须保证隧道的位置正确且骨丢失少。只有牢记这 2 点,才能获得令人满意的植骨固定效果。

一、翻修术的目标和预后

前交叉韧带翻修术的目的与其他翻修术一样,即增强膝关节的稳定性和减少疼痛。前交叉韧带重建的黄金法则或关键点也同样相似,包括①正确的隧道放置;②移植物的选择与张力;③固定方式;④早期康复个体化设置、目标导向。

1989—2007 年,笔者所在的医疗机构共进行了 1464 例一期前交叉韧带修复,优良率为 96%(根据患者的满意度或 IKDC 标准分为 A 级或 B 级)。在同一时期,44 例患者接受了翻修术,其中一些患者是从其他医疗机构转诊过来的。对行翻修术的患者平均随访 8.5 年,68% 患者的 IKDC 分级为 A 级或 B 级($n=30$)。其中,有 90% 是技术层面的错误。31 例(70%)出现单间室或双间室骨关节炎适应证,这与半月板和软骨病变有统计学上的相关性。

根据文献和笔者的经验得出结论,前交叉韧带翻修术的效果通常较好,但不如初次手术[18,38,39]。

二、翻修术的设置

标准配置的设备不足以进行前交叉韧带翻修术。术者必须预测可能出现的困难,

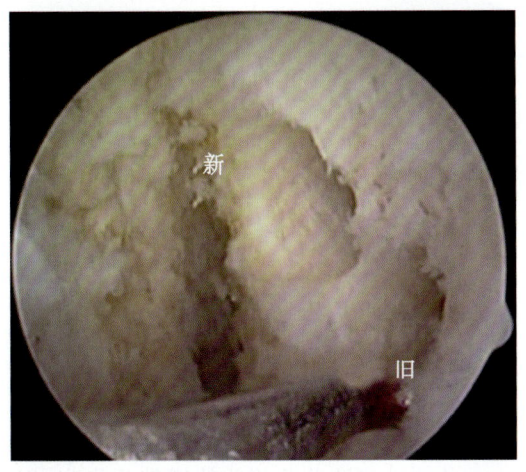

图 7-26-10 股隧道前置。无须移除以前的材料,在不影响旧隧道的情况下,创建新隧道

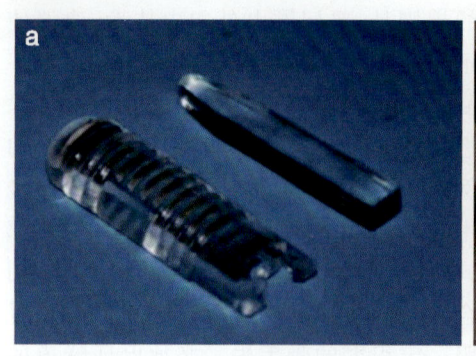

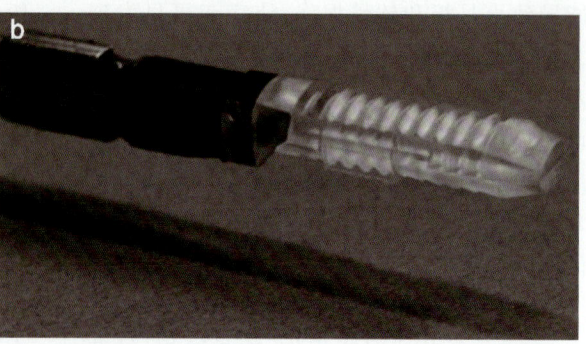

图 7-26-11　Resofix® 为可吸收扩展螺栓：未组装(a)和已组装(b)

并制定相应的处理措施,包括移植物的取出(如环钻和螺丝刀)、不同大小的钻头、移植物的材料、互补的固定装置、验电器等。

笔者建议仅当之前的固定材料影响手术操作时才取出。螺钉取出后的空洞使骨的脆性增加,隧道破裂的风险提高,从而影响移植物的固定,并造成难以解决的新困难。

必须慎重考虑从胫骨内侧干骺端皮质取出螺钉或钢板,因为这样可能会损伤皮质骨。

有以下 2 种主要情况需要两步重建：①严重的骨缺损(一期需要植骨填充骨缺损,再进行二期重建)；②显著的僵硬(一期手术需要恢复新韧带的活动范围)。

因为翻修术的标志物通常不如初次手术明显,影像学检查可选用胫骨隧道作为参考。笔者认为,后交叉韧带或髁间棘不是可靠的参考点,应选择最近的解剖重建[36]。翻修术中,有时需要行髁间窝成形术,以提高后侧皮质边缘的角度,避免前交叉韧带移植物的侧向撞击,并增加形成骨赘患者的活动范围。需要注意的是,髁间窝顶成形术不是无损害的操作,如果必须做成形术,那么要怀疑重建手术可能有问题,应逐步检查修正。

手术隧道的定位是操作的关键点。最常见的错位是胫骨或股骨隧道太靠前。对于股骨隧道,如果之前的入路是由内向外的,则建议采用由外向内的操作入路[34,36],以便实现不同隧道正确定位于关节外侧髁壁,从而降低发生骨折的风险。笔者发现,由外向内或由内向外的入路(前内侧或部分前内侧)都能准确定位隧道。所以在翻修术中,采用任一入路都可降低发生并发症的风险。如果原来的隧道定位较好,可在原隧道继续钻探,但要特别注意方位准确,以免造成骨缺损,只需轻微用力扩大原隧道。若造成大量骨缺损,可采用连接大量胫骨骨质的髌腱移植物来解决该问题。前交叉韧带重建之前可进行的其他手术方式包括两步翻修术、残端固定和自体骨移植。大量骨缺损会增加手术和外侧髁骨折的风险,应该避免。

当隧道位置有误时,可能需要在不影响原隧道的情况下,创建新的隧道(图 7-26-10)。显然,最复杂的病例是发现原隧道处于非解剖学的位置,由此产生的骨缺损可能更大。这一问题有时可通过植骨来解决,但如果想降低风险,建议分期手术[4,36]。

如果发现旋转不稳的患者前正中束重建正确,可选择增强手术(图 7-26-3),重建后外侧束时也是如此。可能是病程原因,翻修时从未遇到过相反原因的病例。

翻修术的结论是,只有等隧道的位置确定后,移植物的属性才能确定。

必须治疗膝关节相关的韧带不稳定,以避免前交叉韧带翻修术失败。急性外侧副韧带损伤或后外侧韧带损伤可增强或不增强修复。伴有后内侧角损伤的严重内侧副韧带损伤应在重建前修复,或让其愈合。完全后交叉韧带断裂应同时或分期重建[19]。

第5节 移植物的选择:自体骨移植或同种异体骨移植

在前交叉韧带翻修术中,是采用自体骨移植还是同种异体骨移植仍存在争议。笔者所在的国家由于同种异体骨移植的评估难度较大,若无其他顾虑,主要选择自体骨移植。这2种选择各有优缺点,应根据术者的经验、移植物的特性和患者的情况进行选择。

同种异体骨移植可避免供区发生并发症,并可提供较大的骨块,以填补骨缺损。除了考虑感染和传播疾病的风险,也必须考虑后期再细胞化、倾向后期失败[40]和成本较高等因素。

笔者的原则是先用自体骨移植,当自体骨移植不满足需求时,再选用同种异体骨移植。当必须修复后交叉韧带、前交叉韧带和(或)后外侧角的多韧带损伤时,可能会出现这种情况。

在初次手术时,笔者通常首选髌腱移植物。这是笔者20多年经验的总结。但还有其他的选择,如腘绳肌肌腱、股四头肌肌腱,这些选择必须在前交叉韧带翻修术的范围内。明确移植物的选择很重要,这是手术的基础。必须清楚这是一种可能的方法,其他方法也存在。笔者指出,前交叉韧带翻修术需要"点菜"治疗,手术团队必须准备许多手术方案解决不同的困难。笔者选择髌腱移植主要基于手术效果、团队的经验和大块骨移植有助于填补大的骨缺损(图7-26-12)。像其他研究者一样,笔者在某些情况下,如果翻修术在初次手术18个月内,且胫骨移植物的位置良好,建议从对侧获取移植物[41];如果超过18个月,则建议从同侧获取移植物[42]。如果骨缺损较少,不需要更大的骨块(原移植物在胫骨和股骨上的位置不佳),建议选择股四头肌移植物,以避免对伸肌装置的二次损伤(表7-26-1)。

表7-26-1 翻修手术的移植物

初次手术移植物	翻修手术移植物
骨-髌腱-骨(BPTB)股骨和胫骨位置不佳	股四头肌
骨-髌腱-骨(BPTB)位置良好 <18个月	对侧BPTB
≥18个月	同侧BPTB
股四头肌	BPTB

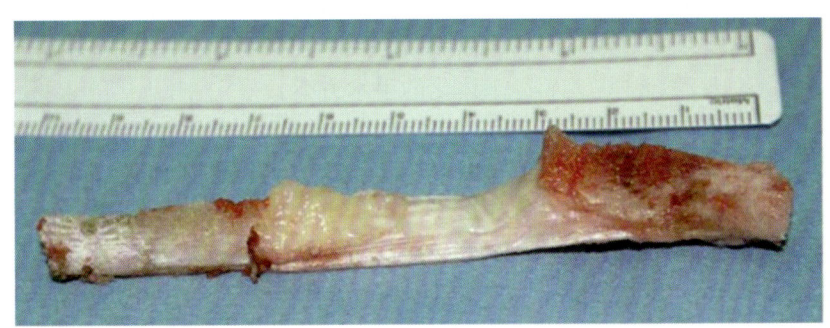

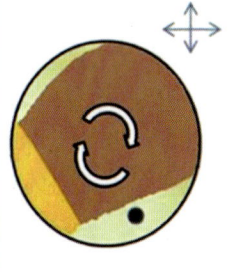

图7-26-12 髌腱移植大骨块。请注意,骨块(棕色)的不对称位置允许同时正确放置肌腱移植物(黄色),并填充缺损;黑色圆点是Resofix®或其他固定位置

一、移植物的固定方式

移植物的固定方式对手术效果具有决定性的作用。骨和软组织的固定不能影响移植物的选择。

在某些特殊病例中,无论采用什么样的固定方式,必须能耐受早期康复训练,直至愈合为止。

胫骨、股骨可能需要不同的固定方式,有时需联合固定(悬吊皮质、横穿针、螺钉固定、隧道内外固定)。术者须熟知每种固定方式的特点。

笔者首选可吸收螺钉固定——Resofix™。这是一种 PLDA[Poly-D(聚-D),L-Lactide(L-丙交酯)]生物可吸收膨胀螺钉,用于移植物固定,可确保移植物在骨上的稳定固定,而且安全,其吸收时间为 24 个月。

事实上,医生选择的固定方式必须能提供足够的有效性(抗拔出或滑脱),避免移植物损伤,对融合过程的阻碍最小,降低壁损伤的风险,长期并发症发生率低,且在出现问题时,术者必须能熟练地使用它。

二、康复

翻修术后的康复与初次重建术后的康复基本相似。事实上,全球的目标是一致的,康复的进度是由每例患者的具体情况而定,并不是时间。

通常,康复训练需要更长时间,负重和功能训练是一个缓慢的过程。康复计划必须针对患者的具体情况制订,需要考虑下肢力线、骨骼质量、患者的依从性及可能妨碍康复的手术变量(骨移植、移植物固定质量和联合手术)。

一般情况下,患者在术后 24 h 开始进行膝关节的屈伸活动。冰敷常用于减轻炎症反应和肿胀。医生应指导患者使用拐杖行走,直到恢复几乎正常的步态。负重是由固定方式决定的,一般要求患者术后 48h 出院,并在门诊继续进行康复训练。

预计在手术后的 2 周,膝关节将达到完全伸展和最小 90°屈曲。初始阶段包括逐渐进行各种活动、强化(等距、闭链和开链)和动态稳定练习。当膝关节几乎无肿胀和疼痛时,允许跑步[36]。

后期,患者将接受专门的运动训练,目的是恢复本体感觉和控制运动,直至运动完全恢复。

整个过程中,必须牢记并遵守移植物的骨-肌腱结合过程。组织中的移植物转化是一个长期的连续过程,类似但不完全匹配原有的韧带。该过程通常包括以移植物坏死和细胞减少为主的早期阶段、增生期(生物力学脆性较高)及移植物塑形的韧带化阶段,直到免疫力达到最高,与原有的前交叉韧带最接近。可以预测,一般情况下,患者在术后 9 个月可恢复接触性运动,但必须考虑所有因素(患者和手术的相关因素);在某些情况下,恢复接触性运动可能需要更长时间。患者的康复不能过度训练,一定要符合生物力学的特性。

第6节 总 结

前交叉韧带重建失败后的翻修涉及很多因素,需要仔细诊断失败的原因,并制定个体化的手术方案。

医生应采取一致的步骤来治疗患者,避免因仅考虑影像学检查结果而被误导。根据患者的主诉来确定失败的主要原因是至关重要的。

有时可归因于初次手术的错误;有时,医生会忽视相关的病变和其他一些危险因素,如感染、结节、进展性关节炎、软骨损伤及髌股病变等。

这个问题很难解决,需要经验丰富的手

术团队熟悉前交叉韧带修复手术，且专攻膝关节手术。除了合理的术前计划外，有些问题可能需要在手术中决策，但必须保证安全。手术中，需克服许多变量和困难，术者必须熟悉不同技术，才能针对每例患者选择最优的方法。

全球范围内，翻修术的良好结果是可以预期的，但不如初次手术效果可靠。

参考文献

[1] Griffin LY, Agel J, Albohm MJ, et al. Noncontact anterior cruciate ligament injuries: risk factors and prevention strategies. J Am Acad Orthop Surg, 2000, 8: 141-150.

[2] Chadwick CC, Rogowski J, Joyce BT. The economics of anterior cruciate ligament reconstruction. In: Prodromos C, Brown C, Fu FH, et al., editors. The anterior cruciate ligament: reconstruction and basic science. Philadelphia: Saunders Elsevier, 2008: 79-83.

[3] Mayo Robson AW. Ruptured cruciate ligaments and their repair by operation. Ann Surg, 1903, 37: 716-718.

[4] Thomas NP, Kankate R, Wandless F, et al. Revision anterior cruciate ligament reconstruction using a 2-stage technique with bone grafting of the tibial tunnel. Am J Sports Med, 2005, 33: 1701-1709.

[5] Menetrey J, Duthon VB, Laumonier T, et al. "Biological failure" of the anterior cruciate ligament graft. Knee Surg Sports Traumatol Arthrosc, 2008, 16: 224-231.

[6] Girgis FG, Marshall JL, Monajem A. The cruciate ligaments of the knee joint. Anatomical, functional and experimental analysis. Clin Orthop Relat Res, 1975: 216-231.

[7] Takai S, Woo SL, Livesay GA, et al. Determination of the in situ loads on the human anterior cruciate ligament. J Orthop Res, 1993, 11: 686-695.

[8] Sakane M, Fox RJ, Woo SL, et al. In situ forces in the anterior cruciate ligament and its bundles in response to anterior tibial loads. J Orthop Res, 1997, 15: 285-293.

[9] Gabriel MT, Wong EK, Woo SL, et al. Distribution of in situ forces in the anterior cruciate ligament in response to rotatory loads. J Orthop Res, 2004, 22: 85-89.

[10] Zavras TD, Race A, Amis AA. The effect of femoral attachment location on anterior cruciate ligament reconstruction: graft tension patterns and restoration of normal anterior-posterior laxity patterns. Knee Surg Sports Traumatol Arthrosc, 2005, 13: 92-100.

[11] Yunes M, Richmond JC, Engels EA, et al. Patellar versus hamstring tendons in anterior cruciate ligament reconstruction: A meta-analysis. Arthroscopy, 2001, 17: 248-257.

[12] Freedman KB, D'Amato MJ, Nedeff DD, et al. Arthroscopic anterior cruciate ligament reconstruction: a metaanalysis comparing patellar tendon and hamstring tendon autografts. Am J Sports Med, 2003, 31: 2-11.

[13] Yagi M, Wong EK, Kanamori A, et al. Biomechanical analysis of an anatomic anterior cruciate ligament reconstruction. Am J Sports Med, 2002, 30: 660-666.

[14] Yamamoto Y, Hsu WH, Woo SL, et al. Knee stability and graft function after anterior cruciate ligament reconstruction: a comparison of a lateral and an anatomical femoral tunnel placement. Am J Sports Med, 2004, 32: 1825-1832.

[15] Ochi M, Adachi N, Deie M, et al. Anterior cruciate ligament augmentation procedure with a 1-incision technique: anteromedial bundle or posterolateral bundle reconstruction. Arthroscopy, 2006, 22: 463.e1-463.e5.

[16] Johnson DL, Swenson TM, Irrgang JJ, et al. Revision anterior cruciate ligament surgery: experience from Pittsburgh. Clin Orthop Relat Res, 1996: 100-109.

[17] Noyes FR, Barber-Westin SD, Roberts CS. Use of allografts after failed treatment of rupture of the anterior cruciate ligament. J Bone Joint Surg Am, 1994, 76: 1019-1031.

[18] Uribe JW, Hechtman KS, Zvijac JE, et al. Revision anterior cruciate ligament surgery: experience from Miami. Clin Orthop Relat Res, 1996:91-99

[19] Wolf RS, Lemak LJ. Revision anterior cruciate ligament reconstruction surgery. J South Orthop Assoc, 2002, 11:25-32.

[20] Carson EW, Anisko EM, Restrepo C, et al. Revision anterior cruciate ligament reconstruction: etiology of failures and clinical results. J Knee Surg, 2004, 17:127-132.

[21] Corsetti JR, Jackson DW. Failure of anterior cruciate ligament reconstruction: the biologic basis. Clin Orthop Relat Res, 1996:42-49.

[22] Greis PE, Johnson DL, Fu FH. Revision anterior cruciate ligament surgery: causes of graft failure and technical considerations of revision surgery. Clin Sports Med, 1993, 12:839-852.

[23] Getelman MH, Friedman MJ. Revision anterior cruciate ligament reconstruction surgery. J Am Acad Orthop Surg, 1999, 7:189-198.

[24] Harner CD, Giffin JR, Dunteman RC, et al. Evaluation and treatment of recurrent instability after anterior cruciate ligament reconstruction. Instr Course Lect, 2001, 50:463-474.

[25] Burks RT, Friedrichs MG, Fink B, et al. Tratment of postoperative anterior cruciate ligament infections with graft removal and early reimplantation. Am J Sports Med, 2003, 31:414-418.

[26] Indelli PF, Dillingham M, Fanton G, et al. Septic arthritis in postoperative anterior cruciate ligament reconstruction. Clin Orthop, 2002, 398:182-188.

[27] Zalavras CG, Patzakis MJ, Tibone J, et al. Treatment of persistent infection after anterior cruciate ligament surgery. Clin Orthop Relat Res, 2005, 439:52-55.

[28] Higgins LD, Taylor MK, Park D, et al. International Knee Documentation Committee. Reliability and validity of the International Knee Documentation Committee (IKDC) Subjective knee form. Joint Bone Spine, 2007, 74(6):594-599.

[29] DeFranco MJ, Bach Jr BR. A comprehensive review of partial anterior cruciate ligament tears. J Bone Joint Surg Am, 2009, 91:198-208.

[30] Katz JW, Fingeroth RJ. The diagnostic accuracy of ruptures of the anterior cruciate ligament comparing the Lachman test, the anterior drawer sign, and the pivot shift test in acute and chronic knee injuries. Am J Sports Med, 1986, 14(1):88-91.

[31] Hefti F, Müller W, Jakob RP, et al. Evaluation of knee ligament injuries with the IKDC form. Knee Surg Sport Traumatol Arthrosc, 1993, 1:226-334.

[32] Anderson AF, Lipscomb B. Preoperative instrumented testing of anterior and posterior knee laxity. Am J Sports Med, 1989, 17:387-392.

[33] Bernard M, Hertel P, Hornung H, et al. Femoral insertion of the ACL. Radiographic quadrant method. Am J Knee Surg, 1997, 10:14-21.

[34] Carson EW, Brown CJ. Revision anterior cruciate ligament surgery. The adult knee. Philadelphia: Lippincot, Williams & Wilkins, 2003.

[35] Espregueira-Mendes J. Revision of failures after reconstruction of the anterior cruciate ligament. In: Lemaire R, Scott J, Horan F, Villar R, editors. EFORT-European instructional course lectures. 7th ed. London: The British Editorial Society of Bone and Joint Surgery, 2005:184-189.

[36] Thomas NP, Pandit HG. Revision anterior cruciate ligament. In: Prodromos C, Brown C, Fu FH, Georgoulis AD, Gobbi A, Howell SM, et al., editors. The anterior cruciate ligament: reconstruction and basic science. Philadelphia: Saunders Elsevier, 2008:443-457.

[37] Safran MR, Harner CD. Technical considerations of revision anterior cruciate ligament surgery. Clin Orthop Relat Res, 1996:50-64.

[38] Wirth CJ, Kohn D. Revision anterior cruciate ligament surgery: experience from Germany.

Clin Orthop Relat Res,1996;110-115.

[39] Noyes FR,Barber-Westin SD. Revision anterior cruciate surgery with use of bone-patellar tendon-bone autogenous grafts. J Bone Joint Surg Am,2001,83-A:1131-1143.

[40] Prodromos CC,Joyce BT. Allograft complications and risk factors. In: Prodromos C, Brown C,Fu FH,et al.,editors. The anterior cruciate ligament: reconstruction and basic science,vol. 71. Philadelphia: Saunders Elsevier,2008:561-564.

[41] Shelbourne KD,O'Shea JJ. Revision anterior cruciate ligament reconstruction using the contralateral bone-patellar tendon-bone graft. Instr Course Lect,2002,51:343-346.

[42] Colosimo AJ,Heidt Jr RS,Traub JA,et al. Revision anterior cruciate ligament reconstruction with a reharvested ipsilateral patellar tendon. Am J Sports Med, 2001, 29: 746-750.

第27章　股骨髁上截骨术用于膝关节骨关节炎

第1节　概述 …………………… 437
第2节　解剖和生物力学 ………… 437
　一、解剖的注意事项 …………… 437
　二、生物力学的注意事项 ……… 438
第3节　诊断 …………………… 438
第4节　手术适应证 …………… 439
　一、股骨远端内翻截骨术的方法选择 ………………………… 439
　二、股骨远端外翻截骨术的方法选择 ………………………… 440
　三、禁忌证 ……………………… 440
第5节　术前准备和计划 ……… 440
第6节　手术技术 ……………… 441

　一、准备 ………………………… 441
　二、关节镜 ……………………… 441
　三、内侧入路（内侧闭合楔形-内翻/内侧开放楔形-外翻） … 442
　四、外侧入路（外侧闭合楔形-外翻/外侧开放楔形-内翻） … 442
　五、闭合楔形截骨术（内侧-外翻/外侧-内翻） ……………… 442
　六、开放楔形截骨术（外侧-外翻/内侧-内翻） ……………… 443
第7节　术后护理和康复 ……… 446
第8节　并发症 ………………… 447
参考文献 ………………………… 447

第 27 章

股骨髁上截骨术用于膝关节骨关节炎

Matthias Jacobi, Roland P. Jakob

摘要 股骨髁上截骨术广泛应用于伴有膝内翻畸形或膝外翻畸形的单髁骨关节炎的治疗。其主要适应证是应用"引起内翻畸形的截骨术"治疗外翻型骨关节炎。标准化评估、治疗计划及手术技术保证了满意的、可重复的治疗效果。下文对患者评估、手术适应证及不同技术的选择进行了阐述，并着眼于术中和术后并发症对手术技术进行了描述。

关键词 解剖、病理、生物力学·并发症·诊断·膝关节·骨关节炎·术前计划·康复·股骨髁上截骨术·手术并发症·手术技术·内翻畸形

第 1 节 概 述

股骨髁上截骨术在用于治疗伴有膝内翻畸形或膝外翻畸形的单侧膝关节骨关节炎（osteoarthritis，OA）方面得到了广泛的认可。19 世纪，截骨术主要用于畸形和屈曲挛缩[12]；直到 20 世纪 50 年代，截骨术才

M. Jacobi · R. P. Jakob (✉)
Orthopaedic Department, Hôpital Cantonal Fribourg,
Fribourg, Switzerland
e-mail: jacobim@h-fr.ch; Rolf.jakob@ksb.ch

G. Bentley (ed.), *European Surgical Orthopaedics and Traumatology*,
DOI 10.1007/978-3-642-34746-7_134, © EFORT 2014

被广泛用于治疗骨关节炎[3,7,8]。内翻型骨关节炎较外翻型骨关节炎更常见，故鲜有对外翻型骨关节炎治疗远期效果的报道[4]。股骨髁上截骨术的效果比高位胫骨截骨术差，其 10 年生存率为 94%，平均 15 年降至 52%[11]。带有锁定螺钉的内固定钢板的发展及稳定性的增加导致膝关节周围截骨术的再次流行[13,16]。

第 2 节 解剖和生物力学

一、解剖的注意事项

通过下股部外侧入路到达股骨远端外侧，需要纵向切开髂胫束。该入路利用了股外侧肌（股神经）及覆盖腘绳肌和股二头肌（坐骨神经）远端的肌间隔之间的间隙。腓神经直接位于股二头肌后侧，必须加以保护。来自股深动脉的穿支血管，穿过外侧肌间隔，为股外侧肌提供血供。在切开和暴露的过程中，需要在股骨干顶端结扎或电凝这些穿支血管，以及穿过股骨外侧的上外侧膝状动静脉。

通过下股部内侧入路到达股骨远端内侧。该入路利用了股内侧肌（股神经）和内收肌（闭孔神经和胫神经）之间的间隙。为

了暴露骨骼和定位钢板,需要在股骨髁处部分分离内收肌。在切开的过程中,需要小心结扎或电凝内收肌后方的血管。上外侧膝状动静脉在股骨髁顶端穿过股骨内表面。在截骨的过程中,必须保护内收肌后方的血管及神经(腘动静脉和胫神经)。

截骨术不应牵涉关节。但为了保证理想的疗效,截骨的位置应尽量靠近膝关节。一般来说,常在骨干连接点之间行截骨术。

二、生物力学的注意事项

肢体的轴线及内、外侧间室的负荷分布已被广泛研究。研究者广泛认可,内翻截骨术改变受力线,将15%~35%的负荷置于外侧间室,并获得了满意的效果。但研究者对内翻截骨术却知之甚少。根据笔者和其他团队的经验,只需少量修正,即可达到 Fujisawa scale 的 5%~20%[2,5,6,9]。

术后对截骨部位的固定对于避免二次脱位及促进康复至关重要。近年来,已研发出带有锁定螺钉的新型钢板,可保证更高的稳定性[5]。此类钢板用于胫骨近端的报道已有很多,但鲜有将其用于股骨远端的报道[1,14,15]。可以假设,这些钢板为促进康复提供了足够的稳定性。以笔者的经验,应用此类钢板从未出现过二次脱位。

第3节 诊 断

诊断膝关节骨关节炎主要依靠传统的X线片。截骨角度主要依靠站立位的下肢全长X线片(图7-27-1)。前后位和侧位X线片应在负重下进行,X线需集中在关节线上,以评估骨关节炎的严重程度(图7-27-2,图7-27-3)。Rosenberg 位(后前45°)X线片有助于诊断,因为在屈曲时,软骨磨损往往更明显(图7-27-4)。股髌关节的轴向X线片对于判断股髌关节的情况至关重要(图7-27-5)。患者应叙述骨关节炎的典型症状,如负重时疼痛、僵硬、晨起疼痛,以及疾病晚期出现的休息时疼痛。

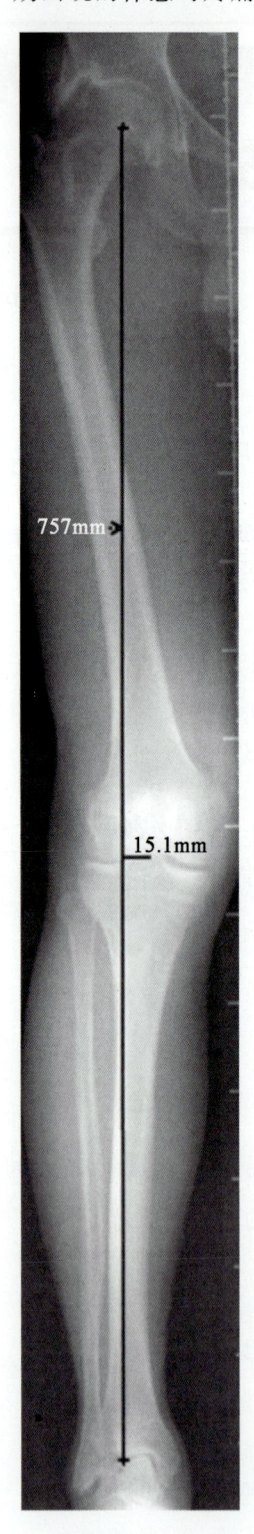

图 7-27-1 术前评估包括站立位下肢全长X线片,站立前后位、后前45°和侧位X线片,以及髌骨轴向X线片

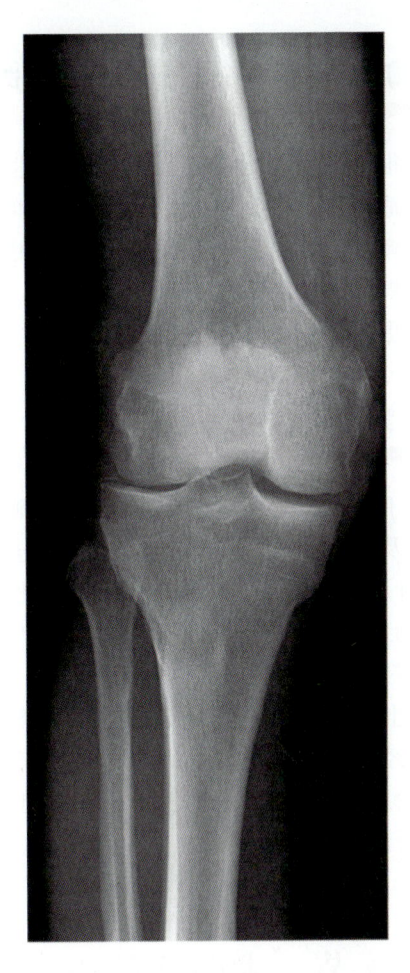

图 7-27-2 术前评估包括站立位下肢全长X线片，站立前后位、后前45°和侧位X线片，以及髌骨轴向X线片。前后位和侧位X线片应在负重姿势下拍摄，X线需集中在关节线上，以评估骨关节炎的严重程度（1）

图 7-27-3 术前评估包括站立位下肢全长X线片，站立前后位、后前45°和侧位X线片，以及髌骨轴向X线片。前后位和侧位X线片应在负重姿势下拍摄，X线需集中在关节线上，以评估骨关节炎的严重程度（2）

第4节 手术适应证

股骨髁上截骨术的适应证为膝关节内侧或外侧的退行性病变，且伴有内翻畸形或外翻畸形（＞10°），而另一侧膝关节完好。内翻截骨术为主要适应证，且常在股骨远端进行；外翻截骨术则在胫骨侧进行。在屈曲畸形中或主要的畸形出现在股骨侧的情况下，实行股骨的外翻截骨术可能较有利。冠状面上的调整可以同时纠正屈曲挛缩。

一、股骨远端内翻截骨术的方法选择

股骨远端截骨术的主要适应证是膝内翻畸形。可以采用外侧开放楔形或内侧闭合楔形的方式进行手术，后者保证了可靠的愈合效果，但需要更高的手术技术。开放楔形的方式更简单，且更精确，但其常见并发症为延迟愈合或不愈合。侧板的应用会导致与髂胫束摩擦的问题。由于以上2个原因，笔者已经放弃使用后一种方法。

二、股骨远端外翻截骨术的方法选择

很少在股骨远端进行外翻截骨术。其主要适应证为需要处理的屈曲挛缩和股骨远端畸形。与内翻截骨术相似，可采用内侧开放楔形或外侧闭合楔形的方法进行手术。笔者更倾向采用闭合楔形的方法。

三、禁忌证

手术禁忌证包括感染、双侧或三侧骨关节炎及炎症性关节炎。相对禁忌证包括肥胖、骨质疏松、未累及部位的软骨钙化及吸烟。后者将增加截骨术后延迟愈合或不愈合的风险。截骨术没有严格的年龄界限，笔者认为生理学年龄比实际年龄更重要。根据笔者的经验，膝关节活动度好的 65 岁患者可进行截骨术，膝关节活动度较差的 60 岁患者则应进行关节置换术。

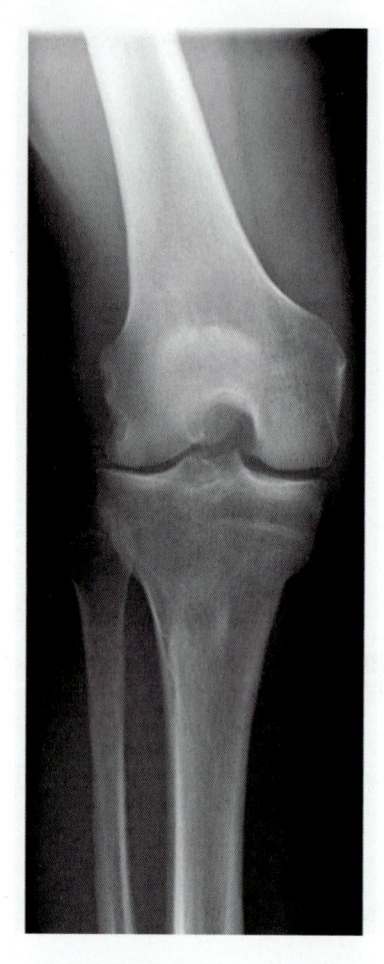

图 7-27-4 术前评估包括站立位下肢全长 X 线片，站立前后位、后前 45°和侧位 X 线片，以及髌骨轴向 X 线片。Rosenberg 位（后前 45°）X 线片有助于诊断，因为在屈曲时，软骨磨损往往更明显

第 5 节 术前准备和计划

正确的术前计划是截骨术成功的关键。应在下肢全长 X 线片上进行设计，下肢的受力线应为股骨头中心至膝关节中心的连

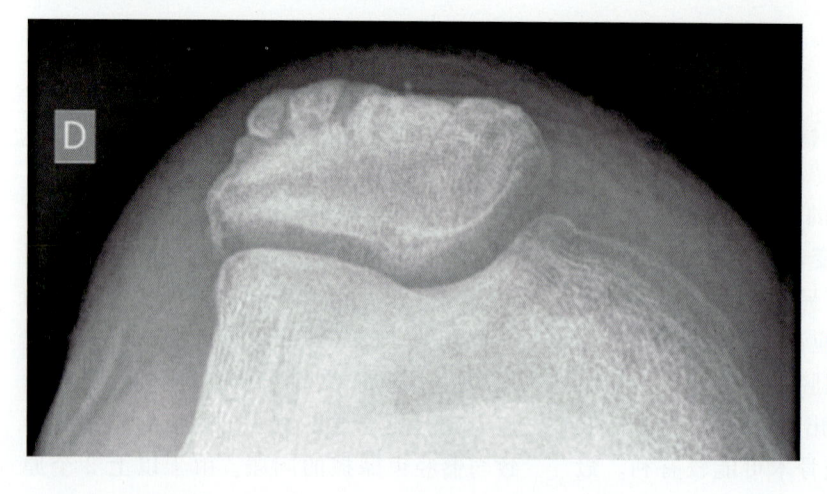

图 7-27-5 股髌关节的轴向 X 线片对于判断股髌关节的情况至关重要

线。如果下肢的受力线位于中间或内、外翻位，可以通过膝关节的交叉点确认。笔者的手术计划基于 Fujisawa 的工作[6]。第 1 步，在膝关节水平找到新的交叉点。对于内翻截骨术，笔者规定内侧软骨磨损 5%～20%；而对外翻截骨术，其磨损范围为 15%～35%（图 7-27-6）。从踝关节开始，经过膝关节的选定点绘制新的受力线，可导致在髋关节水平出现新的髋关节中心。新、旧髋关节中心的距离与截骨术相关。这些连线的夹角即为开放或闭合截骨的夹角（图 7-27-7）。

第 6 节 手术技术

一、准备

患者取平卧位，行全身麻醉或蛛网膜下腔阻滞麻醉，预防性应用抗生素，消毒肢体，

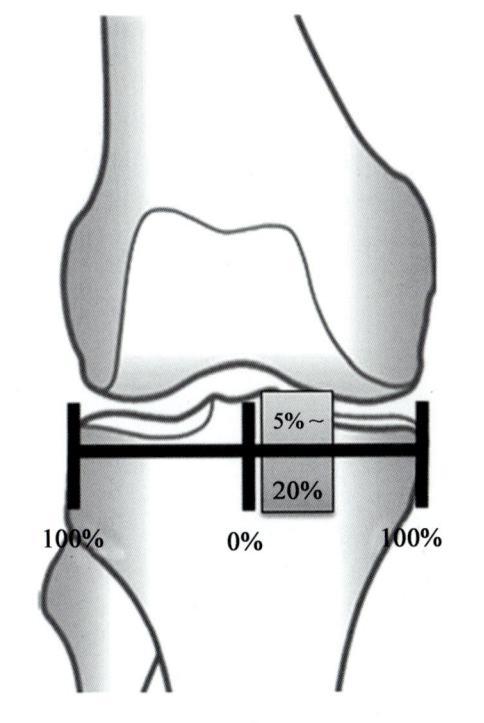

图 7-27-6 计划截骨。首先，找到新的受力线的交叉点。然后，在下肢全长 X 线片上对其进行必要的修正（详情参阅正文）(1)

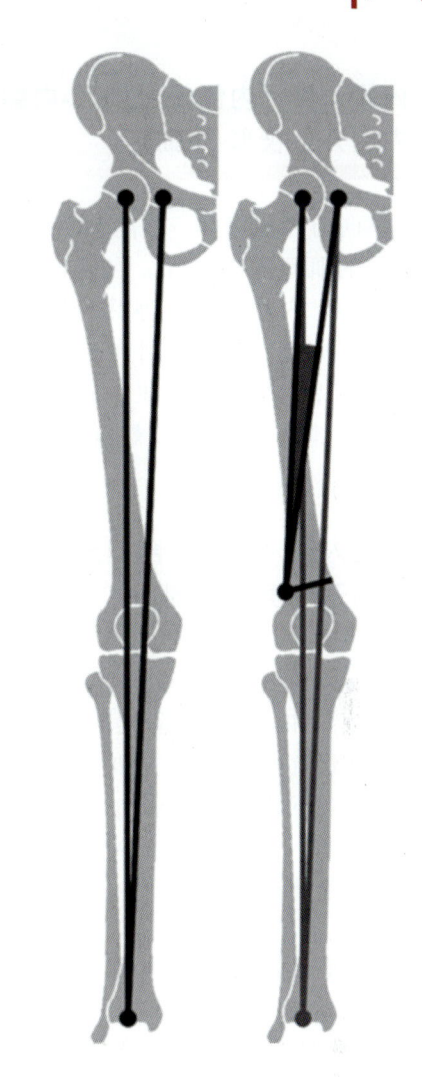

图 7-27-7 计划截骨。首先，找到新的受力线的交叉点。然后，在下肢全长 X 线片上对其进行必要的修正（详情参阅正文）(2)

铺手术巾。除个别股骨较长的患者，通常没有足够的空间放置止血带。

二、关节镜

行截骨术前，需要进行关节镜检查，以确认关节的其他部分完整无损，并处理骨关节炎部分的微骨折和磨损。应清除活动的半月板、软骨瓣及骨赘（特别是髁间部分）。上述操作可能会使负重从骨关节炎间室转变到健康间室。

三、内侧入路（内侧闭合楔形-内翻/内侧开放楔形-外翻）

做纵向前内侧切口。分离股内侧肌和股中间肌的肌间隔至股骨。在谨慎抗凝、结扎穿支和上内侧膝状动静脉的情况下，从股骨上剥离肌肉。在截骨平面，准备好股骨后方，以在术中保护神经血管结构。有必要分离部分内收肌，以暴露骨骼和置入钢板。

四、外侧入路（外侧闭合楔形-外翻/外侧开放楔形-内翻）

做纵向前外侧切口。纵向切开髂胫束。分离股外侧肌和外侧肌间隔之间的间隙至股骨。在谨慎抗凝、结扎穿支和上外侧膝状动静脉的情况下，从股骨上剥离肌肉。在截骨平面，需要对股骨后方进行准备，以在术中保护神经血管结构。

五、闭合楔形截骨术（内侧-外翻/外侧-内翻）

笔者更倾向应用闭合楔形截骨术。必须明确截骨平面，克氏针置于股髋关节附近，但不损伤此关节。笔者应用倾斜截骨术，在透视下进行，并通过一个小切口在对侧放置定位器。将克氏针放入截骨定位器以明确截骨角度，然后在这些克氏针之间进行截骨术（图 7-27-8）。此时，术者需要确定是否需要在矢状面上进行修正。为控制矢状面及旋转平面，术者需要在截骨平面的远端和近端分别垂直和平行置入克氏针。经皮在对侧放置桥接外固定架，连接截骨部分并防止脱位[10]。现在可以在克氏针之间用锯截骨，使用钝性牵开器保护后方的神经血管结构（图 7-27-9，图 7-27-10）。取出楔形骨，并确保后方骨骼完全切除。对侧骨骼保持完整，通过外固定架可以显著降低脱位的发生风险。如果截骨部位可以充分活动，就可以缓慢闭合，置入钢板，并在远端固定，然后在钢板近端偏心压力螺钉的压力下放入截取的骨骼。如果骨骼过硬，不能徒手闭合，则需要从近端股骨向远端股骨置入钢板，然后在近端安装钢板拉紧器。用这种方法缓慢闭合截骨处，而后牢固固定（图 7-27-11，图 7-27-12）。牢固固定前，应检查克氏针，以保证其相互平行，这可以使矢状面的修正和旋转保持不变。此时应确认是否需要在矢状面上进行修正。牢固固定后，去除外固定架并闭合切口。

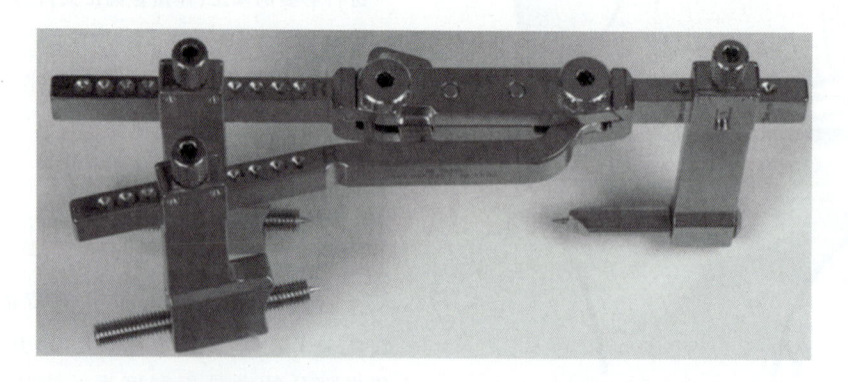

图 7-27-8 闭合楔形定位器使克氏针可以准确地放置在正确的角度，然后在克氏针之间进行截骨术

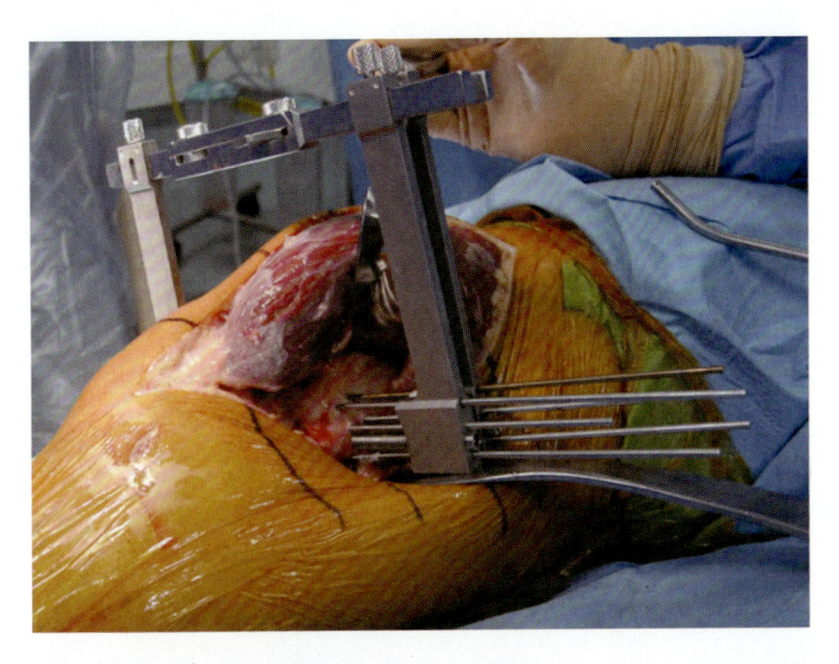

图 7-27-9　内侧闭合楔形截骨术（详情参阅正文）(1)

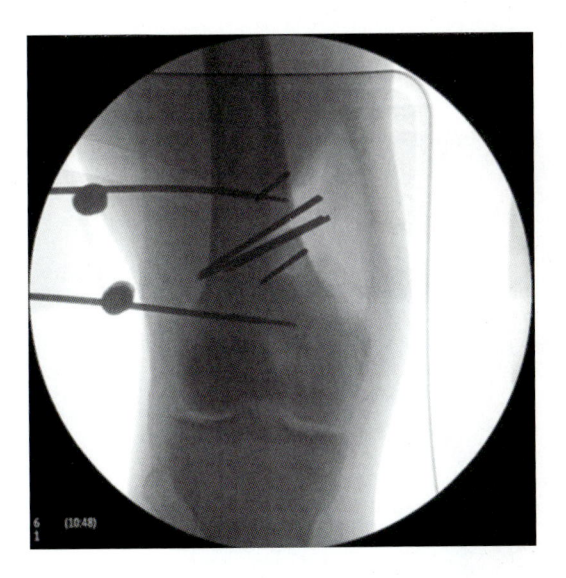

图 7-27-10　内侧闭合楔形截骨术（详情参阅正文）(2)

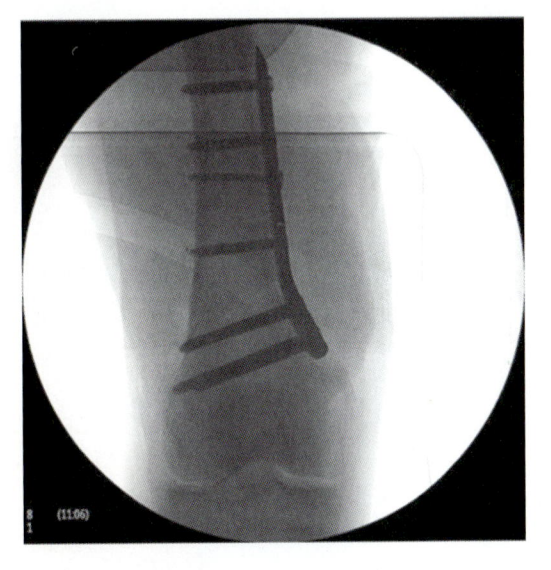

图 7-27-11　内侧闭合楔形截骨术（详情参阅正文）(3)

六、开放楔形截骨术（外侧-外翻/内侧-内翻）

开放楔形截骨术只能在特定情况下（详见适应证）进行（图 7-27-13～图 7-27-16）。

相比于闭合楔形截骨术，开放楔形截骨术会增加股骨远端延迟愈合或不愈合的风险（图 7-27-17～图 7-27-19）。必须确定截骨平面，放置克氏针需靠近股髌关节，但不能破坏此关节。笔者采取倾斜截骨术，在透视下控制手术过程。为了控制矢状面和旋转平

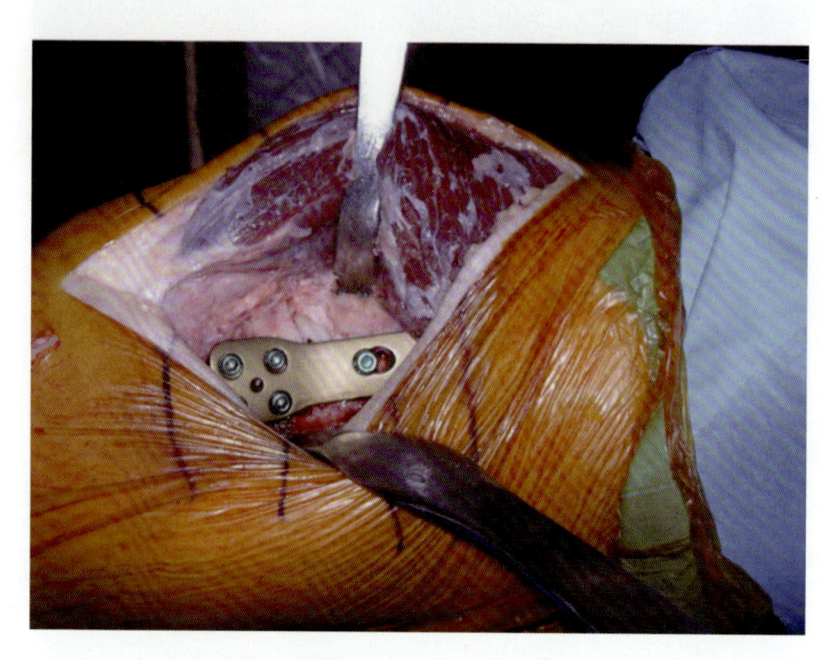

图 7-27-12　内侧闭合楔形截骨术（详情参阅正文）(4)

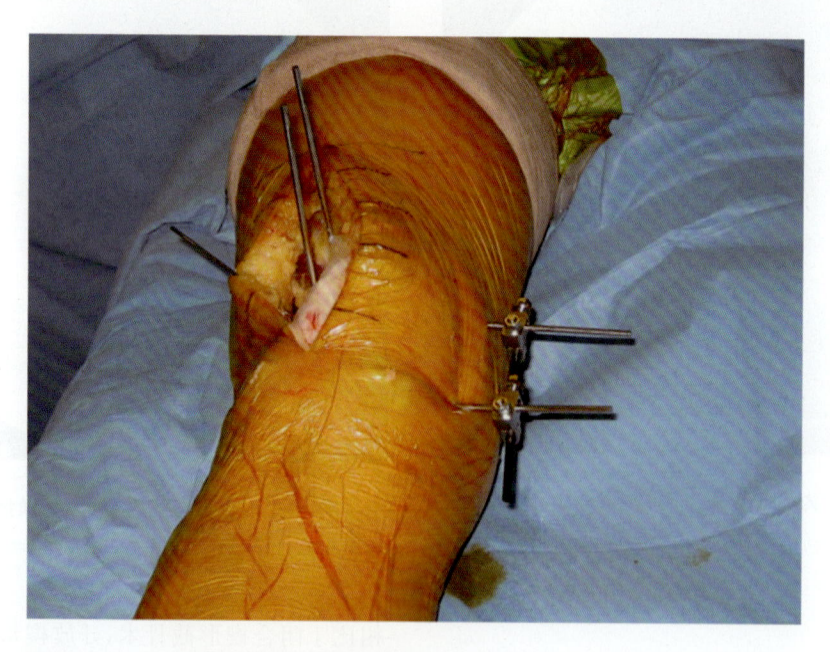

图 7-27-13　外侧楔形截骨术（详情参阅正文）(1)

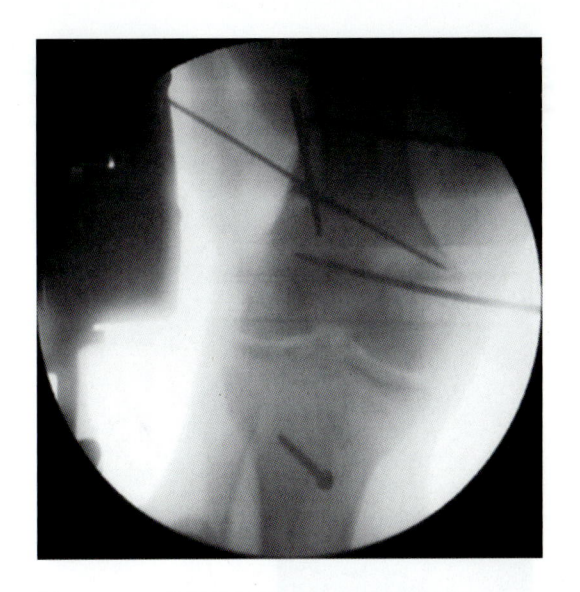

图 7-27-14　外侧楔形截骨术（详情参阅正文）(2)

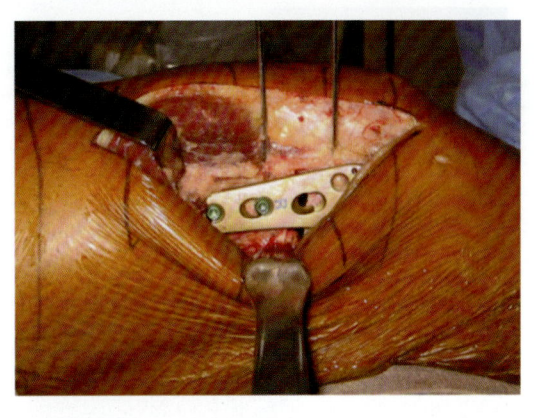

图 7-27-16　外侧楔形截骨术（详情参阅正文）(4)

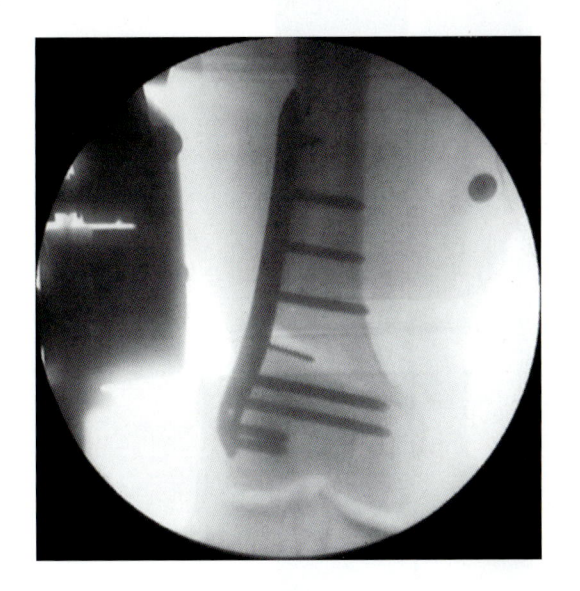

图 7-27-15　外侧楔形截骨术（详情参阅正文）(3)

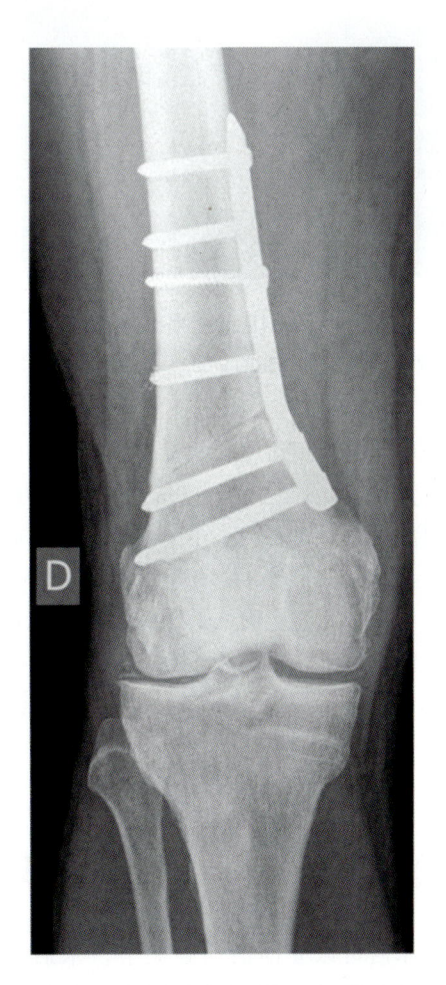

图 7-27-17　闭合楔形股骨远端截骨术后的结果，可以看到截骨愈合及理想的新受力线（轻度向内）(1)

面，在截骨平面远端和近端分别垂直和平行放置 2 根克氏针。在对侧经皮放置桥接外固定架连接截骨处以减少脱位[10]。可以用锯和凿子沿克氏针去除骨块，同时用钝性牵开器保护后方的神经血管结构。需要保证后方截骨的完整性。对侧骨骼保持完整，通过外固定架可以显著降低脱位的发生风险。缓慢打开截骨部分直至所需程度，此程度可

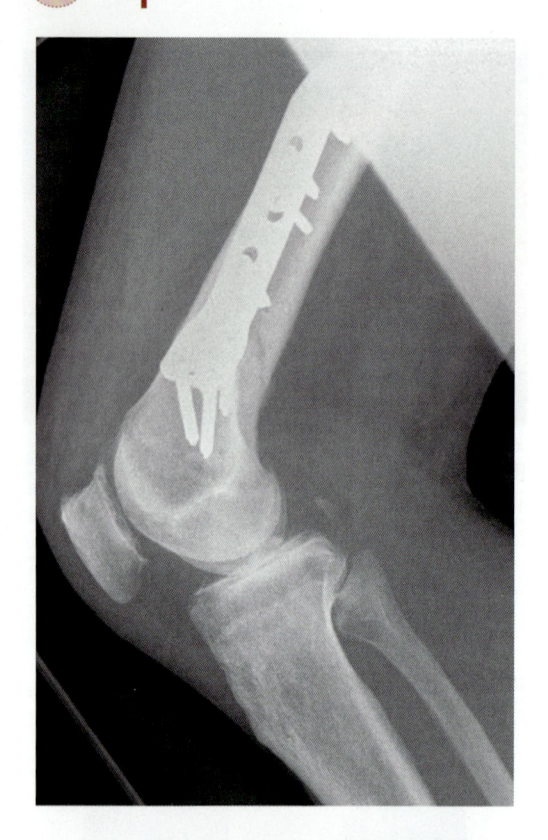

图 7-27-18 闭合楔形股骨远端截骨术后的结果，可以看到截骨愈合及理想的新受力线（轻度向内）(2)

通过所需的修正角度和截骨长度用三角学方法计算得出。通过一个特殊垫片保持开放。此时放入钢板并固定。在牢固固定前，必须检查克氏针是否平行，使矢状面和旋转平面保持不变。此时应确认是否需要在矢状面上进行修正。确认这些步骤后，在近端固定钢板。植骨可能可以促进愈合。牢固固定后，可以移去外固定架并闭合切口。

第 7 节 术后护理和康复

术后可以立即活动膝关节。术后 6 周内可部分负重。使用可拆卸支架保护截骨部分。6 周后影像学检查显示愈合，则可进一步增加负重。此时同样应确认是否需要在矢状面上进行修正。

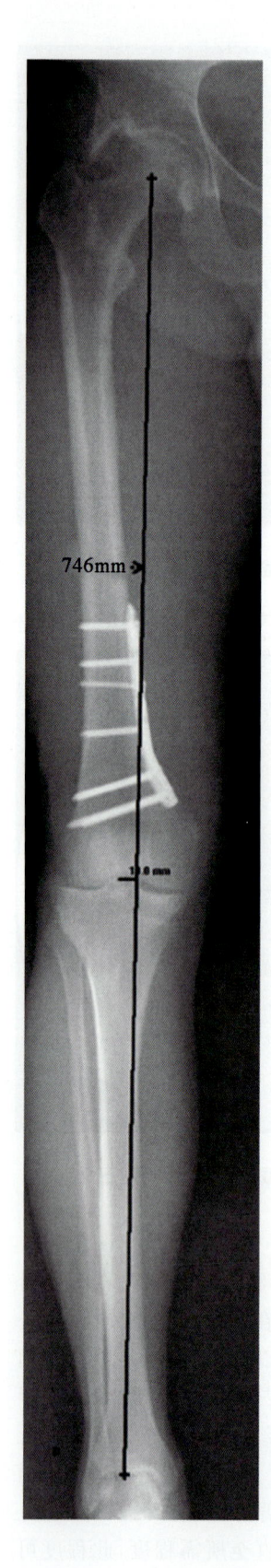

图 7-27-19 闭合楔形股骨远端截骨术后的结果，可以看到截骨愈合及理想的新受力线（轻度向内）(3)

第8节 并发症

股骨远端截骨术安全、可靠。然而,修正过度或不足、二次修正不足、截骨延迟愈合或不愈合(尤其是开放楔形截骨术)、血栓和神经血管损伤都是可能出现的并发症。准确进行手术可以减小医源性并发症。

参考文献

［1］Agneskirchner JD,Freiling D,Hurschler C,et al. Primary stability of four different implants for opening wedge high tibial osteotomy. Knee Surg Sports Traumatol Arthrosc,2006,14(3):291-300.

［2］Agneskirchner JD, Hurschler C, Wrann CD, et al. The effects of valgus medial opening wedge high tibial osteotomy on articular cartilage pressure of the knee:a biomechanical study. Arthroscopy,2007,23(8):852-861.

［3］Coventry MB. Osteotomy of the upper portion of the tibia for degenerative arthritis of the knee. A preliminary report. J Bone and Joint Surg Am,1965,47A:984.

［4］Finkelstein JA,Gross AE,Davis A. Varus osteotomy of the distal part of the femur. A survivorship analysis. J Bone Joint Surg Am,1996,78(9):1348-1352.

［5］Freiling D,Lobenhoffer P,Staubli AE,et al. Osteotomie Medial closed-wedge varus osteotomy of the distal femur. Arthroskopie,2008,21:6-14.

［6］Fujisawa Y, Masuhara K, Shiomi S. The effect of high tibial osteotomy on osteoarthritis of the knee. An arthroscopic study of 54 knee joints. Orthop Clin North Am,1979,10(3):585-608.

［7］Gariépy R. Genu varum treated by high tibial osteotomy. In proceedings of the joint meeting of orthopaedic associations. J Bone and Joint Surg,1964,46-B(4):783-784.

［8］Jackson JP. Osteotomy for osteoarthritis of the knee. In proceedings of the Sheffield regional orthopaedic club. J Bone and Joint Surg Br,1958,40-B(4):826.

［9］Jackson JP,Waugh W. Tibial osteotomy for osteoar-thritis of the knee. J Bone and Joint Surg,1961,43-B (4):746-751.

［10］Jacobi M,Wahl P,Jakob RP. Avoiding intraoperative complications in open-wedge high tibial valgus osteotomy:technical advancement. Knee Surg Sports Traumatol Arthrosc,2009.

［11］Kosashvili Y,Safir O,Gross A,et al. Distal femoral varus osteotomy for lateral osteoarthritis of the knee:a minimum ten-year follow-up. Int Orthop,2009.

［12］Macewen W. Osteotomy with an inquiry into the aetiology and pathology of knock-knee,bow-leg,and other osseous deformities of the lower limbs. London:Churchill,J. & A,1880.

［13］Puddu G,Cipolla M,Cerullo G,et al. Which osteotomy for a valgus knee? Int Orthop,2009.

［14］Spahn G, Muckley T, Kahl E, et al. Biomechanical investigation of different internal fixations in medial opening-wedge high tibial osteotomy. Clin Biomech (Bristol, Avon),2006,21(3):272-278.

［15］Spahn G, Wittig R. Primary stability of various implants in tibial opening wedge osteotomy:a biomechanical study. J Orthop Sci,2002,7(6):683-687.

［16］Staubli AE,Simoni CD,Babst R,et al. Tomo-Fix:a new LCP-concept for open wedge osteotomy of the medial proximal tibia-early results in 92 cases. Injury,2003,34 Suppl 2:55-62.

第28章 胫骨高位截骨术治疗膝关节骨关节炎

第1节 概述 …………………………… 449
第2节 病因和分类 …………………… 449
第3节 解剖、病理和生物力学
　　　　　　　　　　…………………… 450
　　膝内翻畸形和膝外翻畸形 …… 451
第4节 诊断 …………………………… 451
第5节 手术适应证 …………………… 452
第6节 术前准备和计划 ……………… 452
　　一、如何确定校正量 …………… 453

二、如何测量校正度 …………… 454
第7节 手术技术 ……………………… 454
　　一、内侧开放楔形截骨术 ……… 454
　　二、外侧闭合楔形截骨术 ……… 456
第8节 术后护理和康复 ……………… 457
第9节 并发症 ………………………… 457
第10节 总结 ………………………… 457
参考文献 ……………………………… 458

第 28 章
胫骨高位截骨术治疗膝关节骨关节炎

Daniel Fritschy

摘要 胫骨高位截骨术是骨科手术中的经典术式。虽然部分膝关节和全膝关节置换术得到了发展和普及,但截骨术仍是非手术治疗膝关节骨关节炎的一个很好的选择。截骨术比关节假体更容易纠正下肢的轴向偏差。此外,截骨术后再进行部分或全膝关节置换术也是有可能的。截骨术可以保存骨量,这在膝关节置换翻修术中是不可能实现的。

膝关节周围截骨术可在冠状面、矢状面和横切面进行。可以在一次手术的过程中纠正 2 个或 3 个平面。

膝内翻是膝关节骨关节炎最常见的轴向偏差,可以通过外侧闭合楔形或内侧开放楔形 Valgization 截骨术进行校正。

下文将阐述诊断、影像、手术计划和技术方面的内容。

关键词 病因・解剖・校正角度・生物力学・分类・保守手术,分析和计划,手术技术・膝关节・下肢轴向偏差・骨关节炎・手术适应证

D. Fritschy
Hôpital de La Tour, Meyrin, Switzerland
e-mail: Daniel.fritschy@hcuge.ch; daniel.fritschy@la-tour.ch

G. Bentley (ed.), *European Surgical Orthopaedics and Traumatology*,
DOI 10.1007/978-3-642-34746-7_128, © EFORT 2014

第 1 节 概 述

最早在 16 世纪报道了纠正下肢畸形的截骨术。19 世纪,北美的 Barton 和 Rodgers、德国的 von Mayer 首次开展了股骨和胫骨截骨术。1884 年,英国格拉斯哥的 Macewen 报道了约 2000 例截骨术的临床经验[3]。

20 世纪 60 年代,Jackson 和 Waugh、Wardle 和 Coventry[1]通过胫骨高位截骨术纠正下肢畸形,引起了广泛关注。1969 年出版的《AO 手册》中列入一个钢板固定的截骨术。21 世纪初,国际内固定研究学会(AO)重点推出了 TomoFix 钢板,用于提高固定效果[3]。

目前,胫骨高位截骨术已成为一种治疗单侧膝关节骨关节炎的临床方法。

第 2 节 病因和分类

下肢的轴向偏差可发生在冠状面、矢状面和横断面上。引起这些偏差的原因包括:①先天性因素;②骺板损伤后的生长异常;③代谢性疾病;④骨病;⑤肌源性疾病;⑥神

经源性疾病；⑦创伤后遗症；⑧感染性疾病；⑨感染、骨坏死、肿瘤等破坏关节表面；⑩半月板和韧带缺陷导致的软骨损伤。

下肢的轴向偏差主要发生在冠状面上，即内翻畸形和外翻畸形。

矢状面上的偏差包括：屈曲，又被称为前屈；或伸展，又被称为反屈。胫骨平台的斜率是测量这些偏差的基准线。

在横断面上，偏差包括内侧或外侧旋转。

下肢的偏差可能发生在2个或3个平面，纠正更复杂。

第3节 解剖、病理和生物力学

下肢可以用解剖轴和机械轴来描述（图7-28-1，图7-28-2）。解剖轴是指通过股骨和胫骨长轴的连线；而机械轴是指从股骨头中心，经过膝关节中心到踝关节中心的连线。由于股骨颈前倾，故股骨的解剖轴与胫骨的解剖轴不在一条直线上，而在侧面形成173°～175°的开放角（图7-28-3）。

诊断力线偏差的方法是测量股骨和胫骨解剖轴的夹角：内翻时，其角度＞173°～175°（图7-28-4）；外翻时，其角度＜173°～175°（图7-28-5）。

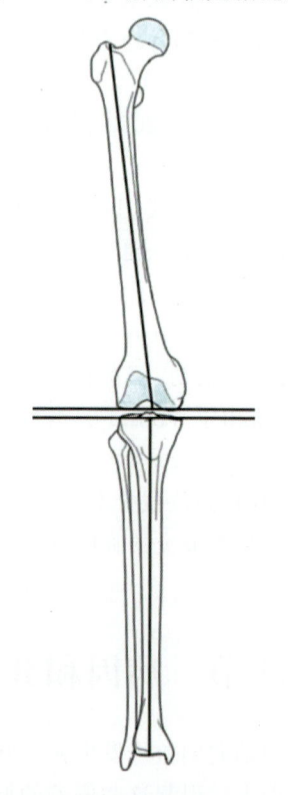

图 7-28-1 下肢的解剖轴

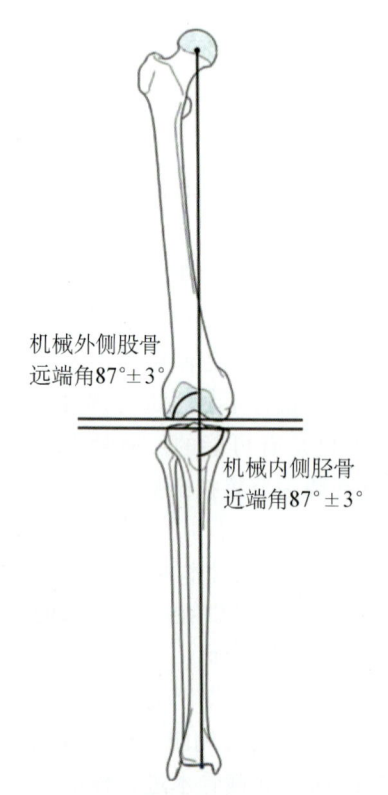

图 7-28-2 下肢的机械轴

在分析下肢的力线时，标准的轴线会经过膝关节中心点内侧的(4±2)mm处。内翻时，该轴线经过膝关节中心内侧超过15 mm处。外翻时，该轴线经过膝关节中心外侧超过10 mm处。

为确定内、外翻是股骨因素还是胫骨因素所致，必须考虑机械外侧股骨远端角（mechanical lateral distal femoral angle, MLDFA；87°±3°）和机械内侧胫骨近端角（mechanical medial proximal tibial angle，

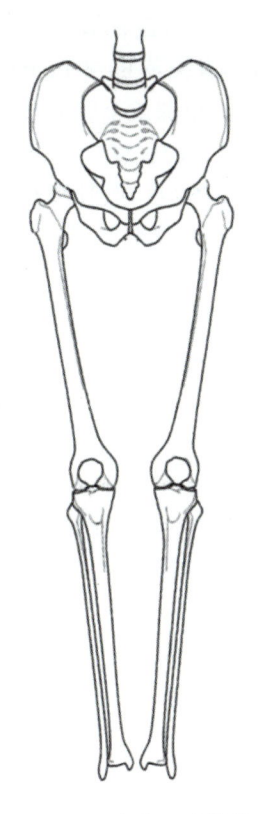

图 7-28-3　正常的下肢轴线

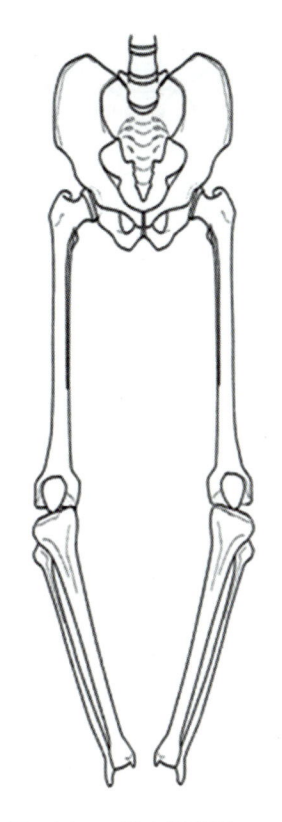

图 7-28-4　膝内翻畸形

MMPTA；87°±3°）（图 7-28-2）。如果 MLDFA 减少，外翻畸形源于股骨；如果 MMPTA 增加，则外翻畸形源于胫骨。相反，如果 MLDFA 增加，内翻畸形源于股骨；如果 MMPTA 减少，内翻畸形源于胫骨。

胫骨平台的斜度是指胫骨平台的切线与胫骨解剖轴垂直线的夹角。该斜度是后倾 10°。

膝内翻畸形和膝外翻畸形

若下肢力线出现偏差，关节内的机械应力会发生改变：膝内翻畸形时，膝关节内侧负荷较大；而膝外翻畸形时，外侧负荷较大。股骨-胫骨间室的机械应力过载会导致软骨损伤，这是退行性关节疾病的始发阶段（膝关节骨关节炎或膝关节病）。当膝关节发生畸形后，胫骨高位截骨术可纠正下肢力学偏差。该手术能将下肢力线恢复正常，减小患膝过载的机械应力。

第 4 节　诊　断

膝关节骨关节炎和下肢力线偏差的诊断都基于临床和影像学标准。膝关节骨关节炎的临床体征包括疼痛、关节肿胀和活动受限。疼痛常位于股胫关节。肿胀常发生于涉及膝关节的工作或体力活动后。休息后，肿胀消失。膝关节骨关节炎患者通常不能伸直膝部。当下肢力线出现偏差时，多数病例在冠状面上表现为内翻畸形或外翻畸形。一些患者在矢状面显示前屈畸形或反屈畸形。这些患者经常出现跛行。

膝关节骨关节炎的影像学征象包括关节间隙变窄、软骨下骨硬化、囊肿和骨赘。

当下肢力线出现偏差时，负重位 X 线

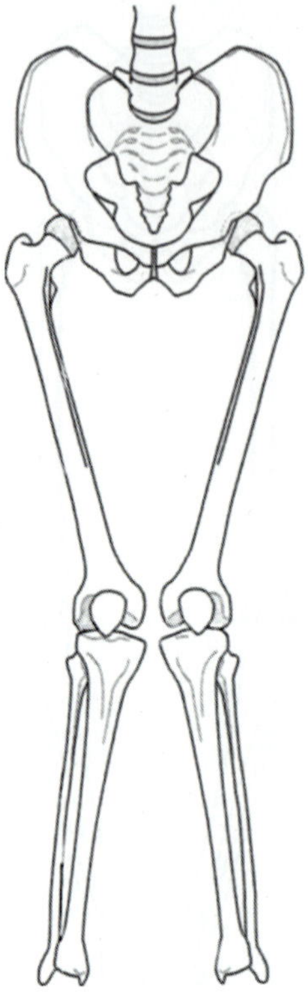

图 7-28-5　膝外翻畸形

片将显示解剖轴和机械轴的改变。在膝内翻畸形中,骨关节炎表现为内侧间室变窄和外侧间室变大。在膝外翻畸形中,外侧间室受累,而内侧间室变大。骨赘不仅出现在患侧,也可能存在于另一侧。

当存在前交叉韧带功能不全或内侧副韧带和外侧副韧带松弛时,通过应力 X 线可以检测股胫间室的完整性。

第 5 节　手术适应证

内翻畸形、内侧间室变窄、疼痛及日常活动障碍是胫骨高位截骨术的典型适应证。这些情况下,也应考虑以下因素。

1. 年龄和活动度　截骨术没有绝对的年龄上限。对于活动量大的患者,相对于关节置换术,医生更倾向于截骨术。一例活动量较大的 70 岁患者,比活动量小且肥胖的 60 岁患者更适合行截骨术。

大多数学者推荐 65 岁以上的患者行关节置换术,可行单髁或全膝关节置术。

2. 骨关节炎的程度　通过 X 线片检查股胫关节间隙的高度,股骨髁和胫骨平台的变形,是否存在骨囊肿和骨赘,软骨下骨的硬化,以及关节匹配度。

胫骨干骺端内翻畸形伴股胫间室有限破坏是胫骨高位外翻截骨术的理想病例。

3. 状态　进行全面的骨科检查后,再集中检查患侧下肢。必须记录髋关节、膝关节、踝关节的活动度。由于前交叉韧带或后交叉韧带功能不全会影响截骨术,故评估膝关节的稳定性至关重要。计算力线偏差角度,评估减小幅度。

在临床和 X 线片上,应仔细检查对侧股胫间室的完整性。

第 6 节　术前准备和计划

术前,医生应先于麻醉师对患者进行系统的体格检查和血管检查。

术前计划是手术成功的重要环节。胫骨干骺端的畸形程度决定了截骨的水平。胫骨近端区具有最好的骨愈合能力。对于经典的胫骨高位截骨术,有 2 种手术方法可供选择:①笔者所在的医疗机构已应用内侧开放楔形截骨术 10 余年。随着角稳定钢板固定的使用,可以从 3 个层面进行矫正,直至骨愈合。内侧入路比较容易,且可以保护软组织。这种技术可以延长胫骨几乎至其原来的尺寸。②在出现能稳定内侧切开矫正的新钢板之前,外侧闭合楔形截骨术一直是常用的术式。有多种固定技术,但在所有的病例中,必须进行腓骨截骨,且有可能损伤腓总神经,这就是内侧开放楔形截骨术逐渐成为最受欢迎的术式的原因。外侧闭合楔形截骨术会缩短胫骨的长度。

制定胫骨高位截骨术的方案需要:①膝

关节 3 个平面的 X 线片（负重前后位、膝侧位和髌骨切线位）。需要加拍膝关节屈曲前后位片（屈曲 30°"Schuss"位，或 45°Rosenberg 位）（图 7-28-6），用于说明在步行或上下楼梯时，负重位膝关节间隙变窄的情况。②下肢全长负重位 X 线片包括冠状面上的髋-膝-踝位（图 7-28-7）。拍摄这些图像时要求患者双下肢呈站立位，避免韧带不平衡的情况出现。③鉴别畸形。④韧带平衡状态。如果韧带前部松弛，无论是内侧还是外侧，应力 X 线片有助于确定松弛状态。根据负重位 X 线片，计算关节间隙。

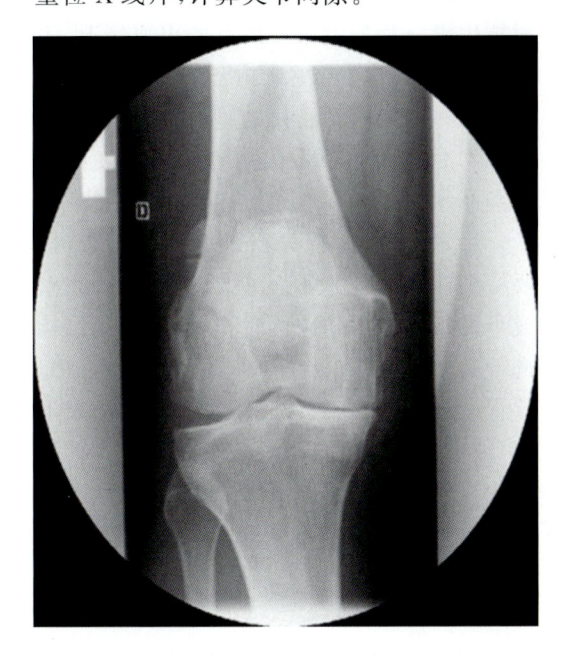

图 7-28-6　膝内翻畸形的前后（AP）位（30°），Rosenberg 位

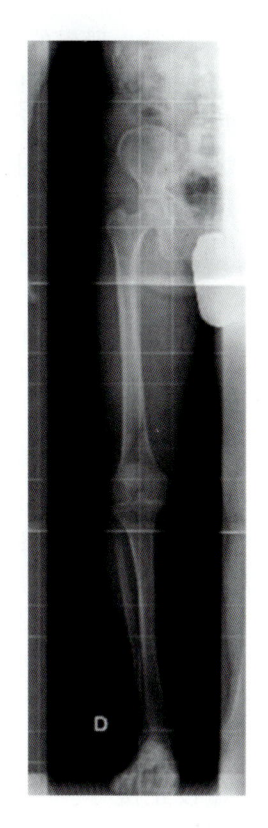

图 7-28-7　膝内翻畸形站立位的下肢全长 X 线片

别关注了内侧间室软骨的修复情况。在该研究中，Fujisawa 发现负重位时力线从外侧间室中点恢复 30%～40%。需要特别指出的是，54 例患者根据膝内侧间室关节炎的程度分为 4 组。该研究之后，许多学者主张纠正力线，使其从内侧间室向外侧间室转移，从外侧间室中点恢复 10%～35%（整个胫骨宽度的 60°～65°）。

在正常的生理状况下，下肢的机械轴从髋关节中点经膝关节中点至踝关节中点。但这个角度通常被描述为轻度的内翻，内侧间室的负重占 60%，外侧间室的负重占 40%。

内侧膝关节的机械轴转移至外侧的解释是合理的，但其校正量取决于膝关节骨关节炎的严重程度，且存在个体差异。

在已发表的技术中，Coventry 等首次提出一种简便的方法[1]。根据股骨和胫骨

一、如何确定校正量

这是一个重要的争议点。Fujisawa 于 1979 年报道了胫骨高位截骨术（high tibial osteotomy，HTO）治疗膝关节骨关节炎的效果[2]。在 136 例患者中，120 例进行了截骨术前的关节镜检查。在术后随访中，对 54 例校正后的膝关节进行关节镜评估。特

的解剖力线测量偏差。理想的力线和术前解剖轴之间的差值就是需要校正的角度。

Miniaci 提出另一种方法[4]。即应用 Valgization 截骨术的内侧切开技术治疗膝内翻畸形。

在负重位上,机械轴从股骨头中点,经过膝关节中点,至踝关节中点。新纠正的机械轴,从股骨头中点,经过膝关节的特定点,至踝关节线的水平。截骨线从胫骨干骺端的内侧皮质稍倾斜向上至外侧皮质。从这点出发,一条线可以经过踝关节中点,另一条线与新的机械轴相符。这2条线之间的角度就是截骨角度。打开楔骨干骺端时,可采用多种方法测量此角度。通常,1 mm 的切口对应 0.8°～1.0°的校正。切口的大小也取决于胫骨近端的大小;胫骨越宽,校正角度的切口距离越大。

二、如何测量校正度

手术中可以采用不同的仪器进行测量并纠正角度。卡尺、测角仪和各种角度的楔子在临床中经常使用。无论有无透视检查,长杆也可用于检查下肢的力线情况。

近年来,计算机辅助导航系统可以提供精确的截骨测量。该技术需要一个红外线摄像头、动态参考依据(dynamic reference bases,DRB)及进行数据收集和提供重建图像的计算机。下肢的解剖标志可以用一种特殊的二极管记录。这些数据可用于重建从髋关节中心、经膝关节中心、至踝关节的下肢力线,这不只是在冠状面上的重建,而是在 3 个平面上的重建,对控制胫骨的斜度和旋转至关重要。

红外发光二极管固定在 3 个不同的解剖部位,即股骨远端、胫骨近端和胫骨远端。红外摄像机跟踪二极管的位置,在操作过程中记录所有的数据。

计算机辅助导航系统可以大大提高手术截骨的准确性,但由于要进行数据分析,会延长平均 15 min 的手术时间。笔者无法确定导航技术能否提高患者的长期疗效和满意度。

第7节 手术技术

笔者将介绍 2 种胫骨高位截骨治疗内翻畸形的手术方法:①内侧开放楔形截骨术;②外侧闭合楔形截骨术。

患者躺在一个带有支撑的手术台上,必要时下肢可固定在屈曲 90°的位置。单次注射抗生素。为控制术中所有的出血情况,不使用止血带。笔者更倾向于在手术开始时花费一些时间获得良好的止血效果,而不希望在术后数小时或数天内因出血并发症再行翻修术。

手术开始时,首先行膝关节镜检查,需要特别注意外侧股胫间室的软骨是否完整或半月板是否损伤。同时,对关节内的结构进行其他操作,如半月板(撕裂的瓣切除)、软骨(不稳定病变)、软骨下骨(微骨折)及滑膜(绒毛肥厚),并可清理关节内的游离体和碎片。在极少数情况下,外侧间室的状况比预想的差很多,这是不行截骨术的决定性因素。

一、内侧开放楔形截骨术

该手术选择小腿前内侧入路,行纵向切口,从膝关节水平向远端延伸 5～6 cm,直至鹅足附着点。切口的长度与 TomoFix 钢板的尺寸相对应。笔者更倾向于此入路,其将来可再次用于全膝关节置换术。

该技术最初时,TomoFix 钢板的设计者采用一个斜行、短的、内侧入路,暴露钢板的近端插入位点和截骨线。远处暴露鹅足肌肌腱。通过皮下隧道进入钢板的远端,做 3 个相应的切口,进行螺钉固定。

分离皮下组织,根据切口长度切开深筋

膜。确认并横断鹅足肌肌腱和内侧副韧带。抬起并分离浅层内侧副韧带，暴露胫骨后内侧的骨皮质。前方暴露髌骨的内侧部分。在 X 线透视下，首先将一枚直径为 2.3 mm 的克氏针置入胫腓关节近侧的胫骨。然后与关节平行再置入一枚直径为 2.3 mm 的克氏针。这 2 枚克氏针显示的截骨是斜的、从内侧到外侧上行。它们穿过胫骨平台，控制胫骨斜度，防止截骨不适当地延长。重要的是，胫骨的近端需要有足够的表面，能够打入 4 枚螺钉。

平行于 2 枚克氏针钻几个直径为 3.2 mm 的孔，在前侧皮质距离近端 2 cm。截骨线在胫骨粗隆后侧 110°。根据髌骨的位置，胫骨结节向远端分离开。笔者不建议使用摆锯，因为那样损伤太大且存在危险，特别是对胫骨后侧皮质。

在 X 线透视的辅助下，用细凿逐渐向外侧凿开，直至保留一个 10 mm 厚的外侧骨皮质。此区域是 Valgization 截骨术的铰链区。

截骨区用不同的凿子慢慢打开，注意不要破坏外侧皮质。也可用较宽的凿子打开截骨的缝隙，至理想的角度。此撑开过程应在 X 线透视下谨慎操作。

当达到 Valgization 角度时，截骨处用钢板稳固，近端和远端分别用 4 枚螺钉固定（图 7-28-8～图 7-28-10）。

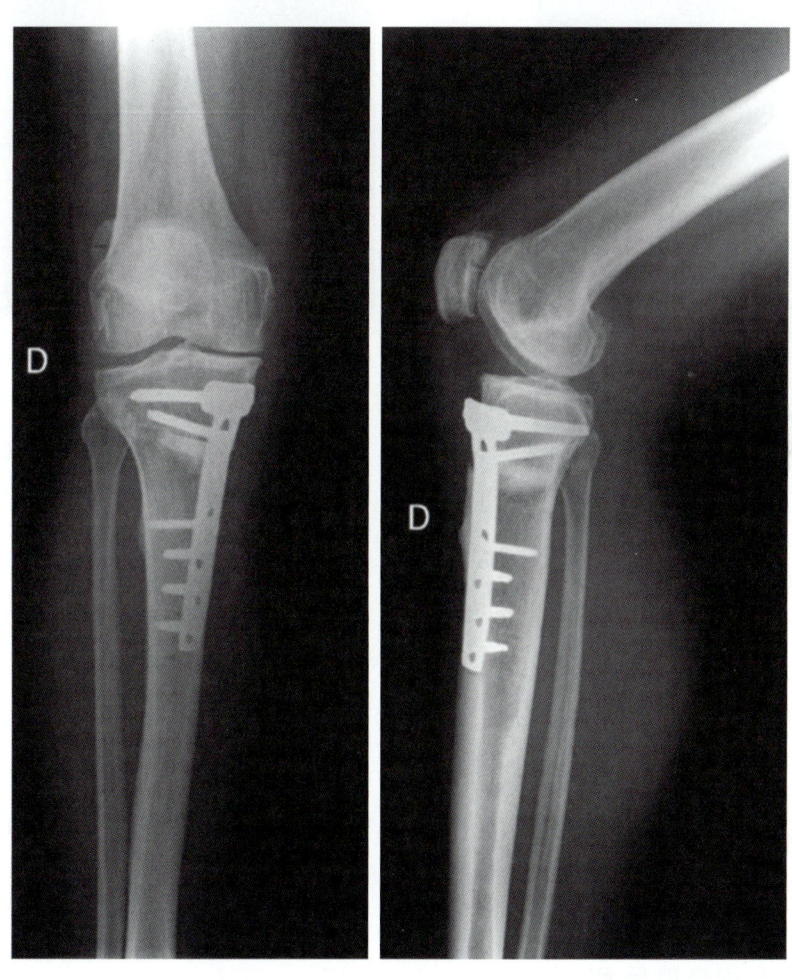

图 7-28-8　TomoFix 板固定外翻截骨术后的前后(AP)位片和侧位片

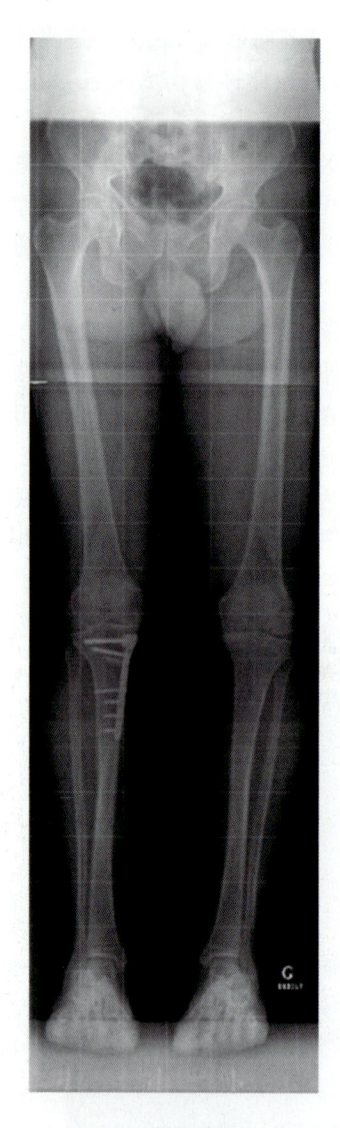

图 7-28-9　截骨术后 1 年站立位的下肢全长 X 线片

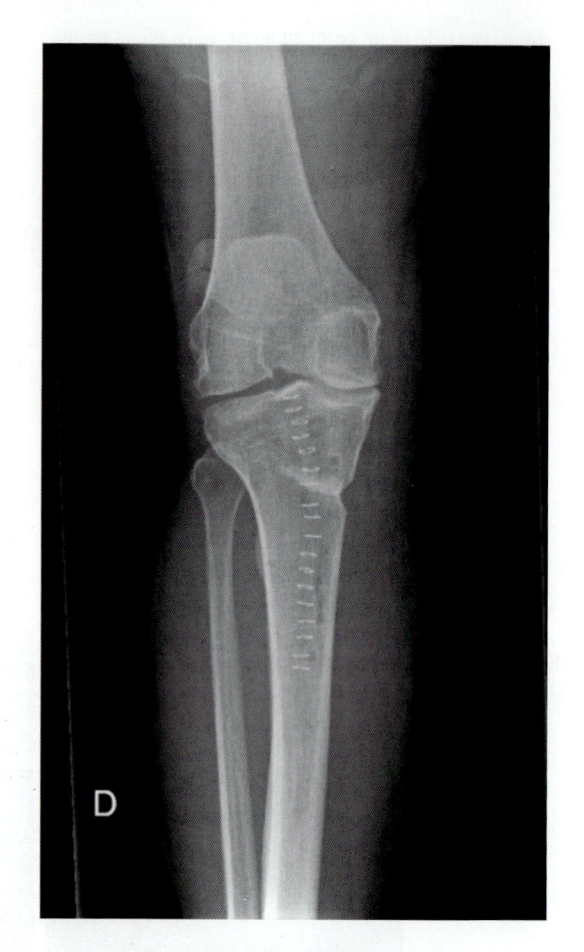

图 7-28-10　2 年硬件移除后的对比 X 线片

一些学者认为,当截骨的缝隙>13 mm 时,可以用自体松质骨或羟基磷灰石的骨替代材料进行填充。笔者常用可作为止血材料的骨替代材料进行填充。

大多数情况下,鹅足肌肌腱用于覆盖钢板,逐层缝合切口。

二、外侧闭合楔形截骨术

皮肤的切口位于胫骨前侧,从关节线开始,沿胫骨棘向远端切开 8～10 cm。此入路也可用于全膝关节置换术。分离皮下组织后,切开前外侧间室的筋膜层。将伸肌胫骨外侧皮质分离,暴露腓骨头。

腓骨截骨可在近端进行,在腓骨颈水平,或更远端,骨干的中 1/3 处。这 2 种入路都必须保护腓神经,因为使用牵开器在切除和解压过程中可导致神经的直接损伤。伸肌麻痹是胫骨上段截骨术后常见的并发症。虽然这种损伤大多是可逆的,但仍得不到认可。

2 枚克氏针从前方置入,一枚在上方,而另一枚在截骨水平面以下,以控制旋转。截骨水平位于胫骨粗隆前方。截骨线可垂直于胫骨轴,也可从外侧向内侧略向上倾斜。根据术前计划,另外 2 枚克氏针在冠状面上置入，从外侧到内侧，置于截骨线两侧。它们形成的角度对应纠正的角度。操作结束时，这2根克氏针将会在平行面上。

截骨时，笔者首先用直径为3.2 mm的克氏针在外侧骨皮质钻一些孔。然后，通过骨凿或摆锯扩展这些孔，不损伤胫骨的内侧皮质。第1条截骨线与第1枚克氏针平行。下一步进行楔形截骨，通过摆锯平行于第2枚克氏针。截骨的开口通过2个骨面相接处而闭合。固定可采用L型AO钢板（6 mm松质骨螺钉和4.5 mm皮质螺钉）、新型LPT TomoFix板（锁定头螺钉）及斜板或钉（Coventry）。使用经典的L型AO钢板时，加压可采用加压螺钉或AO板的张力装置。

重新缝合伸肌，并逐层缝合伤口。

第8节 术后护理和康复

随着新型内固定材料的发展，截骨术的稳定性得到很大提高，且可使患者早期活动。术后6周，允许患者负重15~25 kg。临床和影像复查后，负重可达30~35 kg。一般在术后8~10周才可实现骨愈合，患者开始离开拐杖行走。患者在术后6周、12周常规行临床和影像学检查。

康复计划很简单。术后第1天就开始积极活动，开始进行肌肉强化锻炼。对于一些患者来说，可以进行淋巴引流。浴疗法在部分负重期间是有益的。膝关节屈曲达110°，患者可骑自行车。

第9节 并发症

根据笔者的临床经验，以下是一些最常见的并发症。

1. 神经损伤，主要为腓神经损伤，发生于闭合截骨术时。大部分患者可恢复，但一些患者出现术后持续的伸肌力量减弱。有时必须使用后足跟支撑，甚至肌腱移植。

2. 血管损伤，特别是腘动脉和腘静脉。术中如果不使用止血带，很容易诊断血管损伤。

3. 筋膜室综合征是一种罕见的严重并发症，需要紧急处理。留下瘢痕就显得不那么重要了。

4. 血肿后皮肤坏死则需要进行皮肤移植，或皮瓣移植覆盖皮下组织。

5. 当骨和固定材料感染时，需要采用经典的翻修术和抗生素治疗。

6. 截骨延迟愈合或不愈合。这种并发症在使用TomoFix钢板后就消失了。

7. 校正丢失是一种由于过去采用所谓的"小型内固定物"（如骑缝钉或角钢板）固定而出现的并发症。在使用TomoFix钢板后，该并发症消失。

第10节 总 结

胫骨高位截骨术可以纠正下肢的力线偏差，改变膝关节的负重分布。例如，膝内翻畸形时，内侧股胫间室的载荷较大，外翻截骨将会把力线从内侧间室移至外侧间室。新的力线可以控制骨关节炎的发展，并在多年内缓解疼痛。

胫骨高位截骨术的经典适应证是膝关节单侧股胫间室关节炎。髌骨关节受损不是手术禁忌证，但如果双侧股胫关节间室受累，最好行全膝关节置换术。

截骨术没有严格的年龄限制。但是，对于年龄为65~70岁的患者，很多术者倾向于选择部分或全膝关节置换术。

截骨术需要进行完整的临床和影像学检查。影像学检查包括矢状面、冠状面和轴状面的影像，以及隧道位（Rosenberg X线）片和双侧下肢负重位片。临床检查韧带的平衡，内、外翻应力位X线片可显示两侧间室的开放度。

校正度是争议的焦点。校正度取决于多种因素,如偏差的重要性、骨关节炎的严重程度和患者的年龄。对于膝内翻畸形,大部分学者建议将力线从内侧间室移向外侧间室。Fujisawa 提出一个理想的点——使新力线移至胫骨宽度 62% 处。但必须注意,截骨术不可能是膝关节最终的手术,过度的外翻矫正会影响未来的膝关节置换术。

截骨术可以在 3 个平面进行,即冠状面(内翻-外翻)、矢状面(伸直-屈曲)和水平面(内侧和外侧旋转)。这些大部分是膝内翻畸形的表现。一些外翻截骨术联合骨骺的屈伸可以校正斜度。屈曲截骨可增加斜度,有时也可纠正后侧韧带松弛。延长截骨可降低斜度,并纠正前侧韧带松弛。

随着新型内固定物和角度稳定螺钉的出现,内侧开放楔形截骨术成为最受欢迎的手术。该手术比外侧截骨术更容易、更安全。纠正达 13°时,不需要在开放侧另行植骨。

康复训练在术后即可开始。一般在术后 8~10 周内实现骨愈合。同时,活动的范围和肌肉强度也可恢复。

内侧开放楔形截骨术的入路可以降低并发症的发生率。神经、血管损伤几乎消失。筋膜间室综合征也很少发生。可存在感染和皮肤问题,但很少。

采用胫骨高位截骨术治疗膝关节炎的患者,必须了解有时仍会感到膝关节疼痛。患者通常能接受这一点,并对症状明显减轻而心存感激。

截骨术是一种治疗膝关节骨关节炎的保守方法。可能早期效果不如膝关节置换术,但其不损害膝关节。考虑患者的年龄和其他的手术风险至关重要。

参考文献

[1] Coventry MB. Osteotomy of the upper portion of the tibia for degenerative arthritis of the knee. A preliminary report. J Bone Joint Surg Am,1965,47:984-990.

[2] Fujisawa Y,Masuhara K,Shiomi S. The effect of high tibial osteotomy on osteoarthritis of the knee. An arthroscopic study of 54 knee joints. Orthop Clin North Am,1979,10(3):585-608.

[3] Lobenhoffer P,Van Heerwaarden RJ,Staubli AE,et al. Osteotomies around the knee. Stuttgart and New York:AO Foundation Publishing,Thieme,2008.

[4] Miniaci A,Ballmer FT,Ballmer PM. Proximal tibial osteotomy. A new fixation device. Clin Orthop Relat Res,1989,246:250-259.

第29章　单髁膝关节置换术

第 1 节　概述 …………… 460	第 6 节　股骨准备 …………… 463
第 2 节　术前诊断 …………… 460	第 7 节　髌股关节 …………… 464
第 3 节　适应证 …………… 460	第 8 节　术后护理 …………… 464
一、骨质破坏的程度 …………… 460	第 9 节　并发症和典型的技术故障
二、年龄相关的适应证 …………… 461	…………… 464
第 4 节　禁忌证 …………… 461	第 10 节　总结 …………… 464
第 5 节　手术技术 …………… 462	参考文献 …………… 465

第 29 章
单髁膝关节置换术

Nikolaus Böhler

关键词 并发症·股骨准备·适应证·膝关节·康复·手术技术·胫骨准备·单髁置换术

第 1 节 概 述

20 世纪 50 年代，Mc Keever 和 Elliot 提出单髁膝关节置换的概念。20 世纪 70 年代，Leonhard Marmor 通过几项研究确立了单髁置换手术的适应证及方法，使其规范化，有利于得到可重复的效果[18,20-22,26,29-33,47]。

手术失败的主要原因有适应证选取不当、定位错误与矫正过度。矫正成角畸形对于保护对侧髁至关重要。

其他原则是维持患侧膝关节的本体感觉。因此，最小限度的骨切除，保留副韧带和十字韧带绝对是必要的。

学者们普遍认为，膝关节骨关节炎患者最终需要膝关节置换术，但仅 20% 的患者适于单髁置换。统计数据和文献表明，良好的治疗效果需要足够的经验，这意味着一个科室每年应该完成 25 例以上的单髁膝关节置换术。这可能是手术例数普遍偏低的最重要原因。尽管如此，单髁膝关节置换术仍呈增多趋势，尤其在近 10 年中。

第 2 节 术前诊断

推荐通过 X 线片技术确定适合手术适应证的标准：①单腿站立，前后位（AP 位）X 线检查（检测关节软骨的情况、关节面的损伤与外侧髁的变化）。②单腿负重位侧位 X 线检查（拍片时应最大限度伸展膝关节，以检查膝关节的屈曲挛缩）。③膝关节屈曲 30°，髌股关节轴位 X 线检查（下肢处于被迫外旋位，以检查髌骨的不稳定性）。④单腿负重位，屈曲 20°~45°，前后位 X 线检查（Rosenberg 位）（在没有完成 MRI 检查时，观察背侧软骨损伤情况）（图 7-29-1）[40]。⑤如果条件允许，膝关节的 MRI 图像有利于明确手术适应证。MRI 可以明确软骨损伤程度，并明确十字交叉韧带和副韧带的情况。

第 3 节 适 应 证

一、骨质破坏的程度

该疾病主要局限于胫股关节的内侧或外侧间室。

1. 典型的适应证是内侧间室单纯性骨

N. Böhler
Orthopädische Abteilung, Allgemeines Krankhaus Linz, Linz, Austria
e-mail: nikolaus.boehler@akh.linz.at

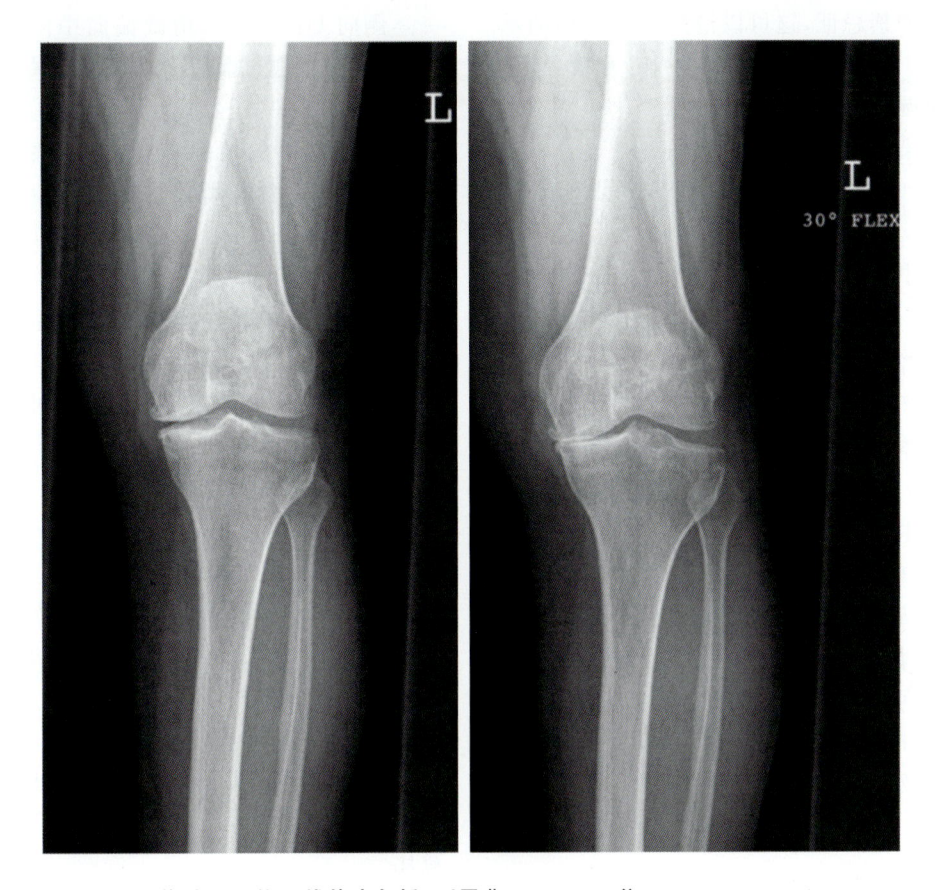

图 7-29-1　前后(AP)位 X 线片应包括 30°屈曲 Rosenberg 位

破坏,常见于膝关节股骨单髁坏死时,即"Morbus Ahlbäck"。

2. 内翻不超过 15°的单髁骨关节炎合并完全性软骨缺失是另一个适应证。

髌股关节疾病并不都是禁忌证:如果髌骨排列紊乱可以通过恢复下肢力线或者松解韧带来矫正,则可以成功应用单髁假体置换[17]。

3. 外侧髁骨关节炎是一种较好的适应证。类风湿关节炎和创伤后严重的胫骨缺损是手术禁忌证。

曾经截骨术失败的患者,如果行单髁置换术,会由于截骨的胫骨旋转失败和骨破坏而导致手术失败率明显增高[10]。

二、年龄相关的适应证

传统上认为,70 岁以上的患者是单髁膝关节置换术最佳的人群。然而,由于新式单髁膝关节置换术长期效果极好,因此,它也可作为一种临时的治疗方案推荐给年轻患者,而且它比全膝关节置换术更易于翻修。活动较多和超重患者是该手术的高危群体,但鉴于单髁膝关节置换术后恢复较快,因此在很多情况下,它取代了传统的胫骨高位截骨术[28,35,36]。

第 4 节　禁忌证

①侧副韧带松弛是一种禁忌证,此时不能通过张力控制韧带,而导致矫正过度。畸形＞15°,或者前后位 X 线片显示股骨外侧髁移位,这些是侧副韧带松弛不稳定的明显指标[34]。②大多数专家认为前交叉韧带缺

如是一种禁忌证,这可以清楚地解释移动承重设计[11,13]。③屈曲挛缩＞15°为禁忌证。④类风湿和其他类型的炎性关节炎,特别是关节感染是禁忌证。

第5节 手术技术

患者位于可移动的下肢固定器上。膝关节屈曲至少120°,使用大腿止血带。目前,该手术基本采用微创技术(minimally-invasive technique,MIS),即股四头肌支点技术或从股内侧肌中段入路技术,该技术不需要暴露髌骨,且越来越普及。通过这种方法,肌肉损伤更小,术后恢复的时间更短。手术切口一般沿着胫骨向下至胫骨粗隆,以保证能够放置胫骨切割导针,尽可能抬高髌骨,而不是翻开髌骨,这样更有利于植入定位,以及确定胫骨旋转。微创手术技术需要专用的仪器设备,目前这项技术已用于多数膝关节单髁置换术(图7-29-2)[19,37]。

侧向UKR采用稍微偏向中间线的矢状皮肤切口,通过髌骨旁切口暴露关节。

在MIS中需注意以下原则:①为明确软骨和半月板的情况,需清楚观察对侧间室的情况;②手术侧必须切除残留的半月板;③术中需保护十字交叉韧带,保持其完整性和稳定性;④术中需检查髌股关节软骨,一般来说2～3级的损伤都是允许的;⑤切除所有骨赘,以便植入体定位,调整韧带的张力。同理,需切除髁间窝的骨赘,以利于植入内固定物,并保护十字交叉韧带。

胫骨切除时,膝关节通常需要屈曲110°。切除程度主要取决于假体的厚度,一般推荐切除4～6 mm厚度。术中严格避免过度矫正,而且注意新的力线应穿过胫骨假体的中心(图7-29-3)。

胫骨切除时,后倾斜的角度一般建议为5°。为准确测定倾斜角,需通过术前及术中的X线影像,与对侧的完整部分进行对比。

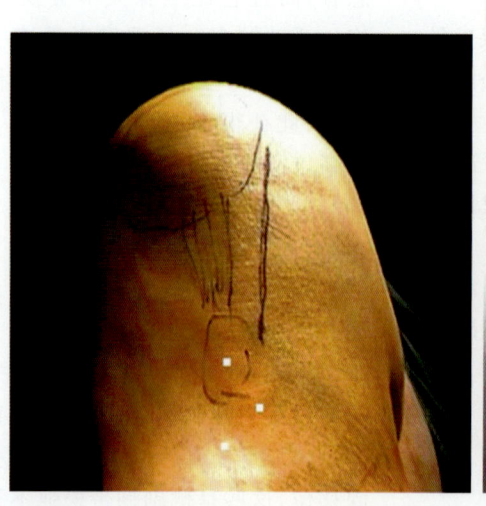

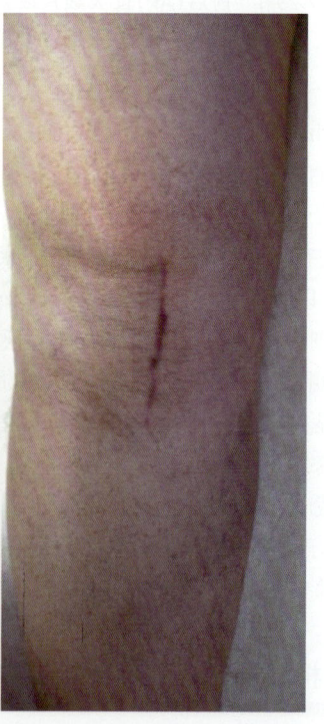

图7-29-2 微创技术可实现立即活动

股骨的背面或远端来调整。

第6节 股骨准备

股骨准备时，膝关节需屈曲90°。首先切除后髁，切除部分的厚度和假体厚度相同。若屈曲时的间隙过紧，则需多切除部分股骨。现代化仪器预测可明确需要进行上述操作。

手术的下一步是切除或重建股骨远端，尽可能保留软骨下骨和骨量，避免下沉。然而，切除部分的厚度需等同于假体厚度，并确保伸屈活动时关节间隙的平衡（图7-29-4）。

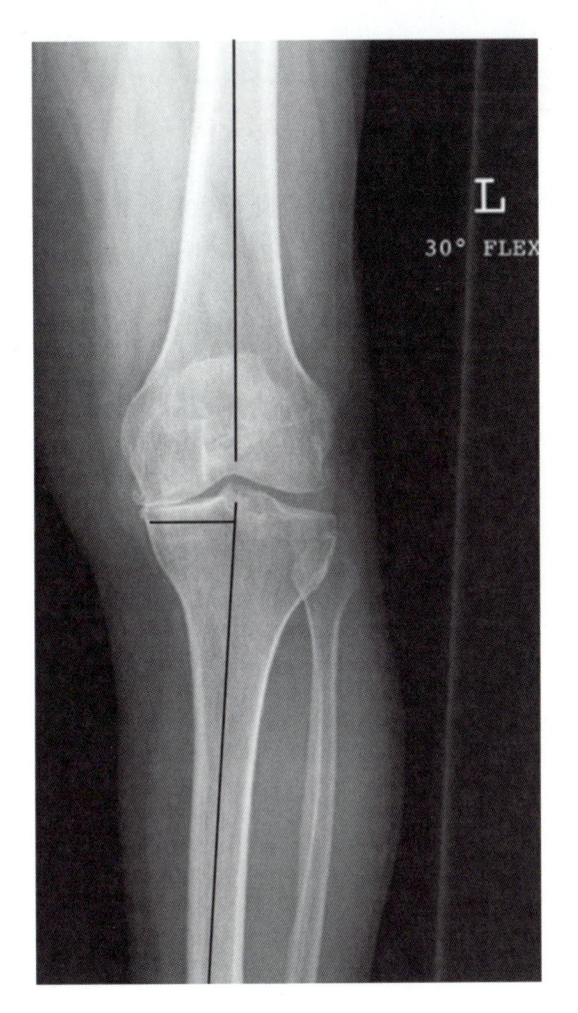

图 7-29-3 术前需要放射学检查

胫骨切除后，植入试验假体需与对侧平台一致，并选择合适尺寸，以保证假体高度与对侧一致，且覆盖皮肤后无突出。背侧突出会造成翻转力过高，内侧突出可能会导致侧副韧带受到撞击。

在髓腔准备之前，检查膝关节屈伸运动时需注意关节间隙是否平衡。这对于可移动-承重假体和固定的假体都是至关重要的。垫片或特殊的韧带张力装置可用来治疗伸屈活动时的间隙平衡。如果伸屈活动时间隙过紧，则需要切除更多的胫骨。如间隙仅在屈膝时出现可能是胫骨的倾斜度太低，可通过调整胫骨端治疗。此外，其他的间隙不平衡需要另切除

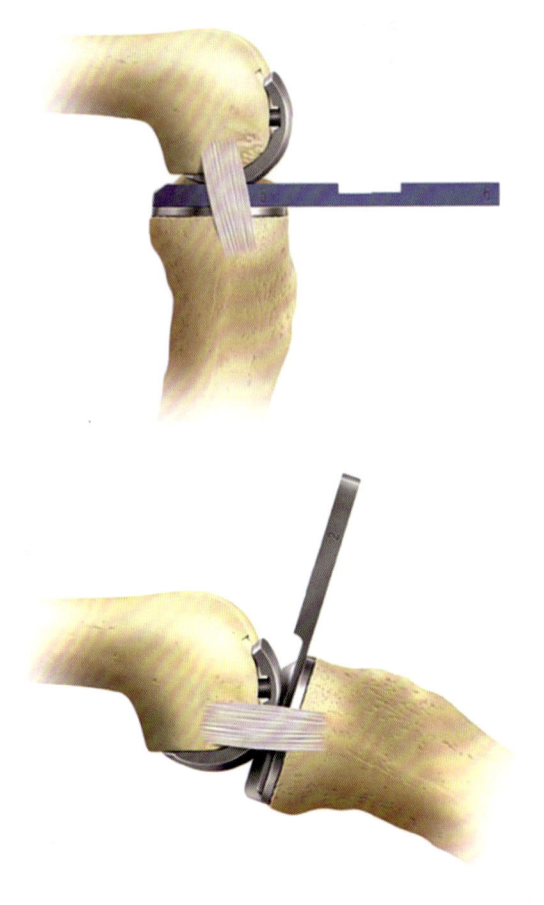

图 7-29-4 屈伸间隙平衡对获得良好的效果至关重要

股骨端假体定位需非常谨慎。伸展时，股骨假体应位于胫骨上方，此时关节正处于屈曲状态。由于膝关节的"拧紧"机制，假体的定位比全膝关节置换更复杂[8,9]。矢状平面上，假体的固定钉和修整过的背侧平面应平均分配载荷。

骨水泥固定的假体可以直接负重，并且表面积小的假体固定得更牢固。为了保证骨水泥和骨质充分接触，建议增加额外的小固定孔（图7-29-5）[25]。

第7节 髌股关节

手术结束时，髌骨应对齐。在大多数情况下，膝关节轴线的恢复可对齐髌骨。因此，很少需要对侧间室松解。软骨损失量较大时，微骨折技术可能有效。

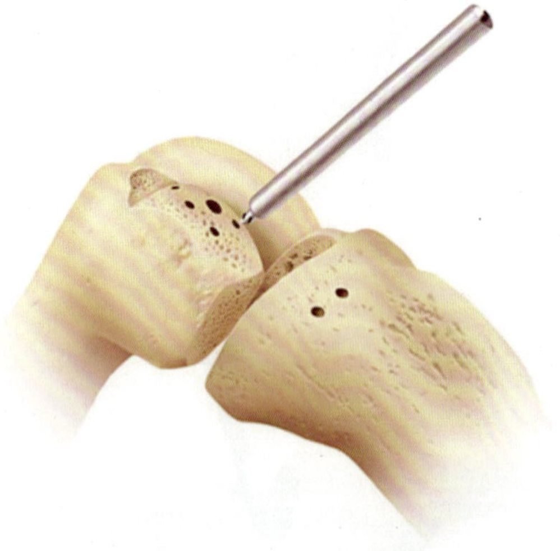

图7-29-5 由于固定面积较小，建议增加水泥固定孔

第8节 术后护理

相较于全膝关节置换，单髁膝关节置换术后疼痛明显较小。对关节囊和韧带止点长期的局部麻醉是有益的，术后可立即全负重活动。一般情况下，患者术后数天内，膝关节屈曲可超过90°（图7-29-6）[6,15,23]。

第9节 并发症和典型的技术故障

轴线矫枉过正是术后对侧间室早期恶化并持续疼痛的主要原因[4,5,44,45]。

"填充过多"，以及刺激对侧韧带或背侧关节囊也会导致术后疼痛，但患者的疼痛可在6个月后缓解。术后可见早期松动，尤其是松质骨内固定时。相比股骨端，胫骨端早期松动更常见[50]。

谨慎清除胫骨背侧所有骨水泥和骨颗粒，以防止术后疼痛[14]。

第10节 总　结

对于膝关节单侧病变且韧带无损伤的患者，膝关节单髁置换术是一个非常好的治疗方案。相对于全膝关节置换术和胫骨高位截骨术，膝关节单髁置换术患者的本体感觉更佳，并且翻修手术的难度更低[2,3,49]。

长期预后很大程度上取决于假体的合适度，而既往的数据可帮助术者选择合适的假体。术者的技术和手术程序是特殊的影响因素。文献显示，日常实践中手术量不同术者的手术成功率也存在很大差异[1,12,16,24,27,38,39,41-43,46,48]。

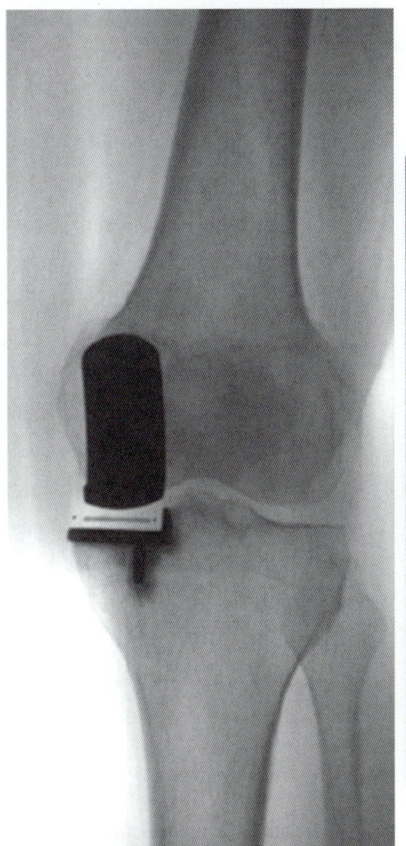

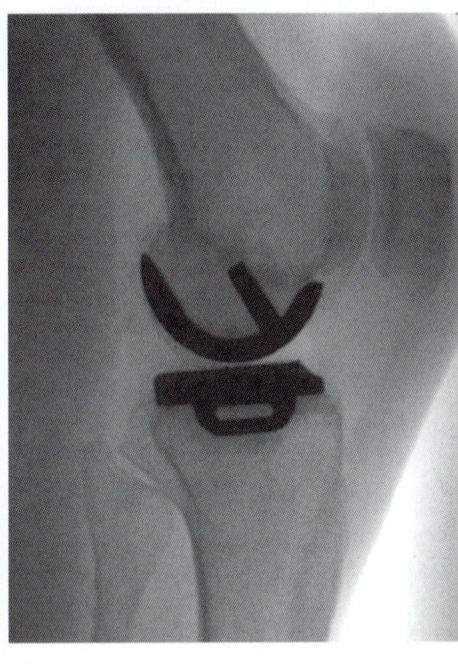

图 7-29-6 AP 和侧位 X 线片显示单髁前后轴线后良好的治疗效果

参考文献

[1] Australian Orthopaedic Association National Joint Replacement Registry. Annual report 2008 http://www. dmac. adelaide. edu. au/aoanjrr/documents/ aoanjrrreport _ 2008. pdf. Accessed 29 Sept 2010.

[2] Argenson J-N, O'Connor J-J. Polyethelene wear in meniscal knee replacements: a 1-9 year retrieval analysis of Oxford-knee. J Bone Joint Surg Br,1992,74-B:S 228-232.

[3] Berger RA, Meneghini RM, Jacobs JJ, et al. Results of unicompartmental knee arthroplasty at a minimum of ten years of follow-up. J Bone Joint Surg Am,2005,87-A:999-1006.

[4] Böhler N. Surface modification of the femoral component. Orthopaedics,1995,15(6):16.

[5] Böhler N,Pastl K,Infanger A. Uncemented unicompar-timental knee arthroplasty. In: Morscher E, editor. Endoprosthetics. Berlin/Heidelberg/New York:Springer,1995. S 368.

[6] Bohnhorst J, Bartsch H, Müller W. Mittelfristige Ergebnisse bei sofortiger Belastung des zementfreien Böhler-Monocondylarschlittens: Orthopädische Praxis, Kongressband Baden-Baden,1996.

[7] Carr A,Keyes G,Miller R,et al. Medial unicompartimental arthroplasy: a survival study of the Oxford knee. Clin Orthop Relat Res,1993,295:S 205-213.

[8] Cartier PH,Cheaib S. Unicondylar knee arthroplasty,2 to 10 years of follow up evaluation. J Arthroplasty,1987,2:S 157-162.

[9] Cartier P, Sanoullier J-L, Grelsamer R-P.

Unicompar-timental knee arthroplasty surgery; 10 year minimum follow up period. J Arthroplasty,1996,11(7):782-788.

[10] Chesnut WJ. Preoperative diagnostic protocol to predict candidate for unicompartimental arthroplasty. Clin Orthop Relat Res, 1991, 273:S 146-150.

[11] Engh GA, Ammeen D. Is an intact anterior cruciate ligament needed in order to have a well-functioning unicondylar knee replacement. Clin Orthop Relat Res, 2004, 428: S 170-173.

[12] Emerson Jr RH, Higgins LL. Unicompartimental knee arthroplasty with the Oxford prosthesis in patients with medial compartment arthritis. J Bone Joint Surg Am, 2008, 90-A:S 118-122.

[13] Engh GA, et al. Influence of surgical apporaoch on lateral retinacula release in TKA. Clin Orthop Relat Res,1996,331:56-63.

[14] Furnes O, Espehaug B, Lie SA, et al. Failure mechanism after unicompartmental and tri-compartmental primary knee replacement with cement. J Bone Joint Surg Am,2007,89-A:S 519-525.

[15] Gleeson RE, Evans R, Ackroyd CE, et al. Fixed or mobile bearing unicompartmental knee replacement? A comparative cohort study. Knee,2004,11:S 379-384.

[16] Gioe TJ,Killeen KK,Hoeffel DP,et al. Analysis of unicompartmental knee arthroplasty in a community-based implant registry. Clin Orthop Relat Res,2003,416:S 111-119.

[17] Goodfellow JW,Kershaw CJ,O'Connor J-J. The Oxford Knee for unicompartimental osteoarthritis. J Bone Joint Surg Br,1988,70:S 692-701.

[18] Gunston F-H. Polycentric knee arthroplasty; pros-thetic simulation of normal knee movement. J Bone Joint Surg Br, 1971, 53A: S 272-277.

[19] Hamilton WG,Collier MB,Tarabee E,et al. Incidence and reasons for reoperation after minimally invasive unicompartmental knee arthroplasty. J Arthroplasty,2006,21(6 suppl 2):S 98-107.

[20] Heck DA,Marmor L,et al. Unicompartimental knee arthroplasty:a multicenter investigation with long term follow up. Clincal Orthop Relat Res,1993,286:S 154.

[21] Hernigou PH, Deschamps G. La Prothese unicompar-timentale de genou symposium SOFCOT 95. Chir Orthop, 1996, 82 (Suppl Ⅰ):S 25-60.

[22] Insall JN,Aglietti P. A five to seven year follow up unicompartimental arthroplasty. J Bone Joint Surg Am,1980,62:A S 1329.

[23] Ivarsson I,Giliquist J. Rehabilitation after tibial osteotomy and unicompartimental arthroplasty. Clincal Orthop Relat Res,1989,266: S 139.

[24] Kisslinger E,Wessinghage D. Langzeitergebnisse von 501 unikompartimentalen Schlittenprothesen des Kniegelenkes. Orthop Praxis, 1997,33(3):S 152.

[25] Knight JL, Atwater RD, Guo J. Early failure of the porous coated anatomic cemented unicompartmental knee arthroplasty. J Arthroplasty,1997,12:S 11.

[26] Knutson K, Lewold S, Robertson O, et al. Swedich Orthopedic Society. Prospective multicenter study of knee arthroplasty. Acta Orthop Scand,1994,65(4):S 275-386.

[27] Koshino T. Unicompartimental arthroplasty of degenerative osteoarthritc knee with more than 10 years follow up. Cahiers d'enseignement de la sofcot,1997,61:S 210

[28] Laurencin CT, Zelicof SB, Scott RD, et al. Unicompartmental versus total knee arthroplasty in the same patient; a comperative study. Clin Orthop Relat Res, 1991, 273: S. 151.

[29] Macintosh DL. Hemiarthroplasty of the knee using a space occullping prosthesis for painful virus and valgus deformity. J Bone Joint Surg Am,1958,A 40:S 1431.

[30] Marmor L. Result of single compartment arthroplasty with acrylic cement fixation. A

[30] minimum follow up of two years. Clin Orthop Relat Res,1977,122:S 181.

[31] Marmor L. Marmor modular knee in unicompar-timental desease. J Bone Joint Surg Am,1979,61:S 347.

[32] Marmor L. Lateral compartment arthroplasty of the knee. Clin Orthop Relat Res,1984,186:S 115.

[33] Marmor L. Unicompartimental knee arthroplasty-10 to 13 year follow up study. Clin Orthop Relat Res,1988,226:S 14-20.

[34] Moller JT. Unicompartimental arthroplasty of the knee. Cadaver study of the improtance of the anterior cruciate Ligament. Acta Orthop Scand,1985,56:S 120-123.

[35] Murray DW, Goodfellow JW, O'Connor JJ. The Oxford medial unicompartmental arthroplasty:a ten-year survival study. J Bone Joint Surg Br,1998,80-B:S 983-999.

[36] Newman J, Pydisetty RV, Ackroyd C. Unicompar-timental or total knee replacement: the 15-year results of a prospective randomised controlled trial. J Bone Joint Surg Br, 2009,91-B:S 52-57.

[37] Pandit H, Jenkins C, Barker K, et al. The Oxford medial unicompartmental knee replacement using a minimally invasive approach. J Bone Joint Surg Br,2006,88-B:S 54-60.

[38] Robertsson O, Lidgren L. The short-term results of 3 common UKA implants during different time periods in Sweden. J Arthroplasty,2008,23(6):S 801-807.

[39] Robertsson O. Knee arthroplasty registers, review. J Bone Joint Surg Br,2007,89-B:S 1-4.

[40] Rosenberg T-D, Paulos LE, Parker RD, et al. The forty-five degree postero-anterior flexion weight bearing radiograph of the knee. J Bone Joint Surg Am,1988,70-A:S 1479-1483.

[41] Scott RD, Santore RF. Unicondylar unicompar-timental replacement of osteoarthris of the knee. J Bone Joint Surg Am,1981,63-A: S 536-554.

[42] Scott RD, Cobb AG, McQuerary FG, et al. Unicompartimental knee arthroplasty. 8 to 12 year follow up evaluation with survivorship analysis. Clin Orthop Relat Res,1991,271:S 96-100.

[43] Schultz W, Wong P, Lohmann CH. Hemiarthro-plastiken am Kniegelenk:Ergebnisse von 2 verschiedenen Schlittenprothesenmodellen. Orthopade,2001,30(1):73-81.

[44] Streicher RM, Weber H, et al. New surface modifications for Ti-TAR-7NB alloy:Oxygen diffusion hardening (ODH). Biomaterials, 1991,3:S 125.

[45] Streicher RM, Weber H, Schoen R, et al. Wear resistance coupling for longer lasting articulating total joint replacements. Adv, 1992,10/179:S 186.

[46] Stenström A, Lindstrand A, Lewold S. Unicompar-timental knee arthroplasty with special references to the knee-Arthroplasty register. Cahiers d'enseignement de la sofcot, 1997,61:159.

[47] Swank M, Stulberg SD, et al. The natutal history of unicompartmental arthroplasty. Clin Orthop Relat Res,1993,286:S 130.

[48] Thornhill TS, Scott RD. Unicompartimental total knee arthroplasty. Orthop Clin North Am,1989,20(2):S 245.

[49] Verdonk R, Cottenie D, Almqvist KF, Vorlat P. The Oxford unicompartmental knee prosthesis: a 2-14 year fellow-up. Knee Surg Sports Traumatol Arthrosc, 2005, 13: S 163-166.

[50] Wanivenhaus A, Gottsauner-Wolf F, et al. 2 to 4 year results of the cementless application of a PCA unicondylar knee prosthesis. Z Orthop Ihre Grenzgeb,1990,128:S 612.

第30章 髌股关节置换术

第1节 概述 ………………… 469	二、近代髌股关节置换假体 …… 476
第2节 髌股关节炎的病因学——	三、现代髌股关节置换假体 …… 476
滑车发育不良的重要性 … 469	第8节 手术技术 ………………… 477
第3节 髌股关节炎的诊断 ……… 470	第9节 术后护理和康复锻炼 …… 479
第4节 髌股关节炎的治疗 ……… 472	第10节 并发症 ………………… 479
第5节 髌股关节置换的适应证 … 473	第11节 预后 …………………… 480
第6节 术前计划 ………………… 475	第12节 总结 …………………… 481
第7节 髌股关节置换假体 ……… 475	参考文献 ………………………… 481
一、传统髌股关节置换假体 …… 475	

第 30 章
髌股关节置换术

John Newman

摘要 单纯的髌股关节炎病例远多于人们的预想。其病因多样,滑车发育不良作为重要病因,经常被忽略。症状严重的患者通过药物等非髌股关节成形术进行治疗,疗效难以让人满意。过去 20 年,单纯髌股关节置换的疗效得到了大幅度提高,该技术已成为一名合格的关节科医生必须掌握的技能。

关键词 伸肌机制·髌股关节炎·髌股关节置换·假体·疗效·髌骨轴位·技术·滑车发育不良

第 1 节 概 述

多年来,胫股关节疾病一直采用全膝关节置换术进行治疗,忽略了髌股关节。然而近来研究发现,髌股关节是常见的膝关节疼痛点,而且髌股关节炎并不少见[1]。

在髌股关节炎(patello-femoral osteoarthritis,PFOA)的治疗方面,无论非手术治疗还是保守的外科治疗,均未取得普遍成功,因此数十年来,学者们一直尝试使用单纯髌股关节置换术(patello-femoral replacement,PFR)进行治疗。目前,虽然缺乏相关数据,但单纯髌股关节置换的受欢迎度在不断提高。即便如此,单纯 PFR 仍很少见,英国仅 1% 的膝关节置换术为 PFR,北美国家则更少。

第 2 节 髌股关节炎的病因学——滑车发育不良的重要性

髌股关节炎发生于胫股关节炎之前,属于进展性广义膝关节炎的一部分。机械因素在髌股关节炎发病中的作用越来越明确。有学者认为,髌骨-股骨正常的情况下,后续的关节退行性改变极少发生[2]。

Bristol 膝关节数据库收集 700 多例膝关节的病理学数据,这些数据均来自接受单纯 PFR 或其他重建力线方法治疗的患者。最常见的病理学诊断为外侧面关节炎,可能伴随不同程度的滑车发育异常进而导致髌股关节不稳定或髌骨运行轨迹异常。尽管滑车发育异常被 Lyon 组织做了详细描述,但经常被忽略[3],而且该诊断经常不被记录,反而脱位史多被记录,因为学者们普遍认为脱位史与髌股关节炎有关,无论患者是否接受力线重建治疗[4]。

通过细致分析 Bristol 的病例资料,笔者发现,在 2003 年 48 例接受单纯髌股关节置换术的患者中,11 例诊断为滑车发育不良。此外,在40例55岁以下行髌股关节置换的患者中,超过50%的患者为滑车发育不良,诊断依据是膝关节正侧位X线片上显示交叉综合征（crossing sign）,滑车角度＞144°,或术中诊断[5]。因此,滑车发育不良通常是髌股关节炎的一个前兆。

笔者还发现,滑车发育不良患者有多种前期表现,2/3的滑车发育不良患者有脱位史[6]。此外,Dejour 等[7]发现,90%的髌骨脱位患者膝关节标准侧位X线片上显示交叉综合征阳性(图7-30-1),表明这类患者存在一定程度的滑车发育不良。因此,滑车发育不良导致的髌骨不稳定可能在髌股关节炎的发展中发挥重要作用,但髌骨不稳定难以发现,因为髌骨仅在前突周围或上方轻微滑动,而不是在正常股骨滑车沟里活动。这种异常运动早期往往会出现髌骨不稳定的感觉,后期会出现膝关节疼痛和退行性改变。尽管研究发现滑车发育不良与髌骨脱位的关系,但膝关节轻度不稳定或疼痛,可能是髌股关节炎的早期症状,并持续多年,最终膝关节出现病理和放射学改变[8]。

如果滑车发育不良得不到及时治疗,可能发生慢性髌骨脱位。这种情况可通过单纯髌股关节置换来治疗,但伸肌装置慢性脱位通常会导致相关的间室关节炎和外翻不稳定(图7-30-2)。在这一阶段,铰链式的全膝关节置换可能是最佳的治疗手段。尽管滑车发育不良可能是髌股关节炎最重要病因,但多种形式的髌骨运行轨迹异常也可导致髌股关节炎,其机制可能是髌骨运行轨迹异常使关节软骨压力负荷过大,或者导致关节软骨无负荷。值得注意的是,多年前Goodfellow 等[9]证明,髌骨软骨的大部分区域仅在有限的活动范围内发生接触,一旦这种接触减少,可能出现髌骨软骨的进一步软化、开裂和分解。通常,髌骨外侧出现载荷过大和软骨破坏,内侧区域出现接触减少,但这种状况很容易通过手术改善。

髌骨骨折是导致单纯髌股关节炎的另一个重要因素,但由于髌骨骨折的发生率低,这类病例也很少。Bristol 膝关节数据显示,600例行髌股关节置换的患者中,仅17例患者发生过髌骨骨折,因此,髌骨骨折很少发展为有症状的关节炎。这是因为年轻人的髌骨表面覆盖一层比其他关节更厚的软骨,有助于减缓关节炎的进程。

第3节　髌股关节炎的诊断

髌股关节炎的症状多种多样,例如,有些年轻患者膝关节完好,但髌股关节疼痛严重;很多患者有严重的影像学改变,但仅有轻微的膝关节疼痛,甚至无膝关节疼痛。更常见的是,患者出现膝前痛,活动时加重,尤其是患侧膝关节屈曲负重时。爬楼梯时,会因膝关节摩擦而异常疼痛,并且不能下跪和下蹲。患者的常见主诉为患肢绞锁或无力,夜间痛多见于单纯胫股关节炎。髌股关节炎的早期症状多为膝关节疼痛,即使放射检查表明该病不太严重,但很多患者的膝关节疼痛可能非常严重,甚至不能活动。

髌股关节炎的诊断常基于临床数据,如明显的股四头肌萎缩和其他支持临床病史

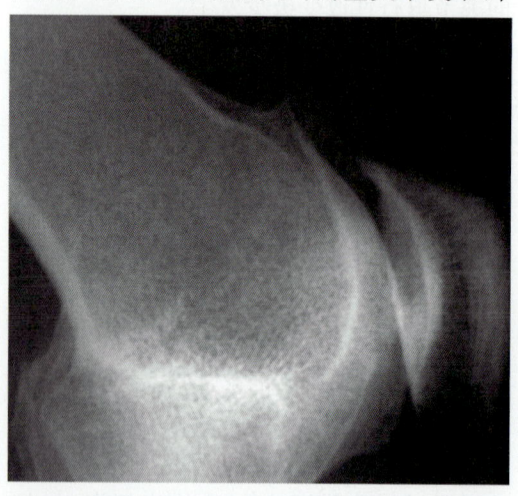

图7-30-1　侧位X线片显示"交叉征"和轻度前凸(突起),提示中度滑车发育不良

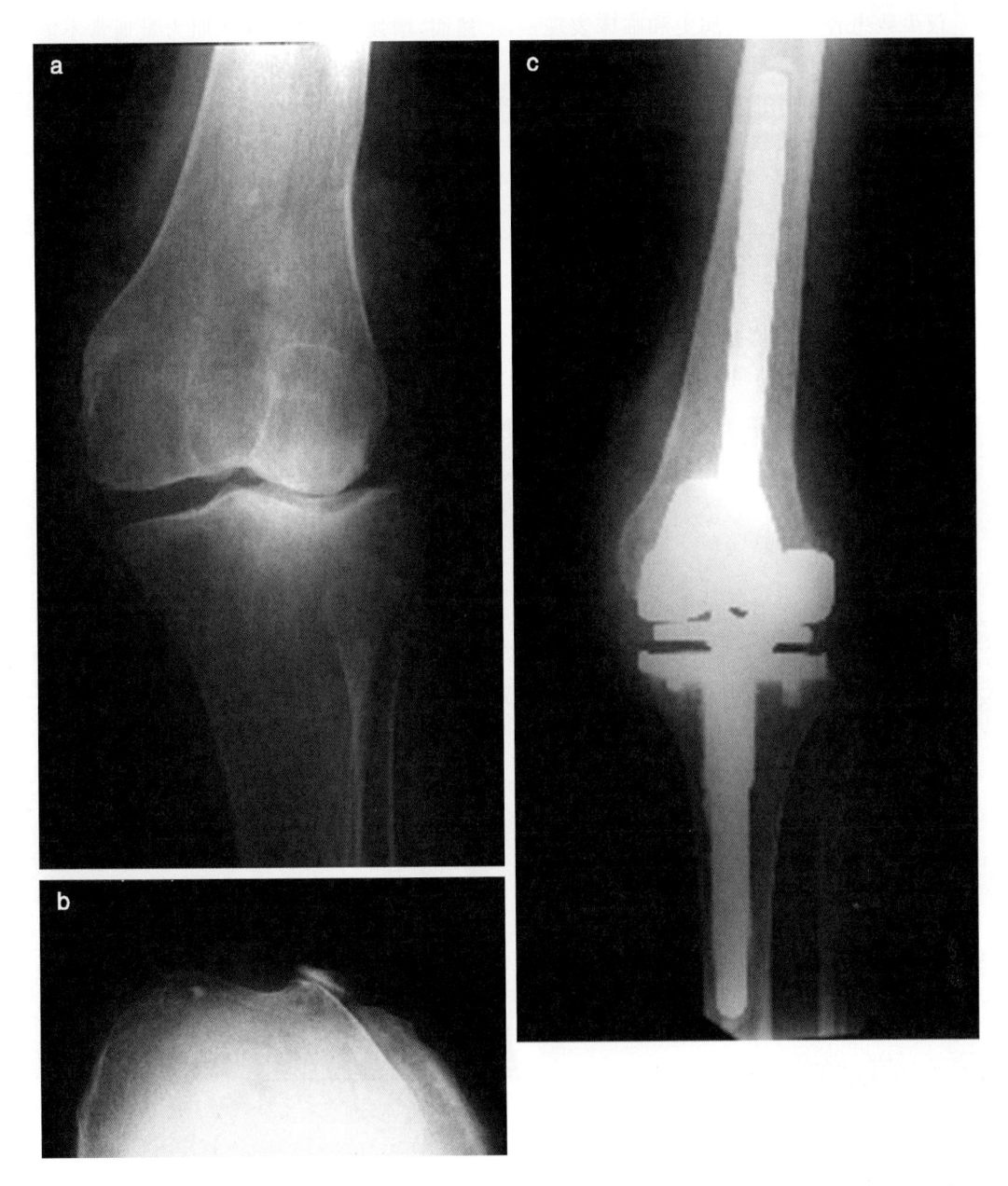

图 7-30-2 1例85岁女性患者的X线片，1935年髌骨脱位，60年后才来检查。当时，患者有严重的滑车发育不良，并伴有髌骨慢性脱位
a. AP位片示继发性外翻畸形，伴外侧室关节炎；b. Skyline图片示慢性脱位髌骨；c. 使用旋转铰链假体进行后续治疗

的软骨疾病症状。大多数患者有髌骨后疼痛或髌骨在受到主动或被动的挤压时产生疼痛。此外，尝试下蹲会引起膝关节疼痛，导致无法完全下蹲。由于该疾病通常可在侧位X线片上观察到，因此，影像学确诊相对容易；但也并非总是如此，30°左右的髌骨轴位X线片可获得更好的评估[10]。髌骨轴位X线片对于确定髌股关节炎类型和髌骨外侧半脱位的程度都是必不可少的。

仅少数患者有典型的病史和临床表现，但其病理类型难以确定。在这种情况下，当需要术前确诊时，可用 MRI 扫描，或者通过术前关节镜检查证实软骨缺失（图 7-30-3）。

第 4 节　髌股关节炎的治疗

加强股四头肌锻炼是主要的非手术治疗，因为患者常感觉股四头肌无力和萎缩。然而，增强萎缩的股四头肌力量通常不能实现，因为这样做会加重膝关节疼痛，影响治疗效果。

因为髌股关节炎常影响外侧面（图 7-30-4），所以通过绷带或夹板使髌骨居中有助于髌骨关节炎的治疗，但无法获得令人满意的长效治疗效果。关节内注射类固醇可以缓解髌股关节炎病情，但长期疗效较差。同样，关节内注射透明质酸钠也仅能获得短暂疗效[11]。

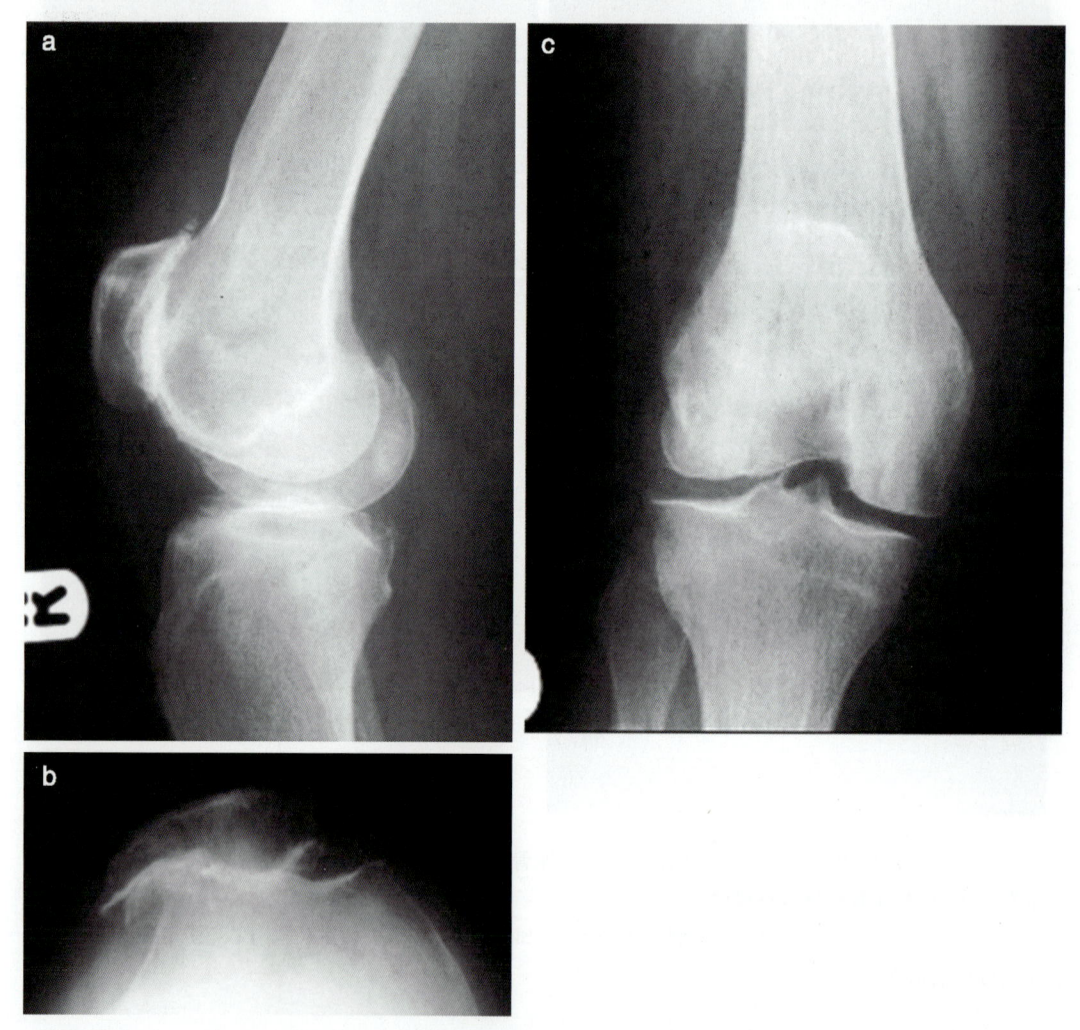

图 7-30-3　1 例老年患者晚期外侧室髌股关节炎的典型影像学表现。图为最常见的形式。虽然在侧位片上可观察该病(a)，但磨损和半脱位的程度仅能在 Skyline 位片观察到(b)。AP 位片(c)显示胫股关节保存良好，适合单独髌股关节置换术

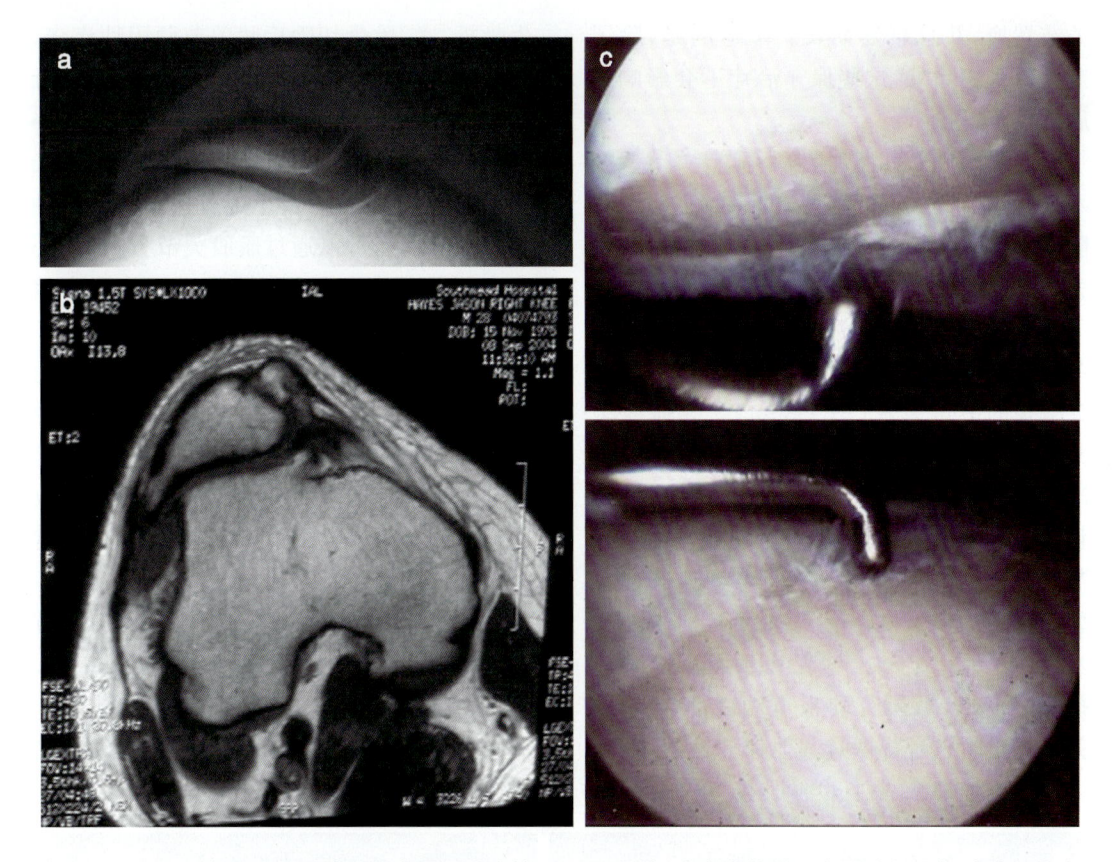

图 7-30-4　a. 1例29岁男性髌股关节严重残疾的 Skyline 位片,患者曾接受3次再对齐手术,存在轻度半脱位,尚不清楚外侧关节软骨损伤的严重程度;b. MRI 扫描证实半脱位,提示发育不良和部分软骨磨损;c. 关节镜显示髌股关节两侧关节软骨完全丧失,患者还很年轻,股骨置换手术很成功

很多非关节置换的方法可治疗髌股关节炎,包括关节镜下清理术、胫骨结节截骨或非胫骨结节截骨方式重建力线、髌软骨修复术、外侧关节面切除术和髌骨切除术。近期,Donnell 和 Glasgow 对这些方法进行了回顾研究,发现它们大都存在不足之处[12]。这些方法均有其支持者,但很少有长期随访报告或严格的病例对照研究,所以很难评价孰优孰劣。然而,很多年前研究者已明确髌骨切除治疗单纯髌股关节炎效果较差[13],而且伸肌装置不稳定会导致关节炎改变[4]。因此,目前尚无普遍令人满意的保守治疗方法。这种情况下,必须重视单纯髌股关节置换。

第5节　髌股关节置换的适应证

由于髌股关节炎在不同阶段的表现多种多样,因此,很难确切定义髌股关节置换术的适应证。尽管很多患者刻意避免做加重膝关节疼痛的动作,如爬楼梯时使用扶手以掩盖膝关节的疼痛,但通常患者仍有明显的膝前痛,严重影响膝关节的重要活动。年轻患者通常不愿接受髌股关节置换,都会尝试一些保守方法治疗,尽管这些保守治疗方法通常以失败告终。明确诊断的髌股关节炎患者先尝试保守手术治疗的观点仍存在争议。笔者认为,保守治疗的效果劣于髌股关节置换,并且康复期长。幸运的是,除了避免髌骨切除外,这些保守治疗不会影响随后的关节置换。

当出现以下几条时,应行髌股关节置换术,但所有行髌股关节置换的患者都应该有髌股关节一侧或双侧软骨(更合适)完全丢失。

髌股关节置换的适应证:①严重髌股关节炎的老年患者(图7-30-3)。②外侧髌股关节炎的中年患者(图7-30-4)。③髌股关节炎伴有伸肌装置不稳定。这些患者通常滑车发育不良,伸肌装置运行轨迹异常,尽管没有发生明确的脱位,但出现外侧滑车关节软骨磨损。④髌股关节炎患者伴有伸肌装置慢性脱位,无论是否行髌骨切除术[15,16](图7-30-5)。⑤保守手术后膝关节持续疼痛,多数研究均报道约30%行髌股关节置换的患者曾做过其他保守性手术,目的是重建伸肌装置。⑥髌股关节炎患者发生骨折。⑦髌骨切除后膝关节顽固性疼痛,这种情况并不少见,但可以预见,因为髌骨切除仅涉及一侧关节。⑧顽固性膝前痛伴后交叉韧带松弛。如果可能,应纠正后交叉韧带松弛,但此手术并不能普遍成功。这种顽固性膝前痛可以通过髌股关节置换改善。⑨双侧间室关节炎患者单间室置换联合髌股关节置换。为改善膝关节功能,越来越倾向于保留十字交叉韧带。因为在关节炎的进程中,早期很少累及外侧间室,所以单独或联合置换内侧间室和髌股关节间室都是可行的。前者在欧洲已进行很多年,并且取得满意的效果[14]。后者目前获得了越来越多人的信任,但长期效果有待观察。

单纯髌股关节置换绝对不适用于关节软骨看似正常,但膝前痛严重的年轻患者。此外,它不能矫正畸形;因此,该手术应限于下肢力线正常且无严重的膝关节僵硬和屈曲畸形的患者。

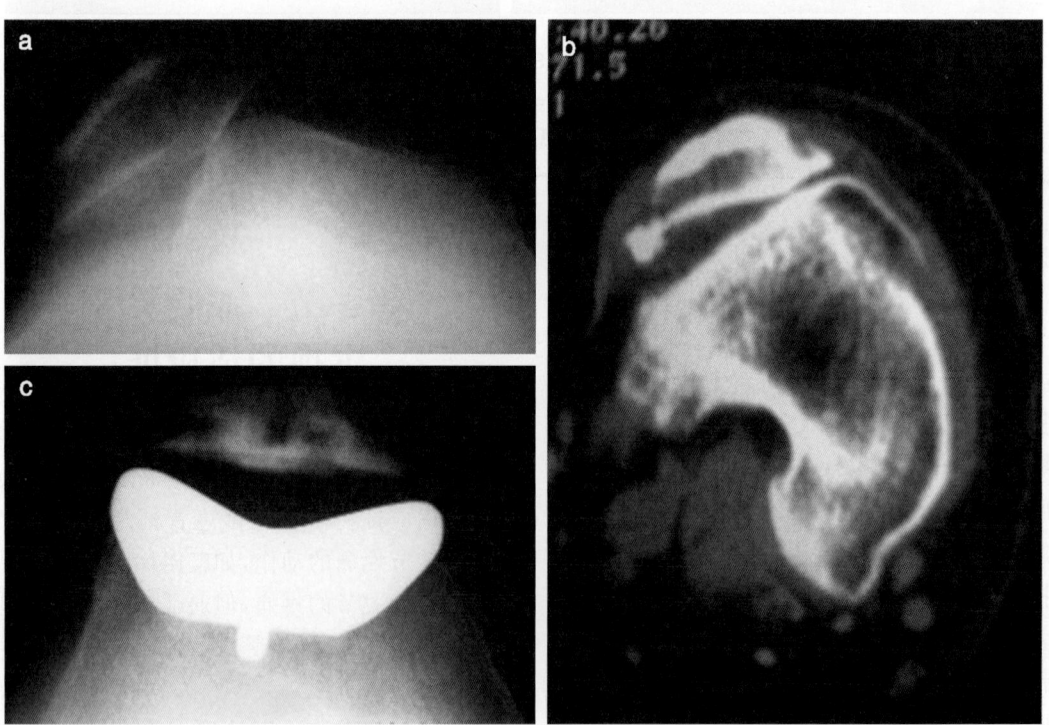

图7-30-5 a.43岁女性慢性髌骨脱位的Skyline位片;b.MRI扫描确认脱位,显示滑车非常平坦,凹槽不充分;c.髌股关节置换和髌骨旁松解后,髌骨轨迹令人满意

第 6 节　术前计划

术前计划可以分为以下 5 个阶段。

1. 如前文所述明确诊断。

2. 评估患者健康状况。在这一点上，髌股关节置换的要求与其他关节置换的要求相同，但髌股关节置换对患者的创伤明显小于全膝关节置换，因此，身体状况不佳患者的手术风险更小。患者的心理状况需要特别注意，与其他形式的膝关节置换一样，都有一部分患者术后出现心理异常[17]。一些髌股关节炎患者中，长期的慢性膝关节疼痛会影响其心理健康，尤其是那些心理不够坚强的患者，可能无法承受别人看似平常的膝关节疼痛。这类患者尽管经过治疗后有很大改善，但总体感觉不佳。

3. 告知患者潜在的危险和各种可能的结果。像所有的外科手术一样，术前应告知患者手术存在的危险和可能的并发症。髌股关节置换术前，应注意以下 2 点：①对于年轻的患者，必须告知他们髌股关节置换术后，膝关节并非完全正常。他们术后膝关节疼痛会减轻，功能会改善，但不一定能参加剧烈的体育活动，尽管有些患者确实也参加了。笔者提到，令他震惊和焦虑的是，曾有例患者术后参加野外滑雪。②术后恢复相对较慢。尽管只是局部的膝关节置换，但髌股关节置换患者的恢复速度可能不如标准的单侧间室置换，本身的慢性损伤和长期股四头肌失用可能阻碍膝关节的快速恢复。

4. 确定手术路径和相关步骤，见"手术技术"一节。

5. 选择植入物。

第 7 节　髌股关节置换假体

McKeever 于 1955 年首先提出髌股关节置换术[18]，他引入一种假体覆盖髌骨，使其与滑车不接触。尽管一些研究者也采用这种方法治疗骨关节炎和髌骨软化症，但其疗效无法令人满意，所以很快被全髌股关节置换所取代。

一、传统髌股关节置换假体

早期关于髌股关节置换假体报道指出，植入滑车假体需切割大量骨质[19,20]。因为早期的假体都是为正常滑车沟槽设计的，而关节患者的滑车沟槽通常磨损严重，导致手术失败。滑车假体有一面固定了一层聚乙烯材料与髌骨接合。大部分老式髌股关节假体的滑车沟加深（图 7-30-6），这一设计可以保持伸肌装置在原位。正如全膝关节置换术，更现代的观念是通过软组织松解而不是限制假体，以保持对线。

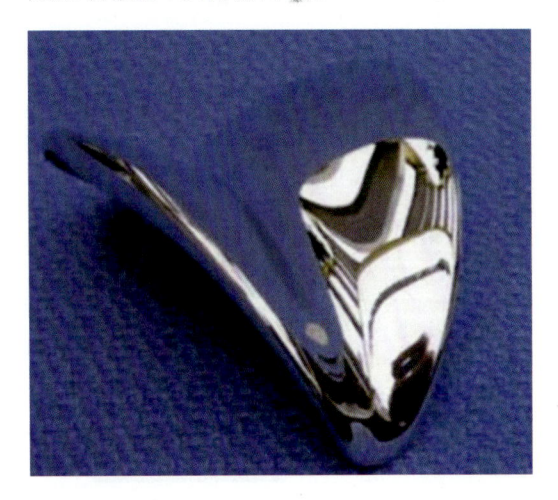

图 7-30-6　Richards 假体很窄，有很深的 V 形凹槽，下表面是圆形的，须雕刻成股骨的前部

二、近代髌股关节置换假体

20世纪90年代，遵循全膝关节置换技术理念设计假体。切除股骨前部，仅去除少量的其他骨骨质，为相对较浅的滑车沟留出空间（图7-30-7）。通过这种方式，解决了假体与磨损的或发育不良的滑车间的匹配问题，但如全膝关节置换一样，实现完美的平衡显得至关重要，而不是依靠约束假体以纠正畸形或提供稳定性。此外，股骨前部平切使沟槽更宽，而且可允许假体有一定程度的外旋。这2个因素均有助于维持髌骨正常的运行轨迹。Hermes、Avon、Leicester等几型假体遵循这一原理。关节面的几何形状与全膝关节置换的一样，外科医生对这种假体的手术技术更加熟练，改善了髌股关节成形术的预后，提高了其受欢迎度；然而，这取决于手术时进行了充分的软组织松解和力线对准。

三、现代髌股关节置换假体

Avon假体是近10年应用最广泛的髌股关节置换假体，这是一个基于Kinemax型假体和全膝关节置换假体设计的对称假体。由于所有现代全膝置换假体和自体膝关节都有侧面（右侧和左侧），髌股关节置换也应如此。自2000年以来，有几型新设计的假体的滑车组件具有侧面（如FPV型、Journey型和Performance型）。这些假体也都仅有短期疗效，但其设计理念可能更为先进。髌股关节置换假体的滑车沟是根据Genesis全膝关节置换假体，设计成"S"形走行（图7-30-8），这可使髌骨在伸直时不离开滑车沟。滑车本身又宽又深，可抵抗髌骨的移位。此外，假体本身是使用Oxinium材料制造的，这可降低髌骨上聚乙烯材料的磨损。这一点很重要，因为很多患者仍很年轻，所以髌骨假体会经受长时间的磨损。

术者在选择假体时，不仅应考虑假体的型号和材质，还要考虑术者自身对手术器械操作的熟悉程度。最初的Avon型假体是使用交叉杆来限定滑车转动，应废弃；滑车的旋转应改用胫骨髓外杆控制，这样更为精确[21]。PVF型假体和Journey型假体用的都是这种系统（图7-30-9）。

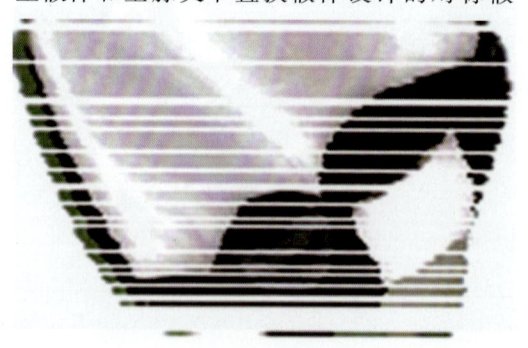

图7-30-7 Avon假体切除股骨前部最少量的骨质，但从股骨滑车沟切除的骨量略有不同；它是对称的假体，有一个浅的滑车沟槽

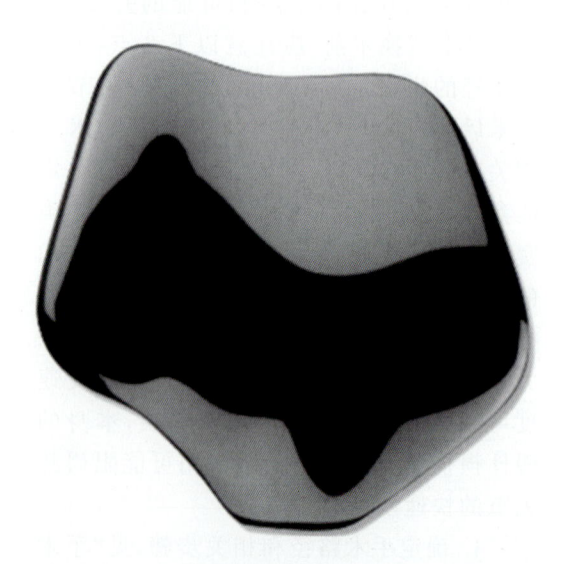

图7-30-8 宽阔的不对称"Journey"滑车，需要对股骨前部进行最小程度的扁平切除，它有一个更深的S形凹槽来帮助髌骨捕获，并由Oxinium组成，以减少年轻患者的磨损

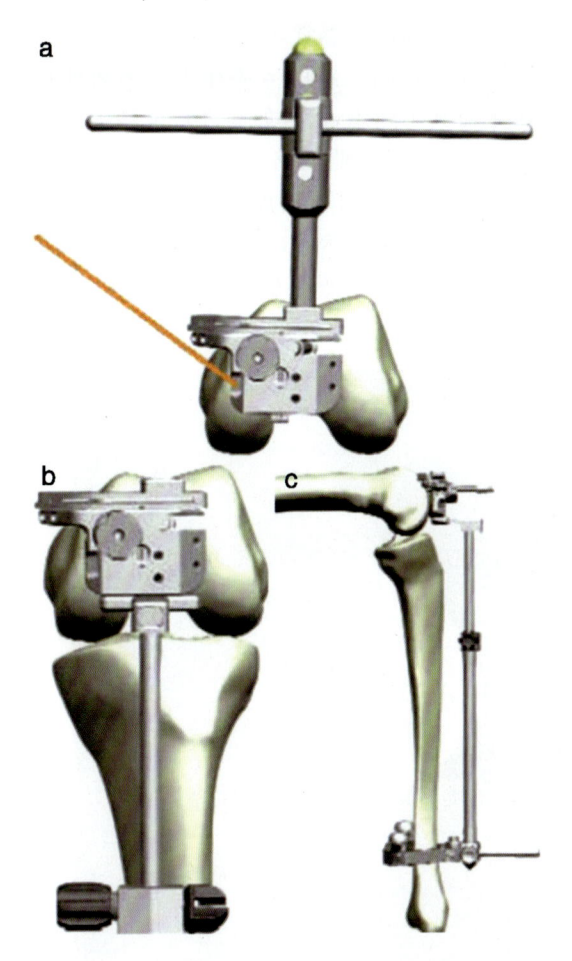

图 7-30-9　股骨准备器械(a)切割块上附连一根横杆,横杆应与上髁对齐。这种方法容易出错,应用胫骨髓外对齐系统来替代(b、c)

第8节　手术技术

髌股关节置换可采用任何一种标准的膝关节置换入路,大部分术者使用髌骨内侧入路,但股正中或股下方入路同样可以使用。手术切口较全膝关节置换术切口稍靠近端,注意避免损伤半月板和胫骨关节软骨。髌骨不需要向外翻开,可使用微创入路。整个关节的检查很容易,如果意外发现胫骨关节的损伤,内侧入路可以延伸,以进行全膝关节置换。

具体的手术操作随着假体的不同而多种多样,但滑车假体必须精确对线,且注意旋转。重要的是,尽可能多保留股骨骨质,在放置旋转组件时,应特别注意外侧髁可能存在的缺陷。手术操作中应该经常测量髌骨的厚度,因为它们常发生畸形且非常薄。然而,很难实现最终使髌骨保留理想的 14 mm 厚度。必须注意避免切骨不对称,可以将髌骨假体的扣固定在髌骨边缘,中心缺损区可用植骨或骨水泥填充。绝大部分的髌骨都可通过这种方式重新被覆盖。这类多按扣的髌骨假体的使用给髌骨过薄的患者提供了机会。之前行髌骨切除的患者不需要试图再造髌骨。

髌骨扣的理想形状仍有待确定。大部分假体使用裱装扣,但镶嵌型髌骨扣的效果可能更好,尽管大部分关节患者的髌骨严重硬化,很难达到最佳的假体固定位置。

髌股关节置换最关键的是确保髌骨运行轨迹正常。与全膝关节置换术相比,术中更多的患者需要外侧松解。在暴露髌骨进行置换时,松解髌骨周围软组织成为常规操作,但常常松解不够。2 个测试可用于检查髌骨运行轨迹是否存在外偏中。首先,在膝关节伸直和屈曲时,髌骨应运行正常"无拇指"试验;其次,髌骨向上翻转 90°时,髌骨应保持在滑车沟的中间(滑移测试)。如果达不到这些标准,还需要进一步侧面松解。这意味着,触诊时过紧的外侧韧带需要松解,有时也需要完全松解关节囊和滑膜。

如果问题仍然存在,可以在关闭切口时,通过加固股内斜肌来克服;再次检查髌骨轨迹前,也可在髌骨内侧支持带边缘挂一把钳子或临时缝合 2～3 针进行预测。使用这些方法后,很少会持续力线不良。如果这种情况发生,则需要将胫骨结节内移,但在此之前,应仔细检查滑车假体,以确保它有一定程度的外旋。不管通过什么方式,一定要使髌骨的运行轨迹正常,否则患者会发生膝关节绞锁和外侧疼痛。这点很重要,以至于笔者认为髌股关节置换术是一个软组织手术。

因为大多数患者表现为与半脱位有关的外侧髌股关节疾病,所以使用外侧入路更为合理。这种入路虽然不太令人满意,但其优势在于,当打开关节囊进行外侧松解时,如果需要,该入路可以使外侧关节囊保持开放状态。该入路无须内侧入路,便可保留股四头肌的功能。皮肤切口可更靠外侧,以保留膝关节前部的感觉功能,这利于患者的下跪动作。外侧入路的劣势在于大多数外科医生对其不熟悉,而且如需进行全膝关节置换,不适合选择此入路术,它会增加关节外侧血管的出血风险,增加一些不明确关节囊壁闭合的难度。然而,采用该入路更易于治疗严重的伸肌装置半脱位或脱位(图7-30-10,图7-30-11)。

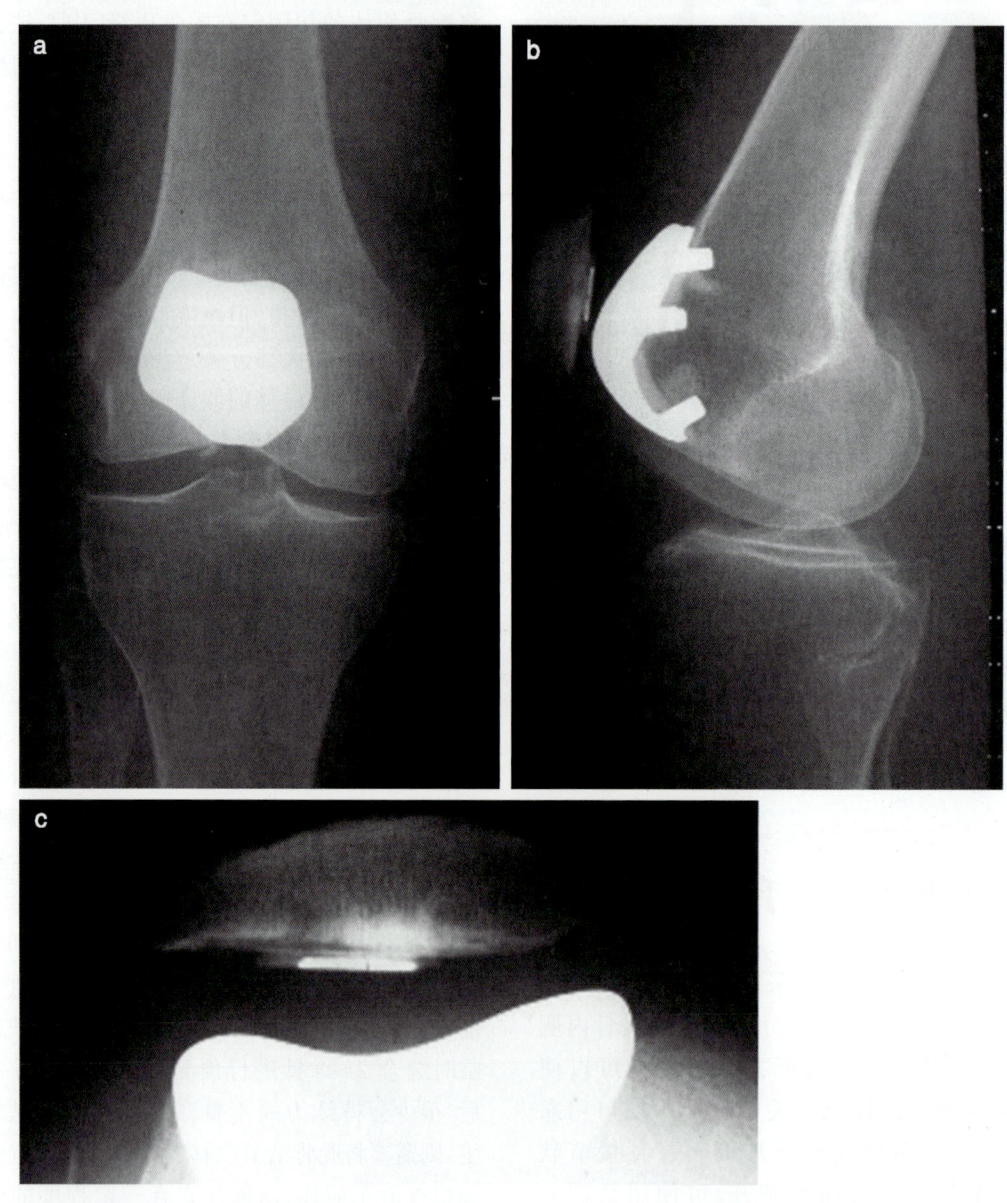

图7-30-10 X线片显示现代髌股关节置换术的对准令人满意。注意AP位上保存完好的胫股关节(a)。此外,外侧(b)显示正确的屈伸对齐,基线面(c)显示良好的髌骨轨迹,尽管略不对称,这可能是某些磨损、薄的髌骨难以避免的

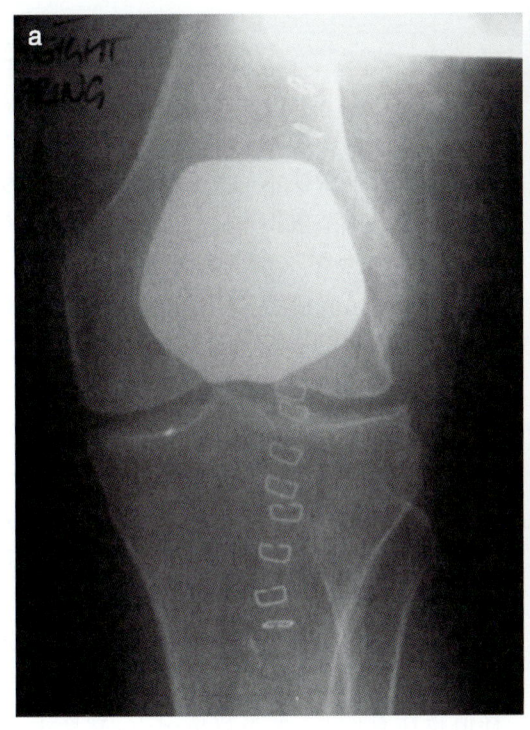

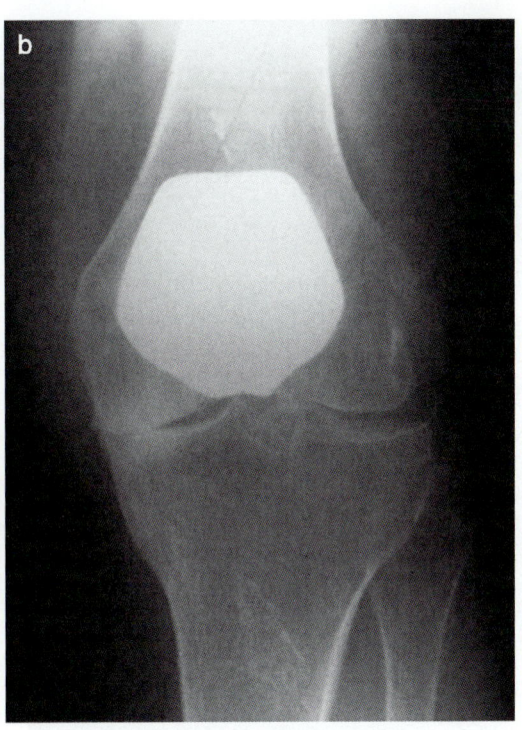

图 7-30-11　a. 采用 Avon 假体进行髌股关节置换术后令人满意的 X 线片；b. 几年后，内侧间隙发生关节炎，这是一种公认但相对罕见的并发症，最常见于老年患者

第 9 节　术后护理和康复锻炼

与全膝关节置换一样，术后应积极抗感染和预防血栓。理疗师应用常规方法帮助患者活动，但过程较预期慢，因为患者需要数天时间恢复股四头肌的控制力并达到满意的膝关节屈曲。如果内侧出现广泛的挛缩或进行了股内侧斜肌加固，则患者需要更长时间获得预期的膝关节屈曲。尽管关节被动活动仪的连续使用有助于膝关节屈膝功能恢复缓慢，但不需要常规使用它。

第 10 节　并 发 症

髌股关节置换的并发症与其他任何形式的膝关节置换相同，但有 2 条潜在的早期问题需要说明。

首先，外侧松解可能导致伤口出血。因此，外侧松解患者闭合切口前，笔者通常先放松止血带并放置引流管，但仍会因关节囊未完全闭合，而出现膝关节外侧肿胀。肿胀会随着时间消退，但增加患者的焦虑情绪。

其次，髌骨运行轨迹异常的出现。这意味着髌骨运行轨迹异常在术中未得到充分解决，或未进行内侧修复。任何情况下，髌骨运行轨迹异常都必须纠正，但应考虑软组织状态，因为髌腱区域的反复手术会导致髌腱缺血和断裂。

具体的远期并发症包括膝关节外侧绞锁和疼痛。这也可能是由于伸肌装置校准不充分，或是由于滑车假体放置不正确。在侧位 X 线片上，很容易观察到屈曲和伸直的问题（图 7-30-12），但旋转问题更为常见，也更难确定。如果遇到这种问题，应使用 CT 扫描以检查旋转组件（图 7-30-13），它有助于纠正这些问题[22]。

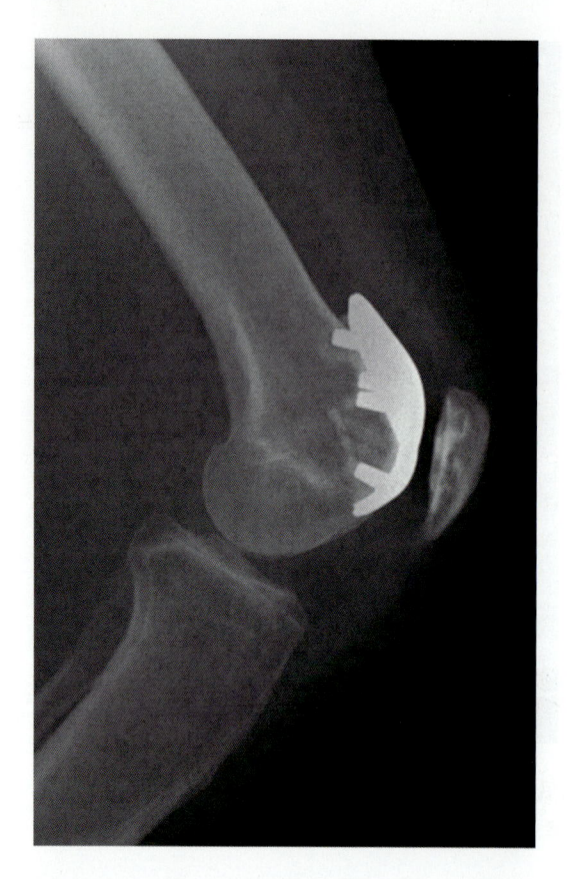

图 7-30-12 侧位 X 线片显示屈曲下的 Avon 假体髌股关节置换术。患者感到疼痛和痉挛，可能是由于假体位置不正所致

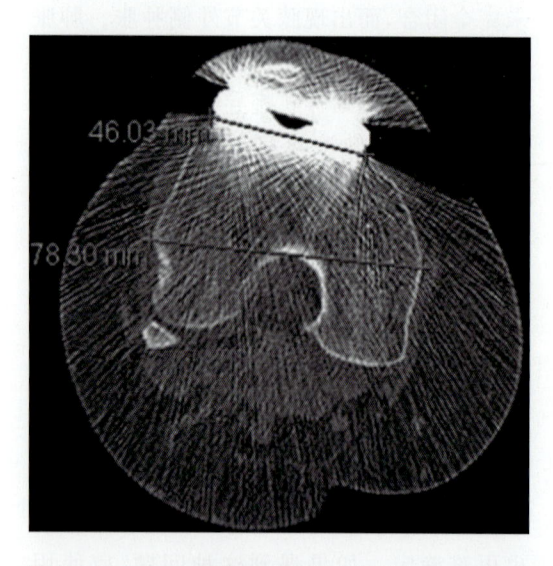

图 7-30-13 CT 扫描显示滑车内旋转角度，如果角度错误，通常外侧感觉疼痛

第 11 节 预 后

髌股关节置换术的预后无法确定，因为不同的髌股关节置换术针对的患者不同，使用的假体类型在不断的发展和改进（表 7-30-1）。此外，髌股关节使用寿命通常不能从文献中确定。表 7-30-1 给出了一些长期随访研究报道的翻修率[23-31]。

这些数据并不意味着，幸存下来的病例就获得了临床成功，当然，间室置换很容易翻修，而且没有明确的适应证，无法确定改善预后。由于翻修手术容易，经常在没有任何适应证的情况下就可进行，因此，任何间室置换的使用寿命都很难与全膝关节置换相比，因为全膝关节置换手术很难翻修。同样值得注意的是，大多数情况下，翻修手术并不是假体本身的问题，正如大多数学者的报道，松动或其他假体问题的发生率很低。研究指出，膝关节炎和复发或持续性髌骨半脱位是髌股关节置换失败的最常见原因。这些问题可通过选择更合适的患者，提高手术技术来解决，假体自身的改进也可降低失败率。

3 篇文献报道了 Richards 型假体的长期效果，发现大部分患者 10 年后的假体功能仍然较好[27-29]。但髌股关节置换术后并发症发生率相对较高，需要大量的手术治疗。这些手术包括髌骨切除、伸肌装置重新对位、因外侧疼痛进行外侧松解及假体翻修，但通常需要进行全膝关节置换。最常见的失败原因是胫股关节炎的进展，特别是内侧间室关节炎。聚乙烯衬垫的磨损和滑车假体松动不是主要问题，尽管滑车假体与髌骨扣上固定的 V 形聚乙烯衬垫紧密接触。Lubinus 型假体 7 年的随访也发现了同样的问题，该假体的滑车假体也是裰装型的[26]。因此，尽管很多患者获得较好的短期疗效，但假体 15 年的存活率仅为 75%，

表 7-30-1 髌股关节置换术后存活率报道

假体	数目(个)	FU(年)	存活率(%)	作者
Autocentric	66	5	85	Argenson
Avon	85	5	96	Ackroyd
LCS	15	4	100	Merchant
Lubinus	76	8	72	Tauro
Richards	24	11	80	de Winter
Richards	56	16	79	Kooijman
Richards	79	10	75	Cartier
Richards/CSF	25	5	72	Arciero
Richards	45	5	80	De Cloedt

与现代全膝关节置换后假体的使用寿命相差甚远。

Bristol 膝关节组织报道最初的 100 例 Avon 型髌股关节置换中，假体的 5 年存活率为 96%，与老式的 Lubinus 型假体相比，其性能已经显著提高[26]。目前已完成 400 多例髌股关节置换术，发现一些不可避免的问题，在 10 年的随访中，有 8% 的患者需要进行翻修手术，他们都直接进行了全膝关节置换[22]。

髌股关节置换失败的主要原因是胫股关节炎的进展。这可以发生在内侧或外侧间室[32]，但很少发生在最初诊断为滑车畸形的年轻患者，这个因素在之前已经讨论过[31]。

Leicester 型假体、FPV 型假体、Hermes 型假体、Journey 型假体和 Performance 型假体等髌股关节假体尚无使用寿命的报道。

第 12 节 结　论

尽管髌股关节疼痛很常见，但难缓解，无论是药物治疗还是手术治疗反应均较差。各种程度的发育不良是髌股关节炎的常见原因，由于髌股关节外侧间室存在坚硬的骨头，导致严重的临床症状在早期出现。

50 年来，单纯髌股关节置换术用于治疗各种类型的髌股关节疾病。髌股关节置换的疗效差异较大，但随着对该病认识的提高，并逐渐选择更适合的患者，显著改善了手术的疗效。近 10 年，通过显著改进假体，并严格筛选患者，可以获得较好的中期疗效。该手术一直都在进行，但数量较少。假体的进一步改进，以及导航设备等在手术中的应用[33]，将使髌股关节置换获得更好的疗效。

参考文献

[1] Davies AP, Vince AS, Shepstone L, et al. The radiologic prevalence of patellofemoral osteoarthritis. Clin Orthop, 2002, 402: 206-212.

[2] Merchant AC. Classification of patellofemoral disorders. Arthroscopy, 1988, 4: 235-240.

[3] Dejour H, Walch G, Neyret PH, et al. Dysplasia of the femoral trochlea. Rev Chir Orthop, 1976, 1990: 45-54.

[4] Crosby BE, Insall JH. Recurrent dislocation of the patella: relation of treatment to osteoarthritis. J Bone Joint Surg Am, 1976, 58-A: 9-13.

[5] Hendrix M, Newman JH. Trochlear dysplasia-an under recognised cause of patello femoral

arthritis. J Bone Joint Surg, 2006, 88B (SupⅡ): 251.

[6] Kulkarni MM, Eldridge JD, Newman JH. Clinical presentations of Trochlear dysplasia. J Bone Joint Surg Br, 2008, 90B (SupⅡ): 257.

[7] Dejour H, Walch G, Nave-Josserand I, et al. Factors affecting patella instability: an anatomic radiographic study. Knee Surg Sports Traumatol Arthrosc, 1994, 2: 19-26.

[8] Utting MR, Davies G, Newman JH. Is anterior knee pain a predisposing factor to patellofemoral osteoarthritis? Knee, 2005, 12: 362-365.

[9] Goodfellow JD, Hungerford DS, Zindel M. Patellofemoral mechanics and pathology. J Bone Joint Surg Br, 1976, 58B: 287-290.

[10] Iwano T, Kurasawa H, Tokuyama H, et al. Radiographic and clinical findings of patellofemoral arthrosis. Clin Orthop, 1990, 252: 190-197.

[11] Clark S, Lock V, Duddy J, et al. Intra-articular hylan in the management of patellofemoral osteoarthritis of the knee. Knee, 2005, 12: 57-62.

[12] Donell ST, Glasgow MMS. Isolated patellofemoral osteoarthritis. Knee, 2007, 14: 169-176.

[13] Ackroyd CE, Polyzoides AJ. Patellectomy for osteo-arthritis. J Bone Joint Surg Br. 1970; 60-B: 353-7.

[14] Heyse TJ, Khefacha A, Cartier P. UKA in combination with PFR at average 12 year follow up. Arch Orthop Trauma Surg. 2009; Nove-pub ahead of print.

[15] Ackroyd CE, Smith EJ, Newman JH. Trochlear resurfacing for extensor mechanism instability following patellectomy. Knee, 2004, 11: 109-111.

[16] Hau RCY, Newman JH. Knee replacement for osteoarthritis secondary to chronic patella dislocation and trochlear dysplasia. Knee, 2008, 15: 447-450.

[17] Walton MJ, Newman JH. Preoperative mental well being and the outcome of knee replacement. Knee, 2008, 15: 277-280.

[18] McKeever DC. Patellar prosthesis. J Bone Joint Surg Am, 1955, 37-A: 1074.

[19] Blazina ME, Fox JM, Pizzo D, et al. Patellofemoral replacement. Clin Orthop, 1979, 144: 98-102.

[20] Lubinus HH. Patella glide total replacement. Orthopaedics, 1979, 2: 119-127.

[21] Shakespeare D, Dikko B. A simple precise technique for making the anterior cut in patellofemoral resurfacing. Knee, 2005, 12: 454-455.

[22] Mulford JS, Eldridge JD, Porteous AJ, et al. Revision of isolated patellofemoral arthroplasty to total knee replacement. Curr Orthop Pract, 2009, 20: 437-441.

[23] Argenson J-N A, Guillaume J-M, Aubaniac J-M. Is there a place for patellofemoral arthroplasty? Clin Orthop Relat Res, 1995, 321: 162-167.

[24] Ackroyd CE, Newman JH, Evans R, et al. The Avon patellofemoral arthroplasty: five year survivorship and functional results. J Bone Joint Surg Br, 2007, 89-B: 310-315.

[25] Merchant AC. Early results with a total patellofemoral joint replacement arthroplasty prosthesis. J Arthroplasty, 2004, 19: 829-836.

[26] Tauro B, Ackroyd CE, Newman JH, et al. The Lubinus patellofemoral arthroplasty — a five to ten year prospective study. J Bone Joint Surg Br, 2001, 83-B: 696-701.

[27] de Winter WE, Feith R, Van Loon CJ. The Richards type Ⅱ patellofemoral arthroplasty: 26 cases followed for 1-20 years. Acta Orthop Scand, 2001, 72: 487-490.

[28] Kooijman HJ, Driessen AP, Van Horn JR. Long-term results of patellofemoral arthroplasty. A report of 56 arthroplasties with 17 years follow-up. J Bone Joint Surg Br, 2003, 85-B: 836-840.

[29] Cartier P, Sanouiller JL, Khefacha A. Long-term results with the first patellofemoral replacement. Clin Orthop Relat Res, 2005, 436:

47-54.

[30] Arcerio RA, Toomey HE. Patellofemoral arthroplasty: a 3 to 9 year follow-up study. Clin Orthop, 1988, 236: 60-71.

[31] De Cloedt P, Lagaye J, Lokietek W. Femoropatella prosthesis. Acta Orthop Belg, 1999, 65: 170-175.

[32] Nicol SG, Loveridge JM, Weale AE, et al. Arthritis progression after patellofemoral joint replacement. Knee, 2006, 13: 290-295.

[33] Cossey AJ, Spriggins AJ. Computer assisted patellofemoral arthroplasty: a method for optimising rotation. J Arthroplasty, 2006, 21: 420-427.

第31章 保留后交叉韧带的全膝关节置换

第1节 概述 ………………………… 485
第2节 历史 ………………………… 485
第3节 生物力学和股骨后滚 …… 486
第4节 假体设计 …………………… 486
    一、髁的几何形态 ……………… 487
    二、PCL 的保留和张力调整 …… 487
    三、不限制股骨后滚的胫骨关
        节面 ………………………… 487
第5节 聚乙烯衬垫磨损 ………… 487
第6节 功能和本体感觉 ………… 487
第7节 活动范围 …………………… 487
第8节 步态分析 …………………… 488
第9节 术前畸形 …………………… 488
第10节 生存率 …………………… 488
第11节 手术适应证 ……………… 488
第12节 术前准备和计划 ……… 488
第13节 手术技术 ………………… 489
    一、麻醉和麻醉前确认 ………… 489
    二、患者体位 …………………… 489
    三、麻醉下检查 ………………… 489
    四、消毒铺单 …………………… 490
    五、暴露 ………………………… 490
    六、胫骨近端截骨 ……………… 491
    七、股骨远端截骨 ……………… 491
    八、平衡关节伸直间隙 ………… 492
    九、股骨假体型号 ……………… 492
    十、平衡关节屈曲间隙 ………… 493
    十一、股骨准备 ………………… 494
    十二、胫骨准备 ………………… 494
    十三、髌骨准备 ………………… 496
    十四、最终试验和平衡后交叉韧
         带 …………………………… 496
    十五、骨水泥固定 ……………… 497
    十六、关闭切口 ………………… 497
第14节 疼痛管理 ………………… 498
    一、硬膜外麻醉 ………………… 498
    二、患者自控性镇痛 …………… 499
    三、神经阻滞 …………………… 499
第15节 术后康复 ………………… 499
第16节 并发症 …………………… 499
    一、静脉血栓栓塞 ……………… 499
    二、感染 ………………………… 500
    三、关节粘连 …………………… 500
    四、神经血管并发症 …………… 500
    五、髌股关节并发症 …………… 501
    六、假体周围骨折 ……………… 501
第17节 总结 ……………………… 502
参考文献 …………………………… 502

第 31 章
保留后交叉韧带的全膝关节置换

Danyal H. Nawabi, Ali Abbasian, Timothy W. R. Briggs

摘要 保留后交叉韧带（posterior cruciate ligament, PCL）全膝关节置换术（total knee arthroplasty, TKA）是一种常见的手术方法，该手术在缓解膝关节疼痛、膝关节术后功能、患者满意度和生存期方面获得了良好的效果。数十年来，膝关节置换时保留还是牺牲 PCL 一直存在争论，因为没有明确的证据表明哪一种方式可以获得更佳的临床效果。30 年以上经验的医生更倾向于选择保留 PCL 的 TKA，这一章将描述保留 PCL 的基本原理、手术技术、技术缺陷、术后护理、可能发生的并发症及如何处理。手术质量是至关重要的。

关键词 生物力学·并发症·历史·假体设计·运动力学·韧带平衡·保留后交叉韧带·稳定·手术技术·使用寿命·全膝关节置换

D. H. Nawabi (✉)
Chelsea and Westminster Hospital, London, UK
Hospital for Special Surgery, New York, NY, UK
Royal National Orthopaedic Hospital, Stanmore, Middlesex, UK
e-mail：danyalnawabi@gmail.com

A. Abbasian
Guys and St Thomas' Hospital, London, UK

T. W. R. Briggs
The London Sarcoma Service, Royal National Orthopaedic Hospital, Stanmore, Middlesex, UK

第 1 节 概 述

1974 年以后，保留 PCL 的 TKA 开始在临床中应用。尽管这种方案的临床效果非常好，但 20 世纪 70 年代 Michael Freeman 介绍了在膝关节表面置换中牺牲交叉韧带，此后牺牲交叉韧带的争论就一直存在。同时期的 TKA 不考虑保留 PCL，无论直接牺牲 PCL，还是替代解决 PCL 问题，都使患者较好地缓解疼痛、重建功能，获得 10～15 年的使用寿命，因此这一争论将长期存在。根据英国国家关节登记中心第 8 次年度报告，2010 年 58 901 例初次骨水泥双髁膝关节置换中，有 73% 的患者保留了 PCL[2]。美国最大的骨科研究中心之一梅奥诊所的数据却恰恰相反，该中心 75% 的初次 TKA 均使用后部稳定设计[3]。

本文将讨论保留 PCL 的 TKA 的基本原理、对假体动力学设计的影响、保留 PCL 的理论优势与临床效果。重点关注手术医生的手术技术、术后处理和并发症。

第 2 节 历 史

John Insall 和 Michael Freeman 倡导在 TKA 中牺牲交叉韧带。最初的全髁假体是半限制、无连接的髁置换，需要牺牲交叉韧带[4]。它依靠膝关节伸屈时的软组织平衡来达到膝关节冠状面和矢状面的平衡。然而这种假体有其本身的问题，尤其是屈曲不稳和胫骨组件存在半脱位的趋势[5]。这些发现促使一些著名的膝关节外科医生和工程师探索保留 PCL 的理念和替代物[6,7]。

支持 PCL 替代的医生提出在胫骨组件上增加一个立柱来预防膝关节屈曲不稳定和后部半脱位。"立柱-横栓"装置重现了股骨后滚以促进膝关节进一步屈曲。这一理论由 John Insall 和 Albert Burstein 共同提出，最终形成了 "Insall-Burstein 后稳定假体"的概念。这种假体在 1978 年最早应用于临床，并获得良好的效果[8]。立柱-横栓装置起到了 PCL 的功能，因此，PCL 替代膝逐渐流行。

支持保留 PCL 的医生认为 PCL 是重要的中心稳定结构，其在维持膝关节冠状面和矢状面稳定方面发挥重要作用。这表明保留这一生物结构将在膝关节屈曲时PCL 绷紧，重现股骨后滚机制，维持膝关节的正常运动。保留 PCL 和股骨骨量的限制性设计可在膝关节屈曲时增强本体感觉，减轻骨水泥界面的应力[6]。而且，可以避免 PCL 替代物特有的一些问题，包括胫骨后部半脱位、后部磨损、后部断裂、关节线增高，以及髌骨"撞击症状"。关于这些优势的研究成为很多基础研究和生物力学研究的课题。

第 3 节 生物力学和股骨后滚

正常膝关节中的交叉韧带有多种功能。控制股骨后滚是其功能之一，通过胫骨上股骨髁的连接点（尤其是股骨外侧髁）在屈曲时向后平移，避免胫骨与股骨的撞击，以此增加膝关节屈曲度。这种现象也是由胫股关节的自然形态导致的。深屈时除了避免

撞击外，后滚还会延长股四头肌的力臂，降低髌股关节的反作用力，利于完成从坐位到站立、下楼梯等活动。关于稳定性方面，PCL 可以防止屈曲时胫骨后部半脱位，在内外翻稳定中发挥重要作用，和前交叉韧带（anterior cruciate ligament，ACL）一起加强旋转稳定性。

为了重建股骨后滚并适应 PCL 的运动学特点，早期保留 PCL 的假体设计具有相对平坦的胫骨关节面，胫骨与股骨组件之间的形合度最小。在这种情况下，通过牺牲约束力，减小面对面设计带来的接触面压力。这种设计还有利于保留 PCL 的假体后滚。此外，为了维持关节线的位置并保护胫骨近端骨质，这种假体使用了相对较薄的聚乙烯垫片。

在保留 PCL 的全膝置换中，研究人员通过 X 线透视广泛验证了各种运动学假设[9]。结果表明，与正常膝关节或后部稳定型 TKA 相比，保留 PCL 全膝置换的患者出现了反常的前平移运动。这些发现来自假体髁为几何形状对称的设计，在这些假体中内侧髁和外侧髁具有相近的曲率半径。PCL 的完整性未知。同一组研究人员，报道了一组 20 例保留 PCL 的 TKA 患者，采用了几何形状不对称的假体髁。同一名外科医生通过标准技术对 PCL 张力进行了调整。每例患者 PCL 的完整性得到了确认，这组患者中除 1 例外均表现出接近正常的股骨后滚[10]。

第 4 节 假体设计

假体设计再现正常的膝关节运动。正常的膝关节股骨内外侧髁的曲率半径是不对称的。膝关节屈曲时，膝部的解剖形态在 PCL 张力的引导下，会产生股骨不对称后滚，外侧间室后平移大于内侧间室[11]。以下 3 个概念对于保留 PCL 的 TKA 假体设计中重现正常膝关节的运动至关重要。

一、髁的几何形态

为了重现膝关节的正常运动,假体生产商研究了髁的几何形态。现代股骨组件的设计包括单曲率半径、"J"形弯曲、多曲率半径、几何形状不对称髁和内侧枢轴。最近一项研究分析了不对称股骨髁保留PCL的TKA的三维运动[12]。3名医生给患者植入相同数量的该种假体,证实PCL功能良好。本研究中尽管所有患者膝关节运动幅度减小,但膝关节运动及股骨后滚正常。作者们认为假体设计是影响膝关节运动最主要的因素。

二、PCL的保留和张力调整

除了股骨髁假体几何形状合适外,还需要PCL有良好的张力且不会抑制膝关节屈曲,才会维持正常的股骨后滚。在保留PCL的TKA中,不可低估医生的手术技术和判断力。尤其要注意软组织平衡、假体型号和定位,以重建最佳张力的PCL。如有必要,PCL可能还需要剥离松解。

三、不限制股骨后滚的胫骨关节面

假体的胫骨关节面在矢状面形合度最低时,才能使股骨尽可能正常地后滚和旋转。形合度低的关节可以减少施加在固定平台衬垫锁定机制上的应力,理论上可减少后部磨损。冠状面形合度的增加可抵消面对面设计增加的接触应力,这有利于降低股骨髁抬起时聚乙烯衬垫的点负荷。这是全膝关节置换中一个公认的现象,常发生在外侧间室[10]。目前,胫骨聚乙烯衬垫的设计已经从面对面过渡到适当形合度的关节面,使限制磨损和股骨后滚达到平衡。

第5节 聚乙烯衬垫磨损

在20世纪90年代中期,人们更加关注薄的聚乙烯衬垫。尽管这种设计理念在第1个10年中获得了较好的效果,但在一些医疗中心报道高达10%的患者翻修时发现聚乙烯衬垫磨损和脱落,人们越来越关心这种设计在第2个10年的使用寿命问题[13-15]。因此,目前很多假体的设计理念已经从矢状面上面对面形合度低的设计过渡到有适当形合度的设计,厚的、质量更佳的聚乙烯衬垫磨损更小[16]。

第6节 功能和本体感觉

PCL上存在机械感受器很早就为人所知。因此,很多学者建议保留PCL以提高本体感觉。Warren等[17]研究了骨关节炎患者保留或牺牲PCL的TKA术后膝关节的本体感觉。结果发现,这2种设计术后关节的本体感觉均获得了改善,但保留PCL的设计本体感觉改善更大。相反,另外一项研究指出术后本体感觉与术前膝关节炎的严重程度有关,并且后稳定型膝关节术后本体感觉更好[18]。一项关于后稳定型与保留PCL的膝关节比较发现,患者主观感觉差异无统计学意义[19]。

第7节 活动范围

Insall最初牺牲交叉韧带全髁置换的设计,缺乏股骨后滚,获得了平均最大屈曲度为90°~95°[5]。后稳定型假体提高了最大屈曲度使其达到105°~115°[8]。随着保留PCL的TKA强调获得满意的软组织平衡和PCL紧张度,这种设计也可获得相应的活动度。最近一项临床随机试验表明,保留或牺牲 PCL 的 TKA 后 2 年可以获得相似的膝关节活动度[20]。一项对 8 项随机对照试验的 meta 分析发现,后稳定型 TKA 比保留 PCL 的 TKA 的膝关节平均最大活动度高 8.1°。然而,作者也同时指出应该谨慎看待这些研究结果,因为其研究方法质量差异较大[21]。

第 8 节 步态分析

理论上,PCL 保留型人工膝关节在保持股骨后滚机制上具有优势,可以提高股四头肌的功能,因此,能够改善患者爬楼梯的能力。然而,研究显示后稳定型膝关节患者爬楼梯时的膝关节活动度及肌肉等张收缩力与 PCL 保留型膝关节相当[22]。

第 9 节 术前畸形

人们普遍认为,即使常规行保留 PCL 的医生,膝关节固定成角畸形的矫正及随后屈伸间隙的平衡,也很难在保留 PCL 的情况下完成,因此,上述情况是保留 PCL 的相对禁忌证[23]。对于那些擅长保留 PCL 假体置换的医生,推荐在严重畸形的患者中行 PCL 局部松解[24]。Laskin 注意到术前膝关节内翻畸形≥15°的患者行保留 PCL 的置换后,与后稳定型假体置换相比,疼痛程度更大、膝关节活动度更小,10 年生存率较低[25]。然而,也有文献指出一些术前严重畸形患者保留 PCL 后效果良好[26,27]。

第 10 节 生 存 率

保留 PCL 的 TKA 的长期效果很好,并且随着假体设计和材料的发展而不断改善。

更好地理解膝关节运动模式,有助于术中获取更匹配的股骨髁几何形状,并改进保留 PCL 手术技术,在疑难病例中对 PCL 进行适当松解。现代聚乙烯材料的生产和灭菌技术提高了材料的性能。胫骨侧的形合度的适当提高不仅能降低顶部表面磨损,还能通过矢状面上一定程度地滑动来减少后部磨损和假体骨水泥界面的应力,最终降低磨损和后期可能发生的假体松动。文献报道显示,对于保留 PCL 的设计,以翻修为终点事件,假体 10 年生存率为 98%,15 年的生存率为 95%[28,29]。这种手术的可重复性已经通过 31 名不同经验水平的医生的 422 例置换手术得到验证。这组患者假体的 9 年生存率为 97%[30]。目前文献中尚无明确证据表明后稳定型全膝关节置换假体的长期生存率优于保留 PCL 全膝关节置换假体。

第 11 节 手术适应证

高年资医生在保留 PCL 的 TKA 方面有丰富的经验,该手术可治疗轻至中度畸形骨关节炎伴继发症状的患者。对于严重畸形和凸面存在韧带严重损伤的患者,需选择限制性假体。

第 12 节 术前准备和计划

所有患者术前 2 周均应在门诊进行评估。由麻醉师评估患者健康状况是否适合手术,并与理疗师讨论术后康复问题。最新的影像学检查包括拍摄双下肢全长 X 线片,以判断术前下肢力线并注意是否存在关节外畸形。影像学检查证实患者为终末期骨关节炎时,如果对症状存在疑问需进行诊断性注射。从股骨头中心到膝关节中心画一条线(股骨机械轴),该线的垂线即股骨远端切割线模板。穿过股骨髓腔的第二条线与股骨机械轴形成的角度为股骨远端切割角度(图 7-31-1)。胫骨切割线也是模式化的,从膝关节中心到距骨中心画一条线,这条线的垂线即胫骨切割线模板(图 7-31-2)。这样可为手术提供有用的视觉指导,以确保胫骨垂直切割。在 X 线片上标记股骨后部的骨赘,以确保术中全部切除。

笔者在图片存档和通信系统(picture archiving and communications system,PACS)中使用"Ortho 工具箱"数字模板选项确定假体的型号。不同个体有多种假体可供选择。选择合适的假体后,软件首先需对术前 X 线片进行校准。为此,笔者在所有术前 X 线片上放置一个 25 mm 的标志物,然后使用"手动校准"选项校准图像。在膝关节侧位片上,软件会指导手术医生在股骨和胫骨上各选择 5 个点(前皮质、后皮质、髓腔、股骨远端皮质和胫骨平台),随后片子上就会显示大小合适的假体(图 7-31-3),通过调整尺寸使其达到最佳匹配。

手术当天,外科医生要获得患者的知情同意,告知患者手术的风险、优点、并发症与首选技术。手术医生还应该标记出手术侧别。

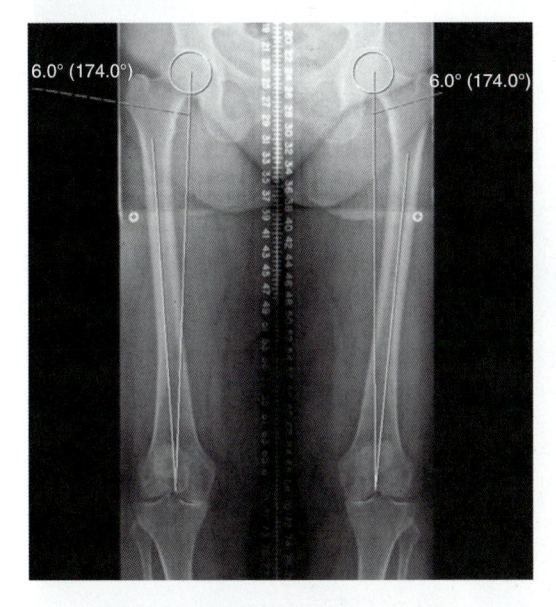

图 7-31-1 双膝内翻性骨性关节炎患者股骨远端外翻切角术前设计,主要影响内侧间室

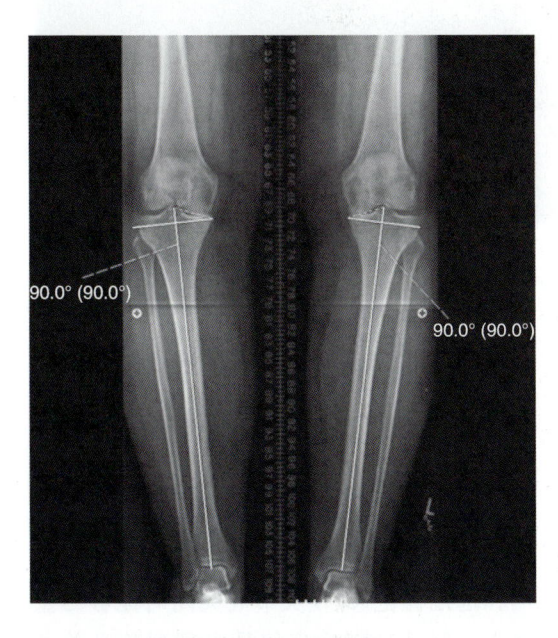

图 7-31-2 胫骨近端切除术前规划

第 13 节　手术技术

一、麻醉和麻醉前确认

笔者多使用腰椎麻醉和硬膜外联合麻醉加镇静。皮肤切开 30 min 前输注抗生素。患者进入手术室需暂停片刻,以确认患者身份、要进行的手术、同意书与手术侧别。

二、患者体位

患者取仰卧位,使用大腿止血带。膝关节屈曲 90°,在止血带袖口和足跟处进行侧面支撑。从这个体位,膝关节可以通过足趾抵住足部支撑而达到 130°屈曲,实现胫骨前部完全半脱位。

三、麻醉下检查

在麻醉下进行检查,以确定膝关节是否

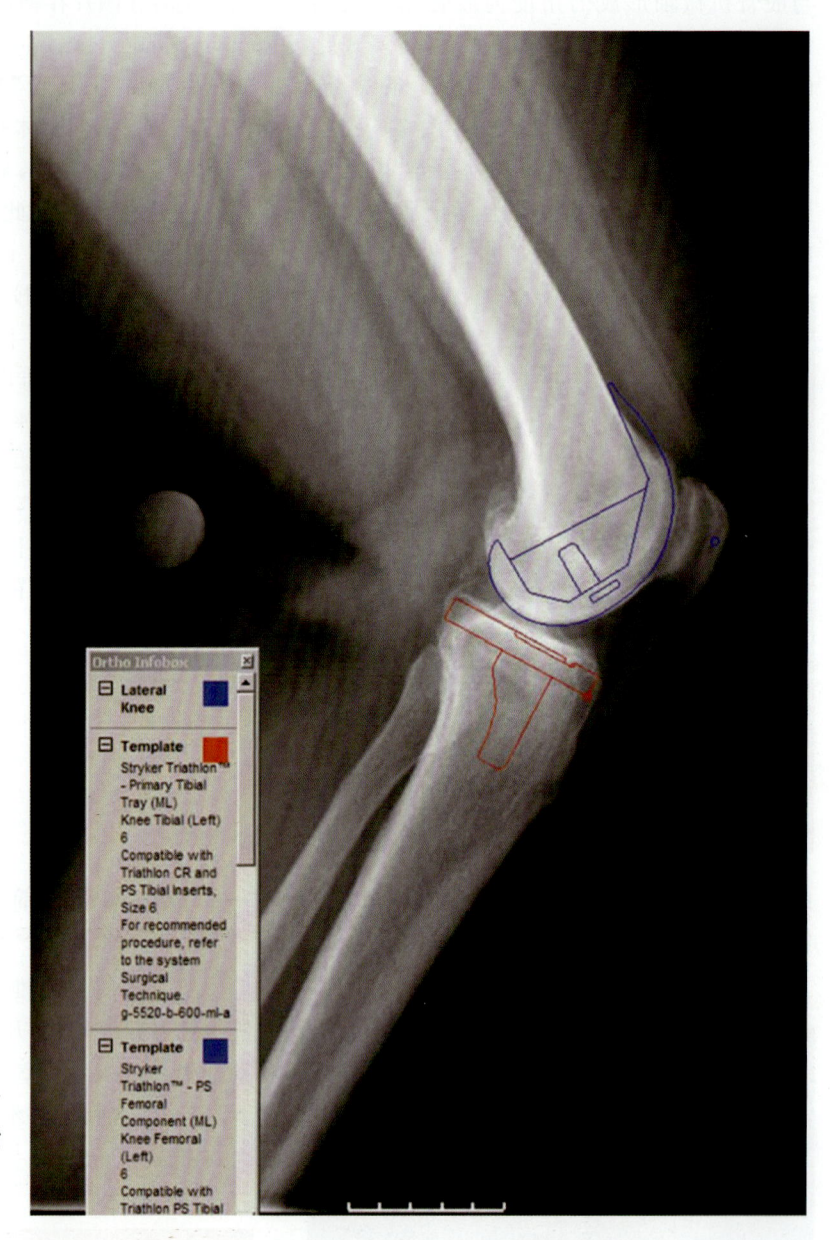

图 7-31-3　左膝侧位片显示数字模板完成后 PACS 的外观

存在固定的屈曲挛缩和冠状面畸形。评估畸形和活动度是否可矫正。

四、消毒铺单

患肢驱血，止血带充气至 250 mmHg。皮肤先用碘伏后用 2% 氯已定消毒[31]。用标准方式进行膝关节铺单，确保近端无菌单末端与止血带袖口之间的密封。

五、显露

膝关节屈曲 90°，采用正中切口，然后行内侧髌旁关节切开术。关节切开术需在近端和远端标记，以使关节腔关闭时能够尽量对齐。假设我们治疗的是内翻型膝骨关节炎，标准的松解为对内侧副韧带（medical-collateral ligament，MCL）深层和浅层进行骨膜下剥离，停留在鹅足的近端（图 7-31-4）。根据畸形的程度和可矫正性，继续向后剥离包括局部松解半膜肌嵌入部分及距离胫骨关节面 2～3 mm 的关节囊后部。然后使髌骨外翻，膝关节屈曲。谨慎切除前交叉韧带，进一步屈曲膝关节并旋转胫骨。胫骨前部半脱位，使整个关节面清晰可见。

六、胫骨近端截骨

使用髓外夹具进行胫骨切割的目的是切除垂直于胫骨长轴的胫骨平台。调整夹具时，以胫骨结节内侧 1/3 和胫骨嵴作为解剖学标志（图 7-31-5）。如果使用踝关节轴，力线指导应向内侧移动与胫骨轴的中心相对应。标准切除深度为病变较轻的平台关节面下 10 mm。在冠状面畸形较大的情况下，畸形凸侧的韧带发生严重松弛，使病变较轻的间室产生较大空隙，因此，笔者建议减少切除深度。PCL 在胫骨上的起点为关节线下 8～10 mm，在胫骨截骨时应小心保护 PCL，可在 PCL 两边使用双叉牵开器，或在韧带前方保留一个小的骨岛。在矢状面上，切割应向斜后方倾斜以重建胫骨正常的后倾角（图 7-31-6）。这个倾斜角度在 4°～7°范围内，并需保留正常的 PCL 功能，促进屈曲并允许后部股骨后滚。熟悉你使用的置换系统很重要，因为有些系统已经将后倾角内置于组件中。这种情况下，应在矢状面进行垂直切割。胫骨截骨完成后，在切割好的关节面上放置一个与垂直杆相连的垫块，以检查切口是否对齐。如果杆正好在胫骨嵴的中间，就不需要进一步的操作了。如果杆向内踝成角（外翻切割）或向外踝成角（内翻切割），此时必须适当调整胫骨切割。

七、股骨远端截骨

膝关节屈曲 90°，在股骨远端钻一个直径 8 mm 的孔进入髓腔（图 7-31-7）。这个孔应位于 PCL 起点的前内侧，以防止残留屈曲和内翻。向股骨髓腔内插入一个带有股骨远端截骨导向器的髓内定位杆。根据术前测量的结果，股骨远端截骨导向器相对于髓内定位杆外翻，以保证股骨远端截骨垂直于股骨机械轴。内翻膝的外翻截骨角度

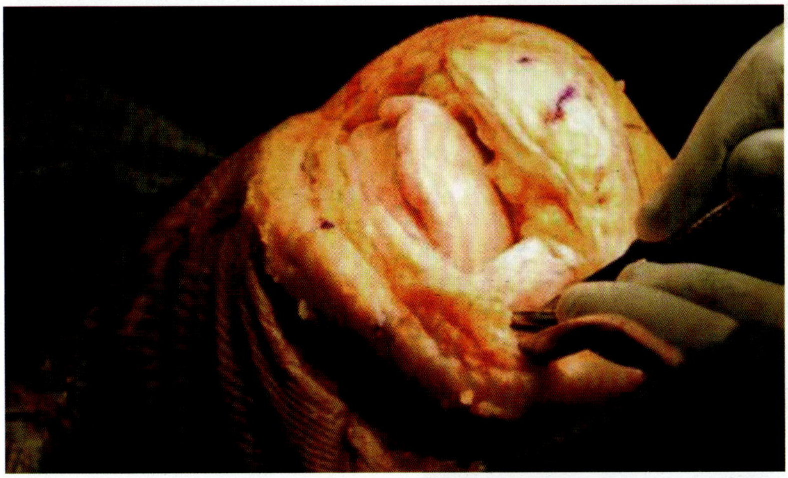

图 7-31-4　深部 MCL 的骨膜下解剖。注意皮瓣上的蓝色标记，这些标记是用来在关节闭合时估计关节切开的位置

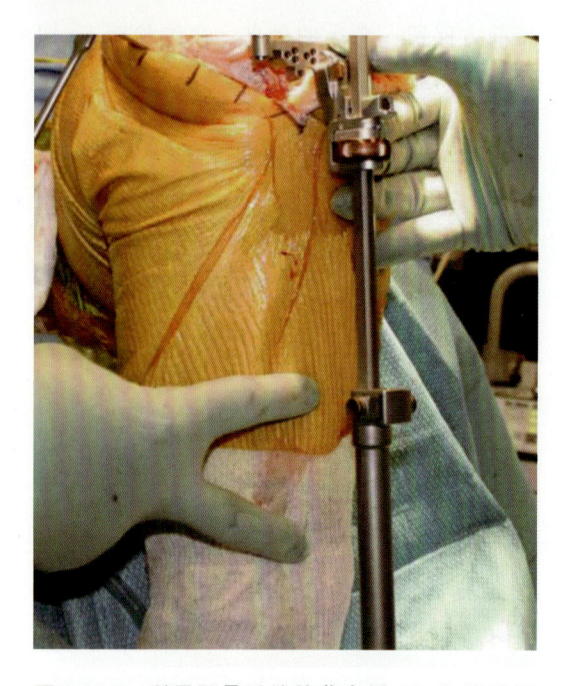

图 7-31-5　利用胫骨近端结节内侧 1/3 和胫骨远端嵴定位的胫骨髓外切割夹具

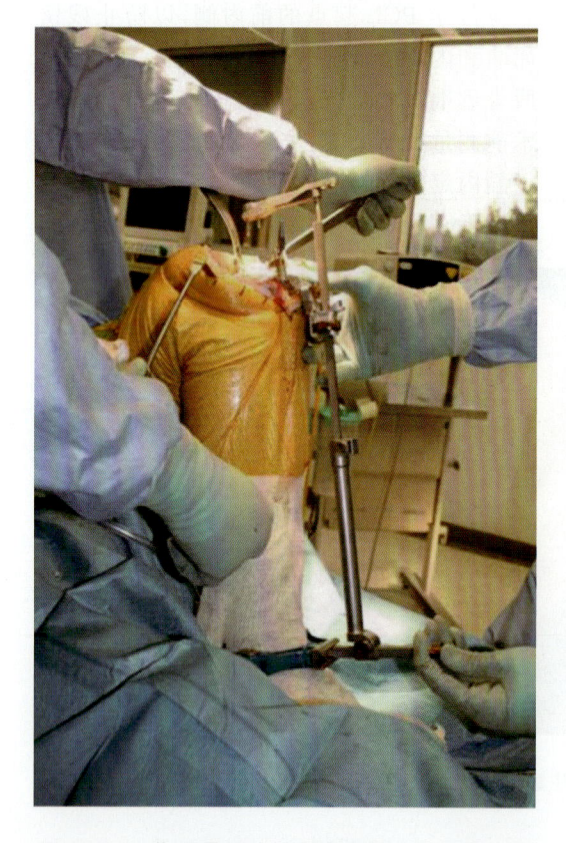

图 7-31-6　将胫骨髓外切割夹具置于矢状面上重建胫骨后斜坡

通常为 6°。截骨的多少取决于所选股骨假体的厚度。除了使截骨垂直于机械轴外,截骨的目的是使股骨远端组件放置在原始的关节线上。在保留 PCL 的全膝置换中维持关节线至关重要,因为完整的 PCL 不能耐受关节线的显著变化[24]。此外,关节屈曲间隙会因 PCL 的保留而减小。如果手术医生一开始切除股骨远端的骨质太多,伸直间隙可能大于屈曲间隙,这种不平衡只有通过增大股骨远端才能纠正。任何试图通过松解 PCL 或缩小股骨假体来补偿伸直间隙增大的措施都会导致屈曲不稳[3]。截骨深度从磨损最小的股骨远端髁开始测量,笔者通常将其设置为 10 mm(图 7-31-8)。

八、平衡关节伸直间隙

在这一阶段向伸直间隙内放入一个垫块以保证膝关节充分伸展。如果不能放入,则需要重新检查一下胫骨近端和股骨远端的截骨深度。截骨满意后需要松开后关节囊。一旦使用垫块获得充分的伸展,则需要检查膝关节是否存在内翻或外翻。内侧和外侧有 1~2 mm 对称的松弛度时表明已形成了矩形的伸直位间隙。如果没有达到这种状态,这一阶段必须纠正软组织以确保伸直位间隙为矩形。

九、股骨假体型号

股骨假体前后尺寸应与患者股骨前后尺寸匹配。大部分膝关节置换系统有股骨尺寸测量器,这种测量器通过桨来确定后髁的参考值,用触针来确定滑车外侧嵴近端延伸,以避免开槽(图 7-31-9)。再次强调,熟悉你使用的置换系统非常重要。笔者使用的置换系统参考的是后部结构,切除股骨髁后部 10 mm,随着股骨组件型号增大,其前部也随之增大。如果患者股骨的尺寸在现有假体尺寸之间,那么进行保留 PCL 的 TKA

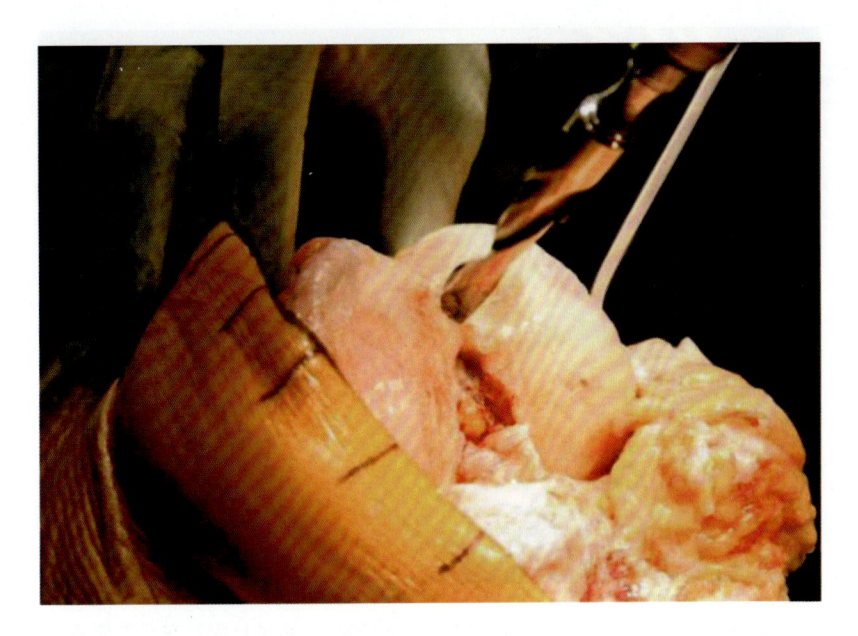

图 7-31-7　用于定位股骨髓内管的钻孔

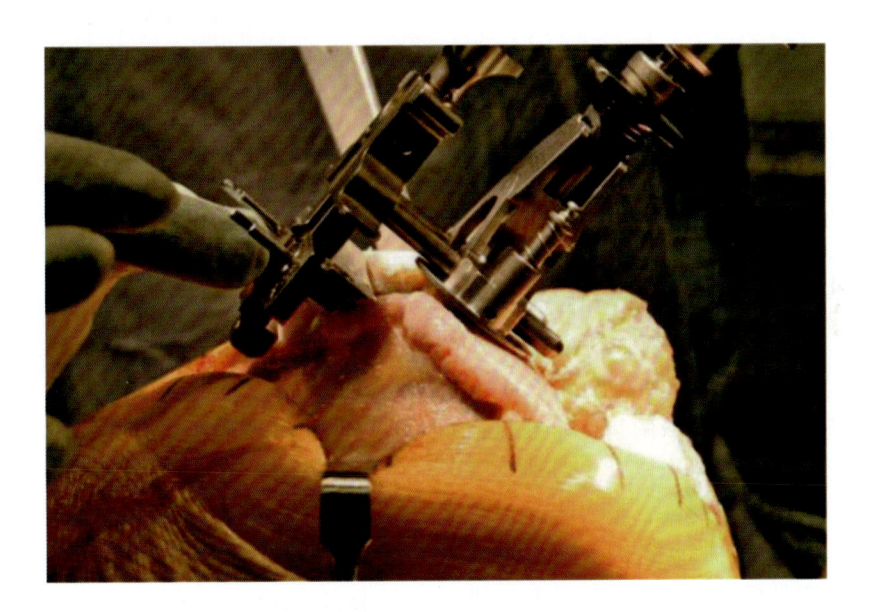

图 7-31-8　股骨远端截骨角度为解剖轴 6°，定位在磨损最少的股骨髁上，切除深度设定为 10 mm，将切块固定到位

时我们通常选择小一点的型号。如果随着减小不能开槽，那么调整就相对简单了。如果可以开槽，股骨组件需向前移动，以从后髁去除更多的骨。这只有在屈曲间隙比伸直间隙紧的情况下才能进行此操作。

十、平衡关节屈曲间隙

除了合适的尺寸外，股骨组件的旋转也至关重要。使用的置换系统自动设定股骨

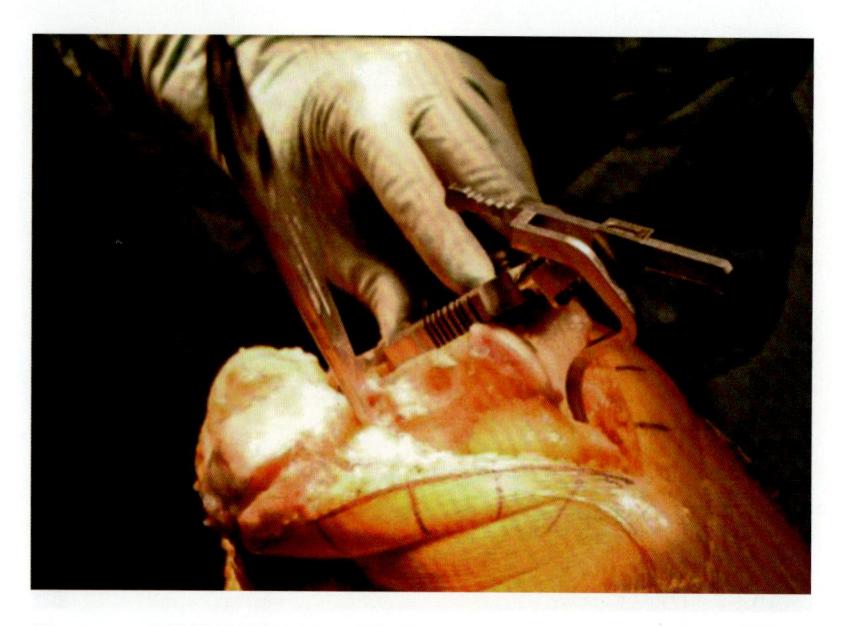

图 7-31-9　与股骨远端切面齐平的股骨大小测量器,通过针固定在滑车侧嵴

截骨角度较股骨后髁的轴外旋 3°。外旋的基本原理为它有助于重建一个对称的屈曲间隙,因为正常胫骨相对于机械轴存在 3°内翻,但被 0°切割。除了 3°的外旋,在对股骨进行切割前需要进一步检查以确保股骨截骨块处于最佳旋转位置。首先,要确保前后位的切割平行于股骨髁上轴并垂直于 Whiteside 线。其次,在股骨切割块和胫骨切割面间放置一个张力装置。对内侧间室和外侧间室施加相等的张力。如果创建的间隙为矩形,则不需要做进一步调整。如果创建的间隙是梯形,那么需要旋转股骨切割块以创建矩形间隙,并固定到位。张力装置在适当位置时也可测量屈曲间隙,因此在这一阶段,可以检查股骨后髁截骨后屈曲间隙与伸直间隙是否相等。

十一、股骨准备

前面、后面及斜面的切割在膝关节屈曲 90°时进行。在内侧和外侧放置牵开器分别保护表浅的内侧副韧带和外侧副韧带。切除内侧和外侧半月板,确认 PCL 的完整性(图 7-31-10)。用弧形骨刀和咬骨钳去除后髁的骨赘(图 7-31-11)。将股骨实验性组件置于股骨上检查是否合适,在股骨凸缘钻孔前使其朝向一边,以确定股骨组件内外侧位置(图 7-31-12)。这一阶段常发现实验性组件没有完全固定在股骨远端的切割面上。切割斜面的不完美通常是导致这一现象的原因,笔者建议再次切割斜面。取出实验性组件,放入垫块,检查屈伸间隙的均匀性和平衡性。

十二、胫骨准备

通过适当的牵开器定位并使膝关节过屈,暴露胫骨近端关节面(图 7-31-13)。使用实验性胫骨托测量胫骨大小。将实验性假体的后外侧角与胫骨近端的后外侧角对齐,并向外旋转胫骨托,使固定在胫骨托手柄上的定位杆与胫骨结节内侧 1/3 对齐。标记旋转,使用股骨和胫骨组件及适当大小的嵌入物进行实验性复位。如果标记的胫骨旋转使假体在伸展和屈曲时匹配,则认为旋转是令人满意的,此时完成了胫骨的最终准备。

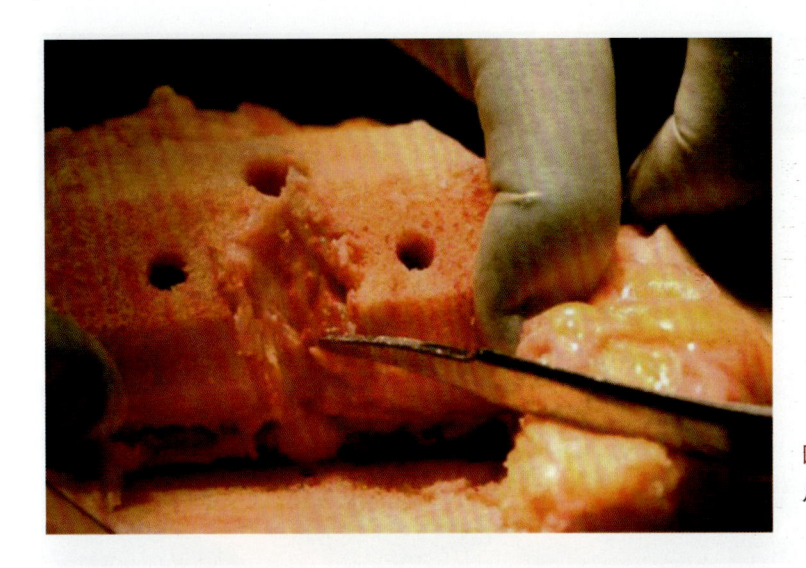

第 31 章 保留后交叉韧带的全膝关节置换 495

图 7-31-10 切除股骨和半月板后,确定 PCL 的完整性

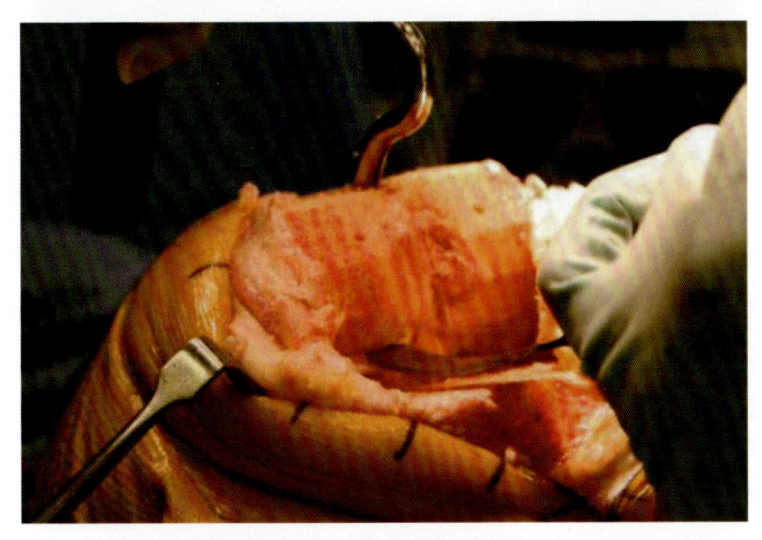

图 7-31-11 采用弧形骨刀去除股骨后髁骨赘

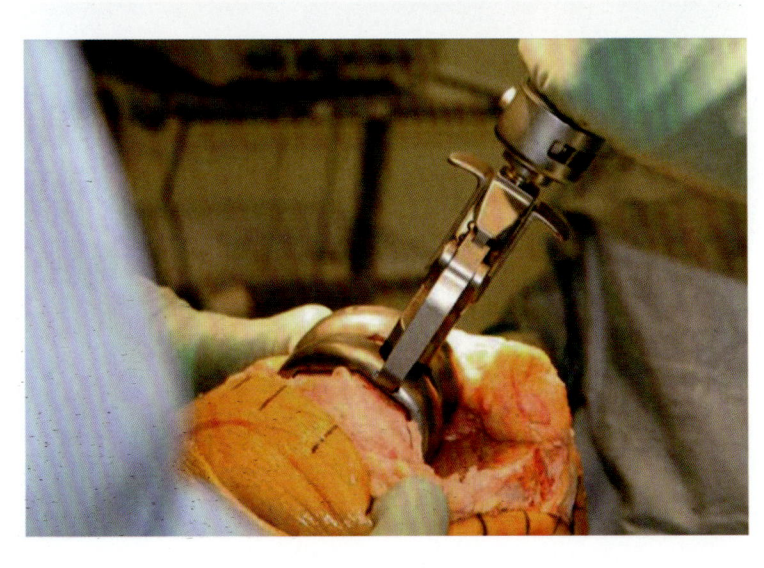

图 7-31-12 对股骨部件进行试验主要是为了确认其倒角切口的位置

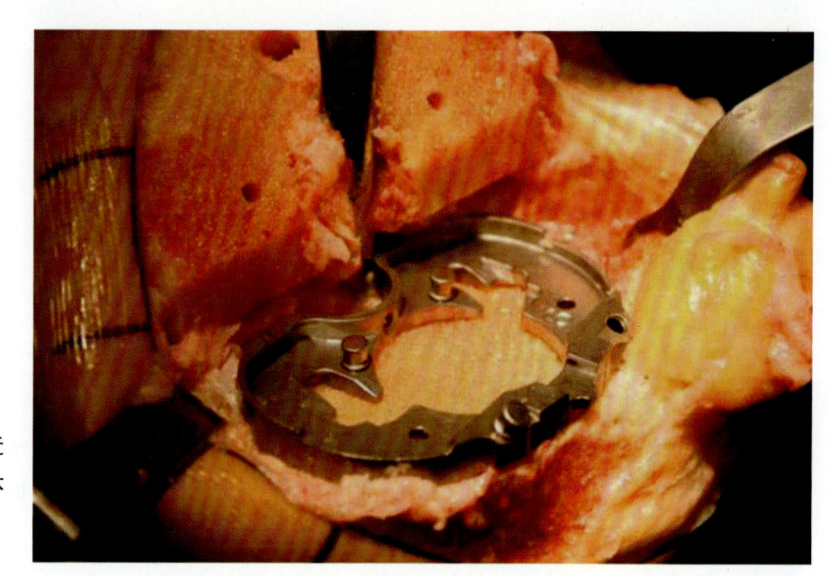

图 7-31-13 暴露胫骨近端周缘以判断胫骨假体合适的尺寸和旋转

十三、髌骨准备

笔者并不常规地修复髌骨关节面。术中对髌骨进行评估,如果没有明显的软骨和骨丢失,只需去除骨赘和任何可能侵犯髌股关节的软组织。

十四、最终试验和平衡后交叉韧带

插入所有实验性组件后,膝关节进行最大范围的活动以确保膝关节获得充分的伸展(图 7-31-14),不存在屈曲性紧张和不稳,膝关节屈伸平衡,同时髌骨运行轨迹满意。屈曲膝关节使髌骨在滑车沟里复位,以检查 PCL 的张力(图 7-31-15)。PCL 张力过高会出现胫骨托"抬起"、股骨假体从股骨上脱离或在胫骨上过度后滚。假如假体型号没有偏大,胫骨后部斜坡已重建,那么可通过烧灼法从胫骨插入处松解 PCL 来使其衰退[24]。

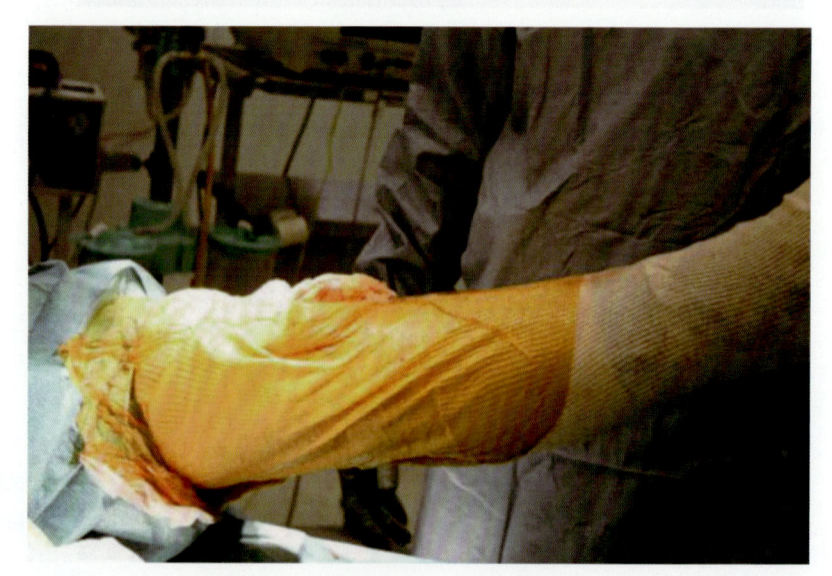

图 7-31-14 插入实验性组件后完全伸展

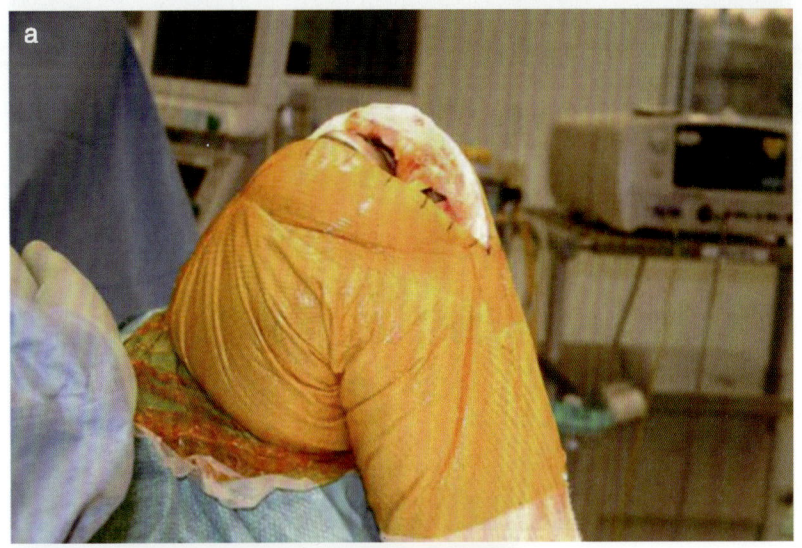

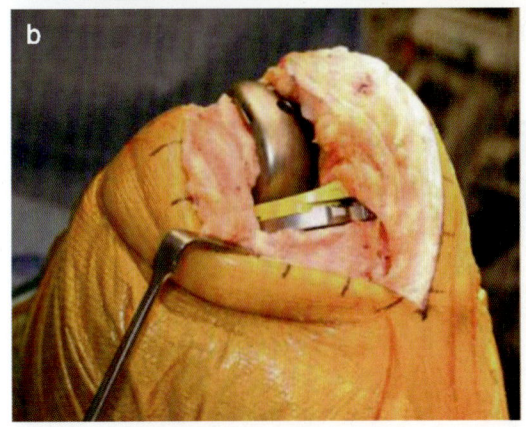

图 7-31-15 实验性组件就位后,膝关节屈曲满意,无 PCL 过张的迹象

十五、骨水泥固定

生理盐水充分冲洗膝关节后会使表面干燥(图 7-31-16)。两种 Palacos 水泥的混合物经常被使用。人工将骨水泥压入松质骨表面。首先用骨水泥固定胫骨组件,然后再固定股骨假体。去除多余的骨水泥,放入一个实验性嵌入物直到骨水泥凝固。再一次评估膝关节活动范围、稳定性、平衡性和髌骨轨迹,放入最终的聚乙烯垫片。此时可以开止血带。

十六、关闭切口

彻底冲洗伤口后仔细彻底止血。膝关节内插入 2 根深部引流管。根据切开时的标记尽量准确对合切口,使用 0 号薇乔线间断缝合切口(图 7-31-17)。皮下脂肪层作为一个单独的层使用 0 号薇乔线间断缝合,真皮层用 3.0 号薇乔线缝合,皮肤用 monocryl 可吸收线缝合。

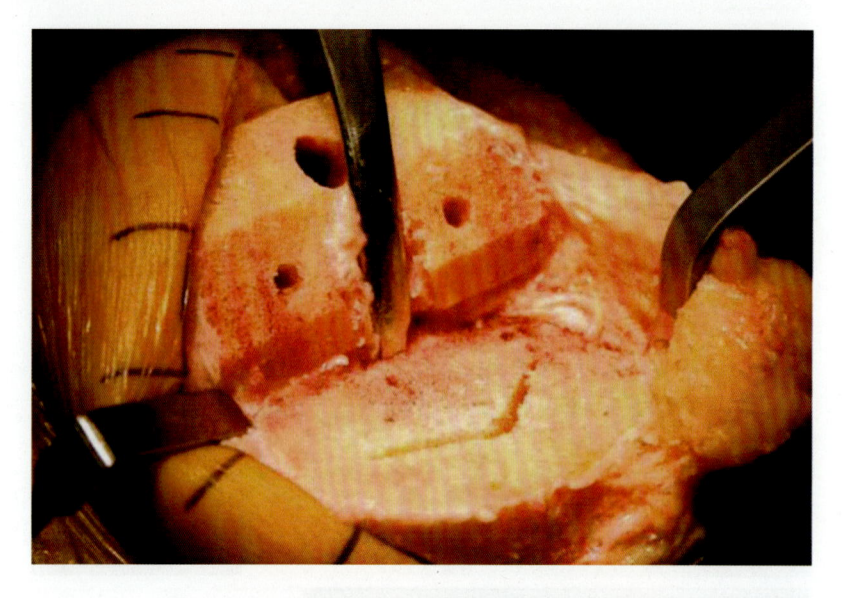

图 7-31-16　在骨水泥结合前,胫骨和股骨表面需准备好,并彻底冲洗和干燥

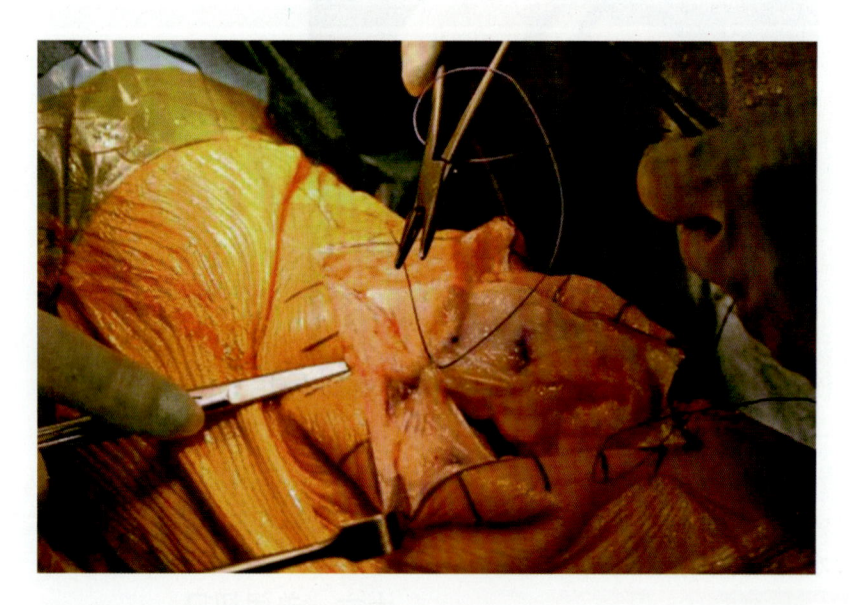

图 7-31-17　根据切开时的标记准确对合切口

第14节　疼痛管理

TKA 术后疼痛管理不仅能改善患者的舒适度,而且能缩短住院时间,提高术后关节活动度。常见的镇痛方法包括术后使用硬膜外导管给药和(或)使用阿片类药物(笔者的首选方法)、患者自控镇痛(patient-controlled analgesia,PCA)、神经阻滞或静脉注射阿片类药物。

一、硬膜外麻醉

硬膜外连续输注麻醉药物(无论有/无麻醉药)已逐渐普及。手术前麻醉给药时留置导管至术后 24～72 h。不良反应包括恶心、呕吐和血压降低。当神经麻痹甚至术后筋膜室综合征使术后情况复杂化时，应关注诊断问题。Cochrane 最近有一篇综述认为硬膜外镇痛可能会缓解下肢关节置换术后疼痛[32]。然而，这种作用可能只限于术后早期(4～6 h)。硬膜外输注局部麻醉药或局部麻醉药混合物可能优于单纯硬膜外麻醉。笔者提醒，疼痛缓解的程度需与不良事件的频率相权衡。

二、患者自控性镇痛

患者可以自己控制镇痛过程。吗啡是常见的阿片类药物，患者通过预设的静脉泵上的按钮来控制药物输注。静脉泵输注药物是有限制的，以防药物过量。这种方法依靠患者的认知和活动能力。在一些特定患者使用时必须谨慎，尤其是老年人。

三、神经阻滞

术前神经阻滞有效并且常被使用。股神经支配大部分手术区域，是多数情况下阻滞的神经。股神经联合坐骨神经阻滞可通过麻醉膝关节后部提高镇痛效果。在术前只阻滞了股神经的情况下，植入假体前在膝关节后囊注入局部麻醉药以增加阻滞的麻醉效果。这项技术获得了良好的术后镇痛，并且证明由于减轻了术后疼痛可有效缩短住院时间[33]。最近一项随机对照试验的 meta 分析显示，TKA 患者股神经阻滞术后镇痛效果优于单纯自控性镇痛[34]。

第 15 节　术后康复

康复方案取决于手术单位和医生，但通常允许患者术后第 1 天在理疗师的指导下，扶着助行器或拐杖，手术肢体完全负重行走。目标是控制疼痛和肿胀，以便早期建立活动范围。通常使用弹力绷带或冰敷。术后活动范围的目标是术后早期膝关节可完全伸直，屈曲至少达到 90°。

可用连续被动运动(continuous passive motion，CPM)机，但不普遍提倡。CPM 可提高早期运动幅度，并在短期内提高膝关节的屈曲功能，在不增加花费的情况下，减少对膝关节的额外操作[35]。然而有很多文献不支持这一观点。有一篇文献指出 CPM 在改善膝关节功能和活动范围方面没有明显优势，相反会增加患者失血和疼痛[36]。最近一篇 Cochrane 评论认为，CPM 对膝关节活动范围的作用太小，不足以证明其有用，但有微弱的证据表明，CPM 减少了随后在麻醉下操作的需要[37]。

笔者提倡在术后第 1 天进行 CPM 和可耐受的负重练习。常规使用冰敷，并力争让患者在术后第 3 天出院，出院时患者膝关节达到预期的完全伸直和屈曲 90°，且伤口干燥。

第 16 节　并 发 症

一、静脉血栓栓塞

深静脉血栓形成(deep vein thrombosis，DVT)是 TKA 术后常见并发症。据报道，即使有血栓预防措施，同侧 DVT 的发生率也高达 58%，而未进行预防的发生率更高。有文献报道单侧 TKA 术后同侧腘静脉或股静脉血栓的发生率为 11%，对侧血栓的发生率为 3%[38]。幸运的是，大多数患者无症状，不会导致肺栓塞(pulmonary embolism，PE)。这项研究还指出 PE 的发生率低于 2%，均不是致命性的[38]。进一步的研究调查了 TKA 术后未进行药物预防的致命性 PE 的发生率[39,40]。这些研究发现术后 3 个月致命性 PE 的发生率仅 0.2%。作者总结发现，TKA 术后不用药物抗凝很少发生致命性 PE，因此，对 TKA 患者术后常规抗凝的价值提出质疑。

尽管有这些报道，但 TKA 术后仍推荐进行血栓预防。英国国家卫生与临床优化研究所（National Institute of Clinical Excellence，NICE）在 2010 年 1 月公布了他们的建议。这些建议指出，接受 TKA 的患者应在入院时进行机械预防下肢静脉血栓，此外除有特定禁忌证的患者，术后还应给予抗凝药物并持续到术后 10~14 天。可选择的药物包括低分子量肝素和新型口服抗凝药，如达比加群、利伐沙班或磺达肝素钠等。

美国骨科医师学会（American Academy of Orthopaedic Surgeons，AAOS）同样推荐对进行髋、膝关节置换的患者进行化学预防。笔者选择的化学预防剂是依诺肝素，并联合机械预防。

当怀疑患者发生深静脉血栓，临床检查对其诊断较差时应行进一步的影像学检查。尽管多普勒超声的敏感性低于血管造影[41]，但因为它的无创性及相对便宜，仍是临床常用的诊断方法。

二、感染

感染是最具破坏性的并发症，会导致相当高的发病率甚至死亡率。过去的研究报道了 TKA 术后感染的发生率为 2%~3%[42-44]。随着现代技术的改进，感染的发生率可能会降低。

感染的危险因素包括患者免疫功能低下，如糖尿病、风湿性关节炎、使用类固醇药物和其他免疫抑制药。血管功能不全尤其是下肢溃疡同样是感染的危险因素。银屑病尤其是斑块靠近手术区域也会增加患者感染的风险。

常见的致病菌包括金黄色葡萄球菌、表皮葡萄球菌和链球菌。一代或二代头孢菌素是术前和术后 24 h 常用的预防性抗生素。如果患者对青霉素过敏、既往有感染史或鼻腔被耐药菌污染，那么万古霉素和替考拉宁是合适的替代品。

假体周围轻度的感染是很难诊断的，需要了解患者的病史和临床检查。炎症标记物尤其是 C 反应蛋白对诊断很有帮助。尽管 C 反应蛋白的敏感性较高，但其特异性很低。C 反应蛋白将在 TKA 术后 1 个月恢复正常，如果持续升高应怀疑发生了潜在感染。通常 X 线检查对轻度感染的诊断没有帮助。假体松动移位和局部骨溶解见于感染的活跃期。骨核素扫描具有高度的敏感性有助于不确定病例的诊断，但对感染不具有特异性，在无菌性松动的情况下也有阳性表现。标记白细胞扫描可帮助区分两者。

三、关节粘连

TKA 术后膝关节僵硬疼痛会继发于关节纤维化，从瘢痕形成和关节囊纤维化的角度来看，这可能是对手术的过度反应。在一项超过 3000 例全膝关节置换的研究中，仅 1.5% 符合关节纤维化的诊断标准[45]。在同一项研究中，当超声用于诊断与 TKA 相关的关节纤维化时，滑膜增厚和新血管是其特征性表现。这是正常的愈合反应。

治疗方法包括理疗、关节松解术（可切开或关节镜下进行）或麻醉下手法松解。当考虑手法松解时，最好在前 6 周进行。手法松解可以提高 TKA 术后膝关节屈曲能力[46]。术后 6 周膝关节屈曲小<90°的患者应进行手法松解。

四、神经血管并发症

(一)腓总神经损伤

Rose 等[47]关于 2626 例连续膝关节置

换的研究中报道腓总神经麻痹的发生率为0.87%。危险因素包括严重的外翻和屈曲畸形。

腓总神经麻痹发生后的紧急处理包括松开过紧的绷带并使膝关节屈曲30°以缓解神经紧张。如果这些操作后患者还没有恢复,应使用超声检查以排除压迫性血肿或神经断裂。在无明显异常的情况下,建议在手术探查前观察2个月。在观察期间应进行理疗和夹板固定以防发生踝关节挛缩内翻。神经传导研究有助于客观记录任何恢复。

(二)腘神经血管束(胫神经和腘动脉)损伤

这是一个毁灭性的并发症,但发生率很低。最近一项关于3913例选择性TKA的研究发现[48],0.23%发生腘神经血管受损患者中有0.07%最终导致膝上截肢。术中仔细操作是最有效的预防措施。在由前向后截骨时仔细控制电锯并使膝关节屈曲以降低风险。

五、髌股关节并发症

这些并发症包括髌股关节疼痛和不稳定以致髌股关节假体松动和髌骨骨折。这会导致预后较差,而且是TKA术后再次手术的最主要原因。这导致一些医生避免重建髌骨表面或提倡选择性处理。

髌骨运行轨迹异常会导致髌股关节不稳定、疼痛、磨损和早期失败。很多因素都会导致这种情况,可大致分为软组织不平衡或假体位置异常。软组织不平衡的原因是外侧支持带过紧或内侧支持带松弛。外侧支持带过紧通过外侧松解解决。内侧功能不全的常见原因为关闭切口时缺乏足够张力或内侧修复术后断裂引起。有些学者提倡在膝关节屈曲位闭合伤口以保证内侧组织张力合适。屈曲位缝合还能提高膝关节屈曲范围,是首选的闭合方法[49]。

股骨、胫骨和髌骨假体位置不正会导致髌股关节不稳定,这解释了该并发症发生的相对频率。股骨假体内旋或内移会使滑车沟居中导致Q角增大。髌骨假体外侧错位会导致同样的效果,因此,髌骨假体最理想的位置为中间。需纠正胫骨假体的内旋,因为这将导致胫骨结节相对外旋和Q角增大。正如在手术技术中描述,使胫骨组件的中心对准胫骨结节内侧和中间1/3的交界处。

髌骨高度异常会导致髌股关节相关症状。低位髌骨运动时会撞击胫骨,因此,与膝关节屈曲受限有关。这可能是由于关节线异常抬高和髌骨假体位置不当造成的。低位髌骨常见于胫骨高位截骨、髌骨骨折或膝关节置换翻修。

髌骨撞击综合征是指股四头肌腱下方形成软组织结节,在膝关节伸直屈曲时与股骨组件发生碰撞。这种情况常见于后稳定型股骨组件,会导致疼痛的撞击感。关节镜下清除这些软组织结节可以缓解症状。

髌骨骨折只发生在极少数患者中。一项研究指出其发生率仅为0.5%,且大多数病例未经手术的情况下获得成功治疗[50]。如果考虑手术治疗,其预后不如未行髌骨表面置换的患者好,且常有并发症。

六、假体周围骨折

膝关节置换后可能会发生股骨髁上骨折。这主要是因为股骨假体前缘和干骺端薄弱松质骨的连接部应力增高。股骨髁上骨折的危险因素有多种,包括骨质疏松、反复摔倒、风湿性关节炎和股骨前部开槽。一项尸体研究了股骨开槽的影响,生物力学实验显示股骨开槽会显著降低股骨上可加载的力[51]。作者建议改变术后治疗方案,避免对TKA术后有股骨开槽的膝关节僵硬进行处理。然而,Ritter和他的同事发现膝关节有无开槽并不影响骨折的发生率[52]。这个研究分析了1089个膝,其中325个

(29.8%)进行股骨前部开槽,股骨髁上骨折的发生率为 0.18%。

多种治疗方法已被提出。尽管过去建议行非手术治疗,但仅适用于不适合手术治疗的患者,因长期固定会导致膝关节僵硬影响预后。手术固定包括接骨板内固定、髁螺钉钢板、逆行股骨髓内钉或最新的锁定 LISS 系统。最近的研究指出,LISS 钢板系统[53]和逆行髓内钉系统[54]均可获得较好的预后[53,54]。了解股骨假体槽的大小是进行逆行髓内钉固定的基本前提,因为假体槽可能不允许所选择的髓内钉通过。

第17节 总　结

TKA 时是否保留 PCL 仍是一个存在争议的问题。成功地保留 PCL 的 TKA 对技术要求高。无论是 PCL 的入路还是假体类型,为了获得满意的预后应该严格注意 TKA 的基本原则,包括膝关节屈伸时软组织平衡、假体固定、假体型号、假体方向、下肢机械力线的恢复和关节线的维持。文献表明保留 PCL 的 TKA 的长期存活率令人满意,可与 PCL 替代型假体相媲美。在整个膝关节置换过程中要始终注意细节,就能获得文献报道的优秀、持久的结果。

参考文献

[1] Moran M, Scott R. Posterior cruciate-retaining condylar designs: results of cemented arthroplasty. In: Rand J, editor. Total knee arthroplasty. New York: Raven, 1993: 207-220.

[2] National Joint Registry for England and Wales. 8th Annual Report. 2011. Accessed online at www.njrcentre.org.uk. ISSN 1745-1450 (Online).

[3] Pagnano MW, Hanssen AD, Stuart MJ, et al. Flexion instability after primary posterior cruciate retaining total knee arthroplasty. Clin Orthop, 1998, 356: 39-46.

[4] Insall JN, Scott WN, Ranawat CS. The total condylar knee prosthesis: A report of two hundred and twenty cases. J Bone Joint Surg Am, 1979, 61: 173.

[5] Insall JN, Hood RW, Flawn LB, et al. The total condylar knee prosthesis in gonarthrosis: a five to nine-year follow-up of the first one hundred consecutive replacements. J Bone Joint Surg Am, 1983, 65: 619-628.

[6] Scott RD, Volatile TB. Twelve years' experience with posterior cruciate-retaining total knee arthroplasty. Clin Orthop Relat Res, 1986, 205: 100-107.

[7] Dorr LD, Scott RD, Ranawat CS. Importance of retention of the posterior cruciate ligament. In: Ranawat CS, editor. Total-condylar knee arthroplasty. New York: Springer, 1985: 197-202.

[8] Insall JN, Lachiewicz PF, Burstein AH. The posterior stabilized condylar prosthesis: a modification of the total condylar design, two to four year clinical experience. J Bone Joint Surg Am, 1982, 64: 1317.

[9] Stiehl JB, Komistek RD, Dennis DA, et al. Fluoroscopic analysis of kinematics after posterior cruciate-retaining knee arthroplasty. J Bone Joint Surg Br, 1995, 77: 884.

[10] Bertin KC, Komistek RD, Dennis DA, et al. In vivo determination of posterior femoral rollback for subjects having a NexGen posterior cruciate-retaining total knee arthroplasty. J Arthroplasty, 2002, 17(8): 1040-1048.

[11] Hill P, Vedi V, Williams A, et al. Tibiofemoral movement 2: the loaded and unloaded living knee studied by MRI. JBJS [Br], 2000, 82-B: 1196-1198.

[12] Komistek RD, Mahfouz MR, Bertin KC, et al. In vivo determination of total knee arthroplasty kinematics: a multicenter analysis of an asymmetrical posterior cruciate retaining total knee arthroplasty. J Arthroplasty, 2008, 23(1): 41-50.

[13] Fetzer GB, Callaghan JJ, Templeton JE, et al.

Posterior cruciate-retaining modular total knee arthroplasty: a 9-to 12-year follow-up investigation. J Arthroplasty, 2002, 17(8): 961-966.

[14] Bartel DL, Bicknell VL, Wright TM. The effect of conformity, thickness, and material on stresses in ultra-high molecular weight components for total joint replacement. J Bone Joint Surg Am, 1986, 68: 1041-1051.

[15] Kilgus DJ, Moreland JR, Finerman GA, et al. Catastrophic wear of tibial polyethyl-ene inserts. Clin Orthop, 1991, 273: 223-231.

[16] Landy MM, Walker PS. Wear of ultra-high-molecular-weight polyethylene components of 90 retrieved knee prostheses. J Arthroplasty, 1988, 3(Suppl): S73-85.

[17] Warren PJ, Olanlokun TK, Cobb AG, et al. Proprioception after knee arthroplasty. The influence of prosthetic design. Clin Orthop Relat Res, 1993, 297: 182-187.

[18] Simmons S, Lephart S, Rubash H, et al. Proprioception after unicondylar knee arthroplasty versus total knee arthroplasty. Clin Orthop, 1996, 331: 179-184.

[19] Becker MW, Insall JN, Faris PM. Bilateral total knee arthroplasty: one cruciate retaining and once cruciate substituting. Clin Orthop, 1991, 271: 122-124.

[20] Chaudhary R, Beaupre LA, Johnston DW. Knee range of motion during the first two years after use of posterior cruciate-stabilizing or posterior cruciate-retaining total knee prostheses. A randomized clinical trial. J Bone Joint Surg Am, 2008, 90: 2579-2586.

[21] Jacobs W, Clement DJ, Wymenga AAB. Retention versus sacrifice of the posterior cruciate ligament in total knee replacement for treatment of osteoarthritis and rheumatoid arthritis. Coch Datab Systemat Rev 2005, Issue 4. Art. No. CD004803. doi: 10.1002/14651858.CD004803.pub2

[22] Wilson SA, McCann PD, Gotlin RS, et al. Comprehensive gait analysis in posterior-stabilized knee arthroplasty. J Arthroplasty, 1996, 11: 359-367.

[23] Hirsch HS, Lotke PA, Morrison LD. The posterior cruciate ligament in total knee surgery: save, sacrifice, or substitute. Clin Orthop, 1994, 309: 64-68.

[24] Ritter MA, Faris PM, Keating EM. Posterior cruciate ligament balancing during total knee arthroplasty. J Arthroplasty, 1988, 3: 323-326.

[25] Laskin RS. Total knee replacement with posterior cruciate ligament retention in patients with a fixed varus deformity. Clin Orthop, 1996, 331: 29-34.

[26] Faris PM, Herbst SA, Ritter MA, et al. The effect of preoperative deformity on the initial results of cruciate retaining total knee arthroplasty. J Arthroplasty, 1992, 7: 527-530.

[27] Kubiak P, Archibeck MJ, White Jr RE. Cruciate-retaining total knee arthroplasty in patients with at least fifteen degrees of coronal plane deformity. J Arthroplasty, 2008, 23: 366-370.

[28] Ritter MA, Berend ME, Meding JB, et al. Long-term follow-up of anatomic graduated components posterior cruciate-retaining total knee replacement. Clin Orthop, 2001, 388: 51-57.

[29] Dixon MC, Brown RR, Parsch D, et al. Modular fixed-bearing total knee arthroplasty with retention of the posterior cruciate ligament: A study of patients followed for a minimum of fifteen years. J Bone Joint Surg Am, 2005, 87: 598-603.

[30] Back DL, Cannon SR, Hilton A, et al. The kinemax total knee arthroplasty: Nine years' experience. J Bone Joint Surg Br, 2001, 83: 359-363.

[31] Johnson AJ, Daley JA, Zywiel MG, et al. Preoperative chlorhexidine preparation and the incidence of surgical site infections after hip arthroplasty. J Arthroplasty, 2010, 25(6 suppl): 98-102.

[32] Choi PT, Bhandari M, Scott J, et al. Epidural analgesia for pain relief following hip or knee

[32] replacement. Cochrane Database Syst Rev. 2003;3,CD003071.

[33] Tripuraneni KR,Woolson ST,Giori NJ. Local infiltration analgesia in TKA patients reduces length of stay and postoperative pain scores. Orthopedics,2011,34(3):173.

[34] Paul JE,Arya A,Hurlburt L,et al. Femoral nerve block improves analgesia outcomes after total knee arthroplasty:a meta-analysis of randomized controlled trials. Anesthesiology, 2010,113(5):1144-1162.

[35] Ververeli PA,Sutton DC,Hearn SL,et al. Continuous passive motion after total knee arthroplasty. Analysis of cost and benefits. Clin Orthop Relat Res,1995,321:208-215.

[36] Pope RO,Corcoran S,McCaul K,et al. Continuous passive motion after primary total knee arthroplasty. Does it offer any benefits? J Bone Joint Surg Br,1997,79(6):914-917.

[37] Harvey LA,Brosseau L,Herbert RD. Continuous passive motion following total knee arthroplasty in people with arthritis. Cochrane Database Syst Rev 2010,(3):CD004260. doi: 10. 1002/14651858. CD004260. pub2

[38] Stulberg BN,Insall JN,Williams GW,et al. Deep-vein thrombosis following total knee replacement. An analysis of six hundred and thirty-eight arthroplasties. J Bone Joint Surg Am,1984,66(2):194-201.

[39] Khaw FM,Moran CG,Pinder IM,et al. The incidence of fatal pulmonary embolism after knee replacement with no prophylactic anticoagulation. J Bone Joint Surg Br,1993,75(6): 940-941.

[40] Khan A,Emberson J,Dowd GS. Standardized mortality ratios and fatal pulmonary embolism rates following total knee replacement:a cohort of 936 consecutive cases. J Knee Surg, 2002,15(4):219-222.

[41] Woolson ST,Robinson RK,Khan NQ,et al. Deep venous thrombosis prophylaxis for knee replacement:warfarin and pneumatic compression. Am J Orthop (Belle Mead NJ), 1998,27(4):299-304.

[42] Hanssen AD,Rand JA. Evaluation and treatment of infection at the site of a total hip or knee arthroplasty. Instr Course Lect, 1999, 48:111-122.

[43] Hanssen AD,Rand JA,Osmon DR. Treatment of the infected total knee arthroplasty with insertion of another prosthesis. The effect of antibiotic-impregnated bone cement. Clin Orthop Relat Res,1994,309:44-55.

[44] Wilson MG,Kelley K,Thornhill TS. Infection as a complication of total knee-replacement arthroplasty. Risk factors and treatment in sixty-seven cases. J Bone Joint Surg Am, 1990,72(6):878-883.

[45] Boldt JG,Munzinger UK,Zanetti M,et al. Arthrofibrosis associated with total knee arthroplasty:grayscale and power Doppler sonographic findings. AJR Am J Roentgenol, 2004,182(2):337-340.

[46] Keating EM,Ritter MA,Harty LD,et al. Manipulation after total knee arthroplasty. J Bone Joint Surg Am,2007,89(2):282-286.

[47] Rose HA,Hood RW,Otis JC,et al. Peroneal-nerve palsy following total knee arthroplasty. A review of The Hospital for Special Surgery experience. J Bone Joint Surg Am, 1982, 64 (3):347-351.

[48] Pal A,Clarke JM,Cameron AE. Case series and literature review:popliteal artery injury following total knee replacement. Int J Surg, 2010,8(6):430-435.

[49] Emerson Jr RH,Ayers C,Higgins LL. Surgical closing in total knee arthroplasty. A series followup. Clin Orthop Relat Res,1999,368: 176-181.

[50] Brick GW, Scott RD. The patellofemoral component of total knee arthroplasty. Clin Orthop Relat Res,1988,231:163-178.

[51] Lesh ML,Schneider DJ,Deol G,et al. The consequences of anterior femoral notching in total knee arthroplasty. A biomechanical study. J Bone Joint Surg Am, 2000, 82-A (8):1096-1101.

[52] Ritter MA, Thong AE, Keating EM, et al.

The effect of femoral notching during total knee arthroplasty on the prevalence of postoperative femoral fractures and on clinical outcome. J Bone Joint Surg Am,2005,87(11):2411-2414.

[53] Norrish AR,Jibri ZA,Hopgood P. The LISS plate treatment of supracondylar fractures above a total knee replacement:a case-control study. Acta Orthop Belg,2009,75(5):642-648.

[54] Han HS,Oh KW,Kang SB. Retrograde intramedullary nailing for periprosthetic supracondylar fractures of the femur after total knee arthroplasty. Clin Orthop Surg,2009,1(4):201-206.

第 32 章　牺牲后交叉韧带的全膝关节置换术

第 1 节　概述 …………… 507
第 2 节　历史 …………… 507
第 3 节　膝关节运动学 ………… 508
　　全膝关节置换术的适应证 …… 509
第 4 节　术前计划 ………… 509
第 5 节　手术技术（牺牲后交叉韧带的全膝关节置换） ……… 509

一、特殊注意事项 ………… 510
二、胫骨截骨 …………… 510
三、股骨截骨 …………… 511
四、软组织平衡 ………… 511
第 6 节　长期随访结果 ………… 511
第 7 节　总结 …………… 513
参考文献 ……………… 513

第 32 章

牺牲后交叉韧带的全膝关节置换术

Matthew T. Brown, Jagmeet S. Bhamra, J. Palmer, A. Olivier, Panagiotis D. Gikas, Timothy W. R. Briggs

摘要 全膝关节置换术(total knee arthroplasty, TKA)是一种治疗晚期膝关节炎成功且经济的措施。TKA 的临床目标是缓解疼痛,建立功能活动范围,提供关节稳定性,确保假体的使用寿命。为了达到以上目标需要实现如下技术目标:①恢复机械力线;②保持关节线;③平衡冠状面和矢状面的韧带(即膝关节屈伸间隙相等);④恢复正常的 Q 角。

在 TKA 中保留还是牺牲后交叉韧带(posterior cruciate ligament, PCL)仍备受争议,制造商的多种植入物设计使这种不确定性更加复杂。本章介绍了 PCL 的 TKA,膝关节置换术的常规方面将在其他章节讨论。

关键词 牺牲交叉韧带的全膝关节置换·历史·膝·膝关节运动学·结果·术前计划·手术适应证·手术技术

M. T. Brown (✉) · J. S. Bhamra · J. Palmer · A. Olivier · T. W. R. Briggs
The London Sarcoma Service, Royal National Orthopaedic Hospital, Stanmore, Middlesex, UK
e-mail: matthew.brown@doctors.org.uk; j_s_bhamra@hotmail.com; Tim.briggs@rnoh.nhs.uk

P. D. Gikas
The London Sarcoma Service, Royal National Orthopaedic Hospital, Stanmore, Middlesex, UK
West Hertfordshire Hospitals NHS Trust, Watford and St. Albans Hospitals, Watford, UK
e-mail: panosgikas@me.com

G. Bentley (ed.), *European Surgical Orthopaedics and Traumatology*,
DOI 10.1007/978-3-642-34746-7_258, © EFORT 2014

第 1 节 概 述

现代 TKA 假体设计包括非限制性、铰链限制性和非铰链限制性,最初的假体绝大多数是非限制性的。非限制性设计可以是保留 PCL(posterior cruciate ligament retention, CR)、牺牲 PCL[交叉韧带型(cruciate-sacrificing, CS)]或稳定 PCL[后部稳定装置(posterior stabilised, PSt)]。PSt 假体牺牲了 PCL,通过从胫骨嵌入物中心延伸的聚乙烯立柱和股骨髁间的股骨凸轮装置之间的机械作用提供后部稳定。股骨凸轮装置与胫骨立柱在膝关节特定屈曲角度(假体间有差异)时接合,从而防止股骨前移并改善膝关节的稳定性。市面上有许多 CS 和 PSt 型的假体(表 7-32-1)。

第 2 节 历 史

20 世纪 70 年代 TKA 开始实施,早期的假体是由骨科创新者与工业界合作开发的。1860 年,Verneuil 报道了第 1 例在膝关节僵硬的骨端使用关节囊进行的关节置换术[1],在 20 世纪早期描述了假体对皮肤、

表 7-32-1　几种常用的全膝关节置换术

产品	生产商	CS 或 PSt	活动衬垫
LCS® Complete™	强生	CS	是
LCS® Complete™ RPS	强生	PSt	是
Sigma® RP-F	强生	PSt	是
Sigma® Rotating Platform	强生	PSt（或 CR）	是
Genesis Ⅱ®	施乐辉	PSt	否
Genesis Ⅱ®	施乐辉	CS	否
Triathlon®	史赛克	CS	否
Triathlon®	史赛克	CS Plus	否

注：CS. 交叉韧带型；PSt. 后部稳定装置

肌肉、筋膜、脂肪的影响。1940 年，Campbell 报道 2 例使用合金板螺钉固定股骨远端的手术[2]，1942 年 Smith-Petersen 发明了股骨远端的"模具关节置换术"[3]。20 世纪 40 年代后期和 20 世纪 50 年代首次报道了 TKA 的结果[4-6]。这些早期假体涉及牺牲交叉韧带、采用丙烯酸铰链或不锈钢股骨和胫骨组件。然而，这些早期假体不能使膝关节的正常运动功能恢复，而且无菌性松动发生率高。

1971 年，Gunston 发现膝关节与铰链沿着一个轴旋转不同，而是股骨髁在胫骨平台上滚动和滑动，有多个旋转中心[7]。与铰链式假体相比，早期 Gunston 多中心假体疗效显著，但因骨锚定较差，影响最终疗效。为了克服松动、断裂、不稳定和髌股关节疼痛等常见并发症，Insall 等[8]于 1973 年研发全髁假体（total condylar prosthesis，TCP），这种假体被普遍认为是现代 TKA 假体设计的原型。这种骨水泥、半限制性、牺牲交叉韧带的三室假体生存率良好[9]。

改良的 Insall-Burstein 假体（IB1）于 1978 年推出，其具有最初的凸轮和立柱的 PSt，这种假体较 TCP 型假体的屈曲度更佳[10,11]。1980 年，改进的金属支持设计被证明是未来所有牺牲 CS 设计的原型。其他进展包括 20 世纪 70 年代末开始发展的移动胫骨平台，如负重可活动膝关节（MBK，Zimmer）。移动平台假体通过金属股骨髁和胫骨托之间的移动聚乙烯衬垫来减少接触磨损，并恢复接近正常膝关节的运动功能[12-14]。

第 3 节　膝关节运动学

生物力学研究详细描述了正常膝关节和全膝关节置换膝的运动学特点。当正常膝关节屈曲时，外侧髁较内侧髁在胫骨上后移更多，因此与股骨相比，胫骨的旋转角度更大[15,16]。大多数 CR 假体在膝关节屈曲时表现的运动学特征与此相反，表现为股骨假体前移[17,18,23]；而 PSt 型假体的股骨髁后移更加对称[17,19-22]。移动平台 CR 型假体与固定平台 CR 型假体有相似的异常运动[18,23-26]。移动平台 PSt 型假体被用于解决这种问题，但支持其改进运动学的证据很少。

CR 可最大限度地减少因膝关节屈曲所致 PCL 紧绷引起的屈曲不稳定性，防止股骨前脱位。CR 还允许股骨后滚，即当膝关节屈曲时，胫骨和股骨之间的接触点在矢状面上自然后移。股骨后滚可防止股骨后部撞击胫骨后部，理论上为股四头肌创造更强的力臂,提高伸膝力量[27-29]。正常的膝关节中股骨后滚可平衡前后交叉韧带间的功能。无前交叉韧带的后滚是滚动和滑动的结合,CR型假体的缺点是滑动磨损和接触应力高,易导致聚乙烯衬垫失效。然而,现代CR型假体通过减少后滚控制这一风险。

在膝关节炎患者中,PCL的生物力学作用发生了改变,因此,在CR型假体置换时保留PCL不能达到最佳的功能状态[30,31]。保留股骨后滚和延长力臂可以增加股四头肌的力量常被用作支持CR的论据。一些研究比较CR型TKA患者保留与不保留PCL预后的差异以评估PCL的功能。Misra等指出CR型全膝关节置换患者保留或切除PCL 5年随访结果(医院特种外科评分、疼痛缓解、畸形矫正、活动范围、稳定性和膝关节力量)差异无统计学意义[32];这支持早期类似的研究结论[33-35]。这些研究均支持在CR型TKA中PCL基本不发挥作用,而且在术中很难保留张力适当的PCL。

在PSt中必须很好地平衡膝关节韧带,因为在膝关节屈曲时胫骨立柱和股骨凸轮可能发生脱离,同时,如果屈曲间隙太大会发生股骨前脱位。平衡良好的膝关节过度屈曲时可能会发生"凸轮跳跃"现象,即股骨撞击胫骨使间隙增大并越过立柱。膝关节屈曲超过130°是一个危险因素,如果预计会发生这种运动,推荐使用CR型假体。

全膝关节置换术的适应证

TKA主要的手术适应证为严重疼痛的Ⅳ级骨性关节炎或炎症性关节炎,其次是创伤性关节炎和其他仅可通过TKA成功治愈的关节病。

PSt型TKA适用于以下几种情况。炎症性关节炎患者后期可能会因持续的炎症而使后交叉韧带断裂。髌骨切除术患者由于伸肌力量减弱而导致股骨前脱位的风险增加,因此需要行PSt型TKA。此外,有PCL创伤史或在术中平衡韧带时PCL过度松解的患者需改行PSt型TKA,以防不稳定[36]。PSt型TKA易校正膝关节固定畸形,有利于最大限度地暴露胫骨近端,从而减少假体位置不当和对位不准[37]。

第4节 术前计划

细致的术前计划可以使膝关节置换术获得良好的临床效果。对膝关节进行全面的临床检查,拍摄标准的膝关节正侧位X线片(一些医生将髌骨轴位和站立位全长片作为标准)。X线片可明确需要纠正的力线和需要植骨的骨缺损。全面的临床检查可明确髋关节、股骨和胫骨的病理情况,以及下肢的长度差异。此外,术前模板确定解剖轴可为髓内股骨远端截骨提供指导,特别是确定股骨矢状面较大患者的截骨入点。此外,术前识别骨缺陷、力线畸形和解剖异常(如髁发育不全)可以避免术中的不确定性。

软件建立影像模型有助于评估假体的适当型号。恢复正常的运动和股四头肌功能取决于假体前后尺寸,而股组件的大小是通过侧位成像测量的。建模可以在术中准备好合适的假体以提高手术效率。股骨和胫骨切除线可使用软件绘制作为术中参考。

第5节 手术技术(牺牲后交叉韧带的全膝关节置换术)

使用马鞍桌支撑架使膝关节屈曲90°作准备,常规铺单准备。术前做好计划,标记好皮肤切口(图7-32-1)。

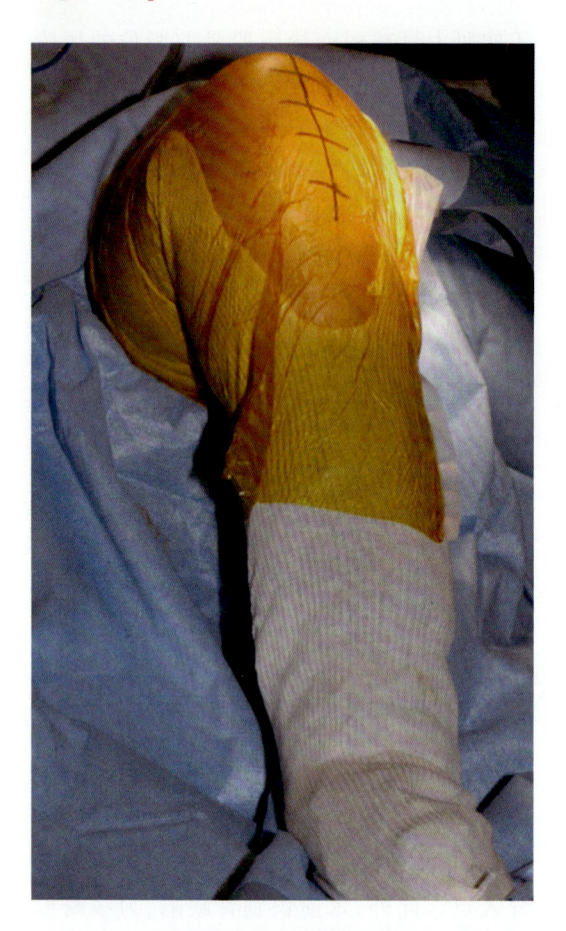

图 7-32-1 使用马鞍桌支撑架使膝关节屈曲 90°，按照常规方式铺单准备；计划并标记皮肤切口。使用标准的前中线切口

骨切口宽而设计。后倾角会增大因牺牲 PCL 导致屈曲间隙增宽。应避免后倾角过度，以免向后屈曲不稳定[39,40]。

当胫骨组件过度倾斜时，可能会发生凸轮柱冲撞。使用髓外导航做胫骨截骨时应避免增大后倾角[39,41,42]（图 7-32-2）。有些髓外导航设计有后倾角，而有些没有，医生应在行胫骨截骨前注意这点。胫骨托盘的旋转角度也应在行胫骨截骨前决定，这将直接影响胫骨后倾角。

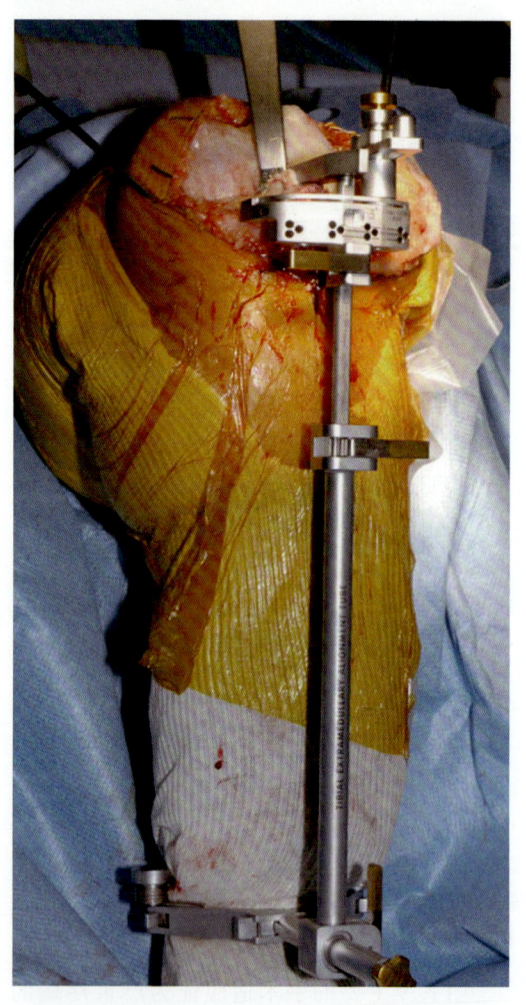

图 7-32-2 确保胫骨定位杆在冠状面和矢状面与胫骨长轴平行（分别为屈曲/伸展和内翻/外翻定位）；确保装置的底座与踝关节中心旋转对齐（通常与第 2 跖骨对齐），近端用钉、远端用踝夹固定器械；调整胫骨倾斜角。截骨前，助手应缩回并保护内侧和外侧副韧带

一、特殊注意事项

为了取得良好的手术效果，膝关节屈伸间隙宽度相等很重要，外科医生在最初截骨时必须考虑这一点。牺牲 PCL 会影响屈伸间隙的大小[38]。牺牲 PCL 增宽屈曲间隙，在较小程度上也增宽了伸展间隙。在侧副韧带和 PCL 的联合松解中，可发生内侧或外侧的屈曲间隙过大[39]。

二、胫骨截骨

大多数的植入物是为了实现后倾角、胫

三、股骨截骨

正常情况下，稍微多切除一点股骨远端以调节去除后交叉韧带后屈曲间隙过大（最初约 2 mm）。如果没有切除足够的股骨远端骨，屈曲间隙将大于伸直间隙。重要的是不要使用聚乙烯衬垫来匹配关节间隙，因为这将使膝关节伸直过紧，导致屈曲挛缩。相反，使用更薄的聚乙烯衬垫来匹配过紧的伸直间隙会使膝关节屈曲时过松。这会导致膝关节屈曲不稳，甚至是 PSt 型假体的 TKA[39,40]。随着胫骨后部几何结构和高度的改进，伴有明显脱位的膝关节不稳不常见[43]。膝关节疼痛和不稳常常是平衡屈伸间隙时操作错误所致。

在膝关节屈曲时，PSt 型假体是通过齿轮和后部装置来驱动股骨后滚的。许多现代 TKA 假体轻度的膝过伸将会发生齿轮-后部装置撞击。伸直时齿轮和后部装置撞击（后部接触盒的前部）会导致聚乙烯衬垫磨损，因此，股骨远端矢状面截骨角度对降低这种撞击的风险非常重要。聚乙烯衬垫的磨损是由于聚乙烯衬垫和其相对的金属支撑间旋转和垂直力的增高或直接撞击导致的。此外，胫骨组件的后移或股骨组件的向前滑动会导致固定界面产生剪切应力，导致假体松动[32]。

因此，外科医生需避免股骨截骨的过度倾斜以免膝关节伸直时齿轮和后部组件的撞击，正如股骨组件屈曲时发生的那样[42]。髓内定位器入口的最佳前后位置有助于防止股骨组件屈曲，这强调膝关节侧位片的重要性（图 7-32-3 ~ 图 7-32-5）[39]。

四、软组织平衡

外科医生必须选择性地松解膝关节的内翻或外翻，并使其适应松解。尸体研究表明，松解后交叉韧带易导致外翻，以及后内

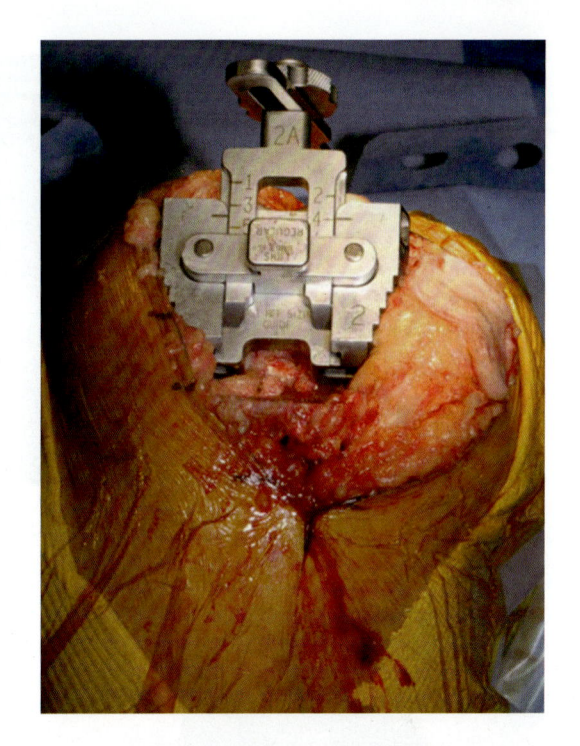

图 7-32-3 使用股骨远端定径仪确保冠状面、矢状面和旋转面对齐

侧关节囊/斜韧带复合体、内侧浅副韧带改变，鹅足和半膜肌肌腱伸展 6.9°；而膝关节屈伸 90°时其伸展角度增加到 13.4°[39,44]。

第 6 节 长期随访结果

在 TKA 中保留还是切除 PCL 仍有争议，而关于这个问题有很多争论[45]。许多已发表的研究未能证明两组患者的预后存在显著性差异[22,33,46,47]。多个 Ⅰ 级、Ⅱ 级和队列研究调查了 TKA 中保留与切除 PCL 在屈曲和运动范围方面的差异。然而，小样本研究、研究设计不当与假体设计的微小差异不足以为保留或切除 PCL 后是否稳定提供结论性证据[48,49]。牺牲 PCL 理论上会增加骨-骨水泥-假体界面的应力，易发生假体松动，降低使用寿命[27-29]，然而 Scuderi 等[50]报道了 PSt 型假体的 10 年幸存率为 97%。Ritter 等[51]比较了 CR 型 TKA 中保留PCL（$n=1846$）、PCL衰退（$n=455$）和PCL

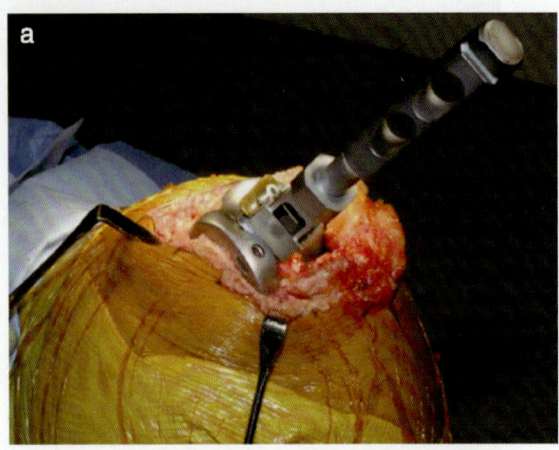

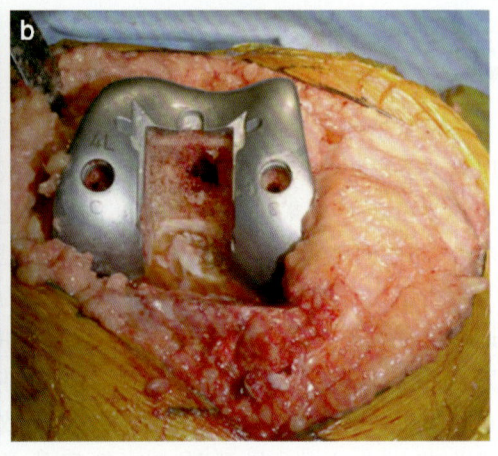

图7-32-4 固定股骨试验,准备使用凿形器(a),并在股骨远端(b)进行中央髓腔切除术

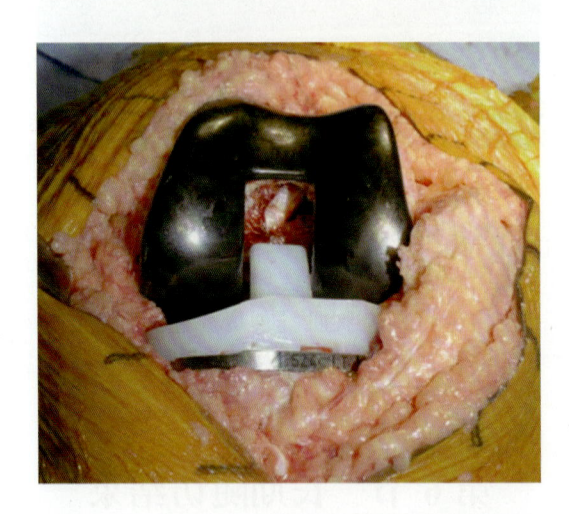

图7-32-5 试复位后,将胫骨和股骨金属组件固定到位,并将尺寸适当的聚乙烯衬垫固定到胫骨组件上;用脉冲灌洗彻底清洗手术部位;逐层关闭

切除术($n=717$)的影响(AGC,Biomet),结果在无菌生存15年方面差异无统计学意义(分别为96.4%、96.6%和95%)。此外,在15年后膝关节功能、疼痛、步行评分或前后稳定性差异无统计学意义。

使用Pst型假体的患者下蹲、下跪与需要过多屈肌或伸肌力量的活动可能减弱。Conditt等[52]回顾了一种膝关节假体的TKA,其研究的患者要么保留PCL,要么PCL替代,结果患者术后1年的膝关节活动范围和患者满意度方面差异无统计学意义,但是功能评分显示PCL替代的患者在下蹲、下跪、园艺工作能力方面存在限制。Pereira等[37]比较了Kinemax型假体膝关节置换保留和牺牲PCL间的预后差异。尽管人们对牺牲PCL存在固有的偏见,但在大多数畸形膝关节中更常使用(术前评分较低),功能和影像学结果差异无统计学意义(平均随访3年,范围2~6年)。PCL牺牲组显示活动范围逐渐改善,然而在手术后的第3年,当测量值相等时,其整体的运动滞后于PCL保留组。Bercik等在2013年进行了一项大型队列研究的荟萃分析($n=1114$)发现了平均屈曲度(2.24°)和运动范围(3.33°)差异有统计学意义,支持PSt型TKA。然而,这些微小的差异与临床相关性尚不清楚[48]。并发症的发生率差异无统计学意义。

对8项随机研究的Cochrane系统评价表明,PSt型TKA后的膝关节屈曲度大于CR型TKA(大8.1°)[49]。CR型TKA和CS型TKA的活动范围。关于功能评分,只有美国特种外科医院(Hospital for Special Surgery,HSS)评分方面差异无统计学意义(1.6分),支持PSt型TKA组和CR型TKA组(联合组)优于CR型TKA。鉴于此,回顾性研究得出的结论为,在TKA

中,无足够证据支持使用后稳定设计,以及保留或牺牲 PCL。由于异质性研究的结果和小样本研究导致了结果的局限性。

Clark 等[33]术后 3 年的随访结果差异无统计学意义,2013 年的 meta 分析也支持这一发现,但其临床意义尚不清楚[48]。一项对两组患者术后 5 年比较的研究显示,两组总体 HSS 评分,包括疼痛缓解、畸形矫正、运动范围、力量和稳定性等参数差异无统计学意义[32]。然而,有证据表明更大范围的活动改善了功能评分(随访 7.8 年)[53]。此外,相关并发症发生率差异无统计学意义[32]。

据推测,牺牲 PCL 可能对步态和爬楼梯的能力产生不利影响。Andriacchi 等[54]通过对 CS 型 TKA 和 PSt 型 TKA 比较发现爬楼梯时膝关节屈曲减少,这意味着伸肌力矩下降。Wilson 等[55]通过肌电图和步态分析证明以往 CR 型 TKA 和 PSt 型 TKA 差异无统计学意义,但优于 CS 型 TKA。大多数步态研究表明 CR 型 TKA 和 PSt 型 TKA 在功能方面差异无统计学意义[47,56-59]。

第 7 节 总 结

现有证据无法证实哪种设计的假体更有优越性。争论还会持续,因为现在牺牲 PCL 和保留 PCL 的 TKA 在功能、影像结果和患者满意度等方面差异无统计学意义。

特殊情况下牺牲 PCL 的 TKA 比保留 PCL 的 TKA 具有一定优势。外科医生的偏好是决定使用哪种植入物的重要因素,而技术经验是主要因素。

参考文献

[1] Verneuil AS. De la creation d'une fausse articulation par section ou resection partielle de l'os l'ankylose vraie ou fausse de la machoire inferieure. Arch Gen Med, 1860, 15: 174-195.

[2] Campbell WC. Femoral mold arthroplasty. Am J Surg, 1940, 47: 639-641.

[3] Steinberg DR, Steinberg ME. The early history of arthroplasty in the united states. Clin Orthop Rel Res, 2000, 374: 55-89.

[4] Speed JS, Trout PC. Arthroplasty of the knee: a follow-up study. J Bone Joint Surg Am, 1949, 31-B: 53.

[5] Majnoni d'Intignano JM. Articulations totales en resine acrylique. Rev Chir Orthop, 1950, 36: 535.

[6] Miller A, Friedman B. Fascial arthroplasty of the knee. J Bone Joint Surg Am, 1952, 34: 55.

[7] Gunston FH. Polycentric knee arthroplasty: prosthetic simulation of normal knee movement. J Bone Joint Surg Br, 1971, 53-B: 272-277.

[8] Insall J, Ranawat CS, Scott WN, et al. Total condylar knee replacement: preliminary report. Clin Orthop Rel Res, 1976, 120: 149-154.

[9] Ranawat CS, Flynn Jr WF, Saddler S. Long-term results of the total condylar knee arthroplasty. A 15-year survivorship study. Clin Orthop Rel Res, 1993, 286: 94-102.

[10] Insall JN, Lachiewicz PF, Burstein AH. The posterior stabilized condylar prosthesis: a modification of the total condylar design. J Bone Joint Surg Am, 1982, 64: 1317-1323.

[11] Callahan CM, Drake BG, Heck DA, et al. Patient outcomes following tricompartmental total knee replacement. JAMA, 1994, 271: 1349-1357.

[12] Callaghan JJ, Insall JN, Greenwald AS, et al. Mobile-bearing knee replacement: concepts and results. J Bone Joint Surg Am, 2000, 82: 1020-1041.

[13] Walker PS, Sathasavim S. Controlling the motion of total knee replacements using intercondylar guide surfaces. J Orthop Res, 2000, 18(1): 48-55.

[14] Hollister AM, Jatana S, Singh AK, et al. The axes of rotation of the knee. Clin Orthop Re-

[15] Iwaki H, Pinskerova V, Freeman MAR. Tibiofemoral movement 1: the shapes and relative movements of the femur and tibia in unloaded cadaver knee. J Bone Joint Surg Br, 2000, 82: 1189-1195.

[16] Hill PF, Vedi V, Williams A, et al. Tibiofemoral movement 2: the loaded and unloaded living knee studied by MRI. J Bone Joint Surg Br, 2000, 82: 1196-1198.

[17] Stiehl JB, Komistek RD, Dennis DA, et al. Fluoroscopic analysis after posterior cruciate retaining knee arthroplasty. J Bone Joint Surg Br, 1995, 77: 884-889.

[18] Dennis DA, Komistek RD, Colwell Jr CE, et al. In vivo anteroposterior femorotibial translation: a multicenter analysis. Clin Orthop Rel Res, 1998, 356: 47-57.

[19] Banks SA, Markovich GD, Hodge WA. In vivo kinematics of cruciate-retaining and substituting knee arthroplasties. J Arthroplasty, 1997, 12: 297-304.

[20] Bellemans J, Banks S, Victor J, et al. Fluoroscopic analysis of the kinematics of deep flexion in total knee arthroplasty: influence of posterior condylar offset. J Bone Joint Surg Br, 2002, 84-B: 50-53.

[21] Komistek RD, Scott RD, Dennis DA, et al. In vivo comparison of femorotibial contact positions for pressfit posterior stabilized and posterior cruciateretaining total knee arthroplasties. J Arthroplasty, 2002, 17: 209-216.

[22] Victor J, Banks S, Bellemans J. Kinematics of posterior cruciate ligament-retaining and -substituting total knee arthroplasty: a prospective randomised outcome study. J Bone Joint Surg Br, 2005, 87-B: 646-655.

[23] Banks S, Bellemans J, Nozaki H, et al. Knee motions during maximum flexion in fixed and mobile-bearing arthroplasties. Clin Orthop Rel Res, 2003, 410: 131-138.

[24] Stiehl JB, Dennis DA, Komistek RD, et al. In vivo kinematic analysis of a mobile bearing total knee prosthesis. Clin Orthop Rel Res, 1997, 345: 60-66.

[25] Stiehl JB, Dennis DA, Komistek RD, et al. In vivo determination of condylar lift-off and screwhome in a mobile-bearing total knee arthroplasty. J Arthroplasty, 1999, 14: 293-299.

[26] Stiehl JB, Komistek RD, Haas B, et al. Frontal plane kinematics after mobile-bearing total knee arthroplasty. Clin Orthop Rel Res, 2001, 392: 56-61.

[27] Fontanesi G, Rotini R, Pignedoli E, et al. Retention of the posterior cruciate ligament in total knee arthroplasty. Ital J Orthop Traumatol, 1991, 17: 65-71.

[28] Andriacchi TP, Galante JO. Retention of the posterior cruciate in total knee arthroplasty. J Arthroplasty, 1988, 3(suppl): S13.

[29] Freeman MAR, Railton GT. Should the posterior cruciate ligament be retained or resected in condylar nonmeniscal knee arthroplasty? The case for resection. J Arthroplasty, 1988, 3(suppl): S3.

[30] Kleinbart FA, Bryk E, Evangelista J, et al. Histologic comparison of posterior cruciate ligaments from arthritic and age-matched knee specimens. J Arthroplasty, 1996, 11(6): 726-731.

[31] Nelissen RG, Hogendoorn PC. Retain or sacrifice the posterior cruciate ligament in total knee arthroplasty? A histopathological study of the cruciate ligament in osteoarthritic and rheumatoid disease. J Clin Pathol, 2001, 54-5: 381-384.

[32] Misra AN, Hussain MR, Fiddian NJ, et al. The role of the posterior cruciate ligament in total knee replacement. J Bone Joint Surg Br, 2003, 85-3: 389-392.

[33] Clark CR, Rorabeck CH, MacDonald S, et al. Posterior-stabilised and cruciate-retaining total knee replacements: a randomised study. Clin Orthop Rel Res, 2001, 392: 208-212.

[34] Hirsch HS, Lotke PA, Morrison CD. The PCL in total knee surgery: save, sacrifice or substitute? Clin Orthop Rel Res, 1994, 309: 64-68.

[35] Pagnano MW, Cushner FD, Scott WN. Role of the posterior cruciate ligament in total knee arthroplasty. Acad Orthop Surg, 1998, 6:176-187.

[36] Miller MD, Thompson SR, Hart J, editors. Review of orthopaedics. 6th ed. Philadelphia: Elsevier, 2012.

[37] Pereira DS, Jaffe FF, Ortiguera C. Posterior cruciate ligament-sparing versus posterior cruciate ligament-sacrificing arthroplasty: functional results using the same prosthesis. J Arthroplasty, 1998, 13(2):138-144.

[38] Kadoya Y, Kobayashi A, Komatsu T, et al. Effects of posterior cruciate ligament resection on the tibiofemoral joint gap. Clin Orthop Rel Res, 2001, 391:210-217.

[39] Sierra RJ, Berry DJ. Surgical technique differences between posterior-substituting and cruciate-retaining total knee arthroplasty. J Arthroplasty, 2008, 23(7):20-23.

[40] Schwab JH, Haidukewych GJ, Hanssen AD, et al. Flexion instability without dislocation after posterior stabilized total knees. Clin Orthop Rel Res, 2005, 440:96-100.

[41] Li G, Papannagari R, Most E, et al. Anterior tibial post impingement in a posterior stabilized total knee arthroplasty. J Orthop Res, 2005, 23:536-541.

[42] Callaghan JJ, O'Rourke MR, Goetz DD, et al. Tibial post impingement in posterior-stabilized total knee arthroplasty. Clin Orthop Rel Res, 2002, 404:83-88.

[43] Delp SL, Kocmond JH, Stern SH. Tradeoffs between motion and stability in posterior substituting knee arthroplasty design. J Biomech, 1995, 28(10):1155-1166.

[44] Mihalko WM, Miller C, Krackow KA. Total knee arthroplasty ligament balancing and gap kinematics with posterior cruciate ligament retention and sacrifice. Am J Orthop, 2000, 29:610-616.

[45] Shannon FJ, Cronin JJ, Cleary MS, et al. The posterior cruciate ligament-retaining total knee replacement: do we 'preserve' it? A radiolog-ical study. J Bone Joint Surg Br, 2007, 89-B:766-771.

[46] Becker MW, Insall JN, Faris PM. Bilateral total knee arthroplasty. One cruciate retaining and one cruciate substituting. Clin Orthop Relat Res, 1991, 271:122-124.

[47] Bolanos AA, Colizza WA, McCann PD, et al. A comparison of isokinetic strength testing and gait analysis in patients with posterior-cruciate-retaining and substituting knee arthroplasties. J Arthroplasty, 1998, 13(8):906-915.

[48] Bercik MJ, Joshi A, Parvizi J. Posterior cruciate-retaining versus posterior-stabilized total knee arthroplasty: a meta-analysis. J Arthroplasty, 2013, 28(3):439-444.

[49] Jacobs WC, Clement DJ, Wymenga AB. Retention versus removal of the posterior cruciate ligament in total knee replacement: a systematic literature review within the Cochrane framework. Acta Orthop, 2005, 76-6:757-768.

[50] Scuderi GR, Insall JN, Windsor RE, et al. Survivorship of cemented knee replacements. Bone Joint Surg Br, 1989, 71-B:798-803.

[51] Ritter MA, Davis KE, Meding JB, et al. The role of the posterior cruciate ligament in total knee replacement. Bone Joint Res, 2012, 1(4):64-70.

[52] Conditt MA, Noble PC, Bertolusso R, et al. The PCL significantly affects the functional outcome of total knee arthroplasty. J Arthroplasty, 2004, 19(7):107-112.

[53] Ritter MA, Herbst SA, Keating EM, et al. Long-term survival analysis of a posterior cruciate-retaining total condylar total knee arthroplasty. Clin Orthop Relat Res, 1994, 309:136-145.

[54] Andriacchi TP, Galante JO, Fermier RW. The influence of total knee-replacement design on walking and stairclimbing. J Bone Joint Surg Am, 1982, 64-9:1328-1335.

[55] Wilson SA, McCann PD, Gotlin RS, et al. Comprehensive gait analysis in posterior-sta-

bilized knee arthroplasty. J Arthroplasty, 1996,11:359-367.

[56] Joglekar S, Gioe TJ, Yoon P, et al. Gait analysis comparison of cruciate retaining and substituting TKA following PCL sacrifice. Knee, 2012,19(4):279-285.

[57] Parsley BS, Conditt MA, Bertolusso R, et al. Posterior cruciate ligament substitution is not essential for excellent postoperative outcomes in total knee arthroplasty. J Arthroplasty, 2006,21(suppl):127-131.

[58] Straw R, Kulkarni S, Attfield S, et al. Posterior cruciate ligament at total knee replacement. Essential, beneficial or a hindrance? J Bone Joint Surg Br,2003,85(5):671-674.

[59] Dorr LD, Ochsner JL, Gronley J, et al. Functional comparison of posterior cruciate-retained versus cruciate-sacrificed total knee arthroplasty. Clin Orthop Relat Res,1988,236: 36-43.

第33章 移动平台型膝关节假体

第1节 概述 ·········· 518
第2节 移动平台型关节假体的生物力学特征:固定平台型假体,单向或多向移动平台型假体? ·········· 519
第3节 单向或双向移动平台型假体? ·········· 523
第4节 限制或非限制活动的可移动平台假体? ·········· 523
第5节 股-胫关节面的形合度和接触面积 ·········· 523
第6节 保留双交叉韧带、后部稳定或牺牲双交叉韧带设计? ·········· 524
第7节 移动平台型TKA的优势 ·········· 524
第8节 TKA的运动学特点 ·········· 524
第9节 膝关节的尸体研究 ·········· 525
第10节 在体研究 ·········· 525
第11节 影响自动旋转的参数 ·········· 525
第12节 移动平台型假体的在体活动情况 ·········· 526
第13节 移动平台和髌股关节轨迹 ·········· 526
第14节 长期随访结果 ·········· 526
第15节 磨损减少 ·········· 527
第16节 移动平台型TKA的特殊并发症 ·········· 527
参考文献 ·········· 529

第 33 章
移动平台型膝关节假体

Urs K. Munzinger, Jens G. Boldt

关键词 自动旋转·生物力学特点·并发症·膝关节·移动平台型假体·在体移动平台·髌股轨迹·聚乙烯衬垫磨损减少

第 1 节 概 述

目前全膝关节置换的金标准是功能良好、患者满意且 20 年以上存活率超过 85%。为了达到这一目标，假体设计时尽量降低聚乙烯衬垫接触应力和假体-骨接触面的约束力。全膝关节置换的移动平台有助于解决关节的形合度和聚乙烯衬垫约束力之间的矛盾，以减少聚乙烯衬垫的磨损，这是膝关节置换失败的主要原因。然而，当使用多向聚乙烯衬垫装置时，一些移动型平台假体会使其磨损加重。最近这一领域的研究显示，这种"多向"装置显著增加，然而由于材料的强化，聚乙烯的单向运动会减少磨损。无论是新泽西低接触应力（New Jersey Low Contact Stress, LCS）型假体还是 INNEX UCOR 型假体均达到了良好的单向磨损的标准。移动平台型假体的潜在并发症包括旋出和软组织撞击。因此，在使用移动平台型膝关节假体时，手术技术应该精确严格。文献给出的长期随访数据显示，移动平台型假体与固定平台型假体的存活率相当或稍长。

20 世纪 70 年代初，Buechel 和 Pappas 设计了 LCS 关节置换术，其中一种带有 2 个半月板，另一种带有旋转平台。近年来推出了各种不同运动学原理的系统（图 7-33-1～图 7-33-11）。膝关节外侧间室需处理屈曲和伸直时关节面的不匹配。内外侧半月板的活动性确保在解剖状态下，运动弧的完美匹配。

交叉韧带的作用仍存在争议。1904年，Zuppinger 提出膝关节的某些韧带在任何时候都是紧张的，它们通过"导向韧带"的作用来控制膝关节的运动。他同时提出，交叉韧带在一个严格的四连杆运动链中发挥两种作用，以使膝关节屈曲时，股骨通过胫骨顶部向后移动。1917 年，Strasser 的书中描述了四连杆运动链的概念，但他在书中指出由于 2 个交叉韧带并不总处于紧张状态，因此，四连杆链可能不存在。这一问题已经数十年没有在文献中讨论过。1965—1975 年，很多作者在尸体关节中通过完整的交叉韧带证明了后滚的存在。假体的设计能模拟正常膝关节的生理运动和稳定性是一项巨大的挑战。当切除 PCL

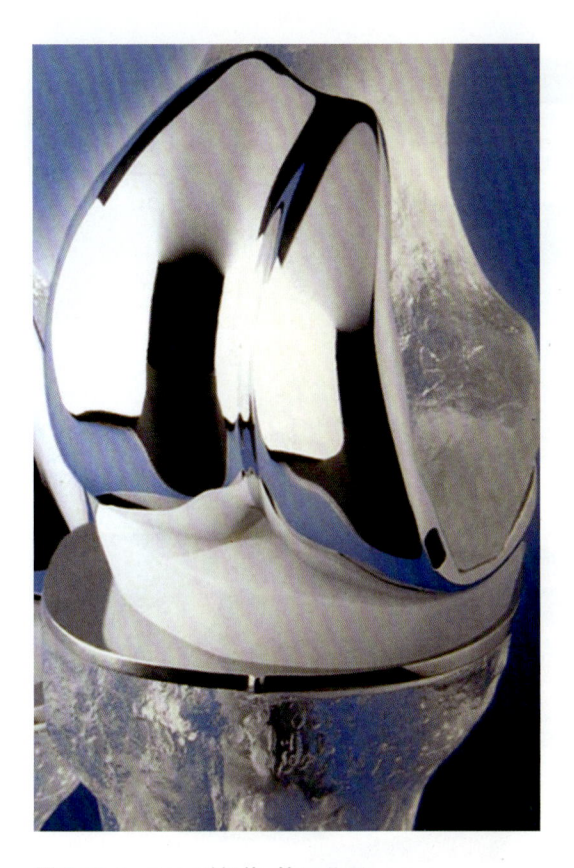

图 7-33-1　SAL 型假体，捷迈公司

额外的可移动界面，可允许平台界面随着股骨髁的屈伸活动而移动，可见移动型胫平台可以适应更多的解剖情况。

此外，Buechel 等报道 TKA 中使用移动型平台能解决关节形合度与聚乙烯衬垫约束力之间矛盾。这样就能减少聚乙烯衬垫的磨损，而聚乙烯衬垫的磨损是导致全膝关节最终失败的原因。在 TKA 中，使用移动型平台可在不增加假体和界面接触应力的情况下，获得关节的匹配。Goodfellow 和 O'Connor 最先使用可移动平台的理念，并引入单间室假体置换获得了最大的形合度和最低的约束力。而在固定平台型 TKA 中，这个问题通过牺牲一部分形合度来解决。

第 2 节　移动平台型关节假体的生物力学特征：固定平台型假体，单向或多向移动平台型假体？

时，这些问题可通过使用保留 PCL 型假体或者带凸轮装置的后部稳定型假体解决。后一种机制可防止膝关节屈曲时后倾，尤其是伸直时无"铰链"装置。另一个缺点是，在 TKA 中后滚会降低聚乙烯界面的形合度，从而增加接触应力，导致磨损加重。

Freeman 通过磁共振成像和尸体解剖证明了 PCL 在膝关节屈曲 5°～60°时是松弛的。膝关节屈曲达到 60°时 PCL 开始变得紧张，并作用于股骨，在膝关节进一步屈曲时股骨止点向后移位。在自然状态下，膝关节屈曲 10°～45°时，PCL 不可能限制股骨后滚 4 mm。

总之，膝关节屈时股骨髁不会同时后滚。无负荷的股骨内侧髁不随着膝关节屈曲发生前后移动，但股骨外侧髁会随着胫骨内旋而后滚。绝大多数 TKA 假体表面的设计为低形合度，膝关节屈曲时低形合度会使聚乙烯衬垫接触应力增高。TKA 中引入

最近关于不同移动平台的定量磨损碎片的研究数据显示，多向移动平台装置磨损显著高于单向移动平台装置。尽量延长 TKA 在体内的使用寿命，降低聚乙烯衬垫的磨损率仍然是医生们的目标。固定平台型全膝关节假体在承受较高水平的内外旋和前后移动时产生的磨损碎片体积更大。旋转平台聚乙烯衬垫的磨损率仅为固定平台衬垫的 1/3，尽管移动平台的股骨接触面积和胫骨磨损面积有所增加。旋转平台设计使其不与膝关节运动相偶联，允许关节衬垫的单向运动，从而减少股骨与衬垫接触面的旋转。正如 Fischer 团队所示，将复杂的膝关节运动转变成单向运动会改变聚乙烯衬垫的分子取向，并降低磨损。他们也比较了单向和多向移动平台型假体，并发现单向移动平台可以显著降低磨损。文章分析了 14 个胫骨界面低接触应力假体，包括 6 个旋

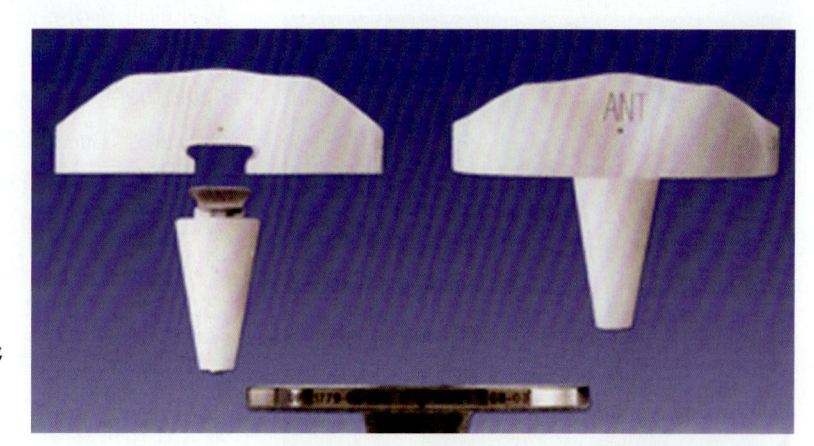

图 7-33-2　LCS 型前后滑移和旋转平台，美国强生公司

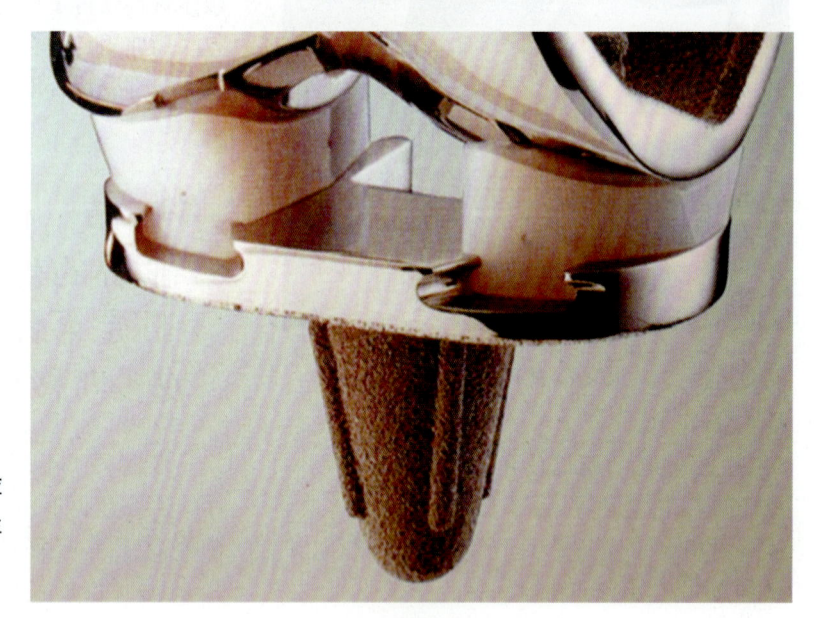

图 7-33-3　LCS 型低接触应力活动平台 TKA，美国强生公司

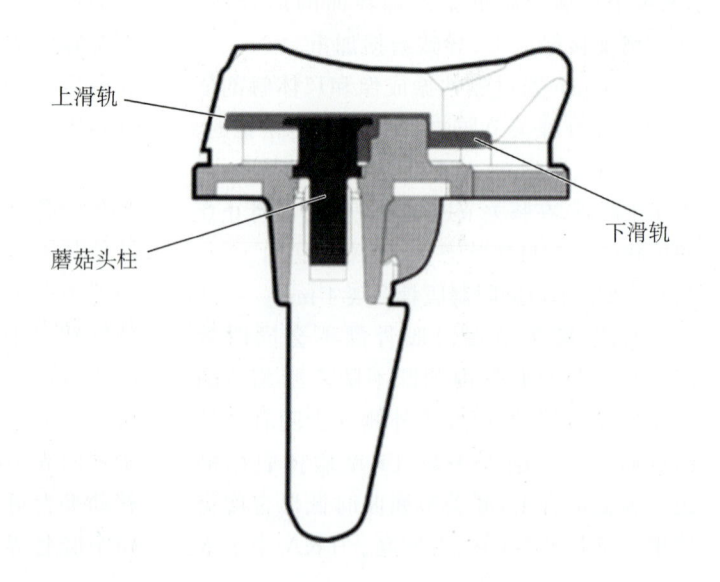

上滑轨

下滑轨

蘑菇头柱

图 7-33-4　AGC 型假体，邦美公司

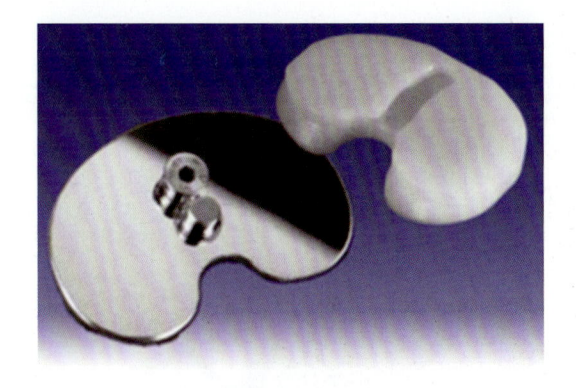

图 7-33-5　Interax 型假体，史赛克公司

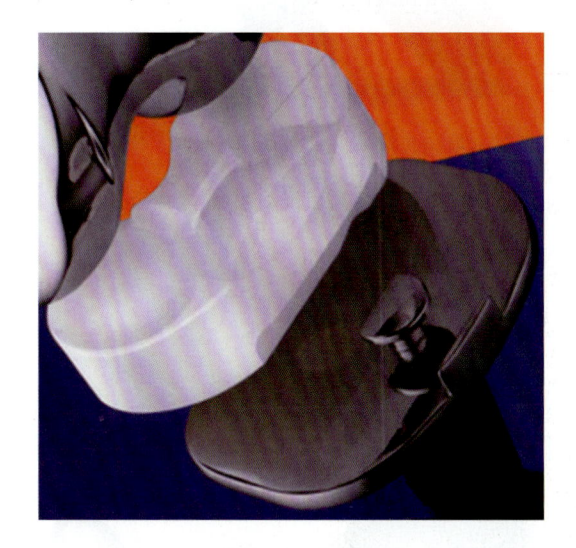

图 7-33-6　MBK 型假体，捷迈公司

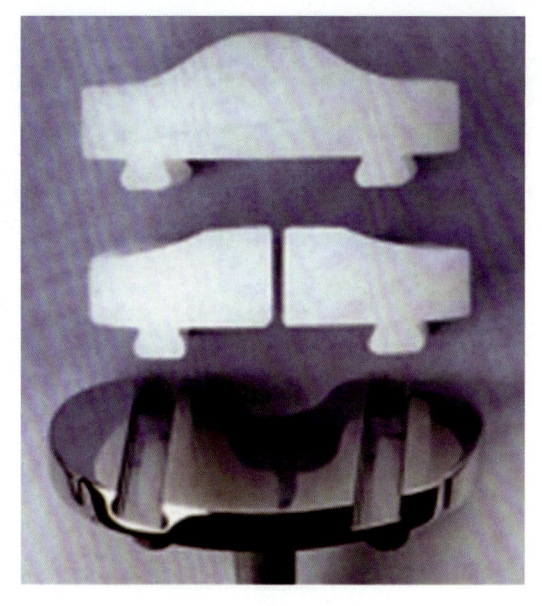

图 7-33-7　Minns MB 型假体，科林公司

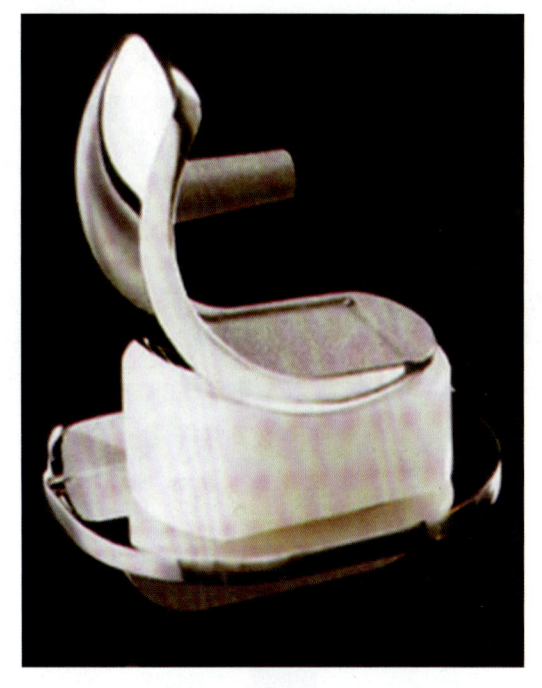

图 7-33-8　Oxford，单间室Ⅱ，邦美公司

转平台型(rotating platform, RP)、6 个半月板型(meniscal, MN)和 2 个前后滑移型(anterior-posterior, AP)，特别分析了胫骨界面的情况。划痕几何分析显示，划痕峰的横纵比始终低于划痕谷，高度<1 μm。最大划痕的 R_P 和 R_V 均为 3~4 μm。体外试验表明，存在垂直于运动方向的表面划痕，超高分子量聚乙烯接触面磨损会增加。这些假体单向运动产生的划痕平行于滑动方向，预计这会减少聚乙烯衬垫磨损。其他类型的移动平台型假体在胫骨接触面上较少限制运动，这会增加聚乙烯衬垫的磨损。在出现划痕时也会增加磨损。在未来的膝关节假体设计中使用替代材料或涂层来降低这种磨损，这些材料或涂层更耐刮擦和表面粗糙。LCS 型假体和 INNEX UCOR 型假体均达到了良好的单向磨损模式的标准(图 7-33-12)。

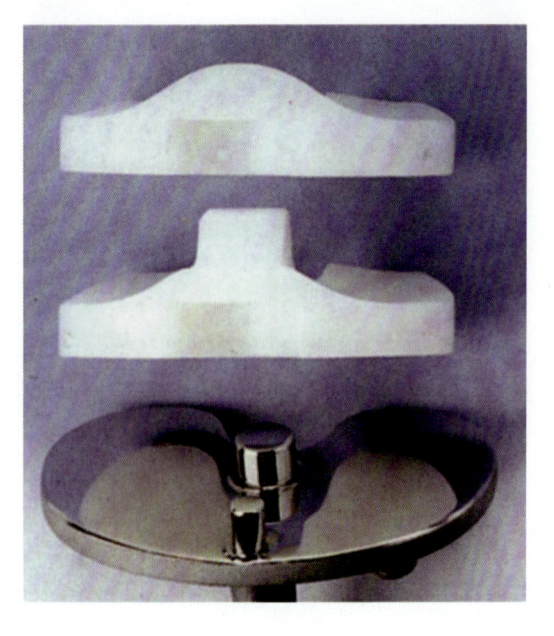

图 7-33-9　Rotaglide Corin 型假体

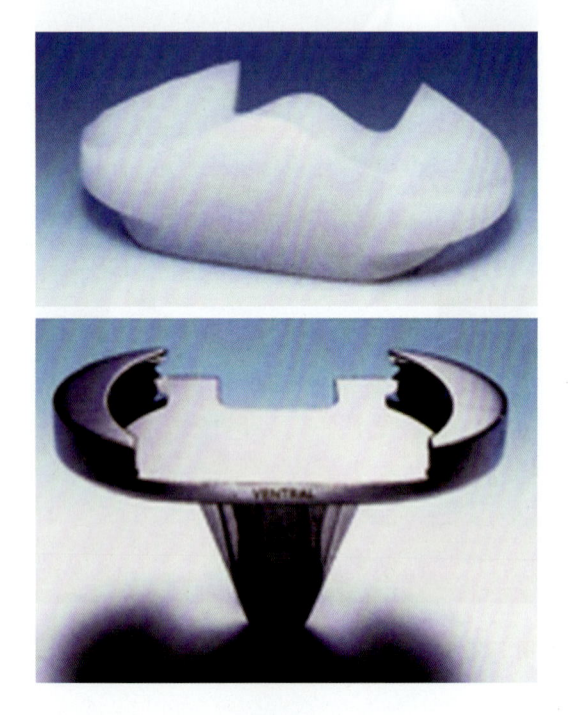

图 7-33-10　TACK,林克公司

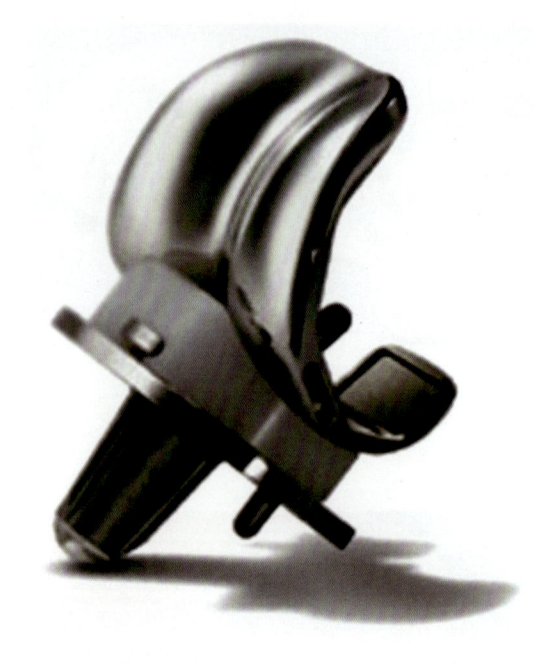

图 7-33-11　INNEX-前后滑动型假体,捷迈公司

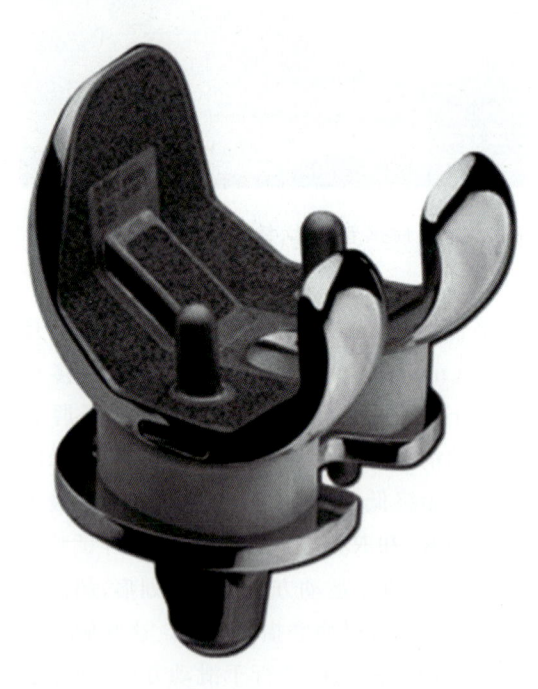

图 7-33-12　INNEX UCOR 型假体,捷迈公司

第 3 节　单向或双向移动平台型假体？

一些公司生产 2 个独立的半月板型平台，包括一个支撑内侧间室和一个支撑外侧间室，如 Oxford Modular 型假体（Biomet）、LCS 型假体（DePuy J&J）和 Minns 型假体（Corin）。而其他公司生产的均为一个旋转平台同时支撑内外侧间室的假体。

第 4 节　限制或非限制活动的可移动平台假体？

平台的移动性可以通过胫骨平台上特定的设置来限制。Oxford 型全膝关节假体通过在胫骨结节处设计垂直的金属凸柱来限制平台过度活动。多数全膝关节假体会在一个或多个方向限制平台移动。平台的导向可以通过多种方法实现：①直或弯曲规作为胫骨平台的一部分，可作为聚乙烯界面组件的向导。限制内外活动而不限制前后活动，股骨-胫骨的旋转（纵轴）通过半月板界面（LCS 型、Minns 型）反向前后运动实现。②局部和周围的限制缘为聚乙烯衬垫做导向，如 TACK 型假体（Link）。③通过在胫骨突起上钻孔，在旋转平台上设计一个圆锥或圆柱形的桩，如 LCS 型假体、Innex 型假体（Sulzer）和 TRAC 型假体（Biomet）。④一个位于胫骨突起独立的运动导向臂（LCS，Innex），允许平台在水平面上旋转和前后运动（前后滑动）。⑤在胫骨平台上安装固定好的桩与聚乙烯衬垫上的孔接合好后，还能够允许 4～5 mm 有限旋转和（或）前后平移，如 SAL（Sulzer）、TRK（Cremascoli）、TRI-CCC（SME）、Oxford 3c（Biomet）、AGC Duo-Articular（Biomet）。⑥限制平台前后平移和旋转的 2 个垂直元素被应用在 Rotaglide 型（Corin）和 MBK 型假体（Zimmer）。在非对称数组中，外侧间室的平移会增加。Interax 型全膝关节假体（Howmedica）设计有 36°的旋转限制，聚乙烯衬垫底面的一个弧形槽再加上不对称的接触面使外侧间室相对于内侧平移增加。

第 5 节　股-胫关节面的形合度和接触面积

移动平台型 TKA 的最终目标包括：①提高整个运动弧的前面、矢状面和冠状面的匹配性；②降低聚乙烯衬垫的接触面压力；③降低骨与假体接触面间的束缚力。在矢状面上，通过保证股骨组件的曲率半径始终一致来获得最大匹配性，如 Oxford 型假体、Minns 型假体和 Rotaglide 型假体。MBK 型假体包含 2 种曲率半径的组合。大多数假体在膝关节伸直时是形合度高，而屈曲时形合度降低（LCS 型假体、SAL 型假体、TRAC 型假体等）。正如 Bartel 所示，前面的形合度与矢状面的形合度一样重要。

根据 Kuster 的研究，在日常活动时，作用于正常膝关节的力量是人体质量的 1.3～1.8 倍，而在爬楼梯或从坐位站立时作用在正常膝关节上的力会增加到正常人体质量的 5 倍。这些载荷分布在 750～1150 mm^2 的区域上。正常膝关节表面的接触应力低于 5 MPa。多数固定平台型膝关节假体的接触面积为 100～300 mm^2，这导致关节面的接触应力高达 60 MPa，然而，现代聚乙烯材料的最大抵抗力低于 21 MPa。因此，接触应力超过 20 MPa 会显著降低聚乙烯衬垫的使用寿命。在膝关节屈曲 0°～60°时要求接触面积至少 400 mm^2 才能避免接触应力超过 20 MPa。接触面积可以通过有限元分析或接触应力影像来计算。LCS 型假体、SAL 型假体和 Rotaglide 型假体在膝关节伸直时的接触面积可达到600～700 mm²[31]。MBK型假体的接触面积可达到800～1000 mm²。后部稳定型假体因为有中心稳定柱所以增加了接触面积（TRAC、LCS-PS、TRI-CCC和Rotaglide PS）。

移动平台型全膝关节假体接触的面积增加，降低了聚乙烯衬垫的接触应力（分层、连接破坏）。然而，膝关节屈曲时接触应力取决于假体的几何形状、膝关节载荷，以及膝关节主动和被动活动时的稳定性。接触应力降低会减少聚乙烯衬垫的破坏，尤其是表面的前2 mm（van Mieses应力）。

其他需要考虑的内在和外在因素包括：①聚乙烯衬垫的质量和耐磨性；②消毒技术（伽马射线、环氧乙烯等）；③聚乙烯材料的保质期（防止氧化和连接破坏）；④金属和聚乙烯衬垫表面的光滑度和形合度；⑤关节在三维负重情况下的性能（起立、剪切力、最大负荷、膝关节主动和被动稳定性等）。

第6节 保留双交叉韧带、后部稳定或牺牲双交叉韧带设计？

LCS型假体和Oxford型假体植入时可以保留前后交叉韧带（anterior and posterior cruciate ligament，ACL/PCL）。在这种情况下，前后稳定性不是由交叉韧带提供，而是通过关节假体适当的几何形状来获得的（有或无后部稳定柱）。在TKA中，即使手术技术是最好的，单保留PCL也不能保证正常的运动。Canton和Goutallier证明了在缺乏ACL的情况下，PCL的功能和解剖是异常的。PCL继发性功能不全常常会导致临床相关的韧带不稳（进行性韧带不稳，PLI）。缺失PCL的功能或多或少可以通过旋转平台的前唇弥补。另一种方法是，假体髁间增加一个聚乙烯柱，这可以防止膝关节屈曲时胫骨向后活动（后部稳定）。

第7节 移动平台型TKA的优势

植入移动平台型膝关节假体会提高长期临床效果，因为：①改善了关节的形合度和运动学性能；②降低了接触应力；③降低了假体与骨接触面间的约束力；④改善了髌股关节运行轨迹，因为胫骨和股骨的旋转更接近于解剖状态。

根据Yang的研究，固定平台型TKA外侧松解高于移动平台型TKA（14.3% vs. 5.3%）。移动平台型TKA组的外侧松解率较低可能是平台的旋转使伸肌机制集中的结果。

Skwara分析了固定平台型TKA和移动平台型TKA髌股接触应力的差异。在TKA中髌骨表面假体会增加髌股接触应力。移动平台型TKA的髌股接触应力显著低于固定平台型TKA。

Breugem观察到移动平台型假体置换的患者膝前痛的发生率低于固定平台型。根据1年的随访，后部稳定的固定平台型组患者的膝前痛发生率（18.9%）高于后部稳定的移动平台型组（4.3%）。两组患者的膝关节活动度、视觉模拟评分法（visual analogue scale，VAS）评分、Oxford 12-item问卷、SF-36与美国膝关节学会（American Knee Society，AKSS）评分差异均无统计学意义。

第8节 TKA的运动学特点

一些研究通过使用金属探针在胫骨和股骨上定向的方法对膝关节的运动学特点进行了在体评价。结果显示，膝关节屈曲和伸直时胫骨旋转8°～13°，尽管Lafortune无法证明膝关节完全伸直时是相互咬合的。评价置换膝运动学特点的非透视研究包括尸体研究、非负重位放射学检查、步态分析、角度测量和摄影测量法等。然而,这些技术都是静态的,未考虑肌肉的力量、负重和韧带。

第 9 节 膝关节的尸体研究

Schlepkow 比较了 LCS 半月板平台型 TKA 和固定平台型 TKA(Tricon M)的运动学特点。LCS 型假体在膝关节屈曲和伸直时可以自动旋转,然而 Tricon M 型假体没有旋转。Eckhoff 分析了尸体膝关节在有/无 Duracon 型和 AGC 型假体屈曲时的旋转。尸体关节在屈曲和伸直时出现 9°的自动轴向旋转,然而,在植入 2 种假体后均不再发生旋转。

第 10 节 在体研究

El Nahass 用电子测角仪对 25 例进行了 Kinematic Ⅱ 型 TKA 的患者进行了测量,发现患者在行走、坐下、起立和爬楼梯时会有 5°～10°的自动旋转。Terajma 使用电子测角仪证明了行走时的旋转。Tarnowski 在有 4 个摄像头的光电感应系统的帮助下分析了膝关节的运动学特点,正常膝关节有 1 个平均 4.7°的自动旋转,保留 PCL 的 TKA 术后有平均 2.9°的旋转,后部稳定型 TKA 患者有平均 1.5°的旋转。Nilson 使用伦琴立体摄像技术(Roentgen Stereophotogrammetry,RSA)调查 LCS 型假体和 Miller Galante 型假体的 TKA 患者,发现进行 LCS 型假体 TKA 患者膝关节屈曲时有 0.5°的旋转,而进行 Miller Galante 型假体 TKA 患者有 3.5°的旋转。Freeman Samuelson 型假体(固定平台型)与 Freeman-SAL 型假体(移动平台型)比较未发现两者在旋转和向后活动方面有显著差异。Dennis[23] 通过透视分析膝关节屈曲时的自动旋转,发现旋转量的变化较大,膝关节屈曲时股骨前移。Stiehl 通过透视观察并测量了带有旋转平台假体的 LCS 型 TKA 患者,结果发现 7 例患者在膝关节屈曲时有平均 0.5°的内旋,5 例没有旋转,另外 7 例有最大 6.2°的外旋。股骨髁的移动是高度变化的。此外,超过 50% 的患者中 1 个间室接合不良(抬起时),这意味着对侧间室完全负重载荷。

Tamaki 分析了后部稳定的移动平台型假体置换后膝关节深度屈曲时的运动学特点。股骨假体平均外旋 9.3°,主要的运动轨迹是早期后滚、外侧中心点外旋和双髁后滚。

Chouteau 分析了非骨水泥型保留 PCL 的移动平台型 TKA 患者的运动学特点:胫股关节的运动稳定,但并没有复制健康膝关节的运动状态;移动垫片有旋转和平移运动,但平移的形式不能预测。

Sharma 观察了 TKA 术后在体膝关节的接触应力。结果显示,每种 TKA 的内侧髁接触应力都大于外侧髁。旋转平台型 TKA 的旋转功能可保持股胫聚乙烯衬垫更好的接合,从而产生比固定平台型 TKA 更低的接触应力。

Stiehl 利用计算机导航技术分析了固定平台型和移动平台型 TKA 的胫骨旋转。固定平台型 TKA 的胫骨旋转角度显著低于移动平台型 TKA。在膝关节伸直时,固定平台型 TKA 的胫骨相对于股骨远端的位置比移动平台型 TKA 靠外。

第 11 节 影响自动旋转的参数

在 TKA 中,无股骨髁和胫骨平台不对

称等临床症状,因为大多数 TKA 都牺牲了交叉韧带,也无屈曲和伸直时张力合适、功能正常的交叉韧带。绝大多数 TKA 假体设计为对称的关节面。绝大多数作者都牺牲了 ACL,大多数情况也选择了牺牲 PCL。剩余的参数是关节囊韧带复合体的被动张力、膝关节肌肉的活动和协调能力。TKA 术后的步态分析研究显示患者步态速度、步态长度,以及膝关节屈曲和活动范围均降低。Kramers 研究了双侧 TKA 患者的步态分析,比较了固定平台的半限制 GSB 型 TKA 和与移动平台的 LCS 型 TKA,两者差异无统计学意义。

第 12 节 移动平台型假体的在体活动情况

Bradly 报道了 Oxford 型平台在膝关节屈曲时外侧有 4.4 mm 的后移,而内侧有 6.0 mm 的后移。Stiehl 显示了术后 54 个月时 50% 的患者半月板界面(LCS 型)的活动性。Lemoine 发现 35 例 LCS 型 TKA 的半月板界面的平均活动度为 5(0～10) mm。Nilson 单纯报道了 LCS 型 TKA 和 SAL 型 TKA 的最小活动度。最近的其他研究总结了手术后 10 年的移动界面衬垫的活动度。

第 13 节 移动平台和髌股关节轨迹

在 TKA 的发展过程中,改善髌股关节轨迹(不包括髌骨表面覆盖)的因素包括:①更适合髌骨的股骨解剖结构,在膝关节弯曲和伸直时设计有最佳滑车沟;②松解软组织以减少髌骨外侧半脱位或脱位;③股骨组件的旋转定位平行于股骨-胫骨屈曲间隙,或平行于髁上轴;④注意膝关节屈曲和伸直时关节囊与韧带的平衡。所有参数有助于减少髌股关节的问题。TKA 中的移动平台可能有额外的获益,以防胫骨平台置入位置不是最佳的旋转位置,然而,半月板平台不影响股骨组件定位不良。

Witoolkolachit 比较了移动平台型 TKA 患者股骨组件旋转与髁上轴(transepicondylar axis,TEA)对齐的疗效。在 LCS 型 TKA 中,膝关节外旋时平衡屈曲技术可定位股骨组件。这种技术使得股骨旋转角接近术中 TEA,当检测到沟时,与解剖 TEA 相比能产生了各种不同的角度。

Boldt 分析了移动平台型 TKA 股骨组件的旋转。股骨组件的力线相对于股骨髁上连线轴有平均值为 0.3°的内旋(范围为内旋 6°到外旋 4°)。90% 患者的后髁角相对于术中股骨髁上连线轴的角度在 3°以内,这是患者获得理想功能的常规方法。

第 14 节 长期随访结果

在 TKA 中采用半月板平台可提高组件的形合度,降低在金属界面的接触应力,减少假体-骨界面的约束力,提供最小限制的平台活动性。因此,半月板平台显然有优势,理论上提高了存活率。Buechel 等报道了他个人关于 LCS 系列的随访研究,16 年后半月板平台型 TKA 的存活率为 83%,骨水泥旋转平台型 TKA 的存活率为 97.7%,以及非骨水泥旋转平台型 TKA 18 年后的存活率为 98.3%。Jordan 报道了 LCS 型 TKA 术后 8 年后存活率为 94.6%。Sorrels 报道了 LCS 型 TKA 14 年后的存活率为 88%。Callaghan 研究了 114 例骨水泥 LCS 型膝在 11 年后随访时其存活率为 100%。基于长期研究的结果,LCS 型膝的临床表现很突出。从 LCS 型膝和 Oxford 系统可获得 20 年以上的长期数据,其结果等同于或优于固定平台型髁系统。

第15节　磨损减少

在实践中,测量在体聚乙烯碎片很困难。可获得的参数包括由于冷变形导致的线性穿透、分层、撕裂、氧化和表面"摩擦"。Collier 调查了 122 例样本发现,与匹配度低的系统相比,匹配度高的系统聚乙烯衬垫的改变较轻。移动平台型的聚乙烯衬垫没有分层或撕裂。与全髋关节置换的磨损颗粒相比,聚乙烯颗粒的直径更大(造成颗粒滑膜炎的风险小)。这就形成了一种观点,即如果所有组件在最佳软组织平衡下完美植入,那么在 TKA 中的磨损就不严重了。

固定平台型 TKA 中组件的匹配性通常较差,无论是否保留 PCL,都可以看到前后移动增大。在韧带不稳的情况下,聚乙烯碎片数量甚至更多。移动平台型 TKA 中,股骨髁的活动仅限于无前后移动和旋转的滑动,因为后者发生在衬垫和光滑的胫骨平台之间。然而,这个理论仍然存在争议,因为 Stiehl 透视下证明了移动平台型 TKA 的剥离。

持续的磨损导致聚乙烯衬垫的长期破坏和碎片存在,与固定平台相比,移动平台有上、下两个面。Argenson 计算出 Oxford 型假体聚乙烯衬垫的磨损速率是 0.025 mm/年。Berger 在高度匹配的固定平台型 TKA 中发现了相似的磨损速率。在一项对比研究中,Cornwall 报道了固定平台型 TKA 分层的发生率为 20/28(71.4%),而移动平台型 TKA 仅为 1/7(14.3%)。在 Schulthess 中心超过 2500 例移动平台型 TKA 的患者中仅有 41 例因韧带不稳定而进行了翻修,这 41 例患者均有聚乙烯衬垫的撕裂和分层。另一个与移动平台前后滑动高度相关的并发症是 Hoffa 脂肪垫撞击和部分坏死。这些患者均成功切除了脂肪垫,并将聚乙烯衬垫更换为旋转平台聚乙烯衬垫。

第16节　移动平台型 TKA 的特殊并发症

由于设计的性质,移动平台可能造成很大的问题。包括:①前后方向和内外方向上半月板界面的旋出或半脱位;②一侧间室的旋转平台半脱位,通常发生在后部;③膝前间室撞击(特别是当脂肪垫未切除或部分切除时,或者在膝关节屈曲时前后滑动型平台向前移位);④由于前后活动比固定平台大,可能会增加 PLI 的进展;⑤高度小于 10 mm 的半月板平台中聚乙烯衬垫质量减少。

Schulthess 中心的 821 例患者中,有 1 例发生中间外侧的半月板平台半脱位(0.12%)。在1850 例患者中有 1 例发生双侧半月板平台完全滑脱(0.12%)。在 1862 例旋转平台 TKA 术中,11 例(0.6%)因为 PLI 或者创伤需要做翻修手术。大多数病例的这个问题可通过更换移动平台来解决。在 236 例前后滑动旋转平台 TKA 中,有 7 例(3.0%)患者有膝前痛并且进行了第 2 次脂肪垫切除手术。

在 TKA 中使用移动平台可以提高关节面的匹配性,不增加关节面的接触应力,也不干扰膝关节的生理运动。目前,移动平台型 TKA 的设计都遵循同一个规则,但存在以下不同:①匹配表面的绝对面积(伸直时的匹配面积为 600~1200 mm^2,屈曲 60°~90°时匹配面积减小);②移动平台的旋转和平移的范围;③可移动组件的功能和设计包括半月板平台、旋转平台、前后滑动柱和条,以及平台对称性;④保留 ACL、PCL 中的任意一个或同时保留;⑤胫-股关节平台的曲率,这个曲率可以是相当平坦或匹配,或后部稳定;⑥髌股关节的几何结构;⑦胫骨截骨的后倾角;⑧固定类型,包括有或无额外螺钉的骨水泥型和非骨水泥型组件。

移动平台型 TKA 的概念更接近正常的膝关节运动学,但其临床优势尚待证实。一项长达 10～20 年的随访报道了良好的长期结果,但是大多数研究都没有对移动平台型 TKA 的长期结果进行分析。影响原位假体生存率或对其有益的参数包括减少接触应力,降低假体与骨接触面的约束力,增加旋转平台聚乙烯衬垫厚度,以及减少聚乙烯内部的"von Mieses"力。移动平台聚乙烯衬垫存在两个关节面(股骨髁和胫骨平台)似乎不会增加磨损颗粒的量。生理和技术上造成的轴向力线不良,可以通过平台的自然旋转纠正,因而减少了聚乙烯衬垫的应力和磨损。提高平台的活动性和股骨组件的旋转定位,可在整个运动过程中改善髌股关节的轨迹。

瑞士苏黎世的 Schulthess 诊所开展的功能结果研究证明,移动平台型 TKA 较固定平台型 TKA 患者的步态模式有所改善,获得了正常的步速。然而,与固定平台型 TKA 相比,移动平台型 TKA 会出现其他的并发症,如脱位、滑脱、聚乙烯衬垫破裂或软组织残留(如脂肪垫)。但是,精确的手术技术和限制型平台的移动性可以很大程度上减少这些并发症的发生(图 7-33-13)。

总之,比固定平台相比,移动平台的使用更具有优势,但其长期效果有待证实。

在 TKA 中使用可移动平台是解决聚乙烯衬垫匹配性与接触应力之间矛盾的一个办法,从而减少聚乙烯磨损,这是导致膝关节置换失败的最终原因。TKA 中使用移动平台可以在不增加假体组件与平台间关节应力的情况下,提高关节面的匹配性。然而与固定平台相比,在关节置换术中使用移动平台还可能出现其他的并发症,例如,脱位、滑脱或者聚乙烯衬垫断裂及软组织残留。

总之,到目前为止,临床和影像学证据均表明移动平台的长期生存率等同于或优于固定平台。当使用设计合理且植入得当的移动平台型假体时,在减少接触应力和降低约束力上的理论优势毫无争议。髌骨表面重覆盖尤其是金属壳设计,半月板平台与切除 PCL 的设计似乎会影响长期结果。牺牲 ACL 和 PCL 的旋转平台设计表现最佳,其 20 年的生存率超过 90%(图 7-33-14)。

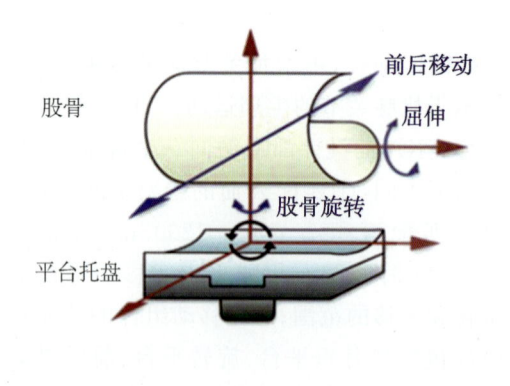

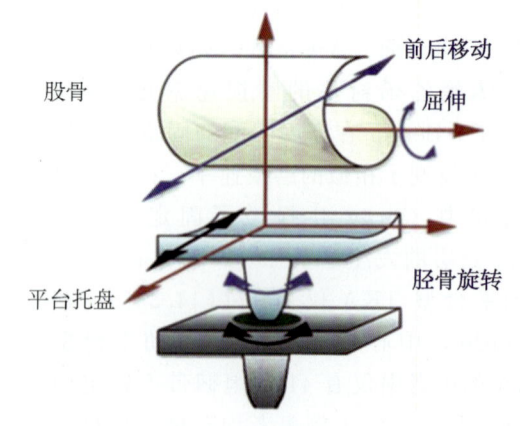

图 7-33-13　固定平台与移动平台

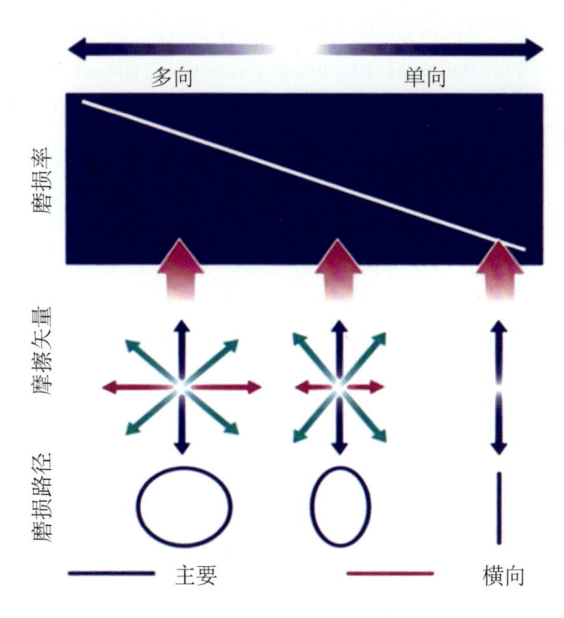

图 7-33-14　单向与多向磨损

参考文献

[1] Banks SA, Markovich GD, Hodge WA. In vivo kinematics of cruciate retaining and substituting knee arthroplasties. J Arthroplast, 1997, 12: 297-304.

[2] Berger RA, Seel MJ, Crossett LS, et al. The role of component malrotation in tibial polyethylene wear and failure after TKA. Orthop Trans, 1995, 19: 527.

[3] Boldt JG, Stiehl JB, Munzinger U, et al. Femoral component rotation in mobile-bearing total knee arthroplasty. Knee, 2006, 13(4): 284-289.

[4] Bourne RB, Whitewood CN. The role of rotating platform total knee replacements: design considerations, kinematics, and clinical results. J Knee Surg, 2002, 15(4): 247-253. Fall.

[5] Bourne RB, Masonis J, Anthony M. An analysis of rotating-platform total knee replacements. Clin Orthop, 2003, 410: 173-180.

[6] Bradly J, Goodfellow JW, Oconnor J. Radiographic study of bearing movement in unicompartmental oxford knee replacement. JBJS, 1987, 69B: 598-601.

[7] Breugem SJ, Sierevelt IN, Schafroth MU, et al. Less anterior knee pain with a mobile-bearing prosthesis compared with a fixed-bearing prosthesis. Clin Orthop Relat Res, 2008, 466(8): 1959-1965.

[8] Buechel Sr FF, Buechel Jr FF, Pappas MJ, et al. Twenty-year evaluation of meniscal bearing and rotating platform knee replacements. Clin Orthop, 2001, 388: 41-50.

[9] Buechel Sr FF, Buechel Jr FF, Pappas MJ, et al. Twenty-year evaluation of the New Jersey LCS rotating platform knee replacement. J Knee Surg, 2002, 15(2): 84-89.

[10] Buechel Sr FF, Buechel Jr FF, Pappas MJ. Ten-year evaluation of cementless buechel-pappas meniscal bearing total ankle replacement. Foot Ankle Int, 2003, 24(6): 462-472.

[11] Buechel FF. Recurrent LCS, rotating platform dislocation in revision total knee replacement: mechanism, management, and report of two cases. Orthopedics, 2003, 26(6): 647-649.

[12] Buechel Sr FF. Long-term followup after mobile-bearing total knee replacement. Clin Orthop, 2002, 404: 40-50.

[13] Callaghan JJ. Mobile-bearing knee replacement: clinical results: a review of the literature. Clin Orthop, 2001, 392: 221-225.

[14] Chouteau J, Lerat JL, Testa R, et al. Mobile-bearing insert translational and rotational kinematics in a PCL-retaining total knee arthroplasty. Orthop Traumatol Surg Res, 2009, 95(4): 254-259.

[15] Collier JP, Major MB, McNamara JL, et al. Analysis of the failure of 122 polyethylene inserts from uncemented tibial components. Clin Orthop, 1991, 273: 232-242.

[16] Cornwall GB, Rudan J, Bryant JT, et al. The distribution of surface degradation mechanisms in TKA. A comparison of fixed bearings versus mobile bearing designs. JBJS, 1998, 80B(Suppl): I-37.

[17] Delport HP, Banks SA, De Schepper J, et al.

A kinematic comparison of fixed-and mobile-bearing knee replacements. J Bone Joint Surg Br,2006,88(8):1016-1021.

[18] Dennis DA,Komistek RD,Walker SA,et al. In vivo analysis of tibiofemoral rotation: does screw home rotation occur after TKA? Trans Orthop Res Soc,1997,23:386.

[19] Dorr LD. Contrary view: wear is not an issue. Clin Orthop,2002,404:96-99.

[20] Gill GS,Joshi AB,Mills DM. Total condylar knee arthroplasty. 16-To 21-year results. Clin Orthop,1999,367:210-215.

[21] Jordan LR,Olivio JL,Voorhoorst PE. Survival analysis of cementless meniscal bearing total knee arthroplasty. Clin Orthop,1997,338: 119-123.

[22] Jordan LR, Dowd JE, Olivo JL, et al. The clinical history of mobile-bearing patella components in total knee arthroplasty. Orthopedics,2002,25(2 Suppl):s247-250.

[23] Jones VC, Williams IR, Auger DD, et al. Quantification of third body damage to the tibial counterface in mobile bearing knees. Proc Inst Mech Eng H, 2001, 215 (2): 171-179.

[24] Kijm H, Pelker PR, Lynch JK, et al. Radiographic analysis of the "rollback" phenomenon in posterior cruciate retaining total knee arthroplasty. AAOS,1995,19:1170.

[25] Kramers-de Quervain IA,Stüssi E,Müller R, et al. Quantitative gait analysis after bi-lateral TKA with two different systems within each subject. J Arthroplasty,1997,12:168-179.

[26] Kuster MS,Wood GA,Stachowiak GW,et al. Joint load considerations in total knee replacement. JBJS,1997,79B:109-113.

[27] McEwen HM,Fisher J,Goldsmith AA,et al. Wear of fixed bearing and rotating platform mobile bearing knees subjected to high levels of internal and external tibial rotation. J Mater Sci Mater Med, 2001, 12 (10-12): 1049-1052.

[28] Moilanen T,Freemann MAR. The case for resection of the posterior cruciate ligament. J Arthroplasty,1995,10:564-567.

[29] Poilvache PL, Insall JN, Scuderi GR, et al. Rotational landmarks and sizing of the distal femur in total knee arthroplasty. Clin Orthop,1996,331:35-46.

[30] Polyzoides AJ. The rotaglide total knee arthroplasty. Prosthesis, design and early results. J Arthroplasty,1996,11:453-459.

[31] Price AJ, Rees JL, Beard D, et al. A mobile-bearing total knee prosthesis compared with a fixed-bearing prosthesis. A multicentre single-blind randomised controlled trial. J Bone Joint Surg Br,2003,85(1):62-67.

[32] Ranawat CS. History of total knee replacement. J South Orthop Assoc, 2002, 11(4): 218-226.

[33] Rand JA, Trousdale RT, Ilstrup DM, et al. Factors affecting the durability of primary total knee prostheses. J Bone Joint Surg Am, 2003,85-A (2):259-265.

[34] Sathavisan S,Walker PS. Optimisation of meniscal knee design to eliminate the stresses which cause delamination wear. JBJS, 1998, 80B (Suppl Ⅰ):37.

[35] Schunck J,Jerosch J. Knee arthroplasty. Mobile-and fixed-bearing design. Orthopade, 2003,32(6):477-483.

[36] Sharma A,Komistek RD,Ranawat CS,et al. In vivo contact pressures in total knee arthroplasty. J Arthroplasty,2007,22(3):404-416.

[37] Skwara A,Tibesku CO,Ostermeier S,et al. Differences in patellofemoral contact stresses between mobile-bearing and fixed-bearing total knee arthroplasties: a dynamic in vitro measurement. Arch Orthop Trauma Surg, 2009,129(7):901-907.

[38] Sorrells RB. The clinical history and development of the low contact stress total knee arthroplasty. Orthopedics, 2002, 25 (2 Suppl): s207-212.

[39] Stiehl JB, Komistek RD, Dennis DA, et al. Fluoroscopic analysis of kinematics after posterior cruciate retaining arthroplasty. JBJS, 1995,77B:884-889.

[40] Stiehl JB. Comparison of long-term results with cruciate substituting or sparing mobile bearing cementless total knee arthroplasty. Orthop Trans,1996,20:928.

[41] Stiehl JB,Abbott B. A morphological analysis of the transepicondylar axis and the relationship of the mechanical axis of the leg. J Arthroplasty,1995,10:785-789.

[42] Stiel JB,Cheverny PM. Femoral rotational alignment using the tibial shaft axis in total knee arthroplasty. Clin Orthop,1996,331:47-55.

[43] Stiehl JB. Comparison of tibial rotation in fixed and mobile bearing total knee arthroplasty using computer navigation. Int Orthop,2009,33(3):679-685.

[44] Tamaki M,Tomita T,Watanabe T,et al. In vivo kinematic analysis of a high-flexion,posterior-stabilized,mobile-bearing knee prosthesis in deep knee bending motion. J Arthroplast,2008 Nov 24.[Epub ahead of print]

[45] Tarnowski LE,Andriacchi TP,Berger RA,et al. Three dimensional motion of cruciate retaining and cruciate stabilized knees during walking. Trans Orthop Res Soc, 1998, 23:804.

[46] Vertullo CJ,Easley ME,Scott WN,et al. Mobile bearings in primary knee arthroplasty. J Am Acad Orthop Surg,2001,9(6):355-364.

[47] Yang CC,McFadden LA,Dennis DA,et al. Lateral retinacular release rates in mobileversus fixed-bearing TKA. Clin Orthop Relat Res,2008,466(11):2656-2661.

[48] Wasielewski RC. The causes of insert backside wear in total knee arthroplasty. Clin Orthop,2002,404:232-246.

[49] Witoolkollachit P,Seubchompoo O. The comparison of femoral component rotational alignment with transepicondylar axis in mobile bearing TKA,CT-scan study. J Med Assoc Thai,2008,91(7):1051-1058.

第34章 计算机辅助与微创全膝关节置换术

第1节 概述 …………………… 533
第2节 第一部分:计算机导航辅助
　　　　全膝关节置换术 ………… 534
　一、手术技巧 ……………… 535
　二、临床结果 ……………… 538
第3节 总结:第一部分 ………… 540
第4节 第二部分:微创全膝关节置
　　　　换术 …………………… 541
　结果 ……………………… 541
第5节 总结:第二部分 ………… 543
参考文献 ……………………… 547

第 34 章
计算机辅助与微创全膝关节置换术

Peter Ritschl

摘要 本文阐述的重点为：第一部分，计算机导航辅助（computer-assisted surgery，CAS）全膝关节置换术（total knee arthroplasties，TKA）；第二部分，微创全膝关节置换术（minimally-invasive total knee arthroplasties，MIS-TKA）。

第一部分

大部分手术导航系统没有图像分析功能，这些系统不需要术前扫描图像，手术过程中所需全部图像数据只能在操作过程中获得。以图像分析为基础的导航系统则是通过术前获得的磁共振成像（magnetic resonance imaging，MRI）、计算机体层摄影（computed tomography，CT）图像结合术中的X线图像共同分析来获得术中所需要的骨性标记。

导航帮助外科医生提高了假体植入过程的准确性，更为方便、快捷地在术中检查假体位置和下肢力线。导航技术长远的优势促进假体与韧带平衡。本文介绍了软组织相关技术和韧带整体平衡理念是原理。

一项汇集 38 篇论文的 meta 分析，对比了导航和传统的膝关节置换手术中力线矫正（机械轴）、临床效果（KSS 评分）即手术时间、止血带时间、失血量、并发症等一系列指标。除了其中一项指标外，计算机辅助导航在其他指标均有明显优势。

第二部分

这一部分将回答以下关于 MIS-TKA 的相关临床问题：①MIS-TKA 中不同的手术入路及外科技巧是什么？②MIS-TKA 的适应证与禁忌证是什么？③MIS-TKA 和计算机辅助导航微创全膝关节置换（TKA-MIS＋CAS）的学习曲线是多久？④MIS-TKA 及 TKA-MIS＋CAS 的临床效果如何？⑤与传统膝关节置换术相比，其在手术时间、功能效果、并发症/翻修、住院时间、早期活动与康复等方面，结果如何？⑥MIS-TKA 的风险和失败原因是什么？

关键词 并发症·计算机辅助·适应证·膝关节置换术·微创结果·计划·手术技巧

第 1 节　概　述

TKA 是骨科常见、有效的手术之一。本文旨在阐明运用计算机导航辅助手术系统进行 TKA 的技巧、效果与优势，同时阐述微创 TKA 的技巧。

P. Ritschl
Orthopaedic Clinic Gersthof, Vienna, Austria
e-mail: peter.ritschl@wienkav.at

第2节 第一部分：计算机导航辅助全膝关节置换术

计算机辅助外科手术在骨科领域被广泛运用，这一技术提高了手术的精准度。TKA中计算机导航辅助技术的应用是一个较新的概念，分为有图像系统与无图像系统两个大类。

大部分系统为无图像系统，通过红外线相机、发光二极管或红外线反射追踪阵列、计算机专业软件、标准平板显示器与用于定位标志的工具等来操作（图7-34-1，图7-34-2）。无图系统不需要术前扫描，所需全部数据都是在手术中通过注册获得。相对于有图操作，无图操作越来越显示出其优势，包括降低患者术中射线暴露、节省时间、提高效率、经济实惠及操作方便。

PiGalileo®系统作为独立系统，运用一

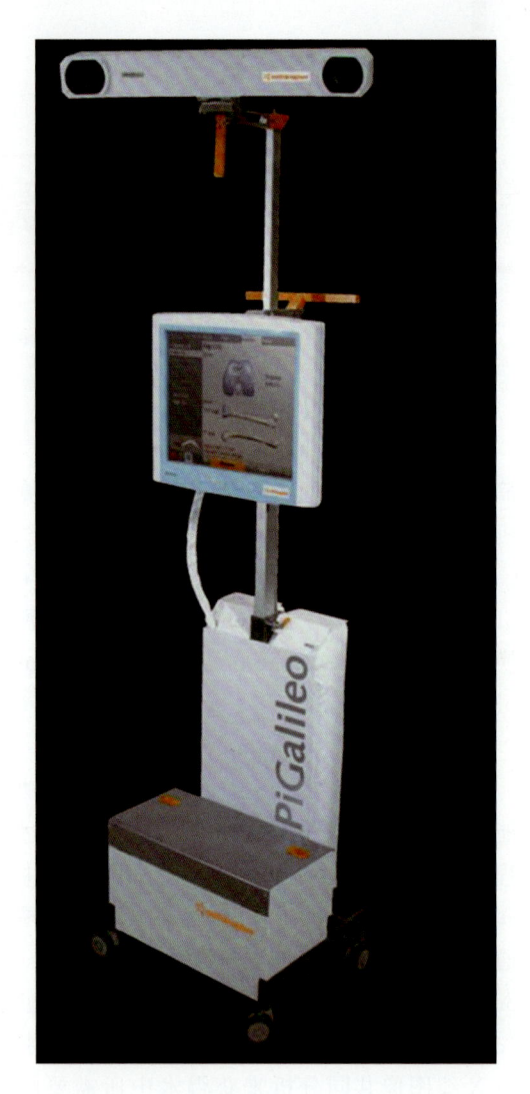

图7-34-2 组装好的 PiGalileo® 系统

种被称作"微型机器人"（图7-34-3）的计算机导航切割工具。通过运用微型机器人，在计算机操控下按照已计算好的位置进行股骨切割。韧带张力器（图7-34-4）可以平衡关节软组织张力，并精准确定膝关节屈曲与伸展下的软组织张力。

以图像为基础的导航系统是通过术前CT图像或术中X线图像明确骨性标记。基于CT图像的导航系统需要术前对髋部、膝关节与踝关节进行CT扫描，重建膝关节的三维模式，这为最佳组件最佳定位提供了参照点。

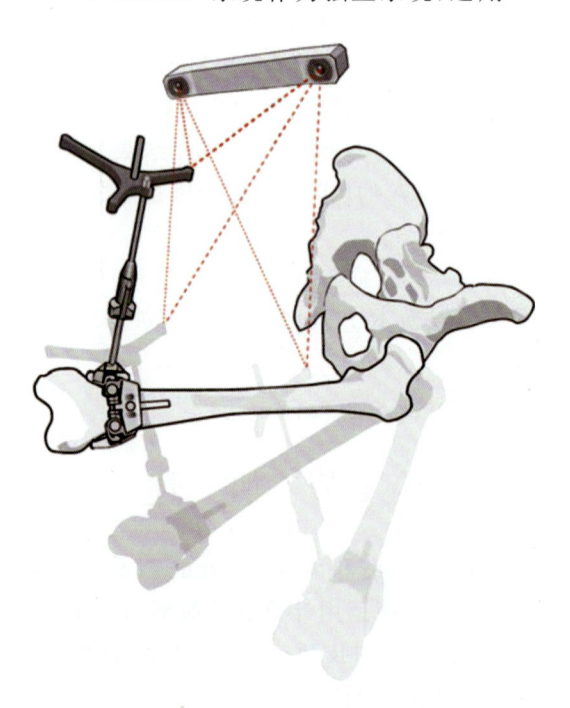

图7-34-1 展示红外线相机和红外线反射示踪装置

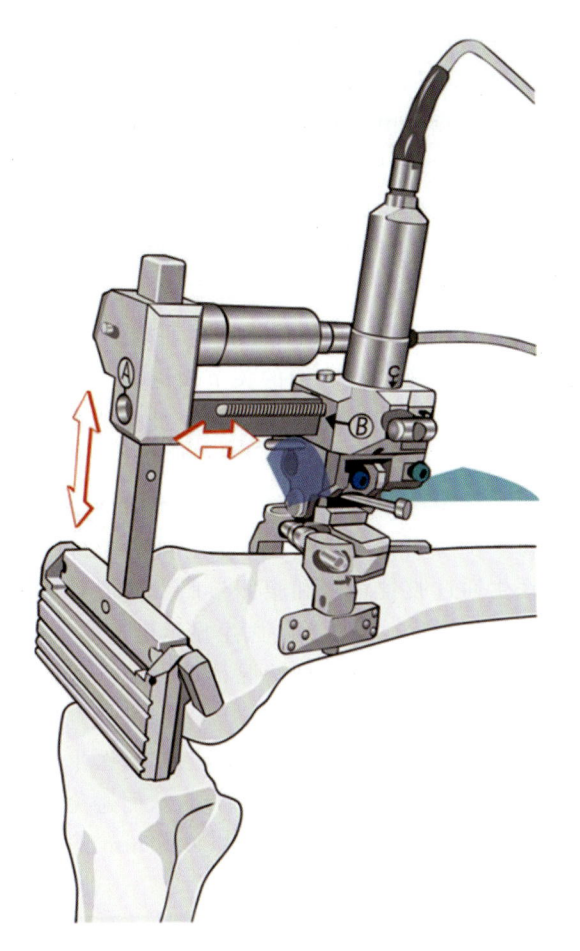

图 7-34-3　PiGalileo® 系统的微型机器人(Smith & Nephew)-计算机导航控制下的切割工具,在计算机计算的位置进行切割

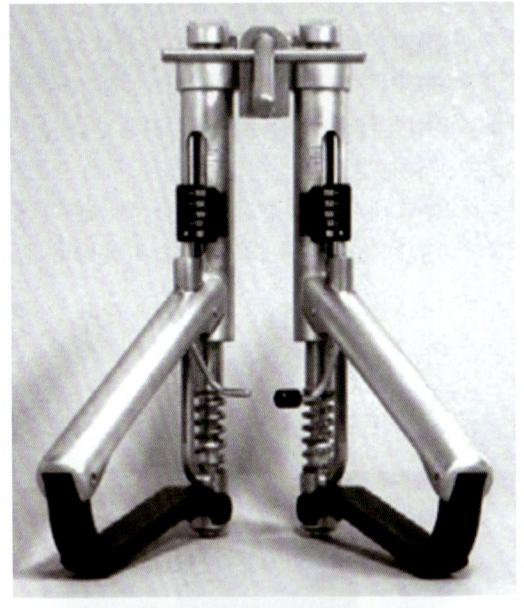

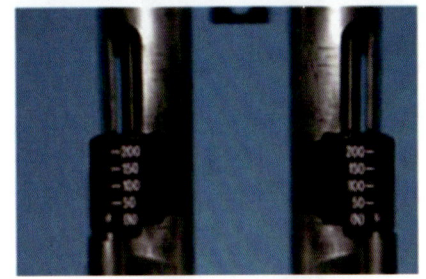

图 7-34-4　用来平衡关节间隙的韧带张力装置

一、手术技巧

每位进行膝关节置换的外科医生都清楚下肢轴线对位不良不利于人工关节假体置换的远期预后[1,2]。轴线对位不良导致的聚乙烯衬垫磨损降低人工膝关节假体的生存率,增加关节的不稳定,感染随之发生。另外,TKA 后不稳定加速聚乙烯磨损、力线不正与无菌性松动的发生。因此,从长远来看,一个平衡的、韧带稳定的、对线良好的关节是 TKA 成功的基础。

传统 TKA 根据医生的判断,依赖于髓内或髓外定位杆进行定位。这种传统技术潜在的缺点已经显现,即植入假体型号与位置欠精准,导致力线对位不良。

对于外科医生来说,导航是在假体植入过程中提高精准度的工具。导航对于医生工作的帮助主要体现在以下 3 个方面:①正确的三维轴线有利于精准定位及手术过程中假体精准植入;②可以在股骨截骨前设计假体的大小和位置;③将韧带平衡整合入手术计划阶段。

(一)精准三维轴线定位与手术中假体植入位置的检查

三维轴线的精确定位受关节外或关节内因素的影响。

1. 影响下肢力线的关节外因素　轴线偏移常常发生在应用传统器械进行膝关节

置换时，骨折、截骨或先天畸形如股骨内翻等因素影响下肢力线。

在应用导航的膝关节置换中，通过在手术过程中连接髋关节、膝关节与踝关节的中点来确定轴线。这是在注册过程中确定的。因此，关节轴线的偏差对于整个下肢轴线无影响。假体将始终朝向通过这些关节中心点的机械轴线（图7-34-5）。

另一个导致力线失准的原因是对于髋关节中心的误判。髋关节是一个不易确认的标记点。由不同个体解剖差异引起的，如肥胖、宽大的股骨髓腔等。与传统的髓内和髓外力线杆相比，导航通过运动学的方法准确找到这一参照点。系统旋转的矢量与范围调整是2种不同的数学计算方法，这些方法可以使髋关节中点的确定更加精准。

2. 影响下肢力线的关节内因素　导航帮助外科医生找到假体植入的最佳位置与尺寸。

认识这一问题的关键在于术前使手术每一步骤可视化（图7-34-6）。如一位外科医生通过股骨背侧和腹侧参照点使股骨前后径可视化。显示器为医生显示出这些点，计算机根据个体解剖情况计算出植入假体的尺寸。

找到假体在前后位上最佳位置，医生明确假体需要向背侧或腹侧移动，从而避免假体切割或过度填充。假体以0.5 mm的增量移动，以获得更好压配。

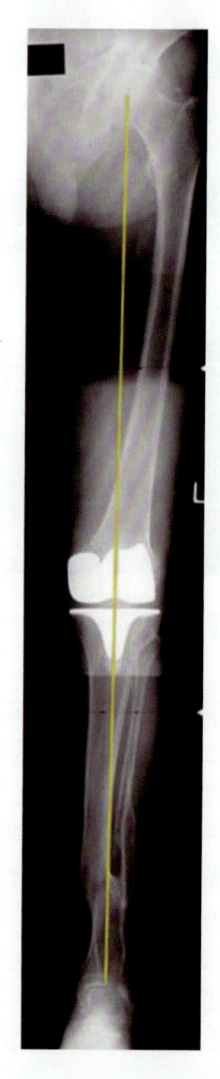

图7-34-5　计算机辅助导航下定位下肢全长力线，力线经过髋关节、膝关节和踝关节的中点，因此，胫腓骨陈旧骨折所引起的局部力线偏移不会影响到整个下肢力线

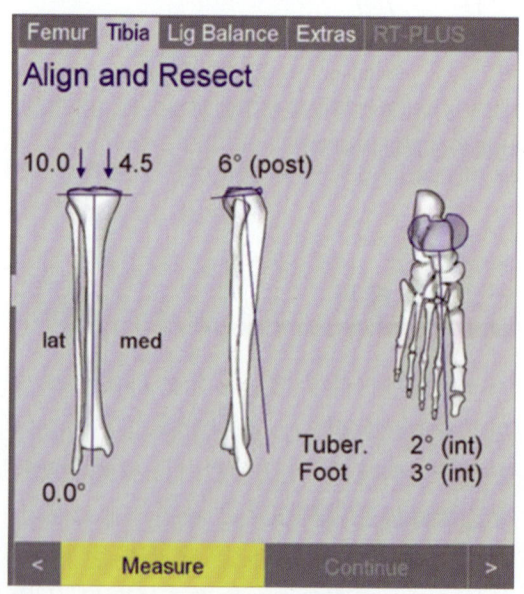

图7-34-6　截骨操作前显示器提供给医生关于胫骨截骨位置的三维图像（PiGalileo® 系统显示，Smith & Nephew）

每一种切割夹具均根据预先计算好的三维轴线来定位。这些均会展示给即将进行截骨的医生(图7-34-6)。

在移除胫骨力线杆进行胫骨截骨时,在截骨模块上会发生一种倾斜效应,尤其是骨质疏松时。这就导致截骨模块发生另一种内翻或外翻力线对位不良。现在这一情况可以被发现并重新得到纠正。而传统膝关节置换过程中,这一错误往往不会被检测到。

导航帮助医生找到切割器械的正确位置,这样的例子还有很多。

总之,精准的截骨影响到下肢力线校准。应用导航是增加其精准性的最佳方式,因此在需要的情况下,导航可以检验和纠正手术步骤。

(二)截骨术前对假体位置与尺寸的预设计

目前,人工全膝关节假体置换遵循着2种基本而又不同的方式,即以股骨优先的骨参照技术与以胫骨优先的软组织参照技术。

以股骨优先的骨参照技术中,外科医生用胫骨与股骨组件的宽度来代替已截除的骨量。

这个操作包含以下3个步骤:首先是截骨,其次是放置假体,最后是膝关节的平衡。

在以胫骨优先的软组织参照技术中,间隙的宽度由韧带的张力决定。

手术流程与前者相反,首先是膝关节的平衡,接着是假体的放置,最后是截骨。

(三)将韧带平衡整合到术前设计阶段

目前,控制膝关节间隙平衡主要依靠以解剖标记为基础的光学导航系统(PiGalileo,Smith & Nephew),结合具有定量、力量控制、特定间室等特性的韧带张力器。以胫骨优先的外科技术有相似的操作流程,首先导航协助膝关节在伸展和屈曲过程中实现软组织平衡和力线对准;然后对诸如假体尺寸、假体对线及关节重建等涉韧带稳定性参数的观察、设计与调整。

运用导航及整体韧带平衡理念的软组织参考技术(胫骨优先)的原则将在以下图表中呈现。

胫骨截骨后,将韧带张力器插入伸直的膝关节中,以80 N的力向内侧和外侧伸展。如果下肢力线仍没有被矫正,则需要松解韧带,直至达到正确的轴线对准为止(图7-34-7)。

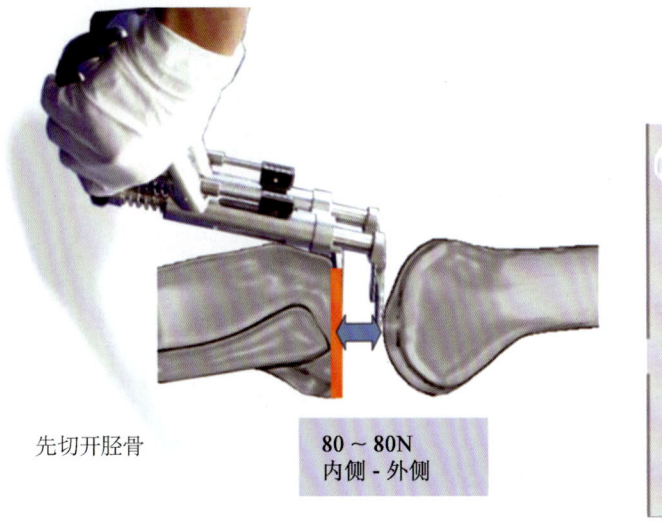

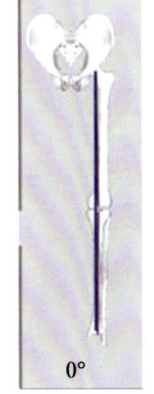

先切开胫骨　　80~80N 内侧-外侧　　0°

图7-34-7　第一步:膝关节伸直位的软组织平衡

随后将膝盖屈曲至90°,植入撑开器,髌骨于膝关节外侧半脱位。韧带张力器在膝关节内侧和外侧产生70 N拉力。在绝大多数情况不需要松解韧带。髌骨覆盖常常提示韧带不平衡。外科医生必须注意膝关节屈曲时不要过度松解以造成屈曲间隙不稳定(图7-34-8)。

在显示器上,医生可以规划合适的股骨假体,包括尺寸、前后位置及旋转,同时显示屈曲间隙的宽度(图7-34-9)。

在伸直位平衡膝关节及计划假体的尺寸与位置后,末端股骨切割就完成了(图7-34-10)。

股骨远端截骨后,会产生明显的屈曲间隙宽度。两侧、内外侧韧带承受的张力均超过了70 N。最后一步就是使伸直间隙宽度达到屈曲间隙的宽度(间隙的同一性)。将下肢再一次置于伸展位,韧带张力器在内外间室产生80 N的张力。计算机操控的微型机器人置于预先设计的位置执行股骨远端截骨。这一过程使得伸直间隙比屈曲间隙稍紧,有利于术后膝关节的屈曲锻炼(图7-34-11)。

二、临床结果

马里兰州的Mohit Bhandari总结了38篇论文研究,17篇是随机对照试验[3-19],17篇是前瞻性对照研究[20-36],4篇是回顾性对照研究[37-40]。

(一)机械轴线

力线对TKA假体生存率至关重要。在TKA中,0°的机械轴线为关节提供了均

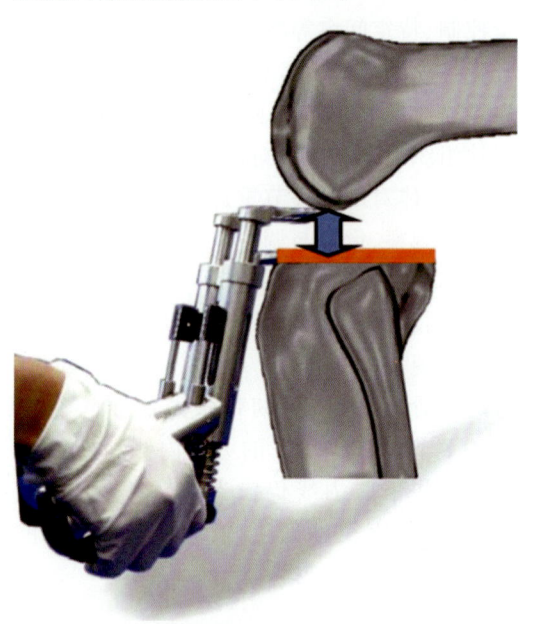

图 7-34-8 第二步:膝关节屈曲位的软组织平衡

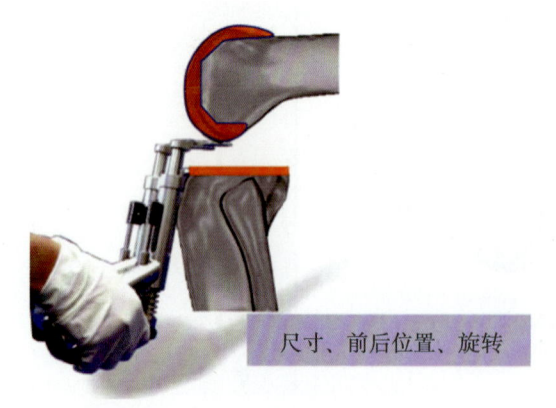

图 7-34-9 第三步:股骨侧假体的置换计划

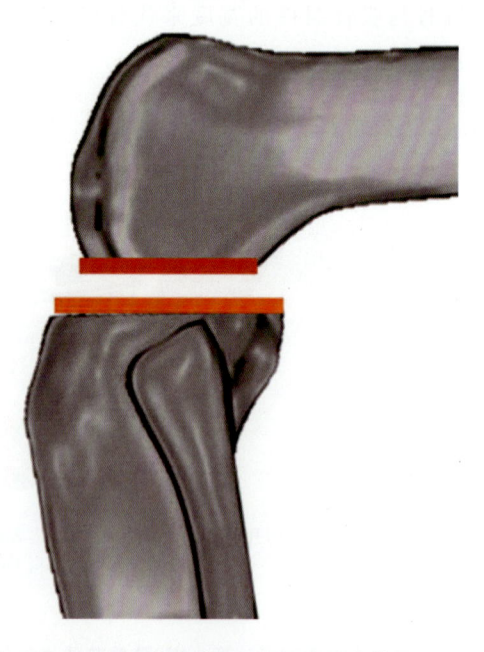

图 7-34-10 第四步:进行股骨远端截骨

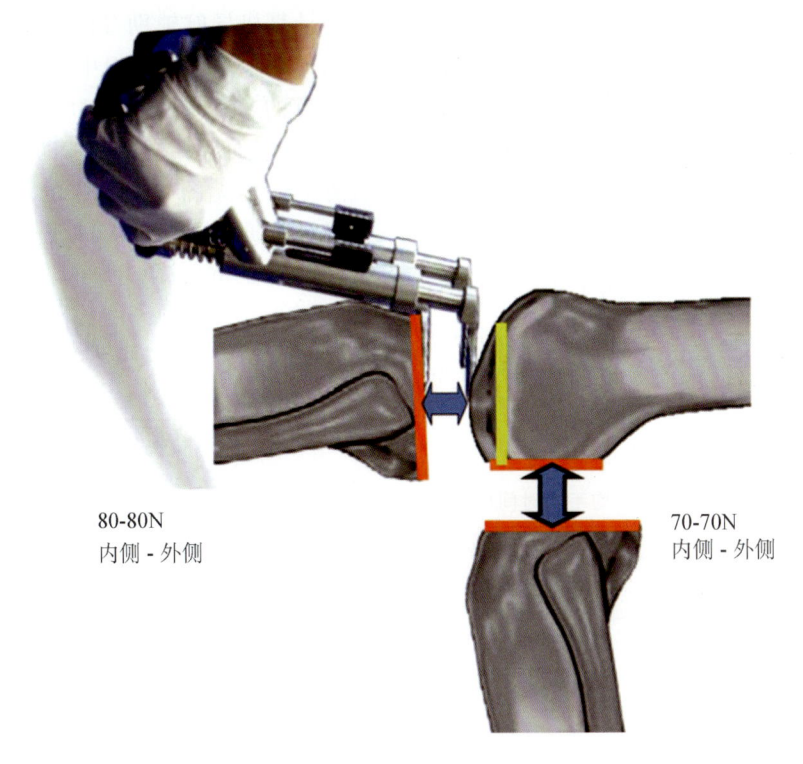

图 7-34-11 第五步：使伸直间隙与屈曲间隙宽度一致

衡的压力分布，使聚乙烯衬垫免受磨损并能避免假体的松动，上述因素都可延长假体寿命。计算机辅助导航系统毫无疑问可以提高 TKA 轴线的精确度，与传统技术相比极大提高了假体的生存率。

在长期疗效观察中，超过 3°的对线不良更有可能导致手术失败。

在上述 38 篇论文综述中，传统膝关节置换术与导航辅助下膝关节置换技术相比，机械轴线偏差很少能控制在 1°范围之内。这表明，在传统 TKA 中很少有患者能够接近最佳的 0°标准。在 2°以内的力学轴线偏差也发现了同样趋势，但两组患者数量之间的差异并不显著。与传统 TKA 相比，运用计算机辅助导航 TKA 将机械轴线偏差控制在 3°以内比例更高。显而易见，传统膝关节置换组中机械轴线大于 3°的患者远远多于计算机辅助导航组（分别为 25.41% 和 6.84%）（表 7-34-1）。

表 7-34-1 全膝关节置换术下肢力线偏移（在特定角度范围中产生偏移的百分比）

机械轴偏差	导航辅助 TKA(%)	传统 TKA(%)
1°以内	44.03	24.25
2°以内	64.47	43.66
3°以内	85.97	63.58
>3°	6.84	25.41

注：权重来自样本量

总之，相较于传统疗法而言，运用计算机导航辅助的方式进行 TKA 会保证良好的下肢机械轴线及更大程度的下力线矫正。

(二)临床疗效——膝关节协会评分

术后膝关节学会评分（Knee Society Score，KSS）显示，传统组与导航组的临床结果差异无统计学意义。综上所述，这两项技术的 KSS 评分是类似的（表 7-34-2）。

表 7-34-2　全膝关节置换术 KSS 评分(分)

项目	导航辅助 TKA	传统 TKA
术前 KSS 评分	100.3	102.5
术后 KSS 评分	164.86	164.76

(三)手术时间

总的来说,传统 TKA 的手术时间少于运用计算机导航辅助 TKA 的时间(表 7-34-3)。根据整体数据来看,这一时间差距为 14.34 min。

表 7-34-3　全膝关节置换术平均手术时间(分)

项目	导航辅助 TKA	传统 TKA
平均手术时间	96.99	82.65

注:权重来自样本量

(四)止血带时间

与操作时间类似,传统 TKA 所用止血带时间仍短于计算机导航辅助 TKA 的时间(表 7-34-4)。这一时间差距为 17.52 min。

表 7-34-4　全膝关节置换术:平均术中止血带时间(分)

项目	导航辅助 TKA	传统 TKA
平均术中止血带时间	88.39	70.87

注:权重来自样本量

(五)并发症

上述 2 种方法都存在并发症。根据整体数据来看,1788 例运用计算机导航辅助置换的患者中,有 56 例出现并发症,比例为 3.18%,而在 588 例运用传统技术的患者中,有 76 例出现并发症,比例为 8.99%(表 7-34-5)。

众所周知,TKA 会造成患者大量失血,Kalairajah 与他的同事发现,与传统置换相反,计算机导航辅助 TKA 可以减少失血量[12]。学者们设计了一个前瞻性随机实验研究,把 60 例患者平均分配到传统 TKA 组与计算机导航辅助 TKA 组中,并测量他们的失血量。上述两组中,有一个差别是值得注意的,即传统置换组应用股骨、胫骨髓内力线杆,而计算机导航辅助组是在股骨与胫骨上运用无图导航系统的示踪探针。根据统计数据,传统置换组失血量比计算机导航辅助组多 369 ml(表 7-34-6)。

表 7-34-5　全膝关节置换术全膝关节置换术并发症(%)

项目	导航辅助 TKA	传统 TKA
并发症	3.13	8.99

表 7-34-6　全膝关节置换术平均引流量(ml)

项目	导航辅助 TKA	传统 TKA
平均引流量	1351	1747

经计算,传统置换组血红蛋白的损失比计算机导航辅助多 16.1 g/dl($P<0.00001$)(表 7-34-7)。

表 7-34-7　全膝关节置换术失血量计算(g/dl)

项目	导航辅助 TKA	传统 TKA
失血量	36.5	52.6

简言之,与传统置换组相比,计算机导航辅助置换失血量降低 23%,血红蛋白损失降低了 31%。计算机辅助导航置换减少了失血量,降低了输血风险,减少了订购血液的需求,这不仅节约了资金,还可以将血液分配于其他亟需领域,特别是对于一些不能输入血液制品的患者极为有用。

第 3 节　总结:第一部分

计算机导航辅助 TKA 疗效优于传统 TKA。计算机导航辅助可帮助外科医生在手术的任何时候都能定位假体植入位置,以便对下肢三维轴线进行及时修正。这使得在截骨之前术者就能选择假体并且观察每一步操作的可行性,改变了现代 TKA 假体植入的模式。

第4节 第二部分:微创全膝关节置换术

TKA-MIS 切口小于 14 cm,是 TKA 的一种可选方式[63]。微创的目的是提高康复率,降低出血量,减少术后疼痛[41,67-75,77,78]。TKA-MIS 的特点是将软组织损伤降至最低,避免髌骨脱位,并减少胫-股骨脱位的发生[42]。

TKA-MIS 中的小切口需要精准仪器与切割导向工具的辅助。这一过程中,髌骨处于半脱位[43]。

操作视野的有限是人们对 TKA-MIS 的担忧之一,这可能会造成植入假体力线不良。因此,人们研究了一些技术来攻克这一难题。计算机辅助或导航辅助的 TKA-MIS 可使植入的假体更加稳定,而且植入位置更加精准[43]。

临床上用微创技术时的一些问题:① TKA-MIS 中包含的特殊手术处理技巧是什么?② TKA-MIS 的适应证与禁忌证是什么?③ TKA-MIS 及计算机辅助下微创全膝关节置换术(TKA-MIS+CAS)的学习曲线有多长?④ TKA-MIS 及 TKA-MIS+CAS 临床效果如何?与传统 TKA 相比较,手术时间、术后功能、并发症和翻修、住院时间、早期行走及康复的疗效如何?⑤ 导致 TKA-MIS 失败危险因素是什么?

结果

(一)TKA-MIS 中不同的手术入路和手术技巧

①股直肌微创入路——较小的髌旁内侧切口,把股直肌从股内侧肌分离。该入路为微创技术提供最佳显露(图 7-34-12)。②股内侧肌中央微创入路——从股内侧肌中间劈开肌纤维,以保持髌骨上方伸肌装置的完整[44](图 7-34-13)。③股内侧肌下方微创入路——股直肌下方 L 形切开深层关节囊,此入路既保持了伸肌装置的完整,同时保留了髌骨的血供[45](图 7-34-14)。④完整保留股四头肌微创入路——经髌骨内侧不损伤股四头肌和肌腱的入路,此入路只切开髌骨上极以下的一小部分关节囊[46,47](图 7-34-15)。

(二)TKA-MIS 的适应证与禁忌证是什么?

目前,对 TKA-MIS 的适应证与禁忌证有几种描述[41,46,48],其适应证与传统 TKA 相同,包括保守治疗不能控制的膝关节疼痛,以及骨关节炎导致的关节功能受限。需要指出的是,应用 TKA-MIS 的理想患者应具备纤细肢体、股四头肌不大、术前关节活动度不受限、无成角畸形及骨缺损[48]。TKA-MIS 对于女性患者更为推荐使用。

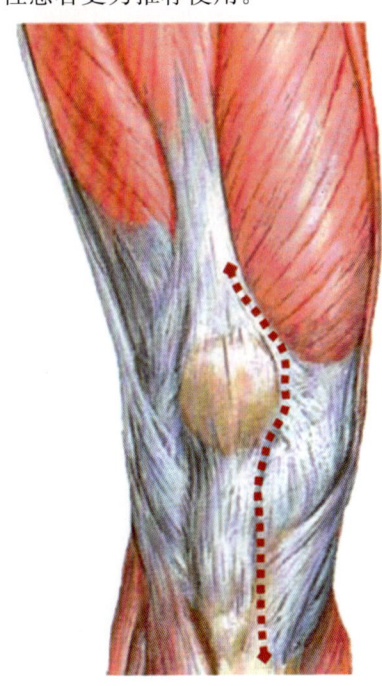

图 7-34-12 股直肌微创入路

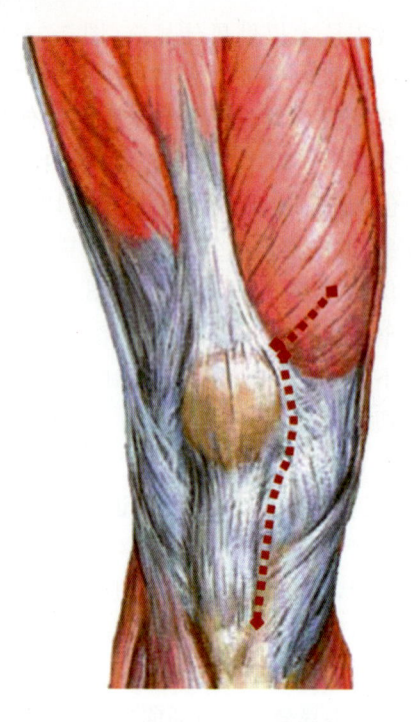

图 7-34-13　股内侧肌中央微创入路

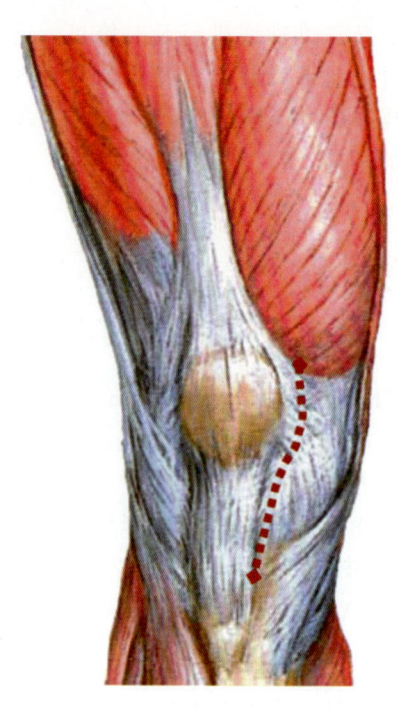

图 7-34-15　完整保留四头肌微创入路

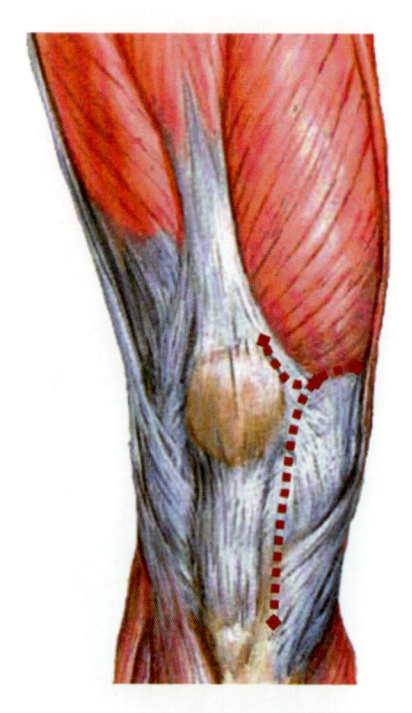

图 7-34-14　股内侧肌下方微创入路

TKA-MIS 的禁忌证为包括年长（由于麻醉时间长）、肥胖、四头肌肥大、膝关节严重畸形、术前膝关节活动受限、可能造成伤口愈合并发症的危险因素、重度骨质疏松及存在先前关节手术切口瘢痕[48]。

（三）TKA-MIS 及 TKA-MIS＋CAS 的学习曲线有多长？

达到熟练操作所需练习的次数尚未有定论。Rees 的一篇研究表明，学习微创全膝关节置换术的医生，如在患者身上操作不足 10 次，其手术效果远不及那些操作过 10 次以上经验丰富的医生（$P<0.05$）[49]。术后疗效评价不佳的指标包括 KSS 评分和活动范围评价。

（四）TKA-MIS 与 TKA-MIS＋CAS 的效果如何？从以下几个方面来分析其与标准全膝关节置换术相比存在哪些优劣？

1. 手术时间　TKA-S 的时间比 TKA-MIS 短 13 min，比 TKA-MIS＋CAS 短 20 min（表 7-34-8）。

表 7-34-8 手术时间

方法	研究数量(项)	例数	手术时间($\bar{x}\pm s$,分)
TKA-MIS	12[50-60]	786	90.1±5.4
TKA-MIS+CAS	1[61]	49	97
TKA-S	9[50,53-56,59-62]	464	77.3±6.8

而对于2种不同入路的TKA-MIS来说,其手术时间无显著差异,股内侧肌下方微创入路手术时长为98 min,股四头肌微创入路手术时长为99 min($P=0.34$)[51]。

2. 功能性结果(表 7-34-9)　从总体数据来看,以上3种手术方法效果差异无统计学意义。以下将列举一些细节上的差异。

(1)TKA-S 与 TKA-MIS 对比:1 篇 1 类证据文章阐明在术后3个月,KSS功能评分并无显著统计学差异,另一些3类证据文章表明KSS功能评分的统计学差异取决于随访时间长度。在术后3个月内,TKA-S的KSS功能评分更高。当随访时间在1年以上时,TKA-MIS的功能评分会更高,关节屈曲功能也明显比TKA-S要好。

(2)TKA-MIS+CAS 与 TKA-S 对比:对于2种手术方式疗效的比较,1篇1类证据的文章发表了有争议的结论。TKA-MIS+CAS组的HSS评分明显高于TKA-S组(TKA-MIS+CAS:92.5,TKA-S:89.4)。而应用WOMAC评分体系后,TKA-S组获得了较高的评分(TKA-MIS+CAS:25,TKA-S:30.9,$P=0.004$)。

3. 并发症与翻修(表 7-34-10)

(1)TKA-MIS并发症发生率在10%以内。翻修手术也比较罕见,在1%以内。

(2)TKA-S 与 TKA-MIS 在并发症和翻修的发生率方面差异无统计学意义。

(3)住院时间(表 7-34-11):TKA-S 与 TKA-MIS同样在住院时间方面差异无统计学意义。

4. 早期行走与康复　多数3类证据的研究文章表明,微创关节置换组在早期行走和康复方面比非微创关节置换组的效果更好[59]。1 篇 1 类证据的研究表明,应用TKR-MIS+CAS 比 TKA-S 能早1天进行直腿抬高功能锻炼[64]。

(五)TKA-MIS+CAS 失败的危险因素是什么?

一般危险因素与TKA-MIS相似,如年老(由于长时间的麻醉)、肥胖、强壮的股四头肌群、膝关节严重畸形、术前膝关节活动度受限,以及其他影响伤口愈合的危险因素、重度骨质疏松与先前关节手术的切口瘢痕。特别强调的是,Berend 等的研究表明,关节置换术失败的患者体质量指数(34.95 kg/m²)明显高于手术成功的患者(30.72 kg/m²)($P=0.04$)。体质量指数超过32 kg/m²是TKA-MIS的一个巨大危险因素,而年龄、性别、疾病的严重程度及假体设计等危险因素并不如肥胖影响大[65]。

第5节　总结:第二部分

几年前,医疗界曾掀起对于TKA-MIS的狂热。与此同时,许多医生更倾向于选择操作视野好并且操作步骤更为简单的TKA-S。事实上,将假体放置在合适的位置,才是恢复下肢力线,这是延长假体生存率的关键。

表 7-34-9　膝关节置换术后功能效果的文献对比研究（CoE Ⅰ～Ⅲ）

TKA-MIS 与 TKA-S

CoE	结果	研究数量	患者特征	组 1	组 2	平均差异或 RR（95%CI）和 NNT	支持
Ⅰ	KSS 功能评分（3 个月）	1[56]	n=80 女:28% 年龄:68.5 岁 F/U:3 个月	81 74	77 73	4;P=0.12 1;P=0.61	两者都不 两者都不
Ⅲ	KSS 功能评分（3 个月）	1[66]	n=58 F/U:2 年	82±9	86±8	4;P=0.20	两者都不
	KSS 功能评分（≥1 年）	4[42,54,55,60]	n=502	95.0±18.0	93.4±17.4	1.6;P=0.31	两者都不
	KSS 功能评分（3 个月）	2[53,66]	n=118	79.6±6.8	83.1±10.0	3.5;P=0.03	TKR-S
	KSS 功能评分（≥1 年）	1[54]	n=73 女:77% 年龄:52~82 岁 F/U:1 年	92±17	90±13	2;P<0.01	TKA-MIS
	屈曲度（≥1 年）	2[54,60]	n=145 女:63% 年龄:72 岁	126.3±6.3	119.9±0.5	6.4;P<0.01	TKA-MIS
	伸展度（≥1 年）	1[54]	n=73 女:77% 年龄:52~82 岁 F/U:1 年	1	1	P>0.05	两者都不
	活动范围（3 个月）	1[53]	n=60 年龄:68 岁 F/U:3 个月	123.0	121.7	1.3;P=0.45	两者都不
	活动范围（≥1 年）	1[55]	n=144 女:90% 年龄:68 岁 F/U:13.6 个月	123.4±17.6	121.9±13.2	1.5;P=0.56	两者都不

（续表）

CoE	结果	研究数量	患者特征	组1	组2	平均差异或RR(95%CI)和NNT	支持
TKA-MIS+CAS与TKA-S							
I	HSS	1[64]	$n=102$	92.5	89.4	$3.1; P=0.04$	TKA-MIS+CAS
	硬度评分(WOMAC)		女:89%	3.5	4.0	$0.5; P=0.05$	两者都不
	功能评分(WOMAC)		年龄:65岁	25.0	30.89	$5.89; P=0.004$	TKA-S
			F/U:1年				

注：均数±标准差，粗体结果有统计学意义，$P<0.05$，而那些不加粗部分在统计学上差异不显著，但其差异在临床上可能显著；患者特征包括样本量(n)，女性比例，平均年龄，范围或标准差和平均随访时间和范围。如果可以，需要处理NNT数。表中最左边的一组是列出的CoE证据类的第一个治疗方案，第二组是表中最左边的CoE证据类的第二个治疗方案

表7-34-10 膝关节置换术后并发症和翻修术的文献对比研究(CoE I~Ⅲ)

CoE	结果	研究数量	患者特征	组1	组2	平均差异或RR(95%CI)和NNT	支持
TKA-MIS与TKA-S							
I	伤口	1[56]	$n=80$ 女:28% 年龄:68.5岁 F/U:3个月	$10\%(n=4/40)$	$3\%(n=1/40)$	$4.0(0.48\sim34.24)$	两者都不
Ⅲ	并发症(未指定)	1[42]	$n=25$ F/U:2年	$0(n=0/32)$	$6\%(n=2/32)$	无法估计	两者都不
	伤口	3[54,55,60]	$n=289$ 女:76% 年龄:71岁	$1\%(n=3/216)$	$1\%(n=3/222)$	$1.0(0.2\sim5.0)$	两者都不

（续 表）

CoE	结果	研究数量	患者特征	组 1	组 2	平均差异或 RR（95%CI）和 NNT	支持
	感染	4[53-55,60]	$n=349$ 年龄:74 岁	$0(n=0/246)$	$0.8\%(n=2/252)$	无法估计	两者都不
	深静脉血栓	2[53,60]	$n=132$ 年龄:68 岁	$1\%(n=1/71)$	$7\%(n=5/76)$	$0.2(0\sim1.8)$	两者都不
	修正	2[53,60]	$n=132$ 年龄:68 岁	$0(n=0/71)$	$0(n=0/76)$	无法估计	两者都不

注:均数±标准差;粗体结果有统计学意义,$P<0.05$,而那些不加粗部分在统计学上差异不显著,但其差异在临床上可能显著;患者特征包括样本量(n),女性比例、平均年龄、范围或标准差和平均随访时间和范围。如果可以,需要处理 NNT 数。第一组是表中最左边的 CoE 证据类的第二个治疗方案,第二组是列出的 CoE 证据类的第二个治疗方案

表 7-34-11　膝关节置换术后住院时间的文献对比研究（CoE Ⅰ～Ⅲ）

TKA-MIS 与 TKA-S

CoE	结果	研究数量	患者特征	组 1	组 2	平均差异或 RR（95%CI）和 NNT	支持
Ⅰ	住院日(d)	1[56]	$n=80$ 女:28% 年龄:68.5 岁 F/U:3 个月	4	4.1	0.1 $P=0.59$	两者都不
Ⅲ	住院日(d)	4[55,59,60,76]	$n=402$	7.6 ± 5.4	8.2 ± 2.4	0.6 $P=0.07$	两者都不

注:均数±标准差;粗体结果有统计学意义,$P<0.05$,而那些不加粗部分在统计学上差异不显著,但其差异在临床上可能显著;患者特征包括样本量(n),女性比例、平均年龄、范围或标准差和平均随访时间和范围。如果可以,需要处理 NNT 数。第一组是表中最左边的 CoE 证据类的第二个治疗方案,第二组是列出的 CoE 证据类的第二个治疗方案

参考文献

[1] Fehring TK, Odum S, Griffin WL, et al. Early failures in total knee arthroplasty. Clin Orthop Relat Res, 2001, 392:315-318.

[2] Sharkey PF, Hozack WJ, Rothman RH, et al. Why are total knee arthroplasties failing today? Clin Orthop Relat Res, 2002, 404:7-13.

[3] Bejek Z, Solyom L, Szendroi M. Experiences with computer navigated total knee arthroplasty. Int Orthop, 2007, 31:617-622.

[4] Bohling U, Schamberger H, Grittner U, et al. Computerised and technical navigation in total knee-arthroplasty. J Orthop Traumatol, 2005, 6:69-75.

[5] Chauhan SK, Scott RG, Breidahl W, et al. Computer-assisted knee arthroplasty versus a conventional jigbased technique. A randomised, prospective trial. J Bone Joint Surg Br, 2004, 86:372-377.

[6] Chin PL, Kuang YY, Seng JY, et al. Randomized control trial comparing radiographic total knee arthroplasty implant placement using computer navigation versus conventional technique. J Arthroplasty, 2005, 20:618-626.

[7] Church JS, Scadden JE, Gupta RR, et al. Embolic phenomena during computer-assisted and conventional total knee replacement. J Bone Joint Surg Br, 2007, 89:481-485.

[8] Decking R, Markmann Y, Fuchs J, et al. Leg axis after computer-navigated total knee arthroplasty: a prospective randomized trial comparing computer-navigated and manual implantation. J Arthroplasty, 2005, 20:282-288.

[9] Ensini A, Catani F, Leardini A, et al. Alignments and clinical results in conventional and navigated total knee Arthroplasty. Clin Orthop Relat Res, 2007, 457:156-162.

[10] Hart R, Janecek M, Chaker A, et al. Total knee arthroplasty implanted with and without kinematic navigation. Int Orthop, 2003, 27:366-369.

[11] Kalairajah Y, Cossey AJ, Verrall GM, et al. Are systemic emboli reduced in computer-assisted knee surgery? A prospective, randomised, clinical trial. J Bone Joint Surg Br, 2006, 88:198-202.

[12] Kalairajah Y, Simpson D, Cossey AJ, et al. Blood loss after total knee replacement. Effects of computer-assisted surgery. J Bone Joint Surg Br, 2005, 87:1480-1482.

[13] Macule-Beneyto F, Hernandez-Vaquero D, Segur-Vilalta JM, et al. Navigation in total knee arthroplasty. A multicenter study. Int Orthop, 2006, 30:536-540.

[14] Matziolis G, Krocker D, Weiss U, et al. A prospective, randomized study of computer-assisted and conventional total knee arthroplasty: three-dimensional evaluation of implant alignment and rotation. J Bone Joint Surg Am, 2007, 89:236-243.

[15] Mullaji A, Kanna R, Marawar S, et al. Comparison of limb and component alignment using computer-assisted navigation versus image intensifier-guided conventional total knee arthroplasty. A prospective, randomized, single-surgeon study of 467 knees. J Arthroplasty, 2007, 22:953-959.

[16] Sparmann M, Wolke B, Czupalla H, et al. Positioning of total knee arthroplasty with and without navigation support. J Bone Joint Surg Br, 2003, 85:830-835.

[17] Spencer JM, Sloan K, Beaver RJ, et al. Computer navigation versus conventional total knee replacement. J Bone Joint Surg Br, 2007, 89:477-480.

[18] Stockl B, Nogler M, Rosiek R, et al. Navigation improves accuracy of rotational alignment in total knee arthroplasty. Clin Orthop Relat Res, 2004, 426:180-186.

[19] Victor J, Hoste D. Image-based computer-assisted total knee arthroplasty leads to lower variability in coronal alignment. Clin Orthop Rel Res, 2004, 428:131-139.

[20] Bathis H, Perlick L, Tingart M, et al. CT-free

computer-assisted total knee arthroplasty versus the conventional technique: radiographic results of 100 cases. Orthopedics, 2004,27:476-480.

[21] Bathis H, Perlick L, Tingart M, et al. Radiological results of image-based and non-image-based computer-assisted total knee arthroplasty. Int Orthop,2004,28:87-90.

[22] Bathis H, Perlick L, Tingart M, et al. Alignment in total knee arthroplasty. A comparison of computer-assisted surgery with the conventional technique. J Bone Joint Surg Br, 2004,86:682-687.

[23] Daubresse F, Vajeu C, Loquet J. Total knee arthroplasty with conventional or navigated technique: comparison of the learning curves in a community hospital. Acta Orthop Belg, 2005,71:710-713.

[24] Haaker RG, Stockheim M, Kamp M, et al. Computer-assisted navigation increases precision of component placement in total knee arthroplasty. Clin Orthop Relat Res,2005,433: 152-159.

[25] Jenny JY, Boeri C. Computer-assisted implantation of total knee prostheses: a case-control comparative study with classical instrumentation. Comput Aided Surg,2001,6:217-220.

[26] Jenny JY, Clemens U, Kohler S, et al. Consistency of implantation of a total knee arthroplasty with a non-image-based navigation system: a casecontrol study of 235 cases compared with 235 conventionally implanted prostheses. J Arthroplasty, 2005, 20: 832-839.

[27] Jenny JY, Miehlke RK, Giurea A. Learning curve in navigated total knee replacement. A multi-centre study comparing experienced and beginner centres. Knee,2008,15:80-84.

[28] Kim SJ, MacDonald M, Hernandez J, et al. Computer assisted navigation in total knee arthroplasty: improved coronal alignment. J Arthroplasty,2005,20:123-131.

[29] Kim YH, Kim JS, Hong KS, et al. Prevalence of fat embolism after total knee arthroplasty performed with or without computer navigation. J Bone Joint Surg Am, 2008, 90: 123-128.

[30] Martin A, Von Strempel A. Two-year outcomes of computed tomography-based and computed tomography free navigation for total knee arthroplasties. Clin Orthop Relat Res,2006,449:275-282.

[31] Matsumoto T, Tsumura N, Kurosaka M, et al. Prosthetic alignment and sizing in computer- assisted total knee arthroplasty. Int Orthop,2004,28:282-285.

[32] Matsumoto T, Tsumura N, Kurosaka M, et al. Clinical values in computer-assisted total knee arthroplasty. Orthopedics, 2006, 29: 1115-1120.

[33] Perlick L, Bathis H, Tingart M, et al. Navigation in total-knee arthroplasty: CT-based implantation compared with the conventional technique. Acta Orthop Scand, 2004, 75: 464-470.

[34] Song EK, Seon JK, Yoon TR, et al. Comparative study of stability after total knee arthroplasties between navigation system and conventional techniques. J Arthroplasty, 2007, 22:1107-1111.

[35] Tingart M, Luring C, Bathis H, et al. Computer-assisted total knee arthroplasty versus the conventional technique: how precise is navigation in clinical routine? Knee Surg Sports Traumatol Arthrosc,2008,16:44-50.

[36] Zorman D, Etuin P, Jennart H, et al. Computer-assisted total knee arthroplasty: comparative results in a preliminary series of 72 cases. Acta Orthop Belg,2005,71:696-702.

[37] Anderson KC, Buehler KC, Markel DC. Computer assisted navigation in total knee arthroplasty: comparison with conventional methods. J Arthroplasty,2005,20:132-138.

[38] Bolognesi M, Hofmann A. Computer navigation versus standard instrumentation for TKR: a single-surgeon experience. Clin Orthop Relat Res,2005,440:162-169.

[39] Confalonieri N, Manzotti A, Pullen C, et al.

Computer-assisted technique versus intramedullary and extramedullary alignment systems in total knee replacement: a radiological comparison. Acta Orthop Belg,2005,71: 703-709.
[40] Haaker RGA,Tiedjen K,Ottersbach A,et al. Comparison of conventional versus computer-navigated acetabular component insertion. J Arthroplasty,2007,22:151-159.
[41] Reid 3rd JB,Guttmann D,Ayala M,et al. Minimally invasive surgery-total knee arthroplasty. Arthroscopy,2004,20(8):884-889.
[42] Bonutti PM,Mont MA,McMahon M,et al. Minimally invasive total knee arthroplasty. J Bone Joint Surg Am, 2004, 86-A Suppl 2: 26-32.
[43] Vail TP. Minimally invasive knee arthroplasty. Clin Orthop Relat Res,2004,428:51-52.
[44] Laskin RS. Minimally invasive total knee replacement using a mini-mid vastus incision: technique and results. Surg Technol Int, 2004,13:231-238.
[45] Hofmann AA,Plaster RL,Murdock LE. Subvastus (southern) approach for primary total knee arthroplasty. Clin Orthop Relat Res, 1991,269:70-77.
[46] Alan RK,Tria Jr AJ. Quadriceps-sparing total knee arthroplasty using the posterior stabilized TKA design. J Knee Surg, 2006, 19 (1):71-76.
[47] Berger RA,Sanders S,D'Ambrogio E,et al. Minimally invasive quadriceps-sparing TKA: results of a comprehensive pathway for outpatient TKA. J Knee Surg,2006,19(2):145-148.
[48] Stulberg SD. Minimally invasive navigated knee surgery: an American perspective. Orthopedics,2005,28(10 Suppl):s1241-1246.
[49] Rees JL,Price AJ,Beard DJ,et al. Minimally invasive oxford unicompartmental knee arthroplasty: functional results at 1 year and the effect of surgical inexperience. Knee,2004,11 (5):363-367.
[50] Tenholder M,Clarke HD,Scuderi GR. Minimal-incision total knee arthroplasty: the early clinical experience. Clin Orthop Relat Res, 2005,440:67-76.
[51] Aglietti P, Baldini A, Sensi L. Quadriceps-sparing versus mini-subvastus approach in total knee arthroplasty. Clin Orthop Relat Res, 2006,452:106-111.
[52] Berger RA, Sanders S, Gerlinger T, et al. Outpatient total knee arthroplasty with a minimally invasive technique. J Arthroplasty, 2005,20(7 Suppl 3):33-38.
[53] Dalury DF, Dennis DA. Mini-incision total knee arthroplasty can increase risk of component malalignment. Clin Orthop Relat Res, 2005,440:77-81.
[54] Haas SB,Cook S,Beksac B. Minimally invasive total knee replacement through a mini midvastus approach: a comparative study. Clin Orthop Relat Res,2004,428:68-73.
[55] Kim YH, Sohn KS, Kim JS. Short-term results of primary total knee arthroplasties performed with a mini-incision or a standard incision. J Arthroplasty,2006,21(5):712-718.
[56] Kolisek FR, Bonutti PM, Hozack WJ, et al. Clinical experience using a minimally invasive surgical approach for total knee arthroplasty early results of a prospective randomized study compared to a standard approach. J Arthroplasty,2007,22(1):8-13.
[57] Laskin RS. Minimally invasive total knee arthroplasty: the results justify its use. Clin Orthop Relat Res,2005,440:54-59.
[58] Tanavalee A, Thiengwittayaporn S, Itiravivong P. Results of the 136 consecutive minimally invasive total knee arthroplasties. J Med Assoc Thai,2005,88 Suppl 4:S74-78.
[59] Tanavalee A,Thiengwittayaporn S,Ngarmukos S. Rapid ambulation and range of motion after minimally invasive total knee arthroplasty. J Med Assoc Thai,2004,87 Suppl 2: S195-201.
[60] Chen AF, Alan RK, Redziniak DE, et al. Quad-riceps sparing total knee replacement. The initial experience with results at two to four years. J Bone Joint Surg Br, 2006, 88

(11):1448-1453.
[61] Seon JK, Song EK. Navigation-assisted less invasive total knee arthroplasty compared with conventional total knee arthroplasty: a randomized prospective trial. J Arthroplasty, 2006,21(6):777-782.
[62] Yang KY, Wang MC, Yeo SJ, et al. Minimally invasive unicondylar versus total condylar knee arthroplasty-early results of a matched-pair comparison. Singapore Med J, 2003, 44 (11):559-562.
[63] Tria Jr AJ. Advancements in minimally invasive total knee arthroplasty. Orthopedics, 2003,26(8 Suppl):s859-863.
[64] Seon JK, Song EK. Functional impact of navigation-assisted minimally invasive total knee arthroplasty. Orthopedics, 2005, 28 (10 Suppl):s1251-1254.
[65] Berend KR, Lombardi Jr AV, Mallory TH, et al. Early failure of minimally invasive unicompartmental knee arthroplasty is associated with obesity. Clin Orthop Relat Res, 2005, 440:60-66.
[66] Laskin RS, Beksac B, Phongjunakorn A, et al. Minimally invasive total knee replacement through a mini-midvastus incision: an outcome study. Clin Orthop Relat Res, 2004, 428:74-81.
[67] Muller PE, Pellengahr C, Witt M, et al. Influence of minimally invasive surgery on implant positioning and the functional outcome for medial unicompartmental knee arthroplasty. J Arthroplasty,2004,19(3):296-301.
[68] Walton NP, Jahromi I, Lewis PL, et al. Patient-perceived outcomes and return to sport and work: TKA versus mini-incision unicompartmental knee arthroplasty. J Knee Surg, 2006, 19 (2):112-116.
[69] Fuchs S, Rolauffs B, Plaumann T, et al. Clinical and functional results after the rehabilitation period in minimally-invasive unicondylar knee arthroplasty patients. Knee Surg Sports Traumatol Arthrosc,2005,13(3):179-186.
[70] Fuchs S, Strosche H, Tinius W, et al. Preliminary remarks on a prospective multicenter study of the repicci minimally invasive unicondylar knee replacement. Knee Surg Sports Traumatol Arthrosc,2005,13(8):670-676.
[71] Luscombe KL, Lim J, Jones PW, et al. Minimally invasive Oxford medial unicompartmental knee arthroplasty: a note of caution! Int Orthop,2006,31:321-324.
[72] Jahromi I, Walton NP, Dobson PJ, et al. Patient-perceived outcome measures following unicompartmental knee arthroplasty with mini-incision. Int Orthop, 2004, 28 (5): 286-289.
[73] Pandit H, Jenkins C, Barker K, et al. The oxford medial unicompartmental knee replacement using a minimally-invasive approach. J Bone Joint Surg Br,2006,88(1):54-60.
[74] Hamilton WG, Collier MB, Tarabee E, et al. Incidence and reasons for reoperation after minimally invasive unicompartmental knee arthroplasty. J Arthroplasty, 2006, 21 (6 Suppl 2): 98-107.
[75] Romanowski MR, Repicci JA. Minimally invasive unicondylar arthroplasty: eight-year follow-up. J Knee Surg,2002,15(1):17-22.
[76] Lombardi Jr AV, Viacava AJ, Berend KR. Rapid recovery protocols and minimally invasive surgery help achieve high knee flexion. Clin Orthop Relat Res,2006,452:117-122.
[77] Fisher DA, Watts M, Davis KE. Implant position in knee surgery: a comparison of minimally invasive, open unicompartmental, and total knee arthroplasty. J Arthroplasty, 2003, 18(7 Suppl 1):2-8.
[78] Shakespeare D, Ledger M, Kinzel V. Accuracy of implantation of components in the oxford knee using the minimally invasive approach. Knee,2005,12(6):405-409.

第 35 章　全膝关节置换术后假体周围骨折

第 1 节　概述 …………………… 552
第 2 节　病因 …………………… 552
第 3 节　分类 …………………… 553
第 4 节　治疗 …………………… 553
第 5 节　总结 …………………… 564
参考文献 ………………………… 564

第 35 章
全膝关节置换术后假体周围骨折

Gershon Volpin, Chanan Tauber, Roger Sevi, Haim Shtarker

摘要 全膝关节置换术后股骨远端假体周围骨折并不常见,其发病率为 0.3%~2.5%。这类骨折对于外科医生来说是一个挑战,理想的治疗方法仍有争议。近年来,随着全膝关节置换术数量的增加与患者寿命的延长,此类骨折的发病率也随之增加。Rorabeck 分类法是这类骨折最常用的分类方法。根据骨折位置、移位程度和假体稳定性,Rorabeck 将骨折分为以下 3 型:Ⅰ型,骨折未移位且假体稳定;Ⅱ型,骨折移位但假体稳定;Ⅲ型,骨折移位或未移位,但假体发生松动且不稳定。Ⅰ型与Ⅱ型骨折的治疗方法包括通过锁定加压板(locking compression plates,LCP)、LISS 钢板及逆行交锁髓内钉固定。Ⅲ型骨折可通过膝关节翻修植骨术结合骨折复位及稳定的内固定来治疗。本章将对全膝关节置换术后股骨假体骨折的病因及不同治疗方法进行探讨。

关键词 病因·分类·膝关节假体·假体周围骨折·非手术治疗·手术治疗

G. Volpin (✉) · H. Shtarker
Departments of Orthopaedic Surgery and Traumatology,
Western Galilee Hospital, Nahariya, Israel
e-mail: volpinger@gmail.com

C. Tauber
Kaplan Hospital Rehovot, Rehovot, Israel

R. Sevi
Hille Yafe Hospital, Hadera, Israel

G. Bentley (ed.), *European Surgical Orthopaedics and Traumatology*,
DOI 10.1007/978-3-642-34746-7_138, © EFORT 2014

第 1 节 概 述

全膝关节置换术后股骨远端假体骨折不常见,其发生率低于全髋关节置换术后股骨骨折。然而,伴随近年来全膝关节置换术的不断增加与患者寿命的延长,该骨折类型的发病率也随之增加[1,2]。

全膝关节置换术后股骨髁上骨折的发病率为 0.3%~2.5%[3-10]。全膝关节置换术后胫骨假体周围骨折也很少见。全膝关节置换术后股骨远端假体周围骨折对于外科医生来说是一个挑战,其理想的治疗方案仍有争议。本文将对全膝关节置换术后股骨假体远端骨折的病因及不同的治疗方法进行探讨。

第 2 节 病 因

大多数膝关节置换术后股骨远端假体骨折发生于跌倒、手法治疗膝关节僵硬、高处坠落、交通事故等情况[11]。骨质疏松[3,4,7,12-18]、风湿性关节炎[4,12,14,18]、神经系统疾病[7]与接受类固醇治疗[12,13,17,18]的患者全膝关节置换术后假体周围骨折的风险更大。其他危险因素,如高龄、性别因素,其中女性更易发生这种并发症[5,7,11,14,19]。

手术过程中的技术性失误，如膝关节假体位置不当、假体对股骨远端皮质的切割、骨质疏松、骨溶解、假体松动，这些都可能增加骨折的风险[3,4,7,14,20-23]。

第3节 分 类

用于全膝关节置换术后股骨假体周围骨折的分类系统较少，Rorabeck 分类法最常用[13,24-26]。根据骨折位置、移位程度与假体的稳定性，分为以下3型：Ⅰ型，骨折未移位且假体稳定（图7-35-1）；Ⅱ型，骨折已移位且假体稳定（图7-35-2）；Ⅲ型，骨折已移位或未移位，但假体松动不稳定（图7-35-3）。

第4节 治 疗

对于这类骨折来说，最恰当的治疗方法应基于患者的健康状况、活动情况、骨折类型与位置、假体的稳定性及类型。无论是非手术治疗还是手术治疗，其目的都是促使骨折愈合、假体稳定、关节活动范围满意及活动时无疼痛。

治疗Ⅰ型与Ⅱ型骨折的原则是骨折复位后稳定固定以达到下肢力线解剖复位。Ⅲ型骨折即假体不稳定的治疗原则为全膝关节翻修术和稳定固定恢复下肢力线相结合。对于Ⅰ型骨折假体稳定且骨折无移位的患者，可采用夹板或石膏固定6～8周的非手术治疗方案（图7-35-4）。

文献报道，应用管型石膏、支架或骨牵引等非手术治疗也能带来令人满意的结果[5,7,12,21,27-29]。根据 Culp 的报道，30例接受非手术治疗的患者中，有15例（50%）出现疼痛加剧及行走能力降低的情况，而在进行手术治疗的患者中，这一比例仅为13%。管型石膏的应用会造成平均26°的膝关节活动度丧失[7]。Sisto 建议闭合复位和骨牵引治疗作为首选方案，仅在骨折对线不良的情况下进行手术[11]。Chen 对1994年的12篇系列研究中的195例骨折患者进行回顾性

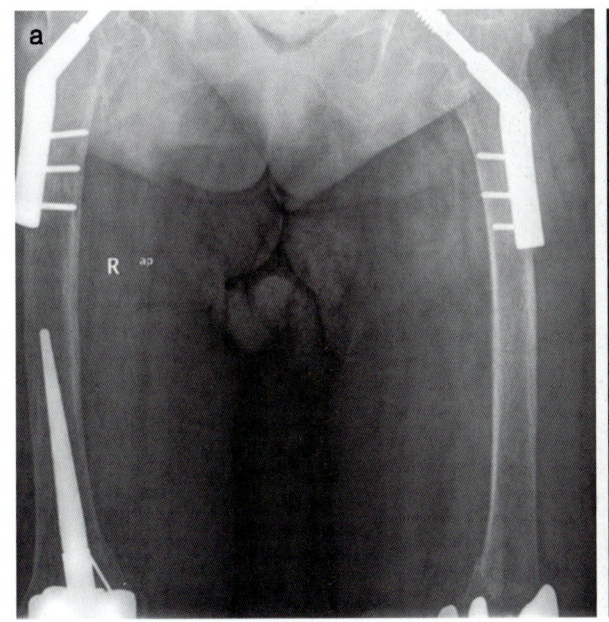

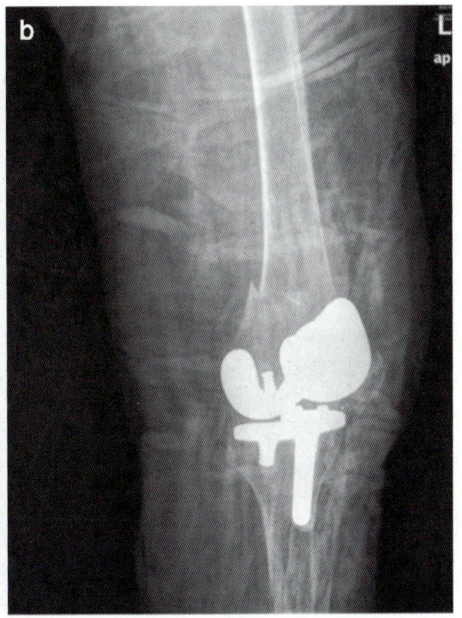

图7-35-1 a、b. Ⅰ型假体周围骨折，即骨折无明显移位且假体稳定。患者为92岁女性，10年前行全膝关节置换，现有严重的心肌缺血和充血性心力衰竭

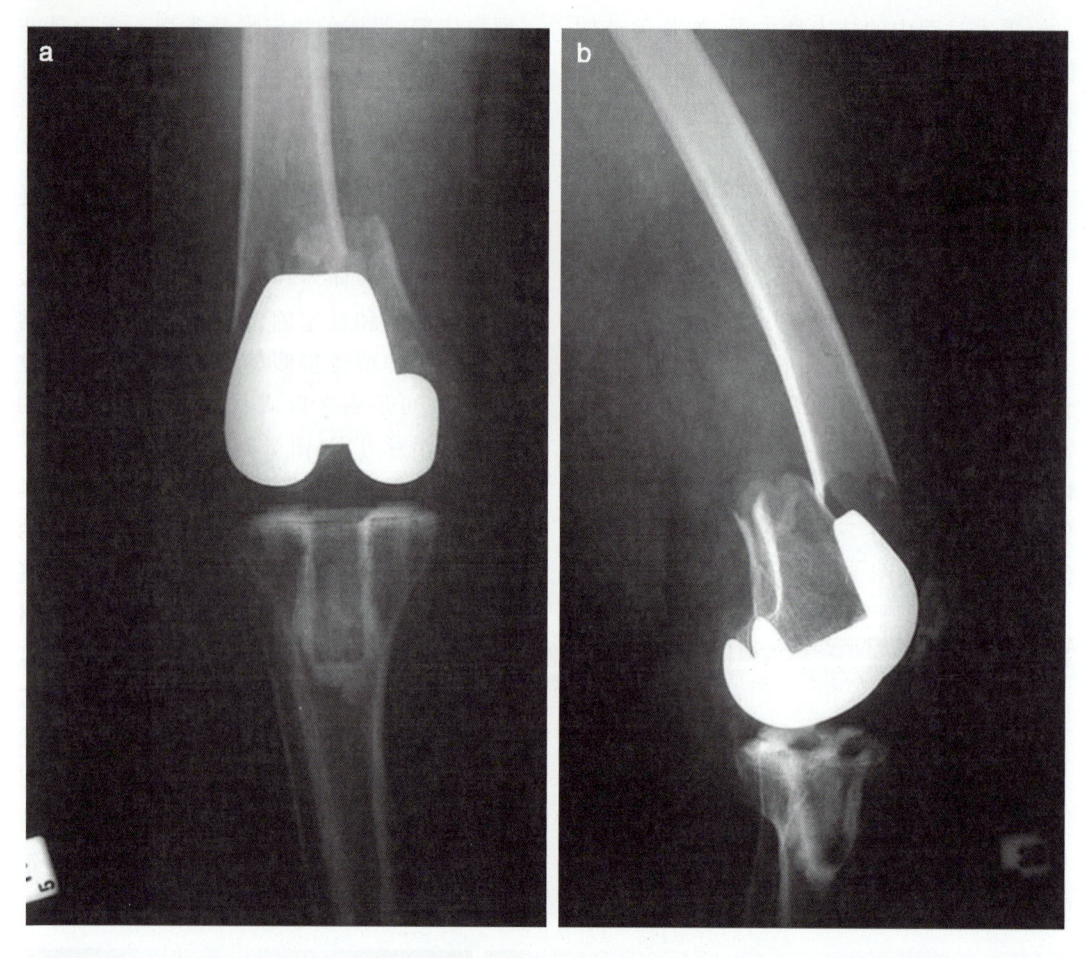

图 7-35-2 a、b. Ⅱ型假体周围骨折,即骨折有移位但假体稳定。患者为78岁女性,10年前行全膝关节置换

分析[13],得出非手术治疗组(67%)与手术组的治愈率(69%)差异无统计学意义。

　　手术方法包括切开复位内固定[28,30]、外固定[12,31]、Ilizarov外固定[32,33]、逆行交锁髓内钉[16,21,29,34,35]、置换翻修术[29]及关节融合术[21]。膝关节假体周围骨折内固定选择方式多种多样,例如,髁上Rush针[36]、各种髓内钉,主要是逆行交锁髁上髓内钉[16,34,35,37,38],不同种类钢板固定[39-43],如微创锁定加压钢板(LISS)[43-47]。Culp等发现,非手术治疗人工膝关节置换术后髁上骨折的患者中,20%的患者发生不愈合,23%的患者发生畸形愈合,因此,建议患者行内固定后早期康复运动。1986年,Merkel与Johnson报道了3例运用外固定架治疗并取得良好疗效的患者[12]。Ritter对1955年22例使用Rush针治疗的病例进行回顾分析,所有病例3~4个月愈合良好,且无严重的并发症[36]。1996年,Moran回顾24例全膝关节置换术后股骨髁上骨折的病例,非手术治疗的24例患者中有9例疗效不满意,主要是由于畸形愈合。切开复位内固定治疗的15例中有10例取得了良好疗效。2001年,Kregor报道了13例股骨假体周围骨折患者,运用锁定板治疗取得100%的愈合率,其中有1例患者需要植骨[47]。

　　其他学者认为,逆行交锁髓内钉治疗全膝关节置换术后股骨髁上骨折是安全可靠的,这一微创技术必须在术中透视下完成(图7-35-5)。该手术方法可以很好地恢复

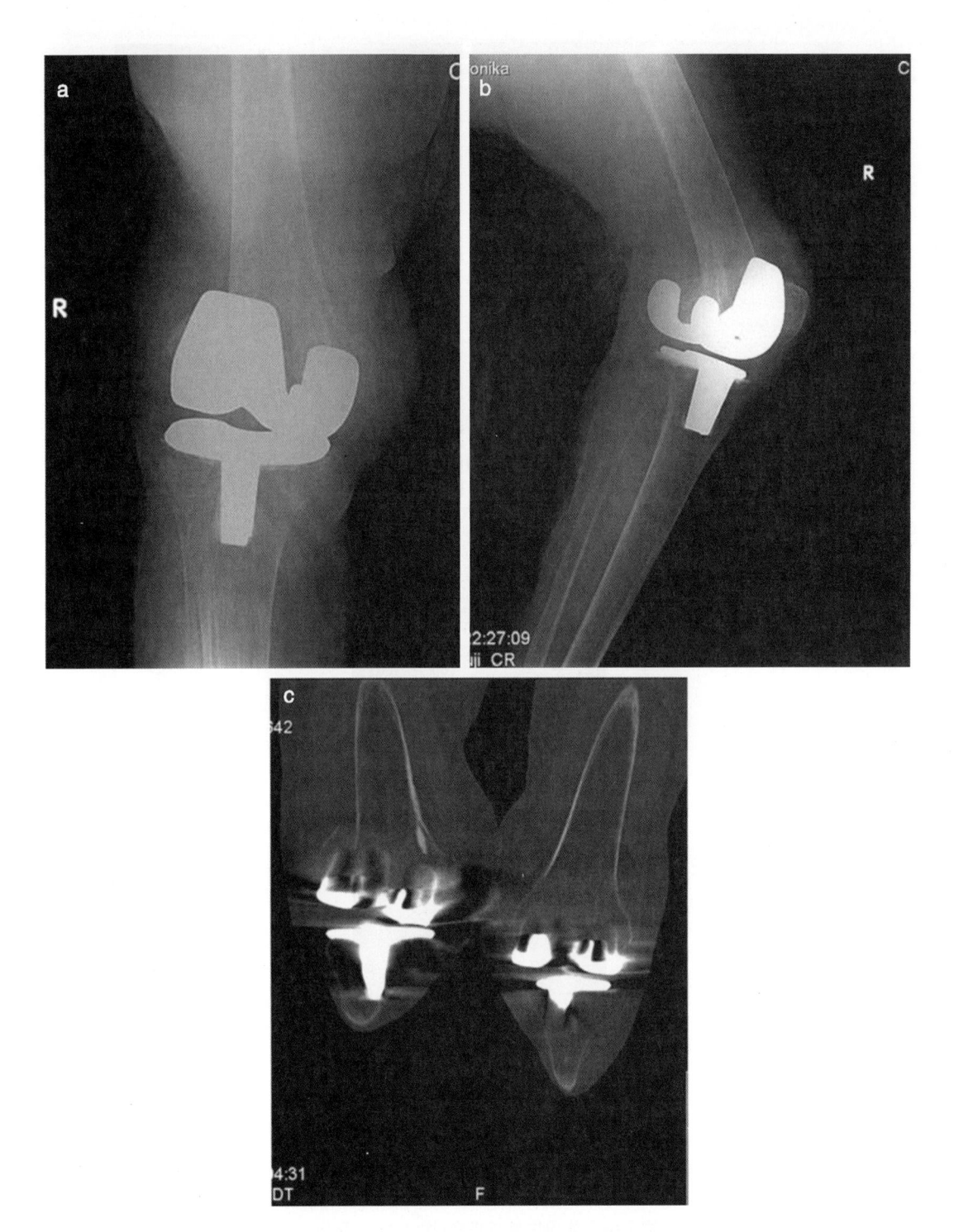

图 7-35-3　a~c. Ⅲ型假体周围骨折,即股骨远端假体松动不稳定。患者为 82 岁女性,8 年前行全膝关节置换

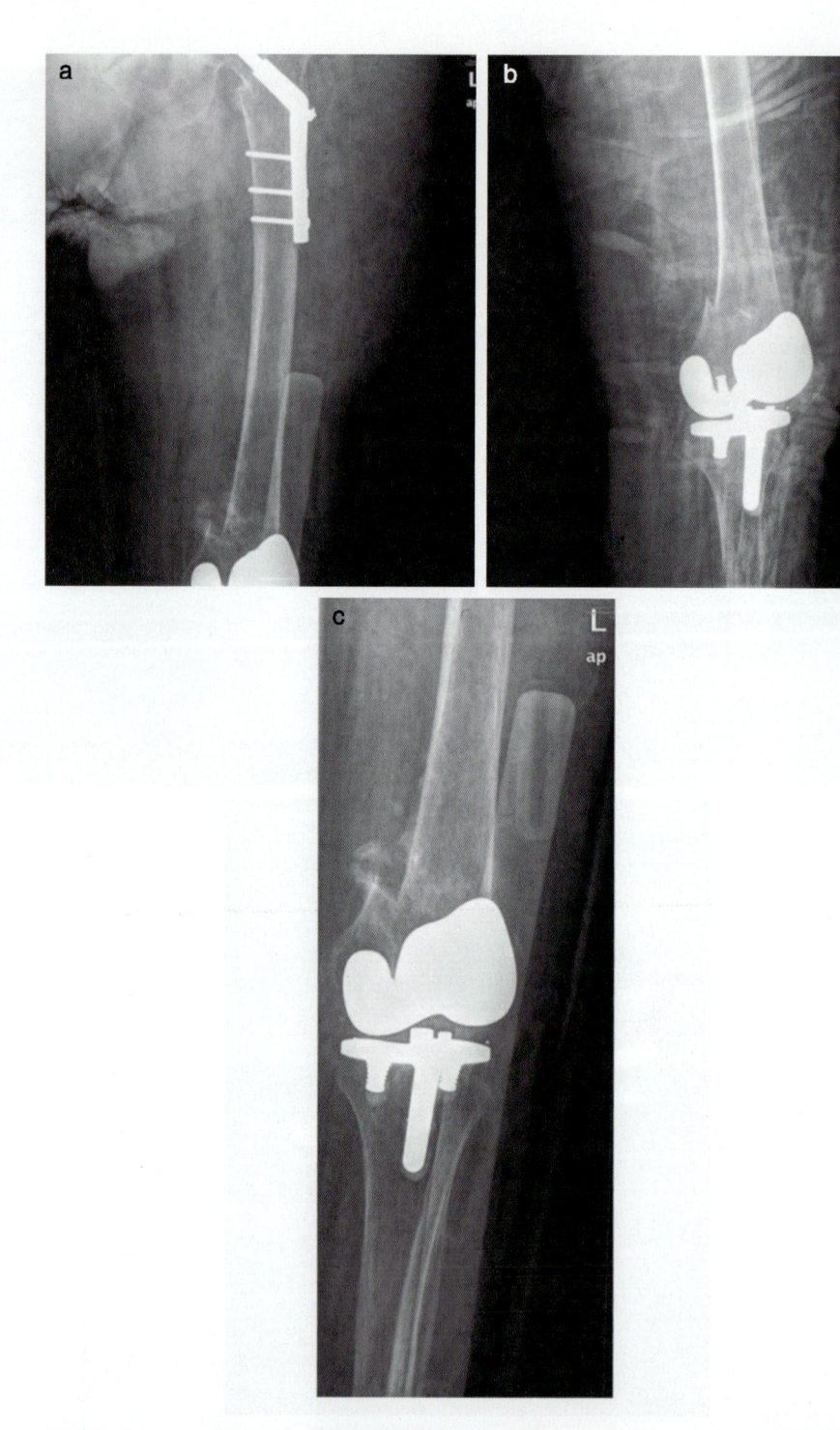

图 7-35-4　a~c. 第 1 位 Ⅰ 型假体周围骨折患者(图 7-35-1)受伤 3 个月后石膏非手术治疗的结果。该患者心功能及活动能力较差,故采取非手术治疗。骨折部分愈合有部分移位,目前患者无疼痛,膝关节活动受限

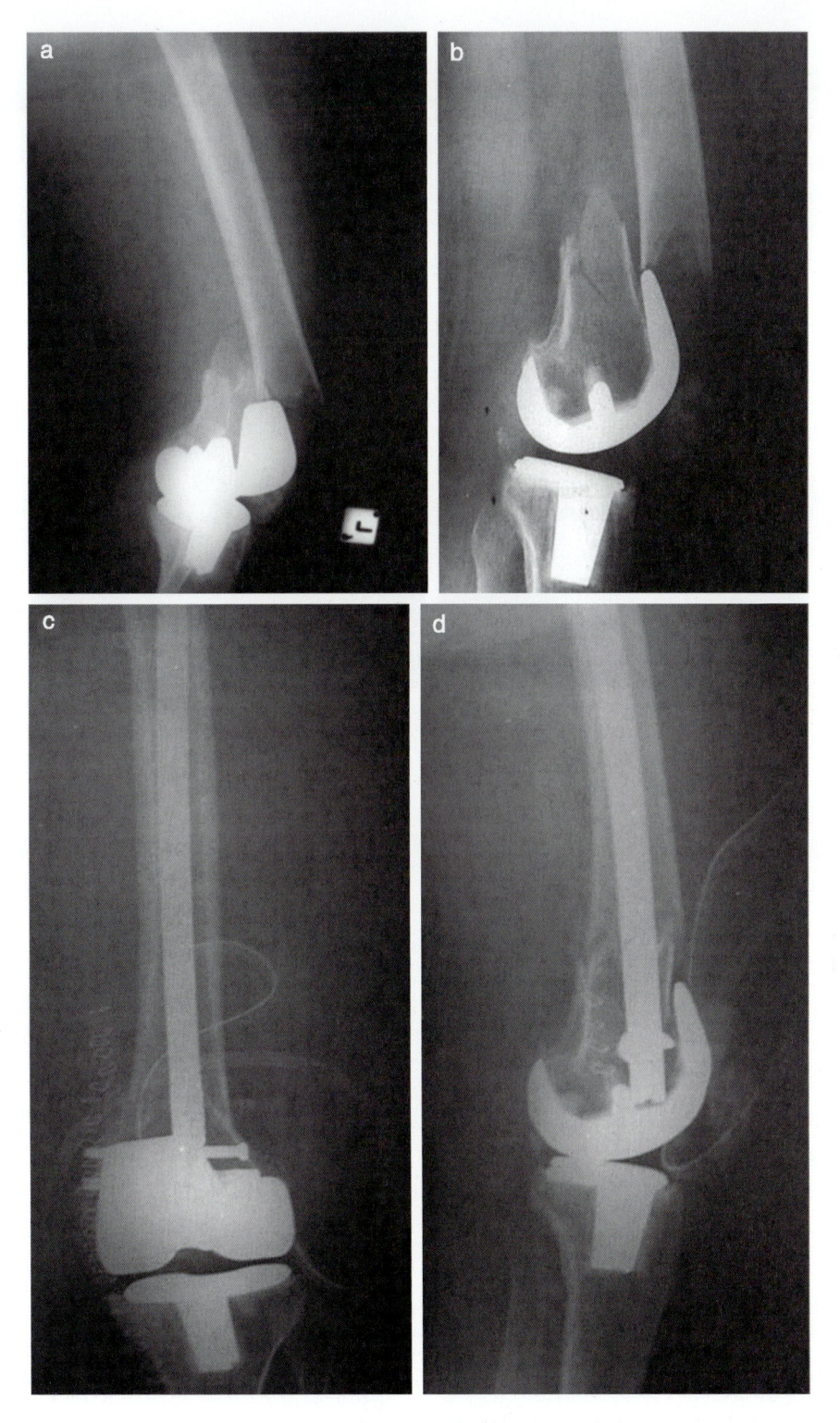

图 7-35-5　a、b. 逆行交锁髓内钉治疗 82 岁 Ⅱ 型假体周围骨折患者；c、d. 骨折复位后稳定固定

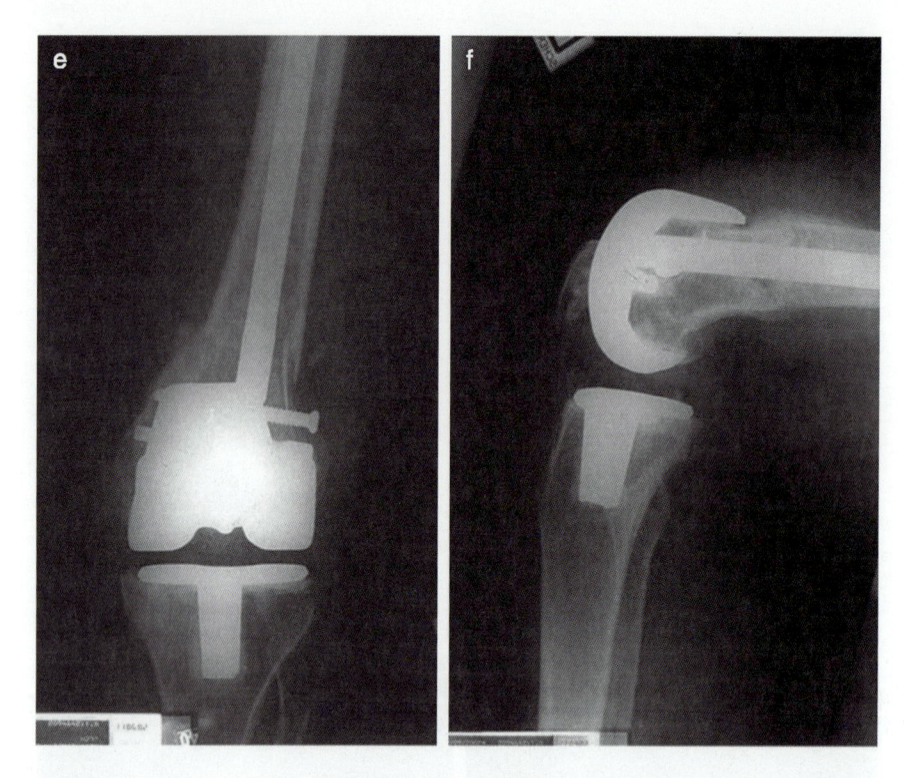

图 7-35-5（续）　e、f. 6 年后，患者下肢几乎无疼痛且关节活动度基本正常，X 线片显示假体稳定，骨折愈合良好

下肢力线、角度及旋转稳定性[16,18,34,35,37,38]。2009 年，Chettiar 对应用逆行交锁髓内钉治疗的患者进行了回顾性分析发现，骨折愈合率为 100%，功能良好，并发症发生率低[37]。但笔者认为，逆行交锁髓内钉只可用于股骨侧假体无髓腔遮挡情况。这一方法并不适用于股骨侧假体遮挡髓腔或以前全髋关节置换术中存在较长的假体柄的患者。上述情况下，运用锁定加压板则更为合适（图 7-35-6）。

1993 年，Zehntner 和 Ganz 报道了运用髁上支撑板（有或无植骨）治疗全膝关节置换术后假体周围骨折取得了良好效果。所有患者痊愈或恢复到骨折前的活动状态，尽管某些患者的关节活动度有所下降[41]。2004 年，Kassab 报道对 12 例膝关节假体周围骨折伴骨缺损患者应用同种异体骨移植进行治疗，其中 10 例假体固定的患者术后骨折愈合良好[50]。2010 年，Kolb 运用 LISS 微创内固定钢板对 23 例全膝关节置换术后假体周围骨折患者进行了良好固定，结果发现所有的骨折都能在平均 14 周内愈合，且不需要植骨[44]。其中，2 例骨折延迟愈合，但未发生骨不连或感染等情况；1 例患者发生了 7°内翻畸形。上述结论表明，微创锁定接骨板系统可提供稳定的固定，可以使膝关节早期活动以达到良好中期效果，且并发症发生率低（图 7-35-7）。基于此，Kolb 等[44]建议，此方法可代替那些固定不牢固且手术切口较大的手术。

Rorabeck Ⅲ型患者，即假体松动不稳伴股骨髁上骨折，可采用膝关节翻修术与稳定固定相结合来恢复下肢解剖力线（图 7-35-8）。这种方法可实现稳定固定和早期功能锻炼[21,22,25,29,48,49]。Chen 等[13]运用膝关节翻修术治疗 11 例膝关节假体近端髁上骨折的患者，其中 10 例患者取得令人满意的治疗效果。其他学者报道了关节翻修中结构性

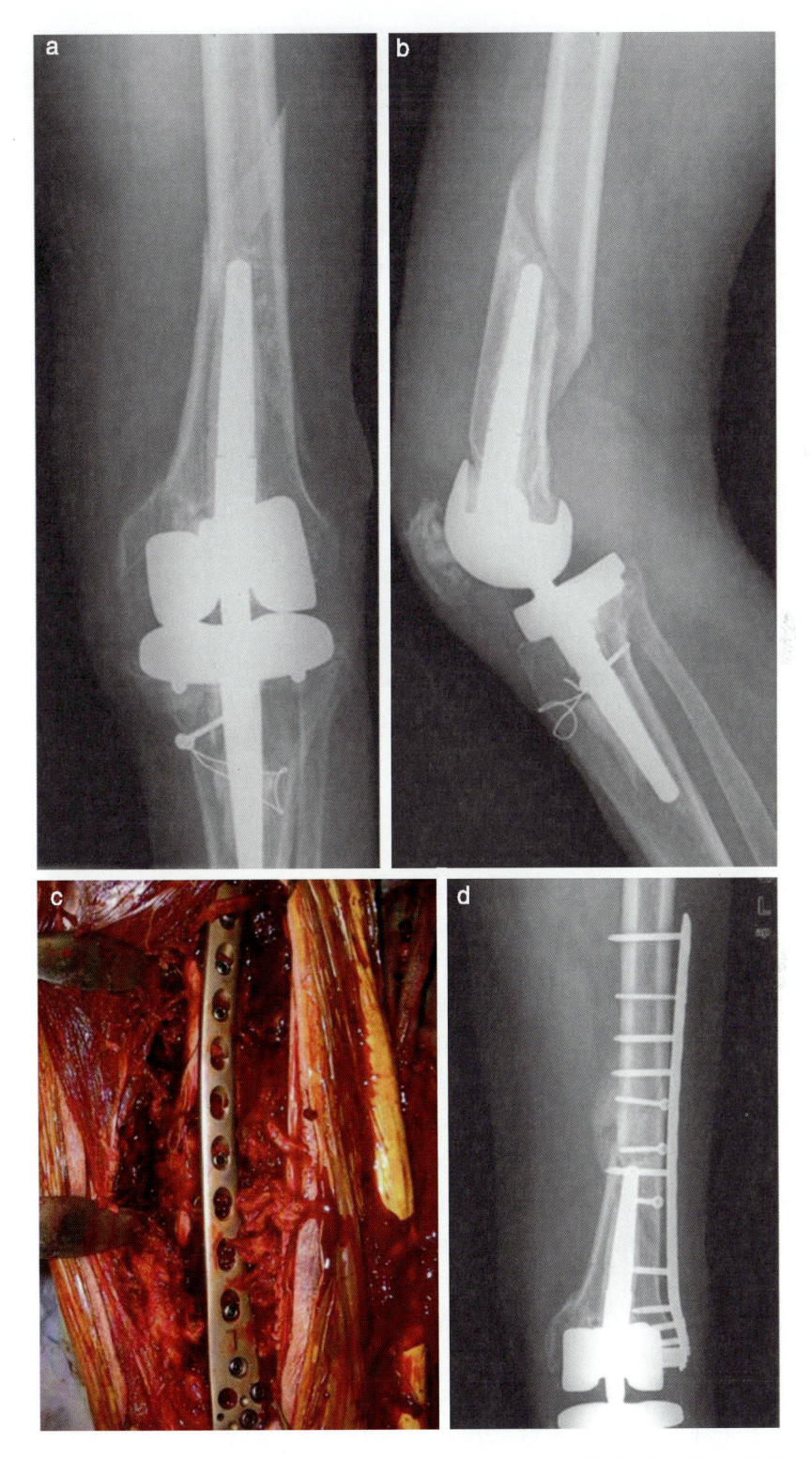

图 7-35-6　a、b. 73 岁男性患者，使用铰链型假体，膝关节Ⅱ型假体周围骨折，这种情况下不适合应用逆行交锁髓内钉；c. 患者应用锁定加压钢板治疗，4 年后，患者下肢无疼痛且关节活动度基本正常；d. X 线片显示假体稳定，骨折愈合良好

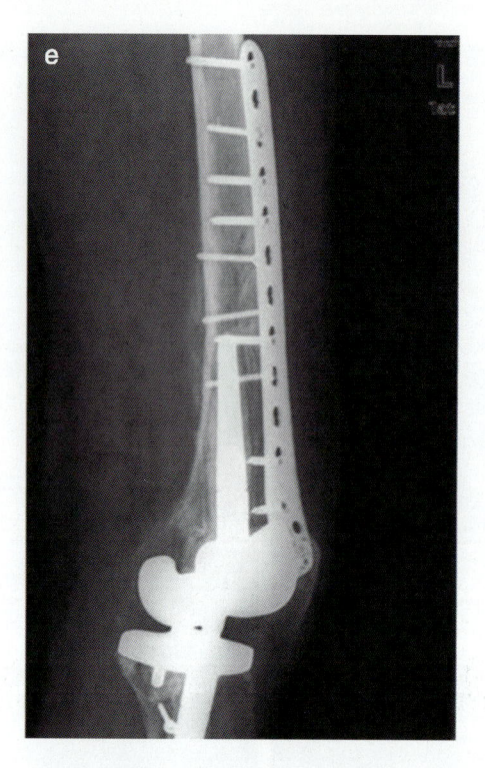

图 7-35-6(续)　e. X 线片显示假体稳定,骨折愈合良好

植骨的应用[17,50,51]。Kraay 等[17]使用大块远端同种异体骨对 7 例患者进行了翻修手术,所有患者均获得了满意的疗效。Cordeiro 等报道了 10 例股骨假体远端骨折患者的治疗经验,其中 2 例应用非手术治疗,3 例患者运用切开复位钢板内固定治疗,5 例患者采用关节翻修术治疗。结果发现,采用关节翻修术治疗的患者疗效最佳[29]。Healy 等对 20 例骨折患者中的 15 例进行了一期植骨(同种异体骨或是自体骨)并全部愈合。他认为自体骨移植比同种异体骨移植愈合得更快。剩下 5 例患者中 2 例进行了二期切开植骨手术[30]。他建议必要时可用甲基丙烯酸甲酯和植骨来增加假体的稳固性。

一些研究对膝关节假体周围骨折的不同手术固定方式效果进行了比较。2004 年,Su 等[1]的回顾性分析认为,应避免非手术治疗,除非患者自身不能耐受手术。他们还认为髓内钉是治疗假体近端骨折的最好方法,角度稳定钢板同样可用于膝关节假体股骨骨折。股骨端骨折或骨折伴假体松动则需要使用带柄组件和大块同种异体骨移植来翻修[1]。

Dennis[10]于 2001 年的回顾性研究认为,非手术治疗可用于轻度移位的骨折,但无法帮助骨质疏松伴复杂骨折的患者恢复解剖力线。这种情况下,手术治疗是首选,其他学者也证实了这一结论[3,17,21,22,29,43]。Dennis 认为股骨髁钢板对于骨量良好的轻度粉碎性骨折是最好的保护。髁上带锁髓内钉适合绝大部分髁上骨折且可恢复良好的下肢力线与稳定性。他还建议应用全膝关节翻修术来治疗患股骨远端粉碎性骨折或关节假体松动不稳定的患者[10]。

2006 年,Walsh 等[2]纳入 82 例非手术治疗的骨折患者,其中 66% 的患者取得了良好的效果,失败的主要原因是关节僵硬与骨不连。文献建议非手术治疗只适用于骨

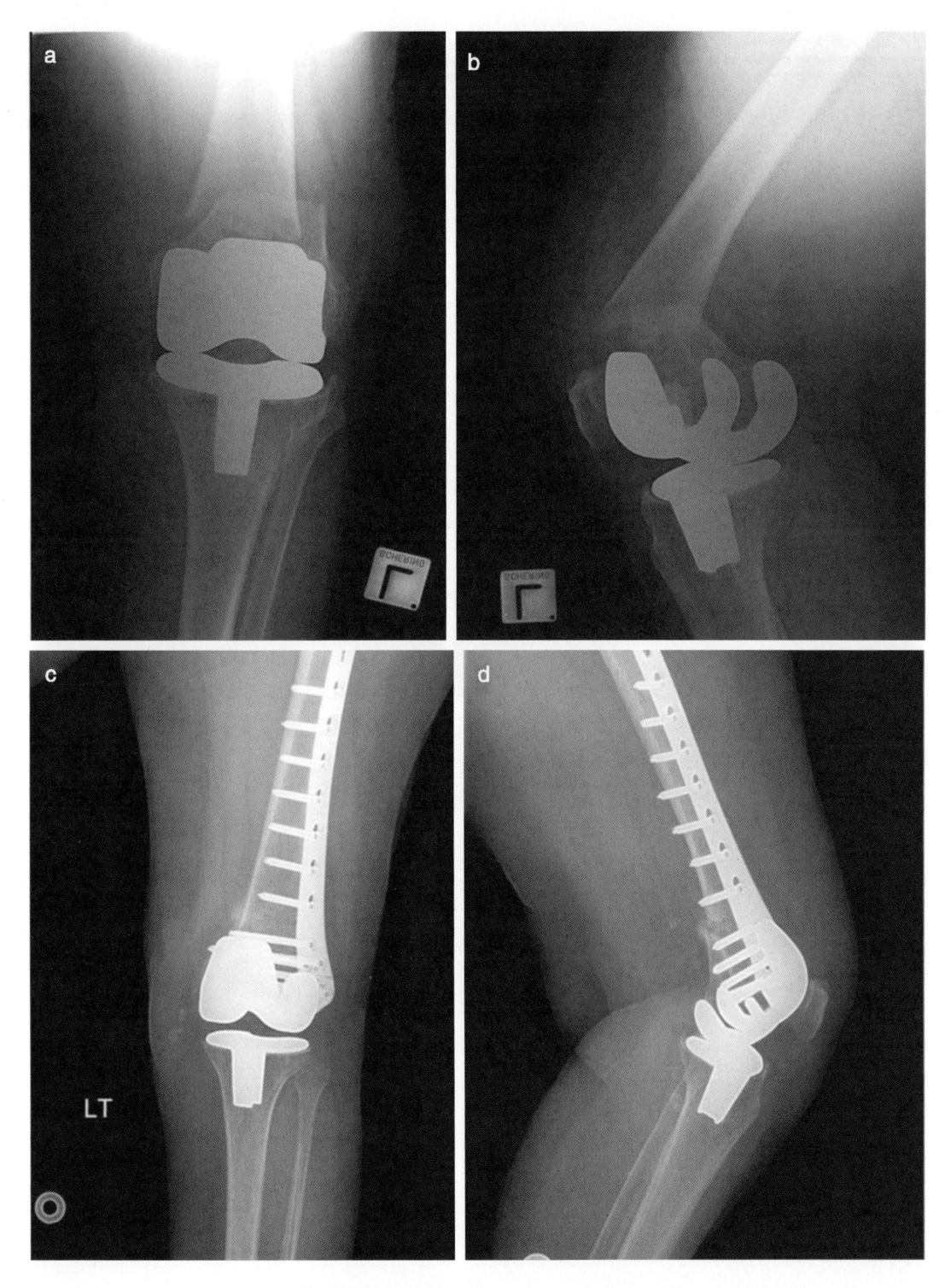

图 7-35-7　a、b. 77 岁女性患者Ⅱ型假体周围骨折应用锁定加压钢板进行治疗。5 年后，患者下肢无疼痛且关节活动度基本正常。c、d. X 线片显示假体稳定，骨折愈合良好，下肢力线恢复

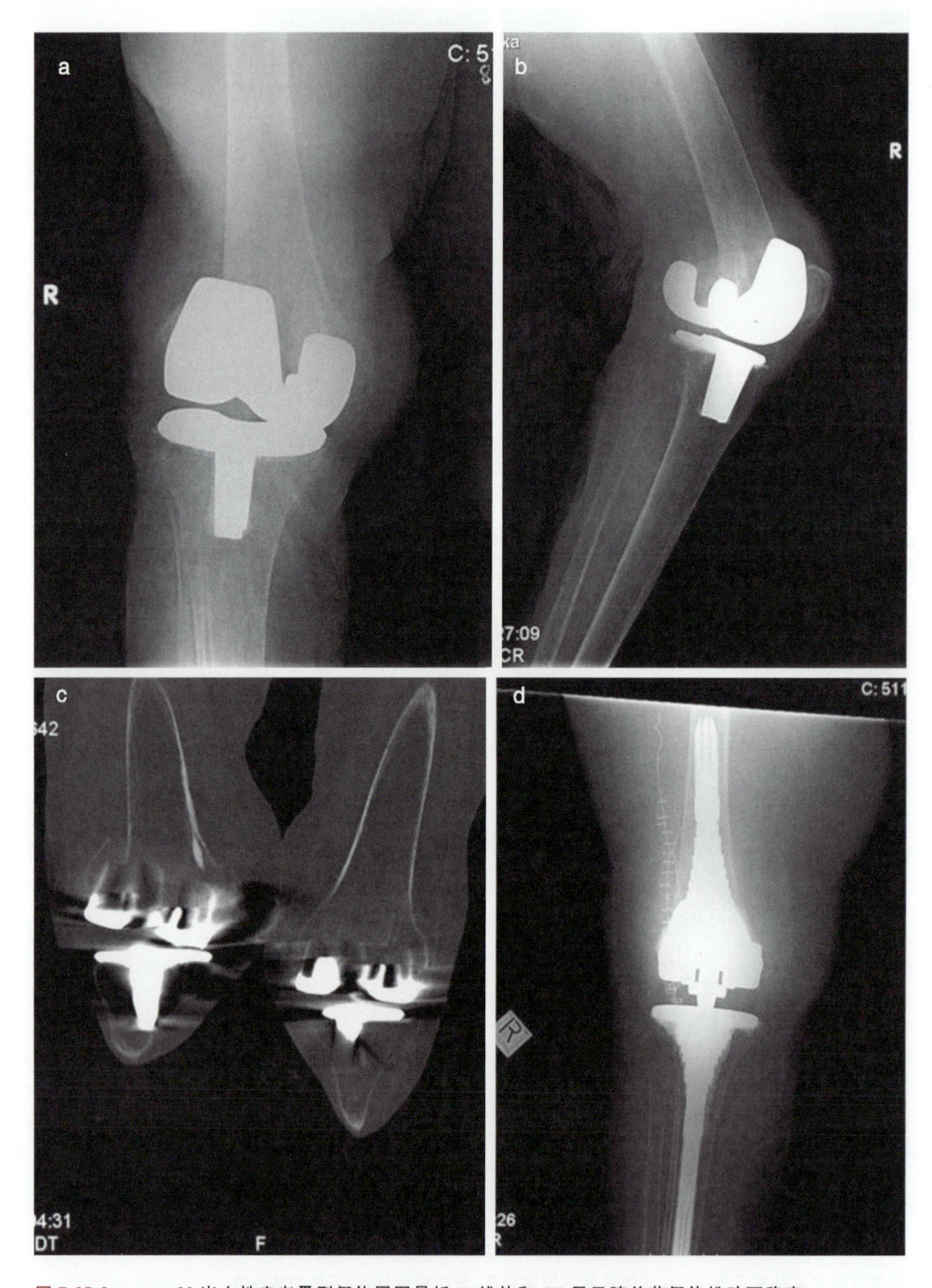

图 7-35-8　a～c. 83 岁女性患者Ⅲ型假体周围骨折，X 线片和 CT 显示膝关节假体松动不稳定

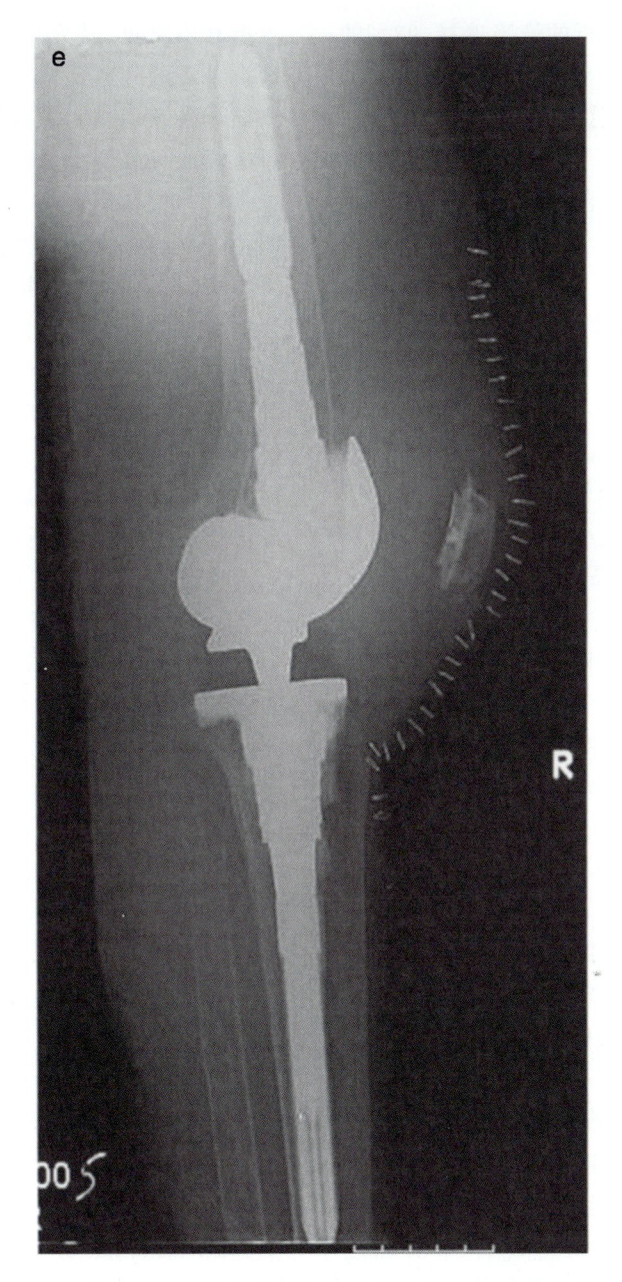

图 7-35-8(续)　d、e. 患者应用骨水泥型铰链膝关节假体进行翻修，该假体有较长的股骨髓内柄，可以对骨折进行稳定固定

量好且无移位的骨折，这一观点也被 Merkel 等[12]、Figgi 等[21]、Cain 等[27] 所认同。Walsh 等的回顾性研究发现，仅 56% 的患者在使用多种非锁定钢板的治疗中取得了良好的效果。该手术的缺点在于手术切口引起的软组织损伤，理论上存在感染风险和随之带来假体松动。Walsh 等也认为运用弹性髓内钉治疗全膝关节置换术后假体周围髁上骨折并不是一个合适的选择。逆行交锁髓内钉是治疗此类骨折最佳选择，成功率为 95%，但这种方法不适用于十字韧带替代型假体周围骨折，因为这种假体没有为髓内钉置入留出足够的通道[2]。Walsh 等[2]认为 LISS 微创接骨板是治疗全膝关节

置换术后假体周围骨折的恰当选择,93%的患者取得了良好效果,且失败率较低。根据这篇综述,翻修术的总体效果良好。建议在假体稳定性差的骨折中应用。股骨远端骨量不足的患者,应配合结构性同种异体骨植入。

2006年,Herrera等[52]对29项系列研究415例骨折患者的数据进行分析研究,骨不连的发生率为9%,固定失败率为4%,深部感染率为3%,二次手术率为13%。相对于运用逆行交锁髓内钉进行治疗而言,非手术治疗或常规钢板内固定发生骨不连的风险要高。应用逆行交锁髓内钉比传统钢板发生骨不连的风险降低了87%,二次手术率降低了70%。研究人员还发现,与传统钢板相比,使用锁定钢板的骨不连率和二次手术率更低,分别为57%和43%。通过Herrera等的研究结果,运用逆行交锁髓内钉与微创锁定板治疗全膝关节置换术后股骨假体周围骨折的效果优于非手术治疗与传统非锁定钢板治疗,如动力髁钢板、角钢板、髁支撑钢板。

Thomas等[53]也描述了类似的发现,其在2010年发表的文章中详细介绍了53例全膝关节置换术后假体周围骨折患者的治疗经验,并得出结论Ⅰ型骨折可采用非手术治疗,但更建议使用髁钢板内固定术。对于Ⅱ型骨折推荐使用髁钢板或髓内钉固定,对于Ⅲ型骨折须进行全膝关节翻修术。

McGraw和Kumar[54]2010年的综述中建议在骨折无移位且关节假体稳定(Ⅰ型骨折)的前提下,可采用铰链石膏支具及限制负重的非手术疗法。随访过程中一旦发现下肢力线或骨折复位丢失,须进行手术干预[54]。

第5节 总 结

全膝关节置换术后股骨远端假体周围骨折并不常见,其发病率在0.3%~2.5%。这类骨折的外科治疗极具挑战性且理想疗法至今尚存争议。大多数假体周围股骨骨折是轻微外伤导致,骨质疏松、风湿性关节炎及精神失常的患者风险较高。技术问题如膝关节假体位置不当、假体对股骨远端皮质的切割、骨溶解、骨量不足、假体松动等也会增加骨折发生的风险。Rorabeck分型是该类骨折最常用的分类系统,基于骨折位置、移位程度与假体的稳定性,分为以下3型:Ⅰ型,骨折未移位且假体稳定;Ⅱ型,骨折已移位且假体稳定;Ⅲ型,骨折已移位或未移位,但假体松动不稳定。

根据文献,对于Ⅰ型骨折可采用管型石膏、膝关节支具或骨牵引等非手术疗法,主要适用于身体健康状况不佳及行走能力差的患者。Ⅱ型骨折可通过骨折复位和稳定固定来恢复下肢解剖力线,内固定包括逆行交锁髓内钉、LISS和LCP来治疗。然而,逆行交锁髓内钉不适用于股骨侧假体遮挡髓腔或全髋关节置换术中存在较长假体柄的患者。Ⅲ型骨折即股骨远端粉碎性骨折且假体不稳定的患者,应综合应用植骨和稳定固定相结合的全膝关节翻修术,来恢复下肢解剖力线。

参考文献

[1] Su ET, DeWal H, Di Cesare PE. Periprosthetic femoral fractures above total knee replacements. J Am Acad Orthop Surg, 2004, 12:12-20.

[2] Walsh G, Ankarath S, Giannoudis PV. Periprosthetic fractures above a total knee arthroplasty-a review of best practice. Curr Orthop, 2006, 20:376-385.

[3] Madsen F, Kjaersgaard-Andersen P, Juhl M, et al. A custom-made prosthesis for the treatment of supracondylar femoral fractures after total knee arthroplasty: report of four cases. J Orthop Trauma, 1989, 3:332-337.

[4] Aaron RK, Scott R. Supracondylar fracture of the femur after total knee arthroplasty. Clin Orthop,1987,219:136-139.

[5] Delport PH, van Audekercke R, Martens M, et al. Conservative treatment of ipsilateral supracondylar femoral fracture after total knee arthroplasty. J Trauma,1984,24:846-849.

[6] Webster DA, Murray DG. Complications of variable axis total knee arthroplasty. Clin Orthop,1985,193:160-167.

[7] Culp RW, Schmidt RG, Hanks G, et al. Supracondylar fracture of the femur following prosthetic knee arthroplasty. Clin Orthop, 1987,222:212-222.

[8] Hanks GA, Mathews HH, Routson GW, et al. Supracondylar fracture of the femur following total knee arthroplasty. J Arthroplasty,1989,4:289-292.

[9] Rorabeck CH. Periprosthetic fractures: a problem on the rise. Orthopedics, 2000, 23: 989-990.

[10] Dennis DA. Periprosthetic fractures following total knee arthroplasty. An instructional course lecture. J Bone Joint Surg,2001,83A.

[11] Sisto DJ, Lachiewicz PF, Insall JN. Treatment of supracondylar fractures following prosthetic arthroplasty of the knee. Clin Orthop, 1985,196:265-272.

[12] Merkel KD, Johnson Jr EW. Supracondylar fracture of the femur after total knee arthroplasty. J Bone Joint Surg Am, 1986, 68: 29-43.

[13] Chen F, Mont MA, Bachner RS. Management of ipsilateral supracondylar femur fractures following total knee arthroplasty. J Arthroplasty,1994,9:521-526.

[14] Hirsh DM, Bhalla S, Roffman M. Supracondylar fracture of the femur following total knee replacement. Report of four cases. J Bone Joint Surg Am,1981,63:162-163.

[15] Schatzker J, Lambert DC. Supracondylar fractures of the femur. Clin Orthop, 1979, 138: 77-83.

[16] Jabczenski FF, Crawford M. Retrograde intramedullary nailing of supracondylar femur fractures above total knee arthroplasty. A preliminary report of four cases. J Arthroplasty,1995,10:95-101.

[17] Kraay MJ, Goldberg VM, Figgie MP, et al. Distal femoral replacement with allograft prosthetic reconstruction for treatment of supracondylar fractures in patients with total knee arthroplasty. J Arthroplasty, 1992, 7: 7-16.

[18] McLaren AC, Dupont JA, Schroeber DC. Open reduction internal fixation of supracondylar fractures above total knee arthroplasties using the intramedullary supracondylar rod. Clin Orthop,1994,302:194-198.

[19] Ritter MA, Stiver P. Supracondylar fracture in a patient with total knee arthroplasty. A case report. Clin Orthop,1985,193:168-170.

[20] Bogoch E, Hastings D, Gross A, et al. Supracondylar fractures of the femur adjacent to resurfacing and MacIntosh arthroplasties of the knee in patients with rheumatoid arthritis. Clin Orthop,1988,229:213-220.

[21] Figgie MP, Goldberg VM, Figgie 3 HE, et al. The results of treatment of supracondylar fracture above total knee arthroplasty. J Arthroplasty,1990,5:267-276.

[22] Booth Jr RE. Revision total knee arthroplasty. Management of periprosthetic fractures. Orthopedics,1994,17:845-847.

[23] Scott RD. Anterior femoral notching and ipsilateral supracondylar femur fracture in total knee arthroplasty. J Arthroplasty, 1988, 3:381.

[24] DiGioia 3 AM, Rubash HE. Periprosthetic fractures of the femur after total knee arthroplasty. A literature review and treatment algorithm. Clin Orthop,1991,271:135-142.

[25] Rorabeck CH, Taylor JW. Classification of periprosthetic fractures complicating total knee arthroplasty. Orthop Clin North Am, 1999,30:209-214.

[26] Rorabeck CH, Angliss RD, Lewis PL. Fractures of the femur, tibia, and patella after to-

tal knee arthroplasty: decision making and principles of management. Instr Course Lect, 1998,47:449-460.

[27] Cain PR, Rubash HE, Wissinger HA, et al. Periprosthetic femoral fractures following total knee arthroplasty. Clin Orthop, 1986, 208: 205-214.

[28] Short WH, Hootnick DR, Murry DG. Ipsilateral supracondylar fracture femur fractures following knee arthropasty. Clin Orthop, 1981,158:111.

[29] Cordeiro EN, Costa RC, Carazzato JG, et al. Periprosthetic fractures in patients with total knee arthroplaties. Clin Orthop, 1990, 252: 182-189.

[30] Healy WL, Siliski JM, Incaro SJ. Operative treatment of distal femoral fractures proximal to the total knee replacement. J Bone Joint Surg Am,1993,75:27-34.

[31] Biswas SP, Kurer MH, Mackenney RP. External fixation for femoral shaft fracture after Stanmore total knee replacement. J Bone Joint Surg Br,1992,74:313-314.

[32] Simon RG, Brinker MR. Use of Ilizarov external fixation for a periprosthetic supracondylar femur fracture. J Arthroplasty, 1999, 14(1): 118-121.

[33] Hurson C, Synnott K, McCormack D. Above-knee Ilizarov external fixation for early periprosthetic supracondylar femoral fracture-a case report. Knee, 2005, 12 (2): 145-147.

[34] Rolston LR, Christ DJ, Halpern A, et al. Treatment of supracondylar fractures of the femur proximal to a total knee arthroplasty. J Bone Joint Surg Am,1995,77:924-931.

[35] Weber D, Pomeroy DL, Schaper LA, et al. Supracondylar nailing of distal periprosthetic femoral fractures. Int Orthop, 2000, 24: 33-35.

[36] Ritter MA, Keating EM, Faris PM, et al. Rush rod fixation of supracondylar fractures above total knee arthroplasties. J Arthroplasty,1995,10:213-216.

[37] Chettiar K, Jackson MP, Brewin J, et al. Supracondylar periprosthetic femoral fractures following total knee arthroplasty: treatment with a retrograde intramedullary nail. Int Orthop (SICOT),2009,33:981-985.

[38] Chen YH, Chen WM, Huang CK, et al. Retrograde intramedullary Huckstep nailing for supracondylar fracture of femur after total knee arthroplasty. J Chin Med Assoc, 2003, 66: 755-758.

[39] Kumar A, Chambers I, Maistrelli G, et al. Management of periprosthetic fracture above total knee arthroplasty using intramedullary fibular allograft and plate fixation. J Arthroplasty,2008,23(4):554-558.

[40] Bezwada HP, Neubauer P, Baker J, et al. Periprosthetic supracondylar femur fractures following total knee. Arthroplasty, 2004, 19: 453-458.

[41] Zehntner MK, Ganz R. Internal fixation of supracondylar fractures after condylar total knee arthroplasty. Clin Orthop, 1993, 293: 219-224.

[42] Ochsner PE, Pfister A. Use of the fork plate for internal fixation of periprosthetic fractures and osteotomies in connection with total knee replacements. Orthopae-dics, 1999, 22: 517-521.

[43] Moran MC, Brick GW, Sledge CB, et al. Supracondylar femoral fracture following total knee arthroplasty. Clin Orthop, 1996, 324: 196-209.

[44] Kolb W, Guhlmann H, Windisch C, et al. Fixation of periprosthetic femur fractures above total knee arthroplasty with the less invasive stabilization system: a midterm follow-up study. J Trauma,2010,69(3):670-676.

[45] Bong MR, Egol KA, Koval KJ, et al. Comparison of the LISS and retrograde-inserted supracondylar intramedullary nail for fixation of a Periprosthetic distal femur fracture proximal to a total knee arthroplasty. J Arthroplasty,2002,17:876-881.

[46] Krbec M, Motycka J, Lunácek L, et al. Osteo-

synthesis for periprosthetic supracondylar fracture above a total knee arthroplasty using a locking compression plate. Acta Chir Orthop Traumatol Cech,2009,76(6):473-478.

[47] Kregor PJ,Hughes JL,Cole PA. Fixation of distal femoral fractures above total knee arthroplasty utilizing the Less Invasive Stabilization System (L. I. S. S). Injury, 2001, 32 Suppl 3:SC64-75.

[48] Srinivasan K,Macdonald DA,Tzioupis CC,et al. Role of long stem revision knee prosthesis in periprosthetic and complex distal femoral fractures:a review of eight patients. Injury, 2005,36:1094-1102.

[49] Freedman EL, Hak DJ, Johnson EE, et al. Knee arthroplasty including a modular distal femoral component in elderly fracture or nonunion. J Orthop Trauma,1995,9:231-237.

[50] Kassab M,Zalzal P,Azores GMS,et al. Management of periprosthetic femoral fractures after total knee arthroplasty using a distal femoral allograft. J Arthroplasty, 2004, 19: 361-368.

[51] Wong P,Gross AE. The use of structural allografts for treating periprosthetic fractures about the hip and knee. Orthop Clin North Am,1999,30:259-264.

[52] Herrera DG,Kregor PJ,Peter A,et al. Treatment of acute distal femur fractures above a total knee arthroplasty systematic review of 415 cases (1981-2006). Acta Orthop, 2006, 79(1):22-27.

[53] Tomás T, Nachtnebl L, Otiepka P. Distal femoral periprosthetic fractures:classification and therapy. Acta Chir Orthop Traumatol Cech,2010,77(3):194-202.

[54] McGraw P, Kumar A. Periprosthetic fractures of the femur after total knee arthroplasty. J Orthop Traumatol, 2010, 11 (3): 135-141.

第 36 章 全膝关节置换翻修术

第 1 节 概述 …………………… 569
第 2 节 病因和分类 …………… 571
    一、感染 …………………………… 571
    二、机械故障 ……………………… 571
    三、假体周围骨折 ………………… 571
    四、髌股关节功能障碍 …………… 571
    五、引起全膝关节置换术术后
        疼痛的其他原因 ……………… 572
第 3 节 诊断 …………………… 572
    一、病史 …………………………… 573
    二、体格检查 ……………………… 573
    三、实验室检查 …………………… 573
    四、膝关节穿刺 …………………… 573
    五、放射影像 ……………………… 573
    六、骨显像 ………………………… 575
    七、磁共振成像 …………………… 575

第 4 节 手术适应证 …………… 575
第 5 节 术前准备和计划 ……… 575
第 6 节 手术技巧 ……………… 576
    一、手术切口与入路 ……………… 576
    二、假体移除 ……………………… 576
    三、骨重建 ………………………… 577
    四、关节线重建 …………………… 579
    五、假体选择、柄的使用、假体
        固定 …………………………… 580
    六、无菌性松动 …………………… 580
    七、感染性松动 …………………… 581
    八、假体周围骨折 ………………… 582
    九、并发症 ………………………… 583
    十、总结 …………………………… 583
参考文献 ……………………… 583

第 36 章
全膝关节置换翻修术

Karl Knahr, Delio Pramhas

摘要 全膝关节置换术（total knee arthroplasty, TKA）是晚期骨关节炎的标准疗法。随着初次 TKA 的增长、老年人对活动能力要求的增高及关节置换患者的年轻化，都将导致未来若干年内关节翻修手术的激增。

综合性术前检查和计划需要区分无菌性松动与感染性松动。为了选择最合适的翻修假体，需要对骨缺损及韧带稳定性进行评估。尽可能准确修复下肢力线，使关节达到最佳功能状态。

TKA 翻修术对操作步骤要求极高，因此，这一手术只能在专业医疗中心，由有经验的团队来开展。

关键词 病因·分类·诊断·膝关节置换·术前计划·翻修·有菌手术操作与无菌操作

第 1 节 概 述

全膝关节置换术（total knee arthroplasty, TKA）是治疗晚期骨关节炎的标准疗法。随着成功案例增加，TKA 的数量逐年增多。美国在 2003 年有 402 100 例 TKA，32 700 例翻修手术[1]。随着初次 TKA 的推广、老年人对活动能力要求的增高及关节置换患者的年轻化，都将导致未来若干年内关节翻修手术的激增。预计在 2005—2030 年，全膝关节翻修术（revision total knee arthroplasties, RTKA）将会增长 601%。

Vessely 等[2]对 1000 例 TKA 患者进行研究。在手术 15 年后，有 95.5% 的患者进行了翻修，其中 1/3 是由于感染，1/3 是由于无菌性松动与聚乙烯磨损，余 1/3 则是由于假体周围骨折、不稳定、髌股关节功能障碍及不明原因疼痛等因素。

Mulhall 等[3]组织 318 例患者，进行多中心、前瞻性的队列研究，以评估翻修失败的类型及病因。从关节置换到翻修的平均时间为 7.9 年。许多患者（64.4%）关节置换失败的原因并不是单一的。关节置换失败可分为无菌性（82.4%）与有菌性（17.6%）两大类。31% 的患者 2 年内就出现了早期关节置换失败——平均时间为 11 个月，常伴有普遍的感染现象与围术期危险因素及并发症。晚期关节置换失败的平均时间为 9.9 年，主要原因包括假体不稳、聚乙烯磨损与假体松动等。

在 20 世纪 50 和 60 年代，膝关节置换术通常使用铰链式假体。70 年代，Frank Gunston 发明了第一代膝关节表面置换术，从而通过胫骨与股骨的分离使软组织发挥其正常作用。该设计很快就被全髁膝关节所取代。十字韧带保留与后方稳定技术及聚乙烯胫骨平台的发明解决了前方和后方不稳定的问题，但聚乙烯胫骨平台的失败率较高，故被金属底座胫骨平台所取代。目前，对于全髁膝关节置换的基本设计并无多少改变。

与此同时，RTKA 也在发展，早期翻修主要为关节融合或切开术。在全髁膝关节出现后，外科医生也开始在翻修术中使用这种假体。由于交叉韧带的缺失，人们发明了稳定装置。在骨缺损与韧带稳定性差的情况下，应采用铰链式假体，因为假体的设计并没有减少其限制性。20 世纪 80 年代，假体柄加强固定的半限制型假体进入市场。与此同时，由于翻修数量的增多，手术技术与仪器设备已变得更加精准。

如今，翻修假体可提供不同程度的限制，从个体化的加强假体到精准的仪器（图 7-36-1）。如计算机导航关节翻修术等新技术的应用更易重建下肢力线，金属骨小梁锥可用于严重骨缺损的患者。

在这篇 RTKA 综述中，笔者将对最常见的病因、诊断过程及由于手术操作导致的失败、感染、假体失败、髌股关节功能异常等问题进行阐述。

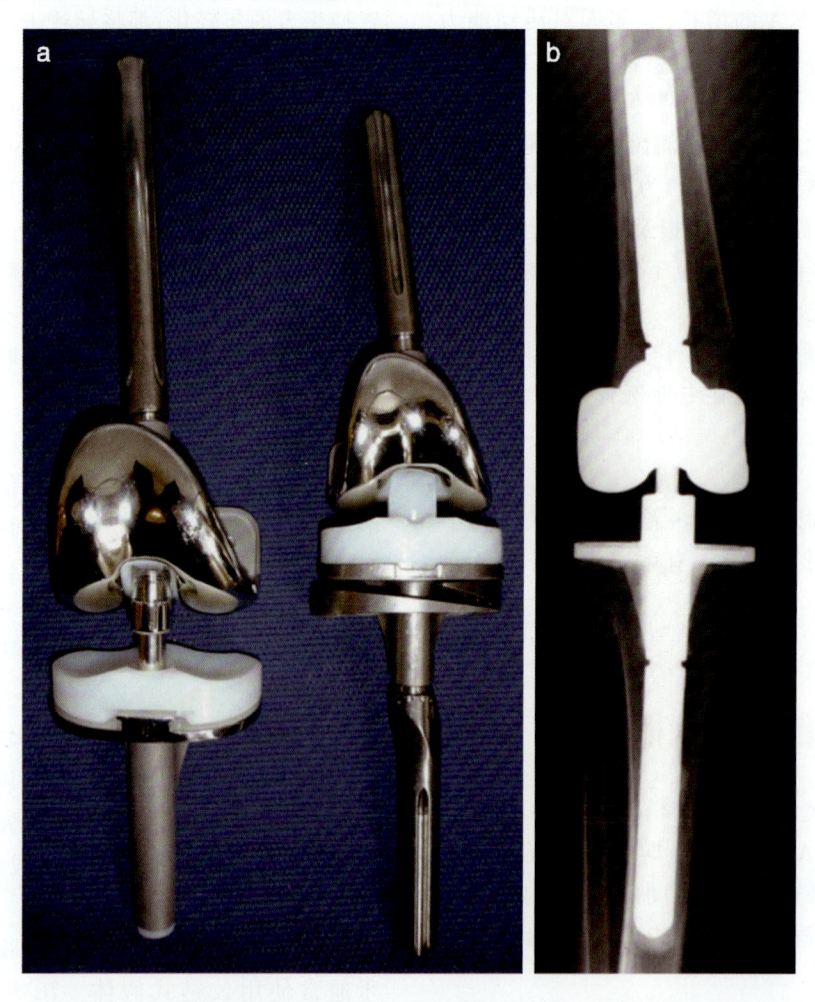

图 7-36-1　a. 带组配补块的限制性与半限制性全膝关节翻修假体；b. 旋转铰链膝关节假体的 X 线表现

第 2 节　病因和分类

TKA 术后疼痛的原因有很多,使鉴别诊断非常困难。以下将对 TKA 失败的最常见原因进行阐述。

一、感染

初次 TKA 后与翻修术后的感染发生率分别为 0.5%～2.0% 和 5%～10%。感染是置换术后最严重的并发症,它能导致患者截肢、败血症甚至死亡。风湿性关节炎、糖尿病、口服类固醇、肥胖及合并感染都可增加关节内感染的风险。

金黄色葡萄球菌及表皮葡萄球菌是引起感染最常见的微生物。患者通常会有术后疼痛、术后伤口愈合困难、膝关节红疹及术后抗生素治疗史。白细胞计数、红细胞沉降率及 C 反应蛋白可以作为评估指标,并且会随着关节积液的增加而变化。慢性感染表现为非特异性的症状,因此,大大增加了诊断难度。

二、机械故障

造成假体无菌性松动最常见的原因是下肢力线不良、假体不稳定及假体固定不良。

(一)力线不良

在进行 TKA 时,需重建正确的机械轴(从股骨头中心到踝关节中心)。如果无法实现这一点,那么重力会加剧承载面上的负荷。>3°的力线偏差会降低术后假体生存率[4]。此外,力线不良可能会导致软组织与韧带所受张力不平衡,引起疼痛。股骨与胫骨假体的旋转错位也可能引起关节疼痛。计算机导航技术显著降低了 3°以上下肢力线偏差的可能[5]。

(二)不稳定性

不稳定性是由于韧带不平衡造成。手术中操作导致的韧带不平衡、力线不正导致的继发性不稳定、假体聚乙烯衬垫不对称磨损所造成的内翻或外翻畸形都可能引起不稳定性的产生。

这种不稳定性引起疼痛是由于韧带与软组织张力所产生的。临床上,患者活动时常常有一种不安全感(图 7-36-2)。

(三)非最佳固定方式

骨水泥型与生物型 TKA 的生存率相似[6]。在进行骨水泥型 TKA 时要特别注意,骨小梁用高压盐水冲洗并使用真空骨水泥置入系统。在股骨与胫骨的硬化带钻孔,使骨水泥与骨更好的连接。

三、假体周围骨折

TKA 后假体周围骨折发生率为 1.5%～5.7%[7]。股骨髁上骨折是胫骨骨折发病率的 4 倍。假体周围骨折的可预见性危险因素有骨质疏松、高龄、风湿性关节炎、全膝关节翻修术、股骨前方切迹、下肢力线不良及由假体松动导致的骨溶解。治疗上述骨折对手术技术要求很高,据报道,术后并发症的发生率为 25%～75%[7]。

四、髌股关节功能障碍

在 TKA 后,残留膝前痛的原因有很多。髌骨不稳定与外移通常是由于手术失误造成,如下肢力线外翻或股骨假体内旋。髌骨假体的并发症有组件磨损、松动、断裂等。由于失败率极高,金属底座的髌骨假体已经不再使用。其他导致髌股关节功能障碍的因素有髌骨骨折、髌骨撞击综合征、伸肌装置断裂,但这些因素很罕见。目前,对于是否进行髌骨表面置换尚存争议[8]。

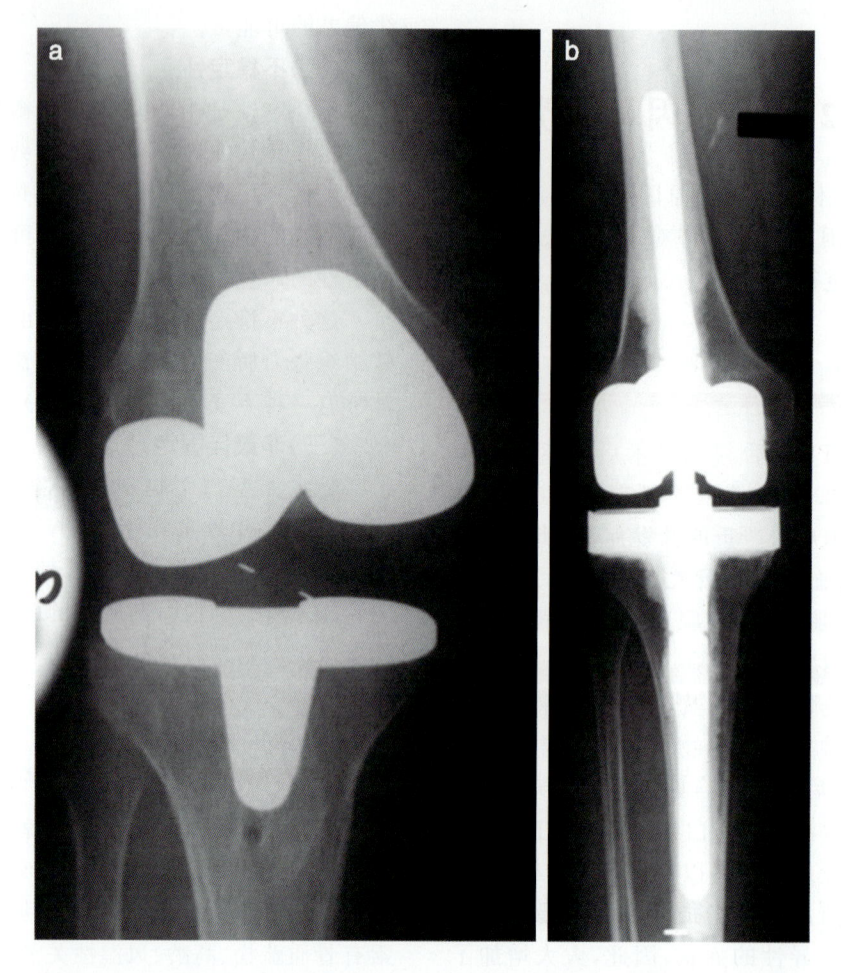

图 7-36-2　a. 膝关节初次置换术后严重的内外侧不稳定 X 线表现；b. 半限制型膝关节假体翻修术后 X 线表现

五、引起全膝关节置换术术后疼痛的其他原因

TKA 术后疼痛并不总与关节假体及其骨固定有关。通常情况下，膝关节周围软组织也可导致并发症。由纤维结缔组织引起的关节纤维化限制了膝关节活动度并导致疼痛，这也可能是异位骨化的结果。肌腱炎与滑囊炎可产生局部疼痛，并最终造成放射痛、髋关节炎也会导致膝关节牵涉性疼痛。

第 3 节　诊　断

综上所述，造成 TKA 失败的原因多种多样。疼痛是造成患者术后就诊的主要原因。即使存在如关节不稳定、活动度减小等其他问题，但疼痛是绝大多数患者进行翻修的主要原因。第一步应进行全身体格检查并询问患者病史。实验室检查是进行所有诊疗的基础。膝关节穿刺主要用于排除关节腔感染。X 线片提供力线、假体固定及骨量状况等信息。进一步的评估包括骨显像、计算机体层摄影（computed tomography,CT)检查、磁共振成像(magnetic resonance imaging,MRI)、超声及诊断性关节镜检查。

一、病史

患者所描述的疼痛类型是诊断疼痛原因的重要线索。自术后第 1 天起的持续性疼痛可能是慢性感染的先兆。启动痛与负重痛可能是机械问题或假体松动。伸展疼痛可能是衬垫过厚或腿后肌腱紧张。上下楼尤其是下楼痛可能是股四头肌或髌骨的问题,静息痛可能是有菌或无菌性炎症。

二、体格检查

临床体格检查必须包括膝关节、同侧髋关节及腰背部的检查,尤其腰背部的牵涉性疼痛有时非常不易与膝关节疼痛相区别。

内、外侧胫骨平台压痛可能是关节间隙填充过度或胫骨假体松动所致。髌骨局部压痛可能是髌骨周围神经性疼痛。需对肌腱,尤其鹅足肌肌腱的压痛点进行检查。需跟踪髌骨滑动轨迹并确定是否存在半脱位。需检查膝关节在伸直位的内翻、外翻稳定性、弯曲 90°时的关节前、后稳定性。弯曲稳定性差的患者通常会在负重行走阶段出现疼痛。

三、实验室检查

实验室检查是诊断每例 TKA 术后疼痛的基础。检查 C 反应蛋白、红细胞沉降率及白细胞计数是必需的。C 反应蛋白在术后 1 个月内应恢复正常。术后第 1 个月内,判断 C 反应蛋白的升高为正常或存在感染有时很困难。C 反应蛋白是评估抗生素治疗成功的重要指标。轻度膝关节感染通常不会在红细胞沉降率、C 反应蛋白及白细胞计数上有所反映。

四、膝关节穿刺

每例可能与感染有关的 TKA 术后疼痛都应进行膝关节穿刺术。前期抗生素治疗需中断 2~4 周,以避免产生假阴性结果[9]。膝关节穿刺术需在无菌的条件下进行,关节液要做需氧菌与厌氧菌检测。细菌在固体与液体培养基繁殖的最小周期是 14 天。尽量缩短标本传送时间十分重要。相对单次穿刺而言,重复穿刺会提高诊断的敏感性。

五、放射影像

X 线片可为力线、假体固定、聚乙烯衬垫磨损和髌骨位置等提供重要信息。在术前计划中,X 线片对于评估骨溶解的量也十分重要。

拍摄膝关节站立前后位片、侧位片、髌骨轴位片及下肢全长片十分有必要。为了确定假体植入的正确位置,推荐使用术中 X 线片,以便对骨骼/假体界面有更清晰的显示。

(一)无菌性/有菌性松动

在 X 线片上不能区分无菌性松动与有菌性松动。假体周围透光带与假体松动之间并无必然联系。因此,需要连续拍摄 X 线片以确定透光带是渐进的还是稳定的。

此外,假体的位置也需要评估。假体的倾斜或下沉可通过连续拍摄 X 线片来观察。

(二)聚乙烯衬垫磨损

在临床症状出现以前,应对每年的 X 线片进行分析观察,检测聚乙烯厚度的微小变化。应在负重位的 X 线片上评估聚乙烯的磨损,即胫股骨关节连接处厚度的变化。过度磨损会造成金属假体间的紧密接触及相邻骨骼的骨溶解。

(三)骨缺损

由于聚乙烯的磨损,无菌性松动时会出现骨溶解,这与刺激机体排异反应或与感染期间脓毒性松动有关。

在术前确定骨溶解量非常关键,可便于更好选择翻修假体类型。一些分类系统可量化骨骼缺损程度。目前,医疗界普遍采用安德森骨科研究协会分类(Anderson Orthopaedic and Research Institute,AORI)系统与宾夕法尼亚州立大学分类(University of Pennsylvania,UPenn)系统来进行术前骨缺损量的评定[10]。

(四)骨折

需通过前后位及侧位片来评估骨折移位、角度、短缩、假体固定及骨骼质量,可根据 Lewis 和 Rorabeck 或 SU 等[7]出版的分类系统来判定骨折类型。假体骨折会带来严重疼痛(图 7-36-3)。

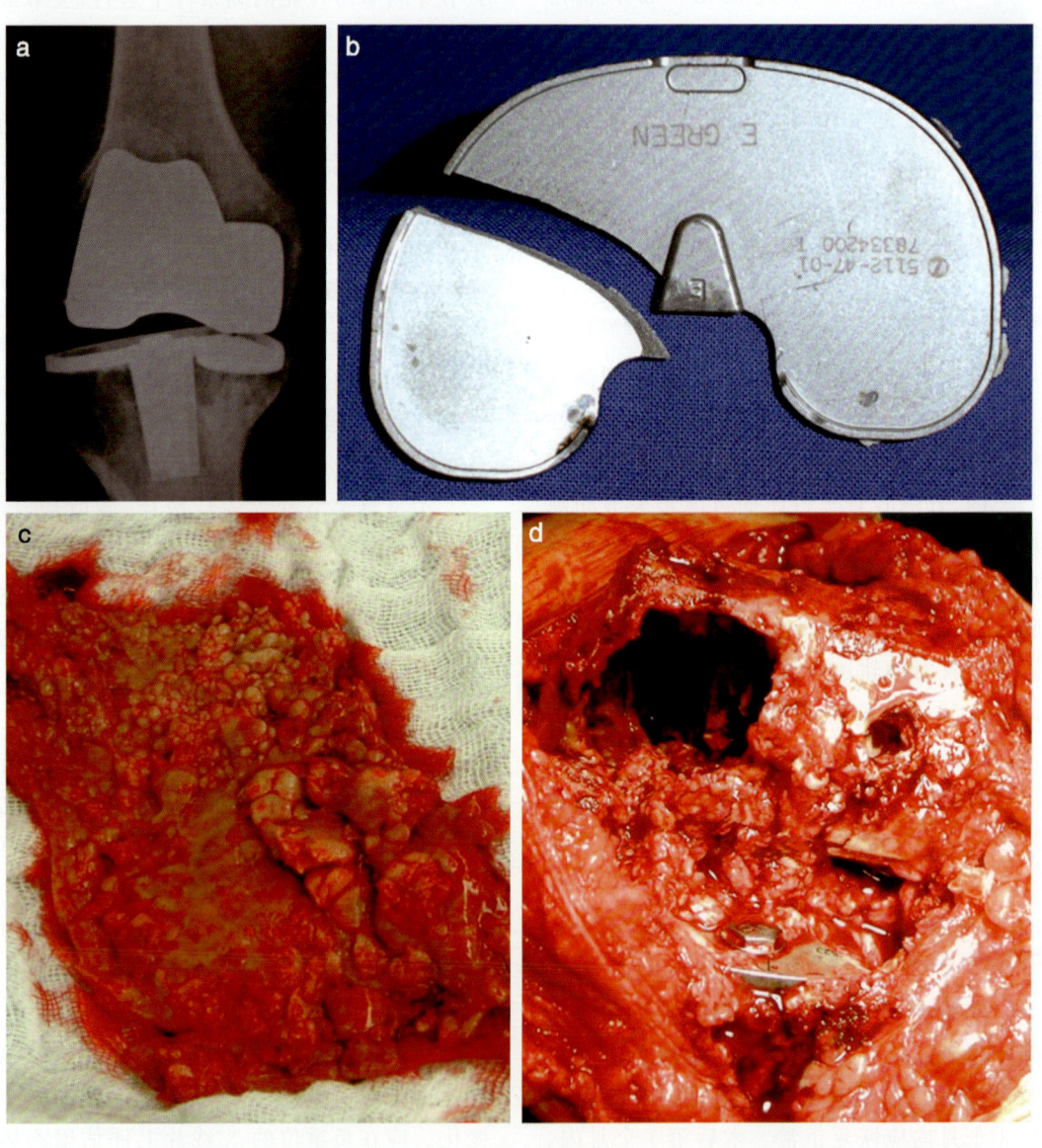

图 7-36-3　a. 假体胫骨平台碎裂的 X 线表现;b. 碎裂的假体胫骨平台;c. 严重金属沉着病导致的颗粒样组织;d. 金属沉着病导致的骨量丢失

六、骨显像

在 TKA 术后的前 2 年,运用 ^{99m}Tc 三相骨显像来评估假体松动存在一定问题。无症状 TKA 术后第 1 年假体周边显影增强了 20%,第 2 年增强了 12%。在这一时期内的阴性结果往往排除了松动性的诊断。^{99m}Tc 三相骨显像与 ^{99m}Tc 抗粒细胞骨显像的结合增加了检测的可靠性,并且可用于区分无菌性及有菌性松动[11]。

七、磁共振成像

对于 TKA 术后的疼痛来讲,MRI 并不是一项常规的检查。由于金属伪影,MRI 不能检测到松动部位。但相较于 X 线片而言,MRI 对于骨溶解的范围、大小可进行更为有效的评定。这对于术前计划而言是至关重要的,以确保选择合适的假体[12]。

第 4 节 手术适应证

TKA 翻修术最主要的适应证为膝关节疼痛。稳定性差、跛行、关节活动度减少等症状的出现常常伴随着疼痛。若术后无疼痛,患者不会选择进行二次手术。如果聚乙烯衬垫严重磨损,造成金属组件接触的情况下,即使患者无疼痛,也应更换衬垫,以避免金属进一步碎裂及松动。有脓毒症状的膝关节感染也同样是 RTKA 的适应证,以避免对下肢及患者的生命造成危险。

第 5 节 术前准备和计划

正确的诊断和了解假体失败的类型是术前计划的第一步。血液检测与膝关节穿刺术可用于区分无菌或有菌翻修。在有菌翻修的情况下,需要在术前确定是一期翻修还是二期翻修。为了选取更为恰当的翻修假体,需对韧带与骨量进行评估。掌握初次 TKA 数据也至关重要,以便准备正确的手术器械和假体配件。

需拍摄膝关节站立位前后位和侧位 X 线片。关节力线的正确位置需通过 X 线片确认。还需拍摄髌骨轴位及下肢负重全长 X 线片。对侧膝关节 X 线片也很必要,以便对关节间隙高度有更全面的认识。

评估解剖学与机械力学的角度,以便重建下肢力线。此外,需检测股骨、胫骨的异常曲率,特别是在必须使用带柄固定的假体的情况下。

一般来讲,用 X 线片足以判定术前骨骼损失量。然而,有证据表明与 X 线片相比,MRI 可以更精确地检测和评估骨溶解的程度[12]。有几个分类系统被用来量化骨缺损程度。

基于 X 线片与术中评估,AORI 将骨缺损程度分为 3 型。1 型为不影响假体稳定性的、小的骨缺损;2 型骨缺损累及骨骼干骺端,若涉及一侧股骨髁或胫骨平台,则归为 2A 型,若两侧均累及,则归为 2B 型;3 型为累及髁突和平台的大量骨缺损。另一种广泛使用的评估方法是 UPenn 系统。该系统运用连续数值表对骨骼缺损进行测量。Mulhall[10]对以上 2 种系统进行了比较。对于术前与术中骨骼缺失的评定,上述 2 种系统在一定条件下都是行之有效的,并获得了广泛认可。

区分无菌翻修与有菌翻修十分重要(图 7-36-4)。评估患者的病史是基础。突发性感染较容易诊断,其症状包括剧烈疼痛、红疹、肿胀及膝关节温度过高。通过血常规可发现 C 反应蛋白、红细胞沉降率及白细胞计数的增加。通常,膝关节穿刺术会产生阳性的细菌培养结果。TKA 轻度慢性感染由于其症状无特异性,增加了诊断的难度。患者

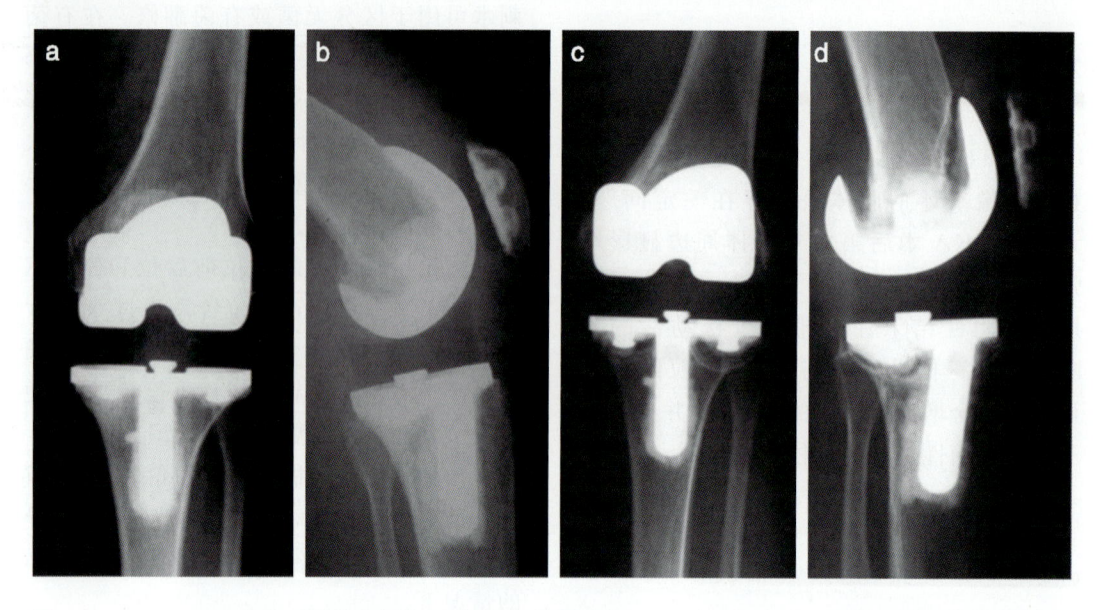

图 7-36-4　a、b. TKA 术后后前位与侧位 X 线表现,骨量完整;c、d. 术后 2 年发生感染性松动导致严重骨缺损的 X 线表现

术后通常持续疼痛。患者的病史中会有伤口愈合不良、体温升高及抗生素的使用。血常规和膝关节穿刺结果通常正常。如果疼痛原因不明,可计划实施一期翻修,若术中出现感染迹象,可选择二期翻修。这些选择应在术前告知患者,并获得患者签字同意。

为了选择合适的假体,需在术前正确评估韧带张力及骨量。假体的寿命与屈膝状态下假体承受的张力成反比。因此,选择最小的张力是十分重要的,可为假体提供较强的稳定性及固定。一旦决定要进行翻修术,需准备好手术当天需要的所有仪器设备。

第 6 节　手术技巧

正确的术前计划是手术成功的关键。医生要决定是否进行一期还是二期翻修。准备好移除假体的必要工具,以确保在尽可能少的骨量损失下移除假体。同时必须准备好医生可用的各种型号的假体。

以下章节将对基本的翻修技术进行概括与综述,其中包括皮肤切口、关节入路、移除初次 TKA 假体、处理骨缺损及恢复关节线。此外,针对稳定性差、对线不良、感染及假体周围骨折的不同手术技巧也会在下文阐述。

一、手术切口与入路

通常采用先前的手术切口。忽略先前髌骨内、外侧的小切口是安全的。若存在长的平行切口,则使用最外侧切口,以避开外侧皮瓣在初次置换的瘢痕。对于以前进行过多次手术留下密集瘢痕的病例,咨询整形外科医生以确定是否需要肌瓣。

皮肤切开后,应常规行髌骨内侧关节切开术。其后,松解关节腔内部的粘连物及内侧附韧带。如果髌骨翻开困难,需要进行胫骨结节截骨以防髌腱撕裂[13]。

二、假体移除

在翻修术中,由于碎片和感染引起骨溶

解常常会导致严重骨缺损。因此,将额外的医源性骨缺损降至最低。翻修前需确定初次置换假体的类型。尤其是铰链式假体,有时需在特定的顺序下拆解。此外,一些假体有其特殊的取出装置,以最大限度地降低骨缺损程度。

凿子可用于松动股骨与胫骨的骨或骨水泥界面。骨刀与摆锯可以协助缓慢地撬动胫骨假体。线锯是分离胫骨、股骨/骨水泥界面的最佳工具。一旦骨/骨水泥界面出现松动,可运用假体自身的取出设备移除(图 7-36-5)。

三、骨重建

RTKA 需通过重建关节力线来达到膝关节的平衡与稳定,因此骨缺损的处理尤为关键。AORI 1 型的骨缺损可用骨水泥填充或颗粒骨移植来处理。2 型也可使用骨水泥填充来处理骨缺损。5～10 mm 的骨缺损应使用金属补片。>10 mm 的骨缺损须使用结构性同种异体骨移植或金属增强修复。3 型的骨缺损需用金属补片、结构性同种异体移植、钽锥或定制假体进行重建[14]。

在 AORI 1 型的骨缺损中,骨水泥可单独使用(图 7-36-6),也可与螺钉配合使用。Ritter[15] 运用骨水泥与螺钉治疗 57 例初次 TKA 中胫骨缺损的患者,骨水泥的平均厚度 9 mm,3 年内未发生假体松动。Dorr[16] 建议,使用骨水泥对胫骨缺损进行填充的最大厚度不超过 5 mm。

微小颗粒骨移植在全髋关节置换中取得了良好的效果,移植骨的融合及重建能力使其在 RTKA 中也得到了应用。自体或同种异体颗粒骨移植可以填充较小的骨缺损(AORI 1 型)。较大的骨缺损需用金属丝网固定并压实。随访 2 年后,Benjamin 得出了较好的影像学愈合结果[17]。Whiteside[18] 进行了组织学评估,证明植骨可血管

再生和重塑。Lotke[19] 治疗过 48 例打压植骨患者,其中有 11 例加用了不锈钢网。经过 3 年 6 个月随访,关节未出现机械问题且影像学愈合良好,但存在 5% 的感染率。

AORI 2 型及非包含性骨缺损可运用模块化的金属补块来治疗。1989 年,Brand[20] 第 1 次使用金属楔形物治疗骨缺损。包括半楔形物、楔形物、垫片在内的各种补块可适用于股骨与胫骨结构,绝大多数的翻修系统都有这些模块化补块(图 7-36-6)。

基于上述各种补块,大多数病例可对关节力线进行重建。为了使楔形补块精准置于骨缺损处,需进行截骨。在较小的骨缺损病例中,这可能会引起额外的骨丢失。

为了降低楔形补块所承担的负荷并提高其稳定性,翻修组件需与直柄或偏心柄相连。Brand[20] 和 Patel[21] 发现,任何一款假体在 3.5 年和 7.0 年观察时都存在 25% 的非进展型假体周围透亮带,但无临床相关性。

尽管还没有获得长期的治疗效果,但中期诊疗结果是令人满意的。Patel[21] 用楔形补块与带柄假体治疗了 102 例 AORI 2 型的骨缺损。经过 7 年的术后随访发现其治愈率为 92%。

结构性同种异体骨移植只可用于 AORI 2 型与 AORI 3 型中较大的骨缺损。同种异体移植可用于股骨与胫骨重建。大部分的股骨头可用于重建骨缺损。在整个股骨远端与胫骨近端缺损的病例中,同种异体骨移植体需通过阶梯形截骨与结构良好的宿主骨相连,且连接处需有骨水泥假体柄穿过。

Backstein[22] 运用结构性同种异体骨移植治疗 68 例 10 mm 以上的股骨缺损及 20～40 mm 的胫骨缺损。在 5.4 年的随访中,他发现了 13 种与植骨相关的并发症,包括 1 例植骨不连接,3 例无菌性松动,3 例假体周围骨折,2 例假体不稳及 4 例感染(6.5%)。Clatworthy[23] 运用同种异体骨移

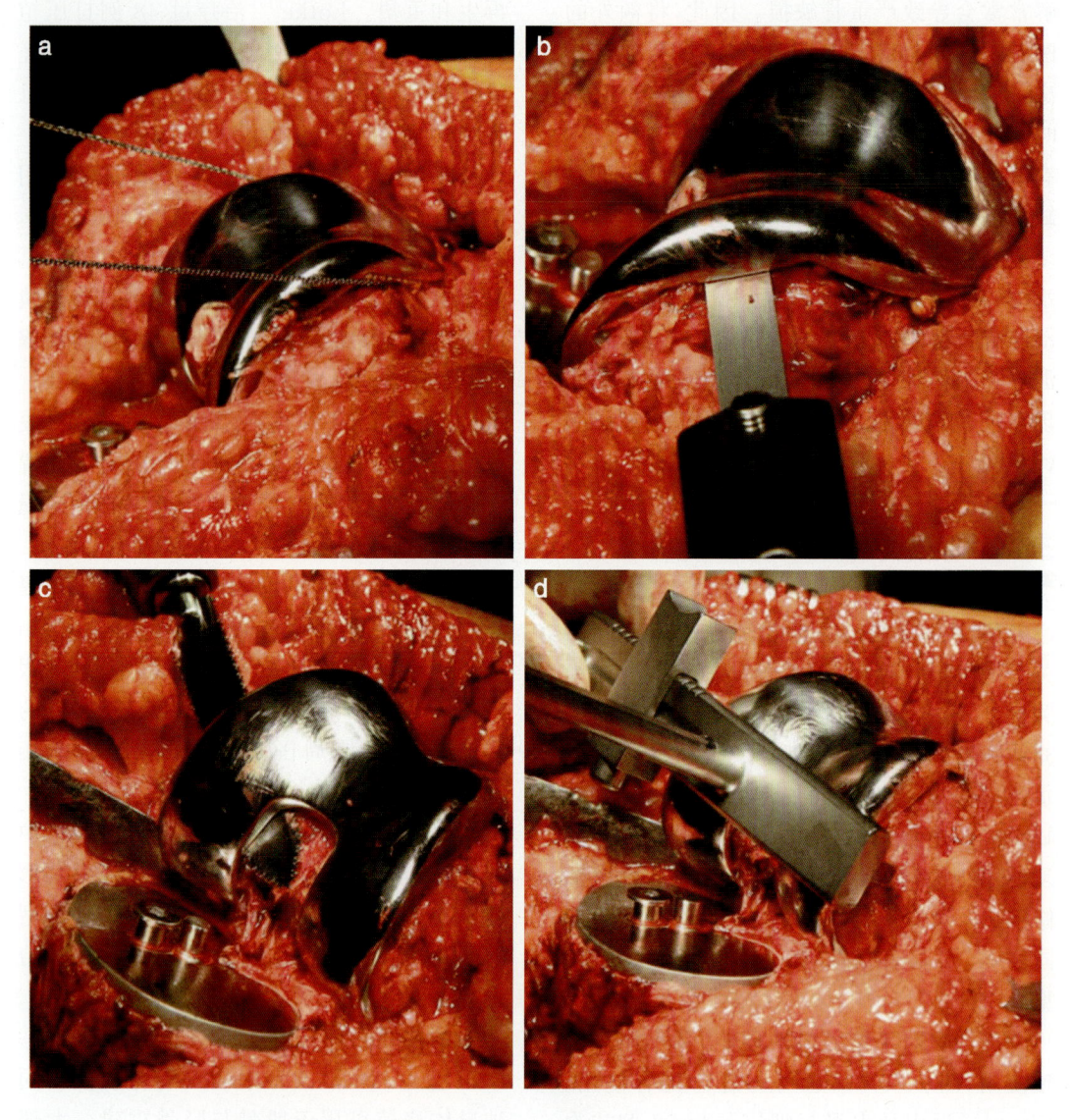

图 7-36-5 为减少假体取出过程中的骨缺损,需要如下器械
a. 线锯;b. 骨刀;c. 摆锯;d. 原厂取出器械

植进行 52 例翻修术。5 年的假体存活率为 92%,但 10 年后下降到 72%,并出现 8% 的感染率。Parks 和 Engh[24]运用病理学分析 41 个月后 9 例 RTKA 所植入的同种异体骨。移植异体骨并未出现塌陷,但新生骨仅覆盖于异体骨周围,无血管再生征象。

Dorr[16]运用同种异体骨移植治疗 24 例胫骨缺损患者。在术后 3~6 年的随访中发现,其中 22 例骨愈合,剩余的 2 例发生骨不连,且其中的 1 例出现了倾斜塌陷。因此他建议,运用异体骨移植治疗胫骨平台缺损需具有 50% 以上的骨作为支撑。

最近,钽锥被认为可进行大面积骨缺损的修复。当钽金属被加工成多孔小梁状时,会达到一个高强度与低硬度状态。金属小梁钽锥被设计成多种标准形状用以修复胫骨、股骨干骺端缺损。粗糙的金属表面与骨骼产生强大摩擦力,从而在压配过程中产生

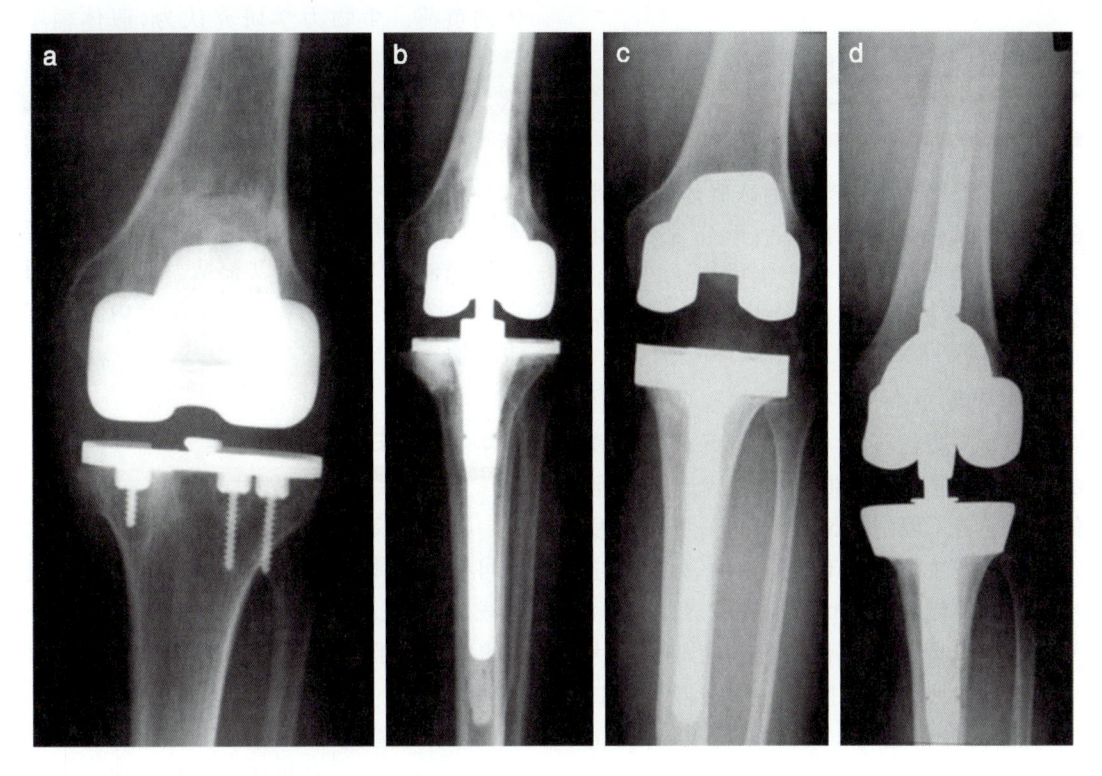

图 7-36-6　a、b. 小块骨缺损可用骨水泥修补；c、d. 大块骨缺损可用带补块限制性人工膝关节假体

良好初级稳定性。在骨骼与金属的交界不用骨水泥，这样可使骨骼顺着金属骨小梁长入，从而形成了良好的次级稳定。接着，将骨水泥浇注于钽制胫骨平台。此外，应运用带柄的翻修假体来填补骨缺损并稳定假体。Radnay 和 Scuderi[14] 用钽锥修复 AORI 2 型与 AORI 3 型骨缺损，包括 10 例胫骨缺损及 2 例股骨缺损。术后 10 个月随访中，影像学结果并未出现有骨溶解或射线透亮带现象。短期结果令人欣慰，但还需对其进行长期随访。

对于 AORI 3 型中大块干骺端骨缺损，可选择植入定制的肿瘤假体进行治疗。Bruns[25] 运用具有锥形凹槽柄的 MUTAR 假体对 25 例骨肿瘤患者进行骨缺损的修复。在 2.5 年的随访中，假体存活率为 87%，未出现放射学松动的迹象。其中 11 例患者出现了假体柄的应力遮挡。Kawai[26] 应用 Lane Burstein 假体治疗了 55 例股骨远端恶性肿瘤患者，其假体 3 年、5 年、10 年的生存率分别为 85%、67% 与 48%。Springer[27] 运用模块化部分旋转铰链型膝关节对 25 例非肿瘤性骨缺损患者进行治疗。在 5 年的随访中，KSS 膝关节评分由术前的 45.4 分上升到术后的 75.5 分，但最常见的并发症是深度感染（5 例）。

四、关节线重建

从解剖学与关节运动学的角度来看，重建关节力线对确保其稳定是十分必要的。依据旧半月板瘢痕，腓骨小头上一指宽、髌骨下极下一指宽，可发现以前的关节线[12]。Stiehl 等[28] 在一篇解剖学的研究中指出，关节线的位置应在内侧髁下 3.08 cm、外侧髁下 2.53 cm。关节线可通过股骨假体的选择、聚乙烯厚度的调整或运用假体补块、结构性同种异体骨移植、钽锥骨重建等方法来修复。

五、假体选择、柄的使用、假体固定

为了能够选择恰当的翻修假体，对韧带的稳定性及骨量的精准评估十分重要。由于运动的限制与松动发生率成反比，因此，如何尽可能减少限制且达到最佳稳定性显得尤为重要。

在 RTKA 中，有不同限制程度的假体可供选择。骨缺损较小且有良好韧带平衡的患者，可选交叉韧带保留型或旋转型假体。在前后不稳定的情况下，可选择后方稳定型假体。这些假体不能提供内、外侧稳定性。若内外侧副韧带功能性丧失，那么必须使用可提供内翻稳定性的髁约束假体。大量股骨缺损或老年人膝反张造成双侧副韧带功能丧失的患者，应选择旋转式铰链假体[29]。

若使用基础假体或后方稳定型假体，则无须通过假体柄固定。在使用高度限制假体的患者中，假体柄结构可缓解来自假体的负荷。生物力学研究认为，假体柄不会导致应力遮挡或关节旁骨缺损。研究显示，应用骨水泥和假体柄固定是最佳选择[30]。就笔者经验而言，非骨水泥带柄假体，如 LCCK（Zimmer®）膝关节假体，可在无菌性松动时用来翻修（图 7-36-7）。在非骨水泥柄假体周围可以看见大量放射透明带，因此，目前在临床中均应用髓内栓固定假体柄。

六、无菌性松动

力线不良、假体不稳定、假体固定方式都可引起假体的无菌性松动。TKA 需重建力线，以便减少承重面所受的额外压力。>3°的力线不良会显著降低 TKA 假体的存活率[4]。

假体不稳定不仅增加活动危险性和韧带疼痛，还可以造成聚乙烯过早磨损及碎片产生，这将导致骨溶解与假体松动。研究表明，生物型与骨水泥型 TKA 的假体存活率相同。在运用骨水泥技术时需谨慎。要用高

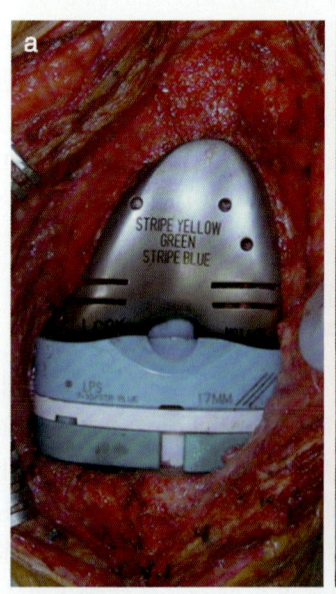

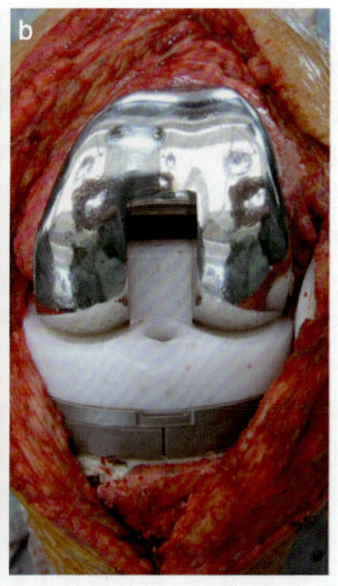

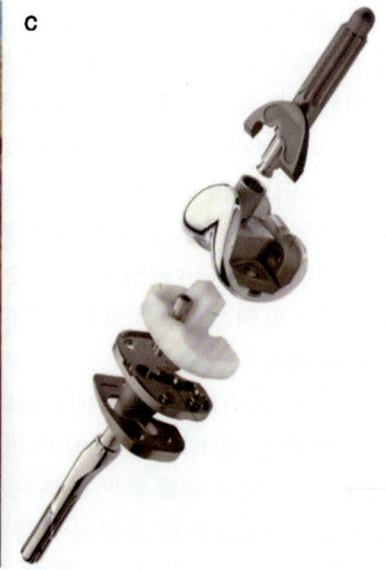

图 7-36-7　a. 带胫骨补块的 LCCK 假体试模；b. 带胫骨补块的 LCCK 假体；c. Zimmer 公司的 LCCK 半限制型膝关节假体

压盐水冲洗骨小梁,并应用真空水泥灌注系统。在胫骨与股骨的硬化区域内钻孔,使骨水泥与骨能更好地结合。

在无菌性松动诊断前,有必要检查患者既往有无存在感染征象,对患者的C反应蛋白、红细胞沉降率、白细胞计数进行检查,如有疑问应进行关节穿刺。若在术前、术中均未发现感染迹象,那么医生可对其进行一期关节翻修手术。

通常采用先前的手术切口。忽略先前髌骨内、外侧的小切口是安全的。若存在长的平行切口,则使用最外侧切口,以避开外侧皮瓣在初次置换的瘢痕。对于以前进行过多次手术留下密集瘢痕,咨询整形外科医生以确定是否需要肌瓣。

在皮肤切口完成后,需经内侧髌骨边缘行关节切开术。其后,松解关节腔内部的粘连物及内侧副韧带。如果髌骨翻开困难,需要进行胫骨结节截骨以防髌腱撕裂[13]。

假体移除的操作应谨慎,以使医源性骨丢失程度降至最低。在使用骨凿、摆锯、线锯及骨刀时,骨骼与水泥界面会产生松动。可用原有的设备来取出假体。

确定股骨假体旋转度数需要谨慎计划。股骨旋转不良是TKA失败的主要原因,因此,翻修术中不能再次使用先前手术中股骨截骨标准。股骨截骨需以胫骨截骨为标准,且在90°屈曲状态下进行检查。将髁上轴作为截骨水平的参照,但在骨缺损的情况下很难确定髁上线[31]。

解剖重建关节线十分必要,有利于关节稳定性和关节运动的重建。依据陈旧半月板瘢痕,腓骨小头上一指宽、髌骨下极下一指宽,可作为重建原始关节线的标志[12]。

为了重建关节水平,可以采用不同的骨重建方法。较小的骨缺损可用小块骨移植或骨水泥填充。较大的骨缺损一般采用金属补块修补。这些翻修材料可用在胫骨一侧来抬高关节线,也可应用在股骨一侧来降低关节线。当金属补块不能填补骨缺失时,可运用结构性同种异体骨移植或钽锥修补。

植入假体类型的选择取决于骨缺损的量及韧带不稳定的程度。金属补块需与带柄的假体配合使用。根据笔者经验,在关节生物型假体柄周围可经常发现射线透亮区。所有翻修假体均采用带生物柄固定的非骨水泥假体。关节前后不稳定时需应用后稳定型假体。如出现内外侧不稳定情况,需使用半限制性假体来提供充分稳定;严重的韧带不稳则需使用旋转铰链式假体;在严重骨缺损病例的翻修手术中,如恶性肿瘤的切除,采用组配式假体是其最好选择[26,27]。

七、感染性松动

假体周围感染的诊断与处理以Tsukayama分类法为基础[32]。Ⅰ型感染为术中细菌培养阳性,Ⅱ型感染为术后早期感染(术后1个月内),Ⅲ型感染是急性血源性感染,Ⅳ型感染是晚期慢性感染(术后1个月以上)。假体是否可以保留是首先要确定的问题。术后早期急性感染及血源性感染可进行一期翻修。保留假体、广泛清创,并更换衬垫。一些外科医生在一期翻修过程中也会进行假体置换[33],但这一方案的成功率仅为60%~80%[32]。

术后超过4周以上的慢性感染,须采取二期翻修。即第一期取出关节假体,进行广泛清创,并植入抗生素骨水泥占位器,也可应用静态关节占位器。前文已对使用骨水泥占位器可能会产生的结果(骨折、半脱位、挤压、脱位、伸肌结构损伤)进行了阐述。据笔者的经验,关节占位器的使用会产生较高的脱位率。在上述过程中,将进行多种细菌培养与组织样本采集。随后,将使用抗生素对患者进行至少6周的治疗。先对患者进行高剂量的抗生素静脉注射治疗,若C反应蛋白水平大幅度下降,可用改为口服抗生素治疗。当多次血样检测显示C反应蛋白水平正常时,就可进行二期手术。移除骨水泥占位器,进行广泛清创,并运用抗生素水泥来固定翻修假体(图 7-36-8)。同样需进行多种细菌培养和组织样本采集。二期术后,除了慢性感染需长期应用抗生素控制外,其他情况不需要长期使用抗生素治疗[34]。据报道,二期翻修的成功率在术后 5 年内为 90%,术后 10 年为 85%[34]。

八、假体周围骨折

TKA 后,假体周围骨折发生率为 1.5%~5.7%。股骨髁上骨折较常见,是胫骨骨折的 4 倍。假体周围骨折的危险性因素有骨质疏松、年长、风湿性关节炎、RT-KA、前方切割、力线不良、可导致骨溶解的假体松动。上述骨折治疗对于手术技术要求较高,并发症发生率为 25%~75%。

Lewis 和 Rorabeck 将股骨髁上骨折分为 3 型:Ⅰ型为无移位的简单骨折,假体固定良好。Ⅱ型为移位骨折,假体固定良好。Ⅲ型为移位或无移位的骨折,假体松动。

Ⅰ型骨折可用管型石膏进行 6 周的保守治疗,随后用支具继续治疗 6 周,或应用切开内固定手术治疗。Ⅱ型骨折可运用微创锁定钢板系统(less invasive stabilising systems,LISS)或逆行髓内钉进行治疗。逆行髓内钉只可用于具有远端开口设计的假体,为髓内钉留出充足的固定距离。髓内钉在极远端骨折中不太适用(图 7-36-9)。Ⅲ型骨折需翻修假体或在严重的骨缺损时应用组配肿瘤假体进行治疗。

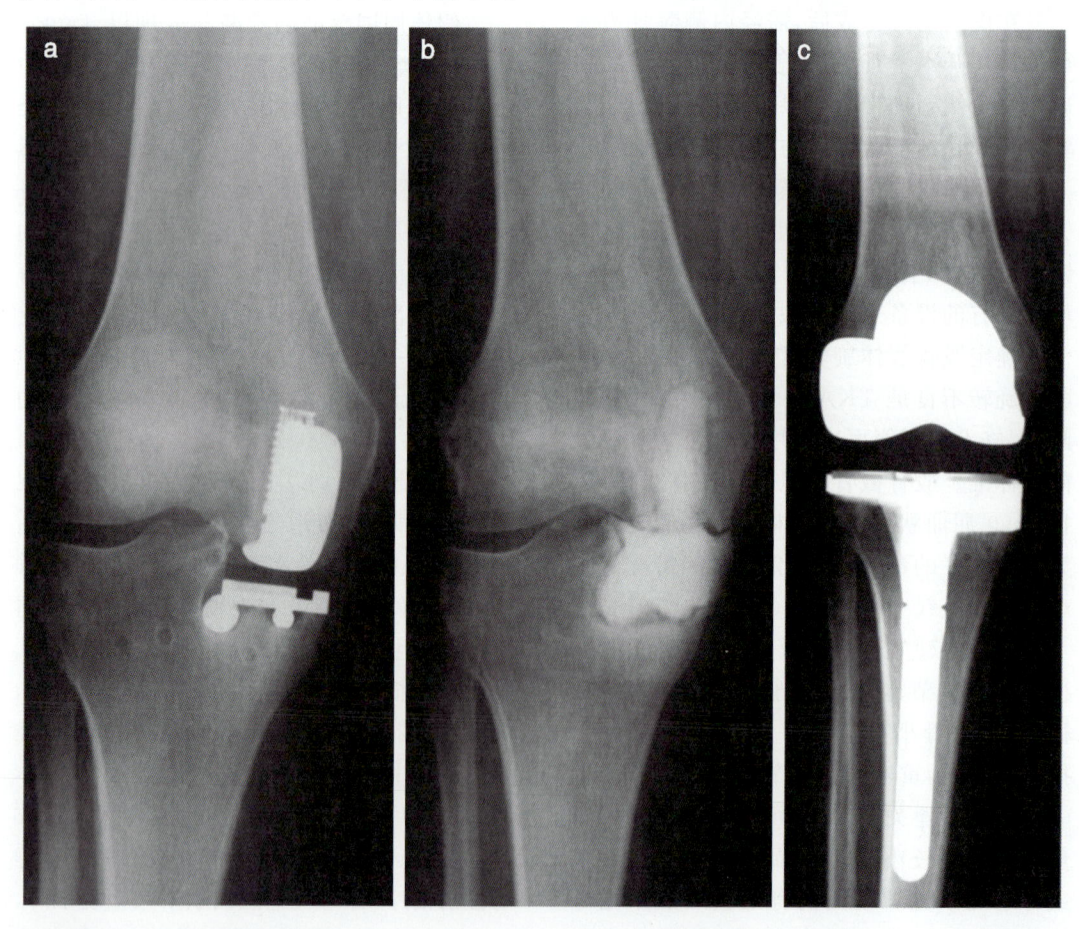

图 7-36-8 a. 内侧单髁假体置换术后感染松动的 X 线表现;b. 二期翻修置入骨水泥占位器;c. 带胫骨内侧补块的最终翻修假体

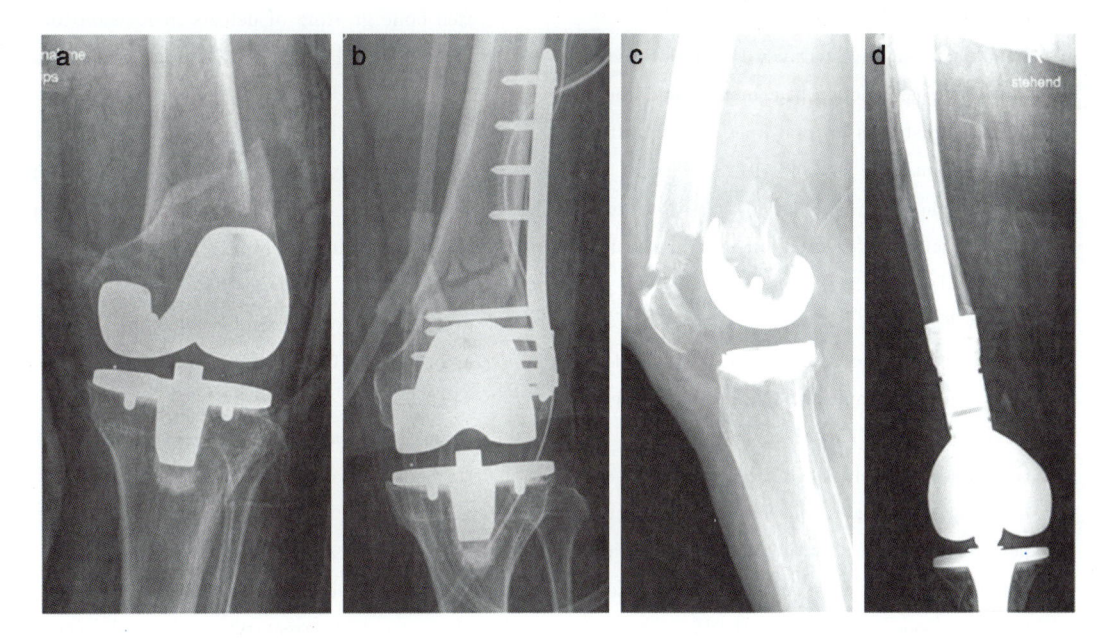

图 7-36-9　a. Ⅱ型膝关节假体周围骨折的 X 线表现；b. 应用内固定术翻修；c. Ⅲ型膝关节假体周围骨折的 X 线表现；d. 应用股骨全髁假体翻修

九、并发症

由于软组织损伤与手术复杂，与 TKA 相比，RTKA 出现并发症概率较高。在严重的骨缺损病例中，血管和神经并发症（腓总神经麻痹）居高不下。手术中髌腱撕裂是一种严重并发症，大多数是未进行胫骨结节截骨术导致的。小心移除假体，以避免手术中骨折发生。由于多处切口与软组织血供受损，翻修出现伤口愈合问题的概率较高。RTKA 后感染率在 5%～10%，而 TKA 后感染率仅为为 0.5%～2.0%。

十、总结

RTKA 的诊断与治疗对技术要求很高。因此，RTKA 需在有经验的专业医疗机构中进行，翻修术团队人员包括骨外科医生、整形外科医生、内科医生、实验室相关人员。

参考文献

[1] Kurtz S, Ong K, Lau E, et al. Projections of primary and revision hip and knee arthroplasty in the united states from 2005 to 2030. J Bone Joint Surg Am, 2007, 89: 780-785.

[2] Vessely MB, Whaley AL, Harmsen WS, et al. The Chitranjan Ranawat Award: long term survivorship and failure modes of 1000 cemented condylar total knee arthroplasties. Clin Orthop Relat Res, 2006, 452: 28-34.

[3] Mulhall KJ, Ghomrawi HM, Scully S, et al. Current etiologies and modes of failure in total knee arthroplasty revision. Clin Orthop Relat Res, 2006, 446: 45-50.

[4] Ritter MA, Faris PM, Keating EM, et al. Postoperative alignment of total knee replacement. Its effect on survival. Clin Orthop Relat Res, 1994, 299: 153.

[5] Mason JB, Fehring TK, Estok R, et al. Meta-analysis of alignment outcomes in computer-assisted total knee arthroplasty surgery. J Ar-

throplasty,2007,22:1097-1106.

[6] Gandhi R,Tsetkov D,Davey JR,et al. Survival and clinical function of cemented and uncemented prosthesis in total knee arthroplasty. J Bone Joint Surg Br,2009,91:889-895.

[7] Diehl P,Burgkart R,Klier T,et al. Periprosthetic fracture after total knee arthroplasty. Orthopade,2006,35:961-974.

[8] Helmy N,Anglin C,Greidanus NV,et al. To resurface or not to resurface the patella after total knee arthroplasty. Clin Orthop Relat Res,2008,466:2775-2783.

[9] Gollwitzer H,Diehl P,Gerdesmeyer L,et al. Diagnostic strategies in cases of suspected periprosthetic infection of the knee. A review of the literature and current recommendations. Orthopade,2006,35:904-916.

[10] Mulhall KJ,Ghomrawi HM,Engh GA,et al. Radiographic prediction of intraoperative bone loss in knee arthroplasty revision. Clin Orthop Relat Res,2006,446:51-58.

[11] Gratz S,Höffken H,Kaiser JW,et al. Nuclear medical imaging in case of painful knee arthroplasty. Radiologe,2009,49:59-67.

[12] Vessely MB,Frick M,Oakes D,et al. Magnetic resonance imaging with metal suppression for evaluation of periprosthetic osteolysis after total knee arthroplasty. J Arthroplasty, 2006,21:826-831.

[13] Johnson DP,Houghton TA,Radford P. Anterior midline or medial parapatellar incision for arthroplasty of the knee. A comparative study. J Bone Joint Surg Br,1986,68:812.

[14] Radnay CS,Scuderi GR. Management of bone loss:augments,cones,offset stems. Clin Orthop Relat Res,2006,446:83-92.

[15] Ritter MA. Screw and cement fixation of large defects in total knee arthroplasty. J Arthroplasty,1986,1:125-129.

[16] Dorr LD,Ranawat CS,Sculco TA,et al. Bone graft for tibial defects in total knee arthroplasty. Clin Orthop Relat Res,1986,205:153-165.

[17] Benjamin J,Engh G,Parsley B,et al. Morselized bone grafting of defects in revision total knee arthroplasty. Clin Orthop Relat Res, 2001,392:62-67.

[18] Whiteside L,Bicalho PS. Radiologic and histological analysis of morselized allograft in revision total knee replacement. Clin Orthop Relat Res,1998,357:149-156.

[19] Lotke PA,Carolan GF,Puri N. Impaction grafting for bone defects in revision total knee arthroplasty. Clin Orthop Relat Res, 2006, 446:99-103.

[20] Brand MG,Daley RJ,Ewald FC,et al. Tibial tray augmentation with modular metal wedges for tibial bone stock deficiency. Clin Orthop Relat Res,1989,248:71-79.

[21] Patel JV,Masonis JL,Guerin J,et al. The fate of augments to treat type 2 bone defects in revision knee arthroplasty. J Bone Joint Surg Br,2004,86:195-199.

[22] Backstein D,Safir O,Gross A. Management of bone loss:structural grafts in revision total knee arthroplasty. Clin Orthop Relat Res, 2006,446:104-112.

[23] Clatworthy MG,Ballance J,Brick GW,et al. The use of structural allograft for uncontained defects in revision total knee arthroplasty. A minimum 5 year review. J Bone Joint Surg Am,2001,83:404-411.

[24] Parks NL,Engh GA. The Ranawat Award. Histology of nine structural bone grafts used in total knee arthroplasty. Clin Orthop Relat Res,1997,345:17-23.

[25] Bruns J,Delling G,Gruber H,et al. Cementless fixation of megaprostheses using a conical fluted stem in the treatment of bone tumours. J Bone Joint Surg Br, 2007, 89: 1084-1087.

[26] Kawai A,Muschler GF,Lane JM,et al. Prosthetic knee replacement after resection of a malignant tumor of the distal part of the femur. Medium to long-term results. J Bone Joint Surg Am,1998,80:636-647.

[27] Springer BD,Sim FH,Hanssen AD,et al. The modular segmental kinematic rotating

hinge for nonneoplastic limb salvage. Clin Orthop Relat Res,2004,421:181-187.

[28] Stiehl JB, Abbott BD. Morphology of the transepicondylar axis and its application in primary revision total knee arthroplasty. J Arthroplasty,1995,10:785-789.

[29] Callaghan JJ,O'Rourke MR,Liu SS. The role of implant constraint in revision total knee arthroplasty. J Arthroplasty,2005,20:41-43.

[30] Bono J,Scott R,editors. Revision total knee arthroplasty. Springer, NY, USA, 2005. 137-144.

[31] Perka C,Tohtz S,Matziolis G. Treatment of malalignment in knee revision arthroplasty. Orthopade,2006,35:136-142.

[32] Tsukayama DT,Goldberg VM,Kyle R. Diagnosis and management of infection after total knee arthroplasty. J Bone Joint Surg Am, 2003,85:75-80.

[33] Friesecke C, Wodtke J. Periprosthetic knee infection-one stage exchange. Orthopade, 2006,35:937-945.

[34] Burnett RS,Kelly M,Barrack RL. Technique and timing of two-stage exchange for infection in TKA. Clin Orthop Relat Res,2007, 464:164-178.

第37章 全膝关节假体感染的一期治疗

- **第1节 概述** ………………………… 587
- **第2节 病因和分类** ……………… 588
  - 分类 ………………………………… 588
- **第3节 诊断** …………………………… 588
- **第4节 一期翻修的术前准备和计划** ………………………………… 589
- **第5节 常规术前计划** …………… 589
  - 一、麻醉 ……………………………… 589
  - 二、影像学准备 …………………… 590
- 三、患者告知：特殊风险 ……… 590
- 四、医生术前计划和准备 ……… 590
- **第6节 手术技巧** ………………… 590
  - 一、皮肤切口和清创 …………… 590
  - 二、假体取出和清创完成 …… 592
  - 三、新假体植入 …………………… 593
- **第7节 术后护理和康复** ……… 596
- **第8节 总结** ………………………… 598
- **参考文献** …………………………… 599

第 37 章
全膝关节假体感染的一期治疗

Thorsten Gehrke

摘要 尽管一期翻修治疗假体周围感染（peri-prosthetic joint infection，PJI）优势明显，但其在骨科领域的地位仍然不受重视。其优势方面主要体现在一次性手术，住院时间短、花费低和患者满意度较高。技术上要求术前常规进行细菌培养和针对性应用抗菌药物。为了一期进行假体周围感染的翻修手术，常常选择植入抗生素骨水泥假体。外科手术的成功需要 1 名有经验的微生物学家或感染科专家，这名专家为每个患者制订治疗计划，包括系统的抗生素应用原则。扩大的局部清创，包括严格彻底清除可疑软组织和骨组织。清创彻底后才能置入新的骨水泥假体。术后需要系统的静脉给药和口服抗生素治疗。笔者所在的 Endo-Klinik 医院经过 25 年的经验积累，完全有能力进行可靠的一期全髋关节和全膝关节置换翻修来治疗 PJI。然而，成功的关键取决于医院完备的基础设施，良好的术前计划，积极的外科治疗方案和术后患者的特殊护理。

关键词 病因和分类·抗生素治疗·诊断·假体感染·一期翻修·操作技术·术前计划·康复

T. Gehrke
Orthopaedic Surgery, ENDO-Klinik Hamburg, Hamburg, Germany
e-mail: thorsten.gehrke@endo.de

第 1 节 概 述

全膝关节置换（total knee arthroplasty，TKA）假体感染的手术治疗对于关节外科医生来说仍是一个挑战。初次 TKA 感染率通常为 0.5%～2.0%，但在 TKA 翻修或植入物更换的患者中，感染率可能增加至 10%[1,2]。尽管应用了新的手术技术、新的假体，以及严格的围术期预防，假体周围感染仍然是一个令人担忧的问题。

虽然人们普遍认为晚期慢性感染的治疗应采用两阶段翻修技术，包括植入新的假体。笔者近 30 年的经验表明，通过一期翻修手术可以达到与二期翻修手术同样的效果[3-5]。

一期或多期翻修手术治疗假体周围感染的最终目标是彻底清除感染病灶，最大限度保持膝关节的功能。

翻修技术和临床实践的选择应该依据医院条件、当地设备、外科医生的偏好和专业知识而定。多数情况下，假体移除后应用 6 周抗生素治疗，然后再进行二期膝关节翻修。在 TKA 翻修领域，临时关节假体占位器的推广和应用显著提高了二期翻修膝关节的功能[6-8]。然而，一期翻修优势明显，例如，在无复发的情况下仅需要一次手术，缩短了住院时间，减少了花费和提高了患者满意度[9,10]。

本章将介绍一期 TKA 的处理方法和经验,并重点强调外科基础和手术后期成功治疗的经验。

创、软组织重建和冲洗,甚至保留最初植入关节假体。晚期感染应该考虑移除假体,并重新植入新的假体。

第 2 节　病因和分类

大部分假体周围感染与排异相关,这种感染要与骨髓炎区分。外来物质与自身免疫系统发生相互作用,细菌和外来物质之间也发生相互作用[11,12]。微生物和外来物质结合可引起炎症反应,导致组织损害。

大部分微生物是人体自身菌群并在手术过程中进入假体表面。关节置换术后第1年,90%以上的感染是由于手术过程中的细菌污染[13]。血源性感染很少发生。在有异物存在的情况下,100 个菌落的污染足以引发感染,而无异物情况下,则为 10 000 个菌落[14]。这一变化是由于外来物质的存在削弱了白细胞的吞噬作用[15,16]。

重要的是细菌通过菌膜黏附于植入物的表面。菌膜的保护作用可对抗本身免疫系统,同时也使细菌对抗生素产生更高的耐药性[12]。更重要的是,抗生素在生物膜内的最小抑菌浓度可能达到 1000 倍。

从菌落定植到临床检测到感染,这个过程可能持续数月甚至 3 年以上。细菌离开假体界面,侵入周围组织并诱发继发性骨髓炎这一长期过程后,才可能产生感染征象。对于假体周围感染的理解,不能仅停留在假体表面的细菌感染,骨和周围软组织感染也是非常重要的组成部分。这一理念对于外科手术治疗非常重要。

分类

感染发生在术后 3 周以内视为急性感染。感染发生在术后 3 周后视为迟发性感染。

TKA 急性感染早期翻修可进行局部清

第 3 节　诊　断

在 TKA 后 4~8 天出现最初症状时通常可做出早期感染的诊断。在有脓性分泌物的情况下,诊断更为明显。任何伤口有分泌物(>10 天),软组织持续肿胀和硬结或伤口裂开,需要以可疑感染对待,直到证明为其他方面的因素(图 7-37-1,图 7-37-2)。如果出院后发生早期感染(3 周内),伤口愈合困难,血肿形成,常常为假体周围深度感染,对于此类患者,笔者建议外科医生采用积极主动的方法应对。

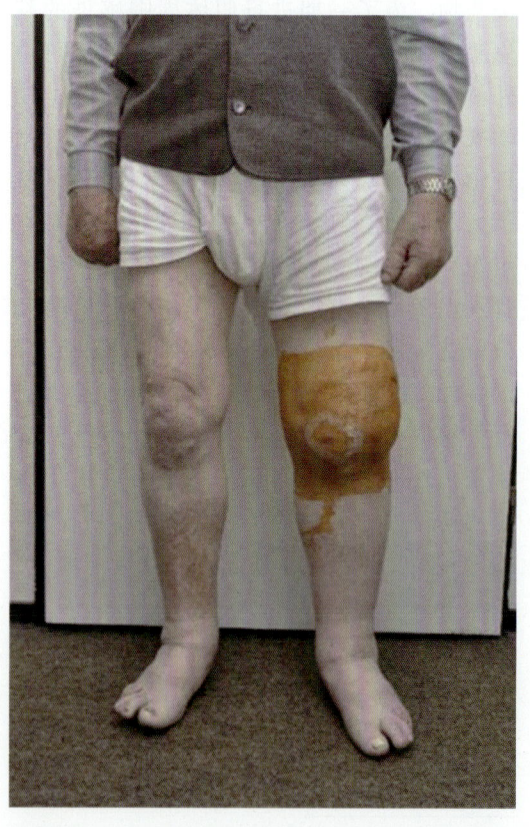

图 7-37-1　关节液抽取术后,仍能看到明显软组织肿胀的感染表现

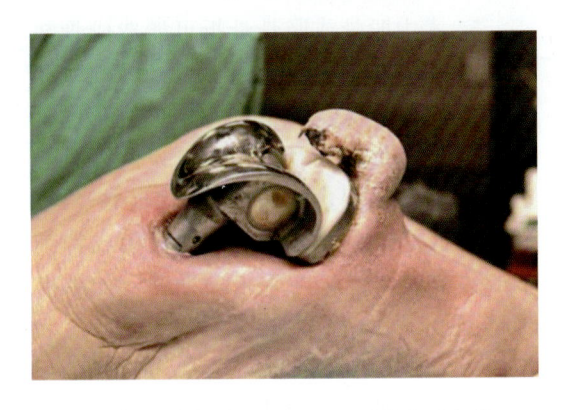

图 7-37-2　长期膝关节置换术后感染的破坏性

然而，临床表现有时可能会不典型或者不明显。实验室检查中，C反应蛋白是判断感染的最有效参数[17]，C反应蛋白在术后2~3天达到高峰，且在3周内恢复到术前的生理水平。在少数情况下，C反应蛋白升高可持续6周以上，但只要C反应蛋白显示持续下降，不考虑感染。

明显的临床症状是早期假体周围感染的主要判定指标，实验室检查和影像学检查在晚期感染中更加重要。红细胞沉降率比C反应蛋白有较长的延迟，结合长期的C反应蛋白水平升高可能对类风湿关节炎的诊断有益。红细胞沉降率和C反应蛋白在假体周围感染诊断中约有90%的特异性和敏感性，但白细胞升高为非特异性且很少出现。最近也有更多复杂的参数作为参考，如白介素-6、血清降钙素原或白介素-2受体等，尽管价格昂贵，但很多研究表明这类参数不能提供更多有用的相关信息[1,5,18]。

临床判断晚期感染最重要适应证的是疼痛。然而，通常在干预后会有一个的无痛间隔。

连续的影像学比较可能更有价值，而且可以应用骨骼扫描，尽管骨扫描有更高的敏感性，但特异性较差。骨扫描显示在关节置换术后的几年里，骨增强可能为骨重建，这可能会产生误导。

近期报道，粒细胞闪烁扫描法敏感性为1.0及特异性为0.83，阳性预测值为0.83和阴性预测值为1.0。相反，术前关节液的穿刺和培养敏感性较差，但特异性和阳性预测值为1.0[17]。

笔者建议，关节穿刺液至少培养10~14天，这是任何TKA翻修菌培养的"黄金标准"[1,14,19-21]。这一步骤对于每例TKA翻修患者都是强制性的，包括发生无菌性松动和假体明显移位者。对于膝关节置换术后长期不明原因疼痛或不明原因活动受限的患者也要进行这一检测。

笔者发现，约5%膝关节无菌性松动患者在进行翻修手术时存在隐匿性低度感染，但患者无任何明显上述临床症状[14]。

第4节　一期翻修的术前准备和计划

在一期翻修手术中，细菌培养和抗生素药敏试验十分必要。使用抗生素丙烯酸水泥（antibiotic loaded acrylic cement，ALAC）进行固定骨，可达到较高浓度的抗生素治疗水平[22,23]。

除了与ALAC相结合的硬件材料，一期翻修成功的重要步骤还包括将感染的软组织和骨片彻底清创。膝关节后方滑膜进行常规完整切除也非常重要。后交叉韧带的完整切除因可能涉及整个侧副韧带切除尚需讨论，以保证完整而充分的软组织切除，在每个病例中几乎均使用了旋转铰链膝关节假体。

第5节　常规术前计划

一、麻醉

1. 临床和麻醉学的一般手术风险

评估。

2. 充足的血液供应。

3. 假如进行长时间的手术操作,推荐使用纤维蛋白溶解抑制药。

二、影像学准备

常规需要拍摄的 2～3 个平面(包含髌骨)的膝关节 X 线片。同侧髋关节置换患者需要加拍双髋和股骨全长 X 线片,推荐拍摄双下肢全长力线 X 线片。

三、患者告知:特殊风险

1. 感染复发或出现新发感染的风险为 10%～15%。

2. 由于血肿、伤口清创或持续感染而进行二次手术的风险。

3. 腓神经损伤。

4. 术后膝关节僵直和功能丧失(伸膝功能)。

5. 术中或术后骨折的风险。

6. 无菌松动风险的增加。

四、医生术前计划和准备

1. 植入物和骨水泥的选择。

2. 外科医生应该充分了解原关节假体,并熟知如何取出或拆解(如铰链的机械结构)。有时需要使用特殊器械。

3. 原则上需要备齐各种内固定和假体材料,从全髁假体到柄假体,这取决于翻修手术中重建的需要。

4. 已经存在韧带缺损的病例需要准备限制性假体,但韧带缺损程度最终取决于术中清创情况。因此,通常需要使用旋转或固定铰链膝关节假体。通过对软组织彻底清创,90%以上的一期膝关节翻修患者需要使用铰链膝关节假体。

5. 术中股骨或胫骨骨折可能造成骨缺损,选择合适假体的同时要考虑到骨皮质穿孔或术中股骨/胫骨的骨缺损。

6. 股骨远端或胫骨近端更换假体时会造成严重骨缺损,骨缺损严重程度较 X 线片上显示得更为严重。定制加长柄或特细柄的关节假体应该在手术前准备。如果有可能进行全股骨置换,也要在术前备好假体。

7. 对于伸膝功能严重损害患者,在其知情同意情况下应用膝关节固定钉可能是手术最终选择。

8. 每例患者均需要应用加入额外抗生素(additional antibiotics,AB)的 ALAC。股骨或胫骨侧髓腔至少需要 2～3 袋(80～120 g)骨水泥,因此,需要准备大号骨水泥混合器及合适的骨水泥枪。髓腔狭窄患者需要额外准备细注入嘴的逆行骨水泥置入装置。

9. 外科医生需要了解初次置换手术中是否应用抗生素骨水泥,以及应用哪种抗生素骨水泥。如初次置换对某种抗生素耐药,则翻修应该选用不同的抗生素。多数公司生产的骨水泥能满足手术需要。抗生素药敏试验对于抗生素骨水泥和术后抗生素静脉输注的选择具有绝对的指导作用,这是手术每一步骤取得成功的保证。

第6节 手术技巧

一、皮肤切口和清创

1. 陈旧手术切口瘢痕应该手术切除,2 个手术切口之间保持足够距离。如有可能,应使用上次手术入路的切口。对于多处瘢痕,应考虑最外侧的瘢痕。

2. 皮肤的切口应该经过窦道,并且应将窦道彻底切除至关节囊。如果窦道延伸至后侧或外侧,需要采取分别切除方式。亚甲蓝注射液能帮助术者清除窦道。

3. 如果需要肌皮瓣覆盖,则应求助整形外科医生。

4. 由于手术时间常超过 2 h,止血带捆绑于膝上但并不充气。手术刚开始时不需要使用止血带,因为在清创中的出血使得感染组织、瘢痕和周围健康组织的边界更易区分。应该切除所有不出血的软组织及骨组织(图 7-37-3,图 7-37-4)。清创和假体移除完成后,止血带充气对骨水泥清除和骨水泥的再灌注过程有帮助。

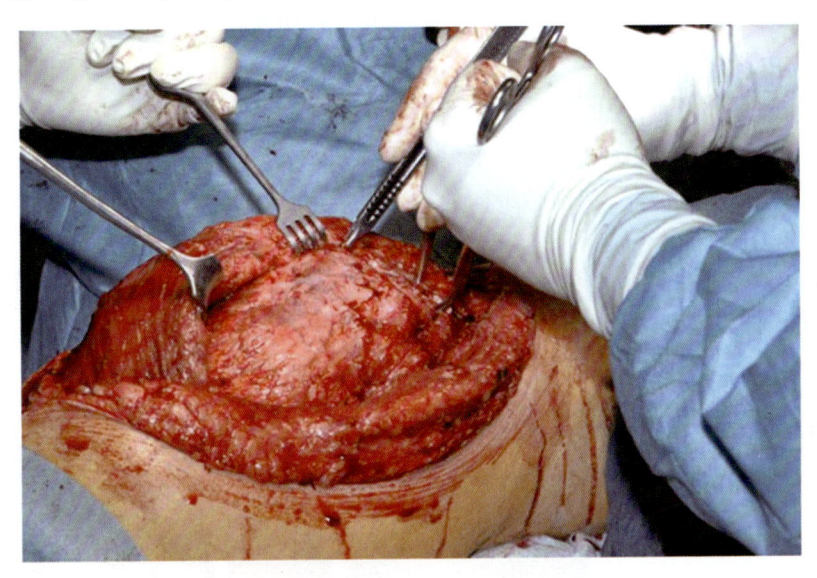

图 7-37-3 一期翻修的重点是广泛而彻底地切除感染组织

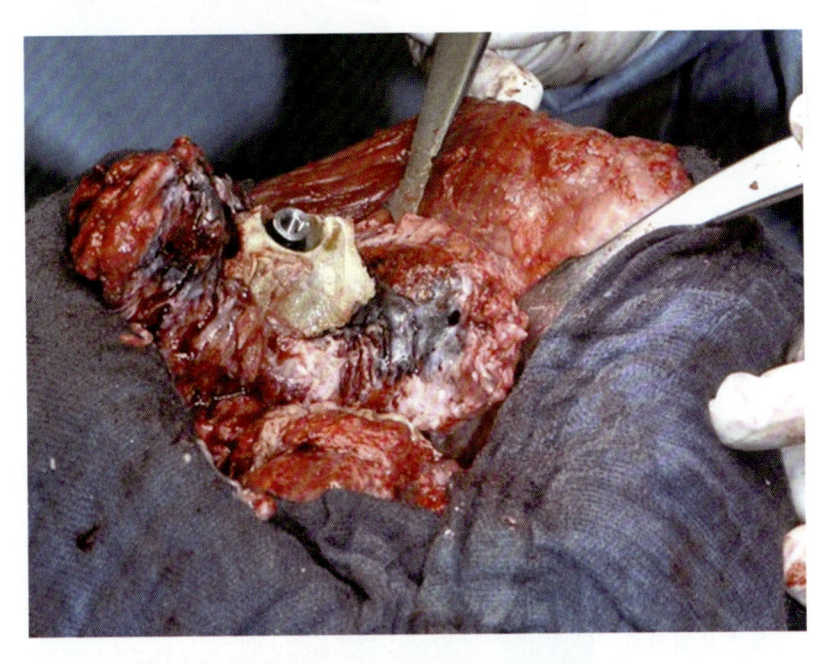

图 7-37-4 为了清创彻底,常常切除侧副韧带与膝关节次级软组织稳定结构

5. 作为常规检测，组织活检最好从 5~6 个部位取样，这些部位的选择与手术操作区域相关，以便更好配合微生物学和组织学检测[13,19,24]。术后要使用敏感抗生素。常规包含一种广谱头孢类抗生素和药敏试验推荐的敏感抗生素。

二、假体取出和清创完成

1. 膝关节骨水泥假体通常比非骨水泥假体更容易移除且损伤较小，特别是带柄的假体。

2. 在取出固定牢固的生物型假体时，需要骨窗暴露骨与假体界面，高速磨钻和弯曲锯片有助于假体取出。然而，即使有经验的医生偶尔也会遇到骨量大块缺失和破坏的情况。

3. 带对称锥形刀刃的窄而直的骨刀可去除所有骨水泥，且不造成相应骨缺损。

4. 线锯可用来去除股骨假体领和胫骨假体基底的骨水泥。Lambotte osteotomes 品牌的骨刀型号各异、宽窄任选，是手术最佳选择。应用各种型号的骨刀，小心将胫骨垫片从内侧到外侧松解，逐步从水泥壳中拔出，较锤击震动方法取出假体的破坏性小。

5. 取出假体需要用特制和普通假体取出器械，凿子也是假体取出的得力工具（图7-37-5）。

6. 骨水泥取出需要应用特制的弯凿、长柄咬骨钳、刮匙、长钻头、水泥注入接头等（图7-37-6，图7-37-7）。

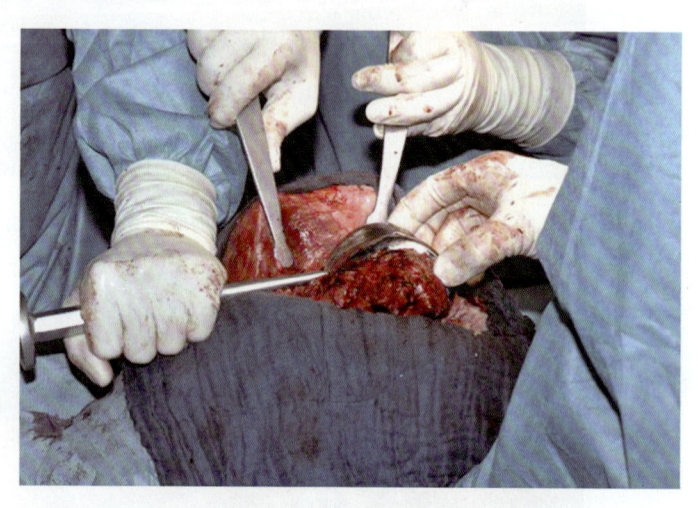

图 7-37-5　假体由于感染发生松动后，可用普通的骨凿取下

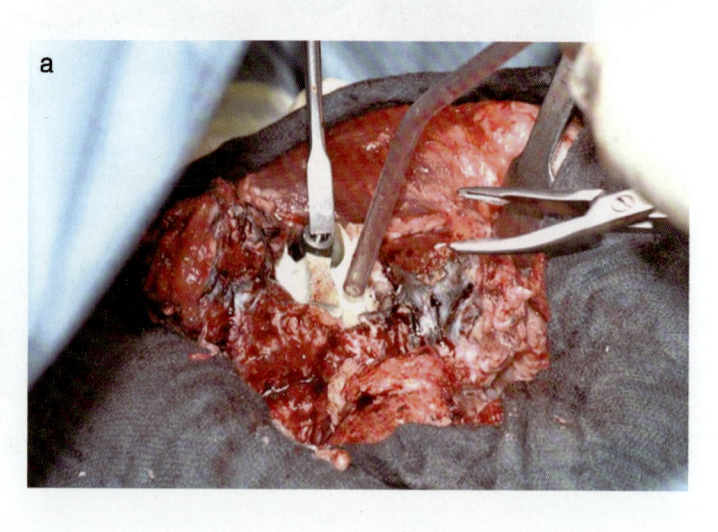

图 7-37-6　a. 需要准备和使用的各类型号骨凿、咬骨钳与刮匙，特别是在从髓腔取出骨水泥的过程中发挥作用

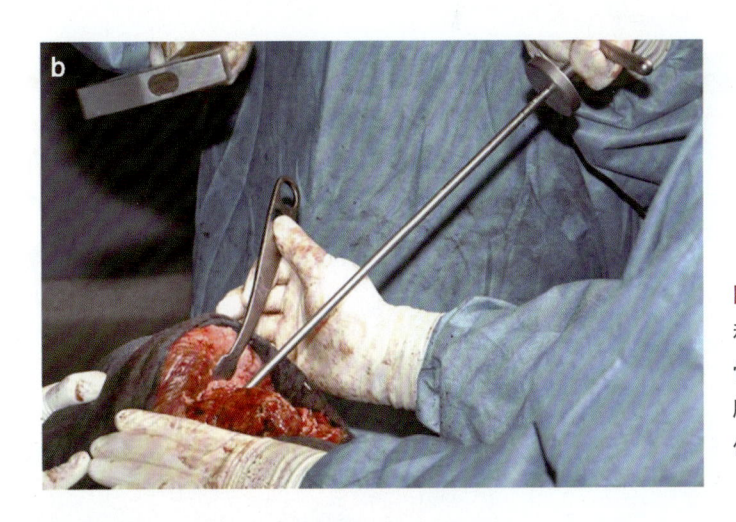

图 7-37-6(续) b. 需要准备和使用的各类型号骨凿、咬骨钳与刮匙,特别是在从髓腔取出骨水泥的过程中发挥作用

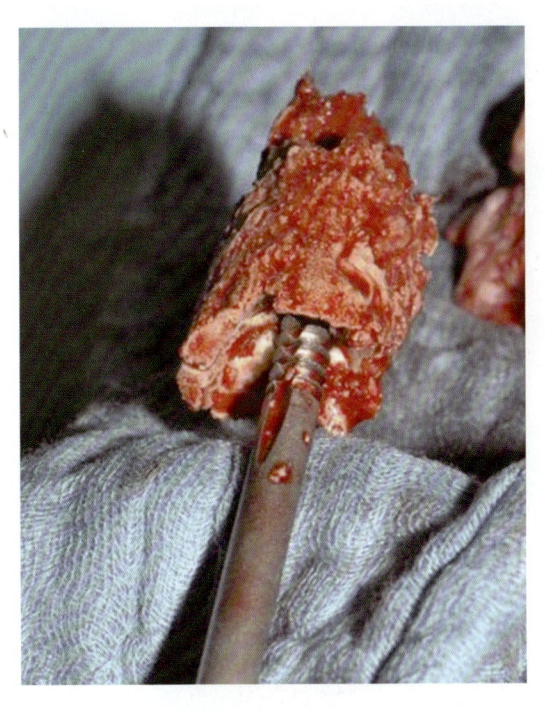

图 7-37-7 取出的长骨水泥塞和骨水泥锥,术中要将所有残留水泥尽可能取净

7. 骨与后方软组织清创应尽量广泛,清创范围包含所有融骨区和所有死骨(图 7-37-8a,b)。

8. 一期翻修清创更加彻底,远远超过二期翻修的清创范围(图 7-37-9)。

9. 脉冲冲洗枪的使用贯穿整个手术过程。

10. 深度扩大冲洗后,髓腔要用浸满氯己定的拭子填充,大块的氯己定敷料放在手术切口处,起到临时覆盖的作用。

11. 整个手术团队至此需要重新消毒和更换手术衣,消毒液浸泡后,用来安装新假体的手术器械也要更换(图 7-37-10)。

12. 第二次抗生素给药时间选择在手术进行 1.5 h 后或出血超过 1 L 时。

三、新假体植入

1. 尽管理论上应尽量避免同种异体骨植入,但在临床上由于骨量不足而常常用到。笔者更倾向应用抗生素骨水泥来填补巨大骨缺损。如果采用碎骨粒打压植骨法,碎骨要用脉冲冲洗枪和热盐水彻底冲洗,打压植骨前,要用抗生素充分浸泡。

作为选择之一,以钽喷涂的股骨和胫骨侧补块已经应用临床 2 年(图 7-37-11~图 7-37-13)。与骨骼相比,钽金属有良好的生物相容性、韧度与细胞长入结构。各种深度和宽度补块的选择可保证骨缺损的合理重建,使得应用骨水泥、关节假体和钽金属补块的翻修方法成为可能(图 7-37-14)。

2. 同时制备抗生素水泥,但必须使用符合以下标准的合适抗生素:合适的抗生素

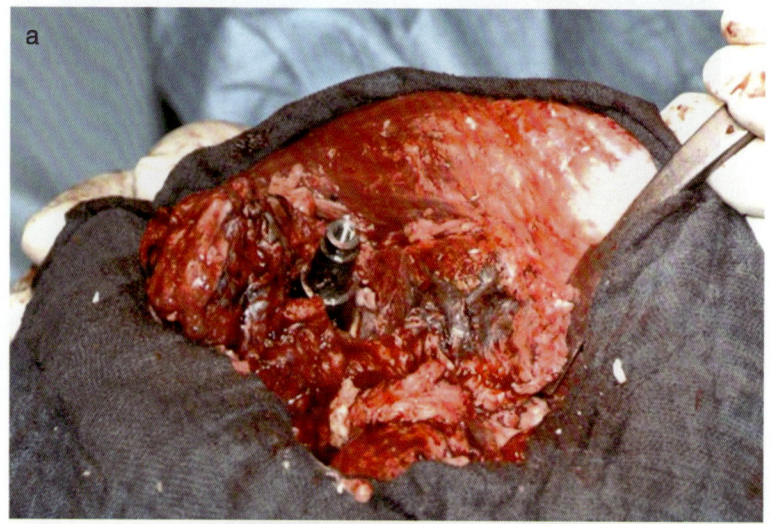

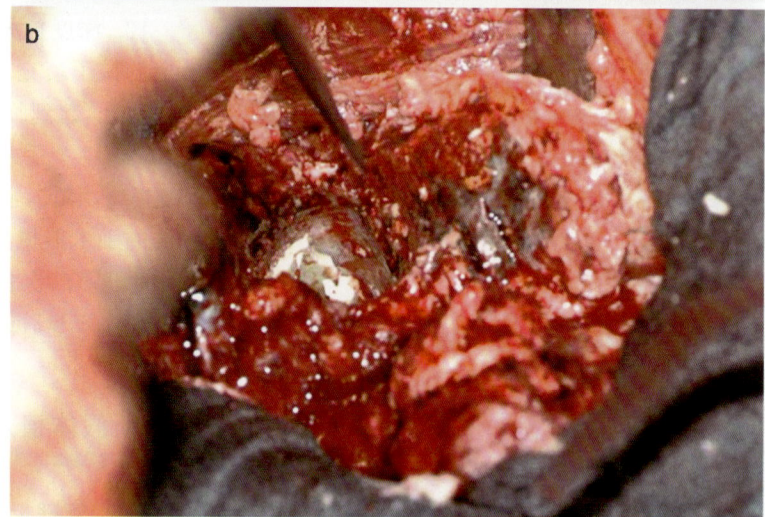

图 7-37-8 a,b. 清创必须包括所有溶解骨和坏死骨

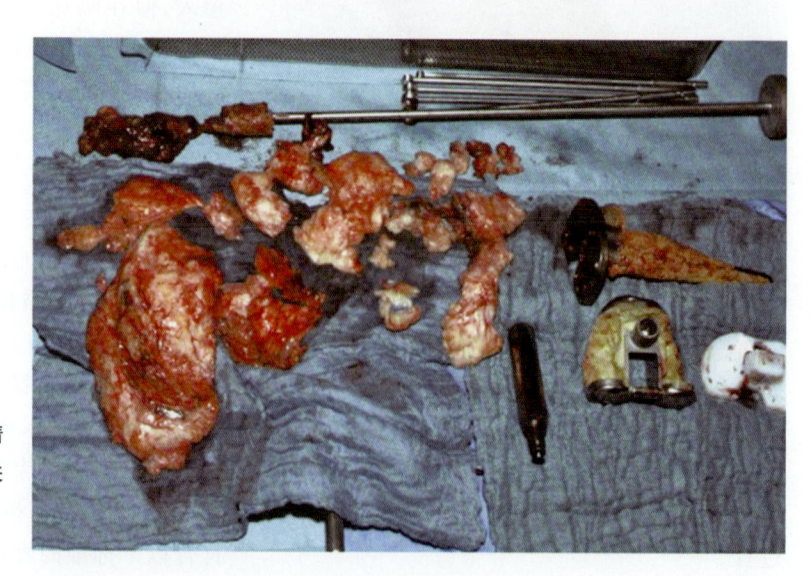

图 7-37-9 一期翻修手术清创去除的软组织、死骨及关节假体

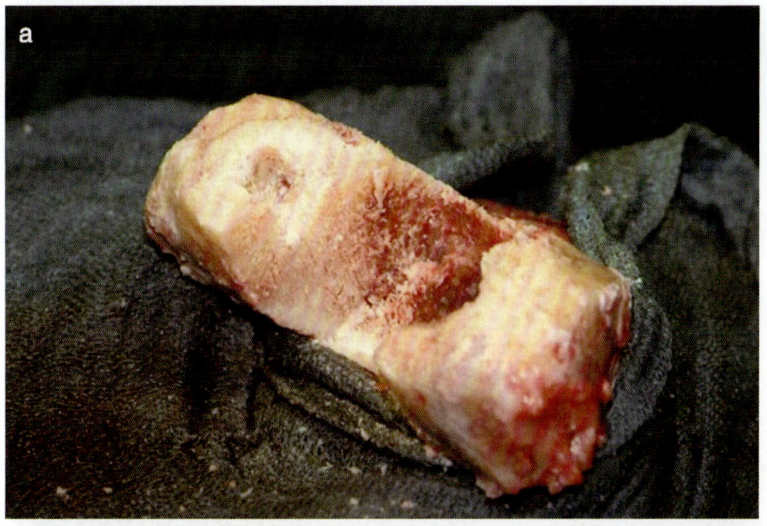

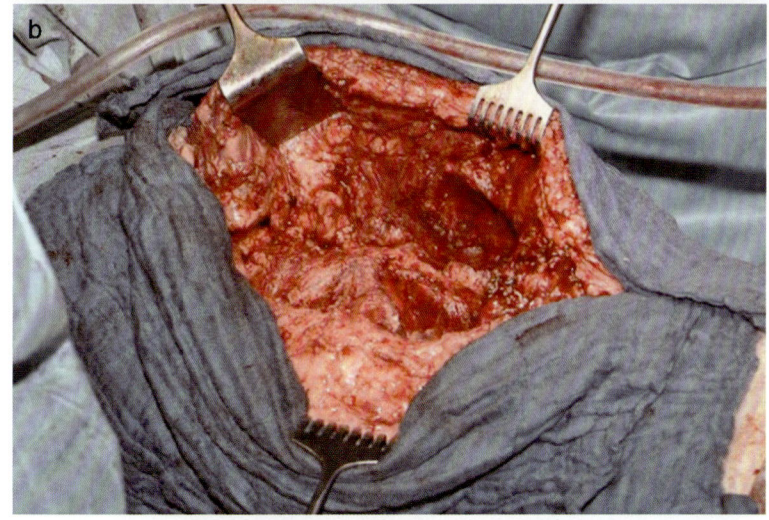

图 7-37-10　a,b. 清创后需要对骨与软组织进行彻底冲洗,再植入新假体

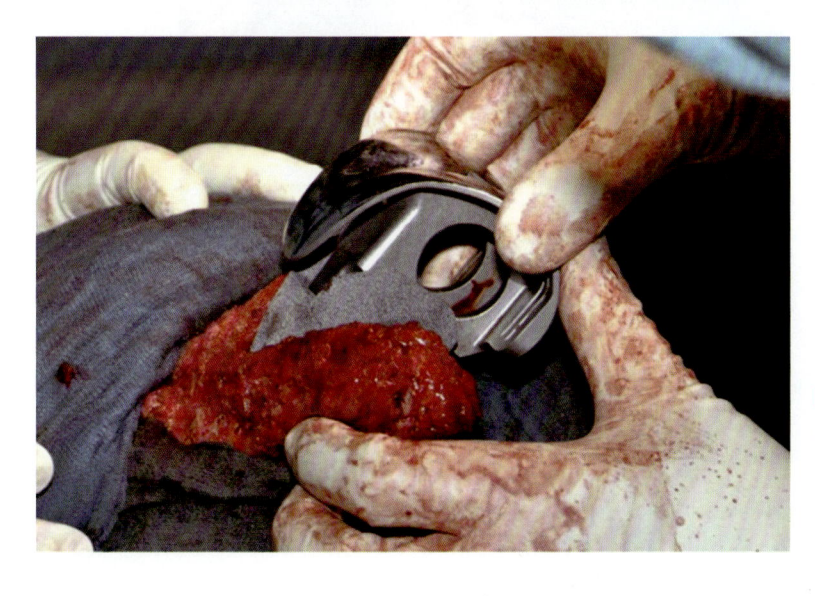

图 7-37-11　股骨与胫骨的骨缺损可用钽补块进行修补,本例患者的铰链膝关节可通过钽补块达到稳定植入

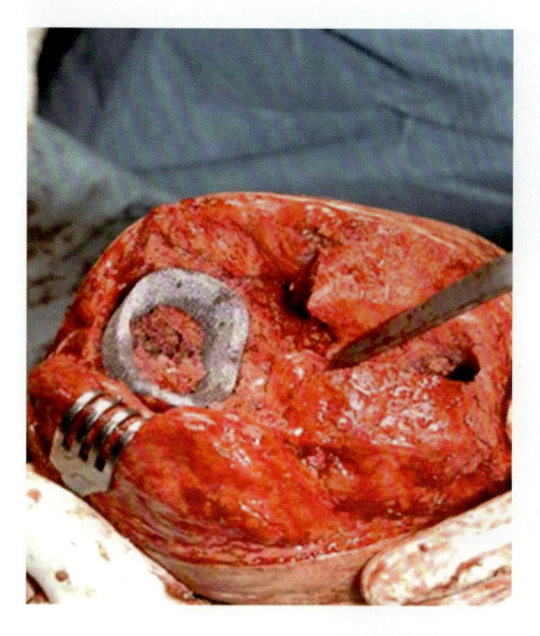

图7-37-12 钽金属的股骨加强补块修复股骨干骺端骨缺损

3. 抗生素可能改变骨水泥的聚合反应过程,故会加速水泥硬化。

4. 一般来讲,应该应用现代骨水泥技术。为了达到骨与骨水泥最佳接触界面,注入骨水泥前要将止血带充气(图7-37-15)。

5. 根据微生物学家指导,在一期翻修术后静脉应用抗生素不超过14天。14天后通过口服延长使用抗生素的意义目前尚未被证明。

6. C反应蛋白水平的变化是术后临床监测感染的最有价值的工具。

第7节 术后护理和康复

与二期或多期翻修方案相比,一期翻修在术后临床护理方面有明显优势。术后住院治疗时间一般为12~20天(平均14天),而正如上文描述,系统性抗生素应用达到术后10~14天(除外链球菌感染)。在二期翻修术中,2次住院共需要6周的静脉抗生素用药[25]。然而,延长应用抗生素的基本原理在研究中并没有100%被阐明。延长抗生素使用时间会导致并发症的增加[4,14,26]。

(抗菌谱合适,不影响骨水泥特性),杀菌的(除外克林霉素),粉末形式(永远不要用液体抗生素),最大添加量为10%/PMMA粉末(如4g抗生素/40g PMMA粉末),针对耐甲氧西林金黄色葡萄球菌,采用万古霉素加氧氟沙星。

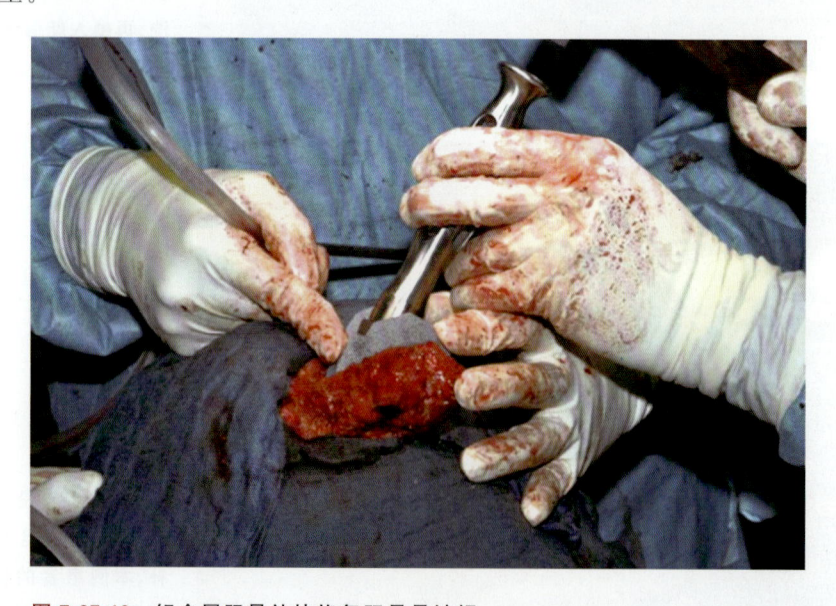

图7-37-13 钽金属胫骨补块修复胫骨骨缺损

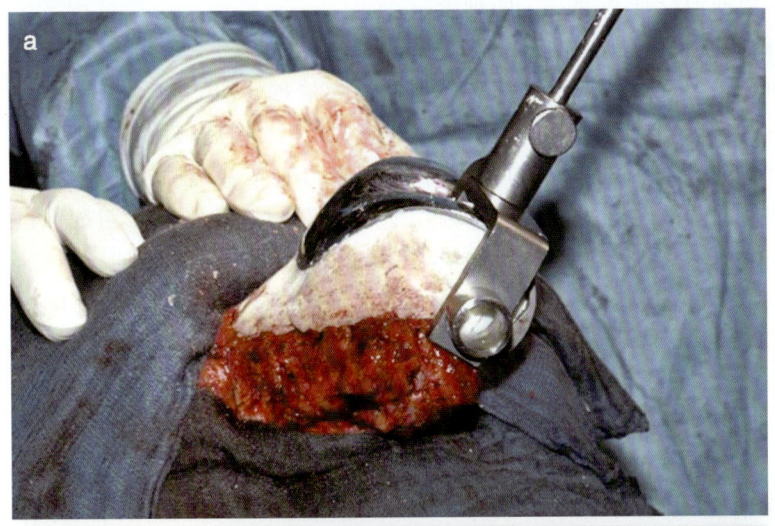

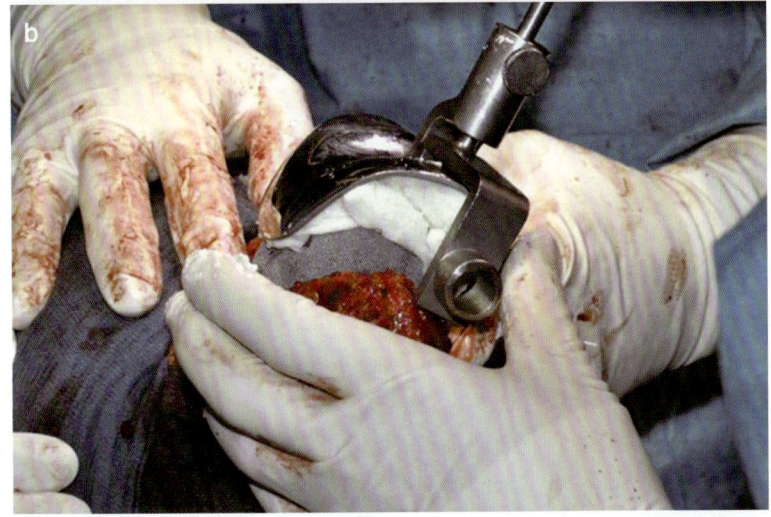

第 37 章 全膝关节假体感染的一期治疗 | 597

图 7-37-14 a,b. 骨水泥铰链膝的植入，用抗生素骨水泥对假体和股骨钽补块进行覆盖

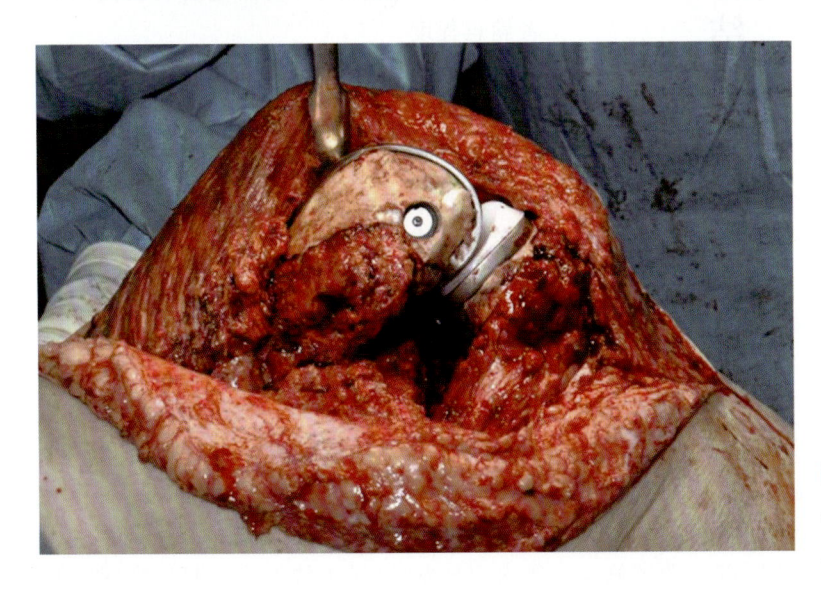

图 7-37-15 铰链膝关节植入复位后的最终形态

在任何阶段,不确定的物理治疗计划都不建议推广。由于软组织和骨损伤、感染的程度与患者的具体情况不同,在大多数情况下,笔者的机构都制订了单独的计划。必须在结构损坏导致的任何必要的固定和早期活动(尤其是老年多病患者)的尝试之间做出妥协。无论如何,笔者建议在术后8天内活动。然后,应根据术中情况和组织缺损调整负重。因此,与原发性TKA相比,一种相对类似的活动策略允许患者完成早期康复,这将减少相关的肌肉运动限制和膝关节的僵硬或纤维化。根据不同软组织和骨缺损、感染的范围和患者特殊情况,制订个体化康复方案。在年老多病需要恢复运动功能的患者中,可能同时伴有结构破坏需要制动,这一矛盾需要兼顾处理。无论如何,笔者推荐术后8天内进行活动。负重时间需要视术中发现和软组织缺损情况来定。这样一个类似于初次全膝关节置换术的翻修术后康复计划,允许患者进行早期康复,从而减少了相关肌群活动限制,避免肌肉僵硬或纤维化对膝关节活动度的影响。

术中骨量充足无需植骨和软组织破坏较少的患者,术后尽快进行负重康复锻炼。

第8节 总 结

感染仍是全膝关节置换术后最具破坏性的并发症之一。无论采取一期还是二期翻修,均会有手术管理困难、致残率高、住院时间延长、术后活动受限等难题。尽管大多数医生应用关节占位器进行二期翻修手术取得了较高的成功率及良好术后功能,但仍然在近30年对90%膝关节感染患者进行了一期翻修手术。

尽管多数研究报道二期翻修手术时,一期翻修的技术也时常被提及[3,4,9,10,26]。尽管多数德国文献报道Endo-Clinic医院的经验,但仍有一些作者推崇笔者医院一期翻修的理念。

Buechel等报道22例一期翻修患者,治疗方法包括扩大清创,应用抗生素骨水泥,静脉抗生素应用4~6周后口服抗生素6~12个月。患者10年感染控制率达到90.9%[10]。作者对一期翻修和二期翻修进行比较,并由Silva等进行系统性回顾研究,感染控制率达到89.2%。但由于研究随访时间长度不一致,信息提供并不完整[27]。

其他对一期翻修患者控制感染率的有利因素包括减少二期翻修、减少自体血回输的风险、减少患者住院时间,以及尽早功能锻炼[9,10,28]。更重要的是,在美国的医疗体系中,一期翻修体现了良好的性价比[10]。

除了手术因素,减少术后抗生素使用时间至14天以内会产生更明显的优势。Hoad-Reddick等[29]经过系统研究认为,二期翻修手术后延长抗生素使用时间不能有效控制感染的发生和复发率。

总之,一期翻修治疗全膝关节置换术后感染在骨科并不是主流方法。较少的科研报道及相应技术手段也从侧面反映了这个现实。尽管关节占位器的推广极大改善了二期关节翻修手术的功能,但一期关节翻修术的明显优势不可忽略,包括仅进行一次手术、较短的住院时间、较低花费及较高的患者满意程度。

技术上,术前需要常规进行细菌培养及对阳性细菌耐药性的检测。骨水泥假体和抗生素骨水泥在一期翻修中必不可少。在有经验的微生物学家及感染学家协助下为患者制订特定的抗生素使用计划是手术成功的重要因素。取出假体前要进行广泛而彻底的清创,清除一切可疑的软组织和骨组织,这些都为植入新假体打下坚实基础。术后需要静脉和口服抗生素治疗,尽早进行术后康复训练,C反应蛋白是术后随访观察的重要指标。笔者医院超过25年对一期全膝关节翻修的经验表明,超过80%患者在15年内无复发,这对于膝关节一期翻修理论的可行性是很好的证明[4]。但成功经验也离不开医院的基础设施、全面合理的术前计划、良好的外科技术及特殊的术后康复护理。

参考文献

[1] Frommelt L. Aspiration of joint fluid for detection of the pathogen in periprosthetic infection. Orthopade,2008,37(10):1027-1034;quiz 1035-1036.

[2] Zimmerli W,Trampuz A,Ochsner PE. Prosthetic-joint infections. N Engl J Med,2004,351(16):1645-1654.

[3] Kordelle J,Frommelt L,Kluber D,et al. Results of one-stage endoprosthesis revision in periprosthetic infection cause by methicillin-resistant Staphylococcus aureus. Z Orthop Ihre Grenzgeb,2000,138(3):240-244.

[4] Siegel A,Frommelt L,Runde W. Therapy of bacterial knee joint infection by radical synovectomy and implantation of a cemented stabilized knee joint endoprosthesis. Chirurg,2000,71(11):1385-1391.

[5] Steinbrink K,Frommelt L. Treatment of periprosthetic infection of the hip using one-stage exchange surgery. Orthopade,1995,24(4):335-343.

[6] Fehring TK,Odum S,Calton TF,et al. Articulating versus static spacers in revision total knee arthroplasty for sepsis. The Ranawat award. Clin Orthop Relat Res,2000,380:9-16.

[7] Haddad FS,Masri BA,Campbell D,et al. The PROSTALAC functional spacer in two-stage revision for infected knee replacements. Prosthesis of antibiotic-loaded acrylic cement. J Bone Joint Surg Br,2000,82(6):807-812.

[8] Pietsch M,Wenisch C,Traussnig S,et al. Temporary articulating spacer with anti-biotic-impregnated cement for an infected knee endoprosthesis. Orthopade,2003,32(6):490-497.

[9] Buechel FF. The infected total knee arthroplasty:just when you thought it was over. J Arthroplasty,2004,19(4 Suppl 1):51-55.

[10] Buechel FF,Femino FP,D'Alessio J. Primary exchange revision arthroplasty for infected total knee replacement:a long-term study. Am J Orthop (Belle Mead NJ),2004,33(4):190-198;discussion 198.

[11] Costerton JW,Stewart PS. Battling biofilms. Sci Am,2001,285(1):74-81.

[12] Costerton JW,Stewart PS,Greenberg EP. Bacterial biofilms:a common cause of persistent infections. Science,1999,284(5418):1318-1322.

[13] Atkins BL,Bowler IC. The diagnosis of large joint sepsis. J Hosp Infect,1998,40(4):263-274.

[14] Frommelt L. Diagnosis and treatment of foreign-body-associated infection in orthopaedic surgery. Orthopade,2009,38(9):806-811.

[15] Elek SD,Conen PE. The virulence of Staphylococcus pyogenes for man;a study of the problems of wound infection. Br J Exp Pathol,1957,38(6):573-586.

[16] Zimmerli W,Lew PD,Waldvogel FA. Pathogenesis of foreign body infection. Evidence for a local granulo-cyte defect. J Clin Invest,1984,73(4):1191-1200.

[17] Kordelle J,Klett R,Stahl U,et al. Infection diagnosis after knee-TEP-implantation. Z Orthop Ihre Grenzgeb,2004,142(3):337-343.

[18] Trampuz A,Zimmerli W. New strategies for the treatment of infections associated with prosthetic joints. Curr Opin Investig Drugs,2005,6(2):185-190.

[19] Fink B,Makowiak C,Fuerst M,et al. The value of synovial biopsy,joint aspiration and C-reactive protein in the diagnosis of late peri-prosthetic infection of total knee replacements. J Bone Joint Surg Br,2008,90(7):874-878.

[20] Frommelt L. Guidelines on antimicrobial therapy in situations of periprosthetic THR infection. Orthopade,2004,33(7):822-828.

[21] Schafer P,Fink B,Sandow D,et al. Prolonged

bacterial culture to identify late periprosthetic joint infection: a promising strategy. Clin Infect Dis,2008,47(11):1403-1409.

[22] Hanssen AD. Managing the infected knee: as good as it gets. J Arthroplasty, 2002, 17(4 Suppl 1):98-101.

[23] Hanssen AD, Rand JA, Osmon DR. Treatment of the infected total knee arthroplasty with insertion of another prosthesis. The effect of antibiotic-impregnated bone cement. Clin Orthop Relat Res. 1994;309:44-55.

[24] Spangehl MJ, Masri BA, O'Connell JX, et al. Prospective analysis of preoperative and intraoperative investigations for the diagnosis of infection at the sites of two hundred and two revision total hip arthroplasties. J Bone Joint Surg Am,1999,81(5):672-83.

[25] Goldman RT, Scuderi GR, Insall JN. 2-stage reimplantation for infected total knee replacement. Clin Orthop Relat Res, 1996, 331: 118-124.

[26] Siegel A, Frommelt L, Runde W, et al. Primary arthroplasty of infected hips and knees in special cases using antibiotic-loaded bonecement for fixation. J Arthroplasty, 2001, 16(8 Suppl 1):145-149.

[27] Silva M, Tharani R, Schmalzried TP. Results of direct exchange or debridement of the infected total knee arthroplasty. Clin Orthop Relat Res,2002,404:125-131.

[28] Pagnano M, Cushner FD, Hansen A, et al. Blood management in two-stage revision knee arthroplasty for deep prosthetic infection. Clin Orthop Relat Res,1999,367:238-242.

[29] Hoad-Reddick DA, Evans CR, Norman P, et al. Is there a role for extended antibiotic therapy in a two-stage revision of the infected knee arthroplasty? J Bone Joint Surg Br, 2005,87(2):171-174.

第38章 成年人膝关节僵直

第1节 概述 ……………… 602	……………………………… 614
一、愈合的"奇迹" ……………… 602	**第4节 诊断** ……………… 615
二、关节纤维化的定义 ………… 602	**第5节 治疗和手术适应证** …… 616
三、需要多大的屈曲度？ ……… 603	**第6节 手术技术** ……………… 616
第2节 病因和分类 …………… 604	一、治疗前准备和计划 ………… 616
一、原发或先天性关节纤维化	二、膝关节僵硬 ………………… 618
……………………………… 604	**第7节 术后护理和康复** ……… 619
二、继发或反应性关节纤维化	**第8节 并发症** ………………… 619
……………………………… 604	**第9节 总结** …………………… 619
三、假性膝关节纤维化 ………… 613	**参考文献** ……………………… 619
第3节 应用解剖、病理和生物力学	

第 38 章
成年人膝关节僵直

Tomas K. Drobny

摘要 膝关节纤维化是关节外科及关节镜手术中最具挑战且最不希望发生的并发症之一。只有感染比其更具挑战性。如果患者在治疗结束时,膝关节的活动范围(range of motion,ROM)<90°,结果则令人失望,这无法满足最基本的日常活动。本章描述了膝关节纤维化的定义到分类,随后叙述了包含科学数据和临床治疗相关的文献综述、观点与手术技术及案例报道。

关键词 病因・关节纤维化定义・分类・膝・原发和继发・僵直

第 1 节 概 述

一、愈合的"奇迹"

愈合是世界上最自然的事,没有人会认为它会失败。如果没有纤维细胞奇迹般的修复特征,手术不可能修复被意外毁坏的一切或者意图通过手术重建人体的某些部位,尤其是结缔组织。在数周内,纤维细胞使开放的伤口消失,使骨骼和肌腱愈合。它们能

T. K. Drobny
Reconstructive Knee Surgery, Schulthess Klinik, Zürich, Switzerland
e-mail: Tomas.drobny@kws.ch

识别何时愈合完成及何时应停止其活动。以一种非常简单的方式理解,关节纤维化是缺乏反馈的成纤维细胞出于某种原因不能识别愈合完成并一直保持活跃,同时努力填充结缔组织关节腔使之僵硬。造成这种功能障碍的原因可能是机械的、炎性或不明原因的。

二、关节纤维化的定义

文献中对于膝关节僵直没有统一的定义。膝关节僵直通常被定义为创伤或手术干预 1 年后屈曲角度<90°[8,16]。

Lotke 定义膝关节僵直为屈曲挛缩 15°,和(或)屈曲<75°,并指出其不仅限制屈曲,而且影响伸展,这可能是膝关节纤维化的主要症状或其中一部分[46]。

文献有时会出现一些术语,如中度和重度僵硬及局部或全身关节纤维化。中度僵直或局部关节纤维化是或多或少的滑动层粘连;重度僵直或全身关节纤维化应理解为成纤维细胞自身的病理,或者它们对于一些连续的机械障碍或刺激的反应。

"膝关节僵直"是指出于某种原因限制了膝关节生理活动范围,包括所有使关节 0° 屈曲的完全关节僵直,20°～30°屈曲的部分关节僵直,以及能达到 80°屈曲的关节纤维化。

此外,如前文所述,关节纤维化是一种

多因素的成纤维细胞活动过度或功能障碍，结果是残疾或有时带有疼痛的膝关节僵直。关节纤维化不可与粘连混淆，粘连也被称为关节腔纤维带、增生滑膜炎、弹响综合征或髌骨周围粘连。这种粘连可在麻醉或关节镜下简单操作得以松解，然而，造成关节纤维化的成纤维细胞的病理活性不能通过麻醉或关节镜手术得到抑制，这可能导致成纤维细胞更加的活跃，在短时间内导致僵直的复发。

三、需要多少的屈曲度？

膝关节主动和被动的 ROM 值存在差异。被动屈曲 ROM 可能达到 160°，而主动 ROM 一般较小，因为它不可能仅通过肌肉力量将膝关节屈曲到被动可屈曲的程度。年轻患者主动屈曲不超过 130°。对于西方生活方式中大多数日常生活能力（activities of daily living，ADL），被动和主动屈膝 130°就已足够。膝关节发挥重要作用的日常生活活动包括上厕所、洗澡、穿衣服和交通。不依靠支撑从椅子或厕所站起来，一个人至少需要 95°屈曲，而从一个深椅子站起来却需要 125°屈曲。平地行走需要 65°~70°屈曲，上楼梯需要 75°屈曲，下楼梯却需要屈膝 95°。上下小汽车约需要膝关节屈曲 100°~110°，使用其他某些公共交通车辆，如公共汽车或火车，也需要这么大屈曲角度，这取决于上下车时足要抬多高。如果膝关节屈曲大大低于 130°，患者将不得不使用拐杖来处理一些简单的日常生活，如穿袜子或裤子，虽然只是一瞬间，膝关节仍需屈曲约 130°。如果屈曲受限并伴有疼痛，那么生活质量会迅速下降到难以接受的水平，并变得难以忍受。行膝关节融合术的患者很多年后依旧很满意，只要没有痛苦，他们就能够接纳残疾。膝关节手术的目标不仅是要消除疼痛，而且要尽可能恢复膝关节功能。

对于病因、治疗方案和预后需要重视：①如果膝关节由于某种原因在手术前已经僵直，其手术适应证是僵直；②如果膝关节在手术前具有正常/生理 ROM，手术或外伤导致膝关节僵直；③是否使用假体，或者只进行开放性或关节镜重建术而不使用植入物。

关节纤维化不是单一因素造成的，通常是多因素的结果。如果单一的因素被发现，并有可能修复，则是最佳治疗和结果的先决条件。

不幸的是，没有预测因素、血液检查或其他指标能显示哪些患者会或不会出现关节纤维化。对于手术操作正确的患者，应该没有任何理由发生关节纤维化。

大多数关节纤维化是由于植入及非植入过程的手术失误造成的（医源性即"外科医生的因素"，如手术技术不正确、技术失误、手术过程中的误判、韧带平衡、软组织处理、植入物的设计和尺寸的选择、过度填充、假体位置或前交叉韧带移植隧道不正确、髌骨因素等）。

只有少数病例是对手术干预或创伤（过度）反应引起的（患者因素，如患者对假体或外科创伤不可预测的生物反应、手术后的康复、患者的依从性和动机、消极思想，术后并发症、合并症和肥胖症）。

Fisher 在他的论文"看起来不错但感觉不好"中分析患者因素对全膝关节置换术（total knee arthroplasty，TKA）结果的负面影响，并得出结论认为一些造成僵直或疼痛的因素包括女性性别、体质量指数高、既往手术史、残疾患者、糖尿病、肺部疾病和抑郁症[15]。

已取得共识的是，对于 TKA 后良好的 ROM 唯一可靠的预测因子是手术前的 ROM 值。

如果术前膝关节 ROM 很差，即使手术顺利进行也不能期待 TKR 术后 ROM 显著改善。

如果术前膝关节ROM很好,术后痊愈后应该期待有至少相同或更好的ROM,这约在手术1年后可实现。

近10年TKR术后膝关节僵直有完善的记录,这归因于大量的长期随访研究及近年各国引入的国家注册记录。不过,对于TKA术后关节纤维化发病率也有不同的报道。Lotke记载,在他的1000例病例中,TKA术后32个月有1.3%的膝关节僵直[46]。Neyret的论文中TKA术后僵直的发生率为5.3%[68],而Gollwitzer报道关节纤维化的发病率高达10%[18],Bonutti和Walton[9,63]认为关节纤维化是TKA一个常见的并发症,这与Lotke[46]的观点及笔者的经验相矛盾。在过去10年超过3000例病例中,关节纤维化需要进行切开松解的患者<1%,而术后1年仅3%的患者需在麻醉下进行活动。

现在的问题是,由于对僵直的定义可能存在差异,数据的可比性有多大。

如果初次TKA术后关节纤维化的发病率为5%,那么他可能是采取了某些措施;如果初次TKA后会有10%甚至更多的患者发生关节纤维化,那么他肯定是做错了什么,并应重新考虑其进行TKA的理念、途径和方法。

第2节 病因和分类

关节纤维化没有国际公认的分类。

这导致了人们对文献的误解,尤其是当治疗和结果进行评价和比较时。关节纤维化通常是由多种因素导致的,人们一般只认识到某种单一因素,因此,评价和比较变得更加困难。

基本上,可以把关节纤维化分为3组,包括原发或先天性关节纤维化、继发性或应激性关节纤维化、假性关节纤维化(简单粘连)。

一、原发或先天性关节纤维化

目前,人们无法解释单纯原发或先天性关节纤维化的病因,它是创伤(包括手术创伤)后纤维组织过度增生的结果,形成过多的瘢痕组织并使关节腔完全闭塞,从而导致僵硬和功能疼痛障碍[7]。治疗建议从非手术治疗到手术干预,其次是积极的物理疗法、低剂量辐射、长期口服镇痛药。人们对这种类型的关节纤维化知之甚少,且难以处理[7]。这可能会导致膝关节完全僵硬和异位骨化。"应用解剖、病理和生物力学"章节将探讨更多的细节。

二、继发或反应性关节纤维化

继发关节纤维化是一种对慢性刺激的反应,原因可能有机械因素、炎症因素、过敏和金属过敏、神经因素、混合因素。

以下仅举其中几项,未全部列举。

(一)机械因素

严重的关节内骨折、创伤后(包括低位髌骨),或是手术失误(外科医生因素)导致的结果。在这种情况下,它也可被称为医源性关节纤维化。除了感染,这可能是人们日常实践中常见的3个关节纤维化类型。例如,1例61岁的老年女性患者在2次手术后导致了关节纤维化,第1次是2006年行膝关节内侧单髁置换术UKA,第2次是2007年由于对手术结果不满意转为TKA。2008年又因为持续关节纤维化,进行TKA翻修,远端髌骨极和17 mm高的聚乙烯衬垫的前缘碰撞,又一次出现显著疼痛,ROM仅为0°-0°-60°(图7-38-1a)。确认为髌骨低位后,修复时通过将胫骨结节向近端移位2 cm来进行纠正,但它并不能防止远端髌骨极与聚乙烯前缘的碰撞,因为髌骨本身较大。2009年进行了单纯髌骨修薄手术即髌骨半切除术(图7-38-1b),减轻碰撞,其结果

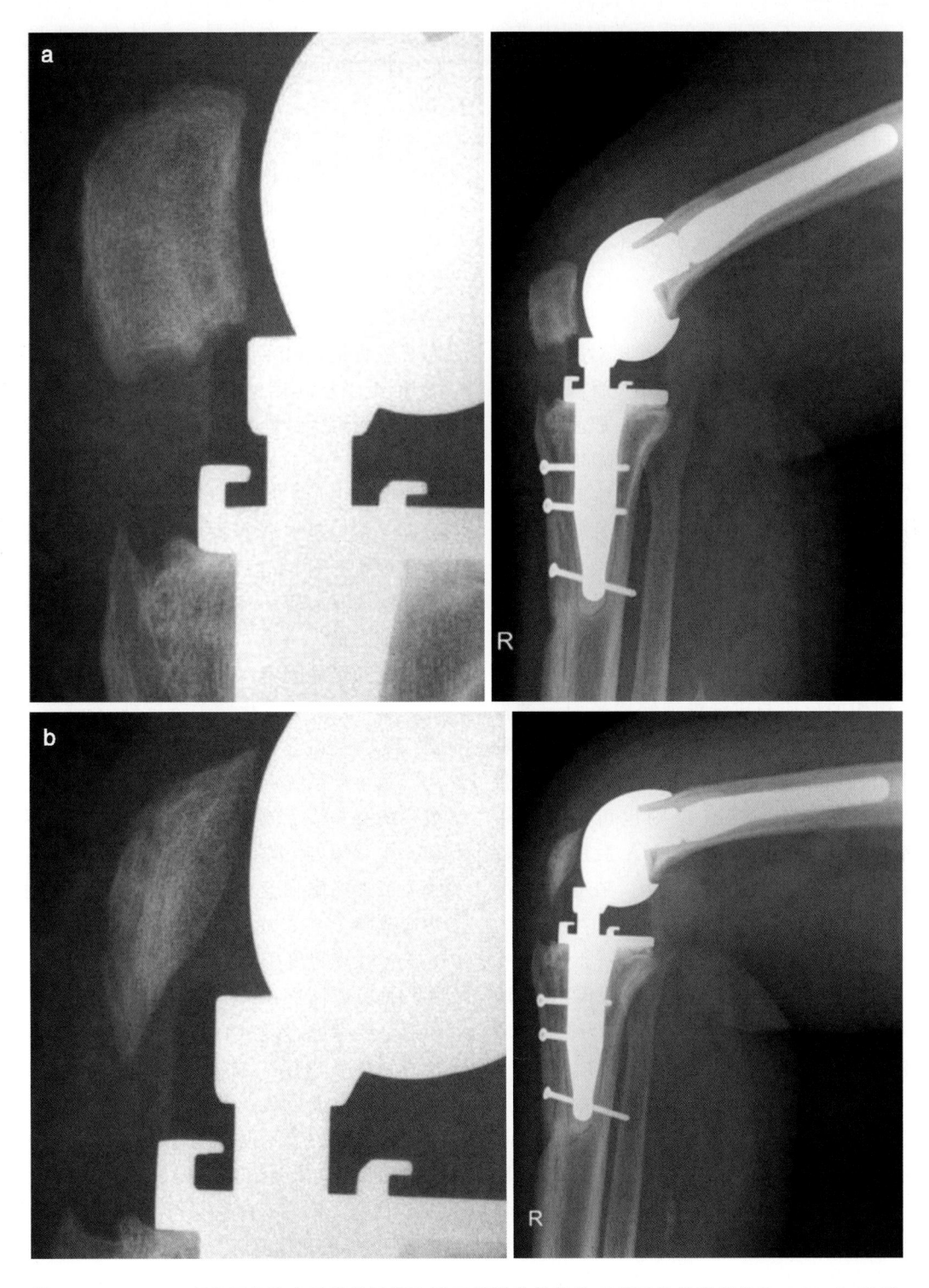

图 7-38-1　a. TKA 翻修后很快由于髌骨远端和聚乙烯嵌体前缘的碰撞导致关节纤维化，ROM 为 0°-0°-60°；b. 经过髌骨切除后单纯去除了髌骨厚度，撞击消除，结果满意，术后 6 个月 ROM 改善为 0°-0°-100°

满意,ROM 也在术后 6 个月提高到了 0°-0°-100°。总之,该患者在很短的时间内进行了多次连续的手术。

除了 TKA 中一些众所周知的问题,如韧带平衡不正确伴假体不稳出现的连续屈伸间隙不平衡、对植入物设计和尺寸错误的选择、髌-股关节面过度增厚和关节线移位,股骨组件轴向旋转不良等都均可能是 TKA 后僵硬的原因[8]。文中,作者描述了 TKA 后膝关节僵直病例明显增加,在这些病例中股骨组件植入时相对于髁线出现了 4°甚至更大角度的内旋,而髁上线是广泛认可的膝关节旋转轴线。股骨组件在这个旋转位置,假体和膝关节韧带装置在全 ROM 中不可能协调,并持续刺激软组织,甚至与之相伴发的是屈曲时侧向不稳和髌骨侧向半脱位(不良痕迹)及膝前疼痛(anterior knee pain,AKP)。根据 Wolff 原则[67],即"骨适应了施加于其上机械力,从而产生抵抗外来应力的最佳解剖结构",结缔组织的反应与成纤维细胞增殖引起的慢性刺激相似,直至膝关节僵直以摆脱这种刺激,但不幸的是功能已丧失。骨和韧带都是结缔组织,Wolff 原则也可用于韧带和关节囊组织,来解释 TKA 后股骨组件旋转不良形成纤维化的原因。在这种情况下,关节纤维化是结缔组织在非生理压力下的一种生理反应。

只有更换股骨组件或整个假体,纠正股骨组件的异常旋转,才能阻止成纤维细胞增殖并恢复 ROM,如以下病例报道所示。

1999 年,1 例 76 岁的女士右膝植入了假体。2 年后,她对结果非常失望转来笔者医院。除了疼痛,其关节纤维化后的 ROM 为 0°-5°-45°。X 线片(图 7-38-2a)显示胫骨组件有 4°内翻和股骨组件过大。CT 显示股骨结构相对于经股骨上髁线的内旋 8°(图 7-38-2b),这是病理状态。笔者对她进行了全膝翻修手术,更换整个假体,矫正股骨异常旋转。术后 3 年随访显示,患者对结果非常满意,无疼痛,ROM 范围良好 0°-0°-115°。图 7-38-2c 中 X 线片显示假体位置正确。CT 证实股骨组件矫正为外旋 5°(图 7-38-2d)。

并非所有的股骨组件内旋都会导致关节纤维化并被认识。进一步研究表明,股骨组件的旋转和个体差异有很大关系,并不是每个人都相同。笔者医院[53]采用 Kanekasu 放射方法[30],对 INNEX TKR 术后 71 例结果满意和 ROM 良好的患者进行调查,揭示了股骨组件和经股骨上髁线之间的角度差异,范围从内旋 9°至外旋 6°。这一发现与目前股骨组件最佳旋转的参考值不同(图 7-38-3)。

文献中没有股骨组件正确旋转角度的数据。共识是股骨组件应该平行或与经股骨上髁线有 3°的轻度外旋。随着人们对这一课题的深入研究,该理论可能在不久的将来得到修正。

(二)炎症因素

有些情况会发生膝关节感染,有或没有植入物。类风湿关节炎是一种炎症性疾病,但作为一种系统疾病不会导致膝关节僵直。该疾病有其治疗原则,不属于本章讨论的内容。本章重点讨论的是成人膝关节僵直。膝关节疼痛和僵直的炎症起源是由于微生物造成膝关节受损。

慢性和轻度感染可以导致膝关节僵直,尤其是有假体存在时。TKA 后的 ROM 受限通常要考虑感染。TKA 感染的处理原则是另一章节的内容,此处不再细述。

膝关节炎或化脓性关节炎是由于微生物导致的膝关节受损,很多情况下是由医源性因素所致,如关节内注射、关节镜手术或切开手术。膝关节内感染导致软骨表面迅速破坏、疼痛和僵直。只有尽快进行手术才能挽救膝关节,即使其长期预后尚存在争议。严重的粘连会破坏关节腔,导致感染后膝关节僵直。感染消除后需恢复活动,如果疼痛难以忍受但 ROM 基本正常,可考虑行

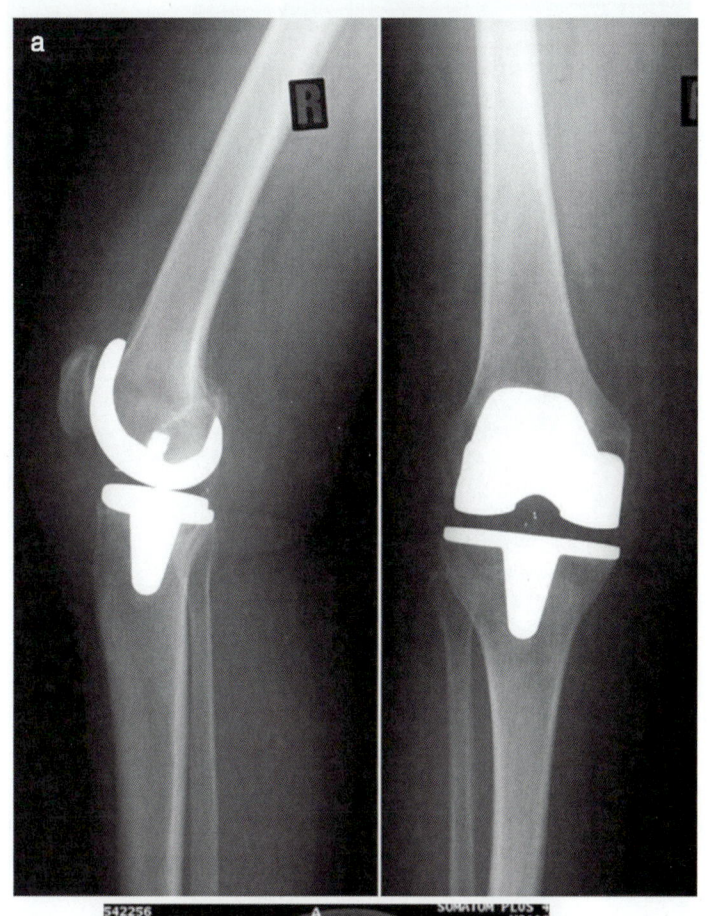

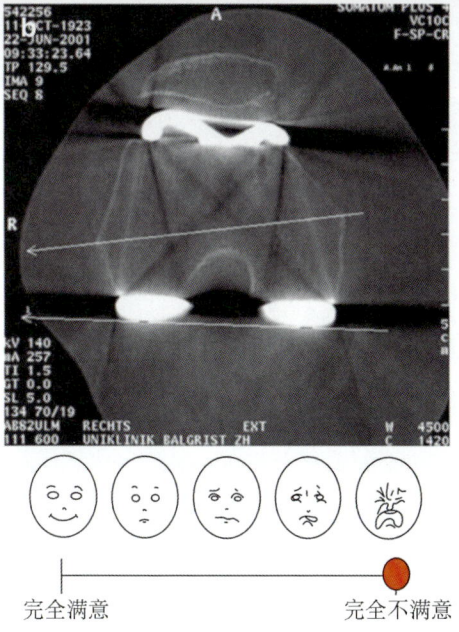

图 7-38-2　a. TKR 后 2 年疼痛性关节纤维化，效果不满意，胫骨组件 4°内翻伴股骨组件过大，ROM 为 0°-0°-45°，侧位像显示此时的最大屈曲；b. CT 显示股骨组件相对于经股骨髁上线 8°内旋，这是一种病理状态并将导致关节纤维化

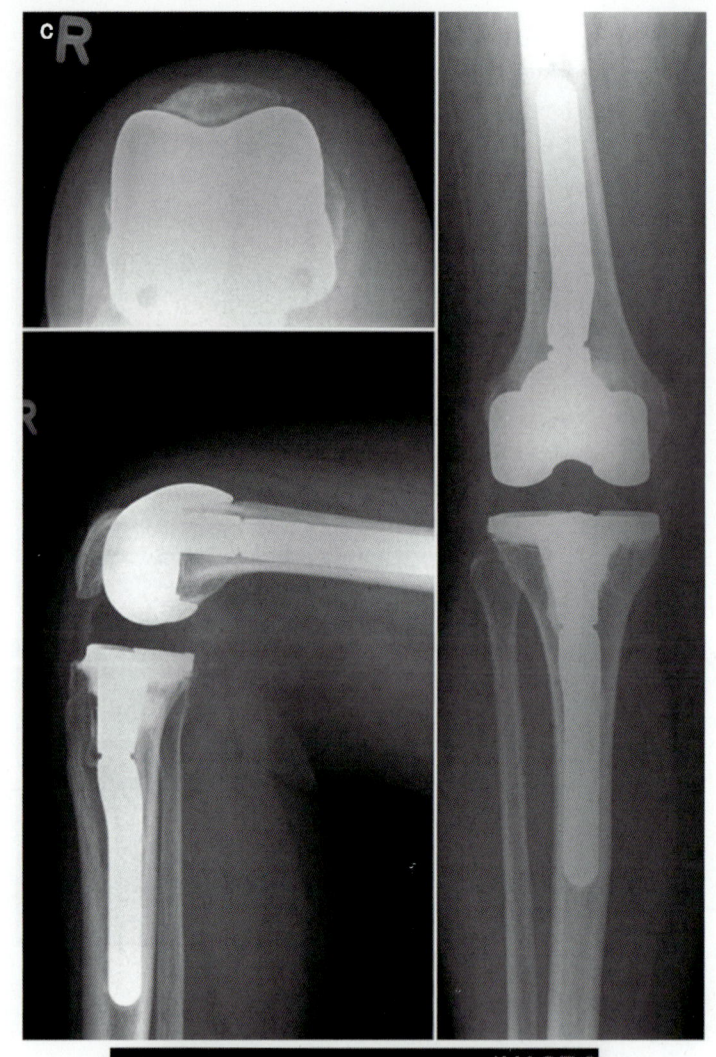

图 7-38-2（续） c. 翻修术（更换整个假体）后 2 年的 X 线片，纠正了胫骨组件内旋畸形和股骨组件的位置不正，患者疼痛完全缓解；d. CT 扫描证实目前股骨组件内旋 4°，外旋为股骨上髁线，此时 ROM 为 0°-0°-115°，结果相当满意，改善了患者的生活质量

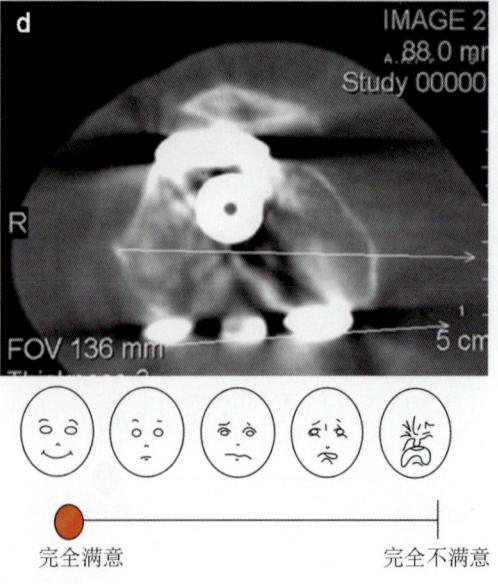

股骨组件旋转

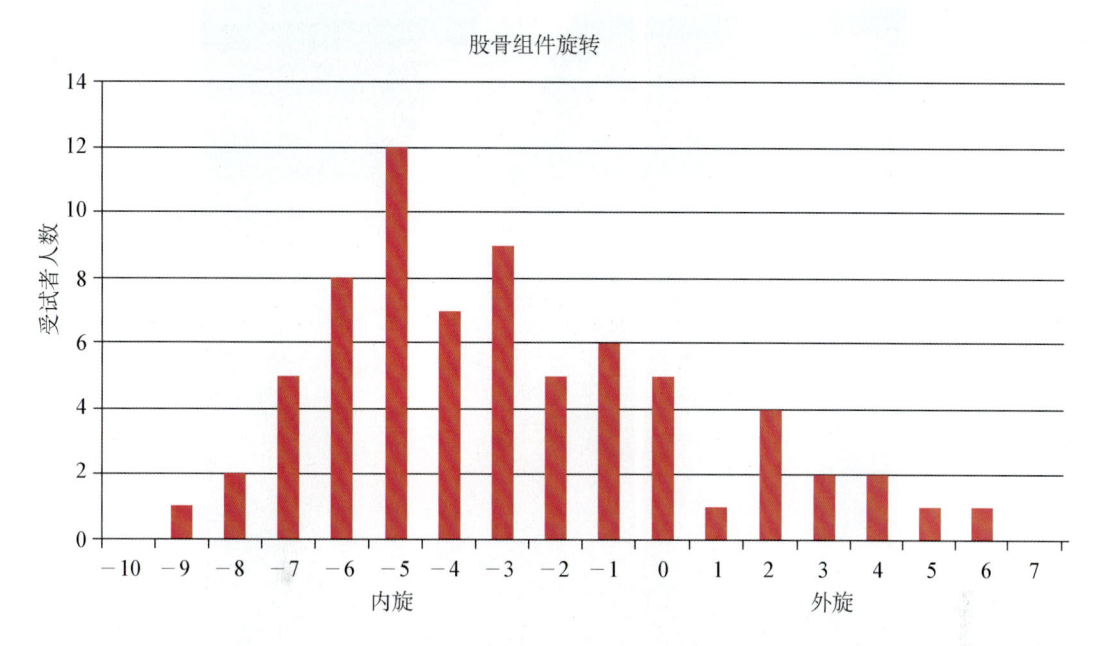

图 7-38-3　临床结果和 ROM 极好的 71 例 INNEX 膝关节假体的股骨组件旋转分布。TKA 的功能良好,显示股骨组件的旋转对线分布较广,从过度内旋至过度外旋。这些结果挑战了目前关于最佳结构旋转的文献价值[53]

TKA。这不是行 TKA 非常合适的时机,因为会有感染复发的风险,从而导致假体早期感染。感染与假体移植的间隔时间越长越好。

在化脓性关节炎中,首先要尽快确定微生物及敏感药物。如果膝关节还未发生僵直,早期可进行单次或重复的关节镜下冲洗并结合适当的抗生素治疗。对已发生僵直的感染应积极行滑膜切除术,并尽可能彻底,这有助于根治感染。令人难以置信的是,在膝关节严重感染后破坏的情况下,患者对疼痛的耐受性非常好,如在 2002 年 12 月,这例患者(图 7-38-4a)在关节镜术后感染金黄色葡萄球菌,发生化脓性关节炎后出现左膝僵硬。在经过 6 次关节镜冲洗和 4 周的 ciproxine 和利福平静脉抗炎药物治疗,然后,再口服抗生素 3 个月后转诊至笔者医院进一步治疗并进行 TKA。此时,C 反应蛋白和红细胞沉降率正常,但膝关节僵直伴局部僵硬,ROM 为 0°-10°-30°。2003 年 12 月行左膝切开松解术及滑膜清除术、股四头肌松解术。软骨已经严重破坏,关节松解术前 ROM 为 0°-0°-110°。然后,立即开始进行持续被动活动(continuous passive motion,CPM)和积极的物理疗法。术后 1 年,尽管 X 线片显示退行性改变,但患者无疼痛,活动度为 0°-0°-120°。目前,行关节松解术已经 6 年了,仍不需要行 TKA,因为患者没有疼痛,可以行走 3 h,ROM 仍然是 0°-3°-115°(图 7-38-4b)。与 6 年前的最后一次 X 线片相比,骨关节炎也只有轻微的进展。事实上,患者没有疼痛也可能是由于根治性滑膜切除术的失神经效果,而这是无法通过手术来实现的,ROM 为 0°-0°-120°。

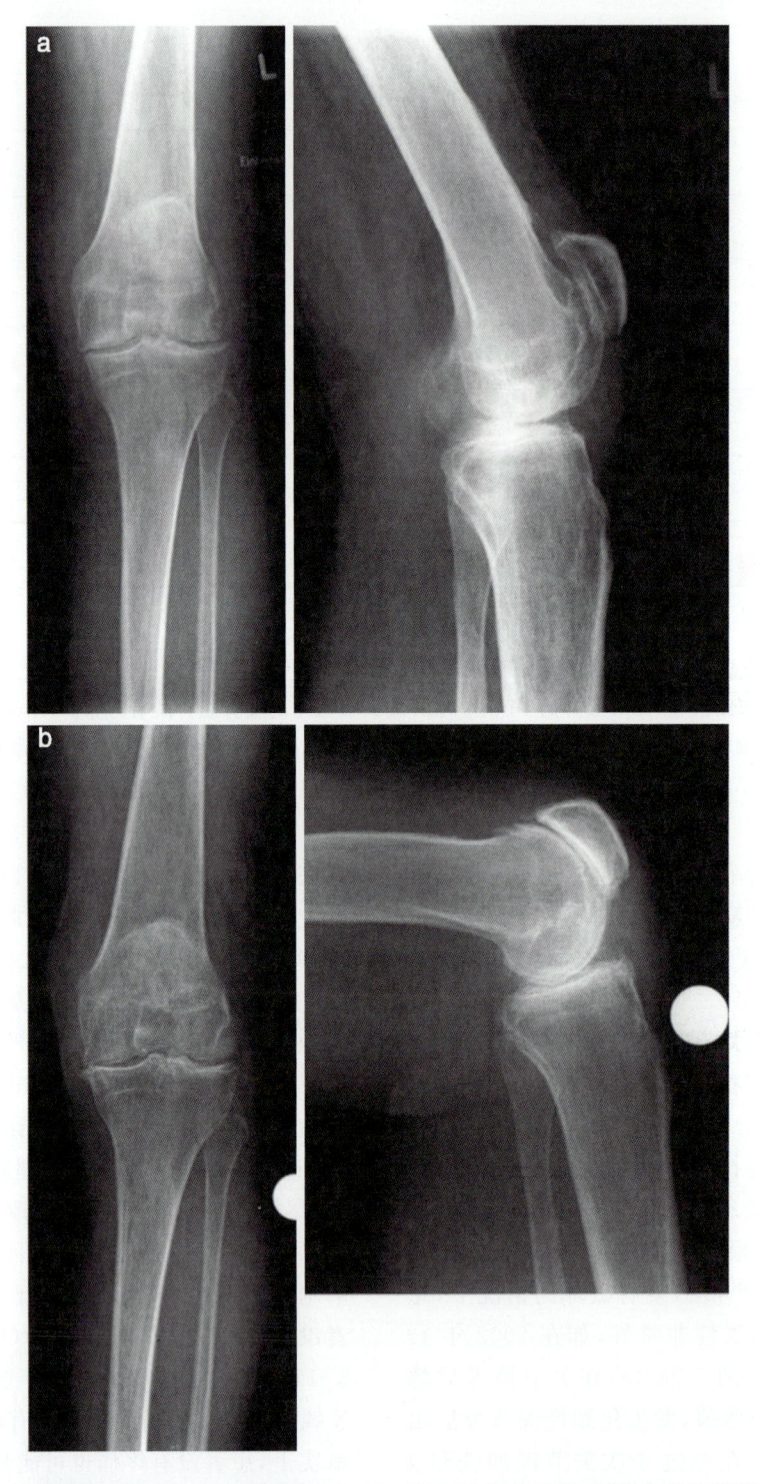

图 7-38-4　a. 简单的关节镜手术后出现僵直（0°-10°-30°）和膝关节破坏,出现金黄色葡萄球菌感染,反复关节镜冲洗和抗感染治疗 3 个月。侧位像显示最大屈曲角度＜30°,与局部关节僵直相一致。b. 同一患者行滑膜切开切除术后 7 年,术后 1 年 ROM 达到 0°-3°-125°。尽管有严重的感染后膝关节 OA,但患者没有出现疼痛,可以进行 3 h 的行走并无需 TKR。注意在过去 7 年中骨性关节炎仅有少量改变

(三)过敏和金属过敏

目前,假体的生物相容性很高,在 TKA 前无须常规对每例患者进行金属合金和骨水泥的相容性测试,除非患者病史中有接触性皮炎或对某些材料有过敏反应的病史。Boehler 提出将改良的淋巴细胞试验(modified lymphocyte test, mLSD)用于常规术前筛查,但因为过于复杂和昂贵并没有受到广泛认可[47]。

Granchi 等报道金属过敏病史是一种危险因素,因为在他们的研究中,术前有金属过敏史的患者其 TKA 失败的可能性增加了 4 倍[19]。与之相反,Hallab 在 2001 年的文章中,认为目前尚不清楚金属过敏与移植失败相关。2 篇文章相差 7 年,金属过敏是假体松动的原因还是结果(因果关系)这一问题依然没有解决。

目前,膝关节假体由不同的金属及元素构成,如果有过敏症状发生,所有的因素都要进行考虑。金属合金是一方面,聚乙烯和骨水泥是另一方面。与体液接触数年后,它们受到腐蚀(氧化)和磨损,释放离子并激活免疫系统。20%～25%TKA 患者出现金属过敏,但仅有小部分(<1%)患者出现症状[47]。

聚乙烯是人体最易接受的生物材料之一,目前文献中尚无聚乙烯过敏的报道。聚乙烯最大的缺点是磨损,因为磨损颗粒导致滑膜炎,在慢性炎症的基础上会导致松动并危害假体。

假体金属合金中最常见的过敏成分是镍、钴、铬、锰和钠。镍在钴铬合金中不足 1%,而钴(65%)和铬(28%)的含量更高,这可能对骨科植入物患者发生迟发型超敏反应具有重要意义。镍是人类最常见的敏化剂,其次是钴和铬。一般人群中金属过敏的发病率为 10%～15%,其中镍过敏的发病率最高,接近 15%[24]。在近代人群中,由于对廉价珠宝的过敏其百分比会上升。当年青一代成为移植人群时这会成为一个更大的问题。

骨水泥中含有过氧化苯甲酰、硫酸庆大霉素、氢醌和 2-羟乙基丙烯酸,它们是潜在的过敏原[20]。这种情况相当少见,但这种情况下明显只能使用非骨水泥植入物。

尽管 Epicutaneous 皮肤实验在过敏清除的方法选择上有局限性,但简单容易操作。它的价值更体现在除了其他半抗原也可以进行小块假体合金的测试。

今日,仍有很多关于金属过敏的问题尚不清楚,过敏表现和假体成分的临床相关性尚不清楚。然而,如果有金属或骨水泥过敏的证据,包括这些成分的装置就应该避免。这种情况下,非骨水泥亚硝酸盐假体就会成为移植的选择,但要知道极少数情况下可能会对钛过敏,这可能是由既往使用的钛内置物引起,也可能是既往有钛暴露史[35]。

全关节置换术(total joint replacement, TJR)术前或术后对金属过敏,表现为局部或全身湿疹、红疹和瘙痒的皮炎。这些症状在更换了更加兼容的假体后可能会消失。已知或未知金属过敏的 TJR 患者可能出现不相容症状,临床类似于疼痛、肿胀、压痛、红细胞增多或 ROM 受限的轻度感染,远期 X 线可看到透亮区和无菌性松动。多长时间后可以通过更换假体解决这一问题尚不确定,虽然不确定,但也要认真考虑这一问题。

(四)神经学因素

神经学因素也可导致膝关节僵直,如大脑性麻痹、小儿麻痹症、偏瘫、多发性硬化,一般强直状态或由于脊髓受损(如脊髓病)所致。这些原因不会在本章讨论。问题不在于关节置换或其他外科方法技术方面,而在于康复。对这种方法的需求是否会改善神经系统疾病患者的状态、生活或护理质量也需要认真考虑,而不是制造新的或困难问题。该适应证必须与神经内科和康复领域的其他专家一起仔细研究。

(五)其他情况

除了上述已经讨论的几种造成成人膝关节僵直的主要原因,还有一些其他不常见的原因会导致膝关节僵直。因为这些原因不太常见,本文仅在此处进行简述。

在前交叉韧带(anterior cruciate ligament,ACL)重建术时,如果胫骨和(或)股骨通道的错误放置,类似图7-38-5,会导致ROM受限或者甚至是膝关节僵直。不幸的是这种情况并不少见,当关节镜下双束ACL重建等新的技术变得越来越标准化时,问题可能变得更为严重。这种情况下通常需要2个步骤的翻修手术。第一步,移除ACL移植物,骨通道采用同种异体骨移植。第二步,3~6个月后,旧的和不正确的骨通道愈合及膝关节活动度恢复后,按照标准程序进行新的ACL重建。有趣的是,医生经常看到患者无须进行第二步的治疗,因为将位置错误的ACL移植物去除后,他们对膝关节的功能和稳定性感到满意。这提示在某些情况下即使没有重建满意的ACL,膝关节也能正常使用。这就提出了患者ACL撕裂后是否需要进行这种重建手术的问题。

Shelbourne[55]认为ACL重建的时间也影响膝关节僵直的发展。

在Shelbourne之后,因为膝关节有纤维化的高风险,ACL重建不应该在创伤后的前3周进行。这种延迟手术(1991年)、加速康复的革命性康复方案至今仍被骨科医生遵循。关节镜重建ACL时代这些原因可能有所不同。急诊手术变为了择期手术,某些ACL及其他韧带损伤在等待重建时,经合适的非手术治疗后痊愈,并取得满意结果,这使得某些患者没有必要进行重建手术[26]。

关节镜下操作后,髌下脂肪垫可能发展为纤维脂肪垫,导致膝关节活动时疼痛。MRI可以看到这种变化,可以经全部或部分脂肪垫切除进行治疗。

一种可能导致膝关节僵直的棘手情况是复杂局部疼痛综合征(complex regional pain syndrome,CRPS),也称为交感神经反射失调(reflex sympathetic dystrophy,RSD)或Morbus Sudeck。它可能在外伤或术后出现且无法治疗。如果CRPS持续存在且活跃则是手术的绝对禁忌,术者需谨慎。骨扫描有助于分期。耐心、轻柔的物理治疗和应用非甾体类抗炎药物是这种情况最佳和唯一可行的治疗方法。

膝关节无菌介入术后僵直可能是于根治性开放性手术或镜下滑膜切除术的结果,如染色的绒毛结节状滑膜炎(pigmented villonodular synovitis,PVNS)根治术或既往膝关节僵直的松解术。松解可能会失败并发展为新的僵直,这可能比最初的僵直更难处理,尤其是继发于髌骨下挛缩综合征的僵直(图7-38-6)。在此阶段很难决定去做什么,恢复正常的膝关节功能变得没有希望。

膝关节周围骨折(关节内、髁上、胫骨头、腓骨、假体或股骨延长)造成的膝关节僵直非常具有挑战性。很多情况下如果非手术治疗

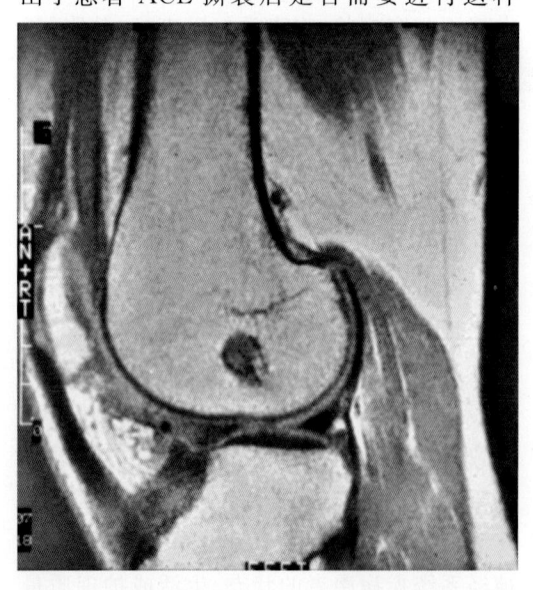

图7-38-5 MRI扫描显示ACL重建时前侧位置不佳的股骨隧道伴屈曲受限

善。无松弛、轻度感染、过敏和股骨组件旋转,但有不明来源的明显的异位骨化。术前ROM是0°-20°-45°。2010年实施了翻修手术换成了可旋转的铰链式假体,在这一特殊病例中为了改善膝关节功能采用了单独设计的假体并进行滑膜根治性切除,使用LINK旋转铰链假体(图7-38-7b)。在2个月的随访中活动度已经达到0°-0°-90°。术后1年会见到最终的术后结果。

三、假性膝关节纤维化

术后重要的目标之一是避免粘连。很多患者有术后焦虑和膝关节疼痛。有效的术后疼痛管理和物理治疗非常重要。理疗师在确保患者的依从性时所进行的心理治疗也不能被低估。

术后的血肿和肿胀限制了膝关节的正常活动。血凝块有黏住膝关节内部滑动层的趋势,导致ROM受限或僵直。血肿的自然吸收需要很长时间并有很多劣势。因此,术后的严重血肿需要尽快清除,不管是采用抽吸术还是切开术。采取小的干预措施会取得对远期康复更大的积极效果,并使患者加速康复,对其进行更艰巨工作的动机产生积极影响。不幸的是,血液通常在膝关节腔内很快凝结,这使得采用针头进行抽吸很困难。如果抽吸失败,要做好进行切开清理的准备。

永远要清楚,伤口愈合早于功能恢复。伤口愈合在术后有独特优势,不会因物理治疗和患者活动而受到损伤。有些情况下如伤口存在不愈合风险时,膝关节需要石膏或夹板固定一定时间。这种情况必须要接受,即使随后可能出现膝关节僵直。伤口安全愈合后,必须在麻醉下活动或者进行切开或关节镜下松解术。

比较少见的导致膝关节僵直的病因是患者依从性不足。为了患者的利益,应该将膝关节的功能恢复到最好。一些精神因素

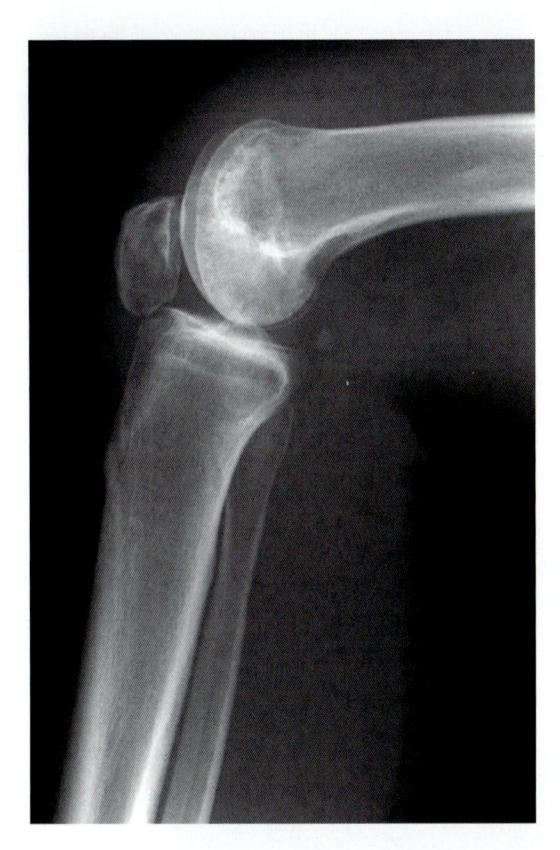

图 7-38-6 45岁女性PVNS关节镜滑膜清除术后,由于髌骨挛缩综合征导致的严重低位髌骨,随后关节松解术治疗关节纤维化和可能但未经证实的CRPS I 期

失败,Hahn、Judet 和 Thompson 认为只有冒着发生并发症的风险进行根治手术才能解决这一问题或者至少会有改善[22,29,58]。

Hahn 在 2000 年发表的论文[21]中改进了 Thompson 的方法,采用 2～3 个皮肤切口及三阶段程序,这需要逐步增加。

在欠发达国家也有采用关节外关节镜治疗由于股骨远端骨折治疗失败造成的膝关节僵直的报道,但笔者没有这方面的经验[13]。笔者认为,在没有复杂 CPM 机器的国家,这种方法是质高价廉的选择。

异位骨化可理解为创伤后局部骨化性肌炎,是对手术创伤的反应。图 7-38-7a 的患者在 2003 年实施 LCS-TKA 后发展成关节纤维化,经物理治疗和非手术治疗后无改

导致患者不能遵从康复计划。这些情况通常术前就已经了解,可以制订特殊的康复前教育。有些医院,康复前教育作为全膝置换术的常规准备的一部分,也包括正常病例。在某些严重无知的病例中甚至可能取消了手术计划。

第3节 应用解剖、病理和生物力学

从科学的角度看,上面提到的"治愈奇迹"暗示了复杂的化学反应,导致高度细胞因子的精确排序,如转化生长因子β(transforming growth factor beta,TGF-β)和血小板源性生长因子(platelet-derived growth factor,PDGF),这些细胞因子在细胞增殖、迁移和基质合成中发挥了重要作用,会产生积极(促炎症)和消极(抗炎症)介质(白介素、多肽生长因子、细胞因子),而这些介质可引导原骨胶原基因表达和蛋白产生,会在伤口始发、进展和愈合期发挥关键作用[45]。

组织修复的机制可以概括为4个部分:①肉芽组织的形成,由密集的巨噬细胞、成纤维细胞和新生血管组成,它们嵌入纤维粘连蛋白、透明质酸松散的基质中;②结缔组织蛋白的快速合成与降解;③瘢痕形成是由于胶原合成超过了胶原降解,使得胶原总量持续增加;④瘢痕降解超过6~12个月,由于瘢痕成熟的过程存在很大的个体差异[45]。

(关节的)纤维化反应可能是由3个因

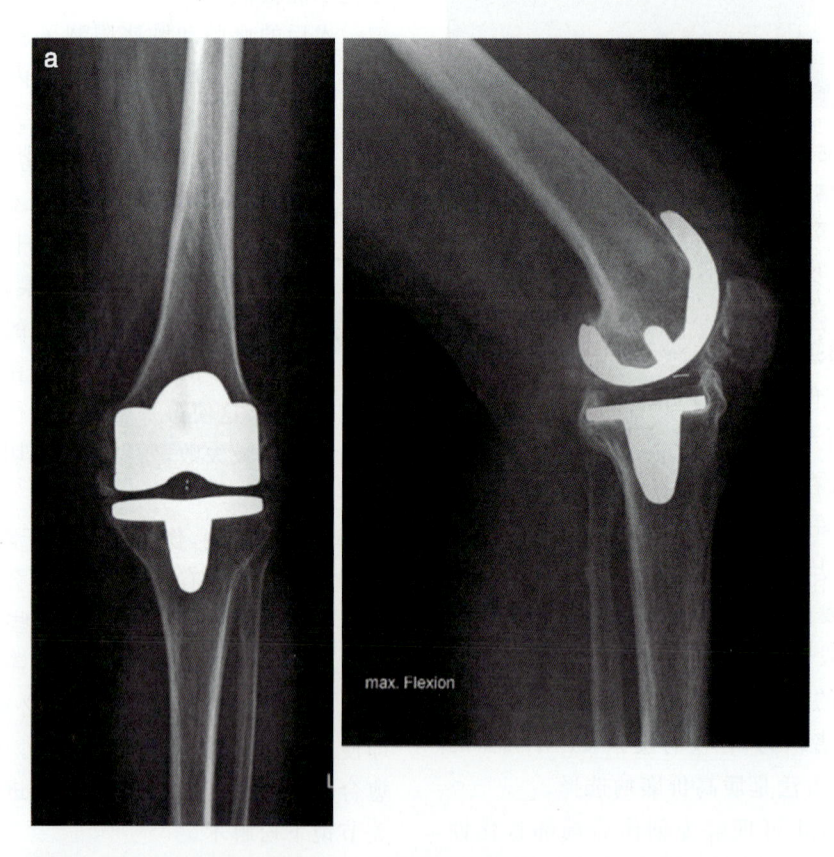

图7-38-7 a. LCS-TKA 术后6年,不明原因异位骨化,膝关节严重僵硬,活动度为 0°-20°-45°

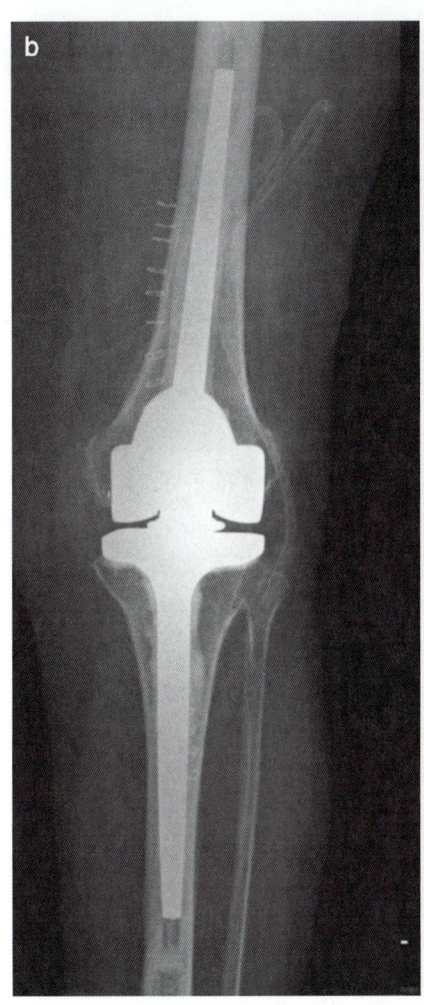

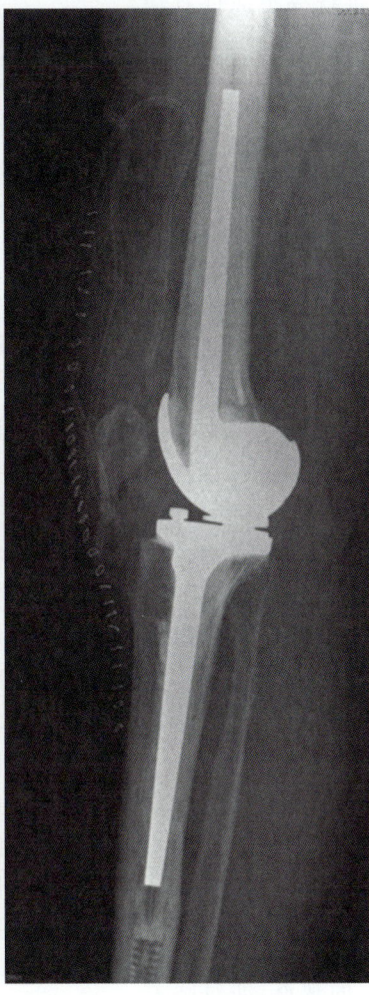

图 7-38-7(续) b. 清除异位骨化、行滑膜切除术并更换为 LINK 旋转铰链 LCS 假体后的 X 线片。愈合后围手术期活动范围为 0°-0°-100°。术后早期 2 个月的随访 ROM 为 0°-0°-90°

素决定：①连续的损害或刺激（如机械性应力），这说明纤维化过程是一个持续的过程；②胶原组织和其他胞外基质成分的过度合成；③消除的减慢是因为瘢痕组织中降解酶的下降[45]。

Lobenhofer 和他的团队证实在膝关节纤维组织中 TGF-β 表达增加，说明其在关节纤维组织病变过程中的重要性[69]。

在另一项早期进行的免疫组化研究中，Unterhauser 证实关节纤维化组较对照组肌动蛋白（alpha-smooth muscle actin，ASMA）呈数十倍的增加，表现为高分化的成纤维细胞，因此，研究认为肌成纤维细胞在关节纤维组织中为正调节。ASMA 的调节异常是通过在伤口愈合过程中肌成纤维细胞生成组织收缩和纤维化病变中胶原过度产生过程表达的[62]。

尽管理解了愈合过程的复杂性、科学背景及关节纤维化的进展，但对原发性关节纤维化尚无针对病因的治疗。对关节纤维化的病理过程及相关炎性介质进行更深入的理解或许可找到预防措施和新的治疗方法，以减少患者运动功能的丧失[39]。

第 4 节 诊 断

临床诊断膝关节僵直比较简单，所需工具仅为量角器。然而，要找到病因和合适的治疗就比较困难。尝试采用上述提到的分类方法对僵硬的膝关节进行分类或许有帮助,这样可得到一些治疗结论。

第5节 治疗和手术适应证

若想成功治疗膝关节纤维化,最重要的是找到病因。如果有原位假体、严重的创伤或陈旧骨折,或者是关节镜手术后、韧带修复术后,或者膝关节感染仍活跃或已经不活跃,均会使膝关节纤维化的治疗变得完全不同。当然,对于感染治疗的首要目标是找到病原体并通过手术或抗感染治疗将其消除。这个问题比较复杂,只能通过分阶段程序并和微生物学家进行合作才具有可行性。感染的全膝关节置换,已经有明确的治疗原则[59,60,70]。这些具体内容不是本章节要描述的重点。感染控制后,膝关节纤维化是要单独面对的问题。

在膝关节纤维化的治疗过程中,非常重要的是从一开始就要按照正确的程序进行,应避免在不必要或者可能错误的程序上浪费时间。

笔者赞同 Scuderi[54]的观点,即对膝关节纤维化最好的治疗是通过术前患者教育、积极的术后康复恢复滑动层及避免技术失误进行预防。细致的术前患者教育可使患者在术后发挥主观能动性并减轻患者的焦虑。

术后第1天采用 CMP 进行积极的术后康复,从30°~40°开始并每天增加5°~10°的屈曲,但要考虑伤口愈合情况,这可以避免髌上滑液囊、中间层及外髁滑动层的粘连。

选择合适的假体进行正确的手术操作并避免手术失误是取得满意结果的先决条件。如果外科医生不能做到以上几点,无论术后康复如何完美、患者如何积极配合均难以取得好的结果。

第6节 手术技术

膝关节僵直的治疗选择包括①无创治疗;②减少创伤或微创治疗;③侵入性治疗,切开及延长手术程序。

一、治疗前准备和计划

无论是非手术治疗还是手术治疗,做治疗前准备时,治疗计划和手术时间是关键问题。

已经明确僵直病因的病例无须继续等待和浪费时间,应尽快实施针对病因的外科矫形手术。

病因尚未明确的病例因为没有明确概念的手术治疗注定会失败。如果尝试阐明问题所在,注意所谓的"术后观察"很有必要。这些病例需告知患者改善的成功率低。根据术前检查,术者要做好面对各种情况甚至最坏情况的准备。

这意味着术者必须评估自己的能力,如果他能够解决问题,或者将患者转诊至更有经验和设备先进的就诊中心。翻修手术取决于软组织条件和瘢痕情况,提前征询整形外科医生的建议是明智的选择。

(一)无创治疗

膝关节 ROM 受限的无创治疗包括物理疗法及相关方法,以及 CPM,这些需在使用非甾体抗炎药物的支持下。对于那些无法明确关节纤维化病因的病例,无创治疗需持续数周至数月。

最近 Bonuti 等[9]描述了一种"静态进展拉伸矫正法"。它被称作 JAS 膝关节设备用以帮助膝关节纤维化患者改善活动度。Lobenhofer 提到的相似的设备称为 Dynasplint Brace[38]。Dynasplint Brace 仅帮助伸直受限,而 JAS 膝关节装置既可以帮助伸直受限又可以帮助屈曲受限。

然而，这种装置永远不能代替物理康复师，只能作为患者的辅助治疗或者作为家庭康复使用。

在这些设备应用前，笔者强烈推荐医生在麻醉状态下进行操作。

(二)麻醉下操作

麻醉下操作仅适用于对位和位置良好的 TKA，仅出现了粘连（局限性膝关节纤维化、假性膝关节纤维化）或者在手术结束时达到术前 ROM 时。如果证实，麻醉下操作就应该尽早进行。最晚的可行时间是术后 6 周，更早些进行会更好。根据笔者的经验，如果术前术后的 ROM 未受影响或者患者术后 2 周膝关节不能屈曲超过 90°，康复就要开始进行，这样可明显改善恢复预后。康复治疗的目标是恢复髌上囊、中间层及髁的滑动层。鉴于麻醉下的康复操作也是一种暴力，临床医生必须要清楚可能出现的并发症，如伸肌装置、肌腱或肌肉损伤甚至是骨折[56]，因此，操作要温柔。延迟（如术后数月）的麻醉下康复操作有发生并发症的潜在风险，尤其是伴有骨质疏松、类风湿关节炎、股骨组件切割和胫骨结节截骨术的病例。不幸的是，麻醉下的操作仅对改善膝关节屈曲有帮助而对伸直无益，尤其是当完全伸直有机械性障碍时，如脂肪垫纤维化、撞击综合征或 TKA 患者屈伸间隙不平衡患者。

在麻醉下进行手法操作后，患者在医院休息 2～3 天，避免产生新的粘连。采用 Pariente[49] 报道的延长硬膜外麻醉时间，或者采用其他方法进行镇痛会对这一阶段有帮助作用。

(三)微创治疗

有些学者在最近的文献报道中建议采用关节镜或小切口微创方法治疗中度甚至重度的 TKA 后膝关节纤维化[28]。

对中度膝关节纤维化，必须要确认单独进行麻醉下操作还不足以改善的关节活动度。

对于严重膝关节纤维化，在不损伤假体表面的情况下，很难将关节镜引入闭塞的关节腔识别出需要切除的瘢痕组织，而不切除周围重要的关节囊和韧带结构。

Wang 等[64]描述了一种非常有趣的、结合的、微创的关节外股四头肌成形术，然后，在同一麻醉下关节内的粘连进行关节镜清除。

与 Hahn 改进的 Thompson Ⅲ 期 2～3 个皮肤切口的切开手术类似，Wang 结合了关节外微创入路和关节镜下关节内清除五步法 2 种皮肤切口，分为 5 个阶段。这种微创方法不需要术者去看到他想看到的一切，而且不会像 Wang 描述的那样简单。显然，在操作中术者不需要看到所有结构，只要他知道自己在做什么。有时候充分的暴露可以使手术更简单，而不会对患者造成明显的不利影响。

(四)有创治疗，手术切开或延长手术切口

1. 切开行滑膜切除术和关节松解术 对膝关节僵直进行松解时，进行根治性的滑膜切除术并切除膝关节内所有瘢痕组织，并且需要足够的暴露。

切开行滑膜切除术创伤更大，但与关节镜相比有很多优点。首先，可以更好地区分瘢痕组织和韧带/关节囊组织，并有一定的去神经作用，这可能对减轻术后疼痛有帮助。

膝关节屈曲良好，需要髌上滑液囊和伸肌肌层之间有功能良好的滑动层，这起决定性的作用。Tarabichi 建议，即使对术前伴有僵直的初次 TKA 患者，也可采用"Mini Judet"方法进行髌上囊的松解，这在对屈曲有高需求的迪拜人群中取得了满意屈曲效果[57]。

2. 入路/暴露 微创手术在膝关节僵直翻修术中的应用有限。少量可能出现的并发症上面已经提到。很多情况下，为了更好观察膝关节情况需要进行显露。既往手

术史和膝关节周围瘢痕情况决定选择内侧还是外侧皮肤切口。膝关节皮肤血供主要来自正中动脉，侧方皮肤切口更容易出现皮肤坏死[10]。为避免皮肤坏死，要避免过度游离皮瓣并轻柔操作。

为了方便延长切口和暴露，2 种主要技术已经较完善，即 Insall 提到的股四头肌剪断法[17]和 Whiteside 提到的胫骨结节截骨术[66]。两者均可以很好暴露膝关节。笔者更愿意选择胫骨结节截骨术。

如果操作正确，2 枚螺钉固定可在较短时间内愈合，并对术后康复没有负面影响。

Coonse-Adams[11]的 V-Y 股四头肌成形术（髌骨翻转）和 Insall 对该方法的改进[25]在引入股四头肌剪断法前使用，这种方法现在不再推荐使用。

在暴露膝关节和整个翻修手术中，在任何情况下都要避免髌韧带在胫骨结节止点处的撕裂。

在膝关节僵直治疗时，如果膝关节术前僵直则变得不同，即僵直是手术适应证，或者僵直是既往手术造成，膝关节内是否有植入物。这些均影响手术策略。膝关节僵直的 TKA 手术计划仅仅是修复、调整或移除假体的一部分，需提供各种型号和种类的原始配件。前面讨论过一些例子。与特定公司的产品经理合作可能有助于翻修的准备和执行。

然而在某些病例中，根据患者的骨量、韧带质量、患者的年龄和需求，需用新的假体替换整个假体。新的假体与前者有不同的设计和动力学因素。新植入物的选择对翻修的成功、患者的满意度和最终结果很重要。市场上有多种多样的产品设计，选择最合适的产品很困难。如果确定需要更换假体，最好和最安全的方案就是使用铰链式假体，此时功能不再依靠韧带的质量。

3. 铰链式假体用于 TKA 翻修手术 选择限制性的铰链式假体有很多优势，不仅体现在 TKA 僵直中，而且从暴露膝关节就已开始。由于假体的稳定性不再需要侧副韧带，它们可能在股骨远端的近侧插入点就被分离。这使得膝关节充分暴露而不需要剪断股四头肌、胫骨结节截骨或类似的操作。此入路优势明显，剪断股四头肌和胫骨结节截骨均是新的手术创伤，增加了术后并发症的风险并可能对术后康复产生消极影响。

术者不再考虑侧副韧带，将有更多自由去操作，可以在前、中、侧及后方进行彻底的滑膜切除术，并修正既往手术的失误，如关节线的恢复、纠正股骨组件的旋转及髌骨高度和半脱位。与半约束装置相比，该手术相对简单。

缝合后，分离的侧副韧带结构会根据假体运动找新的等长位置，并根据新的等长位置愈合并提供稳定性。韧带无法决定假体的位置，这是 TKA 技术首要韧带-平衡手术原则。相反，旋转铰链假体决定了韧带的新位置，在插入点找到新的等距性，并自然适应新的情况。这是与初次 TKA 的根本区别，是保留 ROM 的关键，超越了侧副韧带结构和屈/伸间隙平衡的限制，两者这一点均失去了它们的重要性（图 7-38-7）。

旋转铰链假体有其固有稳定性而不依靠侧副韧带是这一系统的优势。越来越高的聚乙烯衬垫并不能取得假体稳定性，软组织越来越拉伸而使关节线偏离正常水平，这会对髌骨高度和髌胫关节产生不利影响。仅有单一厚度的聚乙烯衬垫，旋转铰链假体的抗半脱位的连接机制保证了各个位置的稳定性和自由 ROM。

铰链和限制性假体设计经过数年的抗拒，被重新发现并用于膝关节翻修手术中。LINK 假体已有 30 年的领先经验，很难被追赶。

二、膝关节僵硬

膝关节僵硬伴骨性融合是"成人膝关节

僵直"这一章节中的特殊类型。幸运的是，僵硬或融合的膝关节非常罕见，笔者将膝关节僵硬转化成 TKA 适应证时掌握得相对保守。与印度的 Rajgopal[52] 报道的一样，对既往有僵直的 TKA 的预后不持乐观态度。谨慎地考虑转换的建议，尤其是无疼痛史和已经适应了数年的患者。几乎很难取得满意的结果，疼痛和功能不全的膝关节假体比可接受的、无痛的融合效果更差。仔细评估患者的需求并将其转化为现实期望。伸膝装置必须要充分满足活动需要和膝关节的稳定，可以不带拐杖走路。假体的选择取决于侧副韧带的质量，这种选择也起重要作用，术者要清楚与此相关的潜在并发症风险[3]。

对于既往行膝关节融合或膝关节僵直的患者行 TKA，笔者没有使用组织扩张器重建膝关节腔的经验[40]。

第7节 术后护理和康复

在术后早期，只要伤口情况允许，应避免膝关节固定，并使用 CPM 机。术后血肿会起到负面作用，必要时需进行引流。疼痛管理和积极的物理治疗是最为重要的[43]。作为多模式疼痛管理的一部分，推荐术前就开始用药，然后进行股神经阻滞、椎管内或硬膜外麻醉[37]、手术期间进行关节周围注射镇痛鸡尾酒）是有效的方法[50]。物理疗法和术后药物（非甾体抗炎药，如吲哚美辛）治疗可能需要持续数周至数月。疼痛不应该成为康复的限制因素，应根据必要予以控制。

第8节 并发症

成人膝关节僵直的翻修手术和治疗可能会发生一些并发症。有些已经在上述章节进行了描述，也不能将这些并发症一一列出。在目前恶劣的环境下，笔者能给出的只有 1 条建议，这条建议不单是给医生的，也是送给患者的——"不要期望任何事情，要准备迎接所有事情"。

第9节 总 结

膝关节僵硬的翻修手术结果表明，根据病因的不同，其益处相当有限[46]。这一事实不应阻碍医生们尽最大努力，在医生们的能力范围内，努力改善患者的功能。

参考文献

[1] Arbuthnot JE, Brink RB. Arthroscopic arth-rolysis for the treatment of stiffness after to-tal knee replacement gives moderate improve-ments in range of motion and functional scores. Knee Surg Sports Traumatol Arthro-sc, 2010, 18(3):346-351.

[2] Arsht SJ, Scuderi GR. The quadriceps snip for exposing the stiff knee. J Knee Surg, 2003, 16(1):55-57.

[3] Bae DK, Yoon KH, Kim HS, et al. Total knee arthroplasty in stiff knees after previous in-fection. J Bone Joint Surg Br, 2005, 87(3): 333-336.

[4] Bhan S, Malhotra R, Kiran EK. Comparison of total knee arthroplasty in stiff and anky-losed knees. Clin Orthop Relat Res, 2006, 451:87-95.

[5] Blagojević Z, Stevanović V, Radulović N. ACL recon-struction with BTB Graf-unusual evo-lution of knee arthrofibrosis case report. Acta Chir Iugosl, 2005, 52(2):125-129.

[6] Bosch U, Zeichen J, Skutek M, et al. Arthrofi-brosis is the result of a T cell mediated im-mune response. Knee Surg Sports Traumatol Arthrosc, 2001, 9:282-289.

[7] Bosch U, Zeichen J, Lobenhofer P, et al. Ätiologie

der arthrofibrose. Arthroskopie, 1999, 12: 215-221.

[8] Boldt JG, Stiehl JB, Hodler J, et al. Femoral component rotation and arthrofibrosis following mobile bearing total knee arthroplasty. Int Orthop, 2006, 30(5): 420-425.

[9] Bonutti PM, Marulanda GA, McGrath MS, et al. Static progressive stretch improves range of motion in arthrofibrosis following total knee arthroplasty. Knee Surg Sports Traumatol Arthrosc, 2010, 18: 194-199.

[10] Colombel M, Mariz Y, Danhan P, et al. Arterial and lymphatic supply of the knee integuments. Surg Radiol Anat, 1998, 20(1): 35-40.

[11] Coonse K, Adams JD. A new operative approach to the knee joint. Surg Gynecol Obstet, 1943, 77: 344.

[12] Djian P, Christel P, Witvoet J. Arthroscopic release for knee joint stiffness after total knee arthroplasty. Rev Chir Orthop Reparatrice Appar Mot, 2002, 88(2): 163-167.

[13] Dhillon MS, Panday AK, Aggarwal S, et al. Extra articular arthroscopic release in post-traumatic stiff knees: a prospective study of endoscopic quadriceps and patellar release. Acta Orthop Belg, 2005, 71(2): 197-203.

[14] Della Valle CJ, Berger RA, Rosenberg AG. Surgical exposures in revision total knee arthroplasty. Clin Orthop Relat Res, 2006, 446: 59-68.

[15] Fisher DA, Dierckman B, Watts MR, et al. Looks good but feels bad: factors that contribute to poor results after total knee arthroplasty. J Arthroplasty, 2007, 22(6 Suppl 2): 39-42.

[16] Gandhi R, de Beer J, Leone J, et al. Predictive risk factors for stiff knees in total knee arthroplasty. J Arthroplasty, 2006, 21(1): 46-52.

[17] Garvin KL, Scuderi G, Insall JN. Evolution of the quadriceps snip. Clin Orthop Rel Res, 1995, 321: 131-137.

[18] Gollwitzer H, Burgkart R, Diehl P, et al. Therapy of arthrofibrosis after total knee arthroplasty. Orthopade, 2006, 35(2): 143-152.

[19] Granchi D, Cenni E, Tigani D, et al. Sensitivity to implant materials in patients with total knee arthroplasties. Biomaterials, 2008, 29: 1494-1500.

[20] Haddad FS, Cobb AG, Bentley G, et al. Hypersensitivity in aseptic loosening of total hip replacements. The role of constituents of bone cement. J Bone Joint Surg Br, 1996, 78: 546-549.

[21] Hahn SB, Lee WS, Han DY. A modified Thompson quadricepsplasty for the stiff knee. J Bone and Joint Surg, 2000, 82-B: 992-995.

[22] Hahn SB, Choi YR, Kang HJ, et al. Prognostic factors and long-term outcomes following a modified Thompson's quadricepsplasty for severely stiff knees. J Bone and Joint Surg, 2010, 92-B(2): 217.

[23] Haidukewych GJ, Jacofsky DJ, Pagnano MW, et al. Functional results after revision of well-fixed components for stiffness after primary total knee arthroplasty. J Arthroplasty, 2005, 20(2): 133-138.

[24] Hallab N, Merrit K, Jacobs JJ. Metal sensitivity in patients with orthopedics implants. J Bone Joint Surg Am, 2001, 83: 428-436.

[25] Insall JN. Surgical approaches to the knee. In: Surgery of the knee, vol. 41. New York: Churchill Livingstone, 1984.

[26] Jakob R. Going natural-Konservative Behandlung der VKB Ruptur. Leading opinions, Orthopädie 1/2006, presented at 9. GOTS meeting; March/April 2006, Zürs am Arlberg.

[27] Jackson G, Waldman BJ, Schaftel EA. Complications following quadriceps-sparing total knee arthroplasty. Orthopedics, 2008, 31(6): 547.

[28] Jerosch J, Aldawoudy AM. Arthroscopic treatment of patients with moderate arthrofibrosis after total knee replacement. Knee Surg Sports Traumatol Arthrosc, 2007, 15(1): 71-77.

[29] Judet R. Mobilisation of the stiff knee. Pro-

[30] Kanekasu K, Kondo M, Kadoya Y. Axial radiography of the distal femur to assess rotational alignment in total knee arthroplasty. Clin Orthop Relat Res, 2005, 434: 193-197.

[31] Keeney JA, Clohisy JC, Curry M, et al. Revision total knee arthroplasty for restricted motion. Clin Orthop Relat Res, 2005, 440: 135-140.

[32] Kelly MA. Patellofemoral complications following total knee arthroplasty. Instr Course Lect, 2001, 50: 403-407.

[33] Kelly MA, Clarke HD. Stiffness and ankylosis in primary total knee arthroplasty. Clin Orthop Relat Res, 2003, 416: 68-73.

[34] Kim YH, Kim JS. Does TKA improve functional outcome and range of motion in patients with stiff knees? Clin Orthop Relat Res, 2009, 467(5): 1348-1354.

[35] Lalor PA, Revell PA, Gray AB, et al. Sensitivity to titanium. A case of implant failure? J Bone Joint Surg Br, 1991, 73: 25-28.

[36] Lang JE, Guevara CJ, Aitken GS, et al. Results of contralateral total knee arthroplasty in patients with a history of stiff total knee arthroplasty. J Arthroplasty, 2008, 23(1): 30-32.

[37] Lavernia C, Cardona D, Rossi MD, et al. Multimodal pain management and arthrofibrosis. J Arthroplasty, 2008, 23(6 Suppl 1): 74-79.

[38] Lobenhofer P, Tausendfreund J, Zeichen J, et al. Operative therapie der arthrofibrose. Arthroskopie, 1999, 12: 252-259.

[39] Magit D, Wolff A, Sutton K, et al. Arthrofibrosis of the knee. J Am Acad Orthop Surg, 2007, 15(11): 682-694.

[40] Mahomed N, McKee N, Solomon P, et al. Expander before total knee arthroplasty in arthrodesed joints. A report of two cases. J Bone and Joint Surg, 1994, 76-Br: 88-90.

[41] Mayr HO, Weig TG, Plitz W. Arthrofibrosis following ACL reconstruction-reasons and outcome. Arch Orthop Trauma Surg, 2004, 124(8): 518-522.

[42] Mayr HO, Zeiler C. Complications after cruciate ligament reconstruction. Orthopade, 2008, 37(11): 1080-1087.

[43] Mont MA, Seyler TM, Marulanda GA, et al. Surgical treatment and customized rehabilitation for stiff knee arthroplasties. Clin Orthop Relat Res, 2006, 446: 193-200.

[44] Munzinger U, Guggi T, Bizzini M, et al. Five-year results of the INNEX total knee arthroplasty system. Int Orthoped, 2010, 34: 1159-1165.

[45] Mutsears SE, Bishop JE, McGrouther G, et al. Machanism of tissue repair: from wound healing to fibrosis. Int J Biochem Cell Biol, 1997, 29(1): 5-17.

[46] Nelson CL, Kim J, Lotke PA. Stiffness after total knee arthroplasty. J Bone Joint Surg Am, 2005, 87(Suppl 1 Pt 2): 264-270.

[47] Niki Y, Matsumoto H, Otani T, et al. Screening for symptomatic metal sensitivity: a prospective study of 92 patients undergoing total knee arthroplasty. Biomaterials, 2005, 26: 1019-1026.

[48] Pankaj A, Malhotra R, Bhan S. Femoral component malrotation and arthrofibrosis after total knee arthroplasty: cause and effect relationship? Int Orthop, 2007, 31(3): 423-425.

[49] Pariente GM, Lombardi Jr AV, Berend KR, et al. Manipulation with prolonged epidural analgesia for treatment of TKA complicated by arthrofibrosis. Surg Technol Int, 2006, 15: 221-224.

[50] Parvataneni HK, Ranawat AS, Ranawat CS. The use of local periarticular injections in the management of postoperative pain after total hip and knee replacement: a multimodal approach. Instr Course Lect, 2007, 56: 125-131.

[51] Pun SY, Ries MD. Effect of gender and preoperative diagnosis on results of revision total knee arthroplasty. Clin Orthop Relat Res, 2008, 466(11): 2701-2705.

[52] Rajgopal A, Ahuja N, Dolai B. Total knee ar-

[53] Rienmüller A, Guggi T, Naal F, et al. The perfect total knee arthroplastyis femoral component rotation an important predictor of outcome? Presented at EFORT congress, 2008, Nice.

[54] Scuderi GR. The stiff total knee arthroplasty: causality and solution. J Arthroplasty, 2005, 20(4 Suppl 2):23-26.

[55] Shelbourne KD, Wilckens JH, Mollabashy A, et al. Arthrofibrosis in acute anterior cruciate ligament reconstruction: the effect of timing of reconstruction and rehabilitation. Am J Sports Med, 1991, 19:332-336.

[56] Smith EL, Banerjee SB, Bono JV. Supracondylar femur fracture after knee manipulation: a report of 3 cases. Orthopedics, 2009, 32(1):18.

[57] Tarabichi S, Tarabichi Y. Can an anterior quadriceps release improve range of motion in the stiff arthritic knee? J Arhtroplast, 2009. In press.

[58] Thompson TC. Quadricepsplasty to improve knee function. J Bone and Joint Surg, 1944, 26:366-379.

[59] Trampuz A, Piper KE, Jacobsen MJ, et al. Sonication of removed hip and knee prosthesis fir diagnosis of infection. N Engl J Med, 2007, 357:654-663.

[60] Trampuz A, Hanssen AD, Osmon DR, et al. Synovial fluid leucocyte count and differential for the diagnosis of prosthetic infection. Am J Med, 2004, 117:556-562.

[61] Ulusal AE, Ulusal BG, Lin YT, et al. The advan-tages of free tissue transfer in the treatment of posttraumatic stiff knee. Plast Reconst Surg, 2007, 119(1):203-210.

[62] Unterhauser FN, Bosch U, Zeichen J, et al. Alpha-smooth muscle actin containing contractile fibroblastic cells in human knee arthrofibrosis tissue. Winner of the AGA-DonJoy award 2003. Arch Orthop Trauma Surg, 2004, 124(9):585-591.

[63] Walton NP, Jahromi I, Dobson PJ, et al. Arthrofibrosis following total knee replacement: does therapeutic Warfarin make a difference? Knee, 2005, 12(2):103-106.

[64] Wang JH, Zhao JZ, He YH. A new treatment strategy for severe arthrofibrosis of the knee. Surgical technique. J Bone Joint Surg Am, 2007, 89 (Suppl 2 Pt 1):93-102.

[65] Wang JH, Zhao JZ, He YH. A new treatment strategy for severe arthrofibrosis of the knee. A review of twenty-two cases. J Bone Joint Surg Am, 2006, 88(6):1245-1250.

[66] Whiteside LA, Ohl MD. Tibial tubercle osteotomy for exposure of the difficult total knee arthroplasty. Clin Orthop, 1990, 260:6-9.

[67] Wolff J. The law of bone remodeling. Berlin/Heidelberg/New York: Springer, 1986 (translation of the German 1892 edition).

[68] Yercan HS, Sugun TS, Bussiere C, et al. Stiffness after total knee arthroplasty: prevalence, management and outcomes. Knee, 2006, 13(2):111-117.

[69] Zeichen J, Haeder L, Jagodzinski M, et al. Localisation of TGF-b and PDGF and their relevance for the pathogenesis of arthrofibrosis. Der Unfallchirurg, 2008, 111:79-84.

[70] Zimmerli W, Trampuz A, Ochsner P. Prosthetic-joint infections. N Engl J Med, 2004, 351(16):1645-1654.

第39章 膝关节融合术

第1节 概述 …………………… 624
第2节 适应证 …………………… 624
第3节 禁忌证 …………………… 625
第4节 术前注意事项、准备和计划
　　　　　　 …………………… 625
　一、能量消耗 ………………… 625
　二、手术目的 ………………… 626
　三、一或二阶段步骤 ………… 626
第5节 手术方法 ……………… 626
　一、固定方法 ………………… 626
　二、内固定方法 ……………… 626
　三、标准螺钉 ………………… 627

　四、长钉 ……………………… 627
　五、外固定方法 ……………… 629
第6节 骨质缺损的修复 ……… 631
　一、生物性修复 ……………… 631
　二、带血管蒂的腓骨移植 …… 631
第7节 并发症 ………………… 631
第8节 替代疗法 ……………… 631
第9节 关节融合术后行全膝关节
　　　　置换术 ………………… 632
第10节 总结 …………………… 632
参考文献 ………………………… 632

第 39 章
膝关节融合术

Bernd Preininger，Georg Matziolis，Carsten Perka

关键词 替代-切除·关节成形术·截肢·关节外固定术·骨质增生·并发症·适应证和并发症·膝关节·一阶段和二阶段·内外固定手术技术·带血管组织移植

第 1 节 概 述

现在，永久性膝关节融合-膝关节融合术，主要作为膝关节置换术后反复感染的一种补救方法。多次关节保留手术干预后的反复感染和因感染导致的伸肌功能不全是本手术的主要适应证。

1971 年，Nelson 和 Evarts 认为关节融合术可作为持续性假体感染的一个补救方法[50]。如果融合术成功，它代表了一个有效的治疗选择，能恢复膝关节的稳定性和下肢最初级的功能，从而保留患者的活动能力。

B. Preininger (✉) · G. Matziolis
Department of Orthopaedics, Center for Musculoskeletal Surgery, Charité-Universitätsmedizin Berlin, Berlin, Germany
e-mail: Bernd.Preininger@charite.de

C. Perka
Department of Orthopaedics and Department of Accident and Reconstructive Surgery, Centre for Musculoskeletal Surgery, Charité-University Medicine, Berlin, Germany
e-mail: carsten.perka@charite.de

G. Bentley (ed.), *European Surgical Orthopaedics and Traumatology*,
DOI 10.1007/978-3-642-34746-7_132, © EFORT 2014

第 2 节 适 应 证

膝关节融合的主要适应证是膝关节置换术后多次翻修后的持续性感染[2,72]。持续性感染的评估有时很困难，并且因人而异，需评估治疗方案为患者提供最佳的治疗效果。因此，如果怀疑重新植入假体失败的可能性很高，则需考虑关节融合术[2,26,30,37,72]。

此外，关节融合术的适应证包括抗生素难或极难治疗的感染、免疫缺陷患者、明显皮肤和软组织缺损、关节周围肌腱及韧带结构破坏，尤其是伸膝装置破坏，以及不再有任何假体翻修意愿的患者。具有以上情况的年轻人、广泛肿瘤切除术后可活动的患者[17]或 Charcot 关节疾病患者应考虑关节融合。随着人工关节治疗技术的逐步提高，50 岁以下全膝关节置换患者均可获得较好的愈合[23,40,48]。

过去膝关节融合主要用于年轻患者的创伤性关节炎、膝关节感染，尤其是结核性关节炎，以及类风湿关节炎和骨关节炎的治疗。随着结核发生率的降低和关节置换技术的发展，关节融合术的适应证发生了明显的变化，且这些主要适应证已经下降。

膝关节融合后的成功取决于残余骨量和骨质量[4,37,59,63,71,75]，以及前期的干预措施[25]。在这样的背景下，似乎很难找到适合患者的治疗方案。然而,对于假体翻修后可能会产生更多问题的患者,应考虑关节融合术,相对于膝上截肢而言[10,73],关节融合相对无痛苦,且能提高生活质量。此外,与TKR反复感染相比,膝关节融合感染率较低,大多数情况下下肢疼痛会缓解,其稳定性也有提高[5,12,37,65]。

第3节 禁忌证

膝关节融合能够给患者带来最低限度的功能,由于基本情况不同,应考虑其适应证。为了达到良好的功能结果,需增加相邻关节的活动度和对侧肢体的负重量。因此,对于同侧踝关节和髋关节存在障碍,以及在脊柱下部的区域存在病理变化的患者,膝关节融合后其活动会较差。对侧膝上截肢、髋关节近端存在问题或对侧膝关节或髋关节已行融合术的患者不应该行膝关节融合术。适应证和禁忌证见表7-39-1。

表7-39-1 膝关节外固定术的适应证和禁忌证

适应证	伸膝装置损伤
	假体多次翻修后膝关节持续感染
	软组织缺损
	特殊细菌感染
	免疫缺陷的患者
	Charcot关节疾病
	创伤后关节炎
禁忌证	同侧踝关节和髋关节存在障碍,以及在脊柱下部的区域存在病理变化的患者

第4节 术前注意事项、准备和计划

许多膝关节融合患者患有全身性原发疾病,如糖尿病、心血管疾病、内分泌疾病或免疫反应受损。这类患者应从其原发疾病考虑给予干预,做好最佳的准备,以帮助他们应对后期的愈合和康复过程。肿瘤切除后的患者在化疗和放疗完成后再行融合术,尽量避免影响骨和伤口愈合。

肢体应进行彻底检查,特别检查肢体神经和血管情况。局部软组织和血液循环情况对关节融合成功特别重要。大部分患者出现症状时已经接受了很多其他治疗措施[26,32],故应特别注意患者之前的切口和瘢痕的位置。在膝关节内侧有神经血管通过,应尽可能选择外侧入路。

大多数考虑关节融合的患者软组织覆盖率较低,这与关节融合后效果较差有关[58]。因此,建议仔细评估术前软组织情况,如果有必要,考虑借助整形外科技术进行跨学科治疗。

影像学检查可确定可使用骨和骨缺损情况。术前,行下肢全长X线片检查下肢轴线和长度存在的差异。如果术后预期下肢长度缩短>5 cm[6,13,57,75,45,10,54],可考虑行连续骨痂牵张截骨术[29,45,64]。同时,根据影像学结果可考虑关节融合术,估计用于固定植入物的尺寸和位置。

上述规划很有必要,特别是在肿瘤切除术后骨缺损严重的情况下。该情况下,有必要使用自体髂骨松质骨移植、带血管腓骨移植、股骨或胫骨截骨术或同种异体移植。

手术前,用可移动夹板或石膏固定膝关节,可帮助患者体验预期的术后情况,并学习如何应对这种情况。

一、能量消耗

研究表明,与正常行走相比,膝关节融合术后患者行走时的耗氧量高出30%,而膝上截肢后行走时的耗氧量平均高出25%[67,73]。其他研究显示,关节融合术和截肢术后在能量消耗方面差异无统计学意义[27]。McClenaghan等对膝关节恶性肿瘤患者的调查发现,关节融合术或截肢术与旋转成形术后患者步态缓慢,增加了氧需求[46]。与假体翻修和消融治疗相比,关节融合术有更好的物理承载力[27]。老年人和伴其他原发性疾病的膝关节融合术患者应考虑到这一点。

二、手术目的

膝关节融合术的目的是达到一个很好的承重并迅速建立股骨和胫骨之间的骨性愈合。这遵循了骨愈合的一般规则,需要足够的骨接触、机械稳定和尽可能保护组织循环,以及足够的软组织覆盖。股骨和胫骨的清创术是必要的,但应尽可能减少进一步的骨质缺失。

下肢力线的要求,在冠状面上下肢轴线是直的(股骨和胫骨干外翻 5°~7°),屈曲固定在 0°~15°[10,35,57]。而在矢状面上的最佳位置没有统一意见。伸直位时,或多或少减少了下肢长度的损失,轻微屈曲可提高坐位舒适度,改善步态[66]。

通过使用模块化的髓内钉、外固定系统和钢板,可以实现上述下肢理想的位置。使用长髓内钉很难达到这样的下肢位置,因为它们通常在术中弯成弧形,否则会产生一个直的解剖轴,即下肢机械轴内翻。

三、一或二阶段步骤

膝关节融合术可通过 1~2 个阶段完成[22,62]。

第一阶段完成关节融合包括骨、软组织的彻底清创,股骨、胫骨端的稳定。如果局部无大量的脓液积存或"难治"微生物(革兰阴性菌、肠球菌、耐甲氧西林金黄色葡萄球菌、超广谱 β-内酰胺酶),只要确认微生物并采用抗生素治疗,关节融合术可以通过 1 个阶段完成[19,38,57]。

肿瘤切除后,关节融合术的一期手术,推荐分 2 步进行。切除清创完成后,更换手术器械、手术衣、手套和无菌单,并更换干净的器械[10]。

由于膝关节置换术后持续感染或存在"难以治疗"的微生物,膝关节融合术应分 2 个阶段进行[34,37,38](表 7-39-2)。

表 7-39-2 一或二阶段步骤

一阶段	二阶段
检验感染病菌	全膝关节置换术术后反复感染
彻底治疗病菌感染	难以治疗的细菌感染
切除肿瘤→二阶段	

在第一阶段,移除所有植入物并彻底清创。然后,用装有抗生素的水泥间隔行关节临时融合,带或不带轴向髓内稳定。根据抗菌谱,患者全身应用抗生素 6 周。停用抗生素 2 周,确定全身和局部炎症参数(C 反应蛋白、BSR、关节穿刺)。明确无感染后,可以进行膝关节融合术。

第 5 节 手术方法

一、固定方法

关节融合术的成功取决于合适的固定技术和患者的特殊因素,关节融合可用的植入物包括外固定、髓内钉(长、短)、采用钢板的内固定以及上述的组合。固定方法见表 7-39-3。

二、内固定方法

髓内方法:髓内钉

膝关节融合术中最常用的稳定方法是 Küntscher 髓内钉[14-16,19,22,31,37]。

表 7-39-3　膝关节外固定术的手术方法

	优点	缺点
内固定术		
髓内固定（髓内钉）	良好的稳定性	移植物与髓内组织直接接触
	能够早期活动	髓内感染风险较高
	穿着方便	
髓外钢板固定（环式）	关节融合术后可持续加压	软组织覆盖困难
外固定架固定		
	对周围组织损伤轻	穿着困难
	在膝关节处提供纵向压缩力	不能正常行走
	适合骨质疏松患者	固定针感染
		融合效果较差

目前，关节融合术可用的髓内系统有模块化的钉子和非模块化钉系统。这些髓内钉系统的优势是有较好的承受力、固定牢固、为患者早期活动提供可能性，与外固定相比，穿衣服较舒适。

关节融合术可在不使用骨水泥的情况下进行，使用骨水泥提供了局部选择，以抵抗耐药性，从而进行局部感染治疗。非骨水泥钉不会释放局部抗生素，因此，不利于感染的控制。膝关节局部有空腔，可由血肿填充，也不利于术后感染的控制。在缺乏足够的松质骨和应用生物增长方法的情况下，骨水泥钉应限制使用。第一种情况骨性连接的可能性很小，从而导致内固定松动。骨水泥在凝固时释放的热量会损伤游离或带血管蒂的移植骨。同种异体骨植入可考虑替代水泥作为填充材料，尽管还没有关于这一手术在关节融合术中成功的数据发表。植入模块化关节融合术钉的手术过程，如图7-39-1～图 7-39-3 所示。新的植入物植入之前，第一或第二阶段所用的水泥颗粒需全部清除。

三、标准螺钉

近年来，模块化钉系统广泛应用于膝关节融合术。该系统可用于同侧髋关节假体，以及股骨或胫骨髓内异常情况[39,60]。植入物的耦合机制和耦合角可调整下肢所需要的位置，植入技术比较简单。这些钉子一般插入股骨和胫骨峡部，填充髓腔，并超越它几厘米。

与非模块化钉相比，耦合机制对空间的要求更大有时被认为是一个缺点。在植入过程中关节融合区域需要一个更广泛的骨缺损，这可能危及骨融合。然而，由于这类植入物常用于经过反复翻修感染的假体，由耦合钉所致的骨丢失所占比例很小。模块化钉系统插入可带骨水泥或不带骨水泥（图 7-39-4）。

四、长钉

从股骨近端延伸到胫骨远端的长融合钉的髓内接触较长，力量传导距离在膝关节区域稳定性较好，融合良好[31]。然而，缺点是手术技术复杂和增加失血量[15,38,57]。可通过梨状窝顺行植入[1,15]或通过膝关节逆行植入，从臀部退出，然后再顺行进入胫骨。由于植入物的尺寸和设计，灭菌可能存在问题，钉子可移位，术中可发生股骨或胫骨骨折，也可导致神经血管的损伤及术后臀部疼痛。

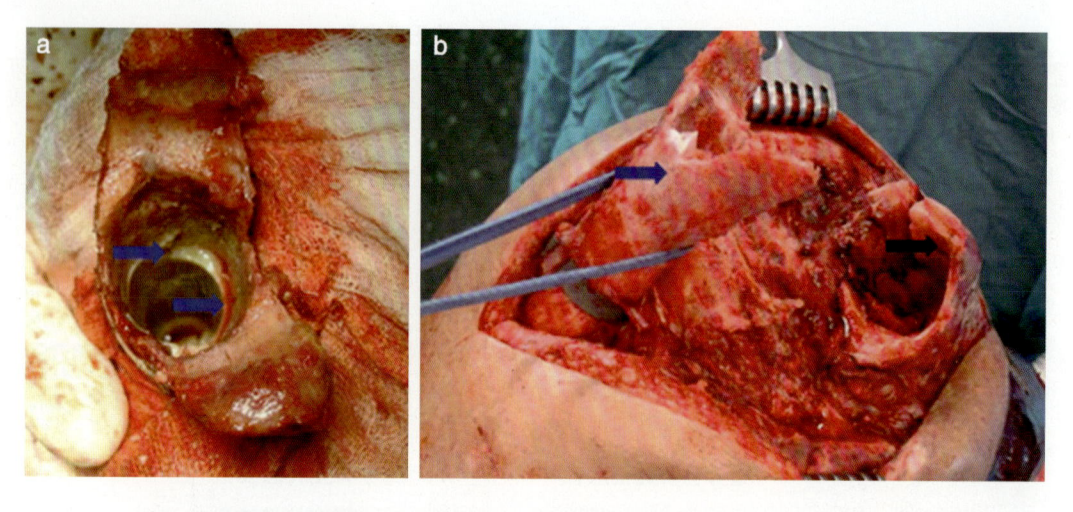

图 7-39-1 清除滑液和部分软骨组织的股骨远端。需去除所有骨水泥颗粒(蓝箭所示)(a)。植入物定位前(b),完全暴露股骨远端(蓝箭)和胫骨近端(黑箭)

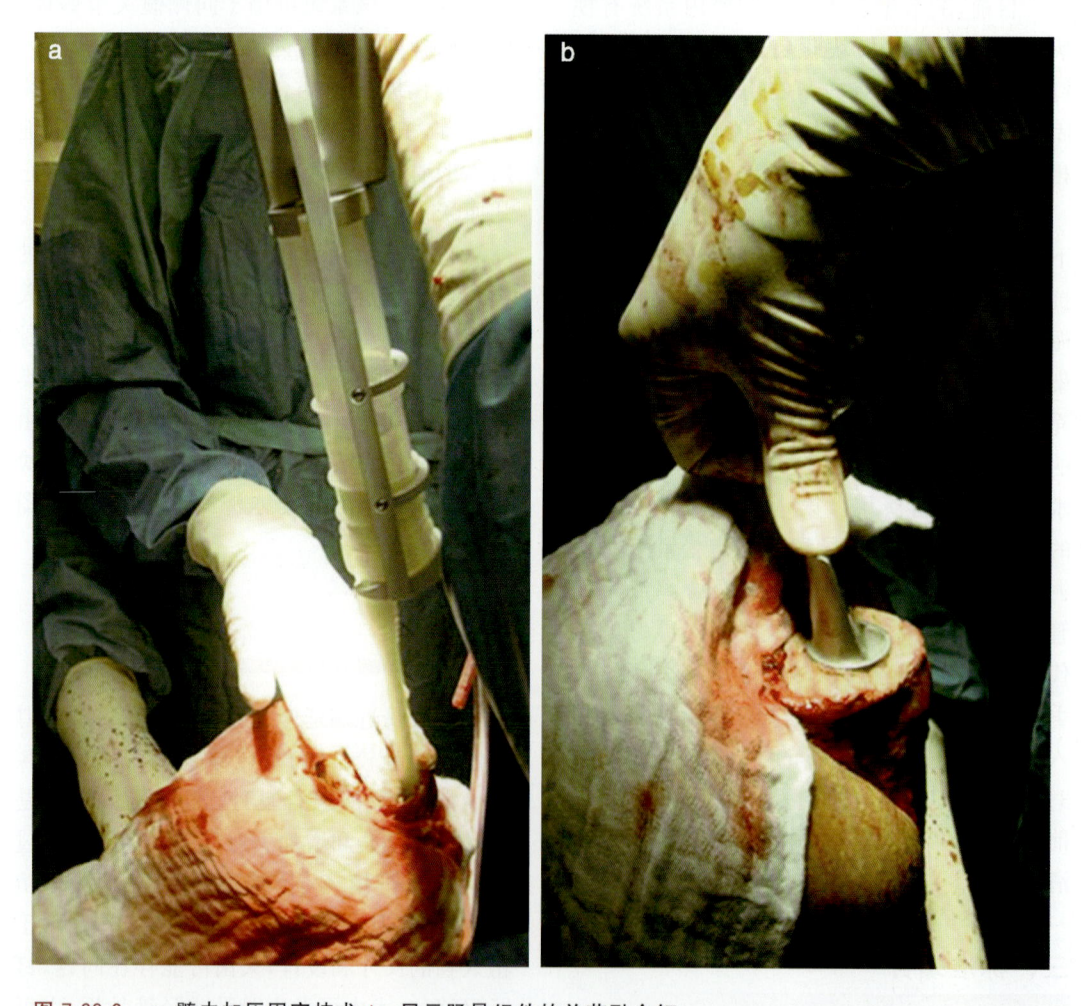

图 7-39-2 a. 髓内加压固定技术;b. 显示胫骨组件的关节融合钉

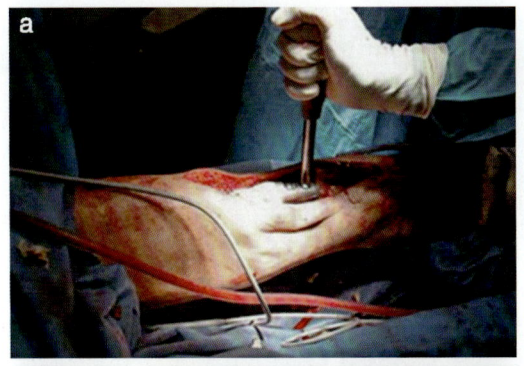

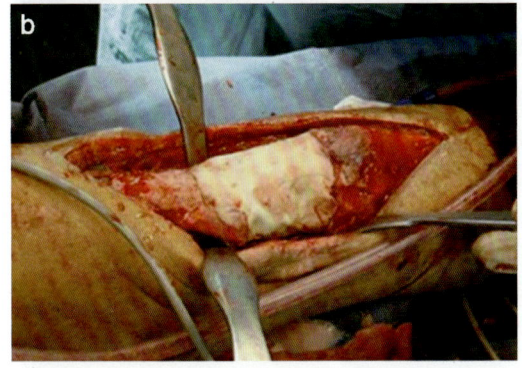

图 7-39-3　a. 骨水泥完全硬化后用 2 枚螺钉连接植入物。b. 用骨水泥覆盖连接处避免金属暴露

长钉使用的禁忌证是原位髋关节植入物和在同侧下肢有特殊菌感染的患者。

髓外板固定法

膝关节融合用钢板固定的优势是融合的关节间可保持持续的压缩力。钢板固定融合关节可使用不同的技术，包括单板技术[49,56]和有较好效果的双板技术[51]。钢板固定的缺点是软组织覆盖较困难和应用钢板产生的疼痛，尤其是固定角的内固定系统（图 7-39-5）。

五、外固定方法

早期，Charnley 等[9]发表了膝关节外固定法，该方法应用 2 个股骨钉、2 个胫骨钉维持融合后关节的压缩力。适应证包括膝关节骨性关节炎、结核性关节炎患者。

外固定法的优点是可以很好地保护软

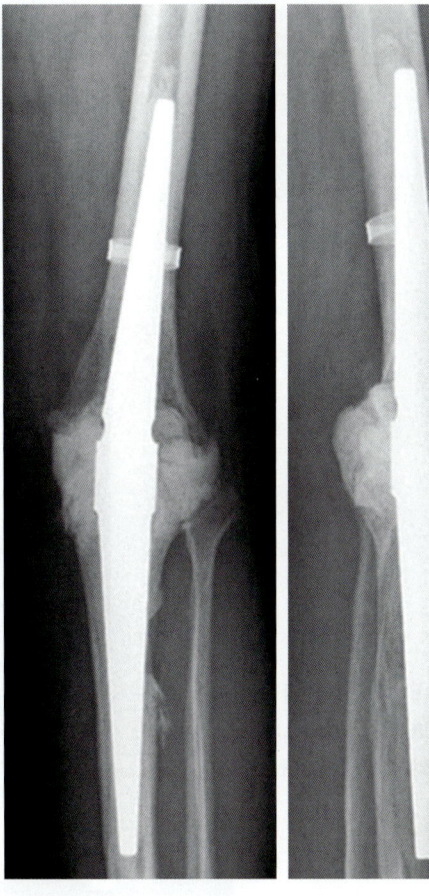

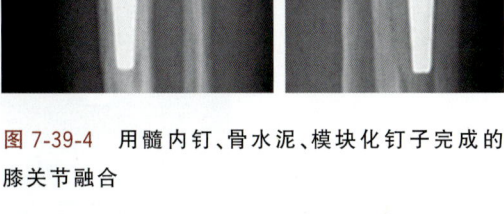

图 7-39-4　用髓内钉、骨水泥、模块化钉子完成的膝关节融合

组织，并对关节提供轴向压缩。通过对钉子位置和直径的改变，外固定架系统是感染和骨质量下降患者的理想方法[62]。

所有外固定法的缺点是钉子有发生感染的风险[41]，与内固定相比融合效果较差，且难以判定治疗结果。因此，很难确定去除外固定的时间。

外固定架的应用可以是单面或双面，单向或双向。环形固定架固定，如 Ilizarov 环固定，均可应用。固定钉应在穿透双层骨皮质至正常骨内，避免损伤任何神经血管。固定的持续时间可以从数周[9]到数月[7,20,37]。研究表明，与单面固定相比，通过双平面固定更加牢固，在承受力上比单面固定融合效果更好[7,24,25]（图 7-39-6）。

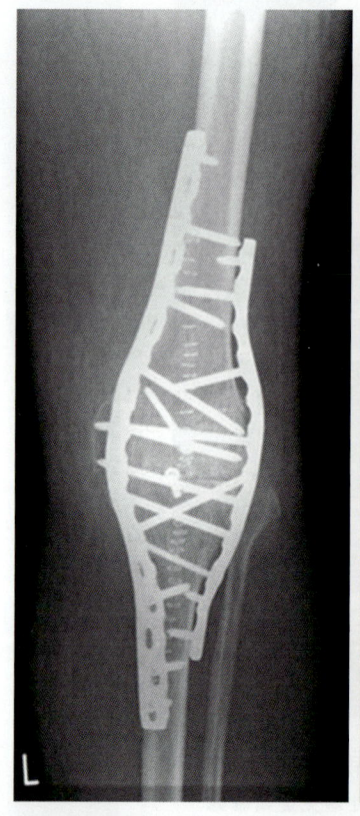

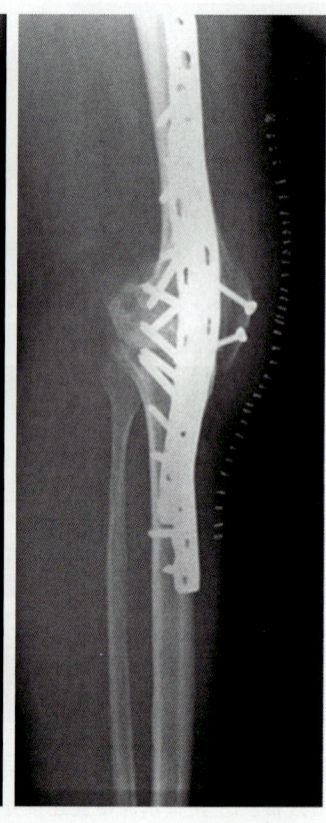

图 7-39-5 采用双钢板技术（LCP-plates）进行关节融合术。注意用螺钉将髌骨固定在融合后的关节处

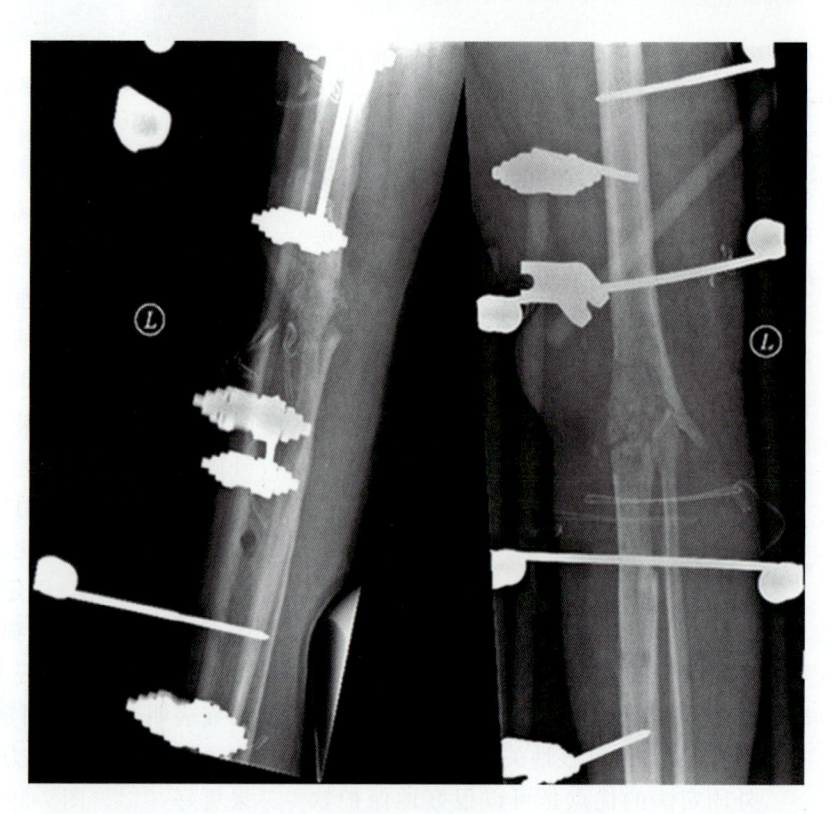

图 7-39-6 通过碳棒双平面外固定架装置完成的膝关节融合

Ilizarov 环固定用于膝关节融合术，融合的成功率为 68%～100%[13,21,43,44,35,54,68,70]。这种技术的优点是可以单独使用钢丝进行骨锚定，这意味着如果骨质量降低也可以应用钢丝，并为下肢立即完全负重提供了可能性。

环形固定法的缺点是手术技术要求很高，而且由于环的直径相对较大，限制了肥胖患者的使用。此外，所需的圆形伸展阻碍患者正常步行从而导致病理性步态。

Oostenbroek 等[54] 报道，应用 Ilizarov 技术，15 例患者中有 93%的患者达到了骨性愈合。53%的患者曾尝试过关节融合，患者总体年龄较高，而且很多患有骨髓炎多年。并发症发生率为 80%，尽管作者认为这是由于患者骨质及骨量较差所致。平均治疗时间为 51 周。对于难以治疗的反复感染患者，治疗时间一般在 1 年以上。

第 6 节　骨质缺损的修复

一、生物性修复

骨肿瘤切除术后及经过广泛清创术后大量的骨缺损，通常有必要行骨移植或使用自体和同种异体骨替代材料[3,42]。这种方法的一般应用原则是将材料黏附在精确的位置。例如，它们不适用于急性感染期或邻近组织循环障碍的患者。一些研究报道，在最初延迟愈合患者中应用自体髂骨松质骨移植取得成功的案例，术后使用自体和同种异体骨替代材料时间平均 4 个月[17,61,74]。

二、带血管蒂的腓骨移植

在上述固定技术的基础上，使用带血管蒂的同侧腓骨移植是大缺损治疗的一种生物学选择[53,61,69]。

这种方法在技术上要求很高，需要借助显微外科技术与良好的术后监测。Usui 等[69] 报道应用局部带蒂腓骨移植方法治疗了 17 例患者的（平均 14 cm 的骨缺损），其中 16 例获得骨性愈合。平均手术时间为 8.5h，失血量为 2322 ml。Rasmussen 等[61] 的后续调查表明（平均 6 cm 骨质缺损），在骨质缺损的患者中有 12 例达到骨性愈合，平均随访时间是 51 个月，其中有 1 例患者接受了截肢手术。

第 7 节　并　发　症

膝关节融合术后的并发症发生率较高，为 12%～85%。并发症有感染、肿瘤复发、假性关节炎和腓神经损伤[11,33,37,54,63]。

植入物引起的特殊并发症，如在髓内植入物末端假体周围疼痛、植入物松动和假体周围骨折。

腓肠神经损伤可通过神经松解术解决[47,52]。症状性假性关节炎大多是通过改变手术方式来治疗。这里将提到了人工假体、额外固定（外固定）的使用，以及骨和骨替代材料的局部应用。

如果系统的抗感染治疗失败，需通过手术解决持续感染；针孔感染需通过更换固定针来治疗。

第 8 节　替代疗法

关节融合术的替代治疗有抗生素抑制慢性感染、人工关节融合术-使用髓内钉和骨水泥间隔物骨不愈合、关节成形术或截肢。

抗生素抑制感染的有效率很低，成功率仅为 25%[10,57]。

特别严重的病例可采取截肢术和关节

切除成形术，包括危及生命的感染、多次治疗失败的持续性感染、无法治疗的广泛软组织缺损、骨缺损、多次重建手术失败后患者的意愿。

切除性关节置换术适用于功能要求低的患者，这些患者的活动性有限，涉及多个关节。切除关节成形术对患者的优点是坐姿较好，最大的缺点是疼痛和走路时不稳定[18]。

最后的治疗方案是膝关节近端截肢。这将会导致严重的功能障碍[32,55]，因此，这种治疗方案主要适用于不能活动的患者。然而，截肢的适应证还包括严重的血管栓塞、广泛的肿瘤组织切除或难以治疗的微生物感染。

第9节 关节融合术后行全膝关节置换术

关节融合后行膝关节置换术并发症发生率很高，而且经常需要关节再次融合[8,28,36]。这种方法的主要问题是缺乏伸肌装置，主要和股四头肌及关节周围软组织（关节囊、皮肤）萎缩有关。这种干预通常是在患者的坚持下执行，适应证应根据个人情况仔细考虑。

第10节 总 结

膝关节融合术是膝关节置换术后感染或肿瘤切除术后的一种补救措施，不能再通过假体（翻修）干预治疗。关节融合术的成功主要取决于骨与软组织的质量。这种外科手术的技术要求高，只有能够处理多种并发症的外科医生才能进行该手术。膝关节融合术后完全愈合患者比膝关节近端截肢患者更能有效行走，具有功能优势。

参考文献

[1] Bargiotas K, Wohlrab D, et al. Arthrodesis of the knee with a long intramedullary nail following the failure of a total knee arthroplasty as the result of infection. J Bone Joint Surg Am, 2006, 88(3): 553-558.

[2] Barrack RL, Butler RA, et al. Managing the infected knee: as good as it gets. Orthopedics, 2000, 23(9): 991-992.

[3] Bassiony AA, Abdelrahman M, et al. Resection arthrodesis for the management of aggressive giant cell tumor of the distal femur. Indian J Orthop, 2009, 43(1): 67-71.

[4] Behr JT, Chmell SJ, et al. Knee arthrodesis for failed total knee arthroplasty. Arch Surg, 1985, 120(3): 350-354.

[5] Bengston S, Knutson K, et al. Treatment of infected knee arthroplasty. Clin Orthop Relat Res, 1989, 245: 173-178.

[6] Brodersen MP, Fitzgerald Jr RH, et al. Arthrodesis of the knee following failed total knee arthroplasty. J Bone Joint Surg Am, 1979, 61(2): 181-185.

[7] Brooker Jr AF, Hansen Jr NM. The biplane frame: modified compression arthrodesis of the knee. Clin Orthop Relat Res, 1981, 160: 163-167.

[8] Cameron HU, Hu C. Results of total knee arthroplasty following takedown of formal knee fusion. J Arthroplasty, 1996, 11(6): 732-737.

[9] Charnley J, Lowe HG. A study of the end-results of compression arthrodesis of the knee. J Bone Joint Surg Br, 1958, 40-B(4): 633-635.

[10] Conway JD, Mont MA, et al. Arthrodesis of the knee. J Bone Joint Surg Am, 2004, 86-A(4): 835-848.

[11] Cunningham JL, Richardson JB, et al. A mechanical assessment of applied compression and healing in knee arthrodesis. Clin Orthop Relat Res, 1989, 242: 256-264.

[12] Damron TA, McBeath AA. Arthrodesis following failed total knee arthroplasty: comprehensive review and meta-analysis of recent literature. Orthopedics, 1995, 18(4): 361-368.

[13] David R, Shtarker H, et al. Arthrodesis with the Ilizarov device after failed knee arthroplasty. Orthopedics, 2001, 24(1): 33-36.

[14] De Vil J, Almqvist KF, et al. Knee arthrodesis with an intramedullary nail: a retrospective study. Knee Surg Sports Traumatol Arthrosc, 2008, 16(7): 645-650.

[15] Donley BG, Matthews LS, et al. Arthrodesis of the knee with an intramedullary nail. J Bone Joint Surg Am, 1991, 73(6): 907-913.

[16] Ellingsen DE, Rand JA. Intramedullary arthrodesis of the knee after failed total knee arthroplasty. J Bone Joint Surg Am, 1994, 76(6): 870-877.

[17] Enneking WF, Shirley PD. Resection-arthrodesis for malignant and potentially malignant lesions about the knee using an intramedullary rod and local bone grafts. J Bone Joint Surg Am, 1977, 59(2): 223-236.

[18] Falahee MH, Matthews LS, et al. Resection arthroplasty as a salvage procedure for a knee with infection after a total arthroplasty. J Bone Joint Surg Am, 1987, 69(7): 1013-1021.

[19] Fern ED, Stewart HD, et al. Curved Kuntscher nail arthrodesis after failure of knee replacement. J Bone Joint Surg Br, 1989, 71(4): 588-590.

[20] Fidler MW. Knee arthrodesis following prosthesis removal. Use of the Wagner apparatus. J Bone Joint Surg Br, 1983, 65(1): 29-31.

[21] Garberina MJ, Fitch RD, et al. Knee arthrodesis with circular external fixation. Clin Orthop Relat Res, 2001, 382: 168-178.

[22] Garcia-Lopez I, Aguayo MA, et al. Knee arthrodesis with the Vari-Wall nail for treatment of infected total knee arthroplasty. Acta Orthop Belg, 2008, 74(6): 809-815.

[23] Gill GS, Chan KC, et al. 5-to 18-year follow-up study of cemented total knee arthroplasty for patients 55 years old or younger. J Arthroplasty, 1997, 12(1): 49-54.

[24] Hagemann WF, Woods GW, et al. Arthrodesis in failed total knee replacement. J Bone Joint Surg Am, 1978, 60(6): 790-794.

[25] Hak DJ, Lieberman JR, et al. Single plane and biplane external fixators for knee arthrodesis. Clin Orthop Relat Res, 1995, 316: 134-144.

[26] Hanssen AD, Trousdale RT, et al. Patient outcome with reinfection following reimplantation for the infected total knee arthroplasty. Clin Orthop Relat Res, 1995, 321: 55-67.

[27] Harris IE, Leff AR, et al. Function after amputation, arthrodesis, or arthroplasty for tumors about the knee. J Bone Joint Surg Am, 1990, 72(10): 1477-1485.

[28] Henkel TR, Boldt JG, et al. Total knee arthroplasty after formal knee fusion using unconstrained and semiconstrained components: a report of 7 cases. J Arthroplasty, 2001, 16(6): 768-776.

[29] Hessmann M, Gotzen L, et al. Knee arthrodesis with a unilateral external fixator. Acta Chir Belg, 1996, 96(3): 123-127.

[30] Husted H, Toftgaard Jensen T. Clinical outcome after treatment of infected primary total knee arthroplasty. Acta Orthop Belg, 2002, 68(5): 500-507.

[31] Incavo SJ, Lilly JW, et al. Arthrodesis of the knee: experience with intramedullary nailing. J Arthroplasty, 2000, 15(7): 871-876.

[32] Isiklar ZU, Landon GC, et al. Amputation after failed total knee arthroplasty. Clin Orthop Relat Res, 1994, 299: 173-178.

[33] Johannsen HG, Skov O, et al. Knee arthrodesis with external ring fixator after infected knee arthroplasty. Ugeskr Laeger, 2005, 167(35): 3295-3296.

[34] Jorgensen PS, Torholm C. Arthrodesis after infected knee arthroplasty using long arthrodesis nail. A report of five cases. Am J Knee Surg, 1995, 8(3): 110-113.

[35] Jung KA, Lee SC, et al. Arthrodesis of the knee using computer navigation in failed total knee arthroplasty. Orthopedics, 2009, 32

(3):209.

[36] Kim YH, Kim JS, et al. Total knee arthroplasty after spontaneous osseous ankylosis and takedown of formal knee fusion. J Arthroplasty,2000,15(4):453-460.

[37] Knutson K, Lindstrand A, et al. Arthrodesis for failed knee arthroplasty. A report of 20 cases. J Bone Joint Surg Br,1985,67(1):47-52.

[38] Lai KA, Shen WJ, et al. Arthrodesis with a short Huckstep nail as a salvage procedure for failed total knee arthroplasty. J Bone Joint Surg Am,1998,80(3):380-388.

[39] Letartre R, Combes A, et al. Knee arthodesis using a modular customized intramedullary nail. Orthop Traumatol Surg Res,2009,95(7):520-528.

[40] Lonner JH, Hershman S, et al. Total knee arthroplasty in patients 40 years of age and younger with osteoarthritis. Clin Orthop Relat Res,2000,380:85-90.

[41] Mabry TM, Jacofsky DJ, et al. Comparison of intramedullary nailing and external fixation knee arthrodesis for the infected knee replacement. Clin Orthop Relat Res. 2007,464:11-15.

[42] MacDonald JH, Agarwal S, et al. Knee arthrodesis. J Am Acad Orthop Surg,2006,14(3):154-163.

[43] Manzotti A, Pullen C, et al. Knee arthrodesis after infected total knee arthroplasty using the Ilizarov method. Clin Orthop Relat Res,2001,389:143-149.

[44] Manzotti A, Pullen C, et al. The Ilizarov method for failed knee arthrodesis following septic TKR. Knee,2001,8(2):135-138.

[45] Manzotti A, Pullen C, et al. Knee arthrodesis and limb lengthening in the treatment of infected total knee arthroplasty: case report. J Trauma,2002,52(2):359-363.

[46] McClenaghan BA, Krajbich JI, et al. Comparative assessment of gait after limb-salvage procedures. J Bone Joint Surg Am,1989,71(8):1178-1182.

[47] Mont MA, Dellon AL, et al. The operative treatment of peroneal nerve palsy. J Bone Joint Surg Am,1996,78(6):863-869.

[48] Mont MA, Lee CW, et al. Total knee arthroplasty in patients ≤50 years old. J Arthroplasty,2002,17(5):538-543.

[49] Munzinger U, Knessl J, et al. Arthrodesis following knee arthroplasty. Orthopade,1987,16(4):301-309.

[50] Nelson CL, Evarts CM. Arthroplasty and arthrodesis of the knee joint. Orthop Clin North Am,1971,2(1):245-264.

[51] Nichols SJ, Landon GC, et al. Arthrodesis with dual plates after failed total knee arthroplasty. J Bone Joint Surg Am,1991,73(7):1020-1024.

[52] Nogueira MP, Paley D, et al. Nerve lesions associated with limb-lengthening. J Bone Joint Surg Am,2003,85-A(8):1502-1510.

[53] Nouri H, Meherzi MH, et al. Knee arthrodesis using a vascularized fibular rotatory graft after tumor resection. Orthop Traumatol Surg Res,2010,96(1):57-63.

[54] Oostenbroek HJ, van Roermund PM. Arthrodesis of the knee after an infected arthroplasty using the Ilizarov method. J Bone Joint Surg Br,2001,83(1):50-54.

[55] Pring DJ, Marks L, et al. Mobility after amputation for failed knee replacement. J Bone Joint Surg Br,1988,70(5):770-771.

[56] Pritchett JW, Mallin BA, et al. Knee arthrodesis with a tension-band plate. J Bone Joint Surg Am,1988,70(2):285-288.

[57] Puranen J, Kortelainen P, et al. Arthrodesis of the knee with intramedullary nail fixation. J Bone Joint Surg Am,1990,72(3):433-442.

[58] Rand JA, Bryan RS. The outcome of failed knee arthrodesis following total knee arthroplasty. Clin Orthop Relat Res,1986,205:86-92.

[59] Rand JA, Bryan RS, et al. Failed total knee arthroplasty treated by arthrodesis of the knee using the Ace-Fischer apparatus. J Bone Joint Surg Am,1987,69(1):39-45.

[60] Rao MC, Richards O, et al. Knee stabilisation following infected knee arthroplasty with bone loss and extensor mechanism impairment using a modular cemented nail. Knee, 2009,16(6):489-493.

[61] Rasmussen MR, Bishop AT, et al. Arthrodesis of the knee with a vascularized fibular rotatory graft. J Bone Joint Surg Am,1995,77(5):751-759.

[62] Riouallon G, Molina V, et al. An original knee arthrodesis technique combining external fixator with Steinman pins direct fixation. Orthop Traumatol Surg Res, 2009, 95 (4): 272-277.

[63] Rothacker Jr GW, Cabanela ME. External fixation for arthrodesis of the knee and ankle. Clin Orthop Relat Res,1983,180:101-108.

[64] Rozbruch SR, Ilizarov S, et al. Knee arthrodesis with simultaneous lengthening using the Ilizarov method. J Orthop Trauma, 2005, 19(3):171-179.

[65] Schoifet SD, Morrey BF. Persistent infection after successful arthrodesis for infected total knee arthroplasty. A report of two cases. J Arthroplasty,1990,5(3):277-279.

[66] Siller TN, Hadjipavlou A. Knee arthrodesis: long-term results. Can J Surg, 1976, 19(3): 217-219.

[67] Somayaji HS, Tsaggerides P, et al. Knee arthrodesis-a review. Knee,2008,15(4):247-254.

[68] Spina M, Gualdrini G, et al. Knee arthrodesis with the Ilizarov external fixator as treatment for septic failure of knee arthroplasty. J Orthop Traumatol,2010,11(2):81-88.

[69] Usui M, Ishii S, et al. Arthrodesis of knee joint by vascularized fibular graft. Microsurgery,1996,17(1):2-8.

[70] VanRyn JS, Verebelyi DM. One-stage debridement and knee fusion for infected total knee arthroplasty using the hybrid frame. J Arthroplasty,2002,17(1):129-134.

[71] Wade PJ, Denham RA. Arthrodesis of the knee after failed knee replacement. J Bone Joint Surg Br,1984,66(3):362-366.

[72] Wasielewski RC, Barden RM, et al. Results of different surgical procedures on total knee arthroplasty infections. J Arthroplasty,1996,11(8):931-938.

[73] Waters RL, Perry J, et al. Energy cost of walking of amputees: the influence of level of amputation. J Bone Joint Surg Am, 1976, 58(1):42-46.

[74] Weiner SD, Scarborough M, et al. Resection arthrodesis of the knee with an intercalary allograft. J Bone Joint Surg Am, 1996, 78(2): 185-192.

[75] Wilde AH, Stearns KL. Intramedullary fixation for arthrodesis of the knee after infected total knee arthroplasty. Clin Orthop Relat Res,1989,248:87-92.

第 40 章　全膝关节置换术后的步态分析和评估

第 1 节　概述 ………………… 637
第 2 节　步态分析 …………… 637
　一、运动学评估 …………… 638
　二、动力学评估 …………… 639
　三、动态肌电图 …………… 639
第 3 节　全膝关节置换术的步态分析
………………………………… 640
　一、文献回顾 ……………… 640
　二、Rizzoli 研究所的经验 …… 642
第 4 节　总结 ………………… 646
参考文献 ……………………… 647

# 第 40 章

全膝关节置换术后的步态分析和评估

Fabio Catani, M. G. Benedetti, Sandro Giannini

关键词 动态肌电图・步态分析・运动学评估・全膝关节置换

第 1 节 概 述

在过去 20 年中,步态生物力学评估进步相当大。人们从运动学、关节周围的力学和肌肉模式等方面对正常步态有了新的认识,强调了步行的复杂性。另一方面,更多可靠的仪器设备和程序被用于定量测量,如今"步态分析"已成为世界范围内临床步态分析服务和临床研究实验室的一门成熟学科[1]。步态分析是对人类行走的系统研究,其应用可分为临床步态分析和科学步态分析两大类。临床步态分析是直接帮助患者个体,科学步态分析旨在改善医生对步态的理解,以自身为目的,或者为了提高未来的医疗诊断或治疗[2]。

在后一种领域内,步态分析对全膝关节置换术(total knee replacement, TKR)的评估做出了巨大贡献,而运动分析能否作为一种临床决策工具仍有相当大的争论[3,4]。如今,人体步态三维分析仪器提供的参数远不止简单的时间-距离,已经达到复杂和精确的水平,可用于 TKR 患者的功能评估[5]。

然而,最近一篇关于 TKR 患者术后步态分析的综述[3]得出以下结论,"这项研究结果对 TKR 的结果有重要启示,但由于研究方法不同,导致许多结果不一致。"

本章的目的是说明和讨论步态分析仪在 TKR 功能评估中的现状、方法和发现。

第 2 节 步态分析

典型的现代步态分析实验室通常包括能够测量特殊步态变量的设备(图 7-40-1),包括动作测量(空间 3 个平面上的角度和节段旋转、步态的时间-距离参数),以及测力板根据地面反作用力测量行走时作用在关节处的力,根据动态肌电图检测到的激活时间来测量关节周围的肌肉活动。结合运动学测量(关节位置)和动力学测量(表示不同关节处地面反作用力的矢量),瞬间可获得的关节生物力学数据和力量。

F. Catani (✉) · M. G. Benedetti
Movement Analysis Laboratory, Istituto Ortopedico Rizzoli, University of Bologna, Bologna, Italy
e-mail: Catani.fabio@policlinico.mo.it

S. Giannini
Movement Analysis Laboratory, Istituto Ortopedico Rizzoli, University of Bologna, Bologna, Italy

Department of Orthopaedic and Trauma Surgery, Istituto Ortopedico Rizzoli, Bologna, Italy

G. Bentley (ed.), *European Surgical Orthopaedics and Traumatology*,
DOI 10.1007/978-3-642-34746-7_121, © EFORT 2014

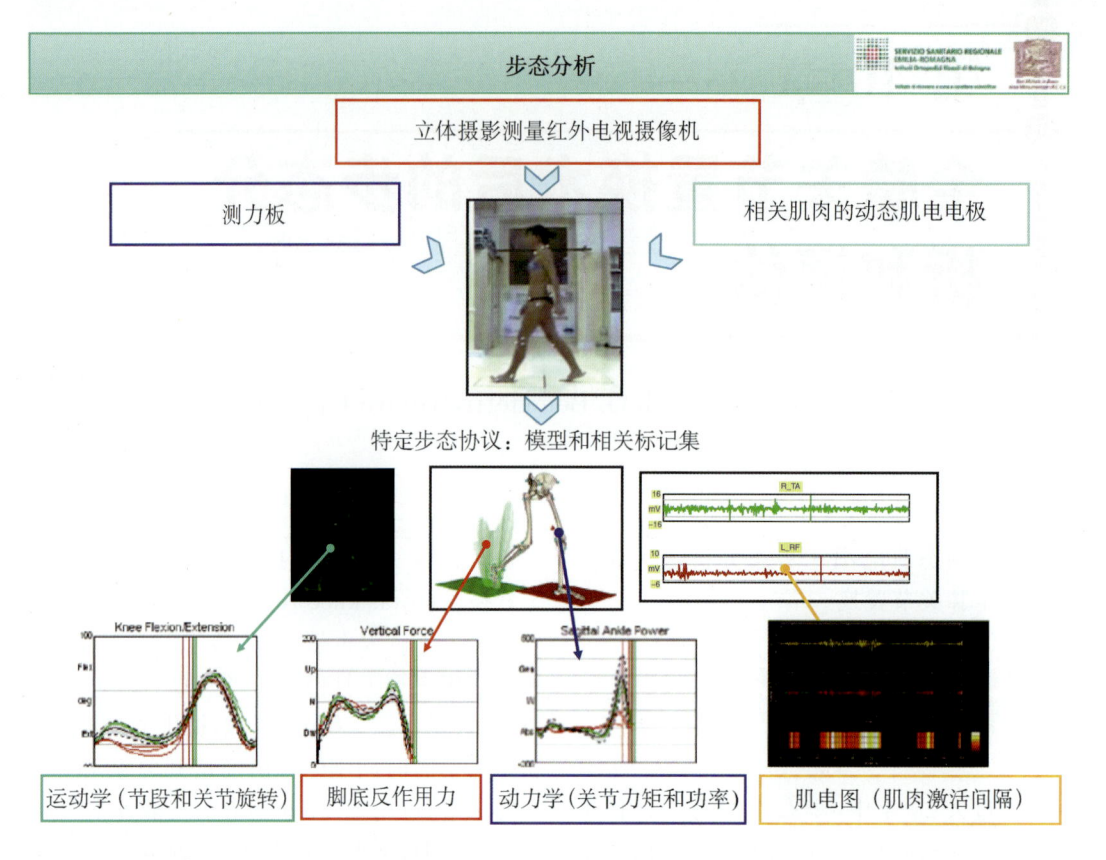

图7-40-1 现代步态分析实验室设备缩略图

一、运动学评估

通过光电系统进行运动分析，可以测量身体不同部位随时间位置的变化。尽管利用光电测量系统的自动运动测量代表了最先进的参考技术[6,7]，但不同的新兴技术也可用于此目的(惯性设备)。

通常，三维分析需要4～12个摄像机，摄像机配有1个发光的红外冠，照亮放置在受检者身体特定位置的若干反光球形标记。计算机与摄像机连接，追踪步态中每个标志物的位置，根据不同的协议通过使用生物力学模型提供身体各个节段的运动数据。

步态分析协议旨在使骨盆和下肢的运动学和动力学具有临床可解释性[8-11]。协议定义了生物力学模型和数据收集、处理、分析和报告结果的程序。回顾历史，由于这项开创性技术的限制性，仅少数实验室根据具体的临床需求[12]建立了自己独立的协议。除了不同的标记集和收集程序，当前的协议之间在生物力学模型方面也有许多重要的区别，其中包括测量变量、关节的自由度、解剖和技术参考、关节旋转常规和术语。尽管存在这些差异，但步态分析数据的共享、交换和解释与所采用的协议无关。最初的"纽因顿模式"(Newington模型)[13,14]是该领域的先锋，是步态数据采集和还原最常用的技术。它也是许多商业软件包的基础，最新的是步态软件插件(PiG-Vicon运动系统，牛津大学，英国)。随后，介绍了内部解剖标记和外部技术标记之间的区别[15]。参考文献[16]和标准应用程序[17]遵循"校准解剖系统技术(Calibration Anatomical System Technique,CAST)"。根据最近的建议,提出了三维步态总协议(T3Dg Aurion,米兰、意大利),作为前瞻性的发展[18]。步态分析实验的精确性和准确性会受到所用仪器的影响[19],尤其是标志物和骨骼之间软组织,这会产生不可预测的影响[20,21]。膝关节运动学的测量,例如在走路过程中,使用皮肤标记集群,可能会被一些不准确的测量影响,这些测量包括屈伸、内收外展、内外旋转在运动投射角上分别有约10%、50%和100%的误差。这需要努力去改善实验协议和相关的数学程序[22]。此外,受试者之间也存在变异性,特别是与行走速度不同有关[23]。研究对象在年龄、性别、体质量指数与种族特征方面差异也很大。由于骨骼标志的识别和标记定位不一致,检查者本身[24,25]及之间测量的步态数据也存在变异性。在向检查者提供相关指标之前和之后,也分析了实验室间的变异性[12]。尽管标准协议实施后变异性降低了20%,但检查者标记的放置被认为是变异的最大来源。这些研究都是基于"纽因顿模式"或对其进行修改,单一的协议限制了数据的变化。将协议之间的变异量化是区分本身变异和其他来源变异的基础。最近,通过对骨盆和下肢完全相同的步态周期[28]进行运动学和动力学的分析,比较了全球5个代表性的协议,即T3Dg[21]、PiG[13,14]、SAFLo[26]、CAST[17]、LAMB[27]。通过合并相应的5个标记集,定义了标记的单一综合排列。这5个协议都显示出良好的内部重复性。关节屈曲/伸展显示出良好的相关性,各协议之间的偏差较小。矢状面的外旋转显示出较差的相关性,尤其是膝关节外展/内收有相反的趋势时。尽管采用的方法不同,但关节力矩比较好。运用类似的生物力学模型,可观察到协议之间更密切的相关性,而小的影响归因于标记的设定。此外,考虑到骨盆、臀部、膝关节和足踝在3个解剖平面的旋转,对T3D步态分析协议实验之间、间歇之间和检查者之间的变异

性进行了评估。每次旋转,检查者之间的变异性大于间歇之间的变异性,后者大实验之间的变异性。对于每个步态变量,检查者和试验间变异的概率小于传统协议。

二、动力学评估

测力盘是一种装有压电元件的装置,当研究对象行走[地面反作用力(ground reaction force,GRF)]时,由于重力和惯性的动量,它能够量化施加在地上的反作用力,包括垂直力、前后剪切力和内侧横向剪切力3个部分。

步行时,将GRF模型和关节旋转中心位置相结合,可以计算出作用在关节上的力的旋转势,即3个空间平面上的关节外力矩,它影响关节的旋转方向。步态分析过程中,关节外力矩被关节内力矩抵消,关节内力矩是作用于关节的内力,以及肌肉、韧带、关节摩擦和结构约束的净结果。

关节动力用来描述关节力矩和关节角速度的结果。当力矩和角速度在同一方向时会产生关节动力(由同心肌肉收缩产生),当力矩和角速度在相反方向时关节动力被吸收(由偏心肌肉收缩产生)。当没有力作用在关节上,或者当有一个平衡的激动肌-拮抗肌在关节周围等长收缩,并且力矩矢量通过关节旋转中心时,关节功率为零。

关节力矩的分析在TKR步态分析中具有特殊的意义,因为它可提供相关信息,如膝关节生理负荷模式的恢复、假肢的良好对准及肌肉穿过关节所产生的动作。

三、动态肌电图

动态肌电图(electromyography,EMG)在临床步态分析中的作用,本质上是在步态中控制关节运动的肌肉活动。然而,肌肉活动是一个非常微妙的过程,因为它有很多因素起作用,这使临床解释变得困难[30]。

常见的肌电图是由表面电极(或用于深层肌肉的细导线探头)进行的,并且特别注意串扰问题,串扰是指存在不正确的信号,该信号来自放置电极肌肉附近的肌肉[31]。临床步态分析中肌电信号的研究涉及肌电信号包络的分析,肌电信号过去被用来评估动作的强度,测量步态周期[32]中的肌肉激活间隔。临床中,包络的研究通常被标准化为最大自主收缩(maximum voluntary contraction,MVC),或缩放为最大步行信号[33],以估算动态收缩过程中施加的肌肉力。然而,在动态收缩期间,肌电信号的振幅取决于生理、解剖、技术条件。因此,包络线的瞬时值与所施加的力之间的相关性是相当值得怀疑的[31]。包络线的形状、振幅、肌电活动峰值的位置和锐利度及频率,对研究正常和病理条件下的肌肉功能是非常有用的。肌肉激活时间间隔的研究已被广泛用于临床,并且是骨科和神经系统疾病的有用评估工具。最近,在步态周期内检测肌间隔持续时间方面引入了复杂可靠的方法。它们能够适应不同信噪比,并达到足够的灵敏度和特异性水平[34,35]。

第3节 全膝关节置换术的步态分析

一、文献回顾

在 PubMed 中进行检索。使用术语"全膝关节置换术"和"步态分析"的组合,可检出 150 多篇论文,其中最早的一篇发表于 1980 年。

基于步态分析系统在测量 TKR 术后功能的可用性,人们对 TKR 植入物的相关问题越来越感兴趣,不同设计的比较、手术后功能结果、步态的运动模式、关节在矢状面和冠状面的承载模式、膝关节周围肌肉的表现,以及在不同运动任务(爬楼梯、椅子起来)下的生物力学性能。另一方面,步行是测量体内膝关节机械环境影响的最佳模型,因为它是最常见和重复的人类动态任务[36]。

临床早期研究表明,即使是最成功的 TKR 病例,也不能达到正常关节功能。大多数病例,步态仍低于正常,治疗后的膝关节在站立和摆动期时屈曲受限。人们已经描述了关节力矩外部屈伸的不同模式。步态中屈伸力矩的异常与股四头肌和腘绳肌的不正常相关[37,38]。Dorr 等[38]发现在站立过程中,"膝关节持续僵硬"与膝关节屈曲力矩增加有关,并且相对于保留后交叉韧带的膝关节,切除后交叉韧带的 TKR 对股四头肌和股二头肌活动的要求更高。这种步态模式是由于避免了膝关节的剪切力,或是手术前养成的习惯。Wilson 等[39]发现了使用后部稳定型假体的膝关节活动度减少,屈膝和伸膝力矩增加,股四头肌和腘绳肌的活动增加,但没有等速肌力缺陷。然而,在被动运动时,肌肉功能的改变并不是导致膝关节运动范围减小的原因。Andriacchi 等[37]发现了一种步态模式,该模式趋向于站立时伸展膝关节,因此,避免了对股四头肌的需要。这种膝关节的伸展模式与前交叉韧带损伤患者非常相似,被称为"股四头肌回避步态",归因于膝关节屈曲时本体感觉受损和机械优势机制的破坏,以及对不稳定或损伤等因素的功能性适应[40]。

最近,一篇关于 TKR 患者步态分析的系统综述阐述了其研究方法的常见主题[3]。其中包括 11 项研究,它们均有明确的选择标准。首先,该综述由于受试者的特征、假体设计、步态分析方法的不同导致了研究结果的变异性,这削弱了临床领域研究结果的相关性。这些研究的共同结果是治疗后的膝关节活动度减少,主要是由于在步态摆动及负荷反应期膝关节屈曲减弱。膝关节僵直的姿势用来保护股四头肌,这是 TKR 步态的特征。最近,Mendeville 等[41]对 3337 例 TKR 术后患者的步态进行了分析和评估。

就关节力矩而言,64%～80%的TKR和80%的对照组在矢状面缺乏关节力矩双相模式。

文献中清楚地记录了冠状面内收力矩的异常[42],并且被认为是了解膝关节内侧间室骨关节炎患者机械负荷环境的一个关键变量。在文献中,只有2项研究比较了TKR患者和对照的关节内收力矩。其结果相互矛盾,而Saari等[43]发现TKR患者与对照无差异。Benedetti等[44]研究发现,保留后交叉韧带的假体设计内收力矩减少。最后,只有少数研究收集了肌电图数据。膝关节周围肌肉的异常活动为股四头肌激活延长和腘绳肌的共同收缩[3]。

实际上,MacClelland的综述得出,由于研究设计中未考虑相关变量可能会对结果产生的偏差,TKR步态分析的文献结论缺乏一致性。进展速度,选择双侧假体,严重对侧膝关节炎,其他合并症,假体设计(假体几何形状、保留或切除后交叉韧带、承压界面、凸轮、曲率、髌骨表面成形),不同的年龄、性别、身高和体质量都可能影响研究结果[3]。

同样,对矢状面上膝关节运动模式异常的解释,提出屈曲和伸展力矩均异常并反复出现的假设。前交叉韧带缺失、后交叉韧带的作用(本体感觉、关节运动学、韧带-骨力量传导的稳定性)、伸肌装置的强度(力臂的后滚、髌骨轨迹)、旋转和螺钉复位机制、屈曲时的后滚机制、本体感觉降低、术前关节炎"僵硬膝"导致疼痛或生物力学改变(关节不稳定、轴向偏移)、肌肉功能异常(伸肌装置无力)、平衡软组织的手术技巧和术中假体定位均可能导致矢状面上膝关节运动模式异常。除了上述临床变量外,还需考虑步态分析技术问题,以解释不同步态分析结果[3,45],特别是关节力矩的计算[46]。

McClelland等[3]的结论是这一发现的临床相关性尚不清楚,因为无研究表明摆动期屈曲减弱可能损伤日常生活能力,或与假体磨损有关(图7-40-2)。然而,最近通过步

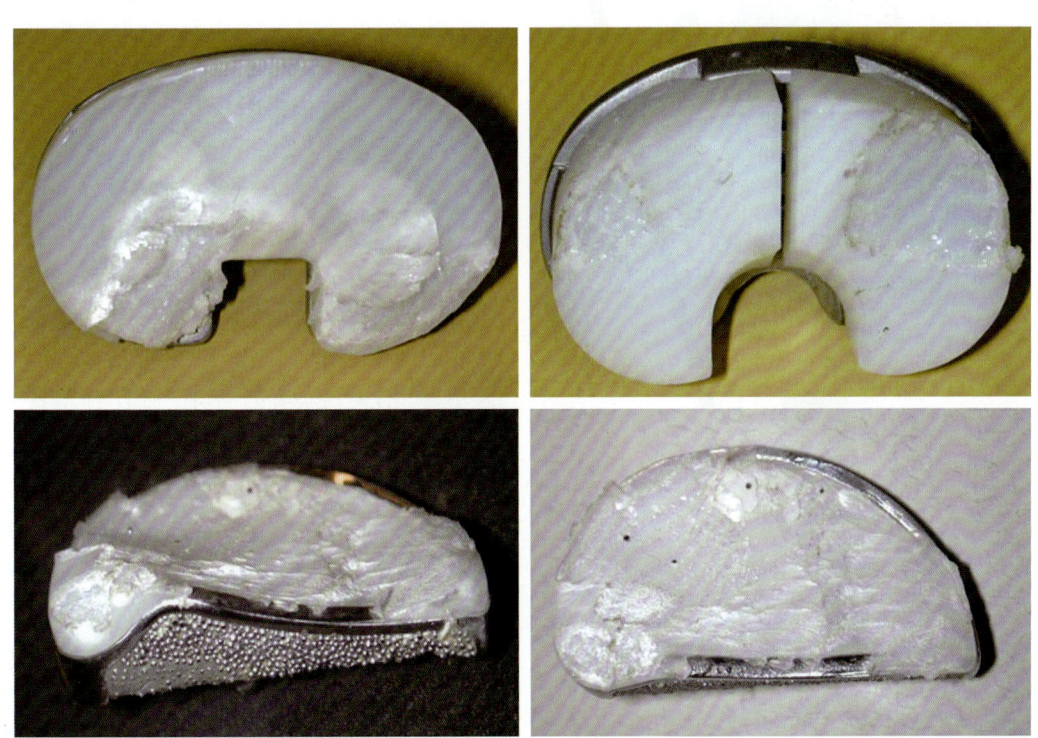

图7-40-2 磨损的假体样品

态分析得出内收力矩之间的关系是 TKR 失败的决定性因素,因胫骨组件负荷不对称导致过度磨损和松动[36]。这些研究还表明,假体移位与步态模式有关,站立时的步态模式具有更恒定的伸展力矩。膝关节僵直状态下,在负荷反应期膝关节不能屈曲,由于重复较大的冲击负荷,可能对假体的机械稳定性产生不利影响(图 7-40-3)。Hildings 等[47,48]以前也发现了类似的关系,但他们发现无菌性松动和膝关节屈曲力矩增加存在正相关。在这种情况下,差异可能归因于分析技术[46]。

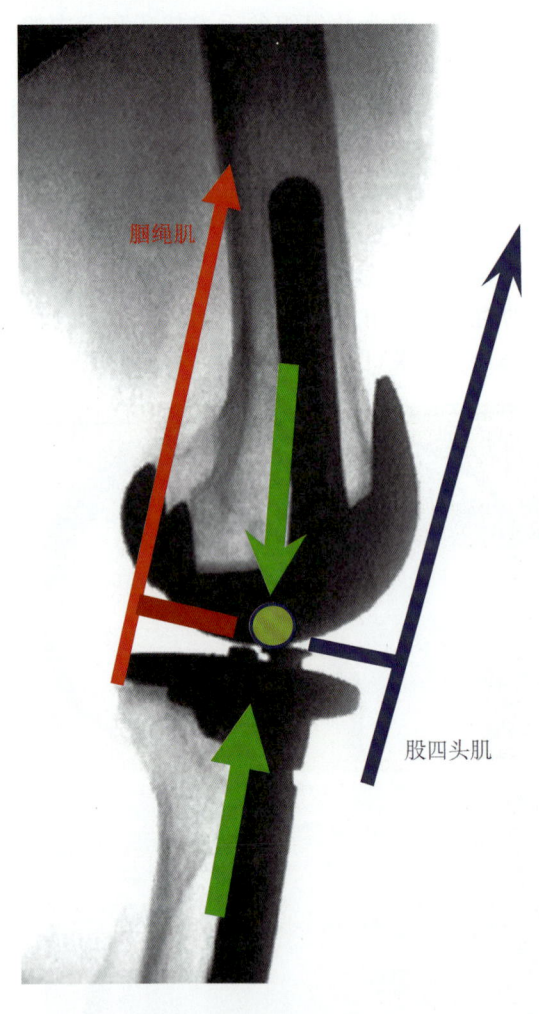

图 7-40-3 膝关节僵直,腘绳肌和股四头肌共同收缩会增加关节的纵向力

二、Rizzoli 研究所的经验

Rizzoli 研究所首次对步态分析和 TKR 进行了研究,目的是开发一种客观评估 TKR 步态的方法,以发现关节生物力学与运动过程中作用于肢体的肌肉动作之间的相关性。文献回顾表明,过去动态肌电图并没有对步态中的肌肉功能进行充分的研究[38,39,49]。

通过与 Turin 理工学院生物工程师合作,对步态中的肌肉功能进行了可靠的评估,他们提出了一种统计检测算法,以获得肌肉的开关时间[34]。

事实上,对 TKR[50]后 2 年内的患者进行的第 1 项研究表明,站立时下肢僵硬,与伸肌力矩一致,膝关节处几乎没有力量,且股四头肌和腘绳肌共同收缩。因此,假设在 TKR 术后可能存在股四头肌力量问题,进行适当的强化康复训练,可能会改善和解决这一问题。

因此,第 2 项研究[44]对 TKR 术后 9 例患者随访 2 年,旨在探讨采用保留后交叉韧带的 TKR 患者的步态变化。患者在术后 2 周、术后 6 个月、术后 12 个月和术后 2 年接受了恢复膝关节肌肉力量、本体感觉和步态的康复计划。在每次随访中需进行步态分析,以强调残余的肌肉肌电功能异常及其与膝关节生物力学的关系。尽管进行了康复治疗以提高股四头肌的力量、本体感觉和步态表现,但术后 6～24 个月,临床评分优秀的患者步态异常仍然存在(图 7-40-4)。站立时的"僵硬膝"与一种肌肉持续共同收缩模式相关。其他作者在当时[51]和后来[52]亦证实,股四头肌力量和耐力的康复训练并不影响 TKR 术后的步态结果。

其他假设基于术前步态模式(习惯和本体感觉假设)和不同的假肢设计。

在 Rizzoli 研究所,患者接受了不同类型假体的治疗,因此,对不同 TKR 设计患者的功能表现进行了仔细的定量分析[53]。6 组接受 TKR 治疗的患者至少随访 1 年。研究选择了一个爬楼梯的任务,因为它的功能要求很高,是一项更具启发性的任务。植入物的设计为 MBK、IBⅡ、Optetrack-CR、Optetrack-PS、Interax-ISA 和 Nexgen-Legacy。尽管患者的临床效果良好,但仍发现一些膝关节运动和动力学异常。虽然时间-距离参数的改变在所有设计中均较常见,但保留后交叉韧带和固定平台假体在步态中表现出了最佳的活动范围。此外,PS 设计显示在股四头肌激活时间方面与对照组的偏差最小(图 7-40-5)。移动平台假体显示内收力矩减小,可能与本设计允许的外旋模式有关。

新的 TKR 设计,尤其是移动平台设计,促使人们进一步研究移动(MBK)和固定平台(IBⅡ)全膝关节假体之间的差异[54]。MB 设计显示出与 IBⅡ不同的运动模式。在 MBK 患者中,上下楼梯时膝关节屈曲力矩峰值异常、肌电图模式异常、接近完全伸展时膝关节屈曲力矩峰值异常、爬楼梯时膝关节内收力矩降低是优化假体中心位置的主要代偿机制。前后约束结构(韧带

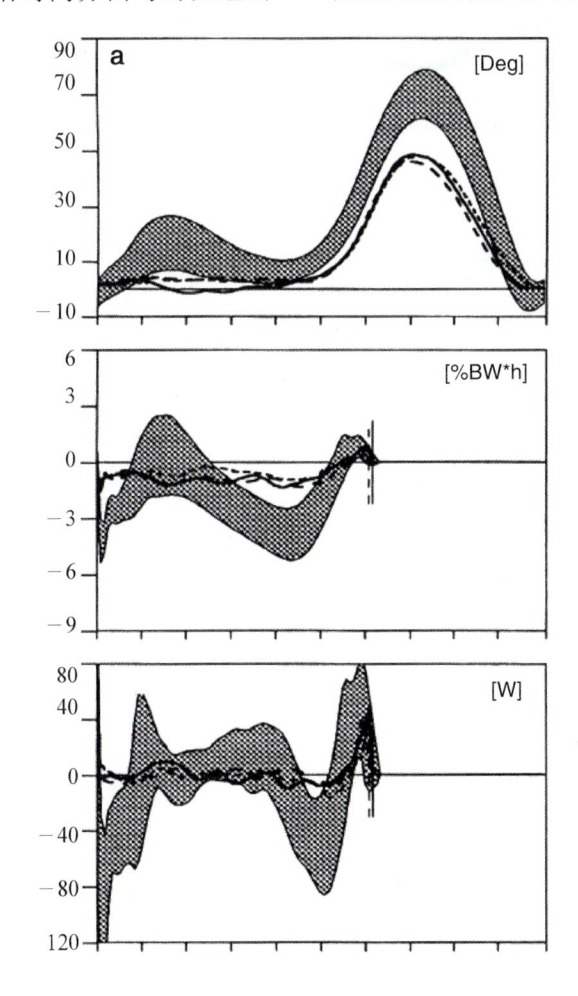

图 7-40-4 TKR 术后 12 个月患者膝关节僵直
a.膝关节矢状运动,膝关节外部屈伸运动,膝关节矢状平面上的力

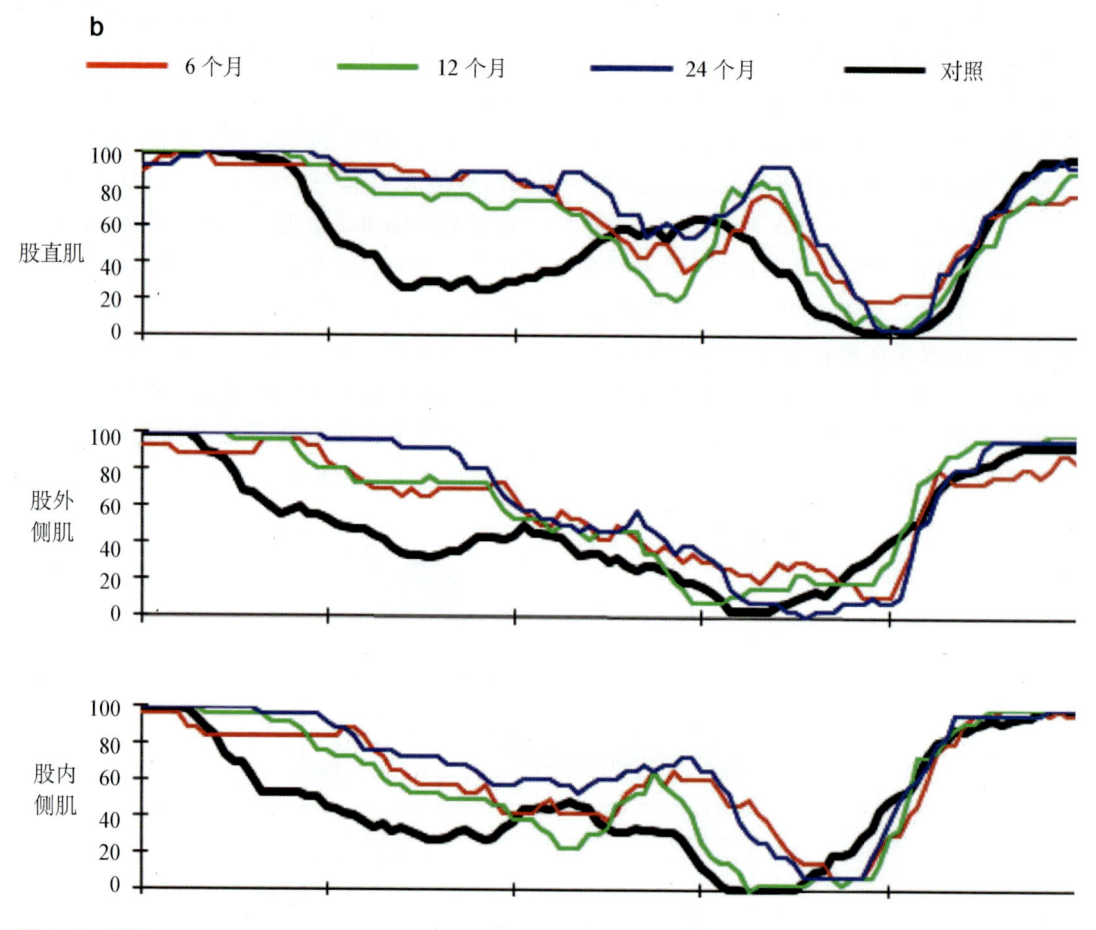

图 7-40-4（续）

b. 6、12、24 个月随访时腘绳肌和股四头肌的肌电活动。步态周期肌肉开-关计时百分比（与对照组相比，肌肉活动模式代表患者数量与每个肌肉不同随访阶段的百分比）

或机械的）是维持膝关节生理运动的重要结构。事实上，这种模式被解释为移动平台能前后平移的结果。许多采用移动平台设计的患者，通过透视显示其屈膝期间出现股骨外移的"矛盾模式"[55]。这些发现表明，体内没有完整的前后交叉韧带控制机制，很难获得生理性的膝关节运动。患者对不稳定感觉的功能适应表现为"僵硬的膝关节"站立相的肌肉共同收缩，可能是异常假肢生物力学的结果。站立时"僵直的膝关节"周围肌肉的共同收缩可能是假体生物力学异常，患者对不稳定的功能适应。在上楼梯过程中，当膝关节接近伸展时，平行于胫骨平台的肌肉力量（股四头肌和腘绳肌）倾向于将胫骨向前拉[56]。在完整的膝关节，前交叉韧带能抵抗这种力量。这种力量，向前拉动胫骨，可能会导致股骨后移。当身体向前移动时，地面反作用力向膝关节中心移动，膝关节开始伸展。由于膝关节松弛，这可能会导致膝盖屈曲，本体感受的反应是激活股四头肌肌群以维持稳定。肌电图的发现支持这种模式，股直肌在站立期末有一个延长活动。

20世纪90年代末，透视的研究有力地推动了体内植入物的生物力学研究，证明了固定和移动假体中不可预测的膝关节运动学[55,57-62]。在一项对173例患者213个膝关节的研究中，Banks和Hodge[70]发现了相

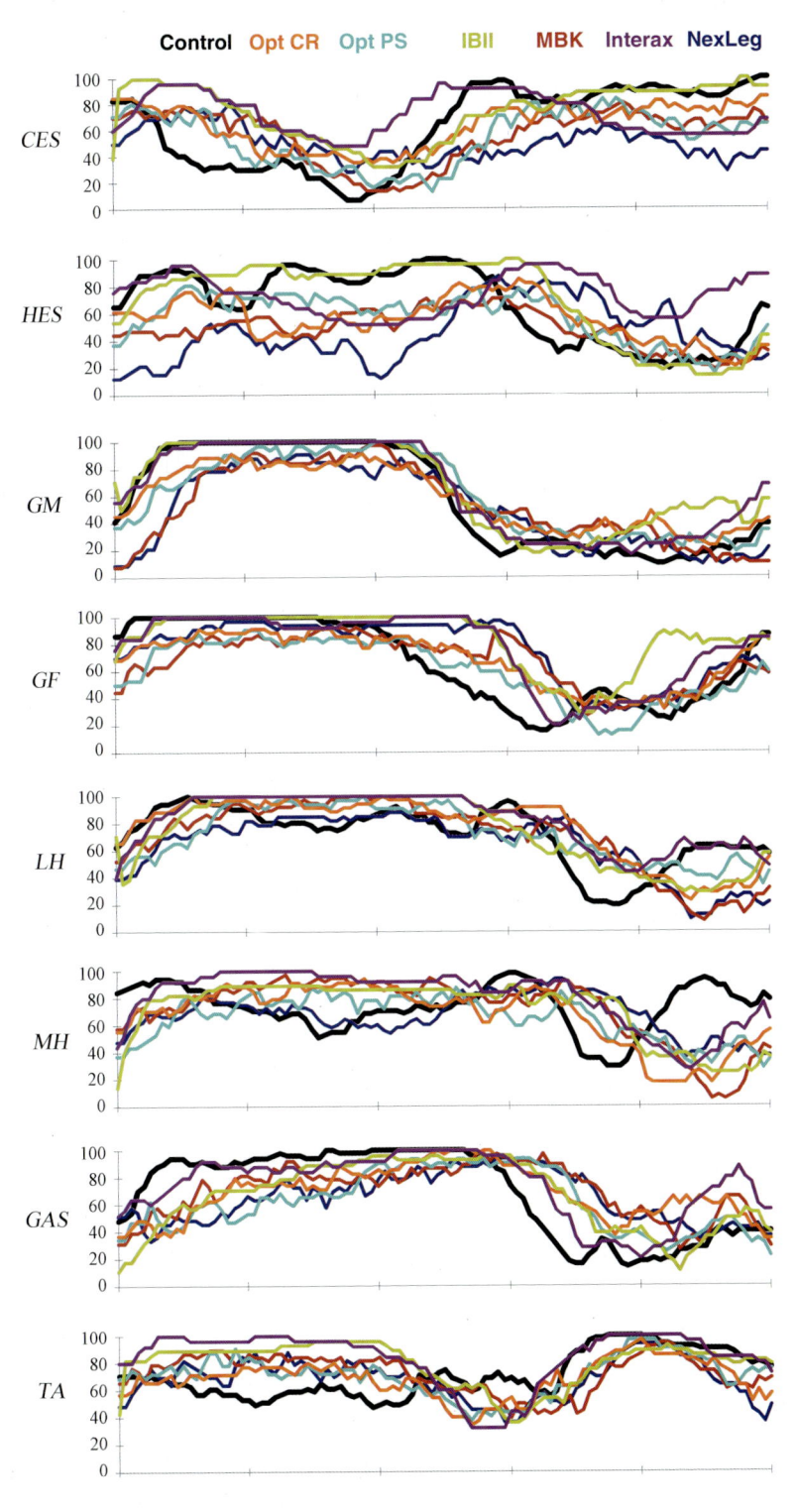

图 7-40-5 不同 TKA 设计的患者上楼梯时下肢肌肉 EMG 活动间隔（患者百分率）

HES. 同侧竖脊肌；CES. 对侧竖脊肌；GM. 臀中肌；GF. 股直肌；MH. 股后内侧肌；LH. 股后外侧肌；GAS. 腓肠肌；TA. 胫前肌

同的内/外旋转模式,在75%的PS-TKR中,存在一个内侧旋转中心,表明屈曲伴股骨后移;在63%的CR中,固定平台TKR为外侧旋转中心;86%的MB-TKR为外侧旋转中心,表明屈曲股骨前移位。

不幸的是,迄今为止,临床和生物力学研究(步态分析)对膝关节置换术关节内详细运动的信息很少,而这可能有助于改进设计和外科技术以减少磨损[63]。随着透视研究的发展,采用三维透视和步态分析相结合的技术,在上楼梯过程中,对11个保留后交叉韧带并使用移动平台假体的膝关节和10个使用后部稳定固定平台假体的膝关节进行了研究[64]。PS组凸轮机制显示更正常股骨后滚,这归因于关节面的匹配度和凸轮机制,MB组在伸展过程中股骨髁后移。使用移动平台型假体的膝关节也有一个非生理性的轴向旋转中心。FA和GA之间、GA中膝关节屈曲时足离地和FA中髁接触点之间发现有重要的关系,这种关系还体现在PS组最大的内收力矩和枢轴点位置。

人们不断修正TKR的运动学以复制正常的膝关节运动,同时提出了新的TKR设计理念。由于大多数研究表明在膝关节置换术中保留2个交叉韧带似乎保持了正常膝关节运动的一些基本特征[65,66],最近一项研究探索了双交叉韧带替代引导运动的TKR的体内运动学和动力学[67]。引导运动学意味着可复制生理运动模式。TKR后,膝关节伸展时股骨外部旋转与凸轮相互作用的力学机制与胫股表面内外侧的几何结构相关。在本研究中一些特性已经被纳入假体去复制正常膝关节的运动学。当膝关节屈曲时(屈曲20°),凸轮限制胫骨的前移并复制前交叉韧带的功能。结果表明,引导性运动BCS设计,具有非对称凸轮机制和解剖形态的胫骨假体,以增强屈曲时的后滚和螺钉固定,恢复了相对正常的膝关节运动模式。即使没有交叉韧带的存在,膝关节伸直和屈曲时肌肉的正常活动,可使膝关节恢复生理机制。

第4节 总 结

TKR的主要目的是缓解致残性的疼痛,患者的期望通常取决于其年龄、诊断及生活方式。然而,膝关节成形术是否能真正恢复正常的、健康的功能仍存在争论。Noble等[68]指出,TKR后的功能缺陷中,只有约40%是由于对衰老的正常生理反应,其他原因包括假体设计的生物力学缺陷、软组织的改变(瘢痕、OA引起的改变)、缺乏交叉韧带、肌力和下肢力量弱。

与对照组相比,TKA后功能缺陷的研究强调了在跑步、下跪、长时间站立和长距离步行方面存在较大困难[68]。

机械因素和有限的功能结果与植入失败有关,尽管存在生物学因素,如活动时假体与关节囊-韧带和肌肉-骨骼的整合,但不应低估患者的年龄及其功能状态[69]。随着越来越年轻和要求越来越高的患者接受TKR,置换术后良好的功能恢复变得越来越重要。这些患者临床结果量表用通常测量膝关节的整体功能,但其无法详细说明膝关节功能障碍如何导致步行障碍[7]。有学者提出步态分析在TKR患者中的价值,因为它能够监测膝关节的力量[5]。

未来的工作应致力于现代设计,研究交叉韧带在膝关节假体中的作用,如保留前交叉韧带/后交叉韧带的TKR。UCA是一个很好的概念模型,可用于理解前交叉韧带切除对TKR异常的影响。通过运动分析技术与透视或磁共振成像结合,可以更全面地研究TKR术后膝关节生物力学。从方法学的角度分析,步态分析需要改进膝关节在体内旋转的协议,以更精确地测量预期的植入物的生物力学性能。最后,新的可穿戴设备有望在日常生活活动中评估膝关节的生物力学，尤其是要求较高的活动（跪、蹲）。由于文献中的证据支持步态分析是全膝关节置换领域不可或缺的工具，它提供了其他方法无法检测到的信息，因此，需要进一步研究以使其在TKR患者中的获得最佳应用。

参考文献

[1] Simon RS. Quantification of human motion: gait analysis-benefits and limitations to its application to clinical problems. J Biomech, 2004, 37: 1869-1880.

[2] Whittle M. Gait analysis: an introduction. Oxford: Butterworth-Heinemann, 1991: 174-178.

[3] McClelland JA, Webster KE, Feller JA. Gait analysis of patients following total knee replacement: a systematic review. Knee, 2007, 14(4): 253-263.

[4] Ornetti P, Maillefert JF, Laroche D, et al. Gait analysis as a quantifiable outcome measurein hip or knee osteoarthritis: a systematic review. Joint Bone Spine, 2010, 77: 421-425.

[5] Minns RJ. The role of gait analysis in the management of the knee. Knee, 2005, 12: 157-162.

[6] Favre J, Jolles BM, Aissaoui R, et al. Ambulatory measurement of 3D knee joint angle. J Biomech, 2008, 41: 1029-1035.

[7] Senden R, Grimm B, Mcijer K, et al. The importance to including objective functional outcomes in the clinical follow up of total knee arthroplasty patients. Knee, 2010, 18: 306-311.

[8] Andriacchi TP, Alexander EJ. Studies of human locomotion: past, present and future. J Biomech, 2000, 33(10): 1217-1224.

[9] Gage JR. Gait analysis. An essential tool in the treatment of cerebral palsy. Clin Orthop Relat Res, 1993, 288: 126-134.

[10] Sutherland DH. The evolution of clinical gait analysis: part Ⅱ: kinematics. Gait Posture, 2002, 16: 159-179.

[11] Sutherland DH. The evolution of clinical gait analysis: part Ⅲ: kinetics and energy assessment. Gait Posture, 2005, 21(4): 447-461.

[12] Gorton 3rd GE, Hebert DA, Gannotti ME. Assessment of the kinematic variability among 12 motion analysis laboratories. Gait Posture, 2009, 29(3): 398-402.

[13] Davis Ⅲ RB, Ounpuu S, Tyburski D, et al. A gait data collection and reduction technique. Hum Mov Sci, 1991, 10: 575-587.

[14] Kadaba MP, Ramakrishnan HK, Wootten ME. Measurement of lower extremity kinematics during level walking. J Orthop Res, 1989, 8: 383-387.

[15] Cappozzo A. Gait analysis methodology. Hum Mov Sci, 1984, 3: 25-54.

[16] Cappozzo A, Catani F, Della Croce U, et al. Position and orientation in space of bones during movement: anatomical frame definition and determination. Clin Biomech, 1995, 10(4): 171-8.

[17] Benedetti MG, Catani F, Leardini A, et al. Data management in gait analysis for clinicalapplications. Clin Biomech, 1998, 13(3): 204-215.

[18] Leardini A, Sawacha Z, Paolini G, et al. A new anatomically-based protocol for gait analysis in children. Gait Posture, 2007, 26(4): 560-571.

[19] Chiari L, Della Croce U, Leardini A, et al. Human movement analysis using stereophoto-grammetry: part 2: instrumental errors. Gait Posture, 2005, 21(2): 197-211.

[20] Della Croce U, Leardini A, Chiari L, et al. Human movement analysis using stereophoto-grammetry: part 4: assessment of anatomical land-mark misplacement and its effects on joint kinematics. Gait Posture, 2005, 21(2): 226-237.

[21] Leardini A, Chiari L, Della Croce U, et al. Human movement analysis using stereophoto-grammetry: part 3: soft tissue artifact assessment and compensation. Gait Posture, 2005, 21(2): 212-225.

[22] Cappozzo A, Catani F, Leardini A, Benedetti MG. Croce UD Position and orientation in space of bones during movement: experimental artefacts. Clin Biomech, 1996, 11(2): 90-100.

[23] Bejek Z, Paroczai R, Illyes A, Kiss RM. The influence of walking speed on gait parameters in healthy people and in patients with osteoarthritis. Knee Surg Sports Traumatol Arthrosc, 2006, 14: 612-622.

[24] Della Croce U, Cappozzo A, Kerrigan DC. Pelvis and lower limb anatomical landmark calibration precision and its propagation to bone geometry and joint angles. Med Biol Eng Comput, 1999, 36: 155-161.

[25] Noonan KJ, Halliday S, Browne R, et al. Interobserver variability of gait analysis in patients with cerebral palsy. J Pediatr Orthop, 2003, 23(3): 279-287.

[26] Frigo C, Rabuffetti M, Kerrigan DC, et al. Functionally oriented and clinically feasible quantitative gait analysis method. Med Biol Eng Comput, 1998, 36(2): 179-185.

[27] Rabuffetti M, Crenna P. A modular protocol for the analysis of movement in children. Gait Posture, 2004, 20: S77-78.

[28] Ferrari A, Benedetti MG, Pavan E, et al. Quantitative comparison of five current protocols in gait analysis. Gait Posture, 2008, 28(2): 207-216.

[29] Manca M, Leardini A, Cavazza S, et al. Repeatability of a new protocol for gait analysis in adult subjects. Gait Posture, 2010, 32(2): 282-284.

[30] Benedetti MG. Muscle activation intervals and EMG envelope in clinical gait analysis. IEEE Eng Med Biol Mag, 2001, 20(6): 33-34.

[31] De Luca CJ. The use of surface electromyography in biomechanics. J Appl Biomech, 1997, 13: 135-163.

[32] Shiavi R, Frigo C, Pedotti A. Electromyographic signals during gait: criteria for envelope filtering and number of strides. Med Biol Eng Comput, 1998, 36(2): 171-178.

[33] Sutherland DH. The evolution of clinical gait analysis: part I: kinesiological EMG. Gait Posture, 2001, 14(1): 61-70.

[34] Agostini V, Knaflitz M. Statistical gait analysis, Chapter 7. In distributed diagnosis and home healthcare. In: Rajendra Acharya U, Filippo M, Toshiyo T, Subbaram Naidu D, Jasjit SS (eds). Stevenson Ranch, California, (USA): American Scientific Publishers, 2012, 2: 99-121.

[35] Bonato P, Knaflitz M, D'Alessio T. A statistical method for the measurement of muscle activation intervals from surface myoelectric signal during gait. IEEE Trans Biomed Eng, 1998, 45: 287-299.

[36] Astephen Wilson JL, Wilson DA, Dunbar MJ, Deluzio KJ. Preoperative gait patterns and BMI are associated with tibial component migration. Acta Orthop, 2010, 81(4): 478-486.

[37] Andriacchi TP. Functional analysis of pre and post knee surgery, total knee arthroplasty and ACL reconstruction. J Biomech Eng, 1993, 115: 575-581.

[38] Dorr LD, Ochsner JL, Gronley J, Perry J. Functional comparison of posterior cruciate-retained versus cruciate-sacrificed total knee arthroplasty. Clin Orthop Relat Res, 1988, 236: 36-43.

[39] Wilson SA, Mccann PD, Gotlin RS, et al. Comprehensive gait analysis in posterior-stabilized knee arthroplasty. J Arthroplasty, 1996, 11(4): 359.

[40] Andriacchi TP, Alexander EJ, Goodman SB. Under-standing the role of functional adaptations in patients with total knee replacements. In: International conference on knee replacement. London: Imeche Headquarters, 1999. 1974-2024.

[41] Mandeville D, Osternig LR, Chou LS. The effect of total knee replacement on dynamic support of the body during walking and stair ascent. Clin Biomech, 2007, 22(7): 787-794.

[42] Hatfield GL, Hubley-Kozey CL, Astephen

Wilson JL, Dunbar MJ. The effect of total knee arthroplasty on knee joint kinematics and kinetics during gait. J Arthroplasty, 2011,26(2):309-318.

[43] Saari T,Tranberg R,Zugner R,et al. Changed gait pattern in patients with total knee arthroplasty but minimal influence of tibial insert design:gait analysis during level walking in 39 TKR patients and 18 healthy controls. Acta Orthop,2005,76(2):253-260.

[44] Benedetti MG, Catani F, Bilotta TW, et al. Muscle activation pattern and gait biomechanics after total knee replacement. Clin Biomech,2003,18(9):871-876.

[45] Baker R. Gait analysis methods in rehabilitation. J Neuroeng Rehabil,2006,3:4.

[46] Thewlis D,Richards J,Bower J. Discrepancies in knee joint moments using common anatomical frames defined by different palpable landmarks. J Appl Biomech, 2008, 24 (2): 185-190.

[47] Hilding MB, Lanshammar H, Ryd L. Knee joint loading and tibial component loosening. Rsa and gait analysis in 45 osteoarthritic patients before and after TKA. J Bone Joint Surg Br,1997,78(1):66.

[48] Hilding MB,Ryd L,Toksvig-Larsen S,Mann A,Stenstrom A. Gait affects tibial component fixation. J Arthroplasty,1999,14:589-593.

[49] Steiner ME, Simon SR, Pisciotta JC. Early changes in gait and maximum knee torque following knee arthroplasty. Clin Orthop Relat Res,1989,238:174.

[50] Benedetti MG,Bonato P,Catani F,et al. Myoelectric activation pattern during gait in total knee replacement, relationship with kinematics, kinetics, and clin-ical outcome. IEEE Trans Rehabil Eng,1999,7:140-149.

[51] Fisher NM,White SC,Yack HJ,et al. Muscle function and gait in patients with knee osteoarthritis before and after muscle rehabilitation. Disabil Rehabil,1997,19(2):47-55.

[52] Bade MJ, Kohrt WM, Stevens-Lapsley JE. Outcomes before and after total knee arthroplasty compared to healthy adults. J Orthop Sports Phys Ther,2010,40(9):559-67.

[53] Catani F, Benedetti MG, Leardini A, et al. Functional evaluation of different TKR designs during stair climbing. In: International Society of Biomechanics 18th Congress;2002 July;Zurich,2001. 8-13.

[54] Catani F, Benedetti MG, De Felice R, et al. Mobile and fixed bearing total knee prosthesis functional comparison during stair climbing. Clin Biomech,2003,18(5):410-418.

[55] Banks SA, Markovich GD, Hodge WA. In vivo kinematics of cruciate-retaining and -substituting knee arthroplasties. J Arthroplasty, 1997,12(3):297-304.

[56] O'Connor JJ. Can muscle co-contraction protect knee ligaments after injury or repair? J Bone Joint Surg Br,1993,75(1):41-48.

[57] Dennis DA, Komistek RD, Colwell CE, et al. In vivo anteroposterior translation of total knee arthroplasty:a multicenter analysis. Clin Orthop Relat Res,1998,356:47-57.

[58] Dennis DA, Komistek RD, Mahfouz MR. Fluoroscopic analysis of fixed bearing total knee replacements. Clin Orthop Relat Res, 2003,410:114-130.

[59] Stiehl JB, Komistek RD, Dennis DA. A novel approach to knee kinematics. Am J Orthop, 2001,30(4):287-293.

[60] Stiehl JB, Komistek RD, Dennis DA, et al. Fluoroscopic analysis of kinematics after posterior-cruciate-retaining knee arthroplasty. J Bone Joint Surg Br,1995,77(6):884-889.

[61] Stiehl JB, Dennis DA, Komistek RD, et al. In vivo kinematics analysis of a mobile bearing total knee prosthesis. Clin Orthop Relat Res, 1997,345:60.

[62] Stiehl JB,Dennis DA,Komistek RD,et al. In vivo determination of condylar lift-off and screw-home in a mobile-bearing total knee arthroplasty. J Arthroplasty, 1999, 14 (3):293.

[63] Banks SA, Markovich GD, Hodge WA. The mechanics of knee replacements during gait.

In vivo fluoro-scopic analysis of two designs. Am J Knee Surg,1997,10(4):261-267.

[64] Fantozzi S,Benedetti MG,Leardini A,et al. Fluoroscopic and gait analysis of the functional performance in stair ascent of two total knee replacement designs. Gait Posture, 2003,17/3:246-256.

[65] Banks SA,Fregly BJ,Boniforti F,et al. Comparing in vivo kinematics of unicondylar and bi-unicondylar knee replacements. Knee Surg Sports Traumatol Arthrosc, 2005, 13(7): 551-556.

[66] Wang H,Dugan E,Frame J,et al. Gait analysis after bi-compartmental knee replacement. Clin Biomech,2009,24(9):751-754.

[67] Catani F,Ensini A,Belvedere C,et al. In vivo kine-matics and kinetics of a bi-cruciate substituting total knee arthroplasty: a combined fluoroscopic and gait analysis study. J Orthop Res,2009,27(12):1569-1575.

[68] Noble PC,Gordon MJ,Weiss JM,et al. Does total knee replacement restore normal knee function? Clin Orthop Relat Res,2005,431: 157-165.

[69] Sharkey PF,Hozack WJ,Rothman RH,et al. Insall award paper. Why are total knee arthroplasties failing today? Clin Orthop Relat Res,2002,404:7-13.

[70] Banks SA,Hodge WA. Implant design affects knee arthroplasty kinematics during stair stepping. Clin Orthop Relat Res,2004,426: 187-193.

第41章 运动员膝关节相关疾病的治疗

第1节 概述 ……………………… 652
第2节 膝关节韧带 ……………… 652
　韧带扭伤分类 ………………… 652
第3节 膝关节半月板和软骨损伤
　………………………………… 660
　一、半月板撕裂 ……………… 660
　二、膝关节骨软骨病变 ……… 661

第4节 运动员非典型膝关节疼痛
　………………………………… 663
　一、膝前疼痛 ………………… 663
　二、膝内侧疼痛 ……………… 665
　三、膝外侧疼痛 ……………… 666
第5节 总结 ……………………… 667
参考文献 ………………………… 668

第 41 章
运动员膝关节相关疾病的治疗

Maurilio Marcacci，S. Zaffagnini，G. M. Marcheggiani Muccioli，T. Bonanzinga，Giuseppe Filardo，D. Bruni，A. Benzi，A. Grassi

摘要 本文阐述了常见的运动相关膝关节损伤，详细描述了交叉韧带、侧副韧带与半月板软骨损伤的临床表现，以及具有诊断意义的体征、预防和治疗的方法。本章介绍了最新技术（如关节镜下半月板缝合、软骨支架和移植）和微创技术，为在合理恢复时间内获得最好的效果提供了指导。本章明确了诊断和治疗的关键点，可作为运动员膝关节相关疾病的简要指南。

关键词 膝前疼痛·运动员·交叉韧带损伤·脱位·膝关节·膝内外侧疼痛·内外侧副韧带损伤·半月板及软骨损伤·骨软骨损伤·骨软骨炎

第 1 节 概 述

随着专业运动员人数的增加，竞技运动节奏的加快与培养计划强度的不断加强，膝关节损伤患者的数量也在不断增加。尽快做出正确的诊断，以便选择膝关节内或周围最合适的治疗方法。

运动过程中会损伤部分结构，同时这些结构也会因超负荷受力或反复微创而退化。

本文将阐述膝关节最常见的病理原因，并对其临床表现、具有诊断意义的体征、预防和治疗方法进行简单描述，从而为读者提供一个快速有效的运动相关性膝关节损伤的诊断指南。

第 2 节 膝关节韧带

在竞技运动中，膝关节韧带损伤最常见[内侧副韧带（medial collateral ligament，MCL）]，也最重要[前交叉韧带（anterior cruciate ligament，ACL）]，并有潜在致残风险（多韧带）。早期诊断和治疗可以降低长期发病率，也能使运动员更快返回赛场。磁共振成像（magnetic resonance imaging，MRI）有助于诊断膝关节韧带损伤，但许多损伤仅凭病史和体格检查即可确诊，尤其是损伤后即刻检查膝关节（现场检查）。

韧带扭伤分类

根据韧带撕裂的程度和异常松弛度对

M. Marcacci (✉) · G. Filardo
Clinic of Orthopaedic and Sports Traumatology, Biomechanics Laboratory, Rizzoli Orthopaedic Institute, Bologna University, Bologna, Italy
e-mail: m.marcacci@biomec.ior.it

S. Zaffagnini · G. M. Marcheggiani Muccioli · T. Bonanzinga · D. Bruni · A. Benzi · A. Grassi
Sports Traumatolgy Department, Rizzoli Orthopaedic Institute, University of Bologna, Bologna, Italy

韧带扭伤进行分类。

Ⅰ度扭伤：轻微撕裂和出血引起韧带（副韧带）疼痛及压痛，但没有异常松弛。

Ⅱ度扭伤：韧带部分撕裂、部分功能丧失，可通过应力测试来确定，显示平移度轻微增高（3～5 mm），且有固定终点。

Ⅲ度扭伤：韧带完全撕裂。应力试验显示，相较对侧（正常）膝关节，患侧关节平移5 mm以上，且没有固定终点[1,2]。

（一）内侧副韧带损伤

MCL是膝关节中最容易损伤的韧带。只要运动范围完全恢复，则很少遗留长期后遗症。这些损伤可发生在韧带的任何部位[3]。

体格检查显示MCL压痛。患者可出现跛行和膝关节不能完全伸直。韧带有压痛，或在外翻压力试验中，韧带屈曲20°～30°时出现松弛。完全伸展评估韧带松弛度也很重要。完全伸展出现韧带松弛提示后内侧囊损伤并且较为严重，同时还需注意评估是否合并ACL和后交叉韧带（posterior cruciate ligament，PCL）损伤[4]。

X线片用于检查腓骨头撕脱骨折，以及排除相关的损伤或骨折。

如果难以完成体格检查或怀疑其他结构（后外侧角、ACL、PCL、半月板等）损伤，应行MRI检查（图7-41-1）。

单纯MCL损伤一般可愈合。但伴有股骨损伤的运动员膝关节僵硬的发病率较高。此外，MCL近端损伤比胫骨止点损伤愈合后更容易出现韧带松弛问题。

最新的研究结果表明，固定对损伤及恢复期韧带有不利影响，因此，不推荐对MCL扭伤进行固定。此外，无论损伤程度、年龄及活动水平如何，单纯MCL拉伤无须手术即可良好愈合。通常在Ⅱ、Ⅲ度损伤后，韧带可在延长状态下愈合，体格检查可发现遗留松弛，但这种松弛并不影响膝关节运动。

单纯Ⅲ度MCL扭伤在外翻应力下不稳定，需采用铰链式膝关节康复支具治疗

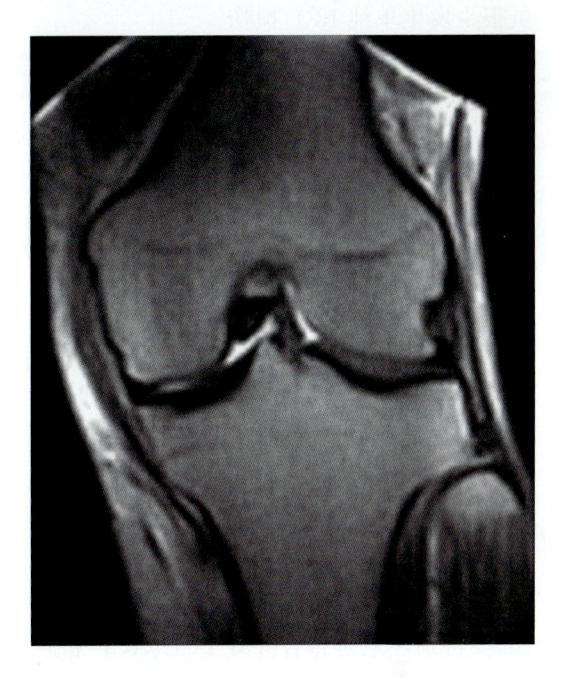

图7-41-1 磁共振成像显示27岁女性单纯左膝内侧副韧带损伤

4～6周。该方案可进行早期活动，并且消退炎症减少僵硬。最初可采用冰块冷敷。股四头肌和腘窝的等长收缩运动有助于防止失用性萎缩。低阻力的稳定单车训练有助于患者维持和恢复活动度。步行时可采用辅助设备（如支具），直到运动员可以完全伸展膝关节，没有伸肌滞后及跛行现象。

当韧带没有压痛，无外翻应力痛，外翻压力试验松弛度极低甚至为零，并且活动范围完全，强度良好、耐受力正常和功能充分时，可以恢复正常的体育运动。

相反，MCL撕裂合并ACL损伤的治疗仍存在争议。对于这些损伤，在ACL重建过程中，是否需要通过手术方式解决MCL损伤尚不明确[5]。这些问题将在ACL损伤章节中加以论述。

（二）外侧副韧带损伤

外侧副韧带损伤（lateral collateral ligament，LCL）损伤是最少见的膝关节韧带损伤，常伴随于其他韧带损伤。由于在运动中膝关节内侧不易直接受到冲击，因此，运动

员很少发生单纯 LCL 损伤。

在体格检查中,运动员可出现跛行,或由于某些慢性疾病使其在站立相存在向外成角。若合并关节腔积液,意味着关节囊损伤或相关半月板及软骨损伤。由于 LCL 位于关节外,单纯 LCL 损伤通常不会导致膝关节积液。"四字"体位(患者取坐位,一只脚放于对侧膝关节上)通过膝关节可触及此韧带。LCL 如同连接腓骨头和股骨外侧髁的一条紧绷系带。神经血管检查非常重要,由于腓总神经损伤常伴有 LCL 损伤,因此,在完全伸展状态下,膝关节屈曲时内翻压力的松弛度预计约为 30°。由于 LCL 损伤常伴随其他韧带损伤,因此,完整的膝关节韧带评估显得尤为重要,同任何膝关节损伤一样,要特别注意是否合并有 PCL、ACL 和后外侧角的损伤。

X 线片可用于诊断腓骨头撕脱骨折并排除与此相关的损伤或骨折。

如果难以完成体格检查或怀疑其他结构(后外侧角、ACL、PCL、半月板等)受损者,可行 MRI 检查以明确全部损伤。

单纯 LCL 撕裂的研究较少,且样本量有限。与对侧膝关节相比,外侧关节开口超过 10 mm 的严重伸直侧向不稳定意味着 ACL 和(或)PCL 损伤。单纯 LCL 损伤的非手术治疗效果良好。

同 MCL 的病变一样,不推荐采用固定 LCL 的治疗方法。此外,单纯低度 LCL 损伤采用非手术治疗愈合良好。不会发生单纯Ⅲ度损伤。联合 LCL 损伤需手术修复合并受损结构。修复不同的结构需采取不同的手术方法,最常见的是 ACL 与 LCL 联合损伤(通常为Ⅰ、Ⅱ度)或 PCL 与 LCL 联合损伤(通常为Ⅲ度)。第一种情况,笔者常规采取自体腘绳肌翻转 ACL 重建术联合关节外肌腱固定术[6]。治疗 PCL + LCL 损伤,笔者倾向于 LaPrade 等[7]的建议,采取单束自体 PCL 重建术联合同种异体后外侧角重建术。

治疗方法的选择取决于关节的稳定性。Ⅰ、Ⅱ度单纯 LCL 扭伤仅需对症治疗,佩带铰链型膝关节支具 4~6 周,膝关节可早期活动。低阻力静态单车训练有助于保持和恢复运动。运动员可使用辅助器具行走,直至能够完全伸展膝关节,无伸肌延迟现象和跛行。

非手术治疗后,如触诊韧带疼痛消失,或内翻应力下无疼痛,内翻应力试验中轻微或没有残留松弛,运动范围正常,肌力和耐力正常,并且功能均不受限,可以恢复活动。

(三)前交叉韧带损伤

ACL 是抵抗胫骨相对股骨前移的主要稳定装置,还可防止胫骨在股骨上的内旋及内、外翻。

ACL 是膝关节最容易损伤的韧带之一。

损伤后不同时间点的体格检查多有不同。急性期,膝关节肿胀严重,慢性 ACL 撕裂则不一定有膝关节积液。患者可出现跛行。Lachman 试验是 ACL 撕裂最简单和可重复性最好的检查方法。轴移试验(图 7-41-2)可明确诊断。与静态松弛试验(抽屉试验)[9]相比,该试验在评估动态不稳方面更为可靠[8],能更好地从临床角度描述膝关节松弛,尤其是旋转松弛。然而,急性损伤

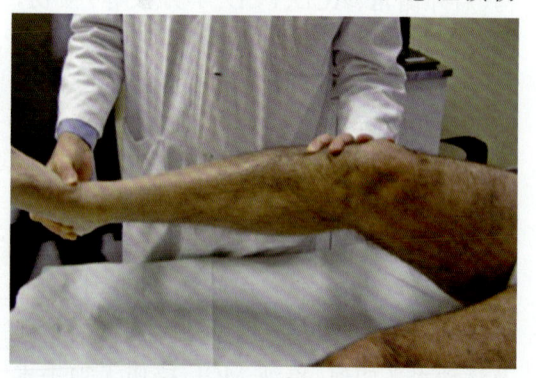

图 7-41-2 轴移试验(开始位置:膝关节伸直,小腿内旋并在腓骨小头一侧进行外翻加压,有前交叉韧带损伤的膝会出现胫骨半脱位;膝关节屈曲超过 30°,髂胫束通过膝关节旋转中心作用,减少股骨外侧髁相对胫骨平台外侧运动,常伴有"咔嗒"声)

患者常因剧烈疼痛而拒绝这项检查。

应常规拍摄 X 线片检查撕脱骨折，ACL 撕裂的第二特征为外侧囊撕脱骨折，胫骨外侧有撕脱小骨块。这是 ACL 撕裂的病理特征。

如果难以进行体格检查，或怀疑有关节内其他结构损伤，应在急性反应缓解后再行进一步的体格检查。另外，MRI 有助于确定损伤的严重程度。如果患者选择手术治疗，则不需 MRI 检查。MRI 可用于评估半月板的撕裂程度，并为不愿进行重建的患者记录骨挫伤程度（图 7-41-3）和关节软骨损伤情况。

事实上，外科医生可借助一些设备进行诊断，如采用关节仪测量胫骨前后位的平移或应力 X 线片量化测量力下的位移。未来将设计出一些新型设备用以量化松弛度，从而简化诊断和治疗流程[10]。

撕裂的 ACL 不愈合和 ACL 缺失可导致前部和旋转异常松弛，从而导致功能障碍。该损伤可发生于日常行为活动中，也可发生于体育活动中，如跑步（减速）、急停、跳跃，但有些没有功能不稳定。反复打软腿可能导致半月板撕裂并关节软骨损伤，从而导致创伤性关节炎。单纯 ACL 撕裂是否会引起关节退行性变仍存在争议。习惯性脱位和运动程度（高强度运动的持续时间）直接相关，但是许多患者可以在低活动应力情况下恢复运动。

预防方面存在争议。虽然一些外科医生确实在 ACL 重建后的不同时期采用功能性支具保护愈合中的 ACL 移植物，但预防性膝关节支具对于预防 ACL 损伤通常无效。本体感觉的再训练、肌肉强化和合适的技术都可预防膝关节韧带损伤。

应根据患者的职业、活动水平和期望值决定是否进行重建治疗。

久坐的患者和愿意尝试改变活动习惯的患者，可以考虑非手术治疗（详见康复章节）。

重建没有年龄禁忌[11,12]。传统的纵向研究表明，活跃的患者若 ACL 缺损则无法恢复正常的功能活动。通过评估患者生活方式和不稳定因素，并结合患者松弛度的临

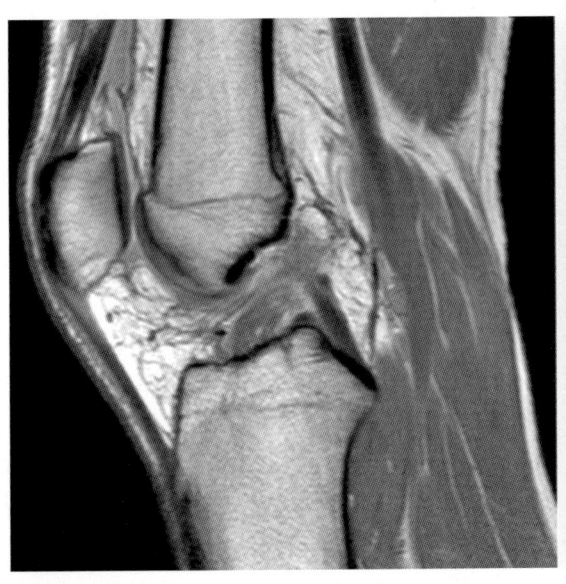

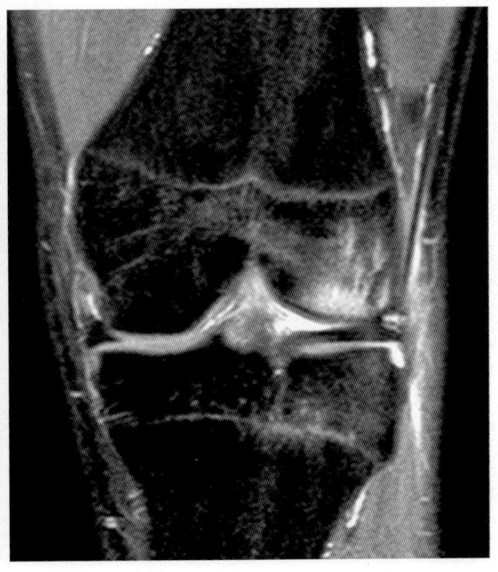

图 7-41-3　18 岁足球运动员左膝关节前交叉韧带损伤伴股骨髁侧方软骨下骨挫伤后 15 天的磁共振成像表现

床评估,确定膝关节 ACL 损伤重建的手术适应证。ACL 重建术的技术繁多,但都是采用其他部位的韧带(第 3 中央髌韧带或腘绳肌)或尸体供给的异体韧带或跟腱移植替代修复撕裂的 ACL(图 7-41-4)。

笔者使用的单束自体腘绳肌翻转 ACL 重建术加横向成形术的临床长期随访结果很好,没有出现关节退行性改变[6]。退行性骨关节病变仅出现于行内侧、外侧或联合半月板部分或次全切除的患者。这项技术非常简单、易行、微创,可作为 ACL 撕裂治疗的首选(图 7-41-5)。然而,应根据运动员的目标、期望值和伤残程度制订个体化治疗方案。

ACL 和 PCL 的联合损伤一般需重建 ACL,当损伤涉及后斜韧带(posterior oblique ligament,POL)和后内侧囊(posteromedial capsule,PMC)时,会出现胫骨前移增加,外旋不稳加重和外翻应力测试阳性。Warren 和 Marshall 的研究表明,这些结构(内侧半月板后角和半膜肌臂)在控制前内侧旋转不稳定方面发挥重要作用,是后内侧关节最重要的解剖结构[13,14]。

为了解这些结构可能病变并选择最佳的治疗方法,需在膝关节屈曲 30°和 90°时进行临床试验,以确定是否存在病理性 AP 胫骨移位、外展增多和旋转不稳定。如患者临床表现为微小关节松动,其旋转及外展不稳会导致某些功能不稳。

当膝关节几乎完全伸展时(屈曲 20°～30°),MCL 的直纤维处于紧绷状态,在屈曲度较大时,PMC 和斜韧带处于紧绷状态。Nielsen 等[15]证明,MCL 和 PMC 联合撕裂与临床上外翻及前内侧旋转不稳定有直接联系。

单纯 PMC 损伤并非不稳定的真正原因[16]。Hughston[17]报道了 68 例膝关节术中所见和体格检查,总结出前内侧旋转不稳定性(anteromedial rotational instability,AMRI)是由包括后斜韧带在内的内侧间隔韧带撕裂导致的。内侧半月板后角、POL 和半膜肌扩张之间的密切程度对于膝关节内侧的动态稳定至关重要。该复杂结构的任何损伤都可导致协调平衡丧失[18]。

确定 AMRI 的最重要姿势是膝关节内侧结构收紧时足外旋(约 15°)。如果与对侧相比,患侧胫骨内侧面过度前移,可认为患侧膝关节内侧组织拉伸。因此,对比双侧膝关节在相同位置上的松弛度作显得尤为重要。

对于 ACL 和 MCL 复合损伤,成功修复的关键是在 ACL 手术前 MCL 要完全愈合,这也是为何笔者更倾向采用佩戴支具 3 周,从而使患者在 MCL 痊愈期间可以负重并感觉更舒适。可定期摘下支具以评价 MCL 的愈合程度,并允许活动。如果 3 周后仍有松弛,则应佩戴功能性支具 2 周,进行康复锻炼以增加 ROM 并恢复肌力。如果遗留的松弛较严重,也可在 ACL 手术中完全解决和矫正。

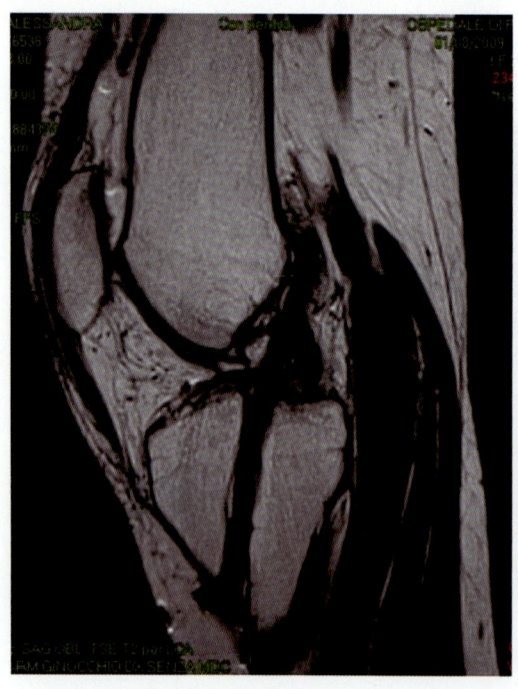

图 7-41-4 年轻女性排球运动员右膝关节双束同种异体(跟腱)前交叉韧带重建术后 5 年磁共振成像表现

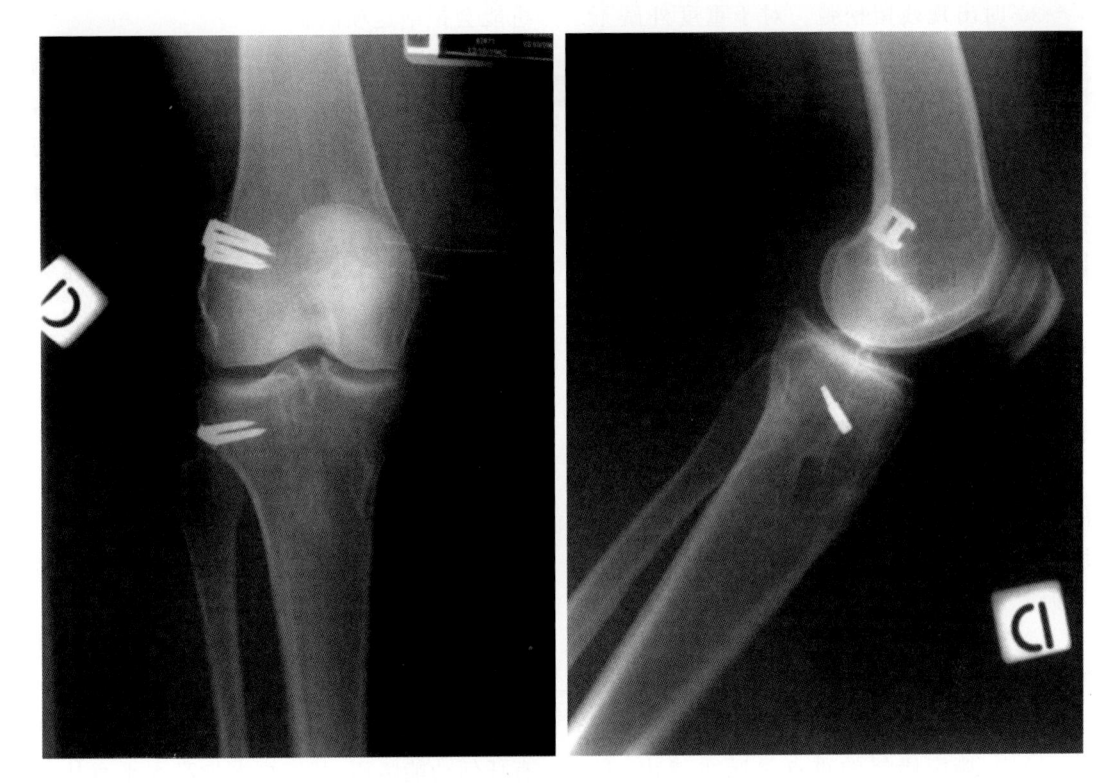

图 7-41-5　47 岁男性患者,右膝关节单束自体肌腱前交叉韧带重建伴侧方关节外成形术后 10 年 X 线片表现

对于 MCL 的各种修复手术,都要遵守这些基本规则。

首先,股骨内上髁的等距修复是关键点;其次,由于术后有屈肌挛缩的风险,外科医生必须注意后内侧囊的松紧,以避免其明显的前突或内缩。

(四)内侧损伤的手术入路

手术入路包括从内上髁远端延伸 6~8 cm 的内侧直切口,在 MCL 浅面后缘和 POL 的前缘之间切开缝匠肌筋膜,以及从内上髁延伸至内侧关节线下 6 cm、胫骨茎突内侧 2 cm 的内侧弧形切口,注意保护位于缝匠肌和股薄肌之间的隐神经的缝匠肌支。

对于 MCL 完全断裂的罕见病例,急性手术修复需要暴露 MCL 在胫骨的止点,牵开缝匠肌筋膜、缝匠肌和鹅足的其他结构。修复应遵循由深到浅,从后到前的顺序。如有必要还应修复 MCL 的浅束(它是保持韧带宽阔平坦的重要结构),在评估损伤定位后,选择缝合线、缝合锚、克氏针或螺钉进行修复。从骨上止点撕脱下来的组织需经缝合锚或骨通道重建止点。

内侧囊韧带的胫骨半月板薄弱部分撕裂常合并内侧半月板或其周围关节囊附着部撕裂。修复所有半月板周边附着部撕裂和外 1/3 半月板结构撕裂极其重要,需注意在内侧修复完成前,不要将半月板缝线打结。

如果内侧撕裂范围较广且修复不牢固,笔者倾向于增加其他程序进行加强和动态支持。内侧加强程序包括将半膜肌肌腱缝至后内侧角以加强 POL,将半膜肌缝至 MCL 的后部,前移股薄肌和缝匠肌,重建鹅足,前移股内侧肌(Hughston 术式)或应用 Bosworth 术式。

ACL 重建后,慢性前内侧膝关节不稳的手术治疗的重要手术适应证为在屈曲

0°～30°时出现残留松弛。对于重度外翻不稳定,除了后内侧囊和中内侧囊韧带,通常还需要紧缩 MCL。如果主要是板股韧带部分松弛,且板胫韧带部分完整,笔者通常向近端推进以紧缩内侧关节囊韧带。在半月板周围附件完整的情况下,如果主要为板胫韧带部分或关节囊的冠状韧带明显松弛,后内侧囊的远端推进可能更加困难。相比切除半月板,笔者更倾向将半月板后内侧附着与其后囊附着分离,然后向远端推进关节囊,将半月板缝至加强的关节囊[19,20]。

此外,对于年轻运动员,合并有可修复的半月板撕裂(与不可修复需切除的撕裂相反),修复半月板同时重建 ACL,可促进半月板愈合。

骨骼发育未成熟的运动员发生 ACL 撕裂,最初通常采用非手术治疗。如果康复后仍然存在功能不稳定,再考虑给予重建。

ACL 撕裂康复的重点是减少渗出,全方位恢复运动功能,练习并恢复肌肉控制和强度(尤其是腘绳肌),功能锻炼,佩戴支具和患者教育,包括避免涉及停止/急停/改变方向等高风险活动。

如全方位运动无疼痛,强度和耐力好,并功能完全良好,即可恢复运动。通常在 ACL 重建后 6～9 个月,或膝关节非手术治疗 3～6 个月后。

(五)后交叉韧带损伤

PCL 是膝关节中最大和最强健的韧带。可对抗胫骨相对于股骨的后移,并控制膝关节的过伸。尽管 PCL 撕裂占全部膝关节损伤的 3%～20%,但确切发病率尚不清楚。

体格检查主要是后抽屉试验,后者是诊断 PCL 撕裂的最简单、重复性最高、准确和敏感的指标。检查时,患者必须放松,因为股四头肌的收缩或痉挛可降低后垂,腘绳肌收缩可加重胫骨后垂,从而降低后抽屉试验的后移程度。反向轴移试验可验证是否有合并后外侧囊损伤,然而,患者的自我保护可能会拒绝这项试验。

后抽屉试验显示,过度后移(>10 mm)、有或无柔性终点,以及反向轴移试验阳性,可确诊Ⅲ度损伤。部分或单纯 PCL 损伤(Ⅰ度或Ⅱ度)定义为异常后松弛<10 mm;胫骨内旋可降低异常松弛;无>5°～10°的旋转异常松弛;无明显的内翻或外翻异常松弛。

如果无法进行体格检查或怀疑有其他关节内结构损伤,可行 MRI 检查确定所有损伤的程度。MRI 或计算机体层摄影(computed tomography,CT)可以发现无移位或轻度移位的胫后骨折。

目前 PCL 损伤的预防还存在争议。与其他膝关节损伤一样,适当的技术、力量和本体感觉训练有助于减少 PCL 损伤的发生率。

对于单纯 PCL 损伤,部分患者几乎没有任何功能障碍,甚至可参加高水平竞技运动,另一些患者却在日常生活中受到严重限制。研究人员发现,PCL 缺失患者经过 3～8 个月的功能适应性锻炼,在 15～20 年内功能良好。这段时期以后,会发现膝关节内侧和髌股室内出现退行性变。这一适应性功能改变和关节炎性改变的进展过程尚未得到证实。最近一项具有里程碑意义的研究证实,尽管有持续性异常松弛存在,但 90% 的单纯 PCL 损伤患者的临床功能不受影响。

单纯 PCL 撕裂采用非手术方式治疗,因为许多运动员都能很好耐受该损伤。Ⅲ度 PCL 撕裂可通过减少活动、修复或重建进行治疗。目前有许多 PCL 重建技术,但都基于从其他部位获取移植物(中央第 3 髌韧带或腘绳肌)或是从尸体供体获取移植物(中央第 3 髌韧带或腘绳肌)以替换撕裂的 PCL。由于 PCL 解剖结构复杂,手术重建很难恢复膝关节正常的松弛度,因此,很少有患者能恢复正常运动。移位性撕脱骨折常采用切开复位内固定治疗。

无疼痛、活动范围完全恢复,强度和耐力好(达到对侧股四头肌90%的水平),以及功能完全恢复,患者通常要在PCL重建后9~12个月和膝关节非手术治疗1~2个月后恢复运动。

(六)膝关节脱位和多韧带损伤

膝关节脱位和其他较轻的多韧带损伤约占所有膝关节韧带3级损伤的20%(参见"急性膝关节韧带损伤和膝关节脱位"章节)。除ACL-MCL联合损伤外,韧带联合损伤不超过膝关节韧带损伤的2%。常见的双韧带联合损伤包括 ACL-MCL、PCL-MCL、ACL-LCL、PCL-后外侧角、PCL-后外侧角、ACL-PCL。膝关节脱位常导致3条韧带撕裂(通常是2条交叉韧带和1条侧副韧带)。

每条韧带均需被彻底检查、评估:内翻和外翻应力试验用于评价侧副韧带,Lachman试验和轴移试验用于评估ACL,后抽屉试验用于评估PCL。Dial试验有助于评估后外侧角,过伸-反屈试验证实存在PCL-后外侧角复合伤。损伤后立即进行神经血管检查非常重要,20%~40%的膝关节脱位(最常见于膝关节后脱位)会出现腘动脉破裂,如果没有及时发现血管损伤,截肢率很高。

膝关节脱位的分类是基于胫骨相对于股骨的位置:前、后、内侧、外侧、旋转,特殊韧带损伤参照上述分级。

X线片用于排除相关的损伤和骨折。在急性期,行前后位、侧位和斜位X线检查。

MRI检查可评估膝关节内外的结构,有助于全面评估损伤程度(图7-41-6)。

血管造影有助于评价膝关节脱位的腘动脉情况。即使可触及搏动,仍有可能存在内膜撕裂,从而出现破坏血流的迟发反应。

膝关节脱位和多重韧带损伤的诊断需排除由于少见的先天性缺损、多种类型的脱位及机械(高速或低速)造成的损伤。如果血管损伤后8h未治疗,截肢率高达86%。无论治疗与否,相关神经损伤都预后不良。膝关节长期不稳定、运动障碍和关节炎的发展尚不清楚。多发韧带损伤患者的功能水平明显低于单发韧带损伤患者。

治疗选择包括佩戴支具和积极康复等非手术治疗。由经验丰富的骨科医生对所有或部分韧带进行适时的手术修复或重建,最有可能获得最佳效果(图7-41-7)。

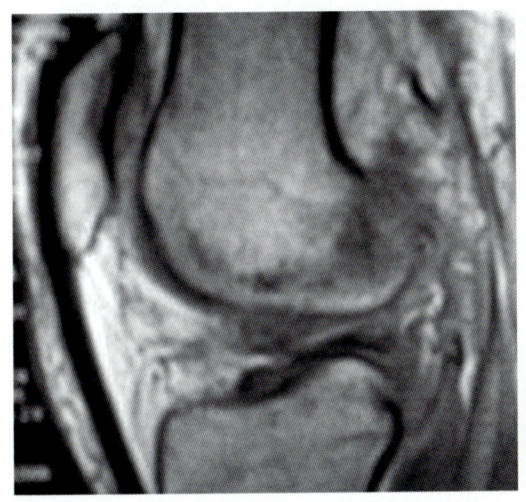

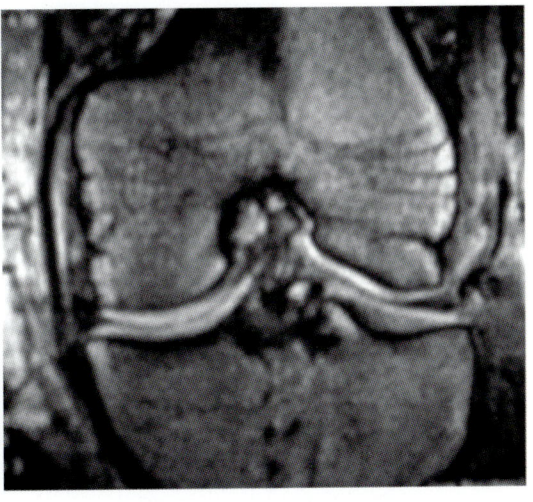

图 7-41-6 37岁男性,左膝关节多发韧带损伤的磁共振成像(前交叉韧带+后交叉韧带损伤)

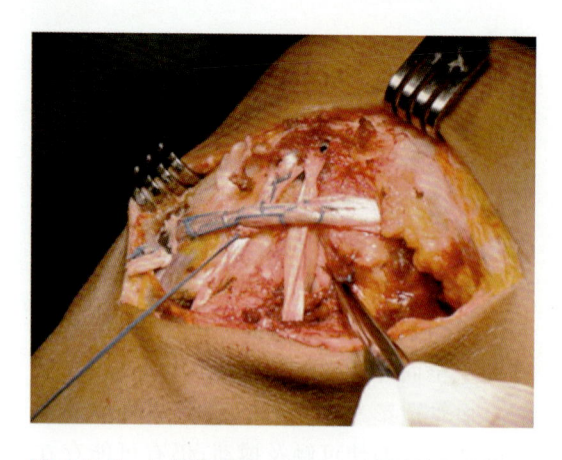

图 7-41-7 多韧带重建。显示 21 岁男性单束自体肌腱前交叉韧带重建加外侧关节外成形术及 LaPrade 后外侧角重建技术。后交叉韧带重建在关节镜同种异体单束技术后 6 个月前进行

难复位的膝关节脱位可归为外科急诊，对于涉及多条韧带的膝关节损伤或脱位，一般建议适时进行外科干预(修复或重建)，以恢复膝关节的稳定性并进行早期积极的康复治疗，从而尽可能恢复膝关节的运动和力量。此外，患者膝关节稳定性的增强可降低迟发性关节炎的风险。

无疼痛、可以全范围活动、强度和耐力好(达到对侧股四头肌 90% 的水平)，以及恢复全部的活动功能后，患者可以恢复运动。但上述标准应随损伤和相关损伤而改变。根据损伤或运动要求的不同，有些运动员发生膝关节脱位后可能再也无法重返赛场。涉及交叉韧带和侧副韧带的韧带联合损伤，通常重建交叉韧带后就可以重返运动场。后外侧角损伤则通常需要恢复 9~12 个月。

第3节 膝关节半月板和软骨损伤

一、半月板撕裂

急性半月板撕裂的患病率约为 61/10万。尸体研究表明，65 岁以上人群 60% 有退行性撕裂。研究表明，运动相关半月板损伤仅占运动损伤的 1/3。然而，足球和篮球运动员发生半月板病变的人数最多。男女比例为 2.5∶1.0。内侧半月板损伤比外侧更为常见(通常为 3 倍)，ACL 断裂是最常见的相关损伤。外侧半月板撕裂常伴随急性 ACL 损伤，内侧半月板损伤则常伴慢性 ACL 损伤。

关节线压痛，尤其是局限在后内侧或外侧关节线的压痛，是半月板撕裂最敏感的临床症状。过度屈曲通常会加剧，由于半月板和交叉韧带损伤之间高度相关，如果发现半月板病变，检查膝关节稳定性至关重要。

如今，MRI 已经成为半月板损伤最常用的诊断方法。MRI 是无创检查，且诊断撕裂的准确率高于 90%。

半月板损伤通常可自行愈合或不愈合但症状消失，常使患者生活方式发生改变。许多患者还会反复出现积液并偶尔发生关节绞锁和(或)疼痛。

众所周知，半月板切除术和退行性关节炎改变之间的关联，应首先尝试保留或修复半月板。可观察到稳定撕裂或削切可促进愈合，不稳定的撕裂可部分切除或修复，稳定撕裂是指非全层裂开，小的内缘撕裂，膝关节骨性关节炎的退行性撕裂，以及长度 < 10 mm 或移位 < 2~3 mm 的外周边缘撕裂。

关节镜下半月板修复技术包括由内向外、由外向内和所有内部修复技术。选择何种技术通常取决于外科医生的个人偏好。

自体纤维蛋白凝块、挫磨，以及较低程度的血管隧道和滑膜瓣都可用于促进半月板修复后的愈合。而那些不可修复或复杂的撕裂，需行半月板全切或次全切手术治疗的病例，可采用手术置换这些基本结构，包括半月板移植(图 7-41-8)[21] 和半月板支架(图 7-41-9)[22-24]。当前用于半月板移植的支架材料是胶原[22,23] 和聚亚氨酯[24]，可以

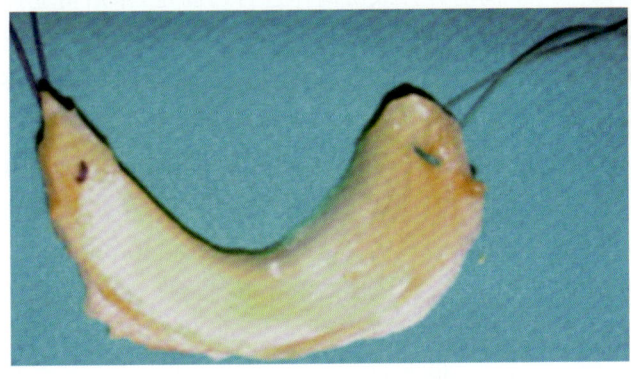

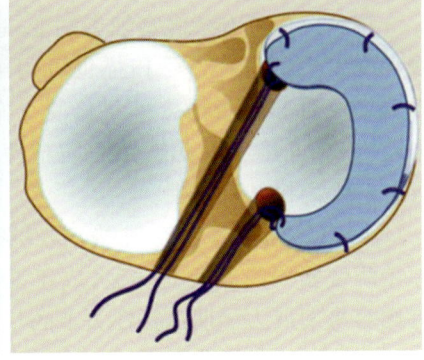

图 7-41-8　关节镜下内侧半月板同种异体移植（无骨质）的手术准备和示意图

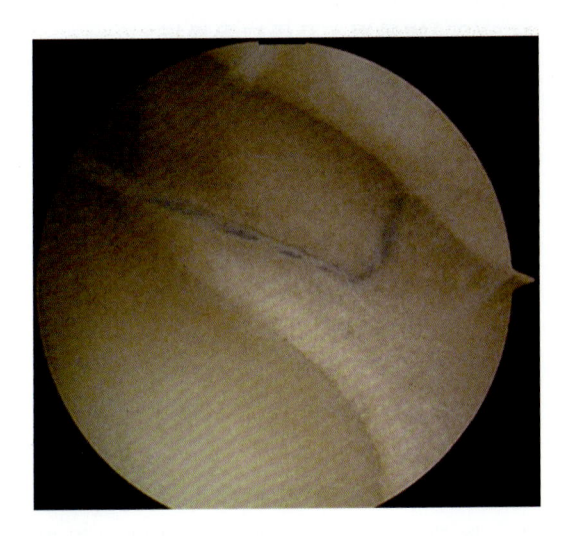

图 7-41-9　31岁男性左膝关节关节镜下显示外侧聚氨酯半月板支架全移植

治疗次-全半月板缺损。这些新材料均能应用于各种治疗技术中（切开或关节镜），但最基本的是在植入支架或同种异体移植物前，膝关节稳定且无下肢轴向偏差。

半月板切除术后应立即在支具辅助下完全伸直，开始可忍受的运动范围和负重训练。从直腿抬高和股四头肌开始强化训练。接下来的2个月，患者需逐步脱离支具，换上舒适的氯丁橡胶足套，进行缓慢、渐进的强化训练。

对于缝合或置换半月板的病例，完全伸展支具制动6周对膝关节也是损伤。术后第10天开始，每天去除支具4次，进行持续被动活动（continuous passive motion，CPM）。前2周不允许负重，需辅助拐杖。之后可逐步负重，但初始时患者通常会借助单杖。术后第2天可开始通过匀速训练增强肌肉力量。术后2周可以骑车锻炼，术后第4周开始弹力绳和等张训练，所有患者需进行6个月的康复方案，直至完全恢复日常活动。

在康复的最后阶段，运动员应该加强特定运动的功能强化。

二、膝关节骨软骨病变

（一）剥脱性骨软骨炎

这是一种不明原因的骨与关节软骨损伤，导致不同数量的软骨下骨与其覆盖的关节软骨分离。病变可能部分连接或成为游离体。骨软骨炎可发生在身体的其他关节，本节仅讨论包括股骨髁突剥脱性骨软骨炎（osteochondritis dissecans，OCD）在内的特定病例。

青少年OCD（juvenile OCD，JOCD）的发病高峰期是青春期早期，男性居多，比例达4∶1。在10岁以下儿童极为罕见。据报道双侧病变的发病率为20%～30%，成人OCD的确切发病率仍未知。

任何关节积液都应记录在案，偶尔可能触及游离体或缺损。股骨内侧髁髁间窝处有压痛。有些患者可能出现Wilson征阳性

(膝关节内旋、伸直出现疼痛,外旋缓解)。

核素成像可有效观察细微病变,也可记录病变发生的过程。骨扫描也可用于预测骨床的血管和是否适合外科修复。有证据表明 MRI 可显示覆盖软骨的完整性,用于评估病变的机械稳定性。

JOCD 患者(骨骺未成熟)很少发生与原始病变相关的远期并发症,成年 OCD 患者则容易发展为早期退行性关节病。

治疗方法包括非手术治疗与手术治疗。

非手术治疗措施包括使用拐杖 4~6 周,尤其是 JOCD。石膏、支具和长期避免承重并非常规疗法。一旦患者症状缓解便可弃用拐杖。有研究采用骨扫描随访病变直至愈合,而 X 线片通常只能用于排除是否合并有骨折分离等并发症。在恢复期需停止竞技类体育活动。随着病变的痊愈,只要患者没有症状,就可进行休闲骑行、游泳和低强度下肢力量训练等。

需要手术治疗的病例,多因为稳定病变的患者非手术治疗失败或因为病变部分脱落或形成游离体。手术适应证为:①患者非手术治疗时,骨折片分离或不稳定;②患者依从性较好且持续有症状;③核素检查有持续增高或恶化的核素反应;④患者骨骺基本闭合。

标准①及综合②、③、④标准均为绝对适应证。如果关节软骨完整,但没有修复活性,则应进行骨移植。如果关节软骨软化或不稳定,经扫描后有良好活性,应积极行刮除和基底准备、钻孔、植骨和内固定。如果软骨活性不足,植骨内固定的成功率则较低。如果部分分离或松动的骨碎片位于负重区,则应将其原位固定。如果负重区的碎片必须去除或者其他的外科手术方法失败,则需选择自体骨软骨移植或同种异体骨移植。在非负重区,可将碎片或游离体取出。

如果损伤部位稳定且仅行钻孔治疗,则该患者可进行承重耐受训练。如果部分分离的碎片或游离体进行内固定,术后可立即行全范围运动训练,但 1.5~3.0 个月内应避免承重。骨软骨自体移植或同种异体移植术后恢复时间大致相同。每 2 个月进行 1 次体格检查、X 线片和骨扫描,以随访愈合期的进展情况。游泳和自行车是恢复期很好的替代运动。需根据患者的年龄、碎片稳定性和之前的治疗情况,逐一判断能否恢复剧烈运动。

最近的研究结果表明,切除病变组织和自体软骨细胞移植(autologous chondrocyte implantation, ACI)效果良好。

(二)软骨损伤及骨软骨骨折

该损伤修复潜力有限,因此较为麻烦。当仅发生软骨损伤时,关节软骨因没有血供而阻碍修复反应。

骨软骨骨折主要发生于青少年。髌股关节发生率与复发性髌骨不稳密切相关。

患者常主诉扭转损伤或机械性髌股关节不稳。大多数患者会出现疼痛和积液。这些损伤与半月板和滑膜损伤相似。疼痛可以是局部或弥漫性的,还可能出现绞锁和捻发音。

如果仅软骨损伤,影像学表现一般正常。软骨损伤行 X 线检查可见骨组织损伤。前后位、侧位、屈曲负重及髌骨"日出"现象是确诊的必要依据。

MRI 可以检测到 3 mm 左右的软骨缺损。

软骨表层撕裂可通过活性软骨细胞形成新的基质而愈合。深层的软骨损伤或骨软骨骨折若不处理很难自愈。人体退行性改变的假说在动物模型中得到证实。

非手术治疗包括尝试减少承重、冷敷、抗炎药物,以及持续活动范围训练。若症状持续超过 4~6 个月,应考虑关节镜检查。游离的关节软骨块(小于关节面 25%)应该予以摘除。

修复方案如微骨折骨髓刺激法,可以促进组织修复,但主要是纤维软骨。与原来的透明软骨相比,纤维软骨的力学与功能特性降低,随着时间延长,临床效果逐渐退化[25]。镶嵌式成形术广泛应用于临床治疗并且长期效果良好,但一般仅用于小缺损,并且由于供区发病率,以及自体移植骨和相邻的健康软骨难以融合等问题而受到广泛关注[26,27]。

近年来,如 ACI 等再生技术,成为治疗软骨病变的备选方案。然而,良好的结果应同产生的手术和生物学问题数量进行权衡,需用标准的 ACI 方法观察这些问题。为解决上述问题,开发了第二代 ACI 技术。1998—1999 年,临床实践中引入了三维基质诱导的自体软骨细胞移植,中短期随访结果证实不同类型支架的疗效[28,29]。该三维支架的特点使关节镜手术技术得以发展,减少了患者发病率、手术时间、康复和开放手术相关的并发症[30]。这些技术可用于活跃的年轻人和高水平竞技运动员软骨病变的治疗。

骨软骨或大的软骨病变的治疗还存在很多问题,由于组织损伤会波及软骨下骨,涉及 2 种不同的、具有不同内在愈合能力的组织。在过去,只有骨软骨同种异体移植可治疗这种损伤(图 7-41-10)。

最近,新的组织工程学方法被提出,并据此开发出双相支架,可重现不同的生物学和功能要求以促进两组织的生长[31-33](图 7-41-11,图 7-41-12)。采用基质辅助技术将培养的软骨细胞种植在 Ⅰ/Ⅲ 型胶原膜上,获得同样好的结果。

患者恢复正常活动的时间同 OCD/JOCD。

第 4 节 运动员非典型膝关节疼痛

随着人口的老龄化和休闲运动的普及,运动员膝关节疼痛的罕见原因也越来越常见。包括 Hoffa 病、半膜肌肌腱病、鹅足综

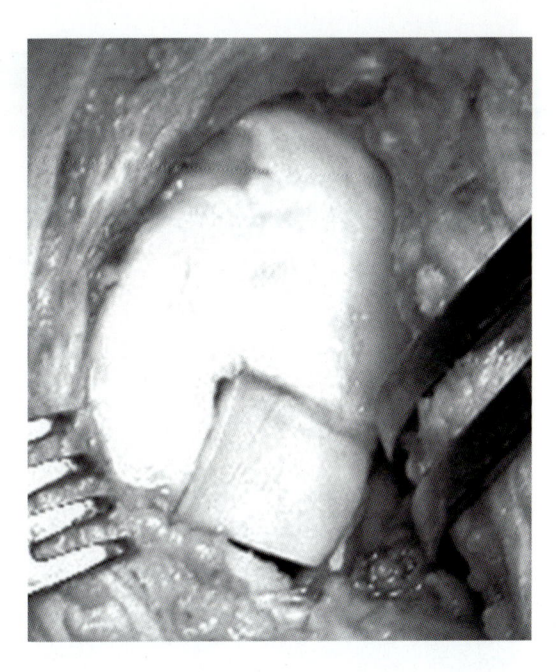

图 7-41-10 28 岁女性患者,采用同种异体骨软骨移植治疗髌骨软骨损伤

合征、胫骨副韧带滑囊炎、腘肌肌腱病、髂胫束综合征、腓肠豆综合征和近端胫腓关节不稳定。膝关节疼痛的其他罕见原因也必须排除,包括肿瘤(良性和恶性)、反射交感神经营养不良(灼痛)、股骨头坏死与感染,但超出了本节的范围。

在本章中所讨论的膝关节问题较为罕见,因此,缺乏这些病例真实发生率方面的数据支持,除少数情况外,大多数患者均为过度使用膝关节软组织造成损伤,但 X 线片表现正常。

一、膝前疼痛

(一)Hoffa 综合征

Hoffa 病也被称为髌下脂肪垫综合征、脂肪垫综合征和滑膜脂肪瘤病,特点是髌下脂肪垫肥大和炎症。该病变通常为直接创伤(膝前受到打击)或膝关节重复最大限度伸展/过伸反复损伤髌下脂肪垫造成。膝关节伸展时,脂肪垫夹在股骨髁和胫骨平台之

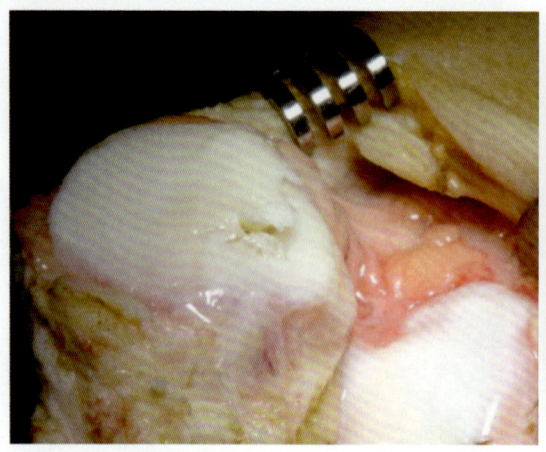

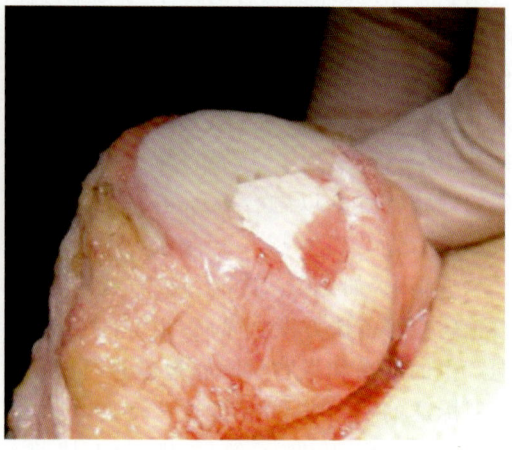

图 7-41-11　23 岁女性行双相支架（MaioRegen™）手术治疗前后大髌骨青少年剥脱性骨软骨炎

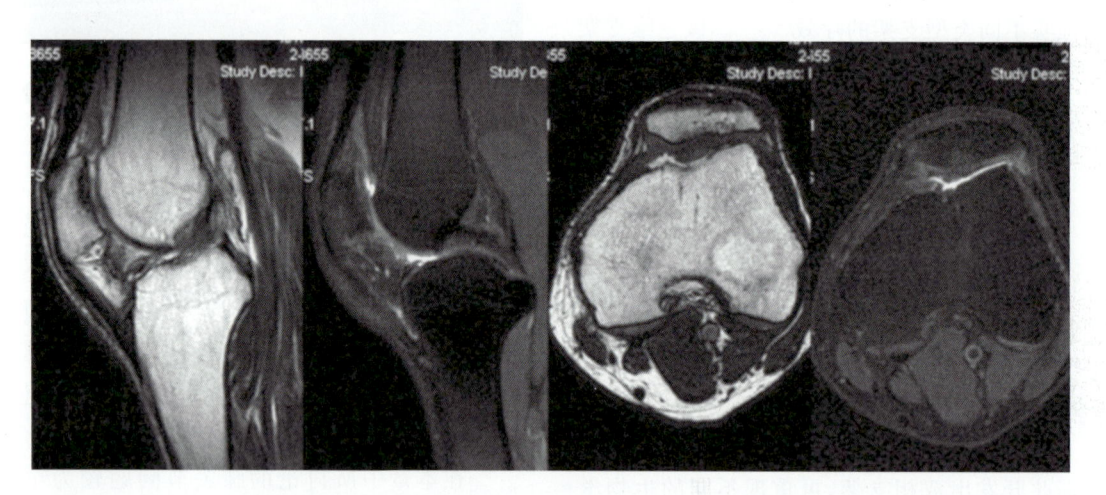

图 7-41-12　双相支架（MaioRegen™）治疗髌骨青少年剥脱性骨软骨炎，术后 1 年随访对照图（与图 7-41-11 为同一患者）

间受到压迫，导致膝前痛。该病变常见于跳跃和踢腿的运动。

没有特殊的病理学特征。大多数运动员髌骨下极以下出现疼痛，在体力活动或伸膝时加剧。

发炎的脂肪垫注射少量利多卡因，如可快速减轻疼痛，则可明确诊断。

增加鞋跟高度可减少或防止膝关节过伸，从而避免反复损伤脂肪垫。

非手术治疗 6 个月无效的病例需手术切除脂肪垫。

能否返回运动场取决于运动员的症状。足跟抬高可帮助运动员重返运动场并能预防脂肪垫进一步损伤。

(二)髌骨和股四头肌肌腱病

跳跃者膝是一种病因和发病机制不明，相当棘手的病变，其特征为股四头肌肌腱远端和髌腱发生微小的退行性断裂。常发生在髌骨下极的髌腱起点处[34]。这是运动员中一种常见的慢性病变，并会严重限制甚至结束其运动生涯。

这种疾病可见于多种体育项目的运动

员,特别是从事高冲击跳跃运动的优秀运动员[35]。跳跃者膝在高水平排球运动员的发病率为40%～50%,在优秀篮球运动员的发病率为35%～40%。在足球运动员、短跑选手和跳远选手中也有较高的发病率[34,36]。

髌骨肌腱病主要表现为膝关节前部小范围的局限性疼痛。这种膝前疼痛的肌腱病发病隐匿,特定活动后疼痛加剧。随着时间和活动的持续,疼痛加剧会限制其运动功能。最终,膝前疼痛可发展至日常活动中,甚至休息时也会出现。

触诊髌骨下极肌腱附着点是诊断髌腱病变的经典体格检查技术。MRI显示肌腱附件有一圆形或椭圆形高强度信号区。

非手术治疗包括减少肌腱负载、偏心强化锻炼、按摩治疗、冰敷等。外用酮洛芬是常用镇痛药物,但这种药物的临床疗效尚未评估。若存在扁平足和过度内翻应进行处理,可采用鞋矫形器。非手术治疗6个月无明显效果需行手术治疗。髌腱手术的效果多无法预测,开放手术恢复至伤前活动水平的中位时间是10个月,关节镜下髌腱切除术是6个月。

流行病学评估显示,疼痛和功能障碍的平均持续时间约为3年[36]。长期预后研究表明,持续15年的随访期中,53%运动员由于膝关节问题结束了自己的运动生涯[37]。

偏心训练可作为髌腱病变的有效治疗方法[38,39],但对复杂病例的效果不佳,应考虑手术治疗,但这也危及运动员的运动生涯。一些研究报道手术效果良好[40,41],但对主要治疗方案的研究不足,手术和非手术治疗的患者多不能完全恢复甚至难以恢复运动[36,42]。

2年前,笔者开始一项随机对照前瞻性试验性研究,对变性的肌腱区注射富血小板血浆(platelet rich plasma,PRP)与安慰剂非手术治疗的疗效,6个月后所有数据均有显著的统计学意义。统计分析表明,在疗程结束后和6个月随访期中,SF-36评估问卷中的所有参数均有明显改善。从基础评价到疗程结束和6个月随访(配对t检验,$P=0.011$)的EQ VAS结果对比显示均有统计学差异(配对t检验,$P<0.0005$)。采用Tegner评分评估每一种情况下的体育活动,从治疗前水平到6个月随访都显示有显著改善(Wilcoxon秩和检验,$P<0.0005$);大部分男性患者可恢复运动,分数较低但没有统计学差异。

笔者的初步研究临床结果令人鼓舞,这种方法可用于治疗跳跃者膝。初步的短期结果表明,在退变区域注射PRP可减轻疼痛,并能使大部分患者恢复至全韧带负荷的运动状态。然而,后期仍需要长期的随机对照研究来验证该治疗的可靠性,确定治疗标准和改进应用方法;目前评估这一新技术用于治疗跳跃者膝的研究正在进行中。

股四头肌肌腱病发病率远低于相对髌骨肌腱病,这可能因为股四头肌肌腱具有良好的强度、机械优势和血供丰富。股四头肌肌腱病患者主诉疼痛位于髌骨近极。疼痛通常不明显,往往与最近跳跃、攀登、踢腿或跑步的增加有关。

体格检查显示髌骨上级压痛,膝关节过度屈曲时存在抵抗感。

非手术治疗包括减少活动、抗炎药物治疗和物理治疗,对于绝大多数的患者而言,非手术治疗有效。一旦疼痛加剧,则应开始增强股四头肌强度和腘绳肌柔韧度的物理治疗。大多数患者2～3周内症状消失,很少需要手术。手术指证为非手术治疗3～6个月失败的肌腱病患者。

二、膝内侧疼痛

(一)半膜肌肌腱病

该病通常与其他过度使用膝关节疾病相关,主要是内侧半月板退行性撕裂或髌骨软骨软化症,但也可单独发病。最常见于中年耐力运动员单位肌肉组织反复负载或过度负载。非运动员常因代偿其他膝关节病变而发病。该病常见于长跑、三项、竞走运动员，或涉及屈腿、举重、攀爬等项目。

出现该症状的运动员常主诉膝关节后内侧角关节线下缘位置疼痛，在剧烈运动中或运动后加剧。该疼痛起病隐匿，若不治疗可持续进展。

体格检查可在膝关节略下一点的半膜肌后内侧角前部和后内侧肌腱在胫骨髁状突后中部的止点处触及压痛。在膝关节屈曲90°且小腿最大限度外旋时疼痛加剧。评估足内翻和髋前倾非常重要，因为这些都是诱发因素。

耐药的患者可在半膜肌肌腱鞘内注射皮质类固醇制剂进行治疗（皮质类固醇＋5ml 1% 利多卡因）。手术治疗的适应证为非手术治疗6个月无效的单纯肌腱病（与关节内因素无关）。

直到症状消失，运动员才可重回竞技场。这取决于肌腱病变的严重程度和持续时间。绝大多数患者非手术治疗6个月内会见效，许多患者1个月就能见效。

（二）鹅足综合征

该综合征包括鹅足肌肌腱病和滑囊炎。虽然其可见于任何级别的运动员（特别是涉及旋转、削切、跳跃和减速的运动），但在长跑运动员和刚开始训练的运动员中更常见。通常由过度摩擦或直接挫伤引起。加重因素包括不正确的训练方法（过度山地跑步、没有或不正确拉伸、最近大量增加里程及2次运动之间休息时间不足）、腘绳肌紧绷、膝外翻和小腿过度外旋。其常与老年人骨关节炎同时出现。

与关节炎无关的病例，X线片正常。

跑步者应减少里程，缩短步幅，增加和保持腘绳肌的柔韧性，训练间隙给予充足的休息。矫形器有助于改善跟行足或膝外翻。

除了上述的初步治疗外，滑囊内注射皮质类固醇制剂（皮质类固醇混合5~9ml 1% 利多卡因）有助于缓解滑囊炎。调节腘绳肌和股四头肌很重要，包括等距锻炼和伸展运动，症状允许的情况下可配合阻力锻炼。

症状消失后，运动员可返回赛场。过早的回归可导致复发，并最终导致慢性滑囊炎。

三、膝外侧疼痛

（一）腘肌肌腱病

该病可导致膝关节后外侧或外侧疼痛，特别是下坡跑和足部极度内翻时。该病变是过度使用腘肌导致的，腘肌的功能是减速和内部旋转胫骨。因此，该病常见于下坡走或奔跑，在斜坡上跑步，以及足部过度内翻导致胫骨外旋的人群。

这类运动员通常外侧或后外侧膝关节疼痛多隐匿发作，没有急性损伤史。疼痛主要发生在膝关节屈曲负重15°和30°或步态摆动期的早期。一旦疼痛加剧，运动员会在奔跑至特定距离后突然发病，迫使其停止跑动，常会有近期训练计划或地形突然改变的病史。

急性病例的治疗应首先从相对静止、冰敷、非甾体抗炎药开始。肌肉调节，包括腘绳肌和股四头肌拉伸和加强也很重要。改善训练技术，如上坡跑、改变跑道路边缘或轨道方向同样有效。矫形术有助于矫正足部过度内翻。迁延性病例可在腱鞘周组织注射皮质类固醇制剂（皮质类固醇混合3ml 1% 利多卡因），注意不要注入腘肌肌腱和外侧副韧带内。

症状通常10~14天缓解，患者可逐渐开始恢复跑动。严重者可能需要6周才能恢复。

（二）髂胫束综合征

该病是髂胫束和股骨外侧髁上嵴之间过度摩擦引起的一种过度使用损伤（肌腱病或滑囊炎）。它常发生在长跑运动员、自行车运动员和其他涉及膝关节反复屈曲活动的运动员。训练方式错误、强度、时间和（或）频率突然变化是诱发该综合征的主要原因。该病也同许多解剖因素相关。

体格检查可发现患者外上髁距外侧关节线近端2～3 cm处有压痛,偶有软组织肿胀和捻发音。Noble压力试验[43]和单腿站立膝关节屈曲试验可诱发疼痛。导致该综合征的解剖因素包括髂胫束过紧、足部过度内翻、膝内翻、股骨外上髁异常突出和胫骨内部扭转。Ober试验[43]可评估髂胫束过紧。通常没有膝关节积液和腘肌肌腱压痛。

急性髂胫带综合征的治疗包括在前文中提到的初始治疗方案,而皮质类固醇制剂滑囊内注射(皮质类固醇混合3～5 ml 1%利多卡因)兼具诊断和治疗意义。若患者髂胫束过紧必须加强后期康复计划。

若非手术治疗不能解决疼痛,则需手术治疗。术前应非手术治疗3个月,但大多数患者症状超过9个月才需手术,因此,术前需非手术治疗最少3个月。即便如此,对于想要恢复运动或活动的高运动量患者最好采取非手术治疗。该手术适应证较少,髂胫束综合征最常见的术式是髂胫束后部切除术,如果需要,可切除至外膜囊边缘。手术时,保持膝关节30°屈曲,限制性切除覆盖在股骨外上髁的髂胫束后部小三角形或椭圆形部分。可酌情切除滑囊[42]。

回归运动场。大多数运动员非手术治疗有效,并无疼痛时可恢复运动。

(三)腓肠豆综合征

该病是由腓肠豆炎症引起的膝关节后外侧疼痛。常发生在青春期后期,也见于老年患者。对于病因目前存在几种理论:关节面粗糙、籽骨刺激肌腱,以及它们引发的滑膜刺激。可能的病因还包括直接创伤、过度使用综合征/重复微创伤和腓肠豆关节炎病变。腓肠肌外侧头过度活动,尤其膝关节屈曲的开始阶段,小腿未完全伸展前突然过度外旋可诱发该综合征。

患者通常有腓肠豆局限性压痛。疼痛可在膝盖伸直或稍屈曲时横向移动腓肠豆时发生。

治疗包括前文所述,而对于顽固病例可注射皮质激素制剂(1%利多卡因3～5 ml混合1 ml糖皮质激素)。非手术治疗仍至少持续6个月方可考虑手术切除。然而大多数患者确实需要手术切除。

症状消失后运动员可以返回运动场,手术治疗患者通常为术后6个月。

(四)近端胫腓关节不稳定

前外侧脱位是近端胫腓关节脱位最常见的类型,约90%的患者发生前外侧脱位,好发于运动员。近端胫腓关节外侧不稳定常见的原因为跌倒时,下肢屈曲内收,踝关节旋转。该病在足球、橄榄球、跳远、摔跤、体操、篮球、喷气式滑水、骑马、滑雪(水和雪)、橄榄球、棒球、柔道和排球等多种运动项目中均有报道。

体格检查发现膝关节外侧的肿块或突起通常位于胫骨平台下方。通常有压痛,在腓骨近端有轻度肿胀和少量瘀斑。

正位X线片显示腓骨头侧向移位,近端骨间隙变宽。

治疗方法包括脱位的闭合复位(膝关节过度屈曲时进行)。因为这是内在稳定关节,无须固定和支撑。采用相对缓慢的运动、跑步和下蹲,以及冰敷和非甾体抗炎药有利于复位早期的恢复。加强腘绳肌(股二头肌)训练有助于减少复发性脱位的可能性。复发性腓骨近端脱位需行重建手术治疗。

运动员症状消失后可返回运动场,这通常在减少运动后的1～2周。

第5节 总 结

笔者分析了治疗运动员时可能遇到的多种病症。准确诊断是合理治疗的基础。很明显,部分病变可引起膝关节症状,只有准确的病史、体格检查和 MRI 才能帮助骨科医生进行正确治疗。

参考文献

[1] Hughston JC, Andrews JR, Cross MJ, et al. Classification of knee ligament instabilities. Part Ⅰ. The medial compartment and cruciate ligaments. J Bone Joint Surg Am, 1976, 58(2):159-172.

[2] Hughston JC, Andrews JR, Cross MJ, et al. Classification of knee ligament instabilities. Part Ⅱ. The lateral compartment. J Bone Joint Surg Am, 1976, 58(2):173-179.

[3] Chen L, Kim PD, Ahmad CS, Levine WN. Medial collateral ligament injuries of the knee: current treatment concepts. Curr Rev Musculoskelet Med, 2008, 1(2):108-113.

[4] Marcacci M, Zaffagnini S. Anteromedial knee instability. In: Volpi P, editor. Football traumatology. Current concepts: from prevention to treatment. Milan: Springer, 2006:217-230.

[5] Zaffagnini S, Bignozzi S, Martelli S, et al. Does ACL reconstruction restore knee stability in combined lesions? an in vivo study. Clin Orthop Relat Res, 2007, 454:95-99.

[6] Marcacci M, Zaffagnini S, Giordano G, et al. Anterior cruciate ligament reconstruction associated with extra-articular tenodesis: a prospective clinical and radiographic evaluation with 10-to 13-year follow-up. Am J Sports Med, 2009, 37(4):707-714.

[7] LaPrade RF, Johansen S, Agel J, et al. J Bone Joint Surg Am, 2010, 92:16-22.

[8] Lopomo N, Zaffagnini S, Bignozzi S, et al. Pivot-shift test: analysis and quantification of knee laxity parameters using a navigation system. J Orthop Res, 2010, 28(2):164-169.

[9] Bignozzi S, Zaffagnini S, Lopomo N, et al. Clinical relevance of static and dynamic tests after anatomical double-bundle ACL reconstruction. Knee Surg Sports Traumatol Arthrosc, 2010, 18(1):37-42.

[10] Zaffagnini S, Klos TVS, Bignozzi S. Computer-assisted anterior cruciate ligament reconstruction: an evidence-based approach of the first 15 years. Arthros-copy, 2010, 26:546-554.

[11] Novak PJ, Bach Jr BR, Hager CA. Clinical and functional outcome of anterior cruciate ligament reconstruction in the recreational athlete over the age of 35. Am J Knee Surg, 1996, 9(3):111-116.

[12] Plancher KD, Steadman JR, Briggs KK, et al. Reconstruction of the anterior cruciate ligament in patients who are at least forty years old. A long-term follow-up and outcome study. J Bone Joint Surg Am, 1998, 80(2):184-197.

[13] Warren LA, Marshall JL, Girgis F. The prime static stabilizer of the medical side of the knee. J Bone Joint Surg Am, 1974, 56(4):665-674.

[14] Warren LF, Marshall JL. The supporting structures and layers on the medial side of the knee: an anatomical analysis. J Bone Joint Surg Am, 1979, 61(1):56-62.

[15] Nielsen S, Rasmussen O, Ovesen J, et al. Rotatory instability of cadaver knees after transection of collateral ligaments and capsule. Arch Orthop Trauma Surg, 1984, 103(3):165-169.

[16] Haimes JL, Wroble RR, Grood ES, et al. Role of the medial structures in the intact and anterior cruciate ligament-deficient knee. Limits of motion in the human knee. Am J Sports Med, 1994, 22(3):402-409.

[17] Hughston JC. The importance of the posterior oblique ligament in repairs of acute tears of the medial ligaments in knees with and without an associated rupture of the anterior cruciate ligament. J Bone Joint Surg Am, 1994, 76(9):1328-1344.

[18] Sims WF, Jacobson KE. The posteromedial corner of the knee: medial-sided injury patterns revisited. Am J Sports Med, 2004, 32(2):337-345.

[19] Hughston JC. A surgical approach to the medial and posterior ligaments of the knee. Clin Orthop Relat Res,1973,91:29-33.

[20] Hughston JC,Barrett GR. Acute anteromedial rotatory instability. Long-term results of surgical repair. J Bone Joint Surg Am,1983, 65(2):145-153.

[21] Marcacci M,Zaffagnini S,Marcheggiani Muccioli GM,et al. Meniscal allograft transplantation without bone plugs:a 3-year minimum follow-up study. Am J Sports Med,2012,40 (2):395-403.

[22] Zaffagnini S,Marcheggiani Muccioli GM,Lopomo N, et al. Prospective long-term outcomes of the medial collagen meniscus implant versus partial medial meniscectomy:a minimum 10-year follow-up study. Am J Sports Med,2011,39(5):977-985.

[23] Zaffagnini S, Marcheggiani Muccioli GM, Grassi A, et al. Arthroscopic lateral collagen meniscus implant in a professional soccer player. Knee Surg Sports Traumatol Arthrosc,2011,19(10):1740-1743.

[24] Kon E,Filardo G,Zaffagnini S,et al. Biodegradable polyurethane meniscal scaffold for isolated partial lesions or as combined procedure for knees with multiple comorbidities: clinical results at 2 years. Knee Surg Sports Traumatol Arthrosc, 2012 Dec 6. [Epub ahead of print].

[25] Kon E,Gobbi A,Filardo G,et al. Arthroscopic second-generation autologous chondrocyte implantation compared with microfracture for chondral lesions of the knee:prospective nonrandomized study at 5 years. Am J Sports Med,2009,37(1):33-41.

[26] Marcacci M,Kon E,Delcogliano M,et al. Arthroscopic autologous osteochondral grafting for cartilage defects of the knee: prospective study results at a minimum 7-year follow-up. Am J Sports Med,2007,35(12):2014-2021.

[27] Marcacci M,Kon E,Zaffagnini S,et al. Multiple osteochondral arthroscopic grafting (mosaicplasty) for cartilage defects of the knee: prospective study results at 2-year follow-up. Arthroscopy,2005,21(4):462-470.

[28] Kon E,Delcogliano M,Filardo G,et al. Second generation issues in cartilage repair. Sports Med Arthrosc,2008,16(4):221-229.

[29] Marcacci M,Kon E,Zaffagnini S,et al. Arthroscopic second generation autologous chondrocyte implantation. Knee Surg Sports Traumatol Arthrosc,2007,15(5):610-619.

[30] Marcacci M,Zaffagnini S,Kon E,et al. Arthroscopic autologous chondrocyte transplantation:technical note. Knee Surg Sports Traumatol Arthrosc,2002,10(3):154-159.

[31] Kon E,Delcogliano M,Filardo G,et al. Novel nano-composite multi-layered biomaterial for the treatment of multifocal degenerative cartilage lesions. Knee Surg Sports Traumatol Arthrosc,2009,17:1312-1315.

[32] Kon E,Delcogliano M,Filardo G,et al. Orderly osteochondral regeneration in a sheep model using a novel nano-composite multilayered biomaterial. J Orthop Res,2010,28(1): 116-124.

[33] Bentley G,Biant L,Vijayan S,et al. Minimum ten-year results of a prospective randomised study of autologous chondrocyte transplantation versus mosaicplasty for symptomatic articular cartilage lesions of the knee. J Bone Joint Surg Br,2012,94(4):504-509

[34] Bahr R,Fossan B,Loken S,et al. Surgical treatment compared with eccentric training for patellar tendinopathy (Jumper's knee). A randomized,controlled trial. J Bone Joint Surg Am,2006,88(8):1689-1698.

[35] Gisslen K,Alfredson H. Neovascularisation and pain in jumper's knee:a prospective clinical and sonographic study in elite junior volleyball players. Br J Sports Med, 2005, 39 (7):423-428;discussion 423-428.

[36] Almekinders LC,Temple JD. Etiology,diagnosis,and treatment of tendonitis:an analysis of the literature. Med Sci Sports Exerc,1998, 30(8):1183-1190.

[37] Kettunen JA,Kvist M,Alanen E,et al. Long-

term prognosis for jumper's knee in male athletes. A prospective follow-up study. Am J Sports Med,2002,30(5):689-692.

[38] Purdam CR,Jonsson P,Alfredson H,et al. A pilot study of the eccentric decline squat in the management of painful chronic patellar tendinopathy. Br J Sports Med,2004,38(4): 395-397.

[39] Young MA,Cook JL,Purdam CR,et al. Eccentric decline squat protocol offers superior results at 12 months compared with traditional eccentric protocol for patellar tendinopathy in volleyball players. Br J Sports Med, 2005,39(2):102-105.

[40] Karlsson J,Lundin O,Lossing IW,et al. Partial rupture of the patellar ligament. Results after operative treatment. Am J Sports Med, 1991,19(4):403-408.

[41] Raatikainen T,Karpakka J,Puranen J,et al. Operative treatment of partial rupture of the patellar ligament. A study of 138 cases. Int J Sports Med,1994,15(1):46-49.

[42] Cook JL, Kiss ZS, Khan KM, et al. Anthropometry, physical performance, and ultrasound patellar tendon abnormality in elite junior bas-ketball players: a cross-sectional study. Br J Sports Med, 2004, 38 (2): 206-209.

[43] Buckup K. Clinical tests for the musculoskeletal system: examination, signs, phenomena. 2nd ed. New York,Thieme,2008.

[44] Drogset JO,Rossvoll 1,Grontvedt T. Surgical treatment of iliotibial band friction syndrome. A retrospective study of 45 patients. Scand J Med Sci Sports,1999,9(5):296-298.

第 42 章　膝关节评分系统

第 1 节　概述 …………………… 672
第 2 节　Kujala 髌股评分(AKPS)
　　　　 …………………………… 673
第 3 节　Western Ontario 和 McMaster 骨关节炎指数(WOMAC)
　　　　 …………………………… 673
第 4 节　健康状况问卷 SF-36 量表
　　　　 …………………………… 675
第 5 节　膝关节损伤与骨关节炎评分(KOOS) ………………… 676
第 6 节　Lysholm 膝关节功能评分量表 …………………………… 676
第 7 节　Cincinnati 膝关节评分系统
　　　　 …………………………… 678
第 8 节　国际膝关节文献委员会膝关节主观评分表(IKDC) … 678
第 9 节　Tegner 活动指数量表 …… 679
第 10 节　特种外科医院(HSS)评分
　　　　 …………………………… 680
第 11 节　美国膝关节协会评分(AKSS) ………………… 681
第 12 节　牛津大学 12 项膝关节评分(OKS) ………………… 681
第 13 节　临床评分系统的使用 …… 681
第 14 节　笔者的临床经验 ……… 682
　　一、Pion 评分 ……………… 682
　　二、综合评分 ……………… 683
第 15 节　总结 …………………… 684
参考文献 ………………………… 684

第 42 章
膝关节评分系统

Elizaveta Kon, Giulio Altadonna, Giuseppe Filardo, Berardo Di Matteo, Maurilio Marcacci

摘要 无论是非手术还是手术，膝关节治疗后评估临床结果对骨科医生来说都是至关重要的。由于每种矫形治疗的目的都是重建功能状态，因此，评估临床结果不仅需要参考客观发现，还需考虑患者的意见及其对治疗后功能康复趋势的自我评价。为此，多年来人们开发了多种评估工具，其中一些较为通用，另外一些则与特定疾病相关。本章分析了临床实践中最常用的膝关节评分系统的特点，试图根据外科医生的需要和特定病情，重点探讨如何正确使用这些评分系统。笔者主要关注以下评分系统：美国膝关节协会评分（American Knee Society Score, AKSS）、Cincinnati 膝关节评分系统（Cincinnati Knee Rating System）、特种外科医院（Hospital for Special Surgery, HSS）评分、国际膝关节文献委员会膝关节主观评分表（International Knee Documentation Committee Subjective Knee Evaluation Form, IKDC-subjective）、膝关节损伤与骨关节炎评分（Knee Injury and Osteoarthritis Outcome Score, KOOS）、Kujala 髌股评分［膝前疼痛量表（Anterior Knee Pain Scale, AKPS）］、Lysholm 膝关节功能评分量表、牛津大学 12 项膝关节评分（Oxford-12 Knee Score, OKS）、SF-36、Western Ontario 及 McMaste 骨关节指数（Western Ontario and McMaster OA index, WOMAC）和 Tegner 活动指数量表。正确认识这些工具有助于临床及科学研究，外科医生可采用这些工具更好地对患者随访评估，也可比较临床试验的结果。

关键词 美国膝关节协会评分·Cincinnati 膝关节评分系统·特种外科医院评分·国际膝关节文献委员会膝关节主观评分表·膝关节·膝关节损伤与骨关节炎评分-Kujala·Lysholm 膝关节功能评分量表·综合评分·牛津大学 12 项膝关节评分·Pion 评分·评分系统·健康状况问卷 SF-36 量表·Tegner 活动指数量表·Western Ontario 和 McMaste 骨关节指数

第 1 节 概 述

膝关节损伤是骨科医生及运动医学科医生最常面对的疾病之一。单个关节可受到各种病理学因素的影响，从韧带损伤到软骨缺损等。因此，这是一个基础和临床研究紧密结合的领域,有必要准确评估膝关节损伤时,以及非手术治疗或手术治疗后的状态。因此,人们日益关注临床评分系统的制订,以便更好地解释客观结果,为临床医生评估疗效提供合适的工具。

膝关节评分系统由从前基于临床医生的评估结果逐渐发展为患者报告的结果。尽管如何高效评估膝关节状态是人们关注评分系统的主要原因之一,但也必须考虑患者对治疗后的健康情况和对预期疗效的关注,以及健康保险公司对优化评估膝关节损伤及恢复所需成本的关注[1]。

患者的感知比单纯的手术结果更重要,这些结果评估工具以患者为导向[2],加强了患者感知的重要性。一些研究表明,患者的满意度与主观状态和功能结果的评分密切相关[3]。相反,有些临床医生对于患者报告的有效性持怀疑态度,认为其主观性这类评分的不足,特别是与更为客观的医生所述结果相比[4,5];即便如此,新的研究结果表明,这些临床评分通常优于上述临床"客观"判定指标[6-10]。

本章将详细讨论临床研究中膝关节治疗相关的评分系统,帮助骨科医生根据具体治疗选择最准确的评估工具。

第 2 节　Kujala 髌股评分（AKPS）

AKPS 适用于评估日常活跃患者的髌股关节疾病。髌股关节疼痛由于其复杂的解剖和生物力学特点,对骨科医生具有挑战性。为处理这种特殊的疾病并了解治疗效果,建立了髌股评分系统,包含 13 项自我报告问卷[11]（图 7-42-1）,侧重于诱发膝前疼痛综合征的 6 种活动的主观评价。这些活动包括走路、跑步、跳跃、爬楼（分别检查上楼和下楼时的疼痛）、下蹲和长时间屈膝坐。该量表还有助于了解重要症状和持续时间,如跛行、患肢不能承重、肿胀、髌骨运动轨迹异常、肌肉萎缩与关节活动受限,这些都会导致膝关节功能和生活质量全面下降。最高评分为 100 分,评分越低,患者疼痛/功能障碍级别越高。该评分系统是层级结构,有固定的分类,如"无困难-功能障碍"及"无疼痛-剧烈疼痛"。该评分很简单,几分钟就能完成测试,是一项便利的评价工具[12]。但常见问题是该问卷未对"下跪"这一活动设置问题。这一活动与问卷中的"下蹲"不一样,事实上,下跪往往会造成膝前疼痛,下跪困难有助于更好地理解髌股关节病理改变[13]。此外,Kujala 评分不能区分单发髌股脱位和复发性脱位[14],并且与视觉模拟评分法的平均或最严重疼痛强度也无关联[16]。

多位学者证实了该量表的有效性[11,15],采用 AKPS 在不同评估中,7 分[16]、10 分[12]和 14 分[17]的临床相关差异最小。

第 3 节　Western Ontario 和 McMaster 骨关节炎指数（WOMAC）

WOMAC 是一种经常使用的调查问卷,可评估疼痛（5 个问题）、僵硬（2 个问题）和身体功能（17 个问题）,适用于髋关节和膝关节 OA[18-20],以及行全膝关节置换术的患者。完成这个表格需要 5～10 min,包含 24 个项目,评分系统根据 5 分制或经典视觉模拟评分法制订。各分量表的分数分布如下:疼痛 20 分、僵硬 8 分、身体功能 68 分。3 个分量表的分数总和,正常情况最高 100 分（图 7-42-2）。由于其敏感性和有效性,WOMAC 量表特别用于评估髋关节或膝关节骨关节炎[21-23],成为下肢最常用的结果评估工具[24]。该表有严格的验证程序,并且大量文献报道 WOMAC 评估的临床结

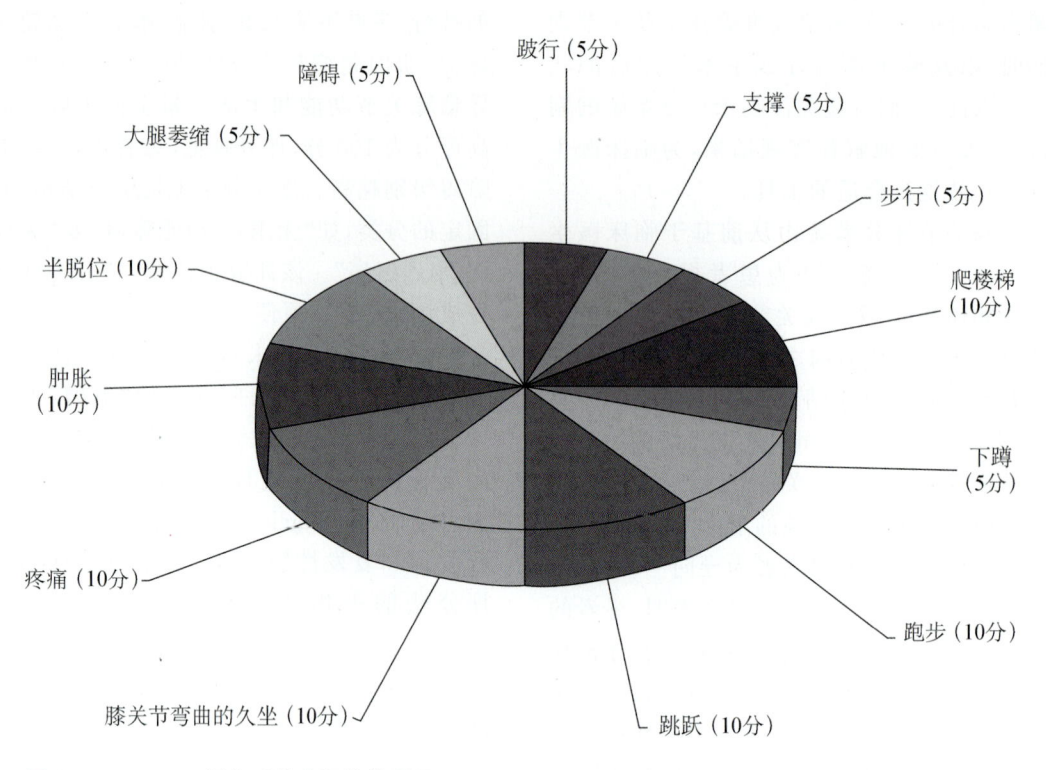

图 7-42-1　Kujala 评分系统中评估的项目

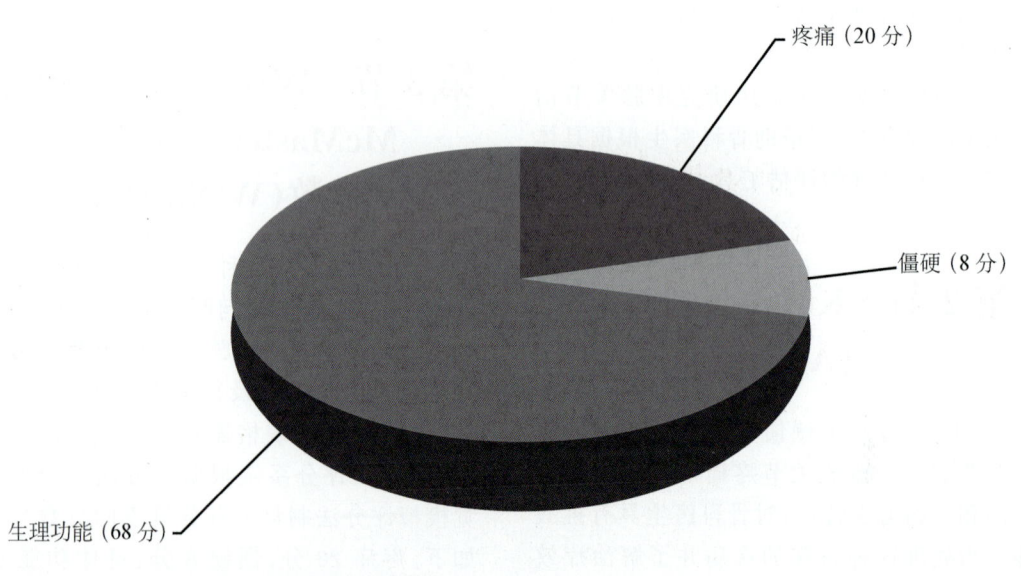

图 7-42-2　WOMAC 评分系统中评估的项目
译者注：原书总分数即不足 100 分

果。通过纸张、电话、电脑及触摸屏等也能完成测试[25-28]，并且该测试已被翻译成 60 多种语言[29-36]。但 WOMAC 也有质疑，部分临床医生认为，这种方法主要侧重于老年人群，对于年轻人和从事体育运动的患者其有效和可靠性欠佳。由于这种争议，研究人员又根据 WOMAC 设计了一种新的评分系统膝关节损伤与骨关节炎评分（Knee Injury and Osteoarthritis Outcome Score，KOOS），以适应年轻和更有活力人群的特点和需求[37]。WOMAC 的最小临床显著性差异已获评估。在骨关节炎患者康复的一项研究中,这些结果指标的最小临床显著性差异是基线分数的 12% 或最高分数的 6%。这些标记点以下的分数变化虽然有统计学差异,但没有临床差异[23]。精简版 WOMAC 已经制订和验证,可减少患者的工作量[38],但效力不及原版。

因此,很容易理解为什么 WOMAC 特别适用于行全膝关节置换术患者的临床评估,其有效性及可管理性显著优于其他评估量表。发表在国际顶尖期刊的大量有关假体手术的论文均大力推荐使用 WOMAC，支持其在膝关节疾病领域的有效性。总之,根据现有的科学证据,WOMAC 应作为骨关节炎治疗及相关治疗的首选结果评估工具。

第 4 节　健康状况问卷 SF-36 量表

SF-36 量表是目前临床实践中最常用的一般健康状况结果指标,已用于 1000 多个科学研究中,讨论了 130 多种不同病症[39]。该方法可用于公共卫生项目制订、一般临床实践,也可用于科学研究及一般人群的健康分析[40]。开发者的主要目的是设计出一种简单的问卷,可在 10 min 内完成,不会影响对一般健康状况指标的理解[41-43]。与之前的问卷相比,SF-36 量表显著改进的地方是高效、通用的健康测试,问题数量有限,从而最大限度地减少误解和矛盾答案。SF-36 量表包括 8 个分量表的 35 个问题,还有 1 个旨在测定一般健康状况的问题（图 7-42-3）。各个分量表的分数加权后转化为 100 分制，0 分代表健康状况最差或严重残疾,100 分代表健康状况最好、身体功能完好[44]。问卷可通过电话或在调查者指导下完成,也可由患者自己完成,均不会影响结果,特别适用于年轻及经济独立的患者。有些研究证实,如果被调查人群主要由老人或经济较差的人群组成,那么最好在调查者指导下或电话随访完成[45]；对于 75 岁以上的老人,建议有针对性地进行修改,以提高对临床症状评估的有效性[43,46-49]。SF-36 量表已经各个年龄层和多种语言版本验证[41,50,51]。

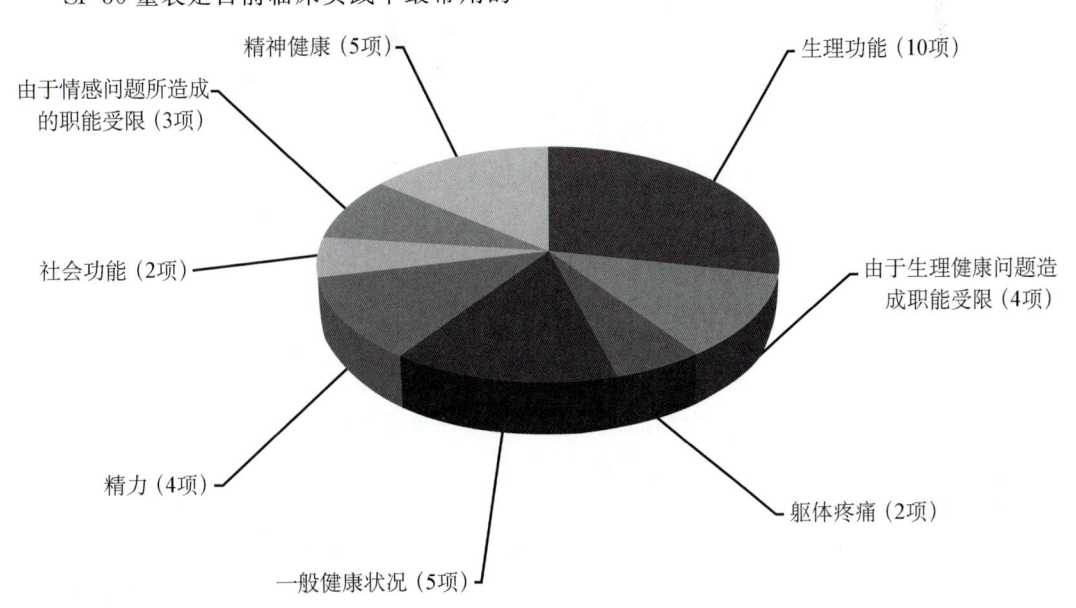

图 7-42-3　SF-36 问卷中评估的项目

SF-36 可有效评估多种临床病症,特别是在骨科领域,可包含以下疾病:骨关节炎、类风湿关节炎、肩袖疾病、脊柱疾病、足部疾病、髋关节疾病,以及多种运动损伤[44,52-56]。此外,作为一般健康结果评估,该问卷还可用于比较许多医学专业的疾病或症状。由于其上述特点,即使是完全不同的原发疾病,研究人员也可使用 SF-36 量表比较各种治疗对患者的相对影响[1]。患者,甚至临床医生可能认为,一般健康指标对于某个特定的疾病没有那么重要,任何类似的指标均需要与更敏感、更有效的疾病特定预后指标相结合[57]。因此,人们又设计并测试了几种特定的问卷,以便全面评估病理基础。经评估,SF-36 量表的最小临床显著性差异值介于基线评估值的 12% 或最高评分的 6% 之间[23]。

第 5 节 膝关节损伤与骨关节炎评分(KOOS)

休闲或职业运动常常造成急性或慢性膝关节损伤,影响关节的多个解剖结构,如韧带、半月板、软骨和软骨下骨。临床中经常遇到这类损伤,在某些情况下很难治疗。一些问卷专门用于评估运动相关的膝关节损伤,其中,发布于 1998 年的 KOOS,其独特之处在于它是以患者为基础的评估量表。KOOS 源于 WOMAC,特别适用于需要特定疗法的青中年运动员[58,59]。对于运动相关损伤,理想的处理方法包括分析这些损伤的短期和长期预后,因为对于长期超负荷运动的运动员而言,极有可能出现关节软骨退变,甚至早期骨关节炎,在这种情况下,需采取适当的预防措施[58]。该结果指标的判定一般需要 10 min 来回答问题,并评估以下 5 个领域:疼痛(9 项)、症状(7 项)、日常生活活动(17 项)、体育和娱乐功能(9 项)及膝关节相关的生活质量(4 项)(图 7-42-4)。除了能评估体育锻炼人群之外,开发人员在其原有基础上,还增加了 WOMAC 中的 24 个问题,以便更好地评估老年骨关节炎。每个项目按 5 分制(0~4)评分,各分量表评分相加并标准化为介于 0~100 之间的评分。KOOS 使用范围广,包括 ACL 重建、半月板切除、胫骨截骨和创伤后骨关节炎[55,60-63]。即使是特别活跃的全膝关节置换术和髋股关节置换患者,该量表也可有效用于临床评估和监测[56,64]。疼痛、运动和休闲,以及膝关节相关生活质量的分量表的灵敏度最高[1,29,59,60],这一点经多种语言版本验证[60,65]。年龄和性别会影响评分:研究表明,55~74 岁女性患者及 75~84 岁男性患者的统计评分较低[66]。

最小临床相关差异尚未得到正式评估。但作为起源于 WOMAC 的评分系统,部分研究表明,最小临床相关差异值可能介于 8~10 分之内,与 WOMAC 一致[59]。

第 6 节 Lysholm 膝关节功能评分量表

与 WOMAC 评估骨关节炎类似,有些结果量表可用于评估一些特定的病症:开发于 1982 年的 Lysholm 膝关节量表[67],可评估出现关节不稳定症状的膝关节韧带损伤,多年来广泛用于韧带重建手术相关的许多研究中[68,69]。1985 年,经 Lysholm 和 Tegner 修改[70],如今其修订版还在使用。修改后的评分包括 8 个项目(跛行、支撑、爬楼梯、下蹲、不稳定、交锁、疼痛、肿胀)的评估,0~100 分制[67,70](图 7-42-5)。疼痛和不稳定是加权最重的参数,最高均为 25 分。根据该评分系统,患者的临床病状可归纳为:95~100 分代表优异,84~94 分代表良好,65~83 分代表一般,65 分以下为差[68]。

该量表是强调患者主观评估症状及功能的首批尝试之一。然而,该系统也受到了批评,因为采用 Lysholm 评分更适用于 ACL

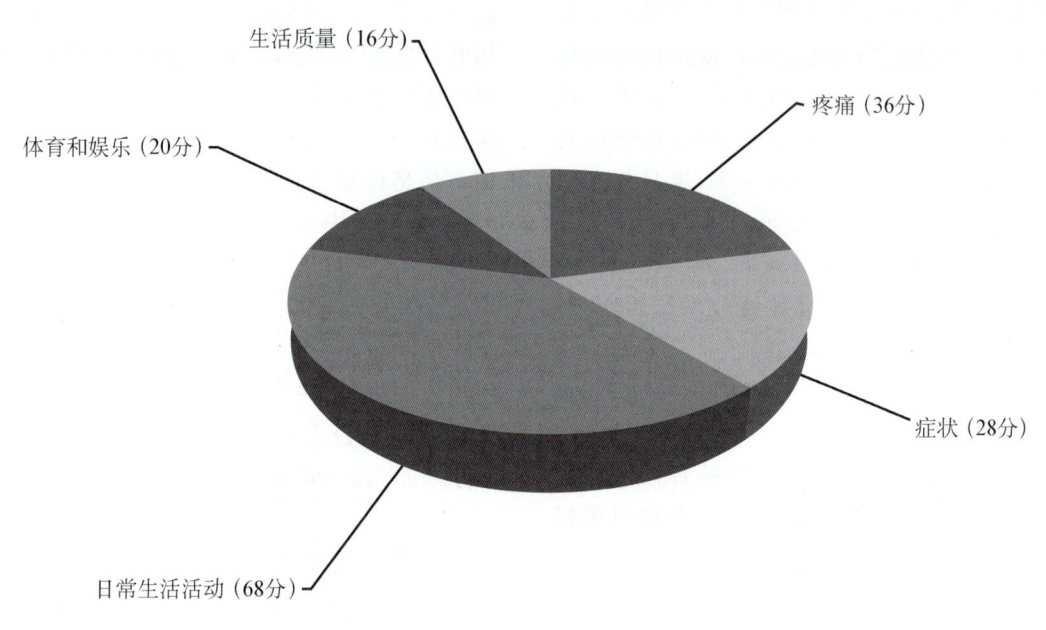

图 7-42-4　KOOS 评分系统中评估的项目
译者注：原书总分数即大于 100 分

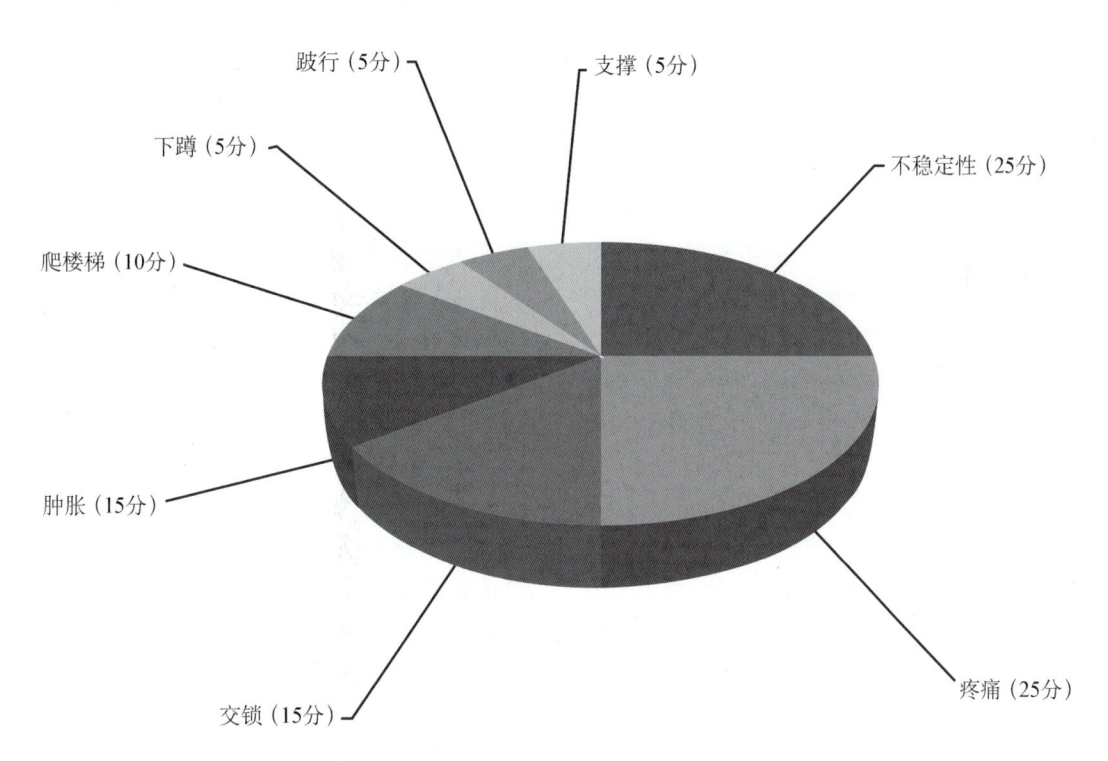

图 7-42-5　Lysholm 评分系统中评估的项目
译者注：原书总分数即大于 100 分

重建评估,而不是半月板切除及其他膝关节疾病[71,72],甚至其评估 ACL 损伤的有效性也受到了质疑[7,71,72];但其他一些研究认为,在患者满意度方面,Lysholm 评分能有效用于多种膝关节损伤(ACL、半月板和软骨损伤)[3,73-75]。其他问题包括所谓的"天花板"效应、女性患者评分较低、减少体力活动后评分得到提高,与其他评分系统相比较,得分也较高[7,58,76,77]。

1985 年修订版的作者建议,在一般临床实践中,Lysholm 评分应结合 Tegner 活动指数量表(见下文)。这种结合性评估能更为准确可靠地描述患者状态,从而可更好地进行术后随访[70]。

第 7 节 Cincinnati 膝关节评分系统

提及各膝关节评分系统,就必须要提到 1983 年发布的 Cincinnati 膝关节评分量表[78,79]。该系统同时考虑了主观症状(例如,疼痛、肿胀、"打软腿")和功能活动水平(如走路、爬楼梯、跑跳、转体),这 2 个领域各分配 50 分,共 100 分。多年来,该量表几经修改,分为 13 个分量表:其中 4 个关于症状(疼痛、肿胀、轻度"软腿"、重度"软腿"),1 个为患者对膝关节整体状态的感知,3 个为日常生活活动(走路、爬楼梯、下蹲),3 个关于运动技能评估(跑、跳、突然转体/伸屈/旋转),再加上 1 个关于体育活动和 1 个关于职业活动。后来再次修改形成的最终版本包括以下 6 个分量表,共 100 分:症状(20 分)、日常/运动功能活动(15 分)、体格检查(25 分)、膝关节的稳定性评估(20 分)、X 线检查(10 分)及功能测试(10 分)[80](图 7-42-6)。为取得最有效结果,问卷调查需要有独立的调查人员进行,而不是患者自我评估,这一点也受到批评[81]。此外,该评级系统只有部分得到验证[7,80]。研究人员经常用其评估需手术修复 ACL 损伤的患者,还可用于评估其他疾病,如截骨术、同种异体移植和半月板修复[7,73,82,83]。其全面性和严格评估是该量表的优点[76,77]。另外需要注意的是,研究中通常只使用该评分系统的一部分[73]。

第 8 节 国际膝关节文献委员会膝关节主观评分表(IKDC)

该评分系统被推荐用于评估年轻活跃患者的韧带、软骨和半月板损伤[84]。由于临床实践中越来越关注评分系统的应用,因此,1987 年成立了国际膝关节文献委员会,为评估膝关节损伤设计了新的标准化程序,并帮助临床医生选择合适的疗法,开发了 IKDC 膝关节主观评分表,并于 1993 年发布,又在 1997 年进行了修订。最终版本是一份与关节相关的调查问卷,有多种语言版本[85,86],可评估患者的临床症状、功能及体育活动。该系统的优点是能适用于大多数膝关节疾病。主观评分表由 18 个问题组成,18 道题中至少完成 16 道题(90%)方可获得总体评分。单项评分相加并转化为 0(情况最差)~100 分(功能水平最高)的量表。如果前后变化达 11.5 分[87](100 分制),则可视为临床显著改善或恶化(图 7-42-7)。该主观工具对许多膝关节疾病都极为可靠有效,从韧带损伤、半月板病变到软骨缺损,及骨关节炎和髌股疼痛[87,88]。因此,IKDC 是一项多能评分系统,用于评估膝关节相关疾病,可以对不同疾病的患者进行比较。另外,IKDC 主观评分表只有 18 个问题组成,使用便捷,对临床医生和科学家来说是一种功能强大而又方便的工具。

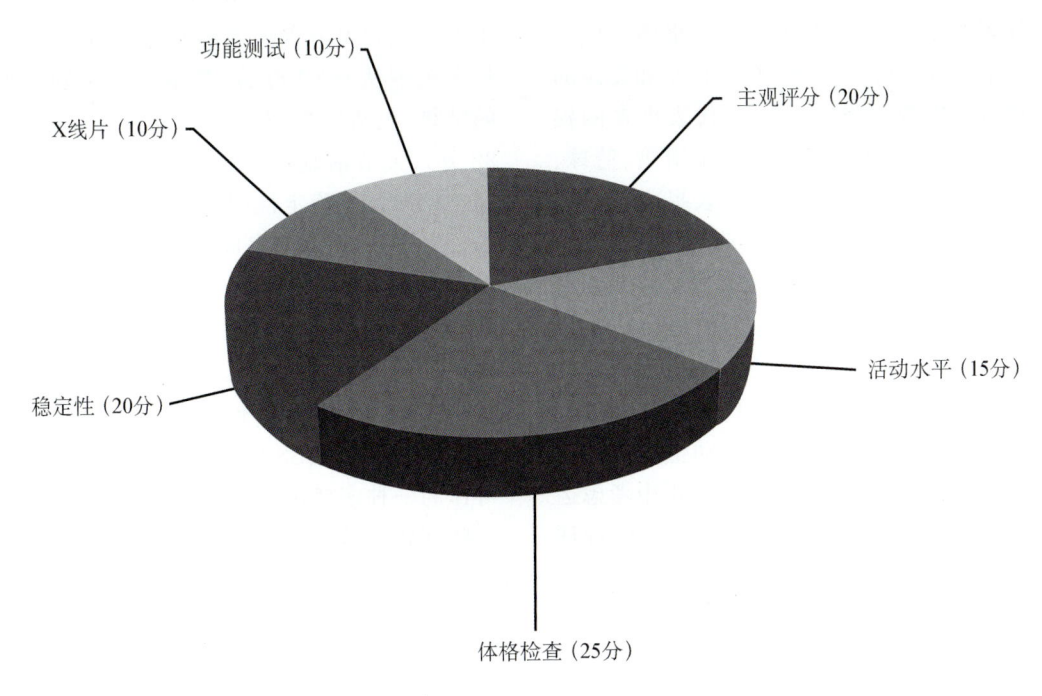

图 7-42-6　Cincinnati 评分系统中评估的项目

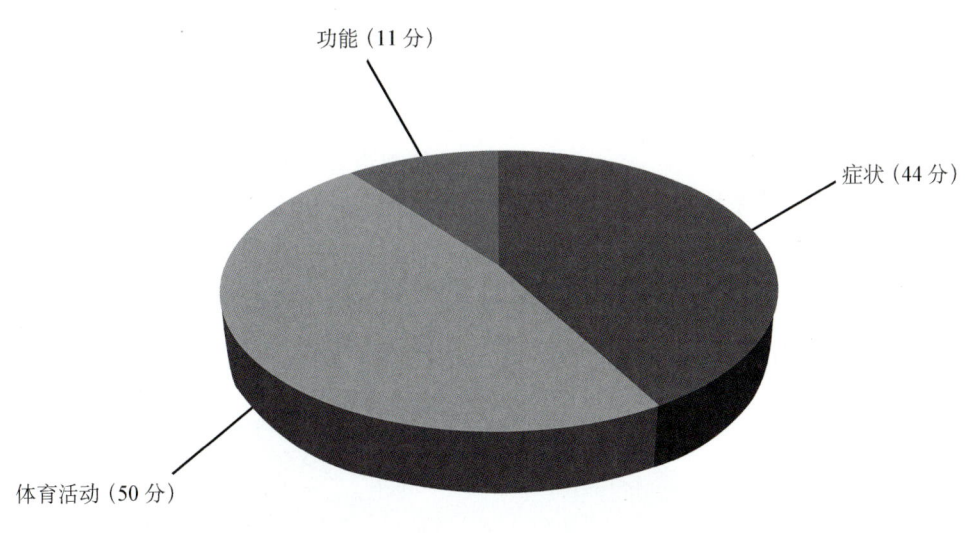

图 7-42-7　IKDC-主观评分表中评估的项目
译者注：原书总分数即大于 100 分

第 9 节　Tegner 活动指数量表

该评分系统被推荐用于评估运动和日常活动水平。在临床实践中，同主观感知功能和临床症状相结合，可用于评估患者的日常活动水平。为此，笔者使用 Tegner 和 Lysholm 在 1985 年提出的 Tegner 活动指数量表，该量表可用数值（0～10 分）评估患者的日常生活中和身体活动[70]。量表从 0（代表膝关节问题继发严重伤残）～10 分，供国家或国家级足球运动员使用。1～5 包括工作或休闲娱乐运动,从久坐工作到重体力劳动或业余体育运动(如游泳、骑自行车和慢跑的每周运动次数与强度),6~9 代表更多的娱乐和竞技体育(田径、网球、高山滑雪、篮球、手球)。一些研究人员对该量表提出了部分质疑:首先,它与特定体育运动的活动水平相关,而特定运动所需的技能和功能效率并没有加以分析。其次,不同地方的运动文化差异可能会造成不同国家的患者在应用该评分系统时出现困难,从而限制了结果的标准化。例如,棒球没有被列为该项活动量表的典范运动,所以很明显,检测人员必须折中考虑运动类型、训练强度及频率,赋予实际可行评分[89]。另一个争议是,Tegner 活动量表还没有得到正式验证[89]。虽然 Tegner 评分系统有这类不足,但通常仍与 Lysholm 评分系统一起应用于许多相关的临床研究中。

第 10 节 特种外科医院(HSS)评分

1976 年 HSS 评分系统被开发制订,用于评估全膝关节置换术后临床结局[90]。该量表范围从 0~100 分,是多个子类别相加的结果,包括疼痛(最高 30 分)、功能(最高 22 分)、关节活动度(最高 10 分)、畸形(最高 10 分)及不稳定性(最高 10 分)(图 7-42-8)。85~100 分代表膝关节状态"优异",70~84 分为"良好",60~69 分为"一般",而 60 分以下说明膝关节功能"差"。

HSS 评分被广泛用于全球临床实践[91],并且不断与其他评分系统比较验证其有效性[92]。HSS 评分在分析置换手术时可作为一种多变量单状态工具,但已出现了一些问题:实际上关节置换术的目的是改善患者的生活质量,但 HSS 评分过于针对膝关节功能评估,所以,可能会漏掉或者低估患者日常生活中的实际变化[93]。一项临床研究调查了相同随访时间内 HSS 评分系统和患者满意度之间的相关性,表明它们之间有显著不同的趋势。其结果是,HSS 评分系统并没有严格反映出患者生活质量认知这一重大临床变化[93],因此,HSS 应与更能够体现患者一般情况的其他量表一起使用,才能达到改善治疗手段的目的。

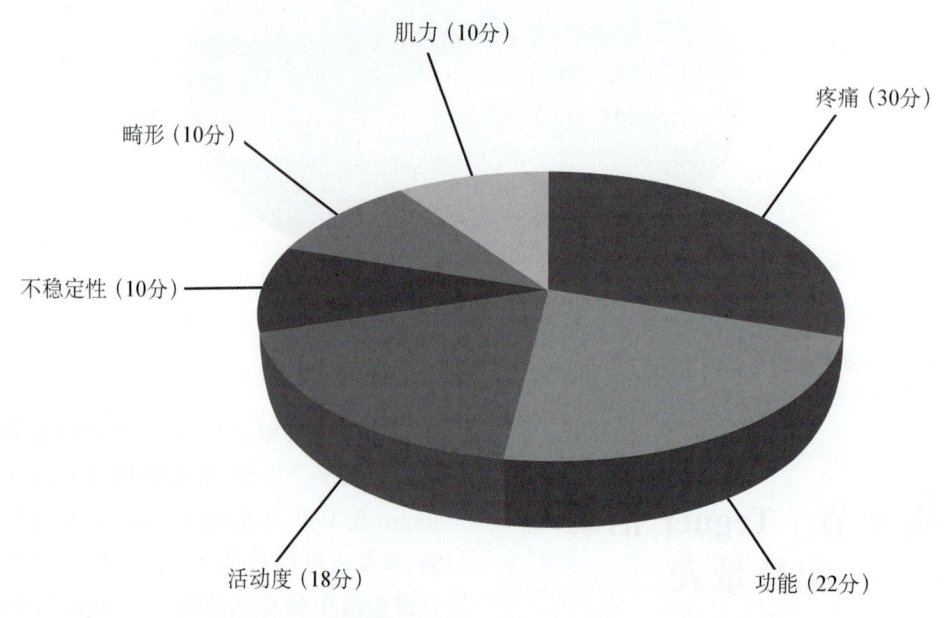

图 7-42-8 HSS 评分系统中评估的项目

第 11 节 美国膝关节协会评分（AKSS）

在全膝关节置换术的临床评分系统中，AKSS 是以外科医生为导向的一个量表，首次发布于 1989 年[94]。该量表结合了 2 种不同的评分系统，各为 0～100 分制，第 1 个评分系统客观评估疼痛、韧带稳定性和关节活动度，而第 2 个评分系统为功能性评估，包括走路和爬楼梯等日常活动，并考虑到了使用手杖的情况。

虽然 AKSS 已经得到验证，但其重复性高度依赖用户，观察者间及观察者内差异较大[95]。为进行更好评估，将患者分为 3 类：A，无对侧膝关节疾病的患者；B，严重关节炎患者；C，对侧关节受累患者。该评分性的特征是能够隔离膝关节状态，使其不受其他合并疾病或骨关节炎疾病的影响。

该评分系统后来在 1993 年由 John Insall 博士修改，保留了膝关节客观评分和功能评分。问卷中的每个项目都有 1 个赋值，总分是所有项目之和（2 个评分系统均为 0～100 分）。在后来的修订版中，如果出现屈伸受限、屈曲挛缩、肢体不正或休息时疼痛，需从总分中减去[94]。该 1993 年修订版代替了之前的旧版，至今仍应用于临床研究中。

第 12 节 牛津大学 12 项膝关节评分（OKS）

膝关节置换术的另一项结局评分系统是 OKS，为 1998 年设计的患者评分系统[96]。该评分系统改进后的最新版包括 12 个问题，每个问题从 0（可能的最坏情况）～4 分（可能的最佳情况），共 48 分（原来的系统则为 12～60 分，分数越低代表临床症状越好，故经常被误解）[97]。修订后，普遍认为该系统易于使用、针对性强、评价可靠。

第 13 节 临床评分系统的使用

从以上分析可以看出，每个评分系统都有特定的临床用途。因此，针对患者的临床特征选择合适的评估评分系统非常重要，这样才能正确评估基础检查及各种随访需求。

不同的膝关节疾病需要不同的手术方法或非手术治疗，通常可使用一些较为通用的评分系统进行评估。有些评分系统则注重病理学方面，这意味着该评分只能用于分析 1 种或 1 组相似症状。这些系统更具针对性，但如果使用得当，也能获得更好的评估结果。

根据不同疾病的最佳评估结果对结局指标评分系统进行分类，旨在为骨科医生评估膝关节提供最合适的量表（表 7-42-1）。

表 7-42-1 评分工具

手术	评分
韧带	IKDC、Lysholm、KOOS、Cincinnati、Tegner
软骨	IKDC、Kujala、Lysholm、Tegner、WOMAC、KOOS
半月板	IKDC、Tegner、Lysholm、Cincinnati、KOOS
假体手术	HSS、AKSS、OKS、SF-36、KOOS、WOMAC

注：IKDC 为国际膝关节文献委员会膝关节主观评分表，Lysholm 为膝关节功能评分量表，KOOS 为膝关节损伤与骨关节炎评分，Cincinnati 为 Cincinnati 膝关节评分系统，Tegner 为 Tegner 活动指数量表，WOMAC 为 Western Ontario 和 McMaste 骨关节指数，HSS 为特种外科医院，AKSS 为美国膝关节协会评分，OKS 为牛津大学 12 项膝关节评分

第 14 节　笔者的临床经验

笔者团队在软骨和骨软骨缺损的再生医学领域具备临床和科研经验，因此，设计了新的评估和处理临床数据方法，旨在优化病房和实验室中的日常工作步骤。

笔者努力的方向是对数据实现完整的计算机管理模式，使用更方便，存储也更安全。事实上，如果采用临床资料的纸质管理，传输和阐述过程中通常会出现错误和困难，对研究活动及对患者的服务质量都会产生负面影响。

以患者为中心的政策促使笔者尝试使用有限数量的临床评分来改善临床数据的采集工作，以减少患者的"负担效应"，并且不会降低与国际上其他研究结果相比较的能力。

为此，本团队一直致力于 2 个项目，Pion 评分和综合评分。

一、Pion 评分

Pion 评分是一个统一的网络数据库，可评估骨科中与再生医学相关的产品和手术技巧。该网站数据库统一了不同评估方法，并整合了多中心研究期间各临床研究团队活动。

该项活动旨在建立可以存储和提取临床数据的平台。该平台的目标是使外科医生/研究人员访问/存储各临床中心管理的不同数据，并为外科医生提供一系列功能操作，可以添加信息、整合数据和提取内容。

通过这个平台，可以有选择性地获取数据，根据用户角色及其凭证登录数据库（图 7-42-9）。在多中心研究中，可在不显示个人具体信息的前提下看到患者临床数据，从而保护个人隐私。这些数据可以导出，并与其他研究团队一起进行统计分析从而得出更准确的评估。

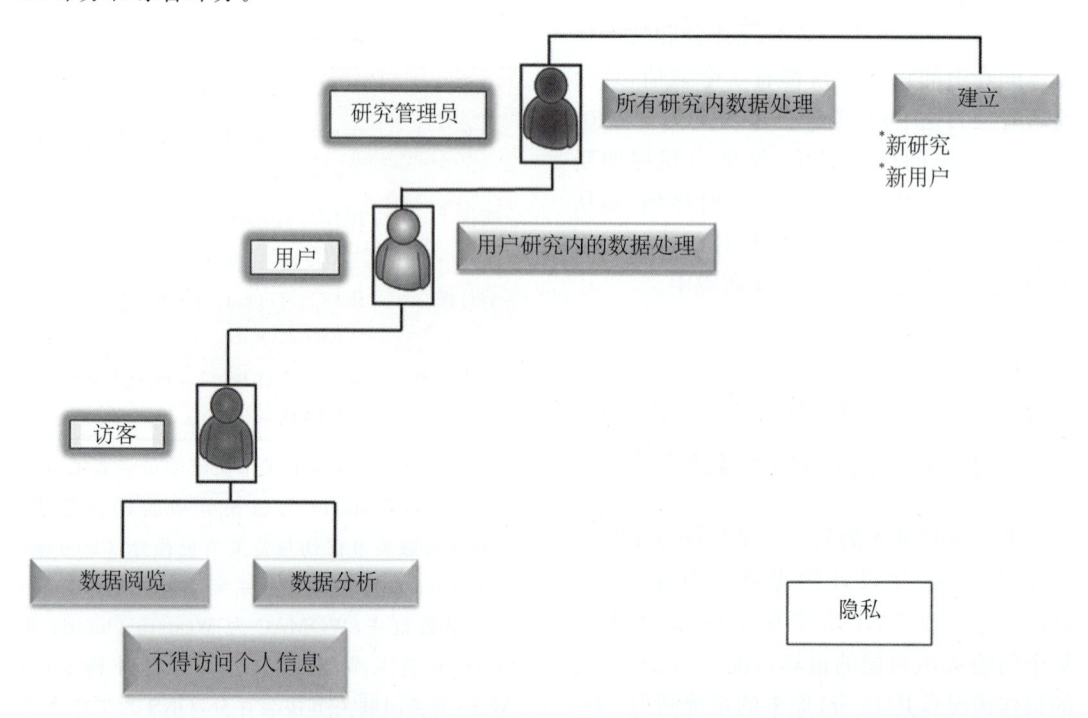

图 7-42-9　多级访问系统。图中显示多级访问系统，确保隐私的同时还能处理多中心临床数据和统计分析

管理员或用户可以将新患者资料添加到数据库中。这一步骤在填写完个人信息之后就能开始，还可以添加有关患者疾病和治疗方法的信息。之后，无论对于基本研究还是随访评估，都能完成所选的评分系统。Pion 评分会自动计算问卷的最终得分（图7-42-10）。

Pion 评分是正确管理临床研究，特别是多中心研究所需的重要工具。

在可用评分系统中，还必须提到综合评分，下面会对其进行详细描述。

二、综合评分

软骨修复术和生物工程软骨替代品是一个新兴、有趣并且快速发展的医疗领域，许多短期随访研究对此已进行了探索，与传统修复技术相比，效果良好。但评估组的同质性较差，随访时间不同，特别是使用不同问卷，这些都是限制不同研究之间可比性的重要因素，也因此阻碍了这些技术的改进。

近年来，新的系统——综合评分系统目前正在验证中。这份问卷的理论基础是建立临床评估的新方法，同时使用不同临床评分系统分析临床结果。新的综合评分系统在一份问卷中整合了 7 种临床评分法，可帮助不同临床团队研究人员更好地比较和分析临床结果，因为该评分系统包括了目前临床实践中各问卷内的大部分问题（图 7-42-11）。使用单一综合评分系统的确定优势在于能减少患者的答复负担，所以答案矛盾的可能性很小。而相似问题采用多份问卷的典型缺陷，就很容易出现矛盾答案。

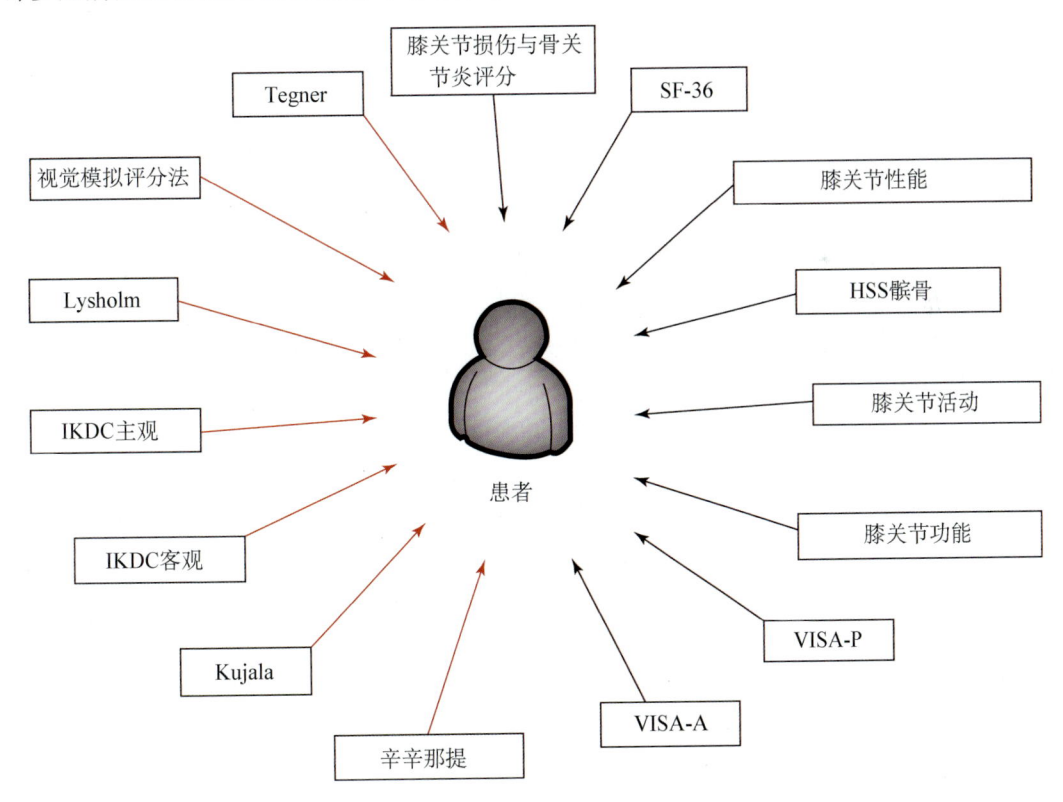

图 7-42-10 评分系统列表。可在 Pion 评分中完成的评分系统列表。红色的部分还纳入综合评分中

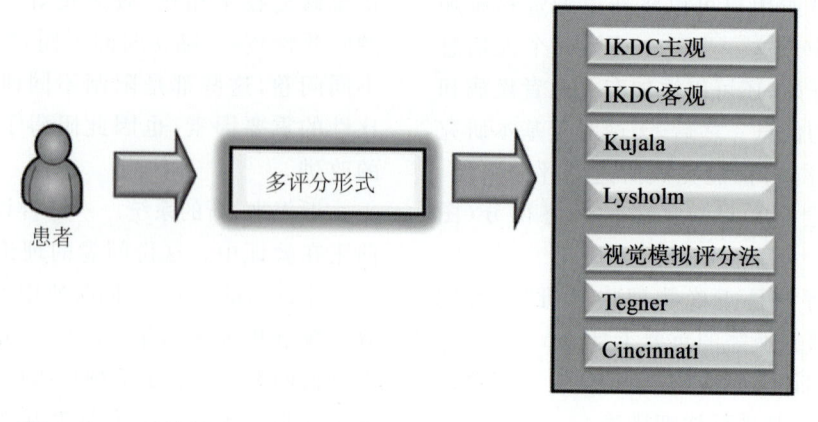

图 7-42-11　综合评分。纳入综合评分中的评分系统列表

第 15 节　总　结

膝关节评估是临床实践和科学研究的基本内容。在一个不断取得显著进展的领域，人们会认识到需要可靠的方法和工具来评估手术或非手术治疗的疗效，从而可集中精力制订更好的治疗方案。

另外需要注意的是，评分系统数量很多，故在选择时可能会造成混乱。根据笔者之前讨论的内容，有些评估工具适用于特定的临床疾病。因此，在评估特定的膝关节疾病时，有些评分系统可能会优于其他系统。本文旨在帮助外科医生或科研人员更轻松做出选择，通过获取并统一每个评分系统中最好的部分，设计出一种理想的单一评分系统。这将会是很大的成就，并且能提高不同群组的可比性。

需要进一步强调的是以患者为中心的重要性，即医疗结果不仅仅是一个技术问题，还必须包括患者对症状及膝关节功能的满意度和感知。生活质量的整体改善才是最重要的。

最后，关于使用网络平台更好地管理临床数据并开展临床研究，特别是多中心研究的可能性，笔者认为这将是未来扩大样本量并获得更具有统计学意义结果的最佳选择。

参考文献

[1] Wright RW. Knee injury outcomes measures. J Am Acad Orthop Surg, 2009, 17: 31-39.

[2] Beaton DE, Schemitsch E. Measures of health-related quality of life and physical function. Clin Orthop Relat Res, 2003, 413: 90-105.

[3] Sterett WI, Hawkins RJ. Determinants of patient sat-isfaction with outcome after anterior cruciate ligament reconstruction. J Bone Joint Surg Am, 2002, 84: 1560-1572.

[4] Spindler KP, Warren TA, Callison Jr JC, et al. Clinical outcome at a minimum of five years after reconstruction of the anterior cruciate ligament. J Bone Joint Surg Am, 2005, 87: 1673-1679.

[5] Zarins B. Are validated questionnaires valid? J Bone Joint Surg Am, 2005, 87(1671): 1672.

[6] Heckman JD. Are validated questionnaires valid? J Bone Joint Surg Am, 2006, 88: 446.

[7] Risberg MA, Holm I, Steen H, et al. Sensitivity to changes over time for the IKDC form, the Lysholm score, and the Cincinnati knee score: a prospective study of 120 ACL reconstructed patients with a 2-year follow-up. Knee Surg Sports Traumatol Arthrosc, 1999, 7: 152-159.

[8] Sernert N, Kartus J, Köhler K, et al. Analysis of subjective, objective and functional examination tests after anterior cruciate ligament reconstruction: a follow-up of 527 patients. Knee Surg Sports Traumatol Arthrosc, 1999, 7: 160-165.

[9] Eastlack ME, Axe MJ, Snyder-Mackler L. Laxity, instability, and functional outcome after ACL injury: copers versus noncopers. Med Sci Sports Exerc, 1999, 31: 210-215.

[10] Neeb TB, Aufdemkampe G, Wagener JH, et al. Assessing anterior cruciate ligament injuries: the association and differential value of questionnaires, clinical tests, and functional tests. J Orthop Sports Phys Ther, 1997, 26: 324-331.

[11] Kujala UM, Jaakkola LH, Koskinen SK, et al. Scoring of patellofemoral disorders. Arthroscopy, 1993, 9(2): 159-163.

[12] Bennell K, Bartam S, Crossley K, et al. Outcome measures in patellofemoral pain syndrome: test retest reliability and inter-relationships. Phys Ther Sport, 2000, 1(2): 32-41.

[13] Harrison E, Magee D, Quinney H. Development of a clinical tool and patient questionnaire for evaluation of patellofemoral pain syndrome patients. Clin J Sport Med, 1996, 6(3): 163-170.

[14] Paxton EW, Fithian DC, Stone ML, et al. The reliability and validity of knee-specific and general health instruments in assessing acute patellar dislocation outcomes. Am J Sports Med, 2003, 31(4): 487-492.

[15] Timm KE. Randomized controlled trial of Protonics on patellar pain, position, and function. Med Sci Sports Exerc, 1998, 30(5): 665-770.

[16] Crossley KM, Bennell KL, Cowan SM, et al. Analysis of outcome measures for persons with patellofemoral pain which are reliable and valid? Arch Phys Med Rehabil, 2004, 85(5): 815-822.

[17] Watson CJ, Propps M, Ratner J, et al. Reliability and responsiveness of the lower extremity functional scale and the anterior knee pain scale in patients with anterior knee pain. J Orthop Sports Phys Ther, 2005, 35(3): 136-146.

[18] Bellamy N. Pain assessment in osteoarthritis: experience with the WOMAC Osteoarthritis Index. Semin Arthritis Rheum, 1989, 18(4 suppl 2): 14-17.

[19] Bellamy N, Buchanan WW, Goldsmith CH, et al. Validation study of WOMAC: a health status instrument for measuring clinically important patient relevant outcomes to antirheumatic drug therapy in patients with osteoarthritis of the hip or knee. J Rheumatol, 1988, 15: 1833-1840.

[20] Hawker G, Melfi C, Paul J, et al. Comparison of a generic (SF-36) and a disease specific (WOMAC) (Western Ontario and Mc-Master Univer-sities Osteoarthritis Index) instrument in the measurement of outcomes after knee replacement surgery. J Rheumatol, 1995, 22: 1193-1196.

[21] Ryser L, Wright BD, Aeschlimann A, et al. A new look at the Western Ontario and McMaster Universities Osteoarthritis Index using Rasch analysis. Arthritis Care Res, 1999, 12: 331-335.

[22] Wolfe F, Kong SX. Rasch analysis of the Western Ontario MacMaster questionnaire (WOMAC) in 2205 patients with osteoarthritis, rheumatoid arthritis, and fibromyalgia. Ann Rheum Dis, 1999, 58: 563-568.

[23] Angst F, Aeschlimann A, Stucki G. Smallest detectable and minimal clinically important differences of rehabilitation intervention with their implications for required sample sizes using WOMAC and SF-36 qual-ity of life measurement instruments in patients with osteoarthritis of the lower extremities. Arthritis Rheum, 2001, 45: 384-391.

[24] Angst F, Ewert T, Lehmann S, et al. The factor subdimensions of theWestern Ontario and McMaster Universities OsteoarthritisIndex

(WOMAC) help to specify hip and knee osteoarthritis: a prospective evaluation and validation study. J Rheumatol, 2005, 32: 1324-1330.

[25] Bellamy N, Campbell J, Stevens J, et al. Validation study of a computerized version of the Western Ontario and McMaster Universities VA3. 0 Osteoarthritis Index. J Rheumatol, 1997, 24: 2413-2415.

[26] Bellamy N, Campbell J, Hill J, et al. A comparative study of telephone versus onsite completion of the WOMAC 3. 0 Osteoarthritis Index. J Rheumatol, 2002, 29: 783-786.

[27] Theiler R, Spielberger J, Bischoff HA, et al. Clinical evaluation of the WOMAC 3. 0 OA index in numeric rating scale format using a computerized touch screen version. Osteoarthritis Cartilage, 2002, 10: 479-481.

[28] Bischoff-Ferrari HA, Vondechend M, Bellamy N, et al. Validation and patient acceptance of a computer touch screen version of the WOMAC 3. 1 Osteoarthritis Index. Ann Rheum Dis, 2005, 64: 80-84.

[29] Roos EM, Klässbo M, Lohmander LS. WOMAC Osteoarthritis Index: reliability, validity, and responsiveness in patients with arthroscopically assessed osteoarthritis. Western Ontario and MacMaster Universities. Scand J Rheumatol, 1999, 28: 210-215.

[30] Wigler I, Neumann L, Yaron M. Validation study of a Hebrew version of WOMAC in patients with osteoarthritis of the knee. Clin Rheumatol, 1999, 18: 402-405.

[31] Bae SC, Lee HS, Yun HR, et al. Cross-cultural adaptation and validation of Korean Western Ontario and McMaster Universities (WOMAC) and Lequesne osteoarthritis indices for clinical research. Osteoarthritis Cartilage, 2001, 9: 746-750.

[32] Bellamy N. WOMAC: A20-year experiential review of a patient-centered self-reported health status questionnaire. J Rheumatol, 2002, 29: 2473-2476.

[33] Escobar A, Quintana JM, Bilbao A, et al. Validation of the Spanish version of the WOMAC questionnaire for patients with hip or knee osteoarthritis: Western Ontario and McMaster Universities Osteoarthritis Index. Clin Rheumatol, 2002, 21: 466-471.

[34] Hashimoto H, Hanyu T, Sledge CB, et al. Validation of a Japanese patient-derived outcome scale for assessing total knee arthroplasty: comparison with Western Ontario and McMaster Universities Osteoarthritis Index (WOMAC). J Orthop Sci, 2003, 8: 288-293.

[35] Salaffi F, Leardini G, Canesi B, et al. Reliability and validity of the Western Ontario and McMaster Universities (WOMAC) Osteoarthritis Index in Italian patients with osteoarthritis of the knee. Osteoarthritis Cartilage, 2003, 11: 551-560.

[36] Guermazi M, Poiraudeau S, Yahia M, et al. Translation, adaptation and validation of the Western Ontario and McMaster Universities Osteoarthritis Index (WOMAC) for an Arab population: the Sfax modified WOMAC. Osteoarthritis Cartilage, 2004, 12: 459-468.

[37] Roos EM, Roos HP, Lohmander LS. WOMAC Osteoarthritis Index: additional dimensions for use in subjects with post-traumatic osteoarthritis of the knee. Western Ontario and Mac-Master Universities. Osteoarthritis Cartilage, 1999, 7: 216-221.

[38] Baron G, Tubach F, Ravaud P, et al. Validation of a short form of the Western Ontario and Mc-Master Universities Osteoarthritis Index function subscale in hip and knee osteoarthritis. Arthritis Rheum, 2007, 57: 633-638.

[39] Ware Jr JE. SF-36 health survey update. Spine, 2000, 25: 3130-3139.

[40] Ware Jr JE, Sherbourne CD. The MOS 36-item short-formhealth survey (SF-36): I. Conceptual framework and item selection. Med Care, 1992, 30: 473-483.

[41] Coons SJ, Rao S, Keininger DL, et al. A comparative review of generic quality-of-life instruments. Pharmacoeconomics, 2000, 17: 13-35.

[42] Katz JN, Larson MG, Phillips CB, et al. Comparative measurement sensitivity of short and longer health status instruments. Med Care, 1992, 30:917-925.

[43] Weinberger M, Samsa GP, Hanlon JT, et al. An evaluation of a brief health status measure in elderly veterans. J Am Geriatr Soc, 1991, 39:691-694.

[44] Patel AA, Donegan D, Albert T. The 36-item short form. J Am Acad Orthop Surg, 2007, 15:126-134.

[45] McHorney CA, Ware Jr JE, Lu JF, et al. The MOS 36-item Short-Form Health Survey (SF-36):Ⅲ. Tests of data quality, scaling assumptions, and reliability across diverse patient groups. Med Care, 1994, 32:40-66.

[46] Perneger TV, Leplège A, Etter JF, et al. Validation of a French language version of the MOS 36-Item Short Form Health Survey (SF-36) in younghealthy adults. J Clin Epidemiol, 1995, 48:1051-1060.

[47] Jenkinson C, Wright L, Coulter A. Criterion validity and reliability of the SF-36 in a population sample. Qual Life Res, 1994, 3:7-12.

[48] Lyons RA, Perry HM, Littlepage BN. Evidence for the validity of the shortform 36 questionnaire (SF-36) in an elderly population. Age Ageing, 1994, 23:182-184.

[49] Németh G. Health related quality of life outcome instruments. Eur Spine J, 2006, 15 suppl 1:S44-51.

[50] Hayes V, Morris J, Wolfe C, et al. The SF-36 health survey questionnaire: is it suitable for use with older adults? Age Ageing, 1995, 24:120-125.

[51] Sullivan M, Karlsson J, Ware Jr JE. The Swedish SF-36 Health Survey:Ⅰ. Evaluation of data quality, scaling assumptions, reliability and construct validity across general populations in Sweden. Soc Sci Med, 1995, 41:1349-1358.

[52] Keller SD, Ware Jr JE, Hatoum HT, et al. The SF-36 Arthritis-Specific Health Index (ASHI):Ⅱ. Tests of validity in four clinical trials. Med Care, 1999, 37 (5 suppl):MS51-60.

[53] Shapiro ET, Richmond JC, Rockett SE, et al. The use of a generic, patient-based health assessment (SF-36) for evaluation of patients with anterior cruciate ligament injuries. Am J Sports Med, 1996, 24:196-200.

[54] Kosinski M, Keller SD, Hatoum HT, et al. The SF-36 Health Survey as a generic outcome measure in clinical trials of patients with osteoarthritis and rheumatoid arthritis: tests of data quality, scaling assumptions and score reliability. Med Care, 1999, 37 (5 Suppl):MS10-22.

[55] Roos EM, Roos HP, Ryd L, et al. Substantial disability 3 months after arthroscopic partial meniscectomy: a prospective study of patient relevant outcomes. Arthroscopy, 2000, 16:619-626.

[56] Paxton EW, Fithian DC. Outcome instruments for patellofemoral arthroplasty. Clin Orthop Relat Res, 2005, 436:66-70.

[57] Vangsness Jr CT, Mac P, Requa R, et al. Review of outcome instruments for evaluation of anterior cruciate ligament reconstruction. Bull Hosp Jt Dis, 1995, 54:25-29.

[58] Roos EM, Roos HP, Lohmander LS, et al. Knee Injury and Osteoarthritis Outcome Score (KOOS):development of a self-administered outcome measure. J Orthop Sports Phys Ther, 1998, 28:88-96.

[59] Roos EM, Lohmander LS. The Knee injury and Osteoarthritis Outcome Score (KOOS): from joint injury to osteoarthritis. Health Qual Life Outcomes. 2003, 1:64.

[60] Roos EM, Roos HP, Ekdahl C, et al. Knee injury and Osteoarthritis Outcome Score (KOOS): validation of a Swedish version. Scand J Med Sci Sports, 1998, 8:439-448.

[61] Englund M, Roos EM, Lohmander LS. Impact of type of meniscal tear on radiographic and symptomatic knee osteoarthritis: a sixteen-year follow-up of meniscectomy with matched controls. Arthritis Rheum, 2003, 48:

2178-2187.

[62] Roos EM, Ostenberg A, Roos H, et al. Long-term outcome of meniscectomy: symptoms, function, and performance tests in patients with or without radiographic osteoarthritis compared to matched controls. Osteoarthritis Cartilage, 2001, 9: 316-324.

[63] W-Dahl A, Toksvig-Larsen S, Roos EM. A 2-year prospective study of patient-relevant outcomes in patients operated on for knee osteoarthritis with tibial osteotomy. BMC Musculoskelet Disord, 2005, 6: 18.

[64] Roos EM, Toksvig-Larsen S. Knee injury and Osteoarthritis Outcome Score (KOOS): validation and comparison to the WOMAC in total knee replacement. Health Qual Life Outcomes, 2003, 1: 17.

[65] Xie F, Li SC, Roos EM, et al. Cross-cultural adaptation and validation of Singapore English and Chinese versions of the Knee injury and Osteoarthritis Out-come Score (KOOS) in Asians with knee osteoarthritis in Singapore. Osteoarthritis Cartilage, 2006, 14: 1098-1103.

[66] Paradowski PT, Bergman S, Sundén-Lundius A, et al. Knee complaintsvary with age and gender in the adult population: population-based reference data for the Knee injury and Osteoarthritis Outcome Score (KOOS). BMC Musculoskelet Disord, 2006, 7: 38.

[67] Lysholm J, Gillquist J. Evaluation of knee ligament surgery results with special emphasis on use of a scoring scale. Am J Sports Med, 1982, 10: 150-154.

[68] Lukianov AV, Gillquist J, Grana WA, et al. An anterior cruciate ligament (ACL) evaluation format for assessment of artificial or autologous anterior cruciate reconstruction results. Clin Orthop Relat Res, 1987, 218: 167-180.

[69] Höher J, Münster A, Klein J, et al. Validation and application of a subjective knee questionnaire. Knee Surg Sports Traumatol Arthrosc, 1995, 3: 26-33.

[70] Tegner Y, Lysholm J. Rating systems in the evaluation of knee ligament injuries. Clin Orthop Relat Res, 1985, 198: 43-49.

[71] Irrgang JJ, Ho H, Harner CD, et al. Use of the International Knee Documentation Committee guidelines to assess outcome following anterior cruciate ligament reconstruction. Knee Surg Sports Traumatol Arthrosc, 1998, 6: 107-114.

[72] Bengtsson J, Möllborg J, Werner S. A study for testing the sensitivity and reliability of the Lysholm knee scoring scale. Knee Surg Sports Traumatol Arthrosc, 1996, 4: 27-31.

[73] Marx RG, Jones EC, Allen AA, et al. Reliability, validity, and responsiveness of four knee outcome scales for athletic patients. J Bone Joint Surg Am, 2001, 83: 1459-1469.

[74] Kocher MS, Steadman JR, Briggs KK, et al. Reliability, validity, and responsiveness of the Lysholm knee scale for various chondral disorders of the knee. J Bone Joint Surg Am, 2004, 86: 1139-1145.

[75] Briggs KK, Kocher MS, Rodkey WG, et al. Reliability, validity, and responsiveness of the Lysholm knee score and Tegner activity scale for patients with meniscal injury of the knee. J Bone Joint Surg Am, 2006, 88: 698-705.

[76] Bollen S, Seedhom BB. A comparison of the Lysholm and Cincinnati knee scoring questionnaires. Am J Sports Med, 1991, 19: 189-190.

[77] Sgaglione NA, Del Pizzo W, Fox JM, et al. Critical analysis of knee ligament rating systems. Am J Sports Med, 1995, 23: 660-667.

[78] Noyes FR, McGinniss GH, Mooar LA. Functional disability in the anterior cruciate insufficient knee syndrome: review of knee rating systems and projected risk factors in determining treatment. Sports Med, 1984, 1: 278-302.

[79] Noyes FR, Matthews DS, Mooar PA, et al. The symptomatic anterior cruciate-deficient knee: part Ⅱ. The results of rehabilitation, activity modification, and counseling on func-

tional disability. J Bone Joint Surg Am,1983, 65:163-174.

[80] Barber-Westin SD, Noyes FR, Mc-Closkey JW. Rigorous statistical reliability, validity, and responsiveness testing of the Cincinnati knee rating system in 350 subjects with uninjured, injured, or anterior cruciate ligament-reconstructed knees. Am J Sports Med,1999, 27:402-416.

[81] Roos E. Rigorous statistical reliability, validity, and responsiveness testing of the Cincinnati Knee Rating System in 350 subjects with uninjured, injured, or anterior cruciate ligament-reconstructed knee. Am J Sports Med, 2000,28:436-438.

[82] Risberg MA, Holm I, Tjomsland O, et al. Prospective study of changes in impairments and disabilities after anterior cruciate ligament reconstruction. J Orthop Sports Phys Ther,1999,29:400-412.

[83] Ott SM, Ireland ML, Ballantyne BT, et al. McClay Davis IS:comparison of outcomes between males and females after anterior cruciate ligament reconstruction. Knee Surg Sports Traumatol Arthrosc,2003,11:75-80.

[84] Rossi MJ, Lubowitz JH, Guttmann D. Development and validation of the International Knee Documentation Committee Subjective Knee Form. Am J Sports Med,2002,30:152.

[85] Padua R, Bondi R, Ceccarelli E, et al. Italian version of the International Knee Documentation Committee Subjective Knee Form: cross-cultural adaptation and validation. Arthroscopy,2004,20:819-823.

[86] Haverkamp D, Sierevelt IN, Breugem SJ, et al. Translation and validation of the Dutch version of the International Knee Documentation Committee Subjective Knee Form. Am J Sports Med,2006,34:1680-1684.

[87] Irrgang JJ, Anderson AF, Boland AL, et al. Responsiveness of the International Knee Documentation Committee Subjective Knee Form. Am J Sports Med, 2006, 34: 1567-1573.

[88] Irrgang JJ, Anderson AF. Development and validation of health-related quality of life measures for the knee. Clin Orthop Relat Res,2002,402:95-109.

[89] Marx RG, Stump TJ, Jones EC, et al. Development and evaluation of an activity rating scale for disorders of the knee. Am J Sports Med,2001,29:213-218.

[90] Ranawat CS, Insall J, Shine J. Duo-condylar knee arthroplasty:hospital for special surgery. Clin Orthop Relat Res,1976,120:76-82.

[91] Drake B, Callahan C, Dittus R, et al. Global rating systems used in assessing knee arthroplasty outcomes. J Arthroplasty. 1994, 9: 409-417.

[92] Binazzi R, Soudry M, Mestriner LA, et al. Knee arthroplasty rating. J Arthroplasty, 1992,7:145-148.

[93] Barck AL. Measurement of clinical change caused by knee replacement. Conventional score or special change indexes? Arch Orthop Trauma Surg,1999,119(1-2):76-78.

[94] Insall JN, Dorr LD, Scott RD, et al. Rationale of the Knee Society clinical rating system. Clin Orthop,1989,248:13-14.

[95] Liow RY, Walker K, Wajid MA, et al. The reliability of the American Knee Society Score. Acta Orthop Scand,2000,71-6:603-608.

[96] Dawson J, Fitzpatrick R, Murray D, et al. Question-naire on the perceptions of patients about total knee replacement. J Bone Joint Surg Br,1998,80-B:63-69.

[97] Murray DW, Fitzpatrick R, Rogers K, et al. The use of the Oxford hip and knee scores. J Bone Joint Surg Br,2007,89(8):1010-1014.

第 43 章　脑瘫患者的膝关节

第 1 节　概述 ………………………… 691
第 2 节　脑瘫相关膝关节疾病 …… 692
　一、正常发育的先决条件 ……… 692
　二、病史探究 …………………… 692
　三、蹲伏步态 …………………… 692
　四、膝关节僵直性屈曲畸形 …… 692
　五、坐姿问题 …………………… 692
　六、病理性骨折 ………………… 692
　七、跳跃膝步态 ………………… 693
　八、膝前疼痛：髌股关节疾病 … 693
　九、退化性关节炎 ……………… 693
第 3 节　诊断和评估 ……………… 693
　一、粗大运动功能分级 ………… 693
　二、日常活动，社会环境 ……… 693
　三、感觉系统和认知功能 ……… 693
　四、肌肉骨骼和运动系统 ……… 693
　五、影像学 ……………………… 694
　六、视频影像 …………………… 694
　七、三维步态分析 ……………… 694
　八、动态肌电图 ………………… 694
第 4 节　治疗选择 ………………… 694
　一、原则 ………………………… 694
　二、物理疗法 …………………… 695
　三、用于定位和导引生长的矫
　　　形器 ………………………… 695
　四、用于改善功能的矫形器 …… 696
　五、踝足矫形器 ………………… 696
　六、连续石膏固定 ……………… 696
　七、全身用药 …………………… 696
　八、局部用药 …………………… 696
　九、A 型肉毒毒素 ……………… 696
　十、手术治疗 …………………… 697
　十一、外科手术 ………………… 698
第 4 节　结果判定指标及研究 …… 702
　一、短期 ………………………… 702
　二、长期处理和评估 …………… 702
参考文献 …………………………… 703

第43章

脑瘫患者的膝关节

Walter Michael Strobl，Franz Grill

摘要 脑瘫患者的膝关节不应视为一个独立问题。其功能依赖于股后肌群、股直肌和腓肠肌，与髋关节和踝关节的生物力学密切相关。因此，脑瘫患者的所有膝关节疾病均为多层次问题，主要临床表现是蹲伏步态和硬膝步态、屈伸畸形，以及髌股关节排列异常。成功治疗的关键是充分了解其病理机制。使用特殊的检查工具和治疗方案可获得令人满意的长期效果。其治疗目标是提高生活质量，使患者活动无疼痛，可融入社会。

关键词 脑瘫·临床试验·诊断·分类和评估·膝关节·自然史·结局指标·病状·特殊研究——视频·步态分析·肌电图检查·畸形矫正手术·治疗方案，非手术治疗，石膏固定·矫形器·理疗

第1节 概 述

脑瘫患者的膝关节不是一个独立问题，其功能依赖于股后肌群、股直肌和腓肠肌，并且与髋关节和踝关节的生物力学密切相关。因此，脑瘫患者合并的所有膝关节疾病均是多层次问题。

脑瘫是发育中运动系统常见的疾病之一。痉挛性双瘫是脑瘫最常见的类型。其中早产儿占60%以上。经过一段时间的肌张力减退和运动发育延缓后，痉挛通常在出生后第2年开始出现，第4年加重。

随着运动发育逐渐改善，大部分患儿在3～7岁时能自由行走。原发性神经功能缺损、痉挛、相关感觉障碍、平衡和运动对称障碍、继发肌肉缩短、挛缩，以及骨和关节畸形都会影响其独立行走。

临床特征包括典型的下肢畸形。由于缺乏选择性神经元控制而造成下肢无力及痉挛，进而导致功能障碍，其他补偿机制代偿、运动发育迟缓、肌肉生长障碍形成肌肉和软组织继发畸形、关节不稳定及脱位，出现早期骨关节炎和疼痛。

脑瘫患者膝关节的主要问题是蹲伏步态和硬膝步态、屈伸畸形，以及髌股关节排列异常。治疗成功的关键是充分了解其病理机制。使用通过特殊的检查工具和治疗方案以获得满意的长期效果。其治疗目标是提高生活质量，特别是使患者活动无疼痛，可融入社会。

第2节 脑瘫相关膝关节疾病

一、正常发育的先决条件

外形服从功能。膝关节的正常发育、腿的生物力学、站立和行走取决于生理功能、负重、肌肉力量,以及整个下肢的自主粗细运动功能。

正常膝关节功能的先决条件是每日进行全活动度运动,站立时关节轻微过伸并旋转,以及省力步态。自主运动控制在肌肉和力量的正常发育中发挥重要的作用。

最近的研究表明,膝关节摆动时伸展取决于选择性自主运动控制。站姿肢体肌肉力量不是充分伸展膝关节的限制因素[19]。

二、病史探究

就运动系统而言,脑瘫可定义为选择性神经元控制肌肉障碍。缺乏控制造成的无力及痉挛可导致功能障碍和其他补偿机制,包括运动发育迟缓,因肌肉生长障碍导致肌肉和软组织继发性畸形,关节不稳定及脱位,以及出现早期骨关节炎和疼痛。

这意味着会产生一级、二级和三级畸形恶性循环。

随着患儿年龄的增长,站立时膝关节屈曲度和胭角度不断加大,步速下降。最近的一项研究中,Gannotti[17]发现这些参数之间存在弱相关性,特别是粗大运动功能分级(gross classification system, GMFCS)为Ⅱ级的患儿。

因胭绳肌痉挛和缩短造成的膝关节屈曲畸形可能是原发性的。关节屈曲畸形也可继发于踝关节马蹄足畸形及髋关节屈曲畸形的代偿。类似跟腱延长术后小腿三头肌无力患者出现关节屈曲畸形是功能性降低重心以达到平衡所致[63]。

三、蹲伏步态

Rozumalski 和 Schwartz[54]采用 k-means 聚类分析,初步接触时发现过度屈膝患儿中有5类不同集群,并对这几种集群进行了分类,以提高步态病理学分析:①伴轻度马蹄足的轻度蹲伏;②中度蹲伏;③伴前骨盆倾斜的中度蹲伏;④伴马蹄足的中度蹲伏;⑤重度蹲伏。

这些集群的患者在年龄、活动范围、力量、选择性运动控制和痉挛方面的差异有统计学意义。因此,笔者建议在治疗决策和结果评估中采用该分类方法。

四、膝关节僵直性屈曲畸形

肌肉结构性缩短和膝关节囊后部挛缩被视为潜在问题,可加重脑瘫患者的治疗难度。

上述问题会妨碍站立移位和省力步态。髌骨和胫骨结节碎裂会导致继发性疼痛,也可能会发生髋关节屈曲畸形、腰椎前凸及踝关节假性马蹄足。

五、坐姿问题

胭绳肌缩短会影响正常的坐姿。骨盆后倾可逐渐形成严重的胸椎后凸,甚至肺功能障碍,姿势和坐位均可能受到影响。

GMFCS Ⅳ级和Ⅴ级患者的严重膝关节屈曲挛缩若不治疗,可能会导致骨盆不对称和进行性髋关节脱位。

六、病理性骨折

股骨髁上骨折较为常见但通常被漏诊。已知的诱因有膝关节屈曲畸形、缺乏体力锻炼和阳光照射、服用抗痉挛药和营养不良。癫痫患者发生骨折的概率是普通人群的7倍[65]。

七、跳跃膝步态

跳跃膝步态指初始接触时先过度屈膝，然后快速伸展膝关节，在站立中期则完全伸膝。术者应该注意腘绳肌延长术后患者可能会出现膝关节过伸。

僵硬膝步态是股直肌痉挛患者常见的步态模式。其能耗高可降低患者日常活动中的行走范围和活动性。

股直肌痉挛、缩短造成膝关节活动度降低。摆动期活动度降低会影响双侧髋关节及踝关节的步长和生物力学功能，以及髌股关节的病理学改变。

八、膝前疼痛：髌股关节疾病

步行时膝关节屈曲的脑瘫患儿会出现髌骨近端移位。软骨退变会给患者带来较大的伤残性疼痛。髌骨变形在蹲伏步态的患者中较为常见。长期拉动髌腱会造成临床触痛，并且X线片显示髌骨远极碎裂。

仅髌骨高位、下极骨折和脱位通常会引起膝前疼痛。建议通过步态分析，以及股骨和胫骨的旋转对位不良来评估检测其病理，以防功能恶化[56]。

九、退化性关节炎

成年患者20°以上的屈曲挛缩会引发重度伤残性关节退化性病变。

这些患者大多在35~40岁才出现症状[5]。

第3节 诊断和评估

一、粗大运动功能分级

粗大运动分类系统根据其粗大运动能力对脑瘫患者进行区分，Ⅰ级：自由行走；Ⅱ级：辅助下行走；Ⅲ级：扶车支持下行走；Ⅳ级：可在支持下站立移位和步行移位；Ⅴ级：定位时不能控制头部。

二、日常活动，社会环境

了解患者的社会融合情况，以及日常活动和技能有助于选择合适的治疗方案（石膏固定、夹板、药物或手术疗法），从而达到改善功能的既定目标。根据全身一般情况及要求，专家会考虑许多可能的因素。

三、感觉系统和认知功能

脑瘫患者的临床检查包括收集神经功能基本信息，如感觉和本体感觉功能、平衡、视觉、听觉、认知和沟通能力。

四、肌肉骨骼和运动系统

观察并记录个体的行走模式、主动和被动关节活动、活动度及肌肉长度。区分中轴骨畸形、关节囊挛缩、肌肉的结构性缩短和动力式缩短。

通过膝关节全屈伸检查髌股沟中髌骨的滑动情况。

分类蹲伏步态的不同模式（见"蹲伏步态"部分）。

根据Ashworth量表记录肌肉痉挛情况[50]。

根据医学研究委员会量表测量肌肉强度[26]。

通过测定的腘角度来评估腘绳肌的长度和痉挛情况。触诊腘绳肌并估计其缩短的程度，将髋关节屈曲90°，然后，将膝关节伸展至腘绳肌的极限程度。测量或估计胫骨和垂直线之间的角度，这就是腘角度。Ten Berge[64]并没有发现目测与角度测量法之间存在差异，20°为正常角度。最近一项研究发现门诊检查及麻醉下检查没有任何区别[39]。

使用 Duncan-Ely 测试，在俯卧位将膝关节屈曲至臀部，检测股直肌长度和痉挛情况。检查人员慢慢屈曲患儿的一侧膝关节。如果有股直肌挛缩，骨盆会在膝关节屈曲时慢慢上升脱离检测台。这种反应因股直肌横跨髋关节和膝关节，除检测挛缩之外，还能检测股直肌的肌肉痉挛情况，但股四头肌拉伸能引发髂腰肌的反应式触发，可能导致髋关节屈曲[11]。

四肢平躺于检测台上检测膝关节屈曲挛缩的程度。如果膝关节前侧压力很大，膝关节不能将伸展到 0°，可能为腘绳肌缩短，还有可能是后囊挛缩。

通过 Silverskjöld 试验评估腓肠肌和比目鱼肌的长度。在膝关节屈曲（比目鱼肌）和不屈曲（腓肠肌）的情况下估测被动踝关节的背屈程度。据 McMulkin[39] 等描述，门诊检查与麻醉下检查 11 岁以下患儿的背屈角度差异有统计学意义。

五、影像学

在脑瘫患者中，通常通过评估股骨、胫骨和髌骨的影像学资料诊断髌骨异常、轴向畸形、生长板障碍，以及骨骼与软骨临界区域的疾病，以排除病理性骨折，特别是股骨髁上病理性骨折。脑瘫患者的其他膝关节疾病诊断可以通过磁共振成像或计算机体层摄影实现。

六、视频影像

慢动作功能的影像评估有助于区分功能性步态障碍。影像在记录治疗和康复过程中也发挥着重要作用，这些影像资料应属于脑瘫门诊的常规资料。

七、三维步态分析

步态分析在脑瘫患者的处理中的作用存有争议。但在评估脑瘫患者的膝关节问题是否需要手术时，笔者建议临床常规使用步态分析。临床步态分析有助于区分需要手术的非卧床脑瘫患儿和需要非手术治疗的患儿[22,23]且有助于排除或延迟手术[36]。

八、动态肌电图

动态肌电图检查能深入了解步态周期中肌肉功能的情况，可确定膝关节周围的痉挛性肌肉活动是由站立期稳定性降低还是摆动期活动导致。它的常规使用简化了各治疗方案与手术适应证。

第 4 节　治疗选择

一、原则

由于选择性神经元控制障碍造成无力及痉挛，导致功能障碍，额外的补偿机制、运动发育迟缓，以及因肌肉生长障碍造成肌肉和软组织继发畸形、关节不稳定及脱位、早期骨关节炎和疼痛。

预防一级、二级和三级畸形的恶性循环是痉挛患儿及年轻患者护理的主要目标。

对脑瘫患者来说，有资质的整形外科应注意早期筛查渐进性膝关节屈曲挛缩。膝关节处于最佳功能状态是终身站立移位和步行（需要消耗足够能量）的先决条件之一。

临床骨科检查必须对肌张力降低还是活动度下降进行严格区分：肌张力偏低，可能需要矫形器等稳定；肌张力正常，则不需要处理；肌张力偏高，可通过热疗、按摩、连续主动或被动活动等物理疗法进行处理；痉挛（典型临床诊断)可采用 A 型肉毒毒素(botulinum toxin-A,BTX-A)进行处理；肌肉动态缩短可通过拉伸运动和(或)石膏固定结合 BTX 进行治疗；肌肉结构性缩短只能行肌内或腱膜延长术治疗,还应结合运动、石膏固定及矫形器进行处理；关节囊挛缩可能需要其他骨科手术；骨和关节畸形会需要软组织和骨重建手术,患者术后应积极进行长期的康复理疗。

患有脑瘫的儿童及成人可通过其日常活动提高生活质量。主要方法包括定期关节运动、负重、提高运动控制能力及力量训练。

如果肌张力偏高,可以加强体育锻炼,单独适配矫形器,特别是踝足矫形器(ankle-foot-orthoses,AFO),远距离情况下还可使用轮椅,还可通过人工疗法、连续石膏固定,部分患者可能需要全身用药或多阶段手术疗法来降低肌张力。

如果非手术疗法不能减少患者的痉挛,并且佩戴矫形器也不能抵抗无力感,可采用手术治疗提高运动发育并培养患儿个性。过去脑瘫患儿通常3～5岁就要进行第1次手术。在该年龄段会进行多次手术,如内收肌松解术、腘绳肌松解术,以及腓肠肌延长术,部分患者也会在适当的年龄做这些手术从而实现独立行走。与非手术处理方法相比,年轻患儿使用手术干预疗法更能改善短期或中期步态及功能[23]。

如今这些方法仍然适用,但该年龄段患者注射 BTX-A 后,手术可延迟到青春期早期。因此,越来越少的患儿需要在生长期行多种肌肉松解术。

为提高行走功能,获得更好的运动对称性并减少日常运动中的能量消耗,通常需要包括矫正旋转畸形在内的多阶段手术进行治疗(图7-43-1)。

从长远来看,脑瘫成年患者的生活质量取决于自我活动能力,以确保能融入社会,行走时无疼痛,或随着年龄增长站立移位畸形不加重。这些都需要专业的物理和康复治疗[10,12,20,46,58]。

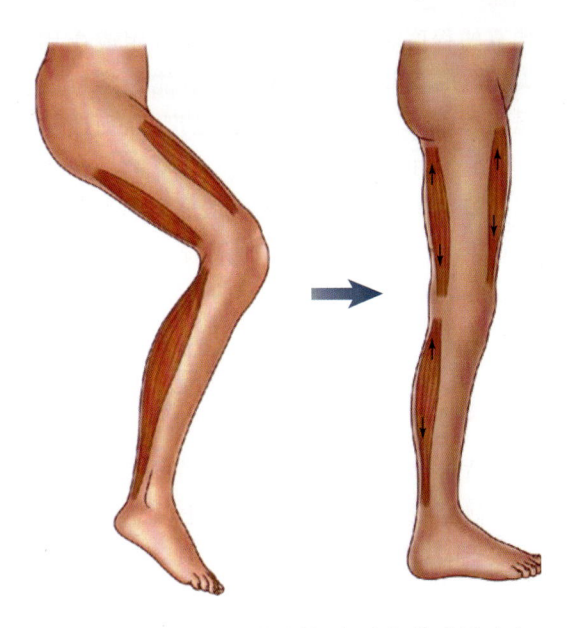

图7-43-1 适用于改善功能：主动和被动活动度、肌肉缩短、痉挛、力量、选择性控制,站立期和摆动期功能都需要进行评估

二、物理疗法

可通过热疗法、按摩、反射疗法、整骨和连续的主动和被动运动疗法来降低肌张力及痉挛。

伸展运动能改善痉挛肌肉的动力式收缩并减少痉挛。

电刺激的作用存在争议。电刺激与被动伸展相结合,其效果略高于仅被动伸展[31]。

对于主要因无力感造成步态缺陷的患者来说,力量训练可提高其行走功能及协调关系。由于脑瘫的几个强化研究结局存在差异,故需要分析确定造成无力的原因,从而确定最有可能受益于加强训练的患者[8]。

三、用于定位和导引生长的矫形器

膝踝足矫形器(knee-ankle-foot orthoses,KAFO)支持身体的伸展运动,可预防膝关节屈曲畸形,并提高站立状态下膝关节伸直的程度。该矫形器可作为日用或夜用夹板临时使用。使用弹性关节能使痉挛腘绳肌或股二头肌有一定的活动度,从而改善软骨营养和患者的依从性。

稳定无移位的肱骨髁上股骨骨折可使用 KAFO 进行处理。一般在使用后 3~4 周观察骨痂的形成情况及早期活动的稳定性。

四、用于改善功能的矫形器

矫形鞋可改善站立状态下的伸膝程度。研究表明,使用楔形物矫正站立期膝关节过伸具有"调节"作用,具备临床实用性[28]。

五、踝足矫形器

AFO 能改善脑瘫患儿足尖行走的状况。一些比较各种动力式矫形器的研究表明,部分矫形器能改善步态,但它们之间的差异很小[66]。铰链式和动力式 AFO 在改善 GMFCS Ⅰ 级患儿踝关节运动学和动力学方面同样有效[57]。

在四肢瘫痪的患儿中,与赤足行走相比,AFO 能减少行走时的能量消耗,是一种更快更有效的行走方式。效率的提高体现在站立期和摆动期的变化,膝关节活动度一般处于正常范围内[6]。

地面反射式 AFO 通常用于行走时膝关节屈曲过多及步态站立期踝关节背屈的脑瘫患儿,可有效限制站立期踝关节在矢状面运动膝关节和髋关节屈曲挛缩小于 10°的受试者效果最佳。挛缩大于 15°时,应禁止使用[52,53]。

六、连续石膏固定

短腿管型石膏的使用是一种简单、安全又具有成本效益的稳定方法,可减少痉挛并改善患者行走状况。其治疗原理为痉挛肌肉的紧张性牵张反射。腓肠肌的内侧头和外侧头动力式延长术能提高站立期的伸膝程度,管型石膏应使用 4 周左右。连续使用石膏固定能逐渐拉长短缩的肌肉,每周使用 1~2 次。需要使用特殊填充物,避免损伤皮肤。如后足部矫枉过正,必须使用石膏固定预防医源性扁平足或马蹄内翻足畸形。双下肢 3 个主要关节都存在问题的精神失常患儿,也可连续石膏固定。与较为复杂的矫形器不同,该方法还常用于其他治疗。

七、全身用药

作用于中枢系统的抗痉挛药巴氯芬可作为全身性抗紧张制药。据报道,巴氯芬能显著改善僵硬膝步态(这是全身痉挛的部分症状)。如果巴氯芬使用剂量较高,可能会引起疲劳,降低患者警觉性等不良反应。

八、局部用药

苯酚和 BTX-A 等神经毒素直接作用于神经或肌肉,可减少痉挛和肌力不平衡,并提高潜在自主运动。

九、A 型肉毒毒素

(一)原则

如今 BTX-A 被认为是减少痉挛最强大有用的药物之一。反复注射 BTX-A 可长期改善脑瘫患儿的粗大运动功能。尽管如此,Molenaers 指出,不能孤立地认识 BTX-A 注射剂,因为它只是多学科综合疗法中的一个方面,并且在脑瘫患儿中的使用仍有不确定性(Goldstein)。一方面,使用具有不确定性,另一方面,BTX-A 的有效性及需求可能同时导致这种新疗法被过度使用。

过去几年的骨科和儿科研讨会证实，大量使用BTX-A的患者没有通过体育锻炼、单独适配矫形器、定位装置、行走夹板、连续石膏固定、全身用药或手术疗法来降低肌张力并提高肌肉功能（Heinen）。有些研究报道BTX-A疗法的主要局限性包括：①Glanzmann发现在痉挛性马蹄足畸形的患儿中，石膏固定与只使用BTX-A相比，前者对活动度的影响显著更大。②Kay描述，固定马蹄挛缩的治疗优先选择连续石膏固定。对于渐进性髋关节脱位的治疗，使用多节段软组织手术的脑瘫患儿与相同肌内连续注射BTX-A的患儿之间有显著差异。他们认为，BTX-A的抗痉挛效果没有手术缓解张力持续有效。

（二）改善膝关节功能

腘绳肌、股直肌及腓肠肌采用多节段BTX-A注射可改善蹲伏步态和僵硬膝步态。在局部缓解张力制剂结合体育锻炼、单独适配矫形器、定位装置、扶车、连续石膏固定、全身用药或多节段手术的患者中，BTX-A疗法具有显著效果。

在具备足够运动控制能力及髋膝关节肌力的非卧床患者中，联合BTX-A疗法效果明显。

联合疗法中，BTX-A仅作为辅助药物，其优势在于延长注射间隔。在某些患儿中，单次注射后就能为感觉运动发育带来希望，并且腘绳肌和直肌部位注射可能是日后自由行走的关键。个体化定义患儿的触发肌肉至关重要。

（三）不良反应

BTX-A注射后会暂时出现无力、言语障碍、疼痛或肿胀等症状。所有不良反应可在几天后消失（Cosgrove、Koman、Wissel）。到目前为止，严重心肺并发症和致命病例与BTX-A的相关性无法确定。脑瘫治疗过程中还没有长期不良反应的报道，目前长期研究较少。同时长期研究显示出相反的结果。一方面，在重复治疗周期后BTX-A抗痉挛作用得以维持（Bakheit）；另一方面，最新的研究显示疗效降低，并且注射肌肉会发生结构性改变。

（四）目前治疗方案中的BTX-A

作为一种辅助药物，BTX-A能巩固非手术治疗的效果。BTX-A注射剂不能单独评价，因为它仅为脑瘫患儿多学科综合疗法中的一个方面。多学科团队通过谨慎选择患者并建立以目标为导向的治疗方案才是该方法最重要的步骤。其先决条件是精准的精神运动检查、动态体格检查及规范运动分析。如患者将步态功能性改善作为BTX-A疗法的目标，应保留三维步态分析和动态肌电图检查。必须行进一步研究来明确BTX-A疗法的局限性。它不能作为唯一疗法，只要确定其他非手术疗法和（或）手术干预疗法更具有优越性，就应优先使用[2-4,7,14,18,24,25,27,30,33,34,37,40,41,43,45,47,60,62,68]。

十、手术治疗

原则

脑瘫手术需要专业的知识和经验。必须尽早检测患儿的功能问题，然后进行分析，了解相关病状，并在合适的年龄选择最佳的手术方法及用药方法进行干预。小儿骨科医生Mercer Rang经常强调，适应证远比切口更为重要。

外科医生需注意神经麻痹等术后并发症，特别是无交际能力和无行动能力的青少年患者，对于认知残疾的患者需要特别注意持续性疼痛，而对于感觉和（或）交流障碍、畸形复发、经训练后仍持续性肌无力，需要拐杖及康复过程延缓的患者，则需注意暂时或持续性痉挛加重，以及足跟皮肤破裂。

选择合适的术后疼痛控制能明显缓解痉挛，并避免恶性痉挛-疼痛循环。

固定时，后跟、踝关节、膝盖骨及股骨近端背部区域等存在皮肤破裂风险部位需有足够的填充物。

使用硬膜外疼痛控制患者必须保持警惕,以免膝关节过度伸展和髋关节屈曲后出现神经麻痹。如果这些症状出现,应立即屈膝,避免持续性运动,产生感觉障碍。

尽管手术后活动度恢复正常,但早期仍须考虑功能性步态恶化。早期活动和力量训练需要在专业团队指导下进行,该团队应由外科医生、康复专家、理疗和职业治疗师与骨科技术人员组成,拥有完美的合作精神和跨学科处理能力。

十一、外科手术

(一)肌内腘绳肌内侧延长术

1. 临床问题　腘绳肌痉挛引起的膝关节动力型屈曲畸形,需行此手术。步态站立期禁止膝关节伸展,容易阻碍下地活动。患者逐渐出现结构性缩短、蹲伏步态,需行此手术。预期可减轻膝关节疼痛,改善功能性和患者的独立性。跳跃膝步态应视为禁忌证[1]。

2. 治疗原则　腘绳肌延长术通过矫正膝关节动力屈曲畸形而减少能量消耗,改善直立姿势。肌内延长术能控制减缓肌肉功能的削弱程度并保留其功能。该手术已普遍代替了Eggers提出的将腘绳肌转移至股骨髁的手术。该手术对髋关节内旋影响不大[38]。

3. 诊断和评估　根据Ashworth量表诊断评估GMFCS、日常活动、活动度、痉挛;根据Oxford量表、X线片、三维步态分析和动态肌电图诊断评估肌力。由于测量腘角时观察者间的可靠性较差,因此,不能作为临床决策中的唯一变量[64]。

4. 手术技术　患者仰卧位,在腘绳肌肌腱区做一长度为5 cm的纵形切口,锐性剥离肌肉内部股薄肌、半腱肌及半膜肌肌腱,使肌腱可向远端滑动。肌腱多不需缝合修复(图7-43-2)。

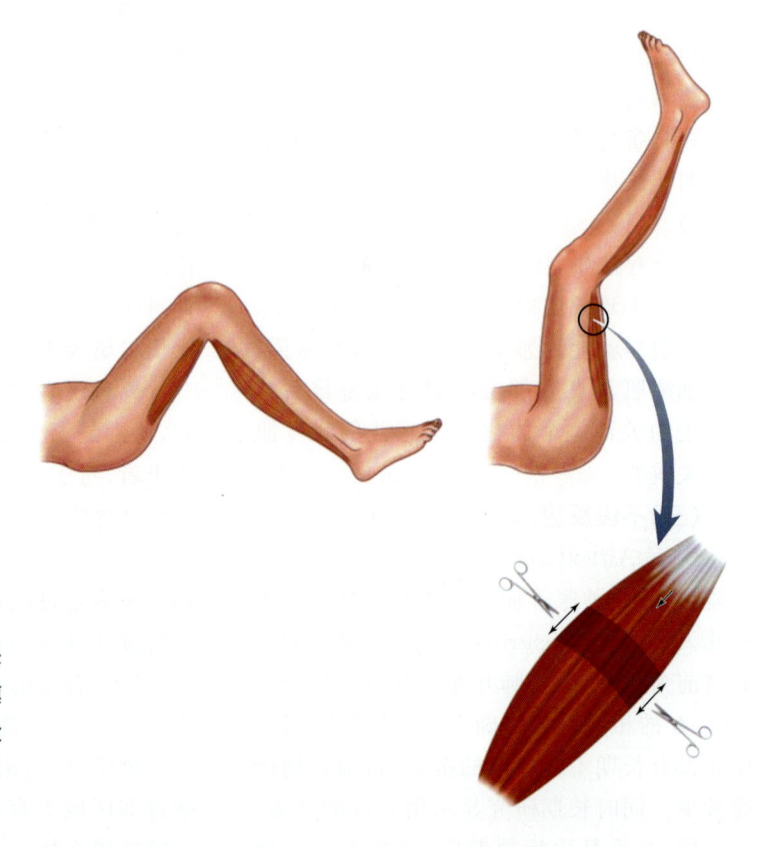

图7-43-2　内侧腘绳肌延长术:圆形切开半腱肌和半膜肌筋膜会影响肌内延长;股薄肌腱行Z字形延长术

5. 并发症　神经麻痹,尤其是对于无交际能力的非卧床青少年和成年人;畸形复发,前骨盆倾斜加重,膝关节过伸/膝反屈。

(二)经皮腘绳肌内侧肌腱切开术

对于特定患者,这种微创技术可能优于开放性延长术,有多项研究对短期和长期结果进行了充足的报道。

(三)肌内股二头肌延长术

肌内股二头肌延长术适用于严重的腘绳肌结构性缩短通常伴有股二头肌结构性缩短。外科医生应注意保护腓总神经。

(四)腘绳肌和股二头肌肌腱切开术

1. 临床问题　不能行走的患者肌肉严重缩短,妨碍患者就座和姿态,因其他内收肌和外展肌畸形而逐渐出现风蚀样畸形和髋关节脱位。

2. 并发症　无交际能力的非卧床青少年和成人中存在神经麻痹高风险。

(五)腘绳肌近端肌腱切开术

Seymour 和 Sharrard 描述了这种高效的腘绳肌坐骨结节起点松懈术。必须确认并牵开坐骨神经和股后皮神经。建议采用该手术治疗复发的严重病例或者腘绳肌缩短并伴有功能性后骨盆倾斜的病例。

(六)股直肌远端转移

1. 临床问题　股直肌痉挛导致摆动期膝关节屈曲程度降低。这就导致步长不够并妨碍下地活动,从而造成下肢的僵硬步态。为使患肢有足够的间隙,患肢或患髋需行补偿性环形运动。

2. 诊断和评估　根据 Ashworth 量表诊断评估 GMFCS(Ⅳ级患者注意)、日常生活活动、活动度及痉挛状态,根据 Oxford 量表诊断评估髋关节和膝关节肌肉力量,根据三维步态分析和动态肌电图诊断评估足趾离地时膝关节的屈曲速度。

3. 手术技术　距近端髌骨极 3 cm 处做一纵向或横向切口(作者推荐)制备股直肌肌腱。根据患者肌肉的大小分离 10～20 cm,应无组织粘连;髌骨近端行腱切开术。转移以下几种肌肉的效果大致相同:半腱肌、缝匠肌、股薄肌[42]。切开腘窝处皮肤,使用肌腱剥离器制备 15～25 cm 股薄肌(推荐),注意不能与组织粘连。在肌内隔膜做一陷窝后,膝关节屈曲 30°位缝合远端直肌和近端股薄肌。扁平和宽阔的股直肌肌腱可围绕较薄的圆形股薄肌肌腱形成一个圆柱体。缝合后,屈曲和伸展全膝关节验证膝关节功能情况(图 7-43-3)。

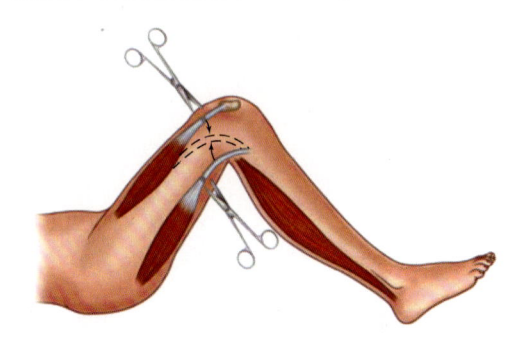

图 7-43-3　股直肌远端转移:切断并转移的股薄肌腱或半腱肌腱,同时膝关节屈曲 30°将其缝合到股直肌腱上

(七)股直肌松解术

1. 临床问题　股直肌痉挛状态导致摆动期膝关节屈曲程度降低。相关病理机制,请参阅股直肌远端转移。

2. 诊断和评估　GMFCS、日常生活活动、活动度,以及根据 Ashworth 量表评估痉挛状态、评估髋关节和膝关节肌肉力量(Oxford 量表)、三维步态分析和动态肌电图。

3. 手术技术　近端松解及远端松解 2 种技术。远端股直肌松解术同转移方法一样。若要完全消除股直肌功能,必须切断肌肉或至少切除其腱性部分。

4. 近端松解术　做一 4 cm 皮肤切口并将缝匠肌向内侧牵拉,从其远端开始到髂下棘暴露股直肌腱。为达到完全松解的目的,需要行腱切开术;为缓解张力应行延长术,需要切断肌内腱纤维。伸直并轻微外展髋关节同时屈曲膝关节后,测量肌肉长度(图 7-43-4)。

2. 治疗原则　提高活动度并减少痉挛，同时俯卧撑时尽可能多地保存肌力。

3. 手术技术　在腓肠肌肌腱区纵向做一皮肤切口，根据 Strayer 或 Vulpius 对腓肠肌纤维进行腱膜松解术（图7-43-5）。

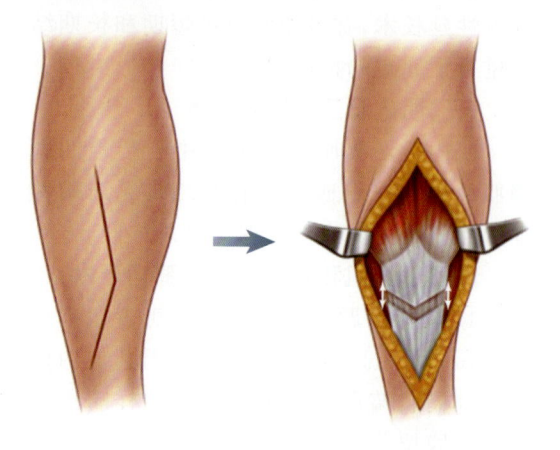

图 7-43-5　腓肠肌延长术：在腓肠肌肌腱区纵向做一皮肤切口，仅切断腓肠肌纤维进行腱膜松解术

(九)腓肠肌内侧和外侧长头松解术

1. 临床问题　严重的腓肠肌短缩及膝关节挛缩。

2. 治疗原则　提高活动度，对于可走动患者，需要减轻负重时的能量消耗。

3. 手术技术　在腘窝区内侧和外侧做纵向皮肤切口，保留神经血管结构，在股骨远端背侧起点处切断所有确定的腓肠纤维。可从同一手术入路，同时对腘绳肌和膝关节囊进行联合松解。

(十)膝关节后囊松解术

1. 临床问题　患者膝关节屈曲僵直畸形，可自由伸展髋关节及背屈踝关节。

2. 手术技术　俯卧位，腘窝区做2个纵向皮肤切口或者一S形切口，行腘绳肌和股二头肌延长术，暴露并牵开神经血管束、短缩腓肠肌内侧和外侧长头，暴露膝关节后囊。伸直髋关节和背屈踝关节检查膝关节是否能完全伸直。

3. 并发症　神经血管损伤、矫正不足、畸形复发、前骨盆倾斜加重的风险高。

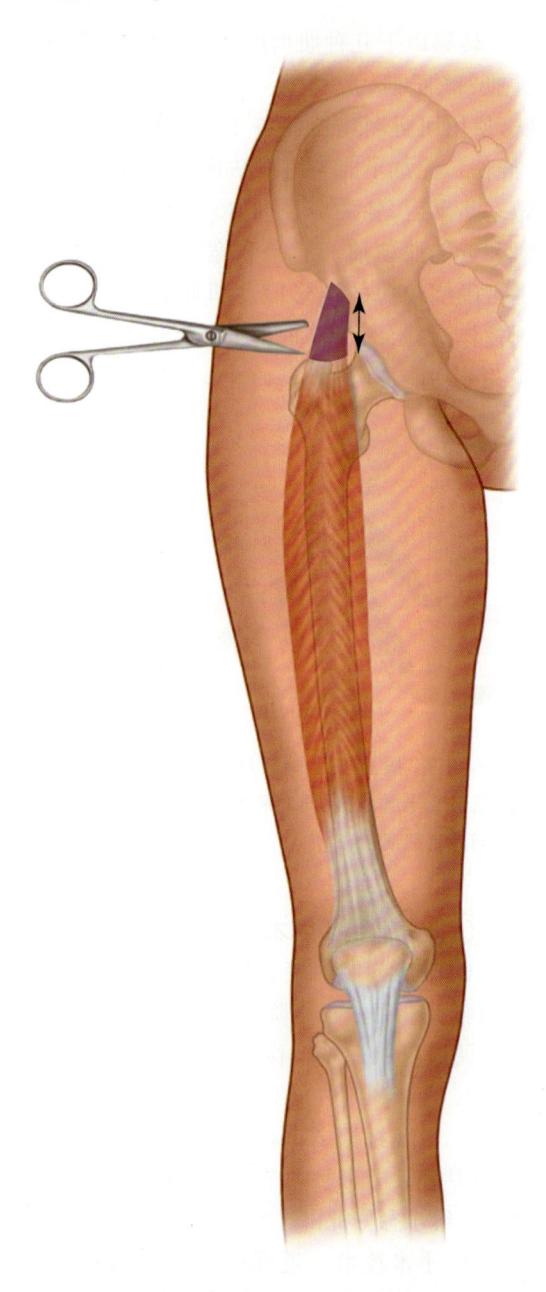

图 7-43-4　股直肌近端延长术：在其远端至髂前下棘暴露肌腱。从内侧牵开缝匠肌，并切断股内腱纤维。屈曲膝关节，伸展并轻微外展髋关节后，测量肌肉长度

如果股直肌和股中间肌出现严重功能障碍痉挛，则需通过远端松解术进行治疗。

(八)单纯腓肠肌筋膜延长术

1. 临床问题　腓肠肌痉挛，除比目鱼肌外的肌肉短缩。

(十一)股骨髁上远端延长截骨术

1. 临床问题　膝关节屈曲僵直畸形。
2. 手术技术　股骨髁上远端延长截骨术作为下肢多阶段手术的一部分。

不稳定的移位性股骨髁上骨折可使用该方法进行矫正和固定。相对闭合复位或切开复位术，作者更倾向于使用该手术，可避免神经血管损伤(图 7-43-6)。

3. 并发症　矫正不足、骨不连、畸形复发、神经血管损伤、术后需助行器、前骨盆倾斜加重。

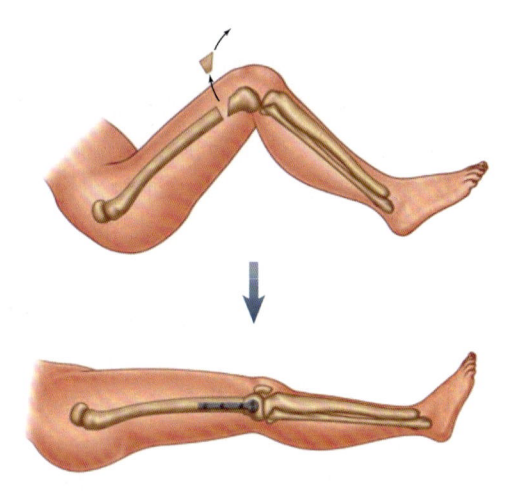

图 7-43-6　股骨髁上远端延长截骨术：延长腘绳肌后，去除股骨背侧的楔形骨以缩短长度，可防止损伤神经血管，以及矫正不足和畸形复发等问题；内侧或外侧行钢板固定

(十二)髌腱前移

1. 临床问题　青少年及年轻患者持续蹲伏步态，由于股四头肌痉挛及结构性缩短、高位髌骨和髌腱延长导致的股四头肌功能不全。
2. 手术技术　髌腱远端前移只能适当折叠髌腱或使用缝合线固定髌骨，将其向远端牵拉并固定于正常位置(图 7-43-7)。

(十三)外固定架牵开

1. 临床问题　膝关节屈曲僵直畸形，逐渐矫正后行后囊切开术或髁上延长截骨术。

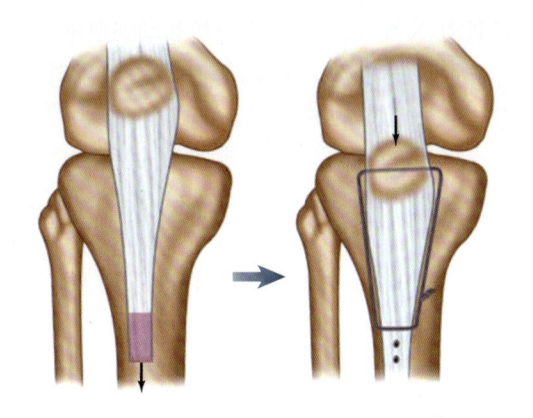

图 7-43-7　髌腱前移：缝合生长板之前，折叠髌腱，生长停滞后，将一 4.0 cm×1.5 cm 的楔形胫骨向远端移动，随后缝合固定髌骨，将其向远端牵拉并固定于正常位置

2. 并发症　神经血管损伤、外固定架移除后复发、固定失效、病理性股骨髁上骨折的风险高。

(十四)股前远端生长板临时半骺板引导生长[32]

1. 临床问题　膝关节屈曲僵直畸形，通过这种小手术逐渐矫正，代替后囊切开术或髁上延长截骨术。
2. 手术技术　通过影像增强器确定远端前股骨生长板在矢状面和额面的位置，使用 2 个骑缝钉或钢板临时固定生长板，术后不固定。完全矫正后必须移除钢板。
3. 并发症　膝关节活动度下降、钢板移位、矫正速度过慢。

(十五)选择性背神经切除术

1. 临床问题　腘绳肌痉挛导致膝关节动态屈曲畸形。导致步态站立位膝关节不能伸展，并妨碍有效移动。股直肌痉挛会造成膝关节僵硬步态。
2. 治疗原则　减少痉挛可通过降低能量消耗和改善直立姿势来纠正膝关节动态屈曲畸形和僵硬畸形。
3. 诊断和评估　根据 Ashworth 量表诊断评估 GMFCS、日常活动及活动度，根据 Ashworth 量表测量痉挛，根据 Oxford 量表测量肌力、X线片、三维步态分析和动态肌电图。

4. 手术技术　由训练有素的神经外科医生切除选定的神经根。

5. 并发症　无法控制的无力感。

第5节　结果判定指标及研究

一、短期

对比各种动力式矫形器的研究表明,矫形器能改善步态模式,但其配置之间的差异很小[66]。铰链式和动力式AFO在改善GMFCS Ⅰ级患儿踝关节运动学和动力学方面效果相当[57]。

铰链式AFO可稍微减少偏瘫患儿近端肌肉活动(从足尖步态到跟趾步态),提高步幅,降低步频,改善步速,增加髋关节屈曲度,改善膝关节负重反应期运动,并减少过度踝关节跖屈[53]。

与赤足行走相比,四肢瘫痪患儿使用AFO能降低行走时的能量消耗[6]。

电刺激与被动伸展相结合比单独被动伸展更有效[31]。

连续石膏固定是减少痉挛和改善步态的一种简单有效的方法。步态分析显示持续数月后髋关节、膝关节和踝关节周围活动度有显著改善,可促进患儿粗大运动发育。

多项研究显示,腘绳肌松解术合并直肌转移术可显著提高患儿蹲伏步态的静态参数、时距参数、膝关节和踝关节运动学参数。

Gough[23]描述了对选定幼儿进行手术治疗,与非手术治疗相比,在中短期内能改善步态及功能。

Westwell[67]发现青少年和年轻脑瘫患者进行多阶段骨科干预措施也取得了可喜成果。术前和术后步态评估显示腘绳肌延长术后,初始接触时膝关节伸展方面有所改善,股直肌转移术后摆动期膝关节屈曲峰值也有改善。

Lovejoy[38]发现腘绳肌延长术对髋关节旋转作用较小。患者改善不明显,髋关节不能从内旋变为外旋,建议行旋转截骨术。

Karol[29]证实神经麻痹风险较高,行腘绳肌延长术的患者有近10%的患者会出现神经麻痹。虽然在无交际能力和卧床青少年患者中这种风险最高,但年轻的非卧床患者也会出现麻痹症状,82%患者的症状会消除。

Reinbolt[48]试图建立一个关于股直肌转移术的预测模型,以确定术后是否有80%以上的膝关节运动改善率。应综合考虑足趾弯曲时髋关节和膝关节力量,以及膝关节屈曲的速度,从而做出正确预测。据Rethlefsen[49]报道,GMFCS可预测结局。由于远端直肌转移术后蹲伏加重,Ⅳ级患者可能无法从中受益。

Muthusamy[42]认为任何转移部位均可使用该手术。他发现半腱肌、缝匠肌和股薄肌转移术之间运动学和动力学差异无统计学意义。

部分研究结果证实,股骨远端延长截骨术可有效提高站立期膝关节的伸展程度。有些作者认为,股骨远端延长截骨术可能会造成术后前骨盆倾斜加重、畸形复发,患者可能需要辅助助步器[9]。

最近的研究表明,青少年和年轻患者如存在持续蹲伏步态可通过增加髌腱前移手术以达到最佳效果。单独使用该方法或者结合股骨远端延长截骨术,可使膝关节功能恢复至最佳状态,社交能力也有所提高[44,59]。

Saraph[55]发现术后3年步态功能可持续改变。他建议术后至少3年再评估步态改善手术,以提供最有价值的预测性结局。

二、长期处理和评估

BTX-A注射液对脑瘫患儿的粗大运动

功能改善具有长期疗效,但对肌肉张力的改善维持时间较短。据 Fattal-Valevski[15] 报道,多次注射 BTX-A 后功效也会降低。

一项多变量研究表明,首次评估时更年幼的患儿,多阶段手术后 4 年或以上表现出步态速度更快,他们的手术次数更少,术后步态速度更快,并且术后使用 AFO 可增加髋关节伸展活动度[16]。

术后 5 年,多阶段手术能有效缓解严重蹲伏步态患儿和青少年患者的膝关节伸展机制的压力,减少其膝关节疼痛,有效改善功能和独立性[51]。

在单独腓肠肌筋膜延长术的长期评估中,Galli[13] 发现,随着时间的推移,踝关节和膝关节运动学及肢体功能得到改善,未出现功能性肌无力。

Gordon[21] 证实微创经皮内侧腘绳肌延长术的短期及长期结果均有效。

与术前状态相比,选择性背神经切除术后 20 年,患者运动功能有所提高[35]。

脑瘫患者的膝关节疾病是一个多层次问题。必须根据生物力学分析结果,考虑年龄、粗大运动功能水平及患者的终身目标来解决这些问题。因此,对于有治疗适应证的脑瘫患儿,治疗开始的最佳时间可用治疗算法来描述,如图 7-43-8 所示[61]。

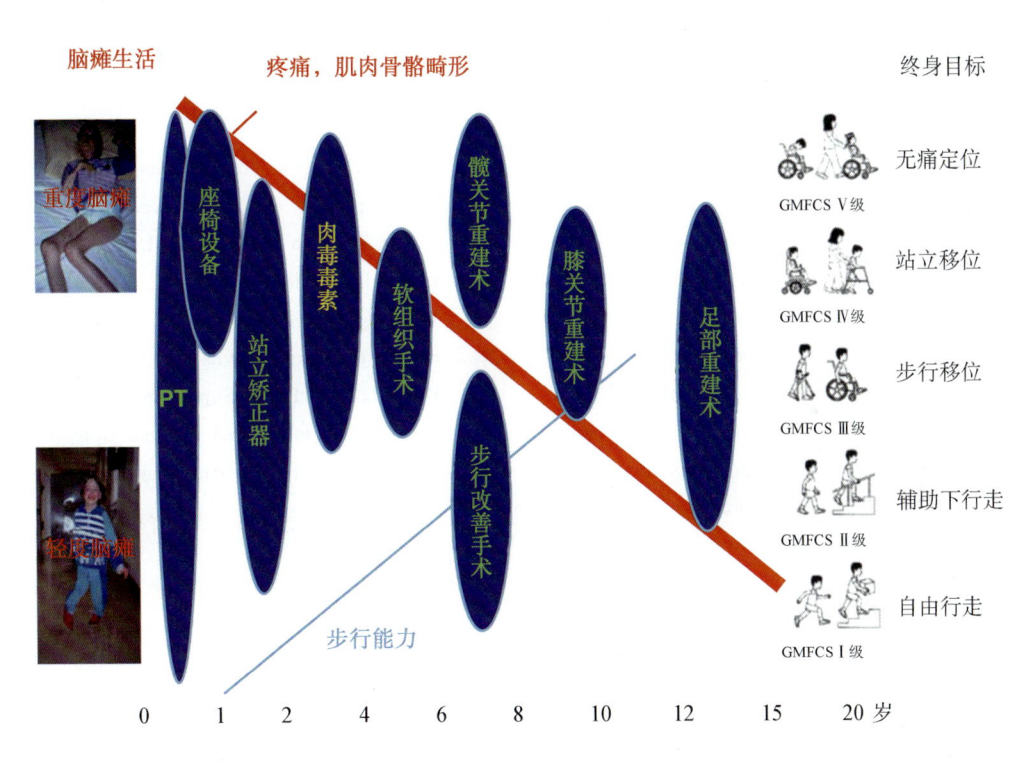

图 7-43-8 脑瘫患儿的治疗示意图:治疗适应证的一般开始时间依据年龄、粗大运动功能等级与相应的终身目标而异

参考文献

[1] Adolfsen SE, et al. Kinematic and kinetic outcomes after identical multilevel soft tissue surgery in children with cerebral palsy. J Pediatr Orthop, 2007, 27(6): 658-667.

[2] Bakheit AM, et al. The beneficial antispasticity effect of botulinum toxin type A maintained after repeated treatment cycles. J Neurol Neurosurg Psychol, 2004, 75 (11):

1558-1561.

[3] Barnes MP. Upper motor neurone syndrome and the spasticity. Cambridge: Cambridge University Press,2001.

[4] Barwood S,et al. Analgesic effects of botulinum toxin A: a randomized, placebo-controlled clinical trial. Dev Med Child Neurol, 2000,42:116-121.

[5] Bleck EE. Orthopaedic management in cerebral palsy. Oxford/Lipincott/Philadelphia: Mac Keith Press,1987.

[6] Brehm MA,et al. Effect of ankle-foot orthoses on walking efficiency and gait in children with cerebral palsy. J Rehabil Med,2008,40 (7):529-534.

[7] Cosgrove AP,et al. Botulinum toxin in the management of the lower limb in cerebral palsy. Dev Med Child Neurol, 1994, 36: 386-396.

[8] Damiano DL,et al. Can strength training predictably improve gait kinematics? A pilot study on the effects of hip and knee extensor strengthening on lower-extremity alignment in cerebral palsy. Phys Ther,2009.

[9] De Morais Filho MC,et al. Treatment of fixed knee flexion deformity and crouch gait using distal femur extension osteotomy in cerebral palsy. J Child Orthop,2008,2(1):37-43.

[10] Döderlein L. Infantile cerebralparese. Würzburg:Steinkopff,2007.

[11] Dormans JP,Pellegrino L. Caring for children with cerebral palsy. A team approach. Baltimore:Paul Brookes,1998.

[12] Gage JR. Gait analysis in cerebral palsy. London:Mac Keith Press,1991.

[13] Galli M,et al. Long-term evaluation of isolated gastrocnemius fascia lengthening in children with cerebral palsy using gait analysis. J Pediatr Orthop B. 2009,18(5):228-233.

[14] Fattal-Valevski A,et al. Parameters for predicting favourable responses to botulinum toxin in children with cerebral palsy. J Child Neurol,2002,17(4):272-277.

[15] Fattal-Valevski A,et al. Long-term effect of repeated injections of botulinum toxin in children with cerebral palsy:a prospective study. J Child Orthop,2008,2(1):29-35.

[16] Gannotti M,et al. Postoperative gait velocity and mean knee flexion in stance of ambulatory children with spastic diplegia four years or more after multilevel surgery. J Pediatr Orthop,2007,27(4):451-456.

[17] Gannotti M,et al. Changes in gait velocity, mean knee flexion in stance, body mass index,and popliteal angle with age in ambulatory children with cerebral palsy. J Pediatr Orthop,2008,28(1):103-111.

[18] Glanzmann AM,et al. Efficacy of Botulinum Toxin A, serial casting, and combined treatment for spastic equinus:a retrospective analysis. Dev Med Child Neurol,2004,46(12): 807-811.

[19] Goldberg EJ et al. Joint moment contributions to swing knee extension acceleration during gait in children with spastic hemiplegic cerebral palsy. J Biomech,2009.

[20] Goldstein M. The treatment of cerebral palsy:what we know, what we don't know. J Pediatr,2004,145(2 Suppl):S42-46.

[21] Gordon AB,et al. Gait analysis outcomes of percutaneous medial hamstring tenotomies in children with cerebral palsy. J Pediatr Orthop,2008,28(3):324-329.

[22] Gough M, Shortland AP. Can clinical gait analysis guide the management of ambulant children with bilateral spastic cerebral palsy? J Pediatr Orthop,2008,28(8):879-883.

[23] Gough M,et al. The outcome of surgical intervention for early deformity in young ambulant children with bilateral spastic cerebral palsy. J Bone Joint Surg Br, 2008, 90(7): 946-951.

[24] Graham HK,et al. Recommendations for the use of botulinum toxin type A in the management of cerebral palsy. Gait Posture, 2000, 11:67-79.

[25] Heinen F, Bartens W, editors. Das Kind und die Spastik. Erkenntnisse der Evidence-based

Medicine zur Cerebralparese. Bern: Hans Huber, 2001.

[26] Hislop H, Montogmery J. Daniel's and Worthingham's muscle testing techniques of manual examination. Philadelphia: WB Saunders, 1995.

[27] Hoare BJ, Imms C. Upper limb injections of botulinum toxin A in children with cerebral palsy: a critical review of the literature and clinical implications for occupational therapists. Am J Occup Ther. 2004; 58(4): 389-397.

[28] Jagadamma KC, et al. Effects of tuning ankle-foot orthoses-footwear combination using wedges on stance phase knee hyperextension in children with cerebral palsy-preliminary results. Disabil Rehabil Assist Technol, 2009, 4(6): 406-413.

[29] Karol LA, et al. Nerve palsy after hamstring lengthening in patients with cerebral palsy. J Pediatr Orthop, 2008, 28(7): 773-776.

[30] Kay RM, et al. Botulinum toxin as an adjunct to serial casting treatment in children with cerebral palsy. J Bone Joint Surg Am, 2004, 86-A(11): 2377-2384.

[31] Khalili MA, Hajihassanie A. Electrical stimulation in addition to passive stretch has a small effect on spasticity and contracture in children with cerebral palsy: a randomised within-participant controlled trial. Aust J Physiother, 2008, 54(3): 185-189.

[32] Klatt J, Stevens PM. Guided growth for fixed knee flexion deformity. J Pediatr Orthop, 2008, 28(6): 626-631.

[33] Koman LA, et al. Management of cerebral palsy with botulinum-A toxin: preliminary investigation. J Pediatr Orthop, 1993, 13: 489-495.

[34] Koman LA, et al. Botulinum toxin type A neuromuscular blockade in the treatment of lower extremity spasticity in cerebral palsy: a randomized, double-blind, placebo-controlled trial. J Pediatr Orthop, 2000, 20(1): 108-115.

[35] Langerak NG, et al. A prospective gait analysis study in patients with diplegic cerebral palsy 20 years after selective dorsal rhizotomy. J Neurosurg Pediatr, 2008, 1(3): 180-186.

[36] Lofteröd B, Terjesen T. Results of treatment when orthopaedic surgeons follow gait-analysis recommendations in children with CP. Dev Med Child Neurol, 2008, 50(7): 503-509.

[37] Longino D, et al. Frequency and length-dependent effects of botulinum toxin-induced muscle weakness. J Biomech, 2005, 38(3): 609-613.

[38] Lovejoy SA, et al. The effects of hamstring lengthening on hip rotation. J Pediatr Orthop, 2007, 27(2): 142-146.

[39] McMulkin ML, et al. Range of motion measures under anethesia compared with clinical measures for children with cerebral palsy. J Pediatr Orthop B, 2008, 17(6): 277-280.

[40] Molenaers G, et al. Botulinum toxin type A treatment of cerebral palsy: an integrated approach. Eur J Neurol, 1999, 6(suppl 4): 51-57.

[41] Molenaers G, et al. Botulinum toxin as a treatment. Conference book: controversies in cerebral palsy, 24th meeting European Paediatric Orthopaedic Society, 2005.

[42] Muthusamy K, et al. Rectus femoris transfer in children with cerebral palsy: evaluation of transfer site and preoperative indicators. J Pediatr Orthop, 2008, 28(6): 674-678.

[43] Naumann M. Botulinumtoxin Wirkprinzip und klinische Anwendung. Bremen: Unimed, 2003.

[44] Novacheck TF, et al. Distal femoral extension osteotomy and patellar tendon advancement to treat persistent crouch gait in cerebral palsy. Surgical technique. J Bone Joint Surg Am, 2009, 91(Suppl 2): 271-286.

[45] Pidcock FS. The emerging role of therapeutic botulinum toxin in the treatment of cerebral palsy. J Pediatr, 2004, 145(2 Suppl): S33-35.

[46] Rang M, et al. Cerebral palsy. In: Lovell WW, Winter RB, editors. Pediatric orthopaedics.

2nd ed. Philadelphia: Lipincott, 1986.

[47] Reichel G. Therapieleitfaden Spastik-Dystonien. 2nd ed. Bremen: Unimed, 2004.

[48] Reinbolt JA, et al. Prdicting outcomes of rectus femoris transfer surgery. Gait Posture, 2009, 30(1): 100-105.

[49] Rethlefsen SA, et al. Predictors of outcome of distal rectus femoris transfer surgery in ambulatory children with cerebral palsy. J Pediatr Orthop B, 2009, 18(2): 58-62.

[50] Richardson D. Clinical rating of spasticity. In: Sheean G, editor. Spasticity rehabilitation. London: Churchill communic, 1998. 39-50.

[51] Rodda JM, et al. Correction of severe crouch gait in patients with spastic diplegia with use of multilevel orthopaedic surgery. J Bone Joint Surg Am, 2006, 88(12): 2653-64.

[52] Rogozinski BM, et al. The efficacy of the floor-reaction ankle-foot orthosis in children with cerebral palsy. J Bone Joint Surg Am, 2009, 91(10): 2440-2447.

[53] Romkes J, et al. Changes in muscle activity in children with hemiplegic cerebral palsy while walking with and without ankle-foot orthoses. Gait Posture, 2006, 24(4): 467-474.

[54] Rozumalski A, Schwartz MH. Crouch gait patterns defined using k-means cluster analysis are related to underlying clinical pathology. Gait Posture, 2009, 30(2): 156-160.

[55] Saraph V, et al. Gait improvement surgery in diplegic children: how long do the improvements last? J Pediatr Orthop, 2005, 25(3): 263-267.

[56] Senaran H, et al. Anterior knee pain in children with cerebral palsy. J Pediatr Orthop, 2007, 27(1): 12-16.

[57] Smith PA. Brace evaluation in children with diplegic cerebral palsy with a jump gait pattern. J Bone Joint Surg Am, 2009, 91(2): 356-365.

[58] Stotz S. Therapie der infantilen Cerebralparese-das Münchner Tageskonzept. Müunchen: Pflaum, 2000.

[59] Stout JL, et al. Distal femoral extension osteotomy and patellar tendon advancement to treat persistent crouch gait in cerebral palsy. J Bone Joint Surg Am, 2008, 90(11): 2470-2484.

[60] Strobl WM. Botulinumtoxin A bei Spastizität im Kindesalter. Wien Klin Wochenschr, 2001, 113(Suppl 4): 30-35.

[61] Strobl WM. Zerebralparesen. In: Wirth CJ, Zichner L, editors. Orthopädie und orthopädische Chirurgie Bd. Becken, Hüfte (Hrsg. Tschauner C). Stuttgart: Thieme, 2004.

[62] Strobl WM. Critic indications for botulinum toxin: where are limitations for the use of botulinum toxin A in the treatment plan for cerebral palsy? Conference book: controversies in cerebral palsy, 24th meeting European Paediatric Orthopaedic Society, 2005.

[63] Tachdijan MO. Pediatric orthopedics. 2nd ed. Phila-delphia: Saunders, 1990.

[64] Ten Berge SR. Reliability of popliteal angle measurement: a study in cerebral palsy patients and healthy controls. J Pediatr Orthop, 2007, 27(6): 648-652.

[65] Vanheer P, et al. Supracondylar femur fracture complicating epileptic insult: a specific and under diagnosed complication? Acta Neurol Belg, 2008, 108(1): 17-20.

[66] Van Gestel L, et al. Effect of dynamic orthoses on gait: a retrospective control study in children with hemiplegia. Dev Med Child Neurol, 2008, 50(1): 63-67.

[67] Westwell M, et al. Effects of orthopaedic intervention in adolescents and young adults with cerebral palsy. Gait Posture, 2009, 30(2): 201-206.

[68] Wissel J, et al. Botulinum toxin A in the management of spastic gait disorders in children and young adults with cerebral palsy: a randomized, double blind study of "high-dose" versus "low-dose" treatment. Neuropediatrics, 1999, 30(3): 120-124.